当代中医专科专病诊疗大系

脑病诊疗全书

主　审　张学文

主　编　王新志

庞国明　李燕梅　刘向哲

中国健康传媒集团

中国医药科技出版社

内 容 提 要

　　本书是在广集中西医诊疗精华的基础上，结合现代临床实践和最新研究进展，系统编撰而成。全书分为基础篇、临床篇、附录，基础篇从脑病的国内外研究现状及前景、诊疗方法及思路、治疗原则与用药规律等方面进行阐述；临床篇各论，介绍了每种疾病的病因病机、临床诊断、鉴别诊断、临床治疗、预后转归、预防调护、专方选要、研究进展等内容。全书立足临床，融中医、西医、中西医结合三学科观点为一体，适合广大从事中、西医脑病临床、科研、教学等工作的人员阅读。

图书在版编目（CIP）数据

脑病诊疗全书 / 王新志等主编 . —北京：中国医药科技出版社，2024.1
（当代中医专科专病诊疗大系）
ISBN 978-7-5214-4187-1

Ⅰ . ①脑… Ⅱ . ①王… Ⅲ . ①脑病—中医诊断学 ②脑病—中医治疗法 Ⅳ . ① R277.72

中国国家版本馆 CIP 数据核字（2023）第 200778 号

美术编辑　陈君杞
版式设计　也　在

出版　**中国健康传媒集团**｜中国医药科技出版社
地址　北京市海淀区文慧园北路甲 22 号
邮编　100082
电话　发行：010-62227427　邮购：010-62236938
网址　www.cmstp.com
规格　787×1092mm $^1/_{16}$
印张　38 $^1/_4$
字数　946 千字
版次　2024 年 1 月第 1 版
印次　2024 年 1 月第 1 次印刷
印刷　三河市万龙印装有限公司
经销　全国各地新华书店
书号　ISBN 978-7-5214-4187-1
定价　**318.00 元**

获取新书信息、投稿、为图书纠错，请扫码联系我们。

《当代中医专科专病诊疗大系》
编 委 会

朱恪材	朱章志	朱智德	乔树芳	任　文	刘　明
刘　洋	刘　辉	刘三权	刘仁毅	刘世恩	刘向哲
刘杏枝	刘佃温	刘建青	刘建航	刘树权	刘树林
刘洪宇	刘静生	刘静宇	闫金才	闫清海	闫惠霞
许凯霞	孙文正	孙文冰	孙永强	孙自学	孙英凯
纪春玲	严　振	苏广兴	李　军	李　扬	李　玲
李　洋	李　真	李　萍	李　超	李　婷	李　静
李　蔚	李　慧	李　鑫	李小荣	李少阶	李少源
李永平	李延萍	李华章	李全忠	李红哲	李红梅
李志强	李启荣	李昕蓉	李建平	李俊辰	李恒飞
李晓雷	李浩玮	李燕梅	杨　荣	杨　柳	杨　楠
杨克勤	连永红	肖　伟	吴　坚	吴人照	吴志德
吴启相	吴维炎	何庆勇	何春红	冷恩荣	沈　璐
宋剑涛	张　芳	张　侗	张　挺	张　健	张文富
张亚军	张国胜	张建伟	张春珍	张胜强	张闻东
张艳超	张振贤	张振鹏	张峻岭	张理涛	张琼瑶
张攀科	陆素琴	陈　白	陈　秋	陈太全	陈文一
陈世波	陈忠良	陈勇峰	邵丽黎	武　楠	范志刚
林　峰	林佳明	杭丹丹	卓　睿	卓进盛	易铁钢
罗　建	罗试计	和艳红	岳　林	周天寒	周冬梅
周海森	郑仁东	郑启仲	郑晓东	赵　琰	赵文霞
赵俊峰	赵海燕	胡天赤	胡汉楚	胡穗发	柳忠全
姜树民	姚　斐	秦蔚然	贾虎林	夏淑洁	党中勤
党毓起	徐　奎	徐　涛	徐林梧	徐雪芳	徐寅平
徐寒松	高　楠	高志卿	高言歌	高海兴	高铸烨
郭乃刚	郭子华	郭书文	郭世岳	郭光昕	郭欣璐
郭泉滢	唐红珍	谈太鹏	陶弘武	黄　菲	黄启勇
梅荣军	曹　奕	崔　云	崔　菲	梁　田	梁　超
寇绍杰	隆红艳	董昌武	韩文朝	韩建书	韩建涛
韩素萍	程　源	程艳彬	程常富	焦智民	储浩然
曾凡勇	曾庆云	温艳艳	谢卫平	谢宏赞	谢忠礼

靳胜利　雷　烨　雷　琳　鲍玉晓　蔡文绍　蔡圣朝

臧　鹏　翟玉民　翟纪功　滕明义　魏东华

编　　委（按姓氏笔画排序）

丁　蕾　丁立钧　于　秀　弓意涵　马　贞　马玉宏

马秀萍　马青侠　马茂芝　马绍恒　马晓冉　王　开

王　冰　王　宇　王　芳　王　丽　王　辰　王　明

王　凯　王　波　王　珏　王　科　王　哲　王　莹

王　桐　王　夏　王　娟　王　萍　王　康　王　琳

王　晶　王　强　王　稳　王　鑫　王上增　王卫国

王天磊　王玉芳　王立春　王兰柱　王圣治　王亚莉

王成荣　王伟莉　王红梅　王秀兰　王国定　王国桥

王国辉　王忠志　王育良　王泽峰　王建菊　王秋华

王彦伟　王洪海　王艳梅　王素利　王莉敏　王晓彤

王银姗　王清龙　王鸿燕　王琳樊　王瑞琪　王鹏飞

王慧玲　韦　溪　韦中阳　韦华春　毛书歌　孔丽丽

双振伟　甘陈菲　艾春满　石国令　石雪枫　卢　昭

卢利娟　卢桂玲　叶　钊　叶　林　田丽颖　田静峰

史文强　史跃杰　史新明　冉　靖　丘　平　付　瑜

付永祥　付保恩　付智刚　代立媛　代会容　代珍珍

代莉娜　白建乐　务孔彦　冯　俊　冯　跃　冯　超

冯丽娜　宁小琴　宁雪峰　司徒小新　皮莉芳　刑益涛

邢卫斌　邢承中　邢彦伟　毕宏生　吕　雁　吕水林

吕光霞　朱　保　朱文胜　朱盼龙　朱俊琛　任青松

华　刚　伊丽娜　刘　羽　刘　佳　刘　敏　刘　嵘

刘　颖　刘　熠　刘卫华　刘子尧　刘红灵　刘红亮

刘志平　刘志勇　刘志群　刘杏枝　刘作印　刘顶成

刘宗敏　刘春光　刘素云　刘晓彦　刘海立　刘海杰

刘继权　刘鹤岭　齐　珂　齐小玲　齐志南　闫　丽

闫慧青　关运祥　关慧玲　米宜静　江利敏　江铭倩

汤建光　汤艳丽　许　亦　许　蒙　许文迪　许静云

农小宝　农永栋　阮志华　孙　扶　孙　畅　孙成铭

3

孙会秀	孙治安	孙艳淑	孙继建	孙绪敏	孙善斌
杜鹃	杜云波	杜欣冉	杜梦冉	杜跃亮	杜璐瑶
李伟	李柱	李勇	李铁	李萌	李梦
李霄	李馨	李丁蕾	李又耕	李义松	李云霞
李太政	李方旭	李玉晓	李正斌	李帅垒	李亚楠
李传印	李军武	李志恒	李志毅	李杨林	李丽花
李国霞	李钍华	李佳修	李佩芳	李金辉	李学军
李春禄	李茜羽	李晓辉	李晓静	李家云	李梦阁
李彩玲	李维云	李雯雯	李鹏超	李鹏辉	李满意
李增变	杨丹	杨兰	杨洋	杨文学	杨旭光
杨旭凯	杨如鹏	杨红晓	杨沙丽	杨国防	杨明俊
杨荣源	杨科朋	杨俊红	杨济森	杨海燕	杨蕊冰
肖育志	肖耀军	吴伟	吴平荣	吴进府	吴佐联
员富圆	邱彤	何苗	何光明	何慧敏	佘晓静
辛瑶瑶	汪青	汪梅	汪明强	沈洁	宋震宇
张丹	张平	张阳	张苍	张芳	张征
张挺	张科	张琼	张锐	张大铮	张小朵
张小林	张义龙	张少明	张仁俊	张欠欠	张世林
张亚乐	张先茂	张向东	张军帅	张观刚	张克清
张林超	张国妮	张咏梅	张建立	张建福	张俊杰
张晓云	张雪梅	张富兵	张腾云	张新玲	张燕平
陆萍	陈娟	陈密	陈子扬	陈丹丹	陈文莉
陈央娣	陈立民	陈永娜	陈成华	陈芹梅	陈宏灿
陈金红	陈海云	陈朝晖	陈强松	陈群英	邵玲玲
武改	苗灵娟	范宇	林森	林子程	林佩芸
林学英	林学凯	尚东方	呼兴华	罗永华	罗贤亮
罗继红	罗瑞娟	周双	周全	周丽	周剑
周涛	周菲	周延良	周红霞	周克飞	周丽霞
周解放	岳彩生	庞鑫	庞国胜	庞勇杰	郑娟
郑程	郑文静	郑雅方	单培鑫	孟彦	赵阳
赵磊	赵子云	赵自娇	赵庆华	赵金岭	赵学军

赵晨露　胡　斌　胡永昭　胡欢欢　胡英华　胡家容
胡雪丽　胡筱娟　南凤尾　南秋爽　南晓红　侯浩强
侯静云　俞红五　闻海军　娄　静　娄英歌　宫慧萍
费爱华　姚卫锋　姚沛雨　姚爱春　秦　虹　秦立伟
秦孟甲　袁　玲　袁　峰　袁帅旗　聂振华　栗　申
贾林梦　贾爱华　夏明明　顾婉莹　钱　莹　徐艳芬
徐继国　徐鲁洲　徐道志　徐耀京　凌文津　高　云
高美军　高险峰　高嘉良　高韶晖　郭士岳　郭存霞
郭伟杰　郭红霞　郭佳裕　郭晓霞　唐桂军　桑艳红
接传红　黄　姗　黄　洋　黄亚丽　黄丽群　黄河银
黄学勇　黄俊铭　黄雪青　曹正喜　曹亚芳　曹秋平
龚长志　龚永明　崔伟峰　崔凯恒　崔建华　崔春晶
崔莉芳　康进忠　阎　亮　梁　伟　梁　勇　梁大全
梁亚林　梁增坤　彭　华　彭丽霞　彭贵军　葛立业
葛晓东　董　洁　董　赟　董世旭　董俊霞　董德保
蒋　靖　蒋小红　韩圣宾　韩红卫　韩丽华　韩柳春
覃　婕　景晓婧　嵇　朋　程　妍　程爱俊　程常福
曾永蕾　谢圣芳　靳东亮　路永坤　詹　杰　鲍陶陶
解红霞　窦连仁　蔡国锋　蔡慧卿　裴　晗　裴琛璐
廖永安　廖琼颖　樊立鹏　滕　涛　潘文斌　薛川松
魏　佳　魏　巍　魏昌林　瞿朝旭

编撰办公室主任　高　泉　王凯锋

编撰办公室副主任　王亚煌　庞　鑫　张　侗　黄　洋

编撰办公室成员　高言歌　李方旭　李丽花　许　亦　李　馨
　　　　　　　　　　李亚楠

5

《脑病诊疗全书》
编 委 会

坚持中医思维　彰显特色优势
提高临床疗效　服务人民健康

王序

中医药学是中华民族的伟大创造，是中国古代科学的瑰宝，也是打开中华文明宝库的钥匙，为中华民族的繁衍生息作出了巨大贡献。党和政府历来高度重视中医药工作，特别是党的十八大以来，以习近平同志为核心的党中央把中医药工作摆在了更加突出的位置，中医药改革发展取得了显著成绩。2019 年 10 月 20 日发布的《中共中央 国务院关于促进中医药传承创新发展的意见》指出，传承创新发展中医药是新时代中国特色社会主义事业的重要内容，是中华民族伟大复兴的大事，对于坚持中西医并重，打造中医药和西医药相互补充协调发展的中国特色卫生健康发展模式，发挥中医药原创优势、推动我国生命科学实现创新突破，弘扬中华优秀传统文化、增强民族自信和文化自信，促进文明互鉴和民心相通、推动构建人类命运共同体具有重要意义。

传承创新发展中医药，必须发挥中医药在维护和促进人民健康中的重要作用，彰显中医药在疾病治疗中的独特优势。中医专科专病建设是坚持中医原创思维，突出中医药特色优势，提高临床疗效的重要途径和组成部分。长期以来，国家中医药管理局高度重视和大力推动中医专科专病的建设，从制定中长期发展规划到重大项目、资金安排，都将中医专科专病建设作为重要任务和重点工作进行安排部署，并不断完善和健全管理制度与诊疗规范。经过中医药界广大专家学者和中医医务工作者长期不懈的努力，全国中医专科专病建设取得了显著的成就。

实践表明：专科专病建设是突出中医药特色优势，遵循中医药自身发展规律和前进方向的重要途径；是打造中医医院核心竞争力，实现育名医、建名科、塑名院之"三名"战略的必由之路；是提升临床疗效和诊疗水平的重要手段；是培养优秀中医临床人才，打造学科专科优秀团队的重要平台；是推动学术传承创新、提升科研能力水平、促进科技成果转化的重要途径；是各级中医医院、中西医结合医院提升社会效益和经济效益的有效举措。

事实证明：中医专科专病建设的学术发展、传承创新、经验总结和推广应用，对建设综合服务功能强、中医特色突出、专科优势明显的现代中医医院和中医专科医院，建设国家中医临床研究基地，创建国家和区域中医（专科）诊疗中心及中西医结合旗舰医院，提升基层中医药特色诊疗水平和综合服务能力等方面都发挥着不可替代的基础保障和重要支撑作用。

《中共中央 国务院关于促进中医药传承创新发展的意见》对彰显中医药在疾病治疗中的优势，加强中医优势专科专病建设作出了规划和部署，强调要做优做强骨伤、肛肠、儿科、皮科、妇科、针灸、推拿以及心脑血管病、肾病、周围血管病、糖尿病等专科专病，要求及时总结形成诊疗方案，巩固扩大优势，带动特色发展，并明确提出用 3 年左右时间，筛选 50 个中医治疗优势病种和 100 项适宜技术等任务要求。2022 年 3 月国务院办公厅发布的《"十四五"中医药发展规划》也强调指出，要开展国家优势专科建设，以满足重大疑难疾病防治临床需求为导向，做优做强骨伤、肛肠、儿科、皮肤科、妇科、针灸、推拿及脾胃病、心脑血管病、肾病、肿瘤、周围血管病、糖尿病等中医优势专科专病。要制定完善并推广实施一批中医优势病种诊疗方案和临床路径，逐步提高重大疑难疾病诊疗能力和疗效水平。可以说《当代中医专科专病诊疗大系》（以下简称《大系》）的出版，是在促进中医药传承创新发展的新形势下应运而生，恰逢其时，也是贯彻落实党中央国务院决策部署的具体举措和生动实践。

《大系》是由享受国务院政府特殊津贴专家、全国第六批老中医药学术继承指导老师、全国名中医，第十三届和十四届全国人大代表庞国明教授发起，并组织全国中医药高等院校和相关的中医医疗、教学科研机构 1000 余名临床各科专家学者共同编著。全体编著者紧紧围绕国家中医药事业发展大局，根据国家和区域中医专科医疗中心建设、国家重点中医专科建设，以及省、市、县中医重点与特色专科建设的实际需要，坚持充分"彰显中医药在疾病治疗中的优势"，坚持"突出中医思维，彰显特色主线，立足临床实用，助提专科内涵，打造品牌专科集群"的编撰宗旨。《大系》共 30 个分册，由包括国医大师和院士在内的多位专家学者分别担任自己最擅长的专科专病诊疗全书的主审，为各分册指迷导津、把关定向。由包括全国名中医、岐黄学者在内的 100 多位各专科领域的学科专科带头人分别担任各分册主编。经过千余名专家学者异域同耕，历尽艰辛，寒暑不辍，五载春秋，终于成就了《大系》。《大系》的隆重出版不仅是中医特色专科专病建设的一大成果，也是中医药传承精华，守正创新进程中的一件大事，承前启后，继往开来，难能可贵，值得庆贺！

在 2020 年"全国两会"闭幕后，庞国明同志将《大系》的编写大纲、体例及《糖尿病诊疗全书》等书稿一并送我，并邀我写序。我不是这方面的专家，也未能尽览《大系》的全稿，但作为多年来推动中医专科专病建设的参与者和见证人，仅从大纲、体例、样稿及部分分册书稿内涵质量看，《大系》坚持了持续强化中医思维和中医专科专病特色优势的宗旨，突出了坚持提高临床疗效和诊疗水平及注重实践、实际、实用的原则。尽管我深知中医专科专病建设仍然不尽完善，做优做强专科专病依然任重道远。但我相信，《大系》的出版必将为推动我国的中医专科专病建设和进一步彰显中医药在疾病治疗中的独特优势，为充分发挥中医药在维护和促进人民健康中的重要作用，产生重大而深远的影响。

故乐以此为序。

国家中医药管理局原局长
第六届中华中医药学会会长

2023 年 3 月 18 日

陈 序

由我国优秀的中医学家、全国名中医庞国明教授等一批富有临床经验的中医药界专家们共同协力合作，以传承精华、守正创新为宗旨，以助力国家中医专科医学中心、专科医疗中心、专科区域诊疗中心、优势专科、重点专科、特色专科建设为目标，编撰并将出版的这套《当代中医专科专病诊疗大系》丛书（以下简称《大系》），是在 2000 年、2016 年由中国医药科技出版社出版《大系》第一版、第二版的基础上，以服务于当今中医专科专病建设、突出中医特色、强化中医思维、彰显中医专科优势为出发点和落脚点，对原书进行了修编补充、拾遗补阙、完善提升而成的，丛书名由第一版、第二版的《中国中西医专科专病临床大系》更名为《当代中医专科专病诊疗大系》。其内容涵盖了内科、外科、妇科、儿科、急诊、皮肤以及骨科、康复、针灸等 30 个学科门类，实属不易！

该丛书的特点，主要体现在学科门类较为齐全，紧密结合专科专病建设临床实际需求，融古贯今，承髓纳新，突出中医特色，既尊重传统，又与时俱进，吸收新进展、新理论和新经验，是一套理论联系实际、贴合临床需要，可供中医、中西医结合临床、教学、科研参考应用的一套很好的工具书，很是可贵，值得推荐。

今国明教授诚邀我在为《大系》第一版、第二版所写序言基础上，为新一版《大系》作序，我认为编著者诸君在中华中医药学会常务理事兼慢病分会主任委员、中国中医药研究促进会专科专病建设工作委员会会长庞国明教授的带领下，精诚团结、友好合作，艰苦努力多年，立足中医专科专病建设，服务于临床诊疗，很接地气，完成如此庞大巨著，实为不可多得，难能可贵，爱乐为之序。

中国科学院院士
国医大师　陈可冀

2023 年 9 月 1 日

王　序

　　传承创新发展中医药，是新时代中国特色社会主义事业的重要内容，《中共中央 国务院关于促进中医药传承创新发展的意见》明确指出"彰显中医药在疾病治疗中的优势，加强中医优势专科建设"。因此，对中医专科专病临床研究进行系统整理、加以提高，以窥全貌，就显得十分重要。

　　2000 年，以庞国明主任医师、林天东国医大师等共同担任总主编，组织全国1000 余位临床专家编撰的《中国中西医专科专病临床大系》发行海内外，影响深远。二十年过去，国明主任医师再次牵头启动《大系》修编工程，以"传承精华，守正创新"为宗旨，以助力建设国家、省、市、县重点专科与特色专科为目标，丰富更新了大量内容和取得的成就，反映了中医专科研究与发展的进程，具有较强的时代性、实用性，并将书名易为《当代中医专科专病诊疗大系》，凡三十个分册，每册篇章结构，栏目设计令人耳目一新。

　　学无新，则无以远。这套书立意明确，就其为专科专病建设而言，无疑对全国中医、中西医结合之临床、教学、科研工作，具有重要的参考意义。编书难，编大型专著尤难，编著者们在繁忙的医疗、教学、科研工作之余，倾心打造的这部巨著必将功益杏林，更希望这部经过辛勤汗水浇灌的杏林之树（书）"融会新知绿荫蓬，今年总胜去年红"。中医之学路迢迢，莫负春光常追梦，当惜佳时再登高。

中国工程院院士

国医大师　王琦

北京中医药大学终身教授

2023 年 7 月 20 日于北京

打造中医品牌专科　带动医院跨越发展

——代前言

"工欲善其事，必先利其器。"同样，肩负着人民生命健康和健康中国建设重任的中医、中西医结合工作者，也必当首先要有善其事之利器，即过硬的诊疗技术和解除亿万民众病痛的真本领。《当代中医专科专病诊疗大系》丛书（以下简称《大系》），就是奉献给广大中医、中西医结合专科专病建设和临床诊疗工作者"利器"的载体。期望通过她的指迷导津、方向引领，把专科建设和临床诊疗效果推向一个更加崭新的阶段；期望通过向她的问道，把自己工作的专科专病科室，打造成享誉当地乃至国内外的品牌专科，实施品牌专科带动战略、促助医院跨越式发展，助力中医药事业振兴发展。

专科专病科室是相对于传统模式下的大内科、大外科等科室名称而言的。应当指出的是，专科专病科室亦不是当代人的发明，早在《周礼·天官冢宰》就有"凡邦之有疾病者……则使医分而治之"。"分而治之"就是让精于专科专病研究的医生去分别诊疗。因此，设有"食医""疾医""疡医"等专科医生，只不过是没把"专科专病"诊疗分得那么细和进行广泛宣传罢了。从历代医家著述和学术贡献看，亦可以说张仲景、华佗、叶天士等都是专科专病的诊疗大家。因仲景擅伤寒、叶天士擅温病、华佗擅"开颅术"等，后世与近代的医学家们更是以擅治某病而誉满华夏，如焦树德擅痹病、任继学擅脑病等。因此，诸多名医先贤大家们多是专科专病诊疗的行家里手。

那么，进入 21 世纪以来，为什么说加强中医专科专病建设的呼声一浪高过一浪呢？究其原因大致有四：

首先是振兴中医事业发展、突出中医特色优势的需要。20 世纪 80 年代以后的中医界提出振兴中医的口号，国家也制定了相应的政策，中医事业得到了快速发展。但需要做的事还有很多很多。通过专科专病建设，可以培育、造就一大批高水平的中医、中西医结合专业人才，突出中医特色，总结实用科学的临床经验，推动中医、中西医结合专科专病的深入研究，助力中医药事业振兴发展！

第二是促进中西医协同、开拓医疗新领域的需要。中医、西医、中西医结合是健康中国建设中的三支主要力量，尽管中西医结合在某些领域和某些课题的研究方面取得了一些重大成就和进展，但仍存在着较浅层次"人为"结合的现象，而深层次的基础医学、临床医学等有机结合方面还有大量工作要做。同时，由于现在一些医院因人、财、物等条件的限制，也很难全面开展中西医结合的研究和临床实践。而通过开展专科专病建设，从某些病的基础、临床、药物等系统研究着手，或许将成为开展中西医协同、中西医结合的突破口，逐步建立起基于实践、符合实际的中西医协同、中西医结合的诊疗新体系，以开拓中医、中西医结合临床、教学、科研工作的新领域，实现真正意义上的中西医协同、中西医结合。

第三是服务于健康中国建设和人民大众对中医优质医疗日益增长新要求的需要。随着经济社会的发展和现代科学技术的进步，传统的医疗模式已满足不了人民群众医疗保健的需要，广大民众更加渴望绿色的、自然的、科学的、高效的和经济便捷的传统中医药。因此，开展中医专科专病诊疗，可以引导病人的就医趋向，便于病人得到及时、精准、有效的诊治；专科专病科室的开设，易于积累临床经验、聚焦研究方向、多出研究成果，必将大大促进中医医疗、医药、器械研发的进程，加快满足人民群众对中医药日益增长的医疗保健需求的步伐。

第四是提高两个效益的需要。目前有不少中医、中西医结合医院，尤其是市、县（区）级中医院，在当代医疗市场的激烈竞争中显得"神疲乏力"、缺少建设与发展中的"精气神"，竞争不强的原因虽然是多方面的，但没有专科特色、没有品牌专科活力是其重要的原因之一。"办好一个专科，救活一家医院，带动跨越发展"，已被许许多多中医、中西医医院的实践所证实。可以说，没有品牌专科的医院，是不可能成为快速发展的医院，更不可能成为有特色医院的。加强专科专病建设的实践表明：通过办好专科专病科室，能够快速彰显医院的专业优势与特色优势；能够快速提高医院的知名度，形成品牌影响力；能够快速带动医院经济效益和社会效益的提升；能够快速带动和促进医院的跨越式发展。

有鉴于上述四点，《大系》丛书，应运而生、神采问世，冀以成为全国中医、中西医结合专科专病建设工作者的良师益友。

《大系》篇幅宏大，内容精博，内涵深邃，覆盖面广，共 30 个分册。每分册分基础篇、临床篇和附录三大部分。基础篇主要对该专科专病国内外研究现状、诊疗进展以及提高临床疗效的思路方法等进行了全面阐述；临床篇是每分册的核心，以病为纲，分列条目，每个病下设病因病机、临床诊断、鉴别诊断、临床治疗、预后转归、预防调护、专方选要、研究进展等栏目，辨证论治、理法方药一线贯穿，使中医专科专病的诊疗系统化、规范化、特色化；附录介绍临床常用检查参考值和专科建设的注意事项（数字资源），对读者临床诊疗具有重要参考价值。

《大系》新全详精，实用性强。参考国内外书籍、杂志等达十万余册，涉及方药数万种，名医论点有出处，方药选择有依据，多有临床验证和研究报告，详略有序，条理清晰，充分反映了当代中医、中西医结合专科专病的临床实践和研究成果概况，其中不乏知名专家的精辟论述、新创方药和作者的独到见解。为了保持其原貌，《大系》各分册中所收集的古方、验方等凡涉及国家规定的稀有禁用中药没有做删改，特请读者在实际使用时注意调换药物，改换替代药品，执行国家有关法规。

本《大系》业已告竣，她是国内 1000 余位专家、学者、编者辛苦劳动的成果和智慧的结晶。她的出版，必将对弘扬祖国中医药学，开展中医、中西医结合专科专病建设，深入开展中医、中西医结合之医疗、教学、科研起到积极的推动作用，并为中医药事业的传承精华、守正创新和人类的医疗卫生保健事业做出积极贡献。

鉴于该《大系》编著带有较强的系统性、艰巨性、广泛性以及编者的认知差别，书中难免存在一些问题，真诚希望读者朋友不吝赐教，以便修订再版。

庞国明

2023 年 7 月 20 日于北京

编写说明

　　本书第一版于 2000 年由中国医药科技出版社出版，2017 年第二版再次面世。近年来，随着医学科技的飞速发展，脑病的诊断技术、治疗措施也取得了显著进步。应广大读者要求，我们重新组织脑病领域内长期从事临床、教学及科研的相关专家，汲取近年来国内外有关神经内科常见病、多发病、疑难病及内科、外科、妇科、儿科各系统疾病，出现精神意识障碍及其他神经症状等方面的最新研究成果，对本书进行了修订。

　　本书是在广集中西医诊疗精华的基础上，结合现代临床实践和最新研究进展，系统编撰而成的学术著作，主要突出脑病临床诊疗的实用性及研究进展。全书分为基础篇、临床篇、附录。基础篇分为四章，从脑病的国内外研究现状及前景、诊疗方法及思路、治疗原则与用药规律等方面进行阐述；临床篇介绍了每种疾病的病因病机、临床诊断、鉴别诊断、临床治疗、预后转归、预防调护、专方选要、研究进展等内容。附录收录了临床常用检查正常值，以便读者参考。此外，为保持古代成方原貌，凡方中提到目前国家禁止使用的药物未予删减，如虎骨、犀角、穿山甲等，临床使用时请参照当前用药改为代用品。

　　全书立足临床，突出实用和研究进展，内容体现了新、全、详、精四字；融中医、西医、中西医结合三学科观点为一体，适合广大从事中西医脑病临床、科研、教学等人员阅读。

　　限于撰写者的水平，加之医学进展日新月异，书中不足或错漏之处在所难免，恳切希望广大同道和读者提出宝贵意见，以便下次再版时修订。

编委会

2023 年 6 月

目　录

基础篇

临床篇

附录

数字资源

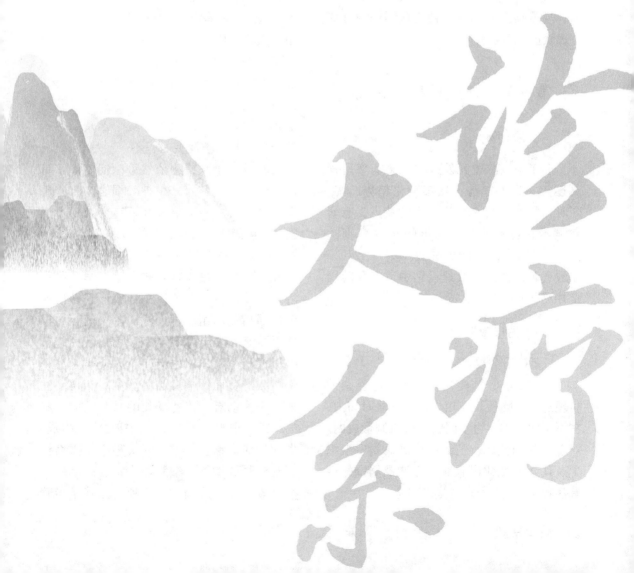

基础篇

第一章　国内外研究现状及前景

随着我国经济的高速发展、人口的老龄化进程的不断加速以及人们不健康生活方式，改变了国民的疾病谱、死亡谱。因此，脑病的防治与研究工作对于国民的健康显得尤为重要。中西医学界对越来越深入，近年来，应用分子生物学、电镜显微检测技术、影像学等方法和手段取得了长足的发展，中西医结合的综合优势凸显，们对脑病相关问题的认知水平不断提高，有效地提高了脑病临床诊治水平，并有助于脑病科学的发展。值得一提的是，脑卒中已成为我国成年人致死、致残的首位病因。现就临床常见的四种疾病的国内外研究现状进行简要叙述。

第一节　研究现状与成就

一、脑梗死

近年来，脑梗死发病率、患病率呈现出逐年上升的趋势，且年轻化趋势凸显。同时，脑梗死具有高复发率的特点，有研究显示首次脑卒中后1年的复发率高达17.1%。因此，降低中风的发病率、致死率和致残率，快速有效地识别中风的危险因素并及早干预颇为重要。

（一）西医学

1. 基础研究现状

研究证实，脑梗死是一个十分复杂的病理过程。脑梗死在相当长的一段时间内，在不同的基础上由不同的发病机制形成的。随着时间的变化，脑组织缺血缺氧后组织学及代谢的变化由病灶中心波及周围，更有甚者殃及大脑半球的远隔部位。

（1）缺血半暗带　缺血半暗带的影像学表现为环绕坏死核心区的一圈半暗带，其功能发生障碍，但仍处于可逆转的状态。"时间就是大脑"，对缺血半暗带的快速而精准的评估成为临床诊治急性缺血性脑血管病的迫切需求。CT灌注成像在症状出现后30min即可提供诊断性信息，有研究提示不匹配法诊断脑缺血半暗带的灵敏度为90.6%，特异度为93.3%；阈值法的灵敏度可达80%~90%，准确度达95%。PWI/DWI错配法即采用PWI确定IP的外界（脑缺血边界），DWI确定IP的内界（梗死核心区），评估IP体积在临床上得到了广泛的应用。然而，因构成错配的要素是否准确以及确定梗死核心区、缺血半暗带区域的最佳DWI、PWI参数尚未达成共识，故PWI/DWI错配法尚存争议。半暗带可能受到诸如再灌注损伤、高血糖、酸中毒及高热等的干扰，其动态演变时程不一。尽管如此，及时有效的干预措施依然可以促使半暗带内神经元的逆转，减少神经损害，改善患者预后；反之，半暗带逐渐转变为不可逆的坏死脑组织，加重患者的病残程度。

（2）再灌注和再灌注损伤　缺血性卒中发生以后，血栓自溶或通过医学手段如溶栓治疗、机械取栓、血管成形术等使血流再通后使脑组织再灌注。脑梗死后，早期再灌流可改善临床预后，增加侧支血流，缩小梗死范围，但也应谨慎对待再灌注损失所致的负面影响。脑血流中断和再灌注通过一个动态、快速发展的级联反应使脑的组织、细胞产生损伤，包括自由基生成、炎症反应失衡、细胞内钙失稳态、兴奋性氨基酸释放增加、细胞酸中毒、激活凋亡基因等致使细胞凋亡或坏死，尤其是半暗带内神经细胞死亡，引起缺血病灶扩大。基于上述机制，西医学对再灌注损伤的保护主要集中在清除氧自由基、改善脑组织缺血损伤及神经保护等方面。近年来，中医药对脑缺血再灌注损伤的保护也取得了一定的进展。研究发现，芍药苷能减少肿瘤坏死因子 -α、白介素 -1β 而减轻脑组织炎症反应，降低谷氨酸、天冬氨酸含量而减低兴奋性氨基酸毒性，起到神经保护作用；姜黄素能显著降低肿瘤坏死因子 -α 水平、调节 Ca^{2+} 超载；补阳还五汤既可降低脑组织 Ca^{2+} 含量，又可上调 Na^+、K^+、Mg^{2+} 含量，起到神经保护作用等。尽管中药是通过不同靶点、环节发挥作用，有效成分及位点不明朗，但依然为中医药对脑缺血再灌注损伤的保护的研究提供了方向。

（3）自由基及超氧化物歧化酶　急性脑梗死后氧自由基蓄积加速了神经细胞的坏死，致使缺血半暗带内血管痉挛和血小板聚集，梗死面积进一步扩大。

目前临床应用较多的是自由基清除剂依达拉奉，该药对缺血再灌注损伤具有保护作用。静脉给药后可清除脑内具有细胞毒性的羟基基团，具有清除自由基和抑制脂质过氧化作用，可抑制脑细胞的过氧化及延迟神经细胞死亡，减轻脑缺血及其引起的脑水肿和组织损伤，能减少缺血半暗带面积并防止血管内皮细胞损伤。

研究表明，大量中药提取物或分离后的单体化合物可通过调节和增强机体特异性及非特异性免疫功能而抑制自由基的产生或直接对抗自由基对细胞及组织的损伤作用。中药的酚酸类、黄酮类、多糖（茯苓多糖、枸杞多糖、黄芪多糖等）、皂苷类（人参皂苷、刺五加皂苷等）等均具有较好的抗氧化活性。

（4）免疫与脑梗死　近年来，免疫机制在脑梗死发病机制中的作用得到了越来越多研究者的青睐。众多的研究证据支持免疫因素及炎症因子在脑卒中的病理生理中扮演着重要角色。免疫调节剂的应用应根据病变部位、性质及时期的变化而调整，但如何有针对性地应用还需要更进一步的研究。

（5）肠道菌群与脑卒中　肠道菌群在脑卒中的发病过程中发挥重要作用，一方面，菌群失调可增加脑梗死的风险；另一方面，脑梗死后肠道菌群移位进入血液或肠外器官，诱发系统的免疫和炎症反应，增加卒中后感染风险或加重原有感染，最终加剧了脑卒中、增加了其不良预后。

2. 脑梗死分型诊断

脑梗死的分型方法很多，如牛津郡社区卒中计划（OCSP）依据原发性脑卒中所致的最显著神经功能缺损时的临床表现将其分为四型：全前循环梗死（TACI），部分前循环梗死（PACI），后循环梗死（POCI）和腔隙性梗死（LACT）。TOAST 分型依据缺血性脑卒中的病因将其分为：大动脉粥样硬化型、心源性、小血管病变、少见原因、不明原因等五类。临床上以前 3 型最为常见，其中以动脉粥样硬化为病理基础的病因最多。2009 年，脑梗死 A-S-C-O 分类将脑梗死病因分为：A- 动脉粥样硬化血栓形成（Atherosclerosis）；S- 小血管病变（Small vessel disease）；C- 心源性（Cardiac disease）；O- 其他原因（Other causes）。

基于上述分型，各国学者又进行了改良和优化，但却忽视了穿支动脉粥样硬化疾病，也没有哪个分型再将大动脉粥样硬化所致缺血性卒中的病理生理机制进一步分类。随着影像学技术的不断进步如 64 排 CT、增强 MRA（CEMRA）、CT 血管成像（CTA）、灌注 CT、磁共振灌注成像（DWP）、高分辨 MRI/MRA（HR-MRI/MRA）、TCD 微栓子监测（TCD-MES）、经食道超声（TEE）以及心脏磁共振成像（TEE）的出现，使得越来越多以前无法看到的病理结构和模棱两可的病灶可以很清晰地显示出来。因此，我国于2011年提出了一个新的卒中分型诊断标准——中国缺血性卒中亚型（CISS），既对大动脉粥样硬化所致缺血性卒中的病理生理机制进一步分类，又将穿支动脉粥样硬化疾病纳入其中。

3. 救治模式的变革

脑梗死的处理应遵循"循证医学（evidence—based medicine，EBM）与个体化分层相结合"的原则，按照"正确的时间顺序"提供及时的评价与救治措施。它涵盖了卒中的院前急救系统、院内卒中中心快速诊治、卒中单元和卒中门诊的组织化管理、各级卒中中心之间的区域协同网络建设，和前述各个环节的卒中医疗质量评估与持续改进系统性，多学科共同参与救治。随着物联网、移动互联网、云计算、5G等新一代信息通信技术的发展，5G移动卒中单元已实现将移动CT和相关的检验仪器装配在救护车上，在5G网络下，形成集神经症状学检查、CT诊断和静脉溶栓治疗、远程会诊为一体的救治模式。

4. 脑梗死二级预防

脑梗死的二级预防主要是通过对脑血管病的可控危险因素如高血压、脂代谢异常、糖代谢异常或糖尿病、吸烟、呼吸睡眠暂停、高同型半胱氨酸血症等进行干预以降低复发率、致残率以及死亡率。

（1）临床卒中风险评估　目前临床卒中风险评估的主要工具有Essen卒中风险评分量表、ABCD评分系统等，根据这些量表可以将患者再发卒中的风险分为极高危组、高危组、中危组和低危组，根据危险分层，选用不同的卒中治疗药物。

（2）二级预防药物依从性　Bruce Ovbiagele等曾指出缺血性卒中患者长期坚持二级预防药物与卒中复发风险降低独立相关，急性发作后二级预防药物治疗的实施和依从对于预防复发性血管事件和改善预后是有益的。影响二级预防服药依从性的因素较为复杂，包括处方药类别数量、年龄增长、既往卒中病史、卒中严重程度等。通过对缺血性脑血管病患者二级预防的知识宣教，能够提高患者药物依从性。

（二）中医学

1. 病因、病机研究

有学者以中风病因病机相关文献为基础，将病因细化为外因、内因、基础病因，病机则进行层级划分基本病机、分期病机、分病病机、证候病机明确其各自在中风发生发展中的角色和作用，以形成系统性、逻辑性的中医中风"因机证治"诊疗体系。

2. 辨证分型论治

学者对中风病的治疗以辨证论治为主体。通常采用平肝、通腑化痰、益气祛瘀、养阴活血等方法治疗各种不同类型的中风病，取得较好的疗效。但这些方法不利于协作攻关，进行大宗病例的临床观察总结，为此，中华全国中医学会于2014年次印发了《中风临床路径》。根据患者有无意识昏蒙，将中风病分为中经络和中脏腑两大类；中经络者分为风火上扰、风痰阻络、痰热腑实、气虚血瘀和阴虚风动5种证型；中脏腑者分为痰蒙清窍、痰热内闭、元气败脱3种证型。突出辨证论治的主体，又重视临床的特殊性，旨在探讨中风病辨证论治规律，寻求最佳治疗方案与方药。随着医学影像学的发展，部分学者开始了基于辨证分型与中风患者头颅影像学改变的研究，为辨证分型论治提供了新的思路。

3. 治法研究

在规范化及辨证论治的同时，很多学者重视在中风病的某一阶段上运用某一治法的疗效观察。活血化瘀法是中西医学界在临床和实验研究较深入的治法之一。在缺血中风的急性期，常用的活血化瘀法有开窍化瘀法或通窍活血利水法、通腑化瘀和清热化瘀法。在恢复期，活血化瘀法治疗包括凉血逐瘀法、祛痰化瘀法、益气化瘀法、滋阴化瘀法、温阳化瘀法等。活血化瘀对后遗症期的患者更有优势，此期，患者的症状改较慢，而若能恰当地采用活血化瘀法，可收到事半功倍之效。在中风的后遗症期常用的方法有滋阴化瘀法、温阳化瘀法。

国医大师周仲瑛总结多年临床经验，提出凉血逐瘀法是治疗中风急性期的一大法门，并进一步指出凉血逐瘀法不同于活血化瘀、破血逐瘀的单一治法，该法凉血止血而不留瘀，通瘀散血而不破血、动血，急性期凉血重于通瘀，恢复期通瘀重于凉血。方由法出，凉血逐瘀方应运而生，此方以犀角地黄汤为基础，加大黄、山栀、三七、地龙、冰片等。凉血通瘀方用于缺血性脑中风急性期，可干预急性脑梗死后的炎症信号通路，提高患者血清 CCK-8 水平，抑制 NF-kB、TNF-α 等炎症因子的释放而减轻对急性脑梗死损伤，改善患者的临床症状及预后；改善胃肠道症状；降低急性脑梗死患者肺部感染及促醒（醒脑通窍）作用。

化痰通腑法用于中风急性期脏腑功能失调，中焦气机紊乱、痰热互结、消耗津液而见便干便秘症状，王永炎教授的研究团队在临床工作中对化痰通腑法进行了 30 余年的系统观察与研究，指出痰热腑实证是中风急性期的主要证候，在病情较重特别是在中经和中腑患者中出现率更高，积极通腑泄热不仅可以防止中经向中腑移行、防治病情加重，同时还有助于中腑患者意识状况改善，促使病情向中经络方向好转。中风急性期，便干便秘、舌苔黄腻、脉弦滑为应用化痰通腑法的三大指征，代表方剂为星蒌承气汤。其他治疗方法的研究如平肝息风法、益气化瘀法、温阳化瘀法、扶正开窍法等也都进行了深入研究。

而温散祛风法目前应用较少。也有学者认为风药多能通络行气、振奋气化功能、促进经络气血运行，有利于肢体功能的恢复，如黄淑芬有"治血先治风、风去血自通"之论。

二、痴呆

痴呆以获得性认知功能损害为核心而造成患者日常生活能力、学习工作能力、和社会交往能力等的减退。疾病晚期患者将丧失独立生活能力，完全需要他人照顾，给患者个人及其家庭带来了严重的负担。老年期痴呆主要有血管性痴呆（VD）和阿尔茨海默病（AD）两大类。

AD 的危险因素大致可分为可干预的危险因素与不可干预的危险因素。不可干预的危险因素主要包括高龄、性别、家族史等；可干预的危险因素包括心脑血管疾病、血脂、血压、2 型糖尿病、肥胖、饮食结构、受教育程度等。关于 AD 的发病机制研究主要有 β- 淀粉样蛋白（Aβ）、免疫炎性反应、Tau 蛋白的过度磷酸化、胆碱能神经损伤以及细胞凋亡等。

VD 常伴有多数的大小梗死灶和腔梗，尤其是多发性皮质和皮质下梗死，使脑有效组织容积减少，使脑的高级功能受损。因其继发于脑血管病，故 VD 的危险因素与脑血管疾病雷同。研究发现，梗死容积与关键部位梗死均与 VD 发生密切相关。

（一）西医

1. 痴呆诊断

面对我国痴呆患者数量的逐年上升，痴呆专科医师及记忆门诊缺乏的严峻现状，提高我国认知疾病的诊治水平，完善痴呆诊疗服务设施和水平，我国学者贾建平教授等提出了"认知单元"诊疗模式设想。该模式由记忆专科医师接诊的记忆门诊、进行系统的观察病房及生物标志物如脑脊液的采集的实验室组成。其中记忆门诊是基础，临床研究和实验室研究是认知中心质量的核心。

为早期发现AD，提高AD的诊断率，我国相关专家制定了阿尔茨海默病筛查和诊断框架，以推动我国阿尔茨海默病早期诊断技术走向国际先进水平。该框架结构上主要有核心特征（即特定的痴呆综合征）和支持特征（即特定的病因学证据）以及排除标准。需要强调的是，临床症状评估是AD筛查的首选方法，而AD病理生理变化证据或生物标志物检测则是AD筛查的必要补充。

2. 痴呆的治疗

痴呆的治疗除了药物治疗外，还应关注心理治疗和康复治疗的重要性。

（1）行为疗法和支持疗法　心理治疗中最常用的是行为疗法和支持疗法。行为疗法的目的是训练自理生活能力，加强自身的代偿能力。支持疗法中，有人研究环境支持疗法，改善生活环境可提高智能和运动功能、减少抑郁。

（2）康复治疗　AD的康复治疗应遵循早期、个体化和循序渐进的原则。在医院和社区由康复治疗师实施，居家的AD患者可在专业人员指导下或借助远程康复系统由看护者进行康复治疗。对诊断明确的AD患者，第一步应进行痴呆严重程度的评定。第二步以国际功能、残疾和健康分类（ICF）为指导，进行认知、运动、精神行为、日常生活能力（ADL）和参与能力等方面的康复评定。其中，ICF为生物－心理－社会医学模式，将人类功能障碍分为身体结构和功能损害、活动受限以及参与局限3个部分。第三步根据上述评估结果，明确功能障碍的类型、程度及可能的原因，进而制定相应的康复目标和治疗计划，进行个体化的康复治疗。

3. 中医治疗研究

（1）病机研究　现代医家对痴呆的病机论述颇多，总属本虚标实，多以肾虚为本，痰浊瘀血为标，痰浊瘀血互为因果，痰瘀胶结，髓损神伤而发为痴呆。此外，王永炎教授提出"毒损脑络"的理论，"毒邪"由体内邪气亢盛，气血津液运行不畅，导致生理性或病理性产物不能及时排出体外，损伤脑络，窍络升降失司，神机失用而发为痴呆。滕晶提出了"脏腑—玄府—脑"分层发病机制，认为AD发病系玄府、脑神多因素、多环节交互作用的结果。吴以岭教授在中医络病理论基础之上，提出肾精不足为AD发病之本，在此基础上继发脑络失养、脑络瘀阻、脑络细急而导致脑络瘀塞的络病病机。

（2）治法研究　前已述及，现代医家对痴呆的病机论述颇多，总属本虚标实，多以肾虚为本，痰浊瘀血为标，痰浊瘀血互为因果，痰瘀胶结，髓损神伤而发为痴呆。因此，补肾法是治疗痴呆的一大法门，补肾法在防治老年痴呆方面有显著的疗效。在补肾法的基础上，联合化痰通瘀法、活血通窍法等亦取得了一定的成果，可供参考。

中医特色运动主要包括太极拳、八段锦、气功、手指操等强调经络学说与运动的有机结合，通过"脑－心－肾轴"调控，促进精气运行与激发肾精肾气，保护髓海，有助于痴呆患者认知功能、提倡生活能力的恢复；同时中医特色运动注重呼吸、意念与动作的融合，有助于维护患者心理健康，增强康复信心，改善痴呆患者的精神症状。

三、帕金森病

帕金森病（Parkinson's disease，PD）即原发性帕金森病，是人类常见的神经退行性疾病之一，隐袭起病，进展缓慢，主要表现为运动迟缓、静止性震颤、肌强直和姿势平衡障碍等特征性症状，同时伴嗅觉障碍、便秘、睡眠障碍等非运动症状。

（一）西医学

1.病因与发病机制

PD的特征性病理改变为黑质多巴胺能神经元进行性退变、减少和路易小体形成，导致纹状体区多巴胺递质减少。其发病机制主要与氧化应激、线粒体损伤、细胞凋亡有关。另外，兴奋性氨基酸的神经毒性作用、钙超载、免疫学异常、多巴胺转运体失调等可能与PD发病有关。PD的发生可能有多种因素参与，遗传因素可能提高了患病易感性，在环境因素和年龄老化的共同促进下，通过氧化应激、线粒体损伤、钙超载、兴奋性氨基酸毒性等多种机制，引起黑质DA能神经元变性坏死。

2.治疗

（1）非药物治疗　鼓励患者进行适度的活动和体育锻炼，多参加社会活动，防止过早衰退；功能锻炼，如表情肌锻炼、言语训练、平衡和步态训练等；物理治疗，如按摩、水疗等；健康宣教、心理辅导可使患者更好地认识帕金森病，提高患者战胜疾病的信心以及长期与疾病斗争的信心。

（2）外科疗法　手术治疗主要适用于药物治疗无效者；药物治疗出现难以处理的运动障碍并发症的患者；对年龄较轻，以震颤、强直为主且偏于单侧者手术效果较好，对躯体性中轴症状如姿势平衡障碍则无明显疗效。需要注意的是，手术不能根治该疾病，术后仍需药物治疗，但可相应地减少剂量。常用的有毁损术：包括苍白球或丘脑的毁损，该手术近期效果尚可但远期疗效差；深部脑电刺激术（DBS）：即深部脑组织置入微电极的苍白球或丘脑刺激术，该手术是目前较理想的外科治疗手段，远期疗效好，不良反应少。

（二）中医学

1.病因病机

随着帕金森病研究的深入，有学者提出从毒论治帕金森病。内生之毒主要是邪气亢盛，败坏形体即转化为毒。毒系脏腑功能和气血运行失常使体内的生理或病理产物不能及时排出，蓄积体内过多而生成。这与PD过程中脑内存在高表达、高分泌及高蓄积的促炎因子及炎症介质如TNF-α、IL-1、IL-6、IL-1β、兴奋性氨基酸生成增多、氧化应激及活性氧自由基和活性氮自由基相似。国医大师任继学亦指出髓虚贯穿脑病发病的始终，毒损是脑病发生及病情加重的重要因素，髓虚毒损是脑病发病的病机关键。因此，以毒立论、从毒论治帕金森病可谓一条新的思路。

2.治疗

（1）辨证论治的研究　第三届中华全国中医学会老年脑病学术研讨会将"颤证"制定了痰热动风、血瘀生风、气血两虚、肝肾不足、阴阳两虚五个证型。根据病变发展的不同阶段，确立相应的治疗方法，即分期治疗，以进一步探讨本病的治疗规律，亦符合辨病与辨证相结合的原则。

（2）专方治疗研究　有些名老中医经过长期的临床实践，形成了一些治疗帕金森的专病专方，效果明显。安徽中医药大学第一附属医院采用抗震止痉胶囊（丹参、地龙、当归、鸡血藤、全蝎、钩藤、天麻、肉苁蓉、白芍、木瓜、黄芪、首乌、枸杞、萆薢），治疗帕金森病抑郁血瘀风动证患者，能够改善帕金森病患者的执行功能和主要中医证候表现，提高日常生活能力、缓解抑郁症状等；将其联合谷胱甘肽治疗帕金森病，亦可明显改善帕金森病的剂末现象。贵阳中医学院第一附属医院制剂室提供的平颤柔筋颗粒（刺五加、红景天、醋龟甲、鹿角胶、肉苁蓉、虎杖、羚羊角粉、冰片），可降低 PD 患者的氧化应激和炎性因子水平，提高临床治疗 PD 效果。陕西中医附院的补肾活血方，通过抗氧化应激和提高黑质酪氨酸羟化酶水平，保护帕金森病大鼠黑质 DA 能神经元的损伤。

四、癫痫

癫痫是神经系统最常见的疾病之一。癫痫不是单一的疾病实体，而是一种有着不同病因基础、临床表现各异，但以反复癫痫发作为共同特征的慢性脑部疾病状态。除癫痫发作外，还可合并认知减退、行为异常、抑郁等脑部功能异常及相应社会、心理的变化。

癫痫综合征指一组包括发作类型、脑电图和影像学特征倾向出现在同一个体的疾病。癫痫综合征的特点：①常具有年龄依赖性，如起病和病情缓解的年龄，发作诱因，昼夜变化及预后；②独有的共患病，如认知和精神行为异常，以及相应脑电图和影像学发现；③相关病因、预后及治疗内容；④癫痫综合征缺乏一对一的相关性。

（一）西医学

1. 诊断

一个完整的癫痫诊断日渐趋向以下五个层次：确认为癫痫发作及发作期症状的描述、癫痫类型的诊断、癫痫综合征的诊断、癫痫病因的诊断以及有无残障和共患病。

2. 影像学检查

主要用于病因诊断。MRI 检查作为诊断癫痫的基础方法之一，其结果对于药物难治性癫痫需接受手术治疗的患者具有重要意义。高分辨率的 MRI 能够反映脑部微小结构的变化，颞叶癫痫占据癫痫的大部分，海马硬化是其主要特征，MRI 诊断海马硬化具有明显优势，准确率达 87%。随着不同序列在诊断中的应用，MRI 诊断癫痫的敏感性和特异性在不断提高。

3. 治疗

癫痫的治疗的终极目标不单是控制发作，还要重视共患病的综合管理以提高患者生活质量。目前癫痫的主要治疗包括药物治疗、外科治疗、生酮饮食及神经调控治疗等。癫痫持续状态的治疗包括基础的生命支持措施如生命体征监护与维持、建立静脉输液通路、维持内环境的稳定和药物快速控制痫性发作。癫痫共患病的治疗应全面评估治疗的必要性、安全性和可行性，针对不同病因进行个体化治疗。

（二）中医学

1. 病因病机

癫痫的病因病机十分复杂，历代医家对癫痫的病因病机多有论述。近年来对癫痫的病因病机研究较多，多认为其病机不外乎惊、风、火、痰、瘀、虚等几个方面，而尤以痰邪作祟为最重要，但具体认识则不尽相同，各有侧重。

2. 治疗研究

采用辨证分型的方法论治癫痫仍是治疗癫痫的主要手段，分期治疗提高了辨证论治的临床可操作性，即发作期豁痰开窍醒神以治其标，休止期祛邪补虚以治其本。近年来，涌现出了大量的针灸抗癫痫的动物实验以研究其作用机制，为临床上针灸治疗癫痫提供了确切的实验证据和西医学的理论的支撑。针灸治疗癫痫的主要机制集中在改善脑电活动、脑保护、调节中枢神经递质、细胞因子，调控相关基因水平等。

参考文献

［1］中华医学会神经病学分会编. 中国脑血管病诊治指南与共识 2016 版手册版［M］. 北京市：人民卫生出版社，2016.09.

［2］李利锋，鲁宏. 脑组织半暗带的病理、分

子机制及影像表现的研究进展［J］. 国际医学放射学杂志，2016，39（1）：18–20.

［3］孙亚鲁，尹勇，王晓梅. 肠道菌群与脑卒中的关系［J］. 医学综述，2019，25（9）：1782–1785.

［4］李岩，佟旭，吴雅坤，急性缺血性脑卒中及短暂性脑缺血发作患者口服二级预防药物1年复合依从性影响因素分析［J］. 山东医学，2019，59（24）：18–21.

［5］韩晓巍. 凉血通瘀方治疗急性期脑出血的效果评价［J］. 中西医结合心血管病杂志，2017，5（6）：75–78.

［6］何小刚. 凉血通瘀方治疗急性脑梗死的临床及其脑病治肠抗炎机制研究［D］. 南京中医药大学，2018：23–37.

［7］中国痴呆与认知障碍诊治指南写作组，中国医师协会神经内科医师分会认知障碍疾病专业委员会. 2018中国痴呆与认知障碍诊治指南（七）：阿尔茨海默病的危险因素及其干预［J］. 中华医学杂志. 2018，98（19）：1461–1464.

［8］中国痴呆与认知障碍诊治指南写作组，中国医师协会神经内科医师分会认知障碍疾病专业委员会. 2018中国痴呆与认知障碍诊治指南（四）：认知障碍的辅助检查［J］. 中华医学杂志. 2018，98（5）：1130～1137.

［9］田金洲，解恒革，秦斌，等. 适用于中国人群的阿尔茨海默病筛查和诊断框架［J］. 中华内科杂志. 2019，59（2）：91–98.

［10］中国微循环学会神经变性病专委会，中华医学会神经病学分会神经心理与行为神经病学学组，中华医学会神经病学分会神经康复学组. 阿尔茨海默病康复管理中国专家共识（2019）［J］. 中华老年医学杂志，2020，39（1）：9–10.

［11］杨青，刘文禹，陈国华. 补肾活血法治疗老年性痴呆疗效的Meta分析［J］. 湖北中医杂志，2019，41（10）：63–66.

［12］潘攀，凌真真，张雪竹，等. 针刺治疗血管性痴呆机制的研究进展［J］. 吉林中医药，2020，40（3）：406–408.

［13］徐琼，赵津磊，王兴. 有氧运动对阿尔茨海默病患者认知功能干预效果的meta分析［J］. 中国康复医学杂志，2019，34（7）：824–829.

［14］中华医学会神经病学分会帕金森病及运动障碍学组. 中国帕金森病治疗指南（第三版）. 中华神经科杂志，2014，47：1–6.

［15］刘晶，杨元元，李喜情，等. 从神经炎症发病机制探讨中医药治疗帕金森病的思路［J］. 亚太传统医药. 2019，15（4）：92–94.

［16］彭根兴，李绍敏. 帕金森病中医辨证诊治探讨［J］. 中医药临床杂志，2019，31（2）：378–380.

［17］陈思佳，裴媛. 中医药治疗帕金森病实验性研究进展［J］. 中外医学研究，2020，18（12）：183–184. 儿科杂志. 2020，35（1）：47–53.

［18］中国抗癫痫协会共患病专业委员会. 癫痫共患偏头痛诊断治疗的中国专家共识［J］. 癫痫杂志，2019，5（5）：324–331.

［19］孟毅，赵晨怡，崔应麟. 中医药治疗癫痫的研究进展［J］. 中医临床研究，2017，9（16）：134–136.

第二节　存在的问题

近年来，脑病及其他神经精神疾病不论在基础研究以及临床诊治方面都取得了可喜的成就，同时也存在着各种问题与挑战亟须解决。

一、中风病存在的问题

（一）阿司匹林抵抗

阿司匹林作为抗血小板聚集药物，长期以来用于预防中风。许多研究表明每天服用ASA可以降低中风的危险性，但也有不少服用 ASA 的患者未能达到预防中风的效果，学界称其为"阿司匹林抵抗"。有研究提示"阿司匹林抵抗"是预测卒中患者预后和死亡率的独立标志物。阿司匹林抵抗产生的原因可能与阿司匹林剂量不足或患者担心出现不良后果而自行停药；糖尿病、吸烟、高 Hcy 血症是 AR 发生的独立危险因素。然而更深层次的机制可能是：抑制血小板激活的非血栓烷 A_2 途径，抑制血小板聚集的作用存在着个体差异等。因此，阐明阿司匹林抵抗的深层机制、提高患者依从性、控制血糖、改变不良生活方式等有利于提高中风的防治效果。

（二）青年人卒中的病因、发病机制尚未阐明

近年青年缺血性卒中的发病率有明显的上升趋势，有研究提示，青年卒中占全脑卒中的 9.77%，其中缺血性卒中占多数且男性居多。高脂血症、肥胖、高血压、糖尿病等与青年卒中的发生相关，对青年卒中发病的常见原因如夹层动脉瘤、动脉导管未闭、Moyamoya 病、动脉炎、纤维肌肉发育异常、感染性血管病等已有相对深刻的认识，但青年卒中的病因、发病机制依然迷雾重重。因此，及早发现青年卒中发病的原因、机制，可以有效地预防、诊治青年卒中，减少其致死率、致残率，减少家庭及社会由此所遭受的影响。

（三）脑梗死治疗中存在的问题

1. 治疗时间的紧迫性

卒中发病后到达医院接受治疗的时间长短可影响卒中的预后，如较早地被神经科医师诊治可以改善功能预后。脑缺血溶栓时间窗为 4.5（rt-PA）或 6 小时（尿激酶），足见治疗之紧迫。然而治疗时间的紧迫性与患者接收治疗率低的矛盾一直是政府和学界棘手的问题。虽然绿色通道、卒中单元在一定程度上缓解了上述矛盾，但依然存在诸如绿色通道不畅、医生和患者对急性期治疗的盲点，交通拥堵等现实问题。

2. 病因病理的复杂性

影响中风发病的因素多种，临床上往往是多种因素同时存在，共同作用、缓慢演变，最后在各种诱因的作用下，由量变到质变，导致中风发生，尤其是缺血性中风，梗死一旦发生，一系列复杂的病理生理改变则相继发生。这些改变虽然近年来的基础和临床研究有较大的进展，如兴奋毒性氨基酸、毒性氧自由基、酸中毒、细胞内钙离子超载等，但也有很多至今尚未完全清楚。在不可逆梗死形成之前，能否阻止局部缺血过程，除迅速复流之外，进行一系列脑保护措施，抑制缺血瀑布目前被认为是很重要的，但是钙通道阻滞剂、兴奋性氨基酸受体拮抗剂及自由基清除剂等的治疗效果不如人意。有学者认为缺血脑保护也有时间窗以及亚低温的作用等均尚待进一步深入探讨。

3. 再灌注损伤

对脑梗死的治疗从理论上讲，恢复再灌注是脑梗死急性期治疗成功的前提，而延长脑细胞耐受缺氧的时间和增强复流再通后复杂的病理生理过程中的生存能力，是治疗成功的基本保证。研究证实，不完全性缺血比完全性缺血引起的脑损伤更严重，这可能与迟发性神经元坏死、酸中毒及氧自由基产生过多等有关。

4. DWI 阴性的超早期脑梗死

DWI 在脑梗死 2 小时即可显影，对脑梗死超早期的诊断极其重要，但并非所有超早期急性脑梗死均显示，即 DWI 阴性，此时极易误诊。DWI 阴性的原因可能与梗死体积小，梗死部位（尤其是后循环），侧支循环丰富，检测时间早等有关。因此，建议薄层扫描复查，或行 PWI 或 CT 灌注

成像等已明确诊断，及时科学地施治。

5. 临床存在的用药混乱局面

首先是药物的研制滞后于脑缺血发病机制的实验研究，且多数药物只是针对某一环节或单一因素，缺乏协同性、序贯性。其次，脑血管病药物二级预防中抗血小板聚集药物、他汀类药物、降压、降糖、抗凝治疗等依然不规范，患者因对疾病防治认识不足、惧怕其不良反应或因经济条件等原因依从性差。因此，有效的健康宣教、科学合理的处方等对于提高患者的依从性显得尤为重要。

6. 颈动脉支架成形术（CAS）存在争议

颈动脉狭窄的治疗方法主要有药物治疗、血管内介入治疗和外科手术颈动脉内膜剥脱术（CEA）。CEA 曾被认为是治疗颈动脉狭窄的标准方法。介入治疗包括颈动脉支架成形术（CAS）和颈动脉球囊血管成形术。CAS 由于其微创和适应证广，近年来得到临床医师的广泛认可，但 CAS 能否取代 CEA 成为公认的标准治疗方法，临床上仍存在一定的争议。另外，与内科药物治疗比较，有资料表明颈动脉内膜切除术疗效优于药物治疗；而颈动脉支架成形术疗效优于药物治疗的证据不足。

7. 康复治疗中存在的问题

（1）观念上的错误　即康复就是理疗。理疗在康复医学中占有很重要的地位，但绝不是等同的。我国目前的康复水平同国外发达国家相比有相当大的差距，要提高康复水平，必须纠正错误的观念。

（2）忽视急性期的康复及心理康复　多数治疗脑血管病的综合性医院对治疗重视而对急性期的康复重视程度不够，结果由于急性期未注意保持患肢的功能位和被动运动而造成关节挛缩及疼痛等并发症。对心理康复也只是"做做思想工作"而已，甚至对患者的心理障碍不予关注，增加了患者康复功能锻炼的抵触情绪，也增加了脑卒中抑郁、焦虑的发病率。

（3）康复治疗的方法不适当　康复方案一味地追求患肢的功能恢复，并未把提高患者的活动能力，改善生活自理能力，回归社会作为康复点，造成投入很多的时间和财力却收效甚微。

（四）TIA 的概念尚不统一

目前，对 TIA 标准中 24h 的传统时间界限存有争议。TIA 经典的概念为持续不超过 24 小时，但大多数病例的临床发作时间并没有这么长，颈动脉系统 TIA 的平均发作时间为 14 分钟，椎基底动脉系统 TIA 平均为 8 分钟，大多数在 1 小时内缓解。研究发现超过 1 小时者在 24 小时内可以恢复的概率很小，部分临床症状完全恢复者影像学已提示存在梗死，故现在许多学者建议把 TIA 的时间界限改为 1 小时，中国专家共识把 TIA 定义更改为"由于局部脑或视网膜缺血引起的短暂性神经功能缺损发作，典型临床症状持续不超过 1 小时，在影像学上无急性脑梗死的证据"。把 TIA 的时间界限缩短为 1 小时，这意味着如果症状持续 1 小时以上，应按照急性卒中流程进行处理；同时新概念也将 TIA 与卒中的界定由传统的"时间和临床症状"标准改进为"组织学损害"标准。

梗死型 TIA 是影像学技术进展之后新命名的一类 TIA。磁共振弥散成像（DWI）检查发现，20%~40% 临床上表现为 TIA 的患者存在梗死灶。此时临床上应该诊断为脑梗死还是 TIA，虽然目前的概念还不是十分清楚，但多数人已接受梗死型 TIA 这一概念。加拿大的一位学者在其研究中将 TIA 分为 MRI 阳性 TIA 和 MRI 阴性 TIA。按照传统的观点，只要出现梗死灶就不能称作 TIA，而且在临床实践中大多数病例都不可能进行 DWI 检查。

（五）脑出血存在的问题

内科治疗手段及效果相当有限，病死率在18%~75%，通常报道急性期的其病后生存者中有60%~65%留有后遗症，对极重型脑出血，内科治疗几乎100%死亡。而外科治疗由于手术本身的创伤和麻醉可带来对机体的进一步打击，产生脑的局部乃至全脑的继发性损伤，甚至造成恶性循环，致总体疗效不尽如人意。血肿穿刺术对大脑的损伤程度较轻，也拓宽了手术适应证，但如何降低穿刺术后再出血仍是目前研究的难点。再者，出血性中风的外科治疗也有一个时间窗，即在发病后7小时内施行手术以清除血肿或行血肿穿刺术对改善患者的预后具有积极的意义，但在这个时间内患者能否入院及能否得到专业医生的诊治却是难题。

（六）脑卒中共患病

脑卒中可与多种疾病共患，如脑卒中后抑郁、脑卒中焦虑、脑卒中认知障碍、脑卒中癫痫等可加重患者病情，给患者及其家庭带来了严重的困扰。

研究表明，约1/3的卒中患者会在卒中后的某一时刻发生抑郁，而且多发生于卒中后的第1年内。卒中后焦虑在其发病2周内发病率为约为36.7%，1年内总体患病率为29.3%。卒中后焦虑、抑郁严重影响着患者的身心健康，增加了照料者的护理难度，增加了家庭及社会负担。目前卒中后焦虑、抑郁的机制尚不明朗，药物治疗尚未有效控制其发病率，且存在药物安全性及毒副作用。

脑卒中后认知障碍详见痴呆章节。

据报道，卒中后癫痫的发病率为3.1%~21.8%。卒中后24小时内的早期癫痫发作占全部早期癫痫发作的57%，6~12个月的晚期癫痫，90%以上的患者将再发癫痫。目前，参照癫痫相关诊疗给予对症治疗后上述共患疾病取得了一定的疗效。同时也发现部分具有抗癫痫作用的其他药物包括他汀类、二甲双胍、新的维生素K类似物。然而，目前对脑卒中癫痫其发病机制仍不十分明确、治疗时机仍然存疑，治疗用药缺乏相应的规范。相信随着对卒中后癫痫发病机制的深入研究能够为其提供更多的新的治疗靶点。

（七）中医治疗中风存在的问题

中医治疗中风病有很长的历史渊源，历代医家在实践中积累了丰富的经验，尤其是近代的研究和学术争鸣，仁者见仁，智者见智，关于不同治疗手段的总结报告更是难以计数。但依然存在着许多的问题。

中医治疗在急性缺血性卒中超急性期、危重症的应用尚不充分，仍是一个薄弱环节，仍缺少有效的药物和手段，对中风的预防研究及早期治疗更是亟待深化。活血化瘀法治疗急性出血性脑卒中的时机、安全性尚缺乏系统性、大样本、多中心的临床研究。临床医师及大众对中医治疗中风缺乏信心，加之中药煎服烦琐、口感不佳，针刺体验不佳等因素，导致了中医在中风病全程（急性期、恢复期、康复期、后遗症期）治疗缺乏系统性、序贯性。

回顾总结中医治疗中风病，大体是辨证论治和非辨证论治两种手段。辨证论治为脑血管疾病的个体化治疗提供了证据，但是中医辨证论治目前所应用的疗效观察方法并不完善，由此所取得疗效的置信度和可重复性可能存在着一些问题，临床疗效报告虽多，而可重复的辨治方案不多。

中医学者将中风病的辨证采用国际量表学的设计原则，对中风病常见的基本证候因素在中风病始发状态下的分布，组合规律进行系统而深入的研究，这对于中风病治疗经验的重复验证和推广及与国际接轨和学术交流起到了积极的作用，然而，过于强调证候诊断的标准化和客观化，必将以弱化辨证论治为代价。所以，这些就形成了学术上的接轨、创新和拓展与发挥中医特色，学科发展与扬弃，中药制剂的先进性和传统方药二者的统一等问题之间出现了矛盾。解决这个矛盾，将为中医治疗中风病开辟一条捷径。

二、癫痫存在的问题

（一）诊断中存在的问题

在癫痫诊断中，确定痫性发作，判定类型，查找病因为癫痫诊断中的难点，尤其是发作形式、症状不典型的病例。

（1）把任何发作性症状均视为癫痫性发作，忽视了其他常见的发作性疾病。如发作性腹痛、头痛、眩晕等有很多常见的病因，作为癫痫的症状是极为罕见的。

（2）脑电图为电生理概念，为神经元电位变化的表现，癫痫是一临床概念，是综合病史、体检及其他检查做出的临床诊断，二者不能混为一谈。所谓癫痫样波的定义是某种波型与已确诊为癫痫患者出现的波型一样的脑电图表现，但也可见于一些非癫痫性疾病。

（3）神经影像学检查应用泛滥：如CT与MRI有助于发现癫痫的病因，SPECT和PET通过测定癫痫病脑局部脑血流量及代谢变化而有利于癫痫灶的定位，不能作为常规手段。

（4）自身免疫性癫痫与自身免疫性脑炎的诊断相混淆。自身免疫性癫痫与自身免疫性脑炎是两组独立的疾病实体，二者的共同之处在于有部分重叠的抗神经元抗体阳性和癫痫样发作、认知障碍、精神障碍等临床特征。临床极易混淆诊断，造成过度的抗癫痫用药。自身免疫性癫痫是癫痫病因层次的诊断，一般单次发作时间

短、频次较高，无发作后状态，缺乏刻板性，脑电图呈现出"多灶、多源、动态演变"的特征，免疫治疗后，上述电活动消失。而自身免疫性脑炎急性期出现的癫痫样发作，不可诊断为癫痫，应至少随访1年，观察是否有持续性或非诱发性的癫痫发作，从而决定是否继续应用抗癫痫药物。自身免疫性脑炎患者中初期诊断延误、发病初期癫痫发作频次较低、无认知障碍等其他临床主症、脑电图缺乏或较少有发作间期癫痫样放电者，更易转化为慢性癫痫。如何早期诊断自身免疫性癫痫、防止自身免疫性脑炎患者自身免疫性癫痫的演变，仍是目前急需解决的重要问题。

（二）治疗中存在的问题

（1）癫痫的治疗，目前药物治疗是主流，其治疗中存在的问题包括选药不当、剂量不足、频繁换药、过早停药及药物的毒副作用等。不仅影响了治疗的效果，还容易导致难治性癫痫，因此建议检测血药浓度，减少不良反应，提高患者及家属的认知水平、服药依从性可以有效地规范癫痫治疗用药。

（2）癫痫持续状态、难治性癫痫的致残率、病死率的居高不下，与其早期诊断、治疗等有着密切的关系。同时各级医院的诊疗水平亦是重要原因之一。因此，加强医疗资源的均衡化、临床医师的培训及建立相关诊疗规范刻不容缓。

（3）癫痫共患病，目前，癫痫共患病广泛存在于癫痫患者中，50%以上的癫痫患者遭受着不同共患病不同程度的困扰。据报道，癫痫共患病中抑郁的发生率约24%、焦虑的发生率为22%，智力障碍的发生率为30%~40%，其中智力障碍是儿童癫痫患者最常见的共患病。虽然中国抗癫痫协会发布了诸如《癫痫伴焦虑诊断治疗的中国专家共识》《儿童癫痫共患注意缺陷多

动障碍诊断治疗的中国专家共识》《儿童癫痫共患孤独症谱系障碍诊断治疗的中国专家共识》《癫痫共患偏头痛诊断治疗的中国专家共识》《癫痫共患睡眠障碍诊断治疗的中国专家共识》对癫痫共患病的诊治做出了相应的规范，提高了共患病的诊治水平。但共患病的发生的危险因素依然存在，如患者及其家属对疾病认知程度低、家庭经济条件差及患者所处地区医疗水平低、全社会对癫痫患者的误解或歧视造成的患者的病耻感等。因此，应加大科普宣教提高全社会对癫痫的认知程度、加大医疗投入、提高医疗水平、减少对癫痫患者的歧视、缓解患者的病耻感。

（三）中医治疗癫痫存在的问题

中医治疗癫痫由来已久，历代医家积累了丰富的临床实践经验。关于中医治疗癫痫的临床试验及相关的临床及基础实验研究的报道颇丰。与此同时，也暴露出了一些问题。临床治验部分缺乏可重复性，临床及基础实验研究缺乏系统性、大样本、多中心的随机对照研究。中医治疗在癫痫发作、癫痫持续状态、难治性癫痫的救治中参与度较低。治疗癫痫的中药针剂匮乏，是中医药治疗癫痫面临的重大问题。

三、帕金森病（PD）、痴呆存在的问题

PD 在治疗中存在的问题同样包括诊断、用药规范性等问题；其次是症状的波动，尤其是有剂末现象、开关现象，晨起肌张力障碍等。剂末现象是由于有效血药浓度降低所致，故可预知；开关现象大多与药物剂量无关，常不能预知，其确切的发病机制目前尚不明确。PD 的基因治疗目前尚处于临床前期阶段，立体定向手术限于技术和设备的条件临床未能普及和推广。

痴呆目前国际上尚无公认的确切的定义，也缺乏国际统一的诊断标准，并且其发病原因复杂，可引起痴呆的疾病很多，目前已知的多达 100 多种疾病，每种疾病都有其特定的原因，有些病的发病机制和病因尚未明确，因此给痴呆病的治疗带来了困难。

中医治疗 PD 及痴呆具有独特的优势，但由于中医尚没有统一的诊断和疗效评定标准，因此给进行科学化、规范化临床科研带来了困难，一些疗效报告未有双盲和配对研究，差异性较大，疗效结论亦不太确切，可重复性也较差。中医对痴呆、PD 等的诊断也不应停留在原有的中医理论上，应吸收现代科学技术，与现代检查相结合，不断深入探索，才能充分发挥中药治疗的优势。

四、精神疾病中存在的问题

某些疾病，如心境障碍的诊断概念、分类及亚型的界限尚未统一，影响某些临床观察及实验室研究结果；有些疾病，如围绝经期忧郁及抑郁性神经症的归属问题尚待讨论。在临床研究设计中，一般性及横断面研究仍较多，而对一些迫切需要解决的具体问题的深入研究及前瞻性纵向研究不够。对致病因素及发病机制的研究限于条件设备和人才，未能深入系统开展，精神疾病的心理学研究及心理治疗仍是比较薄弱的环节。药物治疗包括经典药物和新药均难获得 90% 以上的痊愈率，抗情感障碍药物及抗精神病药物最佳疗效很难超过 60%，一些难治性病例尚在等待新药问世或其他治疗的帮助。用药技巧尚待进一步研究和提高。药物不良反应的监测在我国精神病学领域中尚处在起步阶段。药物滥用是全球性的医学与社会问题，在我国药物滥用也不容忽视，主要包括阿片类、大麻类、催眠镇静药及酒精的滥用。

研究已经表明，在抗精神病药物治疗

的同时辅以心理治疗可以帮助精神疾病患者提高治疗依从性，有利于缓解症状和预防复发。但目前国内的心理治疗机构相对较少、心理治疗从业人员素质参差不齐等限制了心理治疗服务的开展。因此，加大心理健康知识和心理疾病科普的工作，提高从业人员的水平，规范发展心理治疗、心理咨询等心理健康服务已迫在眉睫。

第三节　研究方向及前景

一、中风病

（一）加强防治研究

我国是个幅员辽阔的国家，中风病流行病学调查显示中风发病率从地理分布大致上是北高南低与东高西低除西藏为高发外的趋势。对这种分布特征，目前尚不能做出满意解释。我国目前正处于趋向老龄化的阶段，估计中风的发病率短期内难以有显著下降，因此，应继续加强干预措施的研究，对高危人群和轻型病例采用合理的预防性治疗，从减少发病率开始，作为降低病死率和致残率的突破口。

（二）加强救治研究

一旦发生中风，提高治愈率、降低病死率和病残程度，其重要环节就是发病后能得到及时合理有效治疗，其中有几个方面需加强研究。

1. 把握时间窗

据有关资料，缺血性中风患者的治疗时间窗为4.5小时（rt-PA）或6小时（尿激酶），适合溶栓治疗的患者要求能在这个时间内接受溶栓治疗。出血性中风患者适合手术者能在7小时内施行手术以清除血肿，因此，在中风发病后要争分夺秒地进行合理救治，减少不必要的时间延误。医院的有关器械检查科室应24小时值班，不断完善配套设施，保持脑卒中绿色通道24小时畅通，同时加强宣传，让医患都知晓脑梗死为"急症中的急症"。还要加强脑保护如亚低温等措施的实施，能否延长时间窗，为各种治疗赢得时间。

2. 综合治疗，突出个体化

中风急性期治疗尤应重视综合治疗措施，重视全身各脏器功能的保护，以防止多器官功能障碍综合征，同时就脑血管病的具体情况，急性期的治疗不能千篇一律，宜对病情进行综合评估，突出个体化治疗。

（1）卒中单元　Meta分析发现目前在脑血管病的治疗中，最有效的方法是卒中单元，OR值为0.71。这是近年来卒中患者治疗方面最重要的进展。相比普通医疗病房，综合性卒中单元治疗的患者，短期、长期的病死率降低、住院时间缩短、患者出院回家的比例提高。卒中单元治疗可改善严重卒中患者预后，对于卒中患者选择他们的医院具有重要意义。卒中单元的发展使卒中的治疗科学化、系统化。今后随着对卒中发病机制探索的不断深入，卒中单元的治疗将更加完善。

（2）溶栓治疗　早期的溶栓治疗效果是肯定的，但静脉溶栓出血的并发症多，动脉溶栓则能减少出血，采用动脉介入溶栓值得深入研究，特别是让基层医院的神经科医生都能做，更是努力的方向。

（3）脑保护　脑梗死后的病理过程是十分复杂的，目前的脑保护药物作用单一，只影响其中的某一个环节，缺乏协同作用；有些有明显的不良反应，因此，研制出一种能作用于脑缺血全过程，具有脑保护作用又没有明显不良反应的药物是今后工作的热点。

（4）外科治疗　外科治疗是出血性脑血管病的主要手段之一，开颅清除血肿对患者的损伤较大。近年来发展起来的CT简易定向经颅穿刺抽吸血肿的方法及颅内血肿微创穿刺清除术，同样能解除血肿对脑组织的压迫性损害，创伤小，有利于神经症状恢复和抢救生命，方法简便易行，拓宽了高血压性脑出血手术治疗的适应证，应把此项技术从少数神经外科医生扩大到众多的神经内科和急诊科医生。另外，血肿抽吸术后的再出血的防治也需进一步深入研究。

（5）介入治疗　用于治疗某些出血性脑血管疾病，如颅内动脉瘤、脑动静脉畸形和各种动静脉瘘，也可用于治疗脑动脉狭窄和栓塞等缺血性脑血管病，应进一步深入研究，降低成本，推广经验，为更多的患者解除痛苦。

（6）基因治疗　由于颅内血管的特殊位置，对于多数颅内血管病而言，手术治疗难以实现，而内科常规治疗常令人难以满意，基因治疗可能是一条新的途径。如蛛网膜下腔出血继发脑血管痉挛常严重威胁患者的生命安全，可通过基因转移导入某种可抑制血管痉挛的基因，或导入某种舒张血管物质的基因，对血管痉挛的治疗是有希望成功的。再如基因治疗也可用于促进侧支血管的生长以促进缺血损伤区的侧支血管形成。

（7）脑血管疾病康复治疗　虽已得到广泛重视，也建立了少数神经科康复医院，在综合医院也大都开设了康复科，对中风后的肢体瘫痪、失语等开展了科学的康复治疗，还应加强康复治疗的研究，让每个神经科医生都掌握康复技术，完善康复治疗措施，尤其对于中风病早期开展康复治疗，对降低患者致残率，使患者重新回归社会，回归生活甚为重要。

二、癫痫

癫痫的治疗除规范用药和新药开发外，手术治疗值得深入研究。据有关报道，约3/4的癫痫患者用抗癫痫药治疗可控制发作或减少发作，但仍有1/4的患者用药治疗无效，患者智力或多或少受到影响。对这类顽固性癫痫患者可考虑手术治疗，手术的方法目前有病灶切除术，功能性手术和替代手术技术。替代手术技术是目前，也是以后近期研究的热点，主要包括脑立体定向毁损术（如杏仁核毁损术）、电刺激术和伽马刀治疗癫痫术。电刺激术常用的有迷走神经刺激术和慢性小脑刺激术，其他刺激部位还有脑干网状结构丘脑前核、丘脑中央核、下丘脑后部及尾状核等。伽马刀治疗癫痫的难点是致痫灶定位困难，随着脑放射生物学研究的深入和脑磁图的出现，将使癫痫定位更加精确，加之伽马刀治疗无痛苦、无出血，治疗简便、精确、效果好等优点，希望能在癫痫治疗中显示出巨大的作用。

三、帕金森病

帕金森病是一种神经系统退行性疾病，虽然有许多治疗帕金森病药物，但都不能改变帕金森病的自然病程。疾病的运动症状和非运动症状都会影响患者的工作和日常生活能力，因此，用药原则应该以达到有效改善症状、提高工作能力和生活质量为目标。我们提倡早期诊断、早期治疗，不仅可以更好地改善症状，而且可能会达到延缓疾病进展的效果。应坚持"剂量滴定"以避免产生药物的急性不良反应，力求实现"尽可能以小剂量达到满意临床效果"的用药原则，避免或降低运动并发症尤其是异动症的发生率，事实证明我国帕金森病患者的异动症发生率明显低于国外的帕金森病患者。治疗应遵循循证医学的证据，也应强调个体化特点，不同患者的用药选择需要综合考虑患者的疾病特点（是以震颤为主，还是以强直少动为主）和疾病严重程度、有无认知障碍、发病年龄、就业状况、有无共患病、药物可能的不良反应、患者的意愿、经济承受能力等因素，尽可能避免、推迟或减少药物的不良反应和运动并发症。进行抗帕金森病药物治疗时，特别是使用左旋多巴时不能突然停药，以免发生撤药恶性综合征。

外科治疗是目前较理想的治疗手段，远期疗效好，不良反应少，但目前该项技术仍未得到推广，很多基层医院尚未开展该技术。

四、痴呆

痴呆是由于脑功能损害而产生的后天性、持续性智能障碍综合征，其诊断目前尚未见有特异和灵敏的方法，现在的方法主要是确定有无痴呆和病因诊断，前者需借助于系统的病史进行详细的神经心理检测，后者依赖患者的临床特点、神经系统神经心理检查及相应的辅助检查。其治疗主要是病因治疗。但有些类型的痴呆，如AD迄今尚无特殊疗效的治疗方法。有人根据病因假说做了大量研究，除少数可暂时改善症状外，无一种方法能从根本上达到停止病理退化、恢复智能的目的。基因治疗可能是一种前景较好的治疗方法，利用重组技术用正常基因替换有缺陷的基因，以达到根治基因缺陷病的治疗目的。目前还做不到，基因修饰的细胞移植及神经生长因子输入中枢神经系统治疗已做了大量的研究，但还有许多待解决的问题。

五、精神疾病

1. 社区精神医学是当代精神医学发展的重要方向

从某种程度上说，它也是我国精神医学的优势和特色之一。但目前我国的社区医学主要是重视精神病的防治，离广义的社区精神卫生服务还很远。还需加强以下几方面。

（1）加强精神卫生的宣传和教育　特别是社区精神医学重要性的宣传，解除对精神患者的偏见，加强人力与财力的支持，急需社会的参与和合作。

（2）建设一支专家队伍　他们来源于社区精神医学工作者之中，既具理论水平又具实践能力。同时还要吸收相关学科的专门人才，如心理学、社会学、流行病学、公共卫生学、卫生管理学、卫生经济学等学科。

（3）探索和社会发展相适应的新模式。

（4）拓宽社区精神医学的服务和研究范畴　如老年精神卫生和儿童精神卫生心身医学等，提高服务水平和质量，把服务和研究结合起来，特别要注重目前较为薄弱的社会心理干预、社区康复、效果评估等方面的研究。

2. 开展心身疾病的临床及实验室研究

Engel（1977年）提出医学模式应从生物模式转向生物 - 心理 - 社会医学模式。这一概念已被广大医务工作者所接受。临床实践已经证明，单纯生物医学模式（包括诊断、治疗和预防等）不能满足临床的需要，必须重视心身疾病的心理社会因素研究，探讨发病机制，进一步提高疗效，促进疾病的康复。

3. 加强心境（情感）障碍研究

对心境障碍的致病因素及发病机制应深入研究，病因研究是临床治疗的基础，在临床研究中特别要加强划分各种同质亚型，并追踪其稳定性，在此基础上对心境障碍各亚型的病因及发病机制进行研究，还应加强对本病的心理学研究及心理治疗。

4. 精神分裂症的治疗工作

应加强精神治疗，并加强新药的开发，进行药物鉴别，进一步提高用药技巧。

六、中医研究方向及前景

从中医天人相应的整体观去研究大脑，

与"人脑与大自然是相通"的观点极为吻合，中医脑髓理论发展到今天已比较完善，尤其是广大中医工作者不断致力于中西医结合对神经系疾病的研究，如在中风病、癫痫、血管性头痛、震颤麻痹、痴呆等病的治疗研究，都有其独特的优势，并做出了许多的成果。

中风病的急性出血性脑血管病用活血化瘀治疗，在医学界一直担心会加重出血，或引起再出血而心有余悸，因而往往将脑出血作为活血化瘀的禁区，研究表明活血化瘀具有抗脑水肿、加速血肿吸收的作用，对保护脑组织，恢复神经功能等有积极作用，而从临床疗效各项理化检查，乃至动物实验疗效机制的探讨等各方面资料看，初步显示出活血化瘀治疗脑出血的可行性、安全性和有效性，因而活血化瘀疗法正在成为脑出血的新的有效治疗措施，但对较大量的脑出血不能迅速解除血肿占位效应，因而疗效受到影响，以及药物选择，都应做进一步的临床研究。有学者研究认为，不论出血性，还是缺血性中风急性期，由脏腑功能和气血运行失常，邪气亢盛败坏形体及病理产物不能及时排出，蕴积体内而产生热毒、痰毒等毒邪可破坏形体，损伤脑络，其毒物可能参与了细胞损伤及缺血链的形成，中医的治疗有清除及抑制这些有害毒物的作用，在辨证与方药方面考虑到毒邪的作用，以解毒为大法，疗效有一定的提高，临床初步显示了可喜的苗头，有望在理论上的疗效上取得突破，某些中药的实验室和临床研究有抗自由基及钙通道阻滞作用，与脑血管病急性期的病理变化亦相吻合。

但尽管中医对中风病研究进一步深入，取得了大量成果，但对中风急性期的治疗，特别是危重症患者的救治及中药制剂的现代化，目前仍是一些薄弱环节，因此，中风治疗的急症研究和中药制剂的现代化是当务之急。可以预计中医研究与现代科学技术相结合将会给中风病这一顽疾的治疗带来光明的前景。

痴呆，中医学认为其病位虽在脑，但根源在诸脏精气的亏虚，加之痰滞血瘀，闭塞清窍而致。病因多因年迈体弱，脏腑虚衰，气血阴阳亏损，气滞血瘀，痰湿聚于五脏，阻于脑络，影响神志，发为痴呆。病机是本虚标实，治疗既注意精气虚损，气血不足的本虚，又要注意痰瘀痹阻，蒙蔽清窍的标实，并注重宣痹开窍，使清窍苏灵，神志内守。中医药治疗具有独特的疗效和优势，但对本病统一范畴的归属、统一诊断标准及辨证分型、统一的疗效评定标准等方面仍进一步地研究。老年性痴呆的研究也不应停留在原有中医理论上，应使痴呆病辨证诊断与现代诊断相结合，不断深入探索，才能充分发扬光大中医药治疗本病的优势。

癫痫、震颤麻痹、多发性硬化等，临床总结的报告较多，疗效相对肯定，但由于没有统一的诊断和疗效评定标准，自拟标准和自拟方过多，妨碍了学术交流和大规模科研合作。中药的药代动力学研究刚刚起步，给药物疗效的评估带来了不利的因素。临床研究的设计也不够严谨，设对照组观察较少，临床与实验研究结合较少，研究水平需待进一步提高，以使中医在治疗这些世界性难治病上发挥其应具有的作用，为世界医学做出新的贡献。

主要参考文献

[1] 郝佳妮，屈洪党. 阿司匹林在防治脑血管疾病中的应用 [J]. 淮海医药. 2020, 38（1）: 108–109.

[2] 孙国兵，陈延，郭珍立. 大动脉粥样硬化型脑梗死患者发生阿司匹林抵抗的危险因素分析 [J]. 神经损伤与功能重建. 2020, 15（4）: 194–197.

[3] 陈璇, 张宏耕, 宋炜熙. 精神分裂症的中医证候规律研究 [J]. 湖南中医杂志, 2016, 32 (9): 1–4.

[4] 张慧如, 陈永明. 卒中后癫痫发作及其发病机制的研究进展 [J]. 中国脑血管病杂志, 2020, 17 (2): 86.

[5] 余年, 狄晴. 正确认识自身免疫性癫痫与自身免疫性脑炎的关系 [J]. 中华神经科杂志, 2020, 53 (2): 153–155.

第二章　诊断方法及思路

一、诊断思路

（一）明病识证，病证结合

病是指疾病发生、发展、变化的全过程。证是疾病发展过程中某一阶段的病理特征、病机特点的高度概括，是一个动态变化的过程，在疾病的发展中可以出现多个不同的证型，而同一种证也可以出现于多种疾病当中，即异病同证与同病异证。辨病是对疾病发展过程的总体认识，依据疾病不同阶段病机演变的侧重点不同而辨证。前已论及，脑病范围广泛、内容丰富，其基本规律是：病位在脑，多涉及肝、脾、肾诸脏，病因常以忧思恼怒，情志过极为主，加上禀赋不足，年老体衰，久病失养，饮食所伤等引起脏腑阴阳失调，气血逆乱，风火痰瘀内生，进而导致脑髓神机受损而发为脑病。任何一种脑病从病因、病位、发病方式、病程、病机及其演变趋势都有其特殊的规律可循，即使是同一证候，其治疗方案也应有所侧重。如血瘀证可见于中风病、痴呆、痫证及风痱等，而中风病之血瘀多为气虚无力不能运血而致血行不畅瘀滞脑脉，经络筋骨失荣，神机不能下达于经络筋骨故而引起半身不遂；癫痫之血瘀多由外伤而致瘀血内停脑脉，因此，可见肢体抽动、头痛头晕，痛有定处；痴呆之气虚血瘀常为久病损伤正气，瘀浊败血阻于脑窍，脑神失聪而致。同为肝肾阴虚风阳上扰，中风是阴虚于下、阳亢于上而化风，而震颤是阴血不足，不能荣养筋脉而见虚风内动的震颤等。中风的痰湿蒙塞清窍，痴呆的痰湿蒙窍，癫痫的脾虚痰盛，三者的痰也不完全相同，同为风痰，

癫痫的风痰上扰，中风的内痰痹阻脉络等也有区别。因此，在临证之时，知病必须知证，而知证又必先知病。只有病的诊断无误，那么辨证也就有了规范，也只有辨证准确无误，辨病也就有了客观基础。

对于辨证论治，不应着眼于病的不同，而应该故临证之时，辨病有利于进一步辨证分型，即可使辨病、辨证更精准，又有利于专病专药的研究；同时，若病名不明时，应积极应通过四针资料进行辨证论治，切记不可坐以待毙。

（二）审证求因，把握病机

审证求因指医生通过望诊、闻诊、切诊搜集患者外在的表现，并据此做出初步的诊断，进而有针对性地进行问诊以验证自己的诊断是否符合患者的实际情况，寻找疾病发生的原因。在确认病因的基础上根据病位、病情、病理产物及个人的体质差异综合分析以把握疾病的病机。只有病因清晰，病机明确，才能精当施治、药到病除。脑病的主要证候群是神明受损或失用所致的各种神志、肢体运动、感觉功能障碍的组合。有时证候群雷同而病因、病机各异；病因、病机雷同，而表现为不同的证候群。在审证的过程中，还要注意掌握各种证候的诊断标准，主症和次症，但又不可僵死地看待这些标准，同时还要注意研究证候的非典型表现，认识各种不典型的证候，只有如此，才能进一步提高辨证的准确性。如神志昏迷，有肝阳化风上扰神明，有风火激荡、痰浊壅闭，有热邪风陷、清窍闭塞，有痰湿蒙塞清窍，有痰热壅闭清窍，有元气散脱神明散乱等的不同，其中有病因的不同，也就有病机的各

异；又如动风证，有肝阳化风，有热极生风，有阴虚筋脉失养而动风，又有痰瘀阻络、筋脉失养而致内风动越等；又如风痰上扰，可见于中风半身不遂，偏身麻木，言语謇涩，也可见于突然昏仆，四肢抽搐移时苏醒的癫痫等。

因此，临证时需要从复杂的证候群中抽丝剥茧，寻找并确定病因，进而洞悉病机、精准辨证，制定个体化的主动防治策略。

（三）审度病势，洞见变化规律

脑病病因复杂，疾病变化多端。因此，临证时应对密切观察疾病的证候群的变化，对疾病所处的阶段及其演变趋势做出精准的判断，进而制定出阶段性、动态性的诊疗方案，或祛邪为主兼以扶正，或扶正为主兼以驱邪，以求既病防变。例如：中风乍起，中经络，病位尚浅，神志清醒，或口舌歪斜，或言语不清，或半身不遂，或半身感觉异常等；若病情进展，患者不省人事，则为清窍蒙蔽所致；若患者口开目合，手撒肢冷、气息微弱，可知病情已到阴阳离决的境地。在把握病情演变规律，也要明确疾病的病理性质。中风者，肝肾阴虚，气血衰少为致病之本，风火痰气瘀为病之标，标与本常交织在一起，互相影响。病之初，多为实邪，当祛邪为主，依据病因不同而予以息风、化痰、通络等法，以防邪气入脏闭窍；至清窍闭塞而神昏，再辨闭证、脱证，闭者当以祛邪为主，邪去清窍得开，神志转清；脱者当扶正固脱，正气复而神志清。其他脑病虽病因不同，病机各异，然其主要表现总为元神受损，精明失灵，神志异常，以及神机受损，致使肢体运动、感觉异常等，其演变规律也都有其特征。因此，应宏观把控脑病发展的趋势、变化规律，分清疾病阶段，随症治之，方可使患者脱离危险，转危为安。

（四）兼顾现代化的诊疗技术

随着科技的发展，疾病的诊疗也取得了可喜的成就。现代化的诊疗手段如神经影像学、微生物学、基因科技等，对病症的定位、定性以及定量更加规范化和科学化，不但使辨病更加地快捷、精准，诊疗更加地科学、有序，而且拓展和延伸了四诊的内容，进而使辨病与辨证（宏观与微观）更加有机地融合在一起，有利于中医诊断的规范化、标准化。

二、诊断方法

（一）辨病诊断

1.定位诊断

定位诊断能力是脑病临床思维的重要组成部分，正确的定位诊断有利于指导临床选择恰当的辅助检查，避免过度检查和医疗，防止医疗资源浪费，有助于定性诊断。

（1）感觉　感觉是指感受器对不同刺激在人脑中的直接感应。感觉包括一般感觉（浅感觉、深感觉、复合感觉）、特殊感觉（视觉、听觉、味觉、嗅觉）及内脏感觉。浅感觉包括痛觉、温度觉和触觉；深感觉包括肌腱、肌肉、骨膜和关节的运动觉、位置觉及振动觉；复合感觉又称皮质感觉，图形觉、实体觉、两点辨别觉、定位觉、重量觉。内脏感觉为来自内脏、血管等的感觉，属于自主神经的功能。

1）感觉障碍的分类

①感觉减退：指患者在清醒状态下，指感觉神经受到不完全性损害所致。据感受器的不同可分为痛觉减退、触觉减退、温度觉减退和深感觉减退。

②感觉缺失：指患者在清醒状态下，对刺激均无反应。据感受器的不同可分为痛觉缺失、触觉缺失、温度觉缺失和深感

觉缺失。若同一部位各种感觉均消失则为完全性感觉缺失；若在同一部位只有某种感觉缺失，而其他感觉存在，则为分离性感觉障碍。

③感觉过敏：轻微刺激即能产生强烈的反应。痛觉过敏最常见，温度觉次之，触觉过敏最少见。感觉过敏常见于周围神经病变、脊髓后角病变和丘脑病变等。感觉过敏的特征有潜伏期，爆发性剧痛、疼痛呈扩散性（疼痛范围远大于刺激部位），有后作用（即刺激撤除后一段时间内仍能感觉刺激的存在）。丘脑病变、周围神经损害多见痛觉过敏。

④感觉过度：指神经的刺激阈增高，反应时间延长，故有异常强烈的感觉，对微弱刺激的辨别力差，对强刺激的反应在潜伏期过后出现的疼痛或不适，且往往呈爆发性、定位不明。

⑤感觉分离：感觉分离亦即分离性感觉障碍，常见浅感觉分离和深浅感觉分离。浅感觉分离：主要表现为痛、温觉障碍，而触觉正常。脊髓空洞症的中央管型、后角型和延髓空洞症累及三叉神经脊束核时，可产生躯干、肢体或面部的浅感觉分离性感觉障碍。深浅感觉分离：主要为深感觉障碍（减退或消失），而浅感觉则正常。脊髓后索病变（如脊髓痨）及脑干局灶性病变累及内侧丘系时可产生深浅感觉分离。

⑥感觉倒错：指对某种刺激的感觉出现错误。如触觉刺激产生痛觉，冷觉刺激产生热觉等。在脊髓传导束损伤的感觉障碍区，常可将触觉，痛觉及冷热觉的刺激均误为冷觉或热觉。多觉：指只给予某一种刺激而产生几种感觉。

⑦感觉共感：感觉共感是指当仅刺激一个部位时，产生两个或两个以上及远隔部位有刺激存在的感觉障碍。例如，当刺激前臂某一处时，同时出现前臂及手部均有刺激的感觉。对部感觉：对部感觉指受刺激的部位在与其相应的对侧部位产生感觉，而刺激处反倒未感到刺激。

⑧感觉异常：指在未受任何外界刺激的情况下自身产生的异常感觉。如温度觉通路的刺激可引起发热感，或冷热感；触觉传导通路中的神经纤维、传导束、细胞核或大脑皮质中枢的刺激，引起麻木感、蚁走感或触电感。感觉异常常为主观感受，客观检查常无阳性发现。感觉异常可为疾病早期的症状，亦可为疾病的唯一症状。感觉异常可见于中枢神经病变和周围神经病变，亦可见于神经症。

⑨疼痛：无论是机械的、化学的、电的及温度的各种刺激，超过一定的刺激强度，即可产生疼痛。无刺激产生的疼痛称作自发性疼痛。疼痛见于脑脊膜、后根及周围神经的病变，丘脑病变常见偏身的自发性疼痛。根据其不同的病变性质及部位，可表现为如下症状。a.局部疼痛：感觉疼痛的部位与病变的位置相符。若某一神经炎症、外伤或肿物直接刺激局部时，则在周围神经分布区内均感到疼痛。b.放射性疼痛：疼痛的部位不仅在刺激局部，亦出现在远离刺激部位的该神经所支配的区域出现，常见于神经干或神经根受损害时。例如尺神经损伤时出现第4、5手指的痛觉；坐骨神经受损时，疼痛可放射至小腿及足部。c.扩散性疼痛：疼痛从病变的神经分布区扩散到邻近的神经分布区，见于交感神经根炎及各种神经痛。d.灼性神经痛：为交感神经受不完全损害时产生的一种特殊的疼痛现象，多见于正中神经和坐骨神经损伤。e.感应性疼痛：亦称牵涉性疼痛、内脏反应性疼痛。如心绞痛时可产生左上肢痛，胆囊炎时引起右肩痛等。

2）感觉障碍的定位诊断

①末梢型：末梢型感觉障碍亦称周围神经型感觉障碍，表现为双侧对称性，以肢体末梢为主的综合性感觉障碍，多呈手

套状或袜套样分布。远端重于近端，下肢重于上肢。常见于多发性神经炎。

②神经干型：神经干受损时，其感觉神经所支配的皮肤区域内各种感觉均出现障碍。感觉障碍的范围与该神经支配的皮肤分布区域完全一致，亦可伴有自发性疼痛、麻木等，由于周围神经支配的感觉区边缘多与其相邻近的感觉神经支配呈相互重叠支配，故病损区中央部感觉缺失，而周边部则呈感觉减退的表现。常见于外伤、压迫性疾病及炎症等。

③神经丛型：脊神经丛自上而下分为颈丛、臂丛、腰丛和骶丛。当某一神经丛受损时，该丛中受损之神经干感觉纤维的支配区内各种感觉皆发生障碍，且感觉障碍多同时伴有疼痛、麻木、肌力减退、肌张力下降、肌肉萎缩、腱反射减退及自主神经功能障碍等。如腰骶丛神经受损时，产生整个下肢的各种感觉发生障碍。与神经干型类似，亦常见于外伤、压迫性疾病及炎症等。

④后根型：脊神经后根受损时，感觉障碍呈节段性分布，并常伴有神经根的放射性疼痛。刺激性损害：脊神经后根可因炎症性或压迫性病变等损害而产生刺激性症状，而在其支配区域内出现自发的剧烈的根性痛。根性痛常沿神经根的分布扩散，同时常影响其所支配的深部组织及相应的内脏。临床中刺激性损害产生的根性痛尤为常见，定位意义非凡。可因咳嗽、喷嚏或用力憋气时诱发或加重的脑脊液冲击征。破坏性损害：后根受破坏性损害时，则后根分布区内各种感觉均发生障碍。但因节段间存在着相互重叠的支配，故单一脊神经后根病变时，往往不出现客观的感觉障碍。脊神经后根损害感觉障碍的分布，在躯干常呈半环形（单侧受损）或束带状（双侧受损），在四肢则呈条带状分布。伴前根损害时，可见相应支配区内肌力减

弱、肌张力降低、腱反射及浅反射功能障碍和节段性自主神经功能障碍等，久病者亦可出现肌肉萎缩及肌束震颤等症状。后根病变的最常见原因有椎管内肿瘤、脊柱退行性病变等。另外，脊柱肿瘤椎管内炎症、黄韧带肥厚及神经根炎等亦可引起后根损害。

⑤后角型：脊髓后角含传导痛、温觉和粗略触觉第Ⅱ级神经元，故损害时可出现同侧躯体节段性分离性感觉障碍，痛温觉消失而触觉保留。多见于脊髓空洞症、脊髓外伤等。由于解剖位置中后角与侧角及皮质脊髓侧束相近，故后角损害常可波及侧角及皮质脊髓侧束而出现相应症状。侧角损害表现为汗出异常（多汗、少汗或无汗），皮肤营养障碍及血管运行障碍；皮质脊髓侧束损害时表现为肌力减退、腱反射亢进、浅反射减弱及病理征阳性等。后角损害多以节段性麻木或其他感觉障碍为主。脊髓空洞症波及后角时，偶可产生持续性钝痛，称为后角痛，体检时亦可发现节段性痛、温觉障碍。

⑥脊髓的连合型：由于来自两侧的痛、温觉纤维经脊髓白质前连合交叉至对侧形成脊髓丘脑侧束上行，故当脊髓白质前连合受损时，可见对称性、节段性痛、温觉障碍，而触觉保存，深感觉完全正常，即分离性感觉障碍。常见于脊髓空洞症及髓内肿瘤等。

⑦脊髓传导束型：脊髓的传导路径中有三种感觉传导束向上传递感觉冲动。一是，深感觉传导束，来自肌、腱、关节及骨膜的深部感觉（位置觉、运动觉等）的感觉纤维通过脊髓后索内薄束和楔束向上传导；二是，来自皮肤及黏膜的痛、温觉纤维经脊髓侧索内的脊髓丘脑侧束向上进行传导；三是，触觉的传导，其中传导精细触觉的纤维随脊髓后索内的薄束和楔束上行；传导粗略触觉的纤维则经对侧前索

内的脊髓丘脑前束上行。这些传导束中某一种，甚至全部受损时，均可产生传导束型感觉障碍，感觉障碍出现在病损平面以下所有区域，而非局限于某个节段或神经分布区。主要表现如下。

a.脊髓后索病损：可累及后索内的薄束及楔束，因薄束及楔束传导同侧的深部感觉和精细触觉，故可出现病灶水平以下同侧深部感觉缺失及减退。表现为运动觉，位置觉及振动觉障碍，并出现感觉性共济运动失调，指鼻失误（楔束病损）和闭目难立征阳性（薄束病损）。后索刺激性病变时，在相应的支配区出现电击样剧痛、针刺痛、带状痛及精细触觉（两点辨别觉）的消失，多见于亚急性联合变性、脊髓痨及脊髓性共济失调症等。

b.脊髓侧索损害：常使脊髓丘脑侧束受损而出现对侧受损水平2~3个节段以下的皮肤痛、温觉缺失或减退，而触觉及深感觉保留。

c.后侧索联合病变：如病变位于脊髓后方向前压挤，使其在椎管内相对向前移位，致使两侧齿状韧带牵拉压迫脊髓两侧，可在见到后索损害表现的同时产生身体两侧痛、温觉障碍，且呈自下向上的进展。后根性痛成为其定位诊断的重要依据。另外，后侧索亚急性联合变性时，既可见到深感觉及痛、温觉障碍，又常伴不完全性上运动神经元性瘫痪。

d.髓半离断综合征：又称脊髓半切综合征或Brown-Sequard综合征，为脊髓半侧受损所致。临床表现为病灶同侧病损节段各种感觉缺失、迟缓性瘫痪及腱反射消失，病变同侧损害节段以下的上运动神经元性瘫痪（侧索皮质脊髓束受损）、腱反射亢进及病理征阳性等；病变同侧深感觉障碍（后索薄束及楔束受损），病变对侧损害节段以下痛温觉减退或丧失（侧索中已交叉的脊髓丘脑侧束受损），由于后角细胞发出纤维先在同侧上升2~3个节段再经白质前联合交叉至对侧，故对侧传导束型痛温觉障碍平面较脊髓受损水平低2~3个节段，触觉保留（未交叉脊髓丘脑前束）；病灶侧病变水平可出现根性痛或束带感；病变节段平面以下同侧肢体还可有血管舒缩运动功能障碍，皮肤初期潮红、发热，后期为发绀、发冷，这是由于侧索中下行的血管舒缩纤维被阻断的缘故，并非脊髓半侧损害均有这些症状，多见于肿瘤的早期。

e.脊髓横断：脊髓完全性横贯性损伤而见受损平面以下双侧深、浅感觉均消失，双侧中枢性截瘫和尿便障碍。急性脊髓横贯性损害发生急骤，脊髓功能过度抑制，可出现脊髓休克。在脊髓损伤急性期，肢体出现下运动神经元受损表现，可伴严重尿潴留，休克期持续一般2~6周，渐变为上运动神经元瘫。当脊髓的某些节段受损害时，会出现这些节段的病变特点，如病变节段会发生肌肉迟缓性瘫痪和萎缩、反射消失、根性疼痛或根性分布的感觉减退或缺失。节段性症状对病变的定位有重要的意义。脊髓损害的节段不同，其表现亦不尽相同。

颈髓受损时可见四肢瘫痪、颈部或上肢水平以下传导束性的感觉减退或丧失，尿便障碍等。

上颈髓（C_{1-4}）病变：受损时四肢呈上运动神经元性瘫痪，损害平面以下全部感觉缺失或减退，尿便障碍，四肢及躯干常无汗，常伴有颈枕部疼痛。C_{3-5}损害时，膈神经麻痹出现咳嗽无力，呼吸困难，刺激时出现呃逆；由于接近枕骨大孔，可出现眩晕、眼球震颤、共济失调；若病变延及延髓下部的心血管运动和呼吸中枢，会引起呼吸、循环障碍而死亡。常见于环枕畸形、肿瘤、外伤及炎症等。

颈膨大（C_5-T_2）病变：受损时出现损害平面以下各种感觉缺失、向肩及上肢放射的根性痛、尿便障碍、双上肢的下运动神经元性瘫痪、双下肢的上运动神经元性瘫痪、C_8-T_1病变时可出现 Horner 征。上肢腱反射的改变有助于受损节段的定位，如肱二头肌反射减弱或消失，而肱三头肌反射亢进，提示病损在C_{5-6}；而肱三头肌反射减弱或消失，肱二头肌反射正常，提示病损在C_7。常见于颈椎间盘突出、肿瘤、外伤及炎症等。

f. 胸髓病变的临床表现：胸髓受损的常见原因是脊髓炎、外伤、肿瘤、胸椎结核及脊髓血管畸形等，临床表现为双下肢上运动神经元性瘫痪、病变水平以下各种感觉减退或丧失、尿便障碍。感觉障碍的平面是确定脊髓损害上界节段的重要依据，如乳头水平为T_4节段，剑突水平在T_6节段，肋缘水平为T_8节段，平脐在T_{10}节段；腹股沟为T_{12}节段；上、中、下腹壁反射的反射中枢分别位于T_{7-8}、T_{9-10}、T_{11-12}，根性痛常出现于相应胸腹部或表现受损节段束带感、中枢性括约肌障碍、病变以下出汗异常。

上胸髓（T_{2-4}）病变：神经根刺激表现为肩胛部及上胸部的肋间神经痛，后期在胸 2~4 支配区出现感觉减退或丧失，感觉障碍平面及根性痛刺激症状是定位诊断依据。

中胸髓（T_{5-8}）病变：临床表现与上胸髓类同，神经根性疼痛的部位在下胸部或上腹部，上腹壁反射减弱或消失，排尿障碍（早期为尿潴留，后期为尿失禁）明显。

下胸髓（T_{9-12}）病变：根性疼痛位于下腹部，有时放射至外阴部，下腹部肌肉无力，特别是T_{10-11}时，下半部腹直肌无力，而上半部肌力正常，患者仰卧用力抬头时，可见脐孔被上半部腹直肌牵拉而向上移动，即 Beevor 征，下腹壁反射减弱或消失。

腰膨大（L_{1-S2}）病变：常见于腰椎间盘突出、外伤及炎症等，受损时可出现双下肢下运动神经元性瘫痪、双下肢及会阴部感觉缺失、尿便障碍。L_{2-4}损害时引起髋屈曲、内收和伸小腿麻痹，腱反射减低或消失，跟腱反射亢进，踝阵挛，Babinski 征阳性；L_5病变时膝腱反射引不出，Babinski 征阴性；S_{1-2}病变时，跟腱反射消失，伸髋不能，足跖屈及背屈不能。上腰部神经根刺激性病变引起腰部、腹股沟及大腿前面的疼痛，下腰部神经根的刺激性病变则引起坐骨神经痛。

脊髓圆锥（S_{3-5}和尾节病变）：常见于腰椎间盘突出、外伤及炎症等，受损时不出现肢体瘫痪及锥体束征，主要表现为鞍区感觉缺失，即肛门周围及会阴部皮肤感觉缺失，多见于髓内病变，根痛不明显。S_{2-4}侧角是支配膀胱逼尿肌副交感中枢，圆锥病变出现逼尿肌麻痹，导致无张力性神经原性膀胱，尿潴留引起充溢性尿失禁，常有性功能障碍及肛门反射消失。

马尾病变：属髓外硬膜内病变，常见于马尾肿瘤，位于椎管的下端，突出症状为下肢剧烈自发性根性痛，呈烧灼样，放射至会阴和臀部，常单侧或不对称，下肢可有下运动神经元性瘫痪，足下垂、肌肉萎缩和踝反射消失，下肢及会阴部各种感觉障碍，尿便障碍不明显或出现较晚。

⑧脑干型：脑干由延髓、脑桥及中脑三部分组成，自上而下依次与第 3~12 对脑神经相连，大脑皮质、小脑和脊髓相互之间的联系亦通过脑干进行。

a. 延髓病变：由薄束、楔束组成的内侧丘系上行纤维在锥体交叉处交叉后位于延髓近中侧，脊髓丘脑侧束及三叉神经脊束和脊束核位于外侧，故延髓病变时，常容易发生交叉性及分离性感觉障碍。若病变在延髓近中部仅损害内侧丘系时，产生对侧肢体深感觉障碍及感觉性共济失调等，而痛、温觉则正常。延髓一侧内侧丘系交叉有较大病损时，可累及内侧丘系与三叉神经脊束及脊束核，表现为同侧面部三叉神经分布区痛、温觉障碍及对侧半身（颈、以下）各种感觉障碍。若病变从延髓外侧损害，累及丘脑侧束及三叉神经脊束和脊束核时，则出现交叉性痛温觉障碍，即同侧面部三叉神经分部区与对侧半身痛温觉障碍，深部感觉可正常。同时还伴有疑核、网状结构内交感神经功能障碍及同侧小脑和前庭功能障碍的表现，即延髓外侧综合征（Wallenberg综合征）。多因小脑后下动脉栓塞所致。

b.脑桥及中脑病变：从脑桥开始到中脑，由薄束、楔束所组成的内侧丘系与脊髓丘脑侧束逐渐并拢，由内向外的排列顺序依次为：深部感觉纤维、触觉纤维、痛温觉纤维。在脑桥或中脑部，若病变位于内侧丘系附近，则于对侧肢体上可能出现某一种或两种感觉障碍。若病变从内侧发生损害，则主要表现为对侧半身深部感觉障碍；或病变从外侧引起损害，则常引起对侧痛、温觉障碍，如损害渐重可出现触觉障碍，甚至全部感觉障碍。

c.丘脑型：对侧偏身感觉障碍，即肢体重于躯干，上肢重于下肢，肢体远端重于近端。深感觉重于浅感觉，多伴有感觉性共济失调。丘脑痛，亦称中枢性痛，是一种病变对侧半身自发的、定位不确切的、性质难以形容的强烈的灼热感或疼痛，检查时常可发现感觉过度、感觉过敏或倒错。

d.内囊型：病变损害内囊后肢的后1/3（枕部）通过的丘脑皮质束及后肢的前2/3锥体束时，则对侧半身发生感觉障碍及偏瘫。其特点是深感觉重于浅感觉（痛、温觉），肢体重于躯干，肢体远端重于近端。

e.皮质型：刺激性病变损害中央后回可引起杰克逊感觉性癫痫发作；破坏性病变可引起对侧局部或单肢感觉障碍，偏身型感觉障碍较少见，常伴皮层感觉障碍。若中央后回下部受损，常出现对侧手掌及口角周围浅感觉障碍。当进行感觉检查时，患者常反应迟钝而多变，前后不一。

⑨癔病型：以青年女性多见，多表现为不同形式及程度的疼痛、麻木、感觉过敏、感觉倒错或感觉减退或消失等。发病多与精神因素有关，检查可无阳性体征或器质性损害。另外，感觉障碍的分布与神经解剖不符，范围及程度易变，易因暗示性影响而变化，可通过暗示治疗，很快痊愈。但应注意，久病顽固者常难奏效，可反复发作。

（2）运动障碍　人的随意运动均属大脑皮质直接支配，还必须有锥体外系统和小脑的参与。大脑皮质中央前回、运动前区及旁中央小叶等处的皮质中的巨型锥体细胞和其他类型锥体细胞发出的轴突，集合成纤维束经过延髓锥体，称为锥体系统。组成这个锥体束的神经元为一级神经元，或称上运动单位。脑干中脑神经运动核与脊髓前角细胞及各自发出的神经纤维则统称为下运动神经元，或称第二级神经元，由下运动神经元发出的神经纤维直接支配横纹肌的运动。

锥体系统的组成由皮质脑干束和皮质脊髓束组成，传递大脑皮质发出的随意运动的冲动。皮质脑干束：皮质脑干束支配脑干的脑神经运动核。由起源于大脑皮质中央前回下1/3部皮质细胞的轴突（神经纤维）经白质放射冠后汇集形成皮质脑干束，再通过内囊膝部向下传导。皮质脊髓束：皮质脊髓束支配脊髓前角细胞，起源于大脑皮质中央前回上2/3部及旁中央小叶的皮质神经元（细胞）所发出的神经纤维（轴突），经白质构成放射冠，而后逐渐聚集组成皮质脊髓束，然后再经内囊枕部的前2/3下达中脑。

锥体束通过内囊时其神经纤维呈规律性排列，自前向后的顺序依次为支配头面部、上肢、躯干和下肢的神经纤维。

锥体束下行至中脑时位于中脑之大脑脚的中间 3/5 部。皮质脑干束的神经纤维主要位于大脑脚底的内侧部和深层，分散在皮质脊髓束的背侧及内侧。一部分皮质脑干束纤维随皮质脊髓束下达脑桥和延髓，并逐渐止于各脑神经运动核。另一部分纤维则在脑干各脑神经核平面逐渐离开其神经主干交叉到对侧，止于各自相应的脑神经运动核。此部神经纤维离开神经主干后，行程较为复杂，故称之为锥体迷走纤维。

皮质脊髓束经过中脑继续下行达脑桥、延髓。皮质脊髓束下行至延髓下端与脊髓交界的锥体时，大部分纤维进行锥体交叉，交叉后的纤维下行于脊髓侧索中成为皮质脊髓侧束，少部分纤维不进行交叉而直接下行于同侧的脊髓前索内成为皮质脊髓前束，还有很小部分纤维亦不进行交叉直接进入脊髓外侧索前方下行，终止于同侧的灰质，成为前外侧皮质脊髓束。皮质脊髓束在进行锥体交叉时，支配上肢的纤维先交叉，支配下肢的纤维后交叉。故当锥体交叉处外侧发生较小的局限性损害时，可出现上下肢交叉性瘫痪的表现，即病变同侧上肢与对侧下肢中枢性瘫痪。

皮质脊髓侧束在脊髓侧索中下行过程中依次止于脊髓各节段的前角细胞，自内向外的纤维顺序与人体自上向下的支配关系相对应。即支配颈部的神经纤维排在最内侧，支配上肢、胸、腰的纤维依次靠外侧，而支配下肢的纤维则排在最外侧。

皮质脊髓前束未经锥体交叉直接下行于脊髓前索内，经颈髓到达胸髓中段。其神经纤维大部分在脊髓各相应节段经白质前连合交叉至对侧，终止于脊髓前角细胞。小部分纤维在脊髓各相应节段则不进行交叉，而直接渐次止于同侧的脊髓前角细胞。

1. 运动障碍的定位诊断

① 上运动神经元损伤时主要表现为痉挛性瘫痪、肌张力增高、腱反射亢进、连带运动和病理反射阳性。

a. 瘫痪：病变仅损害中央前上回时，则出现病变对侧下肢上运动神经元性单瘫。病变只损害大脑中央前回中部，则出现病变对侧上肢上运动神经元瘫痪。若病变仅损害中央前回下部，则出现病变对侧面神经出现上运动神经元性瘫痪。凡位于面神经核以上的运动传导性病变均可引起完全性偏瘫，常伴偏身感觉障碍及偏盲，若为大脑半球优势侧病变则出现失语，表现为病变对侧的面神经，舌下神经及上、下肢中枢性瘫痪。不完全性偏瘫不包括面神经和舌下神经的半身偏瘫。多可于大脑半球局限性病变或一侧上部颈髓损害时出现。若大脑半球局限性损害，出现病变对侧上、下肢中枢性瘫痪。若高位颈髓的一侧受损，则引起损害同侧上、下肢中枢性瘫痪。

b. 交叉性瘫痪：表现为病变同侧脑神经呈下运动神经元性瘫痪，病变对侧肢体呈上运动神经元性瘫痪，多见于脑干病变。常见的交叉性瘫痪类型有：动眼神经交叉性瘫痪、面神经交叉性瘫、舌下神经交叉性瘫。若伤及中脑及脑桥时，则可见病变对侧脑神经（由脑桥及延髓发出的）上运动神经元瘫，若伤及延髓，则可见同侧舌下神经下运动元性瘫及对侧的上、下肢上运动神经元性瘫痪。

c. 肌张力改变：当大脑或脊髓受到急性严重损害时，出现迟缓性瘫痪，肌张力减低或消失，腱反射减弱或消失，无病理反射等，为脑或脊髓休克。随着休克期的逐步消失，可逐渐出现痉挛性瘫痪、肌张力增高、腱反射亢进、病理反射存在等上运动神经元性损害的表现。脑与脊髓的休克期通常为 1~6 周，休克期的长短与病变损害程度、起病缓急、并发症存在与否，以及机体状况等密切相关。因此，及时正确地诊治可使休克期明显缩短。锥体束损害时，由于锥体束下行的锥体系纤维对脊髓前角细胞的抑制作用减弱或消失，从而致使牵张反射增强，肌张力增高，腱反射亢进。

d. 肢体姿势异常：锥体束病变时由于肌张力平衡被破坏，产生姿势异常，上肢的屈曲内收及下肢的伸直内收，为脑性偏瘫时较为典型姿势。如病损在中脑水平，阻断了与大脑皮质的功能联系，表现四肢肌肉突然的紧张性强直发作，角弓反张，下肢伸直，上肢强直内收，手指明显屈曲，即去大脑强直的典型姿势。若病损在脑干以上，虽然也阻断了与大脑皮质的功能联系，但因脑桥和延髓完整，仍可发出冲动与脊髓联系，而出现上肢屈曲，下肢伸直，即去皮质强直的典型姿势。

e. 反射异常：深反射异常包括肱二头肌反射、肱三头肌反射、桡骨膜反射、膝腱反射、跟腱反射等异常。当急性严重的病变损伤脑或脊髓，发生脑或脊髓休克时，常因神经的休克作用，可出现肌张力减低，腱反射减弱或消失。若病变呈慢性进行性损害时，或脑、脊髓休克改善后，可见腱反射亢进，若腱反射极度亢进时可出现阵挛。一侧腱反射亢进并出现持久的阵挛则为重要的锥体束征。浅反射异常包括角膜反射、腹壁反射、提睾反射、肛门反射及跖反射异常。锥体束损害是最常见的浅反射异常，主要有腹壁反射异常和提睾反射异常。当锥体束仅受轻微损害时即可出现相应侧腹壁反射及提睾反射减弱或疲劳性增强。

f. 病理反射：皮质脑干束受损害时，常可出现吸吮反射，口轮匝肌反射（双侧损害时）、颈伸反射（颈后屈仰头）。角膜下颌反射（双侧受损时），掌颌反射（双侧损害）等；皮质脊髓束受损出现的病理反射有：霍夫曼征、罗索利莫征、巴宾斯基征、查多克征、奥本海姆征、戈登征、霍飞征、贡达征、胡夫征。

g. 阵挛：系锥体束损害时肌张力腱反射极度亢进出现阵挛，以髌阵挛和踝阵挛较为常见。

② 下运动神经元损伤

a. 瘫痪：瘫痪的范围取决于脑神经核与脑神经以及脊髓前角细胞与脊髓前根和周围神经干损害的范围，表现为局限性瘫痪、节段性瘫痪或根性瘫痪。因瘫痪肌群张力降低，腱反射减弱或消失，故称为弛缓性瘫痪或软瘫。

b. 肌肉萎缩：通常出现在失神经支配后 1~2 周，3~4 个月后肌萎缩明显，肌肉容积可缩至原来的 20%~30%，最后由结缔组织代替而现肌肉挛缩。

c. 肌纤颤动或肌束颤动：随意肌失神经支配后 1~3 周时肌电图可显示纤颤电位，整个肌束受累后肉眼可见快速肌束颤动，触诊可感知。此种仅见于下运动神经元瘫痪，是下运动神经元瘫痪特征性表现，叩击病肌可诱发或加重。常见于脊髓及延髓空洞症，运动神经元病，也可见于前根病变及周围神经病等。良性束颤因疲劳、吸烟及饮用咖啡等加重，但无神经系统其他体征。

d. 反射异常：深浅反射均消失，生理反射障碍与周围神经损伤的水平一致，如损害程度较轻时则引起反射减弱，无病理反射。

e. 营养障碍：表现为皮肤营养不良、血管舒缩功能不全，毛发稀疏、指趾粗糙或松脆。

③ 锥体外系病变的定位诊断：锥体外系统是指除锥体外所有运动纤维的通路的总称。基底神经节是锥体外系的主要结构。锥体外系损害时，可出现肌张力的改变和不随意运动。肌张力增高 - 运动减少综合征，以震颤性麻痹综合征为主，多因苍白球、黑质受损所致。肌张力减低 - 运动增多综合征，主要表现为静止时肌张力减低，

伴发各种各样的不自主运动，如不安的、迅速的、幅度较大的舞蹈样的运动和丰富的连带运动及挤眉弄眼。常见的有舞蹈病、手足徐动症。常见的病因有脑血管性疾病、感染性脑病、外伤和变性疾病。肌阵挛多为症状对侧的延髓橄榄核、中脑红核及症状同侧的小脑齿状核，以及三者构成的三角区受损所致，常见于脑血管性疾病、感染性脑病、脑肿瘤、变性病等。

2. 定性诊断

准确的定位有利于脑病的定性诊断，而疾病的起病方式、伴随症状和病程等特征又为定性诊断提供了重要的依据。

（1）血管性疾病　起病方式多较急骤，病情进展常以秒、分钟或小时计算。颅脑影像学检查可明确是出血性和缺血性脑血管病并能确定其受累血管。出血性脑血管病多在活动状态下或情绪激动时发病，发作时常出现反复呕吐，头痛和血压升高，意识障碍，偏瘫和其他局部神经症状。缺血性脑血管病多于安静状态下起病，多与脑动脉硬化有关，出现颈内动脉系统或椎-基底动脉系统的症状和体征。但栓塞性脑血管病多发病多急骤，无前驱症状，出现局灶性神经损失的症状，且有栓子来源的证据存在。血管病性痴呆病程波动，呈阶梯样进展，既往有脑血管病史。

（2）感染性疾病　常呈急性或亚急性发病，症状于数天或数周可达峰，多有前驱感染史等。血常规和脑脊液检查可见炎性变化。进一步针对性的血清学、微生物学、寄生虫学检查及神经影像学检查即可明确病因。例如各种细菌、病毒引起的脑炎、脑囊虫病等。

（3）变性疾病　为一组病因不明的慢性、进展性的神经系统退行性疾病。变性疾病多选择性侵犯神经系统，例如：阿尔茨海默病和皮克病主要病损在双侧大脑皮质；运动神经元病病损在脊髓前角细胞；

帕金森病病损在黑质纹状体系统等。

（4）营养或代谢性障碍性疾病　起病慢，病程长，多伴全身症状。例如维生素 B_{12} 缺乏所致的亚急性联合变性、维生素 B_1 缺乏所致多发性神经病、糖尿病所致的多发性神经病等。需要注意的是一部分代谢性疾病有遗传倾向，故应详询其家族史。

（5）脱髓鞘疾病　急性或亚急性起病，病灶多，病程多复发与缓解交替出现。例如视神经脊髓炎、多发性硬化、急性播散性脊髓炎等。

（6）外伤性疾病　急性起病，有外伤史，神经系统症状可在外伤即刻达峰，影像学检查可发现颅脑、脊柱或脊髓的损伤，易于定性。

（7）肿瘤性疾病　缓慢发病，病程较长，呈进行性加重。颅内肿瘤早期可见头痛、恶心呕吐、颅高压及局灶性神经损害。脊髓肿瘤常有典型的神经刺激症状和脊髓受压的表现，甚则脑脊液循环受阻。神经影像学检查如 CT、MRI 等有利于定性。

（8）先天性疾病　多慢性起病，其病理过程多在胎儿期已发生，出生时即有症状，如先天性脑积水、脑性瘫痪等；亦有在小儿及成年期才见神经症状，病情逐渐达峰，后可有平台期，如小头畸形、枕颈部畸形等。

（9）遗传性疾病　发病缓慢，病程呈进行性进展，有家族聚集现象。腓骨肌萎缩症、神经纤维瘤病、斯德奇-韦伯综合征、遗传性舞蹈病等属常染色体显性遗传的疾病；异染性脑白质营养不良、肝豆状核变性、脊肌萎缩症等属常染色体隐性遗传的疾病；肯尼迪病、假肥大型肌营养不良症等属 X-连锁隐性遗传的疾病。

3. 检查方法

（1）神经科检查方法

1）意识状态：意识是中枢神经系统对内、外环境刺激做出应答反应的能力，或机体对自身及周围环境的感知和理解能力。意识包括觉醒状态和意识内容。上行网状激活系统和大脑皮质的广泛损害都可产生觉醒水平的障碍，意识内容变化则由大脑皮质病变所致。

①觉醒状态改变为主的意识障碍

嗜睡：是最轻的意识障碍。患者睡眠时轻微刺激可被唤醒，有一定的语言和运动反应，但又很快入睡。

昏睡：患者呈深度睡眠状态，难以唤醒，需大声呼唤或以较强的刺激方能唤醒，一旦停止刺激又很快进入昏睡状态。

昏迷：是重度的意识障碍，按其程度可分为浅昏迷、中昏迷和深昏迷。浅昏迷：无自主运动，对声、光刺激无反应，疼痛刺激时有躲避动作和痛苦表情，但各种反射均存在，生命体征无明显改变。中度昏迷：强烈疼痛刺激时可见防御反射，角膜反射减弱或消失，呼吸节律紊乱。深昏迷：对任何刺激均无反应，各种反射均消失，生命体征极其不稳定。

②意识内容改变为主的意识障碍

意识模糊：意识清晰度显著下降，精神活动迟滞，刺激阈增高，虽能简短作答，但答话迟缓，且多错误。对疼痛刺激反应迟钝，定向力部分或完全丧失。

谵妄状态：临床表现主要为意识模糊伴以知觉障碍和注意力丧失，兴奋性症状显著，高呼或自言自语，语无伦次，躁扰不宁，对所有的刺激的应答均增强。

③特殊类型的意识障碍

去皮质综合征：大脑皮质广泛受损而中脑及脑桥上行网状激活系统功能正常，故觉醒－睡眠周期正常，能够无意识地睁闭眼，对光反射、角膜反射存在，对外界刺激无反应，无任何自发言语，貌似清醒，实无意识；上肢屈曲、下肢伸直（去皮质强直状态），四肢腱反射亢进，病理反射阳性，腺体分泌旺盛。

无动性缄默症：患者缄默不语，四肢无活动，对外界刺激无反应，貌似清醒，能注视周围的人，觉醒－睡眠周期可存在，伴自主神经功能紊乱，肌肉松弛，无锥体束征，呈不典型去脑强直状态，为脑干上部或丘脑网状激活系统及前额叶－边缘系统损害所致。

2）精神状态：精神状态是大脑功能活动的重要表现，脑部本身器质病变和全身性疾病均可出现精神障碍。临床检查主要通过望诊和问诊来进行检查。

①一般表现：包括仪表是否整洁，与周围环境的关系，生活是否有规律及对自己疾病的认识等。

②认识活动：包括知觉障碍，感觉、视觉障碍，思维活动内容是接近现实还是荒谬，内容是否连贯，记忆力是否减退，有无错识、虚构，以及患者的智力和对自己疾病的认识能力等。

③情感活动观察：患者的面部表情及情绪是否稳定，患者的情感反应与周围环境的影响或刺激是否一致。

④意志行为活动：患者的语言和动作的增多或减少，言语和行动是否一致，有无怪异的动作行为。

3）失语、发音障碍、失认和失用的检查

①言语的表达能力观察：患者是否有发音困难，让其叙述自己的病情、病史，以便观察语言是否流畅，发音是否清楚，让其说出周围熟悉的物品名称，如患者不能说出，医生可说出，看其能否重复出来。

②言语的理解能力测试：其是否有感觉性失语，检查患者的自发言语是否增多，词句是否有误，是否有自知力，让其回答问话，判定患者能否理解别人的言语，让患者作一些动作，看其是否理解别人语言的意思。

③检查书面文字的理解：能力让患者

读出报上的文章并执行写在纸上的指令，以判定患者对文字的朗读及理解能力。

④检查书写能力：让患者写出自身的病情，看其是否有困难或错字、漏字，令其抄写一段书报，观察其抄写能力，以便测知是否有失写症。

⑤失认的检查：失认是指基本知觉能力保存及语言无障碍情况下，不能识别复杂的感觉刺激，一般区分为：视觉性失认、听觉性失认、触觉性失认及体象障碍。

⑥失用的检查：表现为不能按检查的要求去做而患者自身无感觉。可分为：肢体运动性失用：患者不能完成快速有目的的运动，如系扣、穿衣、剃须等动作，优势半球顶叶下部病变。观念性失用：患者能做简单动作，但复杂动作出现时间、顺序障碍，由优势半球顶叶广泛损害引起。穿衣失用：是由于患者不能将身体各部和衣服各部的关系联系起来，常由于右顶叶病变引起的体像障碍的结果。结构性失用：是单个运动无失用，但对完成具有空间排列关系的行动不能完成，由两侧半球顶、枕叶交界部位病变均可引起。

4）头部和颈部的检查

要注意检查头颅大小，颅骨有无骨折，颅缝有无分离。面部有无面容发育异常，眼球有无内陷及外凸，面部有无血管痣及皮脂腺瘤。颈部有无痉挛性斜颈及强迫性头位、颈部活动是否灵活，颈项是否缩短，颈椎有无压痛，颈部动脉搏动是否对称，有无血管杂音。颅颈部血管有无杂音，儿童颅颈部杂音出现率较高，常无病理意义。

5）躯干/四肢及皮肤的检查

躯干有无畸形，脊柱有无前凸、后凸、侧凸，棘突有无鼓起、压痛及叩击痛，活动是否受限。手足指（趾）有无发育畸形，弓形足。皮肤有无色素斑，有无囊虫结节等。

6）脑神经

①嗅神经检查：让患者闭上双眼，用带有挥发性物质如醋或牙膏等置于患者鼻前，要求其嗅出散发气味，双侧鼻孔分别进行比较。

②视神经：临床主要查看眼底、视力、视野。眼底的检查主要看视神经乳头、视网膜及视网膜血管。检查眼底时要在暗室内进行，一般在正常瞳孔下进行，如有必要时可做散瞳检查。检查时手持检眼镜，检查右眼时，医生站在患者的右侧，右手持镜，右眼观看眼底。检查左眼同此法。视力的检查，一般采用国际标准视力表，在良好的照明条件下，将视力表置于患者前5m处，两眼分别检查，辨认标准视标，正常视力为1.0。视野的检查：患者面对医生而坐，相距50cm，二者同闭一侧眼，医生手持一视标，置于距两人视线等距离处，自周边向中心移动，如受检者能在各个方向与检查者同时看到视标，其视野即为正常（医生视野应正常），同法测另一只眼。

③动眼神经、滑车神经、外展神经：动眼神经除支配提上睑肌、瞳孔括约肌和睫状肌外，同时与滑车神经、外展神经共同支配眼外肌的运动。检查时，首先观察两眼球是否有凹陷、突出，眼裂的大小，眼睑有无下垂、震颤及抽搐。检查瞳孔对光反射时，用手电筒光线照射两眼，仔细观察瞳孔对光的收缩速度和幅度。正常情况下，检查一侧眼时，双瞳孔均缩小。光线未直接照射的瞳孔收缩为间接对光反射，光线直接照射的瞳孔为直接对光反射。检查睫状脊髓反射时，在弱光线下观察，刺激一侧颈部皮肤，瞳孔可扩大。检测调节辐辏反射时，让患者集中注视正前方，向前慢慢移动的手指，此时，双眼的内直肌收缩，两眼球内聚，双眼睫状肌收缩，双侧瞳孔均缩小。

④三叉神经：此神经是由感觉、运动

纤维组成的混合神经。检查时，要按三叉神经分布区域，按三支次序检查，用锐器轻刺左侧前额数次，用同法刺右额相应部位，后进行双侧比较，再比较两上颌部及两下颌部，仔细观察比较患者的痛觉。用柔软物品点触皮肤让患者闭眼，仔细观察患者的皮肤触觉敏感度。检查角膜反射时，患者双眼向前平视，检查者将患者的眼睑上提，迅速用棉花纤维束准确轻触角膜，角膜对疼痛刺激敏感，所以对角膜刺激的反应为双侧瞬眼。面部的冷温觉常可用于检查痛、触觉的消失与否。检查冷温觉时可使用两支水杯，分别盛上50℃热水、10℃冷水，然后触试检查部位的皮肤询问患者是冷觉还是热觉。如果冷热觉已消失方可证明痛觉的消失。

⑤面神经：为支配面部表情肌的运动神经，主舌前2/3味觉。检查时嘱患者紧闭双眼，注意观察眼周的皱纹、鼻唇沟及口角是否对称，用力撑开患者紧闭的双眼，以观察其眼轮匝肌力量大小。其次，观察患者的额纹，可让患者蹙额，检查时，让患者双眼协同上视，在上视时，正常前额皱纹两侧对称，然后，嘱患者咬牙示齿，龇开双侧口角，仔细观察口角的力量及对比两侧示齿的速度及两侧露出的牙齿是否相当。让患者噘嘴鼓气，将两颊用气充分鼓起来，若有一侧面肌力弱，可听到气体从麻痹侧口角漏出来的声音。最后让患者吹口哨，观察面肌的强弱。检查味觉时，让患者伸舌、闭眼，用酸甜苦等食物拭舌前一侧2/3味觉，让其说出是什么味道，然后令其漱口，再同法测另一侧，并双侧对比。

⑥听神经：由主听觉的耳蜗神经和主平衡的前庭神经组成。检查听觉时，要在静室内，让患者与检查者相距5m，呈直角方向，医者用耳语让患者听一组数字，后让其复述。听力正确，可重复九组。一侧

试完后，同法测另一侧。若患者有一侧或双侧耳聋则需作以下检查，将振动的音叉置于一侧乳突部，等音响消失，再将音叉置于外耳口外2.5cm处，若能听到，表示气导＞骨导，见于正常或神经性耳聋。气导、骨导比例不变，但时间较缩短为感音性耳聋，若气导听不到而骨导仍能听到则为阴性，即传导性耳聋。

前庭功能检查：首先观察患者有无自发性眼球震颤。检查者将手置于距被检查者眼前60cm处，患者正视检查者手指，再向内外侧移动手指45°，观察被检查者有无眼震及其性质、强度、方向和频率等。位置性眼球震颤：患者坐在检查台上，检查者扶持患者头部，让其以自然速度（3秒内）由坐位改变为仰卧垂头位，睁眼、直视，观察有无眼震、眩晕，注意眼震的方向、振幅、速度、及持续时间等，观察20秒无反应。将被检者扶起坐直再观察20秒；让受检者头向左转、仰卧，头向左侧悬垂，观察20秒，再次坐直，头仍左转，观察20秒；仰卧、头向右侧悬垂，观察20秒，而后坐直，头仍向右、观察20秒；观察头位改变时，眼震的方向有否变化。冷热水试验：检查时，让患者平卧于床上，上身与水平面呈30°角，水的温度为20℃和45℃，用一橡皮管将水注入外耳道内，注水开始同时计时。注水40秒钟，立即停止，让患者向前直视，以观察眼震，并记录眼震消失时间。先试冷水，后试热水。每次试验间隔5分钟，试完一侧，再试对侧，双侧对比。

⑦舌咽神经和迷走神经检查：首先听患者的声音是否嘶哑或音质是否改变，能否咳嗽及咳嗽力量是否正常，吞咽过程中有无呛咳或梗阻感，以上各项若有任何阳性，就应进一步作耳、鼻、喉科检查。详细检查软腭、喉部，让患者张口叫"啊"，注意观察悬雍垂是否居中间位置。若左侧

软腭弓力弱，悬雍垂向右侧偏，即为左侧麻痹。咽反射检查时，用带有棉絮的棉签轻划一侧咽后壁，即出现两侧软腭及悬雍垂上提，并出现恶心，称为咽反射，两侧分别测试。临床上舌、咽、迷走神经核上损害时，一侧上运动神经元损害不引起症状，两侧性损害引起假性延髓麻痹。若为核或核下性损害时，一则损害引起同侧结构麻痹，两侧损害，则引起真性延髓麻痹。

⑧副神经：副神经为运动神经、主要支配胸锁乳突肌及斜方肌。检查时，首先观察患者的颈、背、双肩部，双侧是否对称，双侧肌肉的力量、形态是否相等。检查左侧胸锁乳突肌时，嘱患者将下颌转向右肩方向，医生将手放于患者右侧脸部并稍用力把患者的头推转回到中线方向，然后检查对侧。检查斜方肌时，让患者向耳的方向耸肩或抬肩，斜方肌的上缘可在检查者的大拇指及食指之间触到、且可清楚见到，也可对比两侧，并与正常人的肌力容积作对比。

⑨舌下神经检查：让患者伸舌，在正常情况下舌伸出居中位，若舌能伸出口外，并偏向力弱的一侧，即为半侧舌肌力弱或麻痹。嘱患者用舌推向置于颊外检查者的手指，以测知何侧力弱或病态，分别测试，以比较舌的两侧力量。

7）感觉系统

①浅感觉：温度觉分为冷觉和热觉，检查时用两试管分别盛冷水和热水接触皮肤，让其回答"冷"或"热"。痛觉：用针尖以相同强度刺激身体两侧对应部位皮肤，让患者回答"痛"及双侧程度是否相同。触觉：检查时应用棉花接触体表不同部位的皮肤，让患者快速回答"有"及仔细观察其敏感度。

②深感觉：音叉振动觉：将振动的音叉放在软组织较薄的骨或关节上，令其回答感觉振动的程度。关节位置觉：嘱患者闭目，检查者从小指（趾）节开始运动，依次给予关节被动活动，同时询问患者让其答出活动的关节及其活动的方向。关节运动觉：嘱患者闭目，轻轻捏住患者指趾的两侧，向上、向下移动5°，嘱其说出移动方向。

③复合感觉包括如下。

a.实体觉：请患者闭目，以触摸来确定手中的物体，并说出其物体的形状、名称、大小、硬度、轻重等。b.皮肤定位觉：让患者闭目，用手指触及患者的皮肤，然后让其指出触及的部位。c.两点辨别觉：用钝性双脚规，交替地用一脚或双脚触及皮肤，让患者回答是触及一点还是两点，检查中逐渐缩小两脚的距离，直至能辨别的最小距离为止，正常人体各处两点辨别距离不等，上肢 7~8mm，手背 2~3mm，手掌 8~12mm，前胸部 40mm。d.图形觉：让患者闭目，在其皮肤上画方形、三角形及椭圆形，然后让患者辨认。

8）运动系统

①肌肉营养：仔细观察肌肉有无肥大或萎缩，检查时，比较双侧对称相应部位，用软尺测量相应部位的肌周径。

②肌伸展性上肢检查：把两肘关节向背后牵拉作过伸运动，作屈肘、腕关节运动，尽量向肩关节靠拢，前臂向头后牵拉。下肢检查时，首先取仰卧位，伸直膝关节，足尖作跖屈动作及足尖作背屈动作。屈髋屈膝，使脚跟和臀部尽量接近，膝关节尽力屈曲，并使足尖尽力跖屈。

③肌张力：在患者放松时，根据触摸肌肉的硬度和被动活动的阻力进行判断。

④肌力与随意运动：嘱患者随意活动，给予对抗，可测定其肌力的大小并进行双侧对比。

9）昏迷瘫痪的检查

观察面颊：若患者一侧面颊常随呼吸而起伏，肌肉迟缓，则此为瘫痪侧。

胸骨反射：检查时，用针刺胸骨柄，可引起两侧或一侧上肢的屈曲反应，而且可移向胸骨部，刺激加重可波及下肢。若检查一侧肢体反射消失或运动不良，则提示该侧肢体瘫痪。

疼痛刺激的检查：压迫眶上神经或用针刺肢体，瘫痪侧肢体不动或轻微活动。

上下肢坠落试验：把患者的一侧肢体抬起，然后猛然放手，注意肢体坠落情况，若无瘫痪肢体向外侧倾倒，缓慢坠落，而瘫痪肢体则坠落迅速而且沉重。

双眼球共同偏视的检查：刺激脑皮质额中回后部及其发出的神经纤维，两眼和头颈转向对侧。若患者两眼和头颈转向病灶侧，则是破坏性病灶。如果脑桥病变，则水平凝视；中枢破坏时，则两眼和头颈转向健侧。

反射的改变：检查患者可发现病理反射阳性，瘫痪肢体侧伴有腱反射亢进、腹壁、提睾反射减弱或消失。

足外旋试验：检查时，首先将患者的双下肢伸直，放平，双足并拢放直，突然松开，若无瘫痪的足仍能维持原位，瘫痪肢体的足则外旋。

10）共济运动检查

闭目难立征：让患者双足并拢，两臂平伸向前，先睁眼后闭眼，睁眼时保持稳定，而闭目后出现摇摆不稳或倾倒者为阳性，临床上见于感觉性共济失调，小脑共济失调患者无论睁眼还是闭眼都站立不稳。

指鼻试验：让患者伸直前臂，伸出食指，然后快速反复指自己的鼻尖。若共济失调时手摇晃，指不准鼻尖，并观察患者闭眼和睁眼的变化。

轮替试验：让患者用两手掌快速而连续多次地拍击。若共济失调时出现动作不协调、快慢不均或笨拙缓慢。

跟膝胫试验：嘱患者平卧，双下肢伸直，先举起一侧下肢，将下肢足跟放在对侧膝盖上，再把足跟沿胫骨前缘向下滑行，正常时能准确完成而无偏斜。共济失调时每个动作均不稳定、摇摆不准。

11）反射

提睾反射：反射中心为 L_{1-2}，经生殖股神经传导。用一小棒快速轻划股内侧 1/3 处皮肤，可引起同侧提睾肌急速收缩，引起睾丸上提。

足底反射：反射中心为 S_{1-2}，经胫神经传导。用钝针划足底外侧缘，引起足趾屈肌群收缩，表现为足趾跖屈及足跖屈。

腹壁反射：反射中心为 T_{7-12}，经肋间神经传导。用钝针沿肋弓下缘（T_{7-8}）、脐孔水平（T_{9-10}）和腹股沟上（T_{11-12}）平行方向，由外向内轻划两侧腹壁皮肤，正常人可见腹壁肌收缩，分别为上、中、下腹壁反射。

咽反射：用压舌板轻触咽后壁黏膜，诸咽缩肌收缩使软腭上举并有恶心、呕吐。

角膜反射：用软棉花轻触角膜，引起双眼轮匝肌收缩，反射性瞬目。

肛门反射：嘱患者侧卧位，用钝针轻划肛门附近皮肤，引起肛门括约肌收缩。

中枢神经或（和）周围神经病变时出现相应部位浅反射减弱或消失。

以上为浅反射。

下颌反射：检查时让患者放松下颌，半张口，轻叩下颌部，可见下颌上提。

拇内收反射：检查时，用力屈曲患者的中指，其拇指呈内收与伸直现象，双侧依次检查以对比。

屈指反射：用左手中指和食指放在患者四指的掌面，然后用叩击检查者的手指，其指屈肌群收缩，拇指和四指末端发生屈曲反射。

头后屈反射：患者稍前倾头，叩击上唇中部，颈肌收缩，头后屈曲。

桡骨膜反射：医生用左手轻托腕部，并使其腕关节自然下垂，然后叩诊锤轻叩桡骨茎突，正常反应为前臂旋前、屈肘。

膝腱反射：患者取坐位，双下肢自然下垂，叩击髌骨下区；仰卧位，医生用左手托起患者双膝上部，膝关节呈钝角屈曲，足跟接触床面，然后叩击髌下区，出现股四头肌收缩，膝关节伸直现象。

跟腱反射：患者仰卧位，膝关节屈曲并外展，用手把足底托起，然后叩击跟腱，出现足向趾面屈曲，腓肠肌收缩。

肱二头肌反射：医生用拇指按住肘关节稍上方的肱二头肌腱，叩击医生拇指，有前臂屈曲现象。

以上为深反射。

病理反射如下。

口轮匝肌反射：轻叩上唇中部，若有噘嘴现象，表示有脑的两侧锥体束损害。

吸吮反射：用一物体触及上唇及口角，可见有似婴儿吸吮动作，表示有假性延髓性麻痹及双额叶病损现象。

掌颌反射：用钝针轻划手掌大鱼际部皮肤，引起同侧下颌部颌肌收缩，提示双侧皮质脑干束病变。

霍夫曼征：医生用中指，食指夹住患者半伸的中指，使其腕关节背屈，其余四指处于自然放松屈曲状态，然后用拇指迅速弹刮患者中指指甲，引起其他各指掌屈运动为阳性，提示有锥体束损害。

强握反射：用手指接触患者手时，引起持续性的握持动作即为阳性，提示为双侧额叶受损。

巴宾斯基征：患者仰卧位，下肢屈曲，用一钝针由足跟向足趾方向轻划，若出现拇趾背屈，其余四趾呈扇形散开者。

查多克征：用钝针划患者足背外侧缘处，出现拇趾背屈为阳性。

戈登征：用手紧握患者之腓肠肌，可出现足拇趾背屈、则为阳性。

奥本海姆征：用手指沿患者的胫骨前缘自上向下推时，出现足拇趾背屈者为阳性。

跟腱挤压征：用手捏足跟腱，若拇趾呈背屈则为阳性，示锥体束病变。

阵挛：阵挛是在深反射亢进时，用一持续力量使被检查的肌肉处于紧张状态，则该深反射涉及的肌肉就会发生节律性收缩，称为阵挛，常见的有髌阵挛、踝阵挛。检查髌阵挛时，嘱患者伸直下肢，医生用食指及拇指持骨上端，用力而迅速地向下推动数次，并保持一定的推力，即可出现髌骨有节律性地上下移动为阳性。检查踝阵挛时，嘱患者取仰卧位，医生用一手托住患者的腘窝，使其髋、膝关节稍屈曲，另一手紧贴患者的手掌，快速而有力地将足推向背屈，并保持一定的推力，即可出现足持续性快速而有节律的伸屈运动为阳性，提示有锥体束损害。

脑膜刺激征：为脑膜受激惹的表现，主要包括如下。

颈项强直：嘱患者仰卧位、用手托扶患者枕部作被动屈颈动作以测试颈肌抵抗力。颈强直表现为被动屈颈时抵抗力增强，此为伸肌在患病时最易受刺激所致，常见于颅脑疾患者。颈强直亦可见于颈椎病、颈椎关节炎、骨折、脱位、肌肉损伤等。

凯尔尼格征：嘱患者仰卧位，一侧腿的髋关节、膝关节都屈曲为直角，另一侧腿取伸直位，然后医生的一手扶其膝，一手握住踝部，并使其膝关节逐渐伸直，正常情况下，小腿与大腿之夹角可伸至135℃以上，若小腿不能伸直到此角度即感到有抵抗感或有沿坐骨神经发出疼痛者即为阳性。

布鲁津斯基征：嘱患者仰卧位，下肢自然伸直，医者一手托患者枕部，一手置于患者胸部，使其头部前屈，阳性表现为双侧膝、髋关节屈曲。

直腿抬高试验：为神经根受刺激的表现。检查时嘱患者仰卧，两下肢伸直，医生一手置于膝关节上，使下肢保持伸直，另一手抬起下肢。正常人可抬高70°角以上，如抬不到30°，就出现由上而下的放射性疼痛，即为阳性。

（2）精神科检查方法　间接观察指在自然条件下，注意观察患者在一段时间内的多种行为，包括周围人群所观察到的实际情况。直接检查指医生同患者面对面谈话，更便于发现其存在的症状，如：情感、意志、思维等多种异常情况，对临床诊断有很大的帮助。

目前主要采用的精神科量表有神经精神病学临床评定表（SCAN）、简明精神病评定量表（BPRS）、阴性症状评定量表（SANS）、阳性症状评定量表（SAPS）、中国比奈智力测验和韦克斯勒智力量表等对受试者进行评定。

1）神经精神病学临床评定表（SCAN）：1999年出版的SCAN 2.1版是世界卫生组织（World Health Organization，WHO）推荐在世界范围内使用的最新版本。SCAN为一般定式交谈检查工具，允许交叉检查。由四部分构成：第一，PSE-10第一部分，共14节，为非精神病性节段，主要通过检查受检查提供资料进行评分。此部分内容覆盖ICD-10以下障碍诊断所需要的资料，即一般躯体性疾病、躯体形式障碍、神经症、应激和适应障碍、心理生理障碍、情感障碍、酒和药物滥用问题。第二，PSE-10第二部分检查开始之前按照第二部分筛选题进行筛查，如无一阳性评分，现状检查即至此结束。如有一项评分阳性则进行第二部分检查，包括各种精神病性症状的检查和观察项目，以及认知障碍检查项目，共10节。依据受检者的描述、检查的观察和病历记录进行评分。第三，条目（症状）组清单，症状组清单可供向知情人收集临床资料，特别是对检查不合作者的诊断具有重要意义。第四临床资料表包含智力水平、人格问题、社会功能缺陷、与全病程有关的问题，以及涉及疾病发作、病因病理等内容的条目，可供临床疾病诊断和多轴诊断提供必需的资料。

2）简明精神病评定量表（BPRS）：该量表是在精神科广泛应用的专业评定量表之一，一共有18项。按5类因子进行记分，并将量表协作组增添的两个项目（工作和自知力）也包括在内。BPRS是一个评定精神病性症状严重程度的量表，适用于具有精神病性症状的大多数重性精神病患者，尤其适宜于精神分裂症患者。

主要内容：共有18项。分别为对躯体的关怀、焦虑、情感退缩、概念紊乱、罪恶感、紧张感、奇怪动作和姿势、夸大、忧郁心境、敌意、怀疑心、幻觉、运动迟滞、不合作、异常思维内容、情感迟钝、兴奋、定向障碍。上述18项症状经过因子分析可构成5种综合征（或称因子）：焦虑抑郁：含1、2、5、9项；迟滞：含3、13、16、18项；思维障碍：含4、8、12、15项；活动过多：6、7、17项；敌意猜疑：10、11、14项。综合征计分等于各相类项目评分之和/所含相关项目数。

临床应用意义：总分反映疾病严重性，总分越高，病情越重；单项评分及出现频率反映不同疾病的关键症状；综合征的评分，反映疾病的临床特点；治疗前后总分值的变化反映疗效的变化，差值越大，疗效越好，治疗前后各症状或综合征的评分变化，可反映治疗的靶症状。

3）阴性症状评定量表（SANS）内容：共24项，每项按0~5级评分，即0=无，1=可疑，2=轻度，3=中度，4=显著，5=严重。每条目有其定义性解释和各自的评分标准。24项聚合成5个分量表：思维贫乏包含语量贫乏、言语内容贫乏、阻滞、应答迟疑及总评共5项；情感平淡或迟钝包含面部表情很少变化、自发动作减少、表达性姿势缺乏、眼神接触差、无情感反应、语调缺乏变化及总评共7项；意志缺乏包含情感淡漠包含仪表及卫生、工作或学习不能持久、躯体少动及总评共4项；兴趣缺乏包含娱乐的兴趣及活动缺乏、性活动及乐趣减少、体验亲密感的能力下降、与朋友及同龄人的联系缺乏及总评共5项；注意损害包含社交活动中注意障碍、精神状态检查（心理测查）时注意力不集中及总评共3项。

评定方法：以面谈观察为主，必要时结合病史及知情人提供的情况予以评定。该量表须判断症状的有无，故须由具有精神病临床经验的医生使用。时间跨度为一个月，如用来评定疗效，则一周评定一次，不宜用此量表做回顾评定。量表总分：即24项单项的总和，反映阴性症状的严重程度，范围为0~120。分量表综合评价总分：即5个分量表的总评项（7，12，16，21和24）得分的总和，同样能反映阴性症状的严重程度。范围为0~25。分量表综合评价：即上述5个分量表总评项的单项分，用以反映5种具体的阴性症状的严重程度。在治疗学研究中，它们的变化反映靶症状的疗效。应用量表结果分型：按量表作者的建议，可按SANS和SAPS结果，将精神分裂症进一步分型。凡分量表总评项 ≥ 3者，称为"突出症状群"，然后根据有关阳性和阴性"突出症状群"及其组合，分为3型。

4）阳性症状为主型：有一个或多个突出的阳性症状群，无突出的阴性症状群。阴性症状为主型：有两个或更多的突出的阴性症状群，无突出的阳性症状群。混合型：不符合前述两型者。

阳性症状评定量表（SAPS）共35项，聚合为幻觉、妄想、怪异行为、阳性思维形式障碍和情感不协调5个因子。每个分量表最后一项为总评，除各项评分的累加总分外，还须计算综合评价总分。

评定方法：以面谈检查为主，在进行评分检查前与患者做一般性交谈5~10分钟，以建立良好的检查气氛并观察患者的语言、行为和态度。然后就有关阳性症状的特殊问题进行询问和检查，并按0= 无，1= 可疑，2= 轻度，3= 中度，4= 显著，5= 严重进行评分。时间跨度同SANS，除面谈检查外，必要时还须具其他来源的资料，如直接观察、家属和护士的报告。SAPS的评定，需要患者的合作。

5）中国比奈智力测验：目前国内较广泛的使用版本是1981年吴天敏在1936年第二次订正的中国比奈 - 西蒙测验的基础上修改完善的修订版，称中国比奈测验。适用于3~18岁，但最适年龄为6~14岁。量表包括51个试题，包括大量的认知作业和操作作业，由易到难排列，测验为个别进行。智商的概念在此首次采用，即被测试者的智力水平由其心理年龄与实际之比值来表示，智商的计算采用离差智商的方法。研究表明，本量表的重测信度高于0.90，效度研究显示所得智商与学业成绩和成就测验相关，其相关系数为0.40~0.75，由此可能说明本测验的内容言语材料较多。尽管本表在国外已不及韦克斯勒量表那样被广泛采用，但仍然是较有影响的智力测验之一。

6）韦克斯勒智力量表：韦克斯勒智力量表是目前使用最广泛的智力量表之一。它分成人量表、学龄儿童量表和学前儿童量表。3个量表既各自独立，又互相衔接。学龄儿童智力量表在1948年编制，在1974年又进行修订，称韦氏儿童智力量表修订本（WISC-R）适用于6~16岁，1986年林传鼎和龚跃先各自对此量表进行修订，称为韦氏儿童智力量表中国修订本（WISC-CR）和中国 - 韦氏幼儿智力量表（C-WYCSI）。韦克斯勒成人智力量表（WAIS-CR）包括11个分测验，其中语言量表有 6 个分测验，操作量表有 5 个分测验。目前国内广泛使用于心理、教育、医学等领域。

（二）辨证诊断

1.望诊

就是通过视觉去观察患者的神色、色泽、形态、舌象等变化的一种诊察方法。

望神：神是指精神、神志，"五脏藏五神生五志"，是机体生命活动的体现，是内在生理和心理活动在外反映的综合显现，囊括了人的知、情、意等各种心理活动及个性特征等。脑病患者若双目炯炯有神、神态安详，则是精力充沛的表现，预后较好；若患者目光晦暗、呆滞，精神萎靡，意志混乱，动作迟缓，反应呆钝，多是精神亏虚的现象，提示患者病情危重，预后不佳；如果出现神志昏迷，语无伦次，或循衣摸床，撮空理线，目闭口开，遗溺，目光暗淡，瞳孔呆滞等情况，预示精神将绝，散乱不收，预后多凶。

望面色：正常的面色应是光明润泽，含蓄而不外露。若患者面色鲜润光泽，多属中经络之轻症；若面色枯涩暗晦，提示病情较重，多属中脏腑之重症。患者面红目赤属肝阳上亢冲逆之象；面色垢腻油润乃痰热内壅。若厥脱患者，色晦枯槁，突然面色鲜红而红多属精气将竭之兆，即"回光返照"。患者突然面色苍白、冷汗淋漓，多为阳气暴脱；面白而干瘦，是为血枯；面黑而暗淡，为阳衰而阴盛。思则气结故色黄以涩；喜则气发于外，故面色红；悲则气消于内，故两眉双锁，色沉滞而气郁；恐惧则精神荡惮而不收，色脱而面白；惊恐则血气乖离、气促而面青。

望形态：形体肥胖，多为痰湿；形体消瘦，多为阴虚血少；卧时仰面伸足，多为阳病热证，其病较轻；卧时面向里者，身体不能翻动，则多为阴证、寒证、虚证；

其病较重；四肢震颤、痉挛多为肝风内动；颈项强直，俯仰转动受限，中风邪入脏腑者多有之，颈项连带头面不自觉地摇动而不能自制，多为肝风上扰于脑，津伤阴亏，气血虚弱所致；中风先兆期可见肢体震颤，肌肉瞤动多为内风煽动；若神志清醒，仅半身不遂，或口眼歪斜，为中风经络，若卒然昏倒，半身不遂，口眼歪斜，为中风入脏；卒倒而口干，手撒遗尿，是为中风脱证；牙关紧闭，双手紧握，多属中风闭证。若四肢不用，麻木不仁，或拘急，或痿软，则为瘫痪。中风后遗症病久者可见肢体废用萎缩，迟缓不收。

望舌象：《笔花医镜·望舌色》云："舌者心之窍，凡病具现于舌，能辨其色，证自显然。"《医门棒喝》记载："观舌本，可验其阴阳虚实；审苔垢，即知其邪之寒热浅深也。"强调通过全面观察舌质、舌苔，便可推测其发病的性质。舌象能客观地反映脏腑、气血、津液的虚实及疾病的轻重变化，而正邪消长也可反映舌象的动态变化。

脑病患者若舌质荣润红活，富有生气，预后佳；若枯槁而无生气、无光泽，则预后不佳。舌色鲜红，甚或深绛色者，称为红绛舌，可见于肝火上炎、气血上逆之中风急性期患者；舌色比正常的浅淡或全无血色，为淡白舌，多见于中风后遗症；舌色紫黯或见舌边散布瘀斑，此乃气血瘀滞，脉络瘀塞，血运不畅的中风血瘀证。若舌质纹理粗糙、坚敛苍老，多属闭证、实证；若舌质纹理细腻、浮胖娇嫩，多属脱证、虚证；舌体板硬强直，运动不灵，多因肝风挟痰，阻于廉泉络道，舌体强硬失灵所致；若舌体软弱，无力屈伸，痿废不灵，甚或短缩不伸，称为"痿软舌"，多见中风危证；若舌体震颤抖动，不能自主，可见于中风先兆、肝阳化风者；若舌体歪斜，偏于一侧，称为"歪斜舌"，多因风邪入络或风痰阻络所致，主中风或中风先兆；若中风而见薄白苔者，或为外兼表证，或为中经络之轻症；黄苔乃热邪熏灼所致，若黄腻质干，多见于中风急性期火热内盛，痰浊中阻，大便秘结之患者；若苔黑而燥烈、满布芒刺，多为火热之极，津枯液竭之重症。

舌象多随症状或证候的变化而变化，观察患者舌象的变化，能够评价病情的轻重，而舌苔的消长，能反映邪正斗争的过程，对判断中风的预后有一定的指导意义。若舌苔由少变多由薄变厚，一般说明邪气渐盛，正气日衰，主病进；舌苔由厚变薄，由多变少，则说明正气渐复，邪气日消，主病退。若骤退骤生，多为病情暴变之征象。一旦舌苔骤然由薄增厚，往往随之出现神志朦胧甚或昏愦，多为复中危候；若骤然由厚变薄，甚或出现镜面舌，这是阴竭阳脱之厥脱变证，临证不可不慎。

舌象变化能够反映脑卒中分期。短暂性脑缺血发作以痰瘀为主，舌象主要为苔白略厚，或苔黄白，舌色偏暗或暗淡。且患者中风危险度越高，舌象检出率越高；急性期热证明显，呈现出舌苔多为黄色，病情较重者可表现为黄灰苔，甚至是黑燥苔，舌色偏暗红的舌象；恢复期患者辨证以髓海不足、气血虚弱为主，舌象多呈现出舌色暗淡，边有齿痕，苔白，若正虚邪恋，可表现为黄白苔。

舌象的变化有利于指导脑卒中辨证分型。有研究者将急性期脑卒中简化分型为4型，分别为痰热型、痰湿型、气虚型、阴虚型。痰热型患者舌象多表现为舌色暗红，舌苔黄厚腻，热象甚者表现为苔燥、舌绛；痰湿型患者舌象表现为舌暗淡，舌体胖大，舌边有齿痕，苔白润，甚者伸舌欲滴；气虚型患者舌象表现为舌淡红，苔白，舌边或有齿痕；阴虚型患者舌象表现为舌暗红，舌体瘦小，无苔或苔少、少津。研究者观察363例急性脑梗死患者发现，痰热型有258例，占71.2%。

舌象的变化有利于指导脑卒中的筛查。临床中患者出现歪斜舌、痿软舌、舌体强硬、震颤有利于脑卒中的识别。同时，研究发现部分患者瘫痪侧舌苔出现异常，表现为舌苔较对侧颜色变黄或变厚，部分患者兼有瘫痪侧舌体较对侧隆起的症状。但是患者出现上述舌象异常特征时而专科查体却无明显阳性体征时，当警惕患者的脑血管病风险，必要的头颅CT或MRI等检查有利于识别脑卒中，及时合理地治疗。

望舌下脉络：在望舌诊中，除了舌质和舌苔外，望舌下络脉也必不可少。舌下络脉的记载最早可见于《黄帝内经》"舌下两脉者，廉泉也"。正常的舌下静脉应不长、不宽、不屈曲，颜色呈淡紫色。通过观察舌下静脉的颜色、粗细、分支及迂曲程度能够判断脏腑气血运行状态。研究发现，一方面，舌下络脉异常的迂曲增粗及细络增多、颜色紫黯等血瘀证表现多与VEGF及其受体的蛋白等表达具有一定的相关性；另一方面，血流动力学和血液流变学的改变，也与异常舌下络脉的形成密切相关。病理状态下，舌下络脉血液黏稠度增加，血小板活性增强，局部血流速度变慢等因素可使舌下络脉变黯、肿胀或怒张、迂曲；伴随着舌下静脉毛细血管内皮细胞受损，肉眼可见舌下黏膜散在瘀点、瘀斑；舌深静脉回流受阻，内皮细胞通过侧支循环增殖新生血管，则可见舌下静脉分支增多。有研究提示对于心脑血管疾病患者而言，若舌下络脉怒张、延长、曲折、结节、色泽异常，其分支外露、肿胀、结节，毛细血管变粗、瘀斑、结节等，可映射出其疾病的严重程度。有学者观察急性脑梗死患者舌下络脉及周围细小络脉的颜色、形态特征，并进行分级。0级：正常，舌下络脉主干无充盈或稍充盈，但不弯曲，色泽淡紫、长度不超过舌下肉阜至舌尖连线的1/2；1级：舌下络脉主干充盈、延长，超过肉阜至舌连线1/2，但不弯曲，色泽淡紫、青紫；2级：舌下络脉主干明显充盈、延长、迂曲，并见四周树权样分支，色泽深紫；3级：舌下络脉主干除明显充盈、延长、迂曲、周围分支外，分支上并见点状扩张血管球，严重时呈葡萄样串珠状，色泽深紫。结果发现急性脑梗死舌下络脉瘀滞占92.5%，而且舌下络脉瘀滞程度与神经功能缺损程度呈正相关，既脑梗死急性期多瘀，瘀滞程度越重，脑梗死临床表现越严重。

2. 闻诊

包括听声音和嗅气味两个方面。

听声音、语言、呼吸、咳嗽、嗳气、呃逆、肠鸣等各种声音；嗅气味指嗅患者体内所发出的各种气味以及分泌物、排泄物、呃逆、肠鸣。

听声音：语音高亢、声调洪亮、高谈阔论、口若悬河，兼有躁动不安者，多属实证、热证、阳证，多见于躁狂状态的患者；语音低微，沉默寡言，或喃喃独语，倦怠欲寐，多为虚证、寒证、阴证，多见于抑郁状态的患者；若言语謇涩不利，属风痰蒙蔽清窍，或风痰阻络；语言错乱、语无伦次，为神明散乱，有虚实之不同，若神识不清，语无伦次，声高有力，即谵语，多属热扰心神之实证痰迷心窍所致；若神识不清，语言重复，时断时续，声音低弱，属心气大伤，精神散乱之脱证；寡言少语，对一般的简单询问反应迟钝，再三催问下才能回答，回答时吞吞吐吐，语言缓慢，词句简单，为虚证或夹痰证；寡言少语，或妄想奇思，多为血瘀气滞；缄默不语多见于中风重症。中风患者呼吸气粗，鼻煽动，多属中风之实证、热证；若呃逆声低怯而不能上达咽喉，为中气欲绝之危候，见于中风入脏之脱证。

嗅气味：患者呼吸气粗，口气秽臭，多属痰热中阻之中风实证；若中风脱证，大小便失禁者，可以闻及恶臭味；中风日久卧床不起，出现压疮溃烂时，亦可发出恶臭气味；大便干结，小便黄赤，气味臭臊腥秽，多为中风患者腑实不通。

3. 问诊

问诊是医生通过询问患者或陪诊者，了解疾病的发生发展、治疗经过，现在症状和其他与疾病有关情况的，是四诊的重要组成部分。中风患者多有肢体不利，神识不清，言语謇涩，给问诊带来不便。但医生仍需抓住问诊这一环节，以期得到完整的病史。

家族史：有的脑血管病与遗传有一定关系，这就需要询问患者家族中有无患脑血管病者，结局如何，这样有助于了解病症是否与遗传有关，从而推测其预后。

周围环境：要问清患者工作环境如何，工作是否接触有毒物质。要问清患者在家庭中的地位，和家庭成员的关系，婚姻状况等。

一般情况：①性别，男女之间在生理特性与心理素质有着较大差异，故在脑病中有些证型和症状表现不同。例如，女性常因气郁情伤而诱发中风病等证；男子多见气病为患的精神障碍和外伤引起的精神失常。有的病只是男子独有，如遗精、阳痿等；有的只是妇人独有，如热入血室发狂等。②年龄，老幼年龄有异，病证亦常不同，诸如小儿脑病，多与感染、脑血管畸形等因素有关。青年人脑病，多与脑瘤、颅内血管瘤等有关；中老年脑病，多与高血压、脑动脉硬化等因素所致。③职业，如脑力劳动和体力劳动差异，脑病具有虚实不同、前者多虚，后者多实；长期接触毒气、毒液及化学物质的人，则多见中毒性脑病。④婚姻、籍贯，对脑病诊断也有参考价值。如近亲婚配所患脑血管病，多与遗传有关。据有关资料表明，寒冷地区脑血管病发病率较高，而温暖地带则脑血管病发病率相对偏低，北方脑血管病患病率较南方为高。

既往史：问清患者既往患过何种疾病，服过何种药物，此次发病与既往病史有无联系，药物对病症有无影响。

现病史：主要询问中风病的发生、发展、衍变过程、治疗情况以及现在症状。重点问清导致疾病的直接因素，间接因素，分清主因和诱因，掌握发病时间和发现时的情况，是在运动中发病或在安静状态下发病。

诊疗经过：要问清发病后经过哪些医院作过何种检查及治疗，疗效如何，用过哪些药物，症状有无改变，以及改善的程度如何等。除上述问诊内容外，"十问"至为重要。根据十问的主要内容，将十问归纳的问寒热结合中风病的临床特点，问汗、问饮食，问二便，问头身，问胸腹，问耳鸣、耳聋，问视力，问睡眠，问月经。

此外，还需问病前的性格及病因，患者的性格也是辨证的一个条件。若患者平素为内向型性格，多孤僻、沉默、寡言、清静、心胸狭窄。表现出的心理特点是懦弱怕事，多思善虑，不愿暴露思想，每易致肝气郁结，或劳伤心脾。若患者为外向型性格，其表现为开朗、好动、好谈喜笑、喜于社交，但性格倔强、暴躁，稍不如意即发脾气。这样的患者容易暴露思想，主动诉说病情，遇事易激动，则易致阳亢用事，动火伤肝。以上两种不同类型的人，由于精神因素不同，导致的病理也不一致。要详问有无明显的发病原因，包括精神因素，人际关系，有无特殊遭遇等，尚应询问有否传染病，物理因素以及外伤史等。

4.切诊

包括脉诊和触诊两部分，即运用医生的双手对患者体表进行触、摸、按、压，从而获取重要辨证资料的一种常规诊察方法。

（1）脉诊

浮脉：浮脉主表、主虚。浮而有力，多见脑病初期；浮而无力，常见气虚发狂的患者。

沉脉：沉脉主里。沉而有力，多见于狂证；沉而无力，多见于失志；沉弦为肝气郁滞，常见于梅核气、气郁发狂；沉弦而滑多见于中风后遗症、癫证、痫证。

数脉：数脉主热。中风初期，多见弦数或滑数之脉，肝火内盛或痰火上扰，血行加速。后期多见细数之脉，乃阴血不足，内热偏盛。

微脉：微脉主虚脱。中风而见微细欲绝之脉象，乃阴竭阳亡，正气将脱之危候，多见于中风入脏脱证。

虚脉：虚脉主虚损。中风后期，脉来虚细无力，是气血俱亏，无以濡养肢体血脉之故，可见于后遗半身不遂者。

滑脉：滑脉多主痰饮病。这是中风最常见的脉象之一，是痰浊实而壅滞于内，气实血涌，而使脉来流利圆滑。沉滑有力，为痰涎壅盛，狂、癫、痫及中风病均易见到。

涩脉：涩脉主气血瘀滞。中风先兆期可见涩脉，乃气滞血瘀，脉络瘀塞不利所致；中风后期亦常见涩脉，乃气虚血瘀，脉络不畅证。

弦脉：弦脉主肝胆病变、痰饮、痛证。弦数，多见于肝阳上亢、肝风内动等各种脑病；弦紧，常见于各种神经痛；弦缓，因痰湿内扰，常见于神经官能症。

上述病脉在脑病中多相兼出现，合而为病。如弦细脉、弦滑数脉、脉微欲绝等。缘于脑病复杂多变，多数邪合并、数脏同病，因此脉象可相兼而现。有学者通过现代医案缺血性中风的研究发现最常见单脉为弦脉；最常见相兼脉为弦滑脉；关联规则分析脉象内关联：滑脉与弦脉关联最常见，代脉与结脉置信度最高；脉证相关结果：病性证素与脉象关联：弦脉可见于痰、血瘀、风、气虚、火热、阴虚、阳亢、腑实、气滞、寒、血虚各个证素的诊断中。脉象与病性证素关联：涩与血瘀，滑与痰，濡与湿，弱、涩、濡、缓与气虚，数、滑与火热等相互关联。脉象与病证关联性一致性较好，印证了中医"脉证相应"理论。

（2）触诊　对脑病患者进行触诊，既能触及肌表、四肢、胸腹等发现阳性及阴性体征，又有利于针灸、按摩选穴予以治疗。

临证时，应四诊合参，全面详尽地收集病史资料，扩展诊断的手段和范围，然而，临床工作中也存在舌与脉、脉与证等不一致的地方，因此就要求医务工作者进行综合分析，或舍舌取脉，或舍脉取证，或舍证取脉，进而去伪存真，精准辨证。

（3）腹诊　中医腹诊是指医者运用手掌、手指对患者体表进行有目的地触、摸、按、压以诊察病变征象及判断内在脏腑、经络、气血津液等相关的病理变化，从而指导临床治疗的一种中医特色诊断方法。腹诊手法包括伏手压按法和三指深按法。伏手压按法即医者以手掌轻轻伏于患者胸腹，五指微微翘起，先缓缓抚按胸部2~3次，然后顺势转向腹部。诊时医者手掌应随患者呼吸进行，无碍其气，逐渐重压，察胸腹内之静躁，断肌肤外之滑涩。此外应配合叩击2~3次腹部，察其有无浊气、食积停滞。三指深按法即医者以右手食、中、无名指三指之腹侧，轻轻诊按腹皮，审候有无悸动，辨别是否结聚。若深按触之结聚，宜仔细辨其大小、数目、质地以及疼痛与否，如按有微小之征，再以中指深按之；或以三指直立深探，以察胸腹深底之候。

通过临床观察腹诊对脑病具有独特的诊断价值，可为中风的辨证论治提供较为客观的体征。中风急性期多实证，腹部胀满不适，按之有条索样物或球状物，结合舌苔黄腻、大便秘结等特点多为痰热腑实证；脐旁压痛是指按压肚脐左下方或右斜下方各旁开两横指区域时疼痛，并可伴有拘挛多提示瘀的存在；腹部自觉胀满、憋闷、拘紧等不适，按之柔软者，多偏向于肝阳上亢；腹部拒按、按之温热者，患者常有腹部灼热感，此多为肝火上炎，这两个与肝相关证候部位并非全为右腹部，左侧亦可见；如腹部望之圆润、膨隆，按之濡软，多为痰湿之邪内阻。中风恢复期多虚，气虚多望之腹部起伏减弱，肠壁柔软、喜按，闻之肠鸣羸弱；阴虚者皮肤多触及正常，久按温热，甚者夜间潮润、黏腻；阳虚者少腹多隐痛，按之则舒，皮肤发凉。

（三）常见证候辨析

脑病范围广泛，病及复杂，因此，八纲辨证、脏腑辨证、气血津液辨证、六经辨证、卫气营血辨证等均可临证应用。

1. 阴阳辨证

因脑为元神之脏，真气之所汇集，为髓海，为肾精之所充，阴精为其本，阳气为其用。在脑病发生发展过程中，可涉及阴阳的偏盛和偏衰，日久亦可出现阴伤及阳或阳伤及阴的阴阳两虚证候甚至亡阴或亡阳证候。

2. 气血辨证

因为"气血冲和，万病不生，一有拂郁，诸病生焉"。如气滞血瘀因于恼怒愤患。积忧久郁或邪气犯于血脉而使脑与脏腑元气不接见于中风病、脑外伤或神志病；气血两虚见于中风、痿病；血热气盛见于时令性脑病；气血冲逆于上见于中风厥证等。

3. 脏腑经络辨证

第二章已详细论述了脑与五脏的密切关系，脏腑气血失调，必然殃及于脑。经络是人体气血运行的渠道，亦是疾病传变的路径，因此脑病时经络亦受影响。

（1）肝阳暴亢，风火上扰

证候：突然昏仆，半身不遂，偏身麻木，舌强言謇或不语，或口眼歪斜、眩晕头痛，面红目赤、口苦咽干、心烦易怒、尿赤便干、舌质红或绛、舌苔薄黄、脉弦有力。常见于中风之中脏腑，高血压脑病等证。

（2）风痰瘀血，痹阻脉络

证候：半身不遂、口舌歪斜、舌强言謇或不语，偏身麻木或肢体震颤、头晕目眩、舌质暗淡、舌苔薄白或白腻。多见于中风病或帕金森病。

（3）痰热腑实，风痰上扰

证候：半身不遂、口舌歪斜、舌强言謇或不语，偏身麻木，腹胀便干便秘、发作性意识不清，或见肢体抽动、头晕目眩、咯痰或痰多舌质暗红或暗淡，苔黄腻，脉弦滑或偏瘫侧弦滑而大。常见于中风的急性期或癫痫或狂症的某一时期。

（4）气虚血瘀，脉络瘀阻

证候：面色㿠白、气短乏力、口流涎、自汗出、心悸、便溏、手足肿胀，或见半身不遂、偏身麻木、口舌歪斜、言语謇涩或不语，或见肢体震颤，或见精神呆滞，喃喃独语、思维迟钝等，舌质暗淡、舌苔薄白或白腻、脉沉细。常见于中风、帕金森病、痴呆等。

（5）阴虚风动，脉络瘀阻

证候：眩晕耳鸣，烦躁失眠，手足心热，或见半身不遂，偏身麻木，口舌歪斜，舌强言謇或不语，或见肢体震颤，或见舞蹈样动作。舌质红绛或暗红、少苔或无苔，脉细弦或弦细而数。

（6）风火激荡，痰浊壅闭

证候：突然昏仆，神识恍惚迷蒙，平时多有眩晕，麻木之症，肢体强痉拘急，大便干结，或见半身不遂，偏身麻木，舌质红绛，苔黄腻而干，脉弦滑而数。多见于中风的急性期，或高血压脑病，为中脏腑之轻症。

（7）痰湿蒙塞清窍

证候：神昏不语，或喃喃独语，面色晦暗、痰涎壅盛，肢体无力少动，甚则四肢逆冷，或见半身不遂，舌质暗淡，舌苔白腻，脉沉滑或沉缓。

（8）痰热闭阻清窍

证候：起病急骤，神昏或昏愦，鼻鼾痰鸣，肢体强痉拘急，项强身热，躁扰不宁，甚则手足厥逆，抽搐频繁，半身不遂，偶见呕血，舌质红绛，舌苔褐黄而干，脉弦滑数。

（9）元气败脱，神明散乱

证候：多由他病他证转化而来，在原病症的基础上，突然神昏或昏迷加重，肢体瘫软，肢冷汗多，重则周身湿冷，大小便自遗，舌痿，舌质紫暗，苔白腻，脉沉缓或沉微。

（10）肝风挟痰，上扰清窍

证候：发作前常有眩晕，胸闷乏力等症，或无明显先兆。突然跌倒，神志不清，四肢抽搐，口吐涎沫，或伴有尖叫及大小便失禁等，移时苏醒，醒后无明显后遗症状，也有仅见短暂的精神恍惚或意识不清而无跌仆，抽搐者。舌苔白腻，脉多弦滑。

（11）瘀血内阻，神明失用

证候：头痛头晕，痛有定处，常伴单侧肢体或一侧面部抽动，或肢体震颤，行走不稳，或痴呆，智力低下，舌质暗红或有瘀斑，舌苔薄白，脉涩。

（12）肾精不足，髓海空虚

证候：呆滞如痴、静默寡言、目光晦暗，记忆力、理解力等不及常人，举动不灵，时清时寐，甚或时哭时笑，语无伦次或喃喃自语，或见肢体震颤、步态不稳，见于小儿者尚可伴有发育迟缓、骨软筋弱、囟门迟闭；见于老年人者可以慢性进行性发展为特点。

（13）痰热内扰，心神不安

证候：精神恍惚不安，言语错乱，哭笑无常，欲食不能食，欲行不能行，卧寝不安，多梦易惊，胸胁满闷，头痛而胀或平时多思善虑、精神抑郁，复因情志刺激而突然哭笑无常，躁狂不宁，甚则骂詈狂乱，胸中满闷，口苦心烦等，舌红、苔黄腻，脉滑数。

（14）痰火上扰，心神躁狂

证候：烦躁易怒，数日不眠、语无伦次，狂奔乱走，甚或毁物伤人、力大倍常，骂詈不避亲疏，裸体袒胸，面红目赤，舌边尖红，苔黄腻或干燥乏津，脉滑数。

（15）阴虚内热，心神被扰

证候：狂证或癫证日久，病势较缓精神疲惫，时而躁狂，时而抑郁不乐，情绪焦虑紧张，多言善惊，烦躁不眠，形疲面红、五心烦热，舌质红、少苔或无苔、脉细数。

（16）脑气震激，气机壅塞

证候：外伤后即出现神识昏迷，不省人事，醒后有头痛头晕，恶心呕吐、近事遗忘、心慌少寐，或有烦躁不安，甚则可见肢体瘫痪。

主要参考文献

[1] Paul W. Brazis, Joseph C. Masdeu, Jose Biller. 王维治，王化冰（主译）. 临床神经病学定位（第六版）[M]. 北京：人民卫生出版社，2004.

[2] 吴江. 神经病学（第二版）[M]. 北京：人民卫生出版社，2010.

[3] 徐向东. 许翠玉. 姚卫海. 舌诊在脑卒中患者查体中的应用 [J]. 北京中医药，2019，38（12）：1208-1210.

[4] 许翠玉，高利. 急性脑梗死中西医结合分型与相关性实验室指标探析 [J]. 中西医结合心脑血管病杂志，2018，16（1）：108-110.

[5] 毛冬雪，齐景馨，俞睿，等. 舌下络脉形成的机制探析及临床意义 [J]. 辽宁中医杂志，2019，46（10）：2089-2091.

[6] 曹利民，李红琴，王竞男，等. 急性脑梗死患者神经功能缺损程度与舌下络脉瘀滞程度及舌面 pH 值相关性分析 [J]. 浙江中西医结合杂志，2016，26（10）：913-915.

[7] 刘呈祥. 现代医案缺血性中风病"脉证治"研究及齐向华教授辨治缺血性中风病经验总结 [D]. 山东中医药大学，2018：12-105.

[8] 王芳芳，牛学恩，毛琳，等. 刍议中医腹诊辨证论治的临床应用 [J]. 中医临床研究，2019，11（34）：46-47.

第三章　治疗原则与用药规律

一、治疗法则

治疗法则是在中医整体观念和辨证论治精神指导下确定的治疗准则。脑病因病机繁多、证候群冗杂，病情演变迅速，因此，科学合理的治疗原则，精准、动态地个体化治疗方案直接关系到脑病的预后。因具体内容与相关章节有所重复，故此处仅列举纲目以作提示。

（一）辨病治疗

（1）一般治疗　保持安静，卧床休息，避免搬动；维持呼吸道畅通；注重血压、血糖调控；监测并调控颅内压力；保障营养均衡和内环境稳定；关注并发症并及时处理。

（2）脑代谢活化剂的应用　脑代谢活化剂是针对各种原因所致的脑代谢障碍，改善脑功能及临床症状的系列药物。但缺乏有说服力的大样本临床资料。临床广泛应用的药物包括单唾液酸四己糖神经节苷脂钠注射液、奥拉西坦、吡拉西坦、神经生长因子、脑神经生长素、银杏叶制剂、尼麦角林、脑活素、复方脑活素、胞磷胆碱等。尽管该类药物已在临床大量地应用，但目前关于此类药物的研究缺乏有力的循证医学证据，仍需要大样本的研究予以筛选，同时也期待相关的临床新药。

（3）抗自由基药物的应用　清除自由基的相关药物的研发得到了国内外研究者的青睐。遗憾的是，目前，抗自由基药物的疗效及安全性研究仍缺乏循证医学证据。

（4）抗栓、抗凝及降纤治疗　参考相关章节内容。

（5）溶栓疗法　溶栓疗法适应证、禁忌证参考相关章节内容。

（6）钙通道阻滞剂的应用　在动物试验中的疗效都未得到临床试验证实，缺乏大样本临床观察资料。钙通道阻滞剂在脑缺血期因为细胞内 Ca^{2+} 超载和兴奋性氨基酸受体的激活，会影响细胞信息传递的各个环节。对急性脑缺血性脑卒中患者进行治疗，必须抑制钙离子内流。常用钙通道阻滞剂有尼莫地平和氟桂利嗪，尼莫地平除可以降低血黏度、抑制血小板凝聚、抗血栓形成、促智力恢复外，还能直接作用于脑血管及神经细胞，缓解由于细胞内钙离子超载所致的脑血管痉挛和减轻钙离子超载对脑神经细胞的损伤。

氟桂利嗪：可用于治疗椎－基底动脉供血不足，能明显改善眩晕症状；可用于防治蛛网膜下腔出血后的血管痉挛，改善脑血流。能用于治疗由脑血流障碍引起的精神症状，如心痛、耳鸣、记忆和情绪障碍以及意识和认知功能异常。治疗偏头痛，能使偏头痛的发作频率和头痛程度明显减轻，对普通型和典型偏头痛疗效基本相同。治疗眩晕，对周围性眩晕（内耳迷路损伤或兴奋性增高）有治疗作用，用药3天便有效。能使眩晕发作频率、程度和耳鸣等症状明显改善，并减少复发率。对中枢性眩晕（与动脉硬化和脑血管疾病有关）比用氟桂利嗪有明显的效果。治疗外周血管疾病，如中老年人常见的腿沉、夜里抽筋、脚腕肿胀或静脉曲张疼痛等，多数由于外周静脉功能不全或循环阻塞，氟桂利嗪可减轻静脉收缩和降低血液黏度，故治疗该病有效。剂量及给药方法：每日 5~10mg，口服，一般维持量为 5~10mg/d。由于半衰期长，故每日仅需服用 1 次，以睡前顿服为宜。不良反应主要是嗜睡，其次为乏力。

尼卡地平：临床用于治疗脑动脉硬化，脑梗死及脑出血后遗症，能缓解各种原因所致的脑血管痉挛。常用剂量始为20mg，每日3次，3天后可渐增量，每日可达60~120mg。静脉滴注可用0.6~1.2mg，加入10%葡萄糖500ml，每日1次。

尼莫地平：是一种不引起收缩压降低，且易通过血-脑屏障，扩张脑血管的药物。其脑保护作用，在于尼莫地平阻止Ca^{2+}流入细胞内，对抗脑动脉收缩，解除血管痉挛，改善脑血流。临床适用于缺血性脑血管病、偏头痛、轻度蛛网膜下腔出血所致的脑血管痉挛、突发性耳聋、轻中度高血压病。缺血性脑血管病：口服，每日80~120mg，分3次服，连服1个月。偏头痛所致的脑血管痉挛：口服，1次40mg，每日3次，12周为一疗程。蛛网膜下腔出血所引起的脑血管痉挛：口服，1次40~60mg，1日3~4次，3~4周为一疗程。如需手术者，手术当天停药，以后可继续服用。不良反应：一过性消化道不适、头晕、嗜睡、皮肤瘙痒、面红等。

盐酸法舒地尔：是一种具有广泛药理作用的新型药物，具有预防和改善多种原因引起的血管痉挛，用于蛛网膜下腔出血后脑血管痉挛等引起的缺血性脑血管疾病症状的改善。成人一日2~3次，每次30mg，以适量的电解质液稀释后静脉滴注，每次需30分钟。本品给药应在蛛网膜下腔出血术后早期开始，连用2周。

不良反应：①由于本品使血管扩张，可引起低血压，颜面潮红、反射性心动过速及出血。②应用本品有时发生GOT、GPT升高，有时出现皮疹、排尿困难或多尿、嗳气、呕吐，并可出现头痛、发热、意识水平下降和呼吸抑制等不良反应。

（7）抗癫痫药物的应用　详见癫痫一章的药物应用。

（8）抗精神病药物的应用　详见焦虑症、抑郁症、精神分裂症等相关章节。

（9）高压氧疗法及亚低温疗法　高压氧作用机制具有提高血氧分压及血氧含量，提高组织氧贮备，提高组织内毛细血管氧的弥散能力，从而迅速改善脑细胞的缺氧状态。亚低温治疗具有脑保护作用、减轻脑继发性损害、降低颅内压、提高脑灌注压等作用。

（10）其他　丁苯酞软胶囊是我国目前治疗缺血性脑血管病的一类新药，具有较强抗脑缺血作用，明显改善缺血脑区的微循环和血流量，增加毛细血管数量，减轻脑水肿，改善脑能量代谢，抑制神经细胞凋亡，抑制血栓形成等。适应证：本品适用于轻、中度急性缺血性脑卒中。本品不良反应较少，可见转氨酶轻度升高，根据部分随访观察的病例，停药后可恢复正常。偶见恶心、腹部不适、皮疹及精神症状等。空腹口服，一次2粒（0.2g），一日3次，10~12天为一疗程。人尿激肽原酶：从人体尿液中提取得到的蛋白水解酶，能将激肽原转化为激肽（kinin）和血管舒张素（kallidin）。具有舒张脑血管、增加脑血液中血红蛋白含量作用，减少脑梗死面积的扩展，改善因梗死引起的脑组织葡萄糖和氧摄取降低，改善葡萄糖代谢，并可改善自发性皮层脑电图异常。适用于脑梗死急性期。对于脑出血及其他出血性疾病的急性期禁用。用法：应在发病48小时内开始用药：每次0.15PNA单位，溶于50ml或100ml氯化钠注射液中，静脉滴注30分钟，每日1次，3周为一疗程。

（二）辨证治疗

1. 治疗原则

（1）调整阴阳，以平为期　中医学认为疾病的发生与人体内阴阳气血失调密切相关，因此，《素问·至真要大论》提出了"谨察阴阳所在而调之，以平为期"的总治则。阴精为脑主要构成部分及物质基础，其神机之用全赖阳气的布达，而御摄机体各部，故阴精与阳气的失调是脑病产生的根源，是脑病的基本病理变化。因而，脑病的治疗总则亦为调整阴阳，以平为期。需要注意：①调整阴阳，是人体功能恢复正常的一种和合状态，不应以阴阳的绝对均衡为标准；②以平为期，强调治疗、用药应适度，中病即止；③强调病轻者或病后需让人体待机随着自然的变化而恢复阴阳调和的状态，即"无化代，无违时，必养必和，待其来复"；张仲景在《伤寒论·辨太阳病脉证并治》亦有"阴阳自和者，必自愈"的论述。

（2）从五脏六腑治脑，脑脏自安　张景岳在《类经》中记载"五脏六腑之精气，皆上升于头，以成七窍之用，故为精明之府"，提示五脏六腑为脑髓的充盈提供了源源不断的营养物质，以保障脑主神明的正常。反之，脑病的治疗亦可从五脏六腑论治。脑与心，脑之思维障碍所表现出的狂躁、健忘、失眠、多梦等，可通过清心安神、养心安神等法，使心神安而脑神自得其位。脑与肝，脑病诸如眩晕、痉厥、头痛、癫狂等，可以凉肝、平肝等法使脑神自安。脑与脾，脾胃虚衰则九窍不通，清阳之气不能上行达脑而脑失所养。因此，从脾胃入手益气升阳是治疗脑病的主要方法之一。李东垣开升发脾胃清阳之气以治脑病的先河。脑与肺，肺为主气之脏而藏魄，魄行于肺，具有开达治节之功。包括布达营卫之气以固卫体表，通调水道以使水津四布，肺呼吸自然界清气以上荣于脑，肺又在脑神主宰下行使其功能并参与精神情志活动。因肺气膹郁，上冲于脑，以致脑神失聪的肺性脑病。诚如戴思恭在《证治要诀》中所载："怒气伤肝，及肺气不顺，上冲于脑，令人头痛。"脑与肾，脑为髓海，精生髓，肾藏精，故肾精充盛则脑髓充盈，肾精亏虚则髓海不足而诸症丛生。"脑为髓海……髓本精生，下通督脉，命火温养，则髓益之"，故补肾填精益髓为治疗脑病的重要方法。脑与胃肠，金元医家张元素创制三化汤治疗真中风；现代医家王永炎教授以化痰通腑法治疗中风痰热证取得显著疗效，后临床报道中多处可见以泄热通腑、养阴通腑、化瘀通腑治疗脑病的报道。国内外学者探索并形成了"脑-肠轴"理论，发现大脑和胃肠道通过神经-免疫-内分泌-肠道微生物群进行复杂的双向调节，丰富和发展了中医脑病治肠的科学内涵。

（3）扶正祛邪，损益适度　扶正为虚证而设，祛邪为实证而立。邪热充斥，扰及脑神为脑病实证的病理基础，精亏髓虚为脑病虚证的病理基础。扶正祛邪务求损益适度，扶正而不留邪，祛邪而不伤正。如中风病为本虚标实之证，急性期以标实症状突出，多数患者表现为风痰瘀血痹阻脉络证，少数患者邪热内炽痰热互结而致清窍闭塞。出血性中风急性期常以风火炽盛、痰热互结突出，轻者络破血溢而清窍未闭，重者清窍闭塞，病势凶险。因此，中风病急性期当以祛邪为先，常用平肝、清化痰热、活血通络、化痰通腑、醒脑开窍等法；对于正气损伤的重症患者，如元神败脱者急予益气回阳固脱，提高救治水平。恢复期，随着邪气渐去，而正气也亦渐虚，多表现为虚实夹杂，治以扶正祛邪，标本兼顾。常用益气活血、育阴等法。

（4）调理气血，体用兼顾　气血是脑功能活动的物质基础，气血周流，循环无端，能够更好地促进脑行使主神明的功能；反之，气滞血瘀、气虚血瘀、气血逆乱等均可参与脑病的发生。因此，脑病的治疗过程应注重调节气血功能，恢复其一气周流的状态。

（5）借助现代诊疗技术，加强急危重症脑病的救治　一方面，西医学对于脑病的诊断具有显著优势，为治疗提供可靠的依据。另一方面，前已述及，脑梗死超早期，溶栓治疗及桥接治疗是目前最佳的治疗方式，可降低致死、致残率；脑病危重症，若呼吸困难，应及时给予呼吸兴奋剂，必要时呼吸机辅助呼吸等；若颅内压增高形成脑疝，则应及时手术治疗；若为免疫疾病，应及时给予激素、免疫球蛋白等；西医学的手段可明显提高脑病危急重症的救治水平。

癫痫，病位在心，与心、肝、脾、肾关系密切，但主要责之于心、肝两脏，常以发作期、间歇期和恢复期进行论治。发作期是气机紊乱，逆气引动肝风，夹痰浊瘀血，上犯清窍，则生眩晕跌仆、窍闭神迷、肢体抽动、其逆气易聚也易散，聚而逆上则发病，散败诸症缓解，假若逆气不散，则可能导致癫痫持续状态，故以豁痰开窍定痫为主；间歇期病机仅是逆气暂时消散，但其病因未除，脏腑经络气血的功能未能恢复，逆气也可以随时产生，导致癫痫再度发作，故以调理脏腑、平顺气机、健脾化痰，养心安神。恢复期指癫痫停止发作3年以上，其病理机制可能有：一是病因已除，脏腑功能也复常，逆气不再产生，癫痫痊愈；二是病因虽除，但脏腑经络，气血的功能也受严重的影响，若突受惊恐或烦劳过度，再次损伤脏腑功能，产生逆气而再发癫痫或损伤心神而出现智力下降，故以恢复期当以补益肝肾、培补元气，以益其根本。癫病的特点为本虚标实，虚实夹杂，初期多以邪实为主，或为气滞或为痰浊，中期以虚实夹杂为主，后期则以正虚为主。因此初期、中期以扶正祛邪为主，后期当补益心脾，养心安神。

狂病，初起多因心肝郁火、胃肠积热，多属阳证、实证、热证。狂病迁延日久，邪热渐挫，阴血受伤，多表现为阴虚阳亢，心肾不交，其治疗大法，初期以泻火通腑为法，根据心肝火炽、痰火互结、阳明腑热，包络脉瘀等，分别采用清心泻火，清心豁痰、通腑泄热、疏痰通腑之法；后期以育阴潜阳、交通心肾为主。同时遇有人事怫意、骤遭变故等情况时予以心理疏导，及生活工作上的关心照顾。

其他：如痴呆的病因病机为本虚标实，以本虚为主，多肾精不足、髓海失充，标实者可兼痰浊、瘀血气滞。故其治疗方法以扶正为主，佐以祛邪，扶正以填精益髓为治，祛邪多宗化瘀祛痰之法。其他脑病可依此规律立法治疗。

2.常见的证候及治疗方法

脑病的辨证治疗内容广泛，这里举其常见的证候及治疗方法。

（1）肝阳暴亢，风火上扰

证候：半身不遂，偏身麻木，舌强语謇或不语，口眼歪斜或有眩晕头痛，突然昏仆，面红目赤，口苦咽干，心烦易怒，尿赤便干，舌质红或红绛，舌苔薄黄，脉弦有力。

治疗：平肝潜阳，兼以清热。

方药：天麻钩藤饮加减。

（2）风痰瘀血，痹阻脉络

证候：头晕目眩，肢体麻木，或见半身不遂，口舌歪斜，舌强语謇或不语，偏身麻木，或见肢体震颤、行动笨拙、舌质暗淡、舌苔薄白或白腻。

治法：活血祛风，化痰通络。

方药：化痰通络汤加减。

（3）痰热腑实，风痰上扰

证候：腹胀便干便秘，头晕头痛，见有半身不遂，口舌歪斜，舌强语謇或不语，偏身麻木，或见发热神志迷蒙，或见发作性意识不清，肢体抽动，舌质暗红或暗淡，苔黄腻，脉弦滑。

治法：化痰通腑，泻火。

方药：大承气汤加减。

（4）气虚血瘀，脉络瘀阻

证候：气短乏力，倦怠嗜卧，面色㿠白或晦暗，自汗出，口舌歪斜，言语謇涩或不语，或见一侧或一个肢体痿废，或见肢体震掉或见精神呆滞，喃喃独语，思维迟钝等，舌质暗淡，舌苔薄白或白腻，脉沉细。

治法：益气活血，祛瘀通络。

方药：补阳还五汤加减。

（5）阴虚风动，脉络瘀阻

证候：眩晕耳鸣，烦躁失眠，手足心热，可见半身不遂、偏身麻木、口舌歪斜，舌强语謇或不语或见肢体震颤，或见舞蹈样动作，舌质红绛或暗红，少苔或无苔，脉弦细或弦细数。

治法：育阴通络祛瘀。

方药：镇肝熄风汤加减。

（6）风火激荡，痰浊壅闭

证候：突然昏仆，神识恍惚迷蒙，平时多有眩晕、肢麻等症，可见肢体强痉拘急，或半身不遂，舌质红绛，黄腻而干，脉弦滑而数。

治法：清热开窍醒神。

方药：天麻钩藤饮加减。

（7）痰浊蒙塞清窍

证候：神昏不语，或喃喃独语，面色晦暗，痰涎壅盛，肢体少动，甚则四肢逆冷，可见半身不遂，舌质暗淡，舌苔白腻，脉沉滑或沉缓。

治法：温阳化痰，醒神开窍。

方药：苏合香丸合涤痰汤加减。

（8）痰热闭阻清窍

证候：起病急骤，神昏或昏愦，鼻鼾痰喘，肢体强痉拘急，项强身热，躁扰不宁，甚则手足厥逆、抽搐频频、半身不遂，或见呕血，舌质红绛，舌苔褐黄而干，脉弦滑而数。

治法：清化痰热，祛瘀开窍，定痉。

方药：安宫牛黄丸合羚角钩藤汤加减。

（9）元气败脱，神明散乱

证候：在原来病症的基础上突然神昏或昏迷加重，肢体瘫软，汗多肢冷，重则周身湿冷，大小便自遗，舌痿，舌质紫暗，苔白腻，脉沉缓或沉微。

治法：回阳救逆，益元固脱。

方药：参麦注射液静脉滴注，并加服参附汤。

（10）肝风痰浊，上扰清窍

证候：发病前常有胸闷、眩晕、乏力等症或无明显先兆，突然跌倒，神志不清、四肢抽搐、口吐涎沫或伴有尖叫及大小便失禁等。移时苏醒，醒后无明显后遗症。也有仅短暂的精神恍惚或意识不清而无跌仆抽搐者，也有发病狂躁不定，歌哭无常者，舌苔白腻，脉多弦滑。

治法：涤痰，定痫开窍。

方药：定痫丸加减。

（11）瘀血内阻，神明失用

证候：头痛头晕，痛有定处，常伴单侧肢体或一侧面部抽动或肢体震颤，行走不稳或神情呆滞、智力低下，舌质暗红或有瘀斑，舌苔薄白，脉涩。

治法：通络，活血定痫。

方药：通窍活血汤加减。

（12）肾精不足，髓海空虚

证候：神情呆滞如痴，静默寡言，目光晦暗，记忆力、理解力不及常人，举动笨拙不灵，神情时清时昧，甚或时哭、时笑，语无伦次或喃喃独语或见肢体震颤、拘挛，行走不稳，见于少儿者可伴有发言语迟缓，骨软筋弱，囟门迟闭；见于老年人者可呈慢性进行性发展。

治法：填精补髓，益智健脑。

方药：河车大造丸加减。

（13）痰热内扰，心神不安

证候：精神恍惚不安，言语错乱，哭笑无常，卧寝不安，多梦易惊，胸胁满闷，头痛而胀，或平时多思善虑，精神抑郁，多因情志刺激而突然哭笑无常，躁狂不宁，甚或骂詈狂乱，口苦心烦，舌红、苔黄腻，脉滑数。

治法：清化痰热，镇心安神。

方药：温胆汤合滚痰丸加减。

（14）痰火上扰，心神躁狂

证候：烦躁易怒，数日不眠，狂奔乱走，甚或打人毁物，力大倍常，语无伦次，骂詈不避亲疏，裸体袒胸，面红目赤，舌边尖红、苔黄腻，或干燥乏津，脉滑数。

治法：清火涤痰，镇惊安神。

方药：生铁落饮加减。

（15）阴虚内热，心神被扰

证候：狂病或癫病日久，病势稍缓，精神疲惫，时而躁狂，时而抑郁不乐，情绪紧张焦虑，多言善惊，烦躁不眠，形瘦面红，五心烦热，舌质红、少苔或无苔，脉细数。

治法：育阴潜阳，镇心安神。

方药：二阴煎合黄连阿胶汤、琥珀养心丹加减。

（16）脑气震荡，气机壅塞

证候：外伤后即出现神识昏迷、不省人事，醒后有头痛头晕、恶心呕吐、近事遗忘、心慌少寐、烦躁不安，甚则可见肢体瘫痪，舌暗、苔白，脉涩。

治法方药：昏厥期以开窍醒脑，治以苏合香丸合通窍活血汤为主。苏醒后，以通窍安神理气化瘀，治以复苏汤加减，恢复期宜活血祛瘀，益气养脑，方选通窍活血汤合八珍汤加减。

（17）酒毒冲脑

证候：头昏目眩、四肢震颤、行路踉跄、步态不稳、心神烦乱、面红目赤、胸满呕吐、狂呼乱骂、妄闻妄见、伤人毁物、舌苔黄腻、脉滑数。长期嗜酒则可致头晕、头昏，记忆力下降、肢体震颤、步态不稳。

治法：饮酒初醉可解酒安神，和胃止呕或催吐去邪，长期饮酒而致头晕、肢麻震颤者，当治以活血通络、益智健脑。

方药：解酒安神，方选葛花解醒汤加减；活血通络益智健脑，方选通窍活血汤合八珍汤加减。

（三）病症结合治疗

病症结合治疗，即是辨病与辨证相结合进行临床治疗。就目前临床实际来看，辨病与辨证相结合治疗的基本形式有三种，一是在辨病的前提下分型辨证，即是在明确西医的诊断以后，将病划分若干亚型，然后论治；二是以辨证为主，辨病做参考；三是宏观整体的辨证与辨病用药相结合，就是从整体上调整人体阴阳的失调，同时再局部选用针对病的有效药物，并把二者结合起来，是适应中医辨证论治与专方专药发展的需求。目前主流趋向于第一与第三两种辨证的综合。兹以中风病为例予以说明。

1. 辨病后分型

①中经络下设五个证型，分别为肝阳暴亢、风火上扰证，风痰瘀血、痹阻脉络证，痰热腑实、风痰上扰证，气虚血瘀证，阴虚风动证；②中脏腑下设四个证型，分别为风火上扰清窍证、痰湿蒙塞心神证、痰热内闭心窍证、元气败脱，心神散乱证③后遗症期下设三个证型，分别为气虚血滞、脉络瘀阻证，阴虚阳亢、脉络瘀阻证，风痰阻窍、脉络瘀阻证。

2. 宏观辨证与辨病用药辨证

可以宏观地把握正邪斗争的态势，识阴阳消长之机，也能由证求因，但有时对疾病的症结所在欠明确。辨病是对中医辨证的有益补充，有利于对疾病性质的深入认识，有利于把握疾病的变化、发展及转归。辨病与辨证二者结合可有利于明确诊断，有利于明确疾病的症结所在。如脑出血和高血压脑病都可能出现神志昏迷、言语謇涩，肢体偏瘫，甚或抽搐等风火激荡、壅闭清窍的症状，在没有辨病的时候，尽管同样可以处方用药，可以取得疗效，但对病的症结所在毕竟不清楚，而一旦明确诊断，对疾病本质的认识更具体，治疗上也就更有针对性。另一方面，不同的疾病可有一共同的证，即所谓异病同证。如中风病的风痰阻络，癫痫病的风痰上扰，即同为"风痰"致病；外伤性脑病的"血瘀症"和高血压性脑出血的"血瘀症"同见血瘀致病；肾精不足、髓海不足亦可同可见于痴呆病、震颤麻痹、头痛等病之中。宏观辨证与微观辨证的结合，也是辨病与辨证相结合的进一步深化，如同为肾精不足，髓海空虚所致痴呆病，少儿与老人治疗也应各有侧重。

有学者对2007~2017年国内期刊发表的中医药治疗中风失语症方药应用情况进行分析后发现前五位的中医证型与用药分别为风痰阻络（石菖蒲、白附子、天南星、茯苓、川芎）、气虚血瘀（黄芪、当归、党参、红花）、肾精亏虚（山萸肉、附子、巴戟天、肉豆蔻）、热郁血瘀（栀子、薄荷、木香、远志）、肝阳上亢（天麻、全蝎、僵蚕、菊花）。治疗失语证药物共138种，其中应用频数在5次以上者97味、应用频数十次及以上者46味，使用频率排在前十的药物依次为石菖蒲、生地黄、茯苓、五味子、当归、川芎、白芍、甘草、细辛、白术，开窍类药物石菖蒲的使用率排名第一，共使用了116次，使用率达到了84.06%。药物关联分析显示常用的药物组合为胆南星、石菖蒲，川芎、石菖蒲，僵蚕、石菖蒲，白附子、石菖蒲，半夏、胆南星，木香、石菖蒲，山萸肉、石菖蒲，白芍、石菖蒲，故石菖蒲可与不同药物配伍治疗不同类型的失语，与镇肝药白附子、天麻等配伍治疗风痰阻络型失语；与滋阴药地黄、麦冬等同用治疗肝肾亏虚型失语；与活血化瘀药桃仁、红花等配伍治疗瘀血阻络型失语；与补益气血药黄芪、当归相伍治疗气滞血瘀型失语。

研究者对古方治疗中风后半身不遂的用药规律分析后发现常用药物有防风、当归、川芎、肉桂、附子、麻黄、人参、羌活、天麻、独活等；最常见的药类为补虚药、解表药、活血化瘀药、祛风湿药、温里药；最常用的药对为川芎、防风，麻黄、防风，羌活、防风，人参、防风，独活、防风；最常用的药组为防风、麻黄、川芎，川芎、麻黄、防风，当归、肉桂、防风。

二、用药规律

（一）辨病用药

1. 中风

中医治疗中风有丰富的经验，不同历史时期人们对中风的认识各有所不同，而用药特点也不尽相同。有学者唐宋前后古方治疗中风病的用药规律进行分析后发现唐宋以前共收录治疗中风的方剂（包括宋）516首，唐宋以后698首，涉及中药293种，且唐宋前后使用频率较高的前10味中药均包括防风、肉桂、麻黄、川芎、附子、当归、独活、甘草、天麻、人参，药类频次分析表明唐宋前后使用频次最高的都为解表类药物，分别占使用频次18.8%、17.5%。聚类分析唐宋前共获得8个核心药物组合分别为全蝎和僵蚕，牛黄和麝香，芍药和防己，肉桂和当归，羚羊角和防风，甘草和黄芩，麻黄和川芎，细辛和秦艽；唐宋后14个，分别为乳香和没药，全蝎和僵蚕，冰片和麝香，牛膝和草薢，羌活和菊花，酸枣仁和羚羊角，茯神和远志，附子和干姜，人参和茯苓，黄芩和石膏，防己和秦艽，麻黄和川芎，防风和肉桂，独活和细辛；而其共同核心组合为全蝎和僵蚕、麻黄和川芎。进而得出不论唐宋前后，外风学说在与中风的发生密切相关。

学者对历代治疗中风的用药规律进行研究，从内经至清代以"内虚邪中"立论者共 409 首处方，用药 333 种，以补益气血，祛风除湿为主，使用频率在 19~30 次间的顺序为甘草、人参、当归、防风、茯苓、白术、生姜、附子、川芎、白芍、半夏、熟地、肉桂、黄芪、羌活、陈皮、麻黄。民国以前部分著名医家治疗中风的经验，共 23 位医家，51 个医案，用药 178 种，药物使用频率在 2~10 次之间的顺序是甘草、茯苓、人参、半夏、白术、陈皮、当归、生姜、黄芪、牛膝、竹沥、麦冬、熟地。新中国成立后，著名医家如施今墨、章次公、蒲辅周等 31 位医家，71 个病案，用药 221 种，用药频率在 50~20 次之间的顺序为当归、白术、钩藤、茯苓、甘草、半夏、牛膝、生地、菖蒲、地龙、黄芪、天麻、菊花、竹茹、红花、人参、远志、桂枝、赤芍、麦冬、石决明、陈皮，以"内风"立论，故用药以养血滋阴，平肝，重镇潜阳较多。综观历代医家治疗中风的理论研究、治疗原则及用药规律，大致经过内虚邪中到肝风内动，直到近年来的气虚血瘀三个不同的阶段。

有学者基于现代医案的中风用药规律分析发现频数分析发现临床常用药有石菖蒲、当归、甘草、钩藤、川芎等；常用的药物种类有补虚药、平肝药、活血化瘀药、化痰药等。因子分析结果提示：气血阴阳虚衰、肝气盛、痰邪、瘀血各因子既可单独致病又常常相兼致病，形成虚实夹杂的病机特点。统计近年来总结文章，疗效在 80% 以上，共有病例 1636。34 个证型，用药 104 种，方药中出现 9~7 次间的药物顺序为丹参、赤芍、地龙、菖蒲、牛膝、瓜蒌、钩藤、黄芪、当归、川芎、桃仁、红花、鸡血藤、甘草、麦冬、胆星、人参、大黄、芒硝等，其中活血化瘀药物使用较多。有人收集 1979~2003 年《中医志》《中国中药杂志》《新中医》等 50 余种中医药期刊及《古代验方大全》《名中医治愈脑血管病医案集》等 20 余本中医书籍所涉及的治疗中风的中药复方 1283 首治疗中风的中药复方中共用药 1021 种，使用频率居前 10 位的药组，为当归、川芎、地龙、赤芍、红花、桃仁、黄芪、丹参 8 味药的排列组合，其中活血化瘀药占绝大多数，足见活血化瘀观点在中风病中越来越受到重视。

（1）中风先兆　有研究以 2010 年 1 月至 2019 年 1 月中国知网（CNKI）、Springer Link、Science Direct、重庆维普数据库、万方数据库中有关中医药、中西医结合治疗中风先兆/TIA 的临床文献，纳入文献 92 篇，所载中药处方 112 个，涉及中药 136 种，总使用频次为 1219 次。治疗中风先兆的常用单味中药，前 10 味依次为川芎、甘草、地龙、红花、天麻、当归、黄芪、赤芍、丹参、牛膝；药性特点，性温、味甘、归肝经，常用药类多以活血化瘀药、补虚药、平肝息风药为主。药类组合，有聚三类、聚四类、聚六类三大主要聚类，但以聚六类更贴近与临床：①赤芍、当归、黄芪、桃仁、川芎、红花、鸡血藤、地龙、党参、三七、丹参、山楂，主要由益气活血类中药组成；②僵蚕、水蛭、全蝎，主要由搜风通络类中药组成；③石菖蒲、郁金、胆南星，主要由健脾祛湿类中药组成；④泽泻、茯苓、白术、半夏、陈皮、甘草，主要由豁痰开窍类中药组成；⑤钩藤、天麻、白芍、生龙骨、牛膝、玄参、生地黄，主要由平肝息风类中药组成；⑥葛根、菊花、山茱萸、熟地黄、山药、枸杞子，主要由滋阴清热类中药组成。

（2）中风各期　有研究者基于中风病各期用药规律的证候动态变化规律分析发现频数统计，中风病的常用药物为当归、石菖蒲、地龙、黄芪、川芎、红花、甘草、胆南星、桃仁、茯苓等，常用药类为活血化瘀药、平肝息风药、补益药、化痰止咳平喘药、清热药等。急性期除活血化瘀药外，其次为平肝息风药、化痰止咳平喘药、补益药、清热药等，可见中风病急性期除瘀血的病机，还常出现风、火、痰等病机，而虚证相对较少。恢复期除活血化瘀药外，其次为平肝息风药、补益药、化痰止咳平喘药、清热药，可见在恢复期补虚药的频率在逐步加大，因此，在此期可见虚实相搏，疾病有由实转虚的趋势。后遗症期除频数最高的活血化瘀药外，其次为补益药，而平肝息风药、清热药、化痰止咳平喘药等的应用频率明显减低，说明中风病后遗症期虚实并重。可见中风病的三期用药中均以活血化瘀药为主，血瘀以主线而贯穿中风整个病程。另有学者对岭南地区近10年中风病中医用药规律分析发现48篇文献中，急性期文献28篇，恢复期20篇；药物类别排名前5位分别为活血化瘀药、补益药、平肝息风药、清热化痰药、化湿药。药物使用频次中前15位分别为地龙、川芎、黄芪、红花、桃仁、赤芍、石菖蒲、当归、水蛭、钩藤、大黄、甘草、丹参、天麻、白术。进而得出岭南医家治疗中风病用药是以活血化瘀药、补益药和平肝息风药为主，同时结合岭南地域特征，辅以清热化痰药及化湿药进行辨证施治，并适当佐以开窍药、泻下药等。

（3）出血性卒中　从中国知网搜索2000年至2015年已发表的，有关中医药治疗出血性脑卒中的临床文献报道，分别整理出出血性脑卒中急性期、恢复期所应用的中药进行分析发现，急性期用药频数排在前10的药物依次为大黄、水蛭、川芎、桃仁、丹参、红花、赤芍、牛膝、石菖蒲；恢复期用药频数排在前10的药物依次为地龙、川芎、黄芪、赤芍、红花、丹参、水蛭、全蝎、桃仁、石菖蒲；两期共同存在

有效强关联规则为红花、川芎。药类分析急性期用药频率排在前3位的依次是活血药、清热药、平肝药；恢复期用药频率排在前3位的依次是活血药、补益药、平肝药。此外，急性期存在破血药（水蛭）与通下药（大黄）之间的有效强关联，止血药（三七）与通下药（大黄）之间的有效强关联，通下药（大黄）与化痰药（胆南星）之间的有效强关联，通下药（大黄）与开窍药（石菖蒲）之间的有效强关联；恢复期中存在的有效强关联多为补气药（黄芪）与通络药（地龙），补气药（黄芪）与活血药（川芎），补气药（黄芪）与补血药（当归），通络药（地龙）与活血药（川芎）化及通络药（地龙）与补血药（当归）。

近几年来由于西医学的引进，对中风的病理、中药治疗作用有了更深一步的研究，试验证明某些具有活血化瘀作用的中药如当归、川芎、红花等具有改善红细胞变形能力的作用，可改善缺血性卒中梗死体积及保护脑的作用；某些活血化瘀中药如丹参、川芎等有钙拮抗作用。有学者报道用破血化瘀法（以水蛭为主）治疗脑出血存活率80%，明显高于西药对照组的35%，还有报道用活血化瘀方药或复方丹参注射液配合西药治疗急性出血性中风获得明显疗效。西医学对活血化瘀中药的研究认为其主要作用为改善微循环，增加局部血流量，改善血液的浓、黏、聚，增加毛细血管张力，降低脆性，解除平滑肌痉挛，延长凝血时间，抑制血小板聚集，降低血脂等作用，有些单味中药及其提取物，如银杏叶、海风藤、甘草、红景天、黄芪、三七、川芎、枸杞、首乌等有抗氧化和清除自由基的作用，有些中药复方及其制剂如复方丹参注射液，复方首乌片和益气活血的补阳还五汤等，可抑制过氧化脂质产生过氧化反应，提高抗氧化酶活性，这些

无疑对中风的治疗具有指导意义。

近年来，中西医结合创造出了大量有效的新方用于临床，如降脂新方在防治冠心病和高脂血症及动脉粥样硬化，取得较大进展。通过临床与实验研究证明或发现了一些具有降脂作用或抗动脉粥样硬化作用的中药，如山楂、首乌、泽泻、决明子、大黄、灵芝、虎杖、银杏仁、三七、蒲黄、绿豆、红花、丹参、水飞蓟宾、女贞子、茺蔚子、白芥子、姜黄、香菇、玉竹、黄精、茵陈、徐长卿、淫羊藿、当归、枸杞子、红人参、夜交藤、赤芍等，对中风病的预防和中药调养也具有积极的作用。

2. 癫痫

（1）癫痫　对 1977 年 1 月至 2013 年 7 月 CNKI 收录的中医及中西医结合诊治癫痫的临床研究和个人经验类文献进行检索，共计检索出文献 206 篇。共用药物 251 味中药总用药频次 3095 次，其中使用频次大于 30 的药物由高到低依次为：半夏、茯苓、天麻、甘草、石菖蒲、陈皮、胆南星、僵蚕、全蝎、钩藤、白芍、远志、当归、丹参、牡蛎、郁金、朱砂、白术、大黄、礞石、天竺黄、蜈蚣、黄芩、川芎、地龙、桃仁、柴胡、黄芪、琥珀、龙骨。有研究以《中医方剂大辞典》作为治疗癫痫方剂的数据来源收集整理后共得有效方剂 532 首，中涉及中药共 488 味，药物出现频数总计 4956 次。使用频数排列在前 10 位的中药分别是朱砂、甘草、人参、牛黄、麝香、远志、大黄、茯苓、半夏、黄芩，治疗癫痫的核心药物有朱砂、甘草、人参、牛黄等，用药种类以补虚药、安神药、平肝药、清热药、化痰药为主。最终得出癫痫方剂的用药规律以祛风止痉、疏肝行气、开窍醒神、活血化瘀、养心安神为主。另有研究者以中国期刊全文数据库（CNKI）为数据来源，收集符合标准的文献资料，筛选出符合标准的文献 118 篇，方剂总数

为 118 个，共使用 157 种药物，药物总使用频次为 1432 次。使用频次较高的前 10 种药物依次为：石菖蒲、全蝎、半夏、僵蚕、天麻、胆南星、茯苓、远志、蜈蚣、钩藤。对所用中药进行分类统计得出，使用比例较高的前 5 类药物分别是息风止痉药、化痰药、活血化瘀药、安神药及补气药。研究中所用中药药性以寒性为主，药味着重于苦、甘，归经以肝、心、脾三经为主。通过关联规则分析，两味药关联分析置信度最高的依次为全蝎与蜈蚣、半夏与陈皮、远志与石菖蒲；三味药关联置信度 100% 的规则分别是蜈蚣、石菖蒲、全蝎，蜈蚣、僵蚕、全蝎，丹参、远志、石菖蒲，蜈蚣、天麻、全蝎，蜈蚣、半夏、全蝎，蜈蚣、胆南星、全蝎，陈皮、茯苓、半夏，陈皮、僵蚕、半夏；四味药关联置信度 100% 的规则分别是丹参、远志、全蝎、石菖蒲，蜈蚣、僵蚕、半夏、全蝎，蜈蚣、僵蚕、石菖蒲、全蝎。

（2）特发性癫痫　有学者选取中国期刊全文数据库（CNKI）、中国生物医学文献数据库（CBM）、维普期刊全文数据库（VIP）、万方数据知识服务平台（WF）从建库至 2017 年 8 月的相关文献 303 篇，共得处方 408 条，共用中药 244 味，总频次 5011 次。药物频次居前 5 位的中药有石菖蒲、天南星、半夏、天麻、全蝎，归经前 3 位的依次为肝经、心经、脾肺经（化痰药物常同归脾肺经）、胃经、肾经，药物归类以息风止痉类为主，辅以理气、清肝热、平肝阳类。聚类分析结果：药物可分为两大类，第一大类可视为治疗癫痫的主药，具体：僵蚕、全蝎、天麻、天南星、石菖蒲；第二大类又被分为 18 小类，便于临证加减应用。如祛痰可加用半夏、茯苓、陈皮、甘草、枳实、竹茹、竹沥、禹白附、白矾、天竺黄、贝母；安神可加用琥珀、牡蛎、龙骨、朱砂、茯神，酸枣仁、

远志，黄连、郁金、丹参；清热平肝可加用栀子、龙胆草、生地、石决明，代赭石、礞石、磁石、大黄，柴胡、黄芩；息风止痉可加用钩藤、珍珠母、蝉蜕，牛黄、珍珠、羚羊角、地龙、蜈蚣；活血可加用桂枝、川芎、当归、白芍、桃仁、红花；滋补肝肾可加用山茱萸、熟地、枸杞、山药，健脾益气可加用党参、黄芪、白术、人参、麦冬等。对已故老中医赵心波治疗癫痫的经验方化痫止抽2号抗癫痫作用进行研究，从单味药理分析，其中的全蝎、蜈蚣、地龙、天麻、钩藤、人工牛黄、胆南星等，有抗惊厥或抗癫痫作用，其他如石菖蒲提取药α-细辛醚可用于癫痫大发作及小发作的临床治疗，尤其适用"痰浊"型癫痫的治疗。胡椒提取物抗痫灵，对电惊厥有明显对抗作用，作用机制与苯妥英钠类似，实验证实，对多种病因类型的癫痫均有对抗作用，其中以原发性癫痫大发作疗效最好。有人对复方青黛片治疗癫痫进行了动物实验观案，表明该方对中枢神经系统呈现多种抑制作用，可能为"肝火清""风痰熄"的病理提供实验依据，其他如定痫丸、癫痫宁、青阳参片、中药单味（石菖蒲）或复方提取物据临床应用报道，治疗癫痫总有效率均在70%~80%，显效率在50%~70%，经实验证实有镇静或抗惊厥作用，以及改善脑电图作用，且不良反应小。

3. 痴呆

近年来的研究以滋补肝肾，填髓健脑为最多，药物常用熟地、枸杞子、何首乌、仙茅、淫羊藿、菖蒲、远志、郁金、丹参、肉苁蓉、巴戟天、益智仁、萸肉、山药、菟丝子、胆星、山楂、紫河车等，代表方左归饮、右归饮等。从痰瘀论治的研究也较多，药物常用半夏、天麻、郁金、菖蒲、黄芪、赤芍、川芎、桃仁、地龙、远志、竹茹、橘红、红花、僵蚕、全蝎、水蛭、蜈蚣等。代表方为涤痰汤、解语丹、温胆汤、通窍活血汤加减化裁。从血瘀气滞论治的研究也较多，常用药物有：苏子、陈皮、香附、柴胡、半夏、赤芍、青皮、桃仁、桑皮、木通、甘草等，代表方为癫狂梦醒汤加减。

（1）老年痴呆 有研究者收集1985年8月至2018年12月SooPAT专利搜索引擎库中治疗阿尔茨海默病的中药复方专利，初筛治疗阿尔茨海默病专利数据561项，复筛293项，涉及中药343味。药物频次统计前10位的药物依次为黄芪、石菖蒲、川芎、人参、丹参、茯苓、枸杞、当归、熟地黄。药物功效分类发现补虚药占比最高，其余依次为清热药、活血化瘀药、行气药、祛风湿药、化痰止咳平喘药等。高频药对依次为远志、石菖蒲，川芎、石菖蒲，川芎、远志，川芎、黄芪，熟地黄、远志，人参、石菖蒲，川芎、当归，黄芪、石菖蒲，丹参、黄芪，熟地黄、石菖蒲；高频三味药使用组合有川芎、远志、石菖蒲，人参、远志、石菖蒲，茯苓、远志、石菖蒲等。经功效归纳发现，上述药物核心组合和新方演化多为补虚泻实组合：①党参、白术、附子、茯苓、菟丝子，以补虚为主，用于肾虚髓减者；②香橼、蒺藜、水牛角、麝香、佛手，为疏肝、平肝、凉肝与开窍组合，用于肝郁化火或肝风内动者；③姜黄、西洋参、绞股蓝、玉米须，为补虚与清热、活血、利湿组合，用于虚实夹杂者；④远志、酸枣仁、龟甲、龙骨、茯神、牡蛎，为安神与滋阴潜阳组合，用于阴虚阳亢、心神不宁者。有学者采用计算机加手工检索中华医典中华传世医书等中医文献集及数字图书馆记载的历代痴呆相关病症临证医案（囊括汉代至清代方书），建立历代医家治疗痴呆方药规范化数据库，运用频数统计与关联规则（Apriori算法改进的互信息法与复杂系统熵聚类）分析方法最终筛选出的156首方剂共 123 味中药进行分析，药物总频次 11747 次。药物使用频次前 10 位的依次为茯苓、远志、人参、石菖蒲、甘草、当归、麦冬、白术、熟地黄、干姜。对治疗痴呆方剂中的 123 味药物进行四气五味归经的频数聚类分析发现四气以温寒平药为主，五味以甘（淡）、苦、辛为主，药物归经以归心经、肾经、肝经、脾经为主。关联规则分析显示，常用药对组合主要为白术、人参，白术、茯苓，茯苓、人参，当归、人参，茯苓、远志等；3 味药物组合为人参、茯苓、白术，白术、人参、茯苓，白术、人参、甘草，当归、人参、茯苓。经对复杂系统熵聚类得出的 8 个核心药物组合，分别为茯苓、人参、远志、甘草、白术，石菖蒲、人参、当归、熟地黄、麦冬，茯苓、远志、甘草、石菖蒲，干姜、茯苓、白术、熟地黄、当归、肉桂，熟地黄、当归、麦冬、白术、芍药、远志，甘草、白术、茯苓、干姜、石菖蒲，熟地黄、当归、甘草、朱砂、黄连、远志，附子、干姜、肉桂、人参、龙骨、芍药、茯苓。

（2）血管性痴呆（VD） 有研究以血管性痴呆为检索词，检索 CNKI 从 2009 年 1 月 1 日至 2013 年 12 月 31 日所有与血管性痴呆相关的参考文献共计 3329 条为基础，筛选出治疗血管性痴呆的方剂 216 首，涉及中药 228 味；使用频率前十位的依次为石菖蒲、川芎、丹参、黄芪、远志、熟地黄、胆南星、何首乌、天麻、当归、制何首乌、枸杞子、山茱萸。频次较高的药物组合前 10 位分别为：川芎、石菖蒲，石菖蒲、远志，丹参、石菖蒲，石菖蒲、黄芪，石菖蒲、熟地黄，石菖蒲、何首乌，川芎、黄芪，川芎、丹参，石菖蒲、茯苓，石菖蒲、枸杞子。另有研究者以血管性痴呆为主题词，收集整理 CNKI 数据库（2014 年 1 月 1 日~2018 年 11 月 30 日）中收载治疗血管性痴呆的中药方剂，纳入符合标准的

72 篇期刊文献中，共涉及 74 首中药方剂和 142 味中药，中药频数共计 840 次。药物频数前十位的药物依次为石菖蒲、黄芪、川芎、丹参、远志、茯苓、熟地黄、当归、益智仁、黄精；功效分类中使用频数最高的为补虚药，其次为活血化瘀药、开窍药、安神药、利水渗湿药、化痰止咳平喘药；药性中温性药物使用最多，其次为平寒性药物，凉热性药物应用最少，药味中以甘辛苦为主。通过关联规则挖掘得到的治疗 VD 常用药对中，分别为石菖蒲、黄芪，川芎、石菖蒲、丹参，石菖蒲、黄芪、川芎。采用组间连接的聚类分析方法共得到 4 类，分别为益智仁、黄精、桃仁、郁金，茯苓、远志、葛根，川芎、丹参，石菖蒲、黄芪，熟地黄、当归。

4. 多发性硬化

其临床表现机体征相当于中医痿证、喑痱眩晕，中医研究证属肾阳亏虚和阴虚血燥、风动痰扰者较多见，肾阳亏虚药用制附片、肉桂、肉苁蓉、淫羊藿、熟地、骨碎补、黄芪、石决明、益母草、首乌、川芎、当归、杜仲、枸杞子、补骨脂、狗脊、巴戟天、龟甲胶、牛膝、桑螵蛸等。方药以二仙汤合右归饮化裁为代表，阴虚血燥，风动痰扰治以养血柔肝、化痰通络，常用药：当归、郁金、熟地、茯苓、菖蒲、僵蚕、制首乌、丹参、木瓜、白芍、川芎、鸡血藤等，单味药治疗多发性硬化，有研究用灵芝制剂或雷公藤有效的报道。刘友章教授认为本病病机关键为脾胃虚损，气血亏虚，《经》言"虚者补之"，故用补中益气汤以补益中气，重用五爪龙、黄芪，当归头、枸杞子、鸡血藤等药，疗效比较满意。西医治疗多发性硬化主要采用激素及其他细胞免疫抑制剂，部分患者经激素治疗后缓解，绝大部分患者在激素减量或停药时复发。

有研究者对中国知网数据库、万方

数据库和重庆维普中文科技期刊数据库中1984年1月～2015年5月发表的关于中医药治疗MS的相关文献进行交叉检索，纳入疗效确切方药，即中药治疗前后对比或中药组和对照组相比具有明显改善的以及医家治疗MS的经验方。排除单味药、中药提取成分、单一病例以及同一方剂重复出现的文献，最终共收集到MS处方75首。在75首方剂中，共使用复方药物147味，使用频次799次，高频使用药物依次为黄芪、生地黄、甘草、当归、茯苓、牛膝、山茱萸、白术、枸杞子。中医药治疗MS的用药主要是以生地黄、熟地黄、山茱萸、枸杞子和知母为核心的滋补肝肾药以及以黄芪、党参、茯苓和白术为核心的补气健脾药。基于层次聚类，生成了滋补肝肾以白芍、北沙参、山茱萸、枸杞子、知母为核心药物的药群；健脾燥湿以陈皮、茯苓、半夏、白术为核心的药群；祛痰化瘀通络以全蝎、水蛭、僵蚕、浙贝母为核心的药群。聚类分析是对使用频次＞5次的52味中药进行系统聚类分析，52味药物的性味归经，除了味辛、性温热的温阳行气活血药和味苦、性寒凉的活血通络药之外，大部分都是甘味的补益药，即归肝肾经的补益肝肾药和归脾胃经的补气健脾药。

有研究分析郑绍周教授2006年到2016年门诊治疗的复发－缓解型多发性硬化病例185例，共544方，共计中药191味，应用高频药物依次为黄芪、全蝎、淫羊藿、重楼、僵蚕、党参。最核心的药物为黄芪，最重要的药物配伍为黄芪－全蝎，最稳定、最牢固的处方基本框架结构为黄芪、全蝎、淫羊藿、重楼。最常用的核心处方为黄芪、全蝎、淫羊藿、重楼、僵蚕、党参、葛根、莪术、山萸肉、六月雪、巴戟天、泽泻、半夏、荔枝核、白芥子。在核心处方基础上，随症加减规律：肾虚偏重，加菟丝子、女贞子、黄精、何首乌；毒邪偏重，加马

鞭草、皂角刺；湿邪偏重，加白术、薏苡仁；风邪偏重，加乌梢蛇；痰浊偏重，加胆南星；瘀血偏重，加三棱。在核心处方基础上，随症加减规律：视力障碍加谷精草，过敏、皮肤瘙痒，加地肤子、徐长卿、蛇床子、苦参；神志不清、躁狂，加水牛角、石菖蒲、硼砂、珍珠粉、赤芍；大便不通，加肉苁蓉、决明子、当归；小便不畅，加路路通；小便频急，加覆盆子、益智仁。引经药：头项背不适，葛根配羌活；上肢不适，葛根配桂枝。常用药对：野菊花－青葙子，狗脊－续断，煅龙骨－煅牡蛎，合欢皮－夜交藤，鳖甲－龟甲，火麻仁－蜈蚣－木瓜，鸡内金－砂仁－瓜蒌，酸枣仁－茯苓，焦山楂－焦麦芽－焦神曲，秦皮－丹皮，天冬－麦冬。

5. 精神分裂症

精神分裂症牵涉的脏腑较多，证型变化复杂，用药范围较广，有学者收集近年来中药治疗精神分裂症的临床资料，将目前常用的治法方药归纳为10类。

（1）重镇涤痰　生铁落饮、荡痰汤（《医学衷中参西录》方：生赭石、半夏、郁金、大黄、芒硝、柴胡）、龙骨牡蛎汤、磁朱丸、礞石滚痰丸等。

（2）清热化痰　温胆汤、白金丸等。

（3）攻逐顽痰　瓜蒂散、龙虎丸（或合侯氏黑散）等。

（4）清热泻火　大承气汤、龙胆泻肝汤、黄连解毒汤等。

（5）滋阴降火　服蛮煎（《景岳全书》方：生地、麦冬、石斛、知母、丹皮、赤芍、菖蒲、茯苓、陈皮、木通等）。

（6）破血下瘀　桃仁承气汤等。

（7）理气活血　血府逐瘀汤、癫狂梦醒汤等。

（8）行气解郁　越鞠丸等。

（9）补肾壮阳　壮阳汤、二仙汤等。

（10）养心安神　安神定志丸、甘麦大

枣汤等。

其他如震颤麻痹、感染性脑病、中毒性脑病等均有中医中药治疗取得良好疗效的报道，总结出了好的用药规律，可资临床参考。

（二）辨证用药

中风脑病经过历代众多医家不断探索，总结出了较为完善的辨证体系、治则及方药，根据历代医家对中风、脑病的治疗经验及现代医家对中风脑病的新认识总结如下。

1. 外风犯脑

《黄帝内经》中记载"伤于风者上先受之"，故无论外感脑病或内伤脑病中，均可见到风邪为患所致脑病，其外风犯脑可见头晕头痛等诸种证候，根据风邪所犯部位不同，其证候也各有不同。其治疗方法如下。

（1）祛风定痉　风痰阻于头面，口眼㖞斜，用牵正散祛风化痰止痉；因痉厥甚或破伤风所致四肢抽搐者，可用玉真散，止痉散祛风解痉。

（2）祛风散邪　"中风喑痱，身体不能相持，口不能言，冒昧不知痛处，或拘急不得转侧"可用《古今录验》续命汤；若"大人风引，少小惊痫瘈疭，日数十发"，可用风引汤清热；若病如狂状妄行独语不休，无寒热、其脉浮，以防己地黄汤养血。

（3）内风动越于上　疏风通窍。风邪所致偏正头痛，偏于风寒用川芎茶调散；风热上犯用菊花茶调散；若鼻渊头痛用苍耳子散祛风通窍。

2. 内风动越于上

内风"乃身中阳气之变动""内风多由火出"，其变在肝，其源在心，动越关乎脑，其治有二。

（1）镇肝　气血逆乱，引动肝风，宜镇肝熄风汤；若热极动风，高热不退，烦闷躁扰，手足抽搐，发为痉厥，可用凉肝之羚角钩藤汤；肝阳上亢肝风上扰，可用平肝之天麻钩藤饮。

（2）育阴养血　阴虚筋脉失于濡养而见虚风内动者，用大定风珠或加减复脉汤育阴；若血虚不能荣养而虚生风者，可见肢麻、筋脉拘挛、面色苍白、抽搐瘈疭等动风之症，可用四物汤加味以养血。

3. 外邪入里，热扰神明

"火郁之发，民病呕逆瘛疭"，外感湿热邪毒，或六淫皆从火化，热邪炽盛，扰乱神明，治疗方法如下。

（1）清热通腑，保津安神　气分热盛，而见谵语妄言，声高气粗，可用银翘白虎汤；若阳明腑实而见谵语妄言、狂妄躁动，可用大承气汤通腑泄热，使热去神安。

（2）清热泻火，凉血解毒　若外邪入里，气血两燔，谵语神昏，视物昏瞀，用清瘟败毒饮清热解毒、凉血泄热；若热入心营，症见昏狂谵语，可用犀角地黄汤以清热解毒、凉血散瘀，或清营汤透热转气；若肝胆火旺，扰及神明以当归芦荟丸清肝泻火，总之，务使邪去正安，神志渐清。

4. 清窍闭塞，神明失用

脑为元神之腑，精灵所居，最忌邪闭，闭之则窍阻神昏。治之宜开窍醒脑，有凉开和温开之别。

（1）清热开窍醒神　热邪内陷心包，痰热壅闭心窍，可见高热烦躁、神昏谵语，也可见于中风昏迷，小儿惊厥，可用安宫牛黄丸、紫雪丹或至宝丹。

（2）豁痰开窍醒神　中风、中寒、痰厥之属于寒闭者为寒痰阻窍，神明失用，以苏合香丸、玉枢丹芳香开窍，辟秽化浊。

5. 五志过极，神明被扰

情志为病，其发在脑，其伤也在脑，情志为病，病及五脏，气血逆，调气即所以调神。

（1）解郁安神　暴怒气逆，上壅心胸，清窍阻塞而致猝然昏倒，口噤握拳的气厥证，可用五磨饮，行气解郁安神；若因情志刺激，不能发泄，而见情绪苦闷、神志呆滞，可用逍遥散解郁。

（2）清肝解郁　气郁化火，上扰神明而见眩晕、耳鸣、目赤、口苦、心烦等可用丹栀逍遥散；气郁化火伤阴者，可用滋水清肝饮或二阴煎加减。

6. 痰凝脑脏，神明被蒙

痰随气而升降，气顺则痰清，壅则痰聚，痰随气而行，无处不到，尤其易于停滞于脑，或扰乱神明，或蒙蔽神志，或闭塞清窍，出现多种神志病症。治痰醒脑治法分以下几种。

（1）清热化痰　癫狂惊痫，或怔忡神迷，或眩晕耳鸣，或心烦不寐，或梦寐奇怪之状等，可用礞石滚痰丸、黄连温胆汤等。

（2）燥湿化痰　肝风挟痰，痰涎壅盛，头痛眩晕，甚或痰厥可用导痰汤以燥湿化痰，行气解郁；中风之病，痰壅舌强，可用涤痰汤加减，若心胆虚怯，处事易惊，坐卧不安等可用十味温胆汤化痰宁心。

（3）温化寒痰　寒痰壅盛，突然昏仆，牙关紧闭，可用稀涎散吹鼻取嚏，苏醒后以理中化痰丸以温中调理，以杜生痰之源。

（4）息风化痰　肝风内动，或肝气上逆夹痰上犯或眩晕头痛，或见癫痫抽搐，或见昏厥不省人事，可用半夏白术天麻汤、定痫丸等。

（5）通络化痰　痰瘀交阻留滞经络，可见半身不遂，偏身麻木，言语謇涩，或见肢体筋脉挛痛，关节屈伸不利，可用华佗再造丸、小活络丹；若上证而兼正气虚弱者可用人参再造丸、大活络丸，以通络化痰扶正祛邪。

7. 瘀滞于脑，神明失用

血不行为瘀，气机逆乱导致血瘀或外伤及脑络瘀阻，或外感诸邪，影响气血运行瘀滞脑脏，经络不通均可导致瘀停于脑，神机不能下达而为病。治疗方法如下。

（1）通窍化瘀　外伤瘀血停于脑而见头痛头眩、抽搐、肢麻、神情呆滞，以通窍活血汤。

（2）理气化郁　七情过极，暴怒伤肝、气血逆乱，上犯于脑，突然昏厥，不省人事，可用通瘀煎祛痰降逆。

（3）益元祛瘀　气虚血运无力而见半身不遂、偏身麻木、口眼㖞斜、语言謇涩、肢体震颤等，以补阳还五汤、黄芪桂枝五物汤等，以益气活血祛瘀。

（4）活血化痰通窍　瘀血痰浊凝滞于脑所致癫狂，哭笑不休，骂詈歌唱，不避亲疏或痰瘀交阻脑络，舌窍不通等，前者可用癫狂梦醒汤以活血化瘀通窍醒神，后者解语丹化痰通络以开舌窍。

（5）破血逐瘀　外邪侵犯太阳血分，瘀热随经，瘀结在里，上扰神明，可见其人如狂，少腹急结等，宜桃仁承气汤、抵当汤以峻下逐瘀，瘀去则神自安。

8. 水停脑脏

阳虚水停，循督脉而停于脑，可见脑脊液循环受阻，头痛剧烈，频繁呕吐，呕吐呈喷射状，舌苔白滑，脉沉弦，治以五苓散加味，温脑化气利水。

9. 神志不宁

外界诸种因素影响及脑，六淫之邪侵犯人体，上犯于脑及脏腑功能紊乱，气血失调，阴阳失衡均可上干于脑，致使神明被扰，神志不宁。宁神要宁脑亦当伏其所主而先其所因，外邪犯脑已见于上，这里重点谈脏腑功能失调所致神志不宁的辨证治疗。

（1）养心安神　心血不足、神明失养，可见虚烦不眠、心悸神疲、梦遗健忘、舌红少苔、脉细数，以天王补心丹补血养心安神。

（2）重镇安神　心阴不足，心阳偏亢，或兼见肝阳偏亢，上扰神明，症见神志不宁、惊悸不安、失眠多梦等，方用朱砂安神丸、磁朱丸、珍珠母丸等。

（3）养血安神　肝血不足，神气失养，症见虚烦不眠、心悸盗汗、眩晕，用酸枣仁汤养血安神除烦。

（4）补脾宁神　思虑过度，劳伤心脾，心脾两虚，症见心悸怔忡、失眠健忘、食少体倦、舌淡苔白、脉细而数，用归脾汤补脾养心安神。

（5）润燥安神　心肝两虚，心神失养，肝气不舒以致脏躁，症见"悲伤欲吐，象如神灵所作，数欠伸"等，方用甘麦大枣汤，以润燥安神；百合病精神恍惚不安，悲伤欲哭，夜难入寐，多梦易惊，或烦扰不宁，欲卧不能卧，欲行不能行，欲食不能食或自觉发冷发热，实则无寒无热，口苦咽干、小便赤、舌红、脉微数，治当养阴润燥，清热安神，方以百合地黄汤。

（6）泄热安神　气分邪热日久、余热稽留，上扰神明，虚烦不得眠，心中懊侬，用栀子豉汤宣泄郁热而神志自安。

（7）解毒安神　热毒蕴蓄血分，神明被扰，微烦、默默如欲卧或目"赤如鸠眼"等，可用解毒益血安神的赤小豆当归散加龙骨牡蛎。

（8）滋阴安神　心肾不变，阴虚火旺，用黄连阿胶汤滋阴泻火安神。

（9）敛冲安神　肾阴亏虚，肾阳偏亢，引动冲气上逆，症见阵发面赤欲厥、头痛眩晕、耳鸣心悸等，治宜坎气潜龙汤（《通俗伤寒论》），敛冲安神。

（10）回阳救逆安神　疾病发展至阳气虚弱，阴寒内盛，神志被困而见神志呆钝、心烦躁扰、卧起不安，治宜四逆汤回阳救逆，以固重危之阳，神志方安。

10. 髓海空虚，脑神失聪

脑为髓海，先天禀赋不足或肾气虚损不能上充脑髓，或后天化源不足，清阳不升，气血两亏，皆可致脑髓失养，神明失聪之证。治疗当分以下几种。

（1）补肾益精　肾精亏而不能生髓充脑，可见头晕耳鸣、腰酸膝软、视物昏花，治宜填精益髓汤。

（2）温阳填精益髓　久病体衰，肾阳虚损，年老阳虚，肾阳不充而致髓海空虚，症见神情恍惚、腰膝冷痛、形寒肢冷、小便自遗或不利，可用填精益髓的补髓丸（杜仲、补骨脂、鹿茸、枸杞、黄精、胡桃肉）。

（3）益气养血　清阳之气不能上荣于脑，可见眩晕昏仆、神疲乏力、倦怠嗜卧，可用补中益气汤、八珍汤。

11. 元神败脱

脑病危重之际，由于精、气、血、津液耗竭，可出现气脱、血脱、阴脱、阳脱或阴阳两脱的危候，为元气衰败、神明散乱之象。此时亟需固脱救脑。

（1）益气固脱　由于大失血或失水，致使津血耗竭，症见唇舌惨白、晕厥、喘促、汗出、脉微，方用独参汤煎服或生脉注射液静脉注射。

（2）回阳固脱　元气衰败，阳气欲脱，见于各种脑病的危急症中，症见突然昏仆、不省人事、目合口张、肢体瘫软、汗多肢冷、大小便自遗、脉微欲绝，急用参附汤酌加牡蛎、龙骨、山萸肉，或六味回阳饮。

（3）救心固脱　病久致心用虚弱，神气不敛，症见浮肿、喘促、心悸、谵妄、躁扰，可用桂枝去芍药加龙骨牡蛎救逆汤固欲亡之心阳而敛欲散之神。

（三）中西药合用

中西药合用自《医学衷中参西录》始，经临床医家的不断努力，不断完善取得了瞩目的疗效，也积累了丰富的经验。中西药合用，不是简单的中药和西药相加，而是在辨证论治指导下的药物联合应用，取他人之长，补己之短。试举例说明。

缺血性中风的急性期应用醒脑静联合

依达拉奉，或脑活素联合灯盏花素静脉滴注的报道较多，有不少是大宗病例的报道，疗效是肯定的。与灯盏花素相类似的还有脉络宁、三七制剂、川芎嗪、银杏叶制剂、丹红等注射液应用于临床的报道也较多见，不少医疗单位将其作为缺血性脑血管病的常规治疗方案。

出血性中风的急性期应用中西药合用也取得较好疗效。如司志国报告以活血化瘀的水蛭为主配合西医常规治疗，治疗出血性脑血管病，存活率为80%。明显高于西药对照组的35%。也有作者报道，以复方丹参注射液20~40ml静脉注射配合西药常规治疗，治疗出血性脑血管病，并设单西药治疗对照组，结果在存活率、昏迷积分和病残率等方面，治疗组均高于对照组。最近几年的临床报道，经采用CT检查对比观察结果表明，中西医结合治疗脑出血、血肿吸收及神经功能评分比单纯西药组为快、要好。

精神分裂症的中西药合用取得较好疗效也屡有报道，如张良栋报告123例精神分裂症分为痰火内扰、阴虚火旺、痰湿内阻、阳虚亏损四型。各型分为中西医结合辨证治疗组66例和以西药任选治疗组57例，辨证组分为阳证阴证。阳证予当归承气汤加味（当归、枳实、芒硝、大黄、枸杞子、茯苓、白术各15g，制成合剂）；西药痰火内扰型予氯氮平、氯丙嗪，单用或合用，每日量不超过300mg；阴虚火旺型在上述药物上合用硫利达嗪，每日量不超过200mg。阴证中药予逍遥散加味（柴胡、当归、茯苓、白术、白芍、远志、黄芪、附片、甘草、大黄各15g制成合剂）；西药痰湿内阻型和阴虚亏损型予氯丙嗪、氯氮平，单用或合用。西药组对上述四型患者西医治疗可任选各种抗精神病药物，抗抑郁药物或抗焦虑药物剂量不限，经临床观察量表分析及3年后随访，结果均说明

辨证治疗组疗效优于西药任选组。郭育君报告86例精神分裂症通过与纯西药治疗比较，探讨银杏叶胶囊联合西药治疗精神分裂症效果及安全性。结果西药组总有效率为83.33%，中西结合组总有效率为90.48%，差异有统计学差异（$P < 0.05$）；两组治疗后PANSS、SANS均有改善，但中西结合组改善优于西药组，且中西结合组不良反应少于西药组（$P < 0.05$）。

癫痫病的治疗：汤小京将本病114例分为3型进行中西医结合治疗，服药时间3~24个月，原服西药者逐步减量渐至单服中药，取得了较好效果。宋世刚报道106例癫痫病患者按不同发作类型进行中西医联合用药，106例患者中总有效率为88.68%。采用中西医联合用药的方法治疗，大发作型和局限性发作型的疗效最好，总有效率基本上90%以上，其中大发作型控制和基本控制率比率为75.67%；局限型发作控制和基本控制比率为72.73%；小发作型和混合发作型疗效类似，控制和基本控制率之和分别为64.0%，63.16%；精神性发作疗效为最低，虽然其总有效率仅为85.71%，但控制和基本控制比率为57.14%。

（四）特殊用药方法

1. 灌肠法

将液体药从肛门注入大肠，通过直肠吸收治疗疾病或刺激排便的方法，适用于中风脑病神志昏迷，不能口服药物或不宜于口服的药物。常见的如下。

脑病神志昏迷或大便秘结者，可选用大黄30g，芒硝15g，菖蒲15g，郁金10g，枳实10g，陈皮10g，甘草5g，上药中大黄后下，芒硝待煎好后溶入，药物冷却后灌肠。

肾性脑病的头晕、恶心、心悸等，可选用大黄30g，牡蛎（先煎）30g，黄芪30g，制附片10g，公英30g，煎汤，待汤

温时保留灌肠，每天 2 次。

脑病见高热抽搐时，冰盐水灌肠及水合氯醛灌肠。

2. 熏洗法

将药物放水内煎沸后趁热熏洗，或用水蒸气或温水浴等利用药物和热促进气血的运行，促进瘫痪肢体的康复，用于中风或其他脑病引起的半身不遂，肢体痿废，活动不灵等症，药物可选透骨草100g，伸筋草100g，桂枝100g，防风100g，羌活30g，川芎60g，加水适量，煎水熏洗。

高血压肝阳上亢者，冠心病及身体极度虚弱者，禁用本疗法。

3. 埋线疗法

将消毒的羊肠线埋藏在特定的经络和穴位上，利用其经络和穴位的持续刺激作用，达到疏通经络、调和脏腑，治疗疾病的目的，适用于癫痫及各种脑病后遗症肢体瘫痪或痿废。

4. 中药涂搽法

中药涂搽是中医外治的一种疗法，可使药物经皮肤由表入里，激发经络之气，循经络传至脏腑，发挥药物作用，并可通过烤灯照射使药物疗效更好、渗透更快发挥作用。且安全性高，无全身不良反应，是一种简单有效、可操作性强、值得推广的治疗方法。可用于治疗中风后肢体肿胀、疼痛等。

5. 穴位注射法

将药物注射到特定的经络及穴位上，持续刺激穴位及经络，从而达到治疗疾病目的。龙耀斌采用穴位注射牛痘疫苗致炎兔皮提取物注射液的方法治疗脑卒中偏身感觉障碍，治疗组痊愈率为55.5%，无效率为5.5%；对照组痊愈率为33.3%，无效率为27.7%，治疗组痊愈率明显高于对照组。沈冰采用穴位注射治疗后偏瘫患者，不但运动功能有显著改善，感觉障碍也有所恢复。

主要参考文献

［1］魏士雄．刘琼．王平．王平教授关于《黄帝内经》的基本健康观［J］．时珍国医国药，2018，29（12）：3022．

［2］袁梦果，李建香，过伟峰．基于脑－肠轴浅探"脑病治肠"论治中风的科学内涵［J］．中国中医急症，2016，25（10）：1895-1896．

［3］高鹏，张娥，李燕梅．中医药治疗中风失语症用药规律分析［J］．中医学报，2018，33（8）：1490~1492．

［4］施侠威，林玲香，毛明江，等．从病症结合探讨治疗中风后半身不遂古方的用药规律［J］．新中医，2018，50（11）：29-31．

［5］徐敏，谢蓉，张现伟，等．基于数据挖掘的唐宋前后中风病古方用药规律分析［J］．新中医，2018，50（8）：29-31．

［6］张冬梅，冷向阳．基于中风病各期用药规律的证候动态变化规律分析［J］．长春中医药大学学报，2016，32（5）：1055-1056．

［7］郝婧萍．基于数据挖掘的中药防治中风先兆的用药规律研究［D］．辽宁中医药大学，2019：11-20．

［8］吴坚．中医治疗出血性脑卒中用药规律研究［D］．南京中医药大学，2016：12-40．

［9］赵艳青，滕晶．基于中医传承辅助平台系统的血管性痴呆组方用药规律分析［J］．中国中医基础医学杂志，2015，21（6）：739-741．

［10］范天田，王恒苍，马凤岐，等．基于SooPAT搜索引擎的中药复方专利治疗阿尔茨海默病用药规律挖掘研究［J］．中医药通报，2019，18（6）：40~43．

［11］孙燕富．郑绍周教授治疗多发性硬化用药规律分析［D］．河南中医药大学2017：11-31．

［12］王永强，王蕾．基于数据挖掘的中医药治疗多发性硬化组方用药规律分析［J］．中华中医药杂志，2016，31（85）：3050~3052．

第四章　提高临床疗效的思路方法

中医药临床疗效的取得必须依靠现代科学技术与手段、综合辨证论治以求诊断正确和辨证准确，同时也应保证治疗及时、用药合理，常涉及以下几个方面。

一、诊断正确

既要重视传统的四诊，也要结合近代国内外发展起来的腹诊、耳诊、面诊、手诊等全息诊断技术。同时，也应积极运用神经影像学检查如 CT、MRI、正电子发射 X 线断层扫描（PET）和单光子发射电子计算机断层扫描（SPECT）以及 DSA、CT 血管成像（CTA），磁共振血管成像（MRA）等和实验室检测技术，来延伸和发展中医的感官诊察，将中医的四诊扩大为"五诊""六诊"，以丰富中医学的诊断内容、提高诊断的正确性。

二、辨证准确

辨病与辨证相结合，一是在辨病的前提下分型辨证，即是在明确西医病的诊断以后，将病划分若干亚型，然后论治；二是以辨证为主，辨病做参考；三是宏观整体的辨证与辨病用药相结合。

中医临床要注重辨证的原则性与灵活性的巧妙结合，不应不顾此失彼。原则性即抓疾病的本质，抓主症，包括两个方面的内容：一是根据疾病的发展过程，临床表现特点，来探求疾病的原因，针对病因进行治疗，即所谓的辨证求因和审因论治；二是根据疾病发展过程中某一阶段的主要表现，了解机体或脏器本质的变化或质的转化。主症是病理本质的反映，抓主症是找出矛盾的主要方面，采取针对性的治疗措施。灵活性是根据疾病发展过程中临床

各个阶段的不同证候的变化和转化，以及因人、因时、因地制宜，并结合患者所处社会环境和思想因素等，即特殊性。在辨证治疗中既抓主症，又抓次症，既掌握原则性，又不丢掉特殊性，灵活而详细地辨证确可提高中医的临床疗效。然而，过度的灵活和详细，不易于经验的总结和推广，降低临床的可重复性。

三、中药制剂的现代化

脑病的急、危、重的特点，决定了传统的中药剂型如汤、散、丸、膏等已严重制约了中医药在脑病临床的疗效。因此，要提高中医药的临床疗效，中医药应实现中药制剂的现代化，以方便快捷的给药途径和确切的疗效，适应中风脑病抢救和治疗的需要。临床中，中药注射剂、配方颗粒等已在脑病中显现疗效。中药缓释、控释剂型及靶向制剂的研究如纳米粒、聚合物胶束、原位凝胶等已崭露头角并如火如荼地展开，研究提示这些制剂能够提高中药生物利用度、靶向治疗及延长半衰期的作用。同时，临床中也应密切关注中药制剂质量的稳定性、安全性的问题，以确保疗效的确切性。

四、善于发现中风脑病治疗中的共性、深化辨证论治研究

伴随着现代中医内科临床和中西医结合的不断深入，内科临床较系统地开展了辨病与辨证相结合的研究，促进了辨证论治的深化，使中医辨证论治在临床实践中突破了某些传统定式，得到不断发展。例如，对血瘀证的研究，在临床上发现多数疾病在其发生发展过程中，伴有不同程度，

不同形式，不同部位和层次的宏观显性血瘀症或微观隐性血瘀证，如中风病、癫痫、震颤麻痹、痴呆和精神疾病等，瘀血往往成为多数疾病或疾病的某一病程的主要病理改变，因而在临床中无论其宏观辨证如何，论治中除根据理法方药原则针对其宏观辨证遣方用药外，佐以活血化瘀，往往可提高疗效。因此，有人将活血化瘀药在众多情况下可视为增效剂。实质上其所谓增效作用仍是建立在调理气血，改善微循环，治疗潜隐性血瘀及微循环障碍基础上实现的。

主要参考文献

姜程曦，秦宇雯，赵祺，等. 中药现代化的模式与思考［J］. 世界科学技术，2018，20（8）：1485-1486.

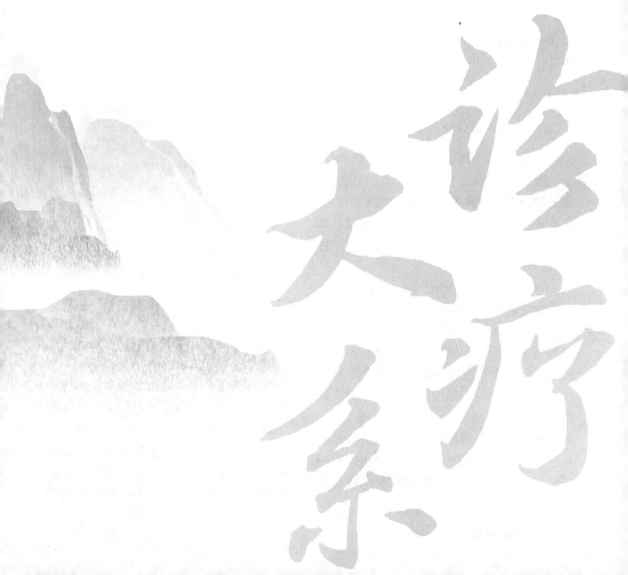

临床篇

第五章 脑梗死

脑梗死是指基于影像学或临床证据证实的脑部缺血导致的脑细胞缺血、缺氧死亡，引起相应神经损伤的神经功能障碍性疾病。在临床中可表现为缺血性卒中，即由局灶性脑梗死所致的突发性神经功能障碍，以及无症状脑梗死，即未见明显临床症状表现，但影像学存在病变证据。脑梗死中医病名为中风，发病表现为突然昏仆，呼之无应答或神志模糊，难以苏醒或醒后有半身活动不遂或半身无力、口舌㖞斜、言语不清或表达障碍等为主要临床表现，其起病急，变化快，属"昏仆""偏瘫""偏枯""喑痱"等证的范畴，随着对疾病的深入认识及标准化的推进，中医学目前统一将其归为缺血性中风。

一、病因病机

（一）西医学认识

1.病因及发病机制

根据中国缺血性卒中亚型 CISS 病因学分类分为大动脉粥样硬化（LAA）、心源性卒中（CS）、穿支动脉疾病（PAD）、其他病因（OE）和病因不确定（UE）五种类型。

（1）大动脉粥样硬化（LAA） 脑梗死的最常见的原因是动脉粥样硬化，在我国，据统计非心源性卒中患病率高达 46.6%，主要包括主动脉弓和颅内、颅外大动脉粥样硬化。尽管主动脉弓粥样硬化病变所导致的梗死灶类型与心源性卒中更为相似，从操作层面考虑归类到心源性卒中更容易，但其病变性质是粥样硬化，归类到粥样硬化应该更合理。在颅内及颅外大动脉粥样硬化研究中由于颈动脉内膜剥脱术以及血管内治疗的持续研究，对颈动脉粥样硬化并血管狭窄导致的卒中研究较多。大动脉粥样硬化导致卒中的发病机制为大脑动脉狭窄处不稳定斑块的破裂出血所引起的主干狭窄或闭塞、远端动脉栓塞、穿支动脉闭塞，以及血流动力学障碍所导致的低灌注位于分水岭区的梗死，也可能是动脉粥样硬化导致的慢性狭窄的基础上斑块破裂引起相关炎性因子反应，促进血小板聚集和血栓的形成，引起血管阻塞。

（2）心源性卒中（CS） 心源性卒中常见病因为心房颤动引起心房内血流缓慢，呈现高凝状态，以及血液内的炎性物质在心房形成血栓；此附壁血栓脱落后在血管内运行造成血管阻塞，引发缺血性卒中；瓣膜性心脏病也是导致心源性脑卒中的主要原因。瓣膜病变引起心肌缺血缺氧或者导致心肌损伤、导致血流缓慢与心内膜摩擦，形成血液瘀滞或附壁血栓的形成，造成栓塞。心源性卒中还可见于先天性心脏病如卵圆孔未闭、法洛四联症等，血栓经过异常通道引起脑栓塞。

（3）穿支动脉疾病 研究表明，在亚洲人群中，穿支动脉粥样硬化性疾病是导致急性缺血性卒中的重要病理生理机制之一。早期对穿支动脉疾病的认识提出穿支动脉供血区皮层下梗死有脑小血管病所致的腔隙性梗死、穿支动脉开口处闭塞、心脏来源的栓子造成穿支动脉栓塞。随着进一步的研究发现，提出穿支动脉粥样硬化梗死是由于穿支动脉本身的动脉粥样硬化性病变、载体动脉粥样硬化斑块堵塞穿支动脉开口、载体动脉粥样硬化斑块延伸至穿支动脉开口等导致穿支动脉开口处的狭窄和闭塞所造成的。相关流行病学调查未发现，穿支动脉卒中疾病的发生的独立危险因素，目前认为其发生仍与高血压、冠心病、糖尿病等多种因素有关。

（4）其他病因（OE）不能排除其他特殊疾病所导致的相关影响，可以通过现有的影像学、生化等相关检查排除血管疾病、感染疾病、血液系统疾病等。

（5）病因不确定（UE）见于辅助检查提示阴性未能找到病因或者检查不充分，需要进一步明确病因；亦可见存在两种或多种病因等。

2. 危险因素

研究表明，脑血管病的危险因素有不可干预因素年龄及性别，也有可干预因素如高血压、冠心病、高脂血症，以及不良习惯如吸烟、酗酒等。随着年龄的增长，脑血管病的发病危险性呈增加趋势。据统计，男性的发病率明显高于女性。可干预的因素有高血压、冠心病、糖尿病等主要危险因素。现论述如下。

（1）高血压 相关研究表明，高血压患者血压控制不佳是引起脑卒中发生的主要危险因素，原因与人们的生活方式的改变有关，血压的增高与脑卒中发生的风险概率呈正相关性。同时近十几年来的循证医学研究证实，将血压控制在合理的范围内可以有效地减少脑卒中的发生。

（2）吸烟 相关研究表明，吸烟会引起交感神经兴奋，导致血压升高，长时间会加速动脉粥样硬化，促使血小板聚集，甚至导致粥样斑块的形成。然而，被动吸烟也是脑卒中的主要危险因素。有学者研究证实长期被动吸烟者发生卒中的相对危险增高。研究表明，吸烟产生的尼古丁（N）和口服避孕药（OC）协同加重女性脑缺血损伤，其潜在机制尚不清楚。Diaz Francisca 团队研究发现，由于细胞色素 C 氧化酶活性的缺陷，口服避孕药通过改变线粒体功能而加重了尼古丁毒性。将大鼠随机暴露于盐水或 N 与 N+OC 中 16~21 天，然后随机分配到两个队列。其中一组患者行短暂性大脑中动脉闭塞，30 天后进行组织病理学检查。在第二组中，收集皮质组织进行无偏的整体代谢组学分析。与生理盐水对照相比，单独使用 N 或 N + OC 后梗死体积显著增加。由于糖代谢对脑生理至关重要，糖酵解改变会使神经功能恶化，从而加剧脑缺血损伤。

（3）糖尿病 研究表明，糖尿病是引起缺血性脑梗死的相关危险因素之一，尤其是长期血糖控制不佳的患者更易于出现脑梗死卒中，血糖水平的控制与脑卒中发生的概率呈正相关性。因此，长期血糖控制在稳定水平可以有效地减少脑卒中的发生。

（4）血脂异常 大量临床研究已经证实 TC、LDL 升高，HDL 降低与动脉粥样硬化的形成及心脏疾病的发生有一定关系，临床证据也显示应用他汀类等降脂药物可以降低血脂，稳定斑块，从而可降低脑卒中的发病率。

（5）肥胖 研究表明肥胖人群多发生卒中，与肥胖所导致的三高综合征有密切关系。有人研究了女性超重和脑卒中之间的关系，当 BMI 高于 27 以上时，与脑卒中的发生率呈正相关性。随着生活水平的不断提高，青少年过度肥胖也成为日益关注的问题，18 岁以后体重增加与缺血性卒中呈正相关性。

（6）高同型半胱氨酸血症 近年来同型半胱氨酸作为缺血性脑卒中危险因素，研究表明高同型半胱氨酸会促进动脉粥样硬化，是导致颅内小血管及颅外大动脉血管病变引起的缺血性脑卒中主要因素之一。王飞应用 Logistic 逐步回归分析可能的危险因素与缺血性脑卒中之间的关系，对缺血性脑卒中与健康患者进行临床对比研究，结果显示 HCY 与缺血性脑卒中的关系受

VitB$_{12}$ 及 FA 水平影响，伴有叶酸和维生素 B$_{12}$ 缺乏的卒中患者，同型半胱氨酸也会相应增高。另外，有研究表明联合应用维生素 B$_{12}$、叶酸治疗，可以降低血浆同型半胱氨酸水平。

（7）代谢综合征　代谢综合征是指人体的蛋白质、脂肪、碳水化合物等物质发生代谢紊乱的病理状态所导致的复杂性代谢紊乱症状。相关研究表明，代谢综合征患者发生脑血管卒中的风险是非代谢综合征的 1.75 倍。代谢综合征是常见心脑血管的多种危险因素集合。因此，及时诊断、积极干预和制定治疗方案如控制血压、降低血脂、控制血糖等针对代谢综合征的治疗可以有效减少缺血性脑卒中的发病概率。

（8）缺乏体力活动　适当的体力劳动可以增加人体免疫力、预防高血压、糖尿病、改善机体循环，相关研究分析显示，适当的体力活动或适量的运动可以有效减少卒中风险，缺乏锻炼的人与经常锻炼者相比发生卒中风险的概率会相对偏高。适当体力运动还可以维持正常体重，减少胆固醇，降低低密度脂蛋白，从而可以减少心脑血管疾病的危险因素。

（9）饮食与营养　研究表明，摄入大量的脂肪和胆固醇可以增加动脉粥样硬化的形成，高盐饮食也可以促进动脉硬化的形成，这些都是导致脑卒中的主要危险因素。大量观察性研究显示，食物种类的摄入也可以影响卒中的发生，比如补充足够的水果、蔬菜以及鱼类，缺血性卒中的风险性可以降低。另外，微量元素的摄入也对卒中有一定的影响，钠摄入过多可以增加卒中的发生概率，钾摄入量增多伴随卒中危险性降低。

（10）口服避孕药　避孕药会降低糖耐量，影响糖、蛋白质、脂肪代谢，促使血压升高、动脉硬化。同时，避孕药对雌激素的影响会使凝血因子增高，增加血栓性

疾病发生的危险性。口服避孕药会诱发集体的脂代谢紊乱，同时可能导致血压升高，凝血因子增加，使机体呈现高凝状态，从而增加脑卒中的发生率。建议女性应尽量避免长期应用口服避孕药，尤其对合并有心脑血管其他危险因素的患者，更应停用口服避孕药物。

（11）睡眠呼吸紊乱　睡眠呼吸紊乱的患者表现为睡眠 - 觉醒状态紊乱，相关调查研究表明，习惯性打鼾会导致不同程度的上呼吸道睡眠时受阻，有可能引发缺血性卒中。一些学者经过研究证实，由于阻塞性睡眠呼吸暂停导致的日间睡眠过度与卒中的发生之间存在相关性。

（12）高凝状态　大多数患者无论是获得性还是遗传性原因导致的高凝状态都与静脉血栓的形成有很大关系，而与动脉性缺血性卒中关系不大。抗磷脂抗体出现的机会更多的年轻女性缺血性卒中患者。近期一项研究结果显示，对抗磷脂抗体阳性的患者应用低剂量的阿司匹林对卒中不能起到预防作用。现在仍然没有可靠的证据证实遗传性血液高凝状态与卒中的相关性。

（13）炎症　动脉粥样硬化性斑块受炎性因子的影响较大，研究表明，炎症可以造成动脉粥样硬化性斑块体积增大、易脱落，不稳定性增加，从而引发卒中。因此，超敏 C- 反应蛋白以及脂蛋白磷脂酶 A2 与卒中的发生具有一定的相关性。此外，以炎性表现为主的疾病：如风湿性关节炎、系统性红斑狼疮等慢性系统性免疫炎性疾病也可增加卒中风险。

（14）饮酒过量　研究表明，饮酒是导致大动脉粥样硬化及颅内血管狭窄的独立危险因素，大动脉粥样硬化性与颅内血管狭窄的严重程度与饮酒量及饮酒频率呈正相关性，饮酒量增加及饮酒频率过多，可以增加大脑动脉硬化程度及颅内血管的狭窄严重程度，从而是脑卒中的发生风险增

大。然而，也有相关研究表明，少量饮酒对脑卒中具有保护作用。

3.病理生理

（1）缺血性损伤 一般情况下，脑部血液灌流减少时，可以通过改变自身血管张力和循环氧摄取代偿来维持局部脑血流量和氧代谢率。平均100g脑组织每分钟血液的需要量为50ml。缺血性的损害可引起需氧代谢衰竭、电衰竭、离子衰竭等一系列的改变。最初脑缺氧时，局部血管通过扩张来维持最大的过氧摄取量，当缺氧进一步发展，脑灌流下降至正常的40%~50%时，将迎来电衰竭时期，此时脑组织处于中度缺氧时期，脑电活动会变慢，脑功能活动出现障碍，临床上表现出一定程度的神经功能缺损。当脑血流量降至正常的20%~30%时，进入离子衰竭期，此时细胞外液K^+浓度明显增高，Ca^{2+}显著减少，细胞结构被破坏，出现不可逆损害。

颅内外血管侧支循环丰富，但个体差异大，脑血管发生阻塞后，脑损伤的程度与侧支循环的建立有很大的关系，侧支循环是否能够代偿，不仅决定了缺血性卒中血供变化，而且是影响卒中缺血半暗带范围的主要因素。

（2）微循环障碍 大脑的微循环由大脑主要动脉的终末分支在形成终末毛细血管网之前形成小动脉供给脑组织血液。脑组织血液供应与脑血流量、血管口径、脑血流灌注压代偿等有一定关系，脑血流灌注压可以在一定范围内波动，机体可以通过小动脉和毛细血管平滑肌的调节来维持血流的相对稳定。而脑血流量与血液黏滞度成反比，血液黏度越高，脑组织血流量越低，随着血液黏度增高，也更容易发生红细胞聚集形成血栓。因此，改善脑微循环，降低血黏度，增加脑组织血流量可以改善脑缺血的预后。

（3）病理改变 在21世纪卒中新定义美国心脏及卒中协会对医学专业人员声明中指出：由受累神经元以明亮的嗜酸性神经元细胞质以及神经元细胞体代替嗜碱性胞质和明显核仁化的细胞核，细胞核的改变将晚于细胞质着色的改变。神经元细胞在有含氧血供的情况到发生上述病理学改变大概需要经历6~10小时。在开始的短暂时间内，可以通过电子显微镜观察神经元细胞质及细胞膜发生的变化，随后一旦出现不可逆的脑细胞坏死并在1~2小时内死亡，则在光学显微镜下也无法观察到神经病理学异常，同时组织会迅速自溶，缺血脑组织的超微结构改变无法在尸检中验证。虽然长时间脑缺氧或脊髓缺氧，但现实并没有破坏邻近神经元细胞体及神经元外观完整性。而严重缺血缺氧的脑梗死则表现为脑或者脊髓某区域内存在融合性神经元缺血改变，及变化多样的严重空泡形成、神经毡的极度苍白。

脑白质组织苍白结构界限分明，其中的神经轴索球状体可通过神经丝或淀粉样前体蛋白抗体染色显现出来，由于缺乏神经元结构，脑白质在梗死时期处于亚急性或急性梗死通常难以识别。

脑损伤造成的细胞缺血缺氧可能导致其他类型的神经元死亡，从而发生细胞凋亡。核内染色质团块和最终的凋亡小体形成是细胞凋亡的形态学特征。细胞自由基诱导的损伤和自噬作用在组织学上以大的空泡形成、细胞质浓缩、簇状分布的细胞核为主要表现。由于某种原因或者相关的多种原因所造成的脑细胞的损伤，从而发生不可逆性的脑损伤，造成脑缺血缺氧以及神经元的死亡，这些现象会以固定的进展发生，但时间发展上不一定具有一致性和固定性，主要原因在于个体差异，病理学变化进展不同。一般而言，多形核中性粒细胞渗出一般出现在梗死灶内或梗死周围的毛细血管中，通常出现的时间是发生坏死后1~2天内。细胞坏死发生的5~6天内，巨噬细胞侵入坏死区，巨噬细胞以及小胶质细胞代表着单核细胞的两种转化形式，但单核细胞向梗死脑组织内的迁移的时间较长，可持续4~5周。病理研究发现，巨噬细胞和小胶质细胞具有几乎相同的免疫组化标记物（如CD68$^+$和Ibal$^+$），其中许多巨噬细胞，包括满载脂质的细胞，可能终生存在于患者梗死灶内，在坏死后5~10天内，梗死灶内和梗死灶周围有新的毛细血管出现。最后，梗死灶形成周围围绕着大量活化的星形胶质细胞囊性空洞，在使用胶质纤维酸性蛋白抗体进行免疫组化染色后，大量的细胞囊性空洞将易显示，从而可以看到任意方向的胶质血管束横穿于囊性空洞中。

研究发现，在梗死的大脑皮质内还存在一个现象，就是高度胶质化的皮质软脑膜下层的持续存在。大脑梗死部位的坏死区以及周围的死亡神经元及轴索所被描述的"木乃伊化"或"铁质化"现象是由于其周围可能被钙和铁包裹。一旦出现梗死灶，不论是腔隙梗死或者是较大囊性梗死灶，周围就会被包绕着星形胶质细胞的囊性空洞，这是梗死的基本特征，而且会持续存在。

（4）代谢紊乱

①脑卒中会造成大脑在缺氧时会产生无氧酵解反应，导致大量乳酸蓄积，造成内环境改变，甚至出现严重紊乱。乳酸堆积可以使脑血管内皮损害，引发水肿，导致血管狭窄，而且脑水肿是引起脑卒中死亡的常见原因；二是乳酸过度还可以导致大量神经元坏死，血管痉挛，进一步扩大血管梗死范围。

②产生脑缺血瀑布效应：所谓缺血瀑布效应即缺血引起的生化反应和代谢改变所导致的恶性循环。Ca^{2+}大量内流，促使细胞内Ca^{2+}浓度增加，引起血管痉挛，同时K$^+$大量溢于细胞膜外，使胶质细胞和神经元发生细胞毒性水肿，细胞毒性水肿导致脑血流量进一步下降从而加重缺血。缺血后再灌注则会使脑水肿进行性加重，脑水肿的严重程度与缺血严重程度、缺血范围及持续时间有关，及时发现，早期治疗可以避免不可逆性损害发生。

（5）再灌注损伤　脑卒中再灌注损伤与缺血后是否及时处理关系密切，一般而言，如果血管缺血时间较为短暂，神经细胞缺血缺氧时间少，神经功能有可能恢复，如果梗死区血管缺血缺氧不能得到及时改善，可能会导致缺血区血管壁受损，再灌注容易引起出血性梗死或者再灌注，可加重脑水肿，导致继发性神经元坏死。

（二）中医学认识

1.病因

中医认为，中风的发生有多种致病因素，其中素体禀赋不足或因年老体衰致使气血亏虚，运行不畅，瘀滞脑络，或劳倦内伤致精亏血少，或贪食肥甘厚味，阴血匮乏，虚阳浮越，化风上扰；或是房劳过度导致纵欲伤精，精亏血少，虚火上浮胃受损，痰浊内生，阻滞经脉；或情志不遂等，均可导致使气血运行不畅，逆乱而行，引发脑脉瘀阻致病。现根据其病因病机论述如下。

（1）禀赋不足，年老虚衰　先天禀赋不足，抵抗力弱或因"年四十而阴气自半，起居衰"。年老体虚，阳气渐衰，鼓动气血无力，或久病耗伤气血，导致气血亏损，运行不畅，导致脑髓失养；气虚血运无力，血流不畅，脑脉瘀滞不通；阴血不足，阳气相对偏亢，导致阴不制阳，或因情志过极，使阴亏于下，阳亢于上，阳亢化风，挟痰浊瘀血上扰清窍，瘀滞脑脉，发为本病，正如叶天士在《临证指南医案》中指出："肝血肾液内枯，阳扰风旋乘窍。"

（2）劳倦所伤，内风动越 阳气过度亢奋而扰动机体，所谓"阳气者，烦劳则张"或操劳太过，阳气过耗，形神失，三者使阳气上张而内风旋动，引动风阳，气火上浮迫血上涌，或挟痰浊瘀血上蒙清窍，阻滞脑脉。

（3）饮食不节，痰浊内生 过食肥甘厚味，导致脾胃受损，或饮酒过度，酿生湿热，脾失健运痰湿内生又可痰瘀化热，导致肝风内动挟痰上扰，壅滞脑脉。

（4）五志过极，气郁化火 七情失调，气机不畅。血行瘀滞，阻于脑脉，心火暴甚，引动内风，或郁怒伤肝，肝阳暴张，内风旋动，气血逆乱于上而冲犯脑络，阻于脑窍。

（5）停痰留瘀，上逆犯脑 多由外邪入侵，损及心气，致使血行无力，气机不振。血停为瘀，湿凝为痰，瘀痰互结，伏于心脉，脉来迟涩结代，成为本病的继发因素。情志诱因，气血逆乱，引发伏邪，痰瘀随气血上逆犯脑，阻滞脑络，发为半身不遂，偏身麻木，口舌歪斜，舌强不语诸症。

（6）气候变化 素体气血失调，阴阳失衡，风火、痰瘀等致病因素因环境、气候变化而诱发，可导致发病。该病发生多见气候骤变之时，尤其是季节交换之时，温差变化大，脉道不利，或津液匮乏，血虚而燥，运行不畅等，发为中风。

以上诸因，痰瘀内结为其关键，脏气虚弱是形成痰瘀互结的根本原因。痰瘀生成之后，可单独为患，也可相互结合致病，其伏于心脉血液之中，是为中风病"风"的物质基础之一。倘有诱因相引，气血逆乱，触动血脉中素有之瘀血痰浊，上犯清窍，阻塞脑络，而见中风之诸症。

2. 病机

中风病的病机多归于风、火（热）、痰、瘀、虚，诸多致病因素可相互影响，常两种或两种以上并存，多因肝风内动，气血逆乱，直冲犯脑或风痰上扰清窍，导致神明不清，中风神昏或多因内火扰神或伤阴而致阴虚不能制阳，阳极化风，风火相煽，气血逆乱，血溢脉外，或见于素体脾虚，脾为生痰之器，脾失健运，痰浊内生，痰郁化热，引动肝风，夹痰而上扰蒙蔽清窍；又或者由于年老体衰或素体气血亏虚，血液运行无力或阴虚内灼津液，津液匮乏，血液运行不畅而致瘀阻于脉道，脑络脉道不利，血瘀脑脉而发中风；至于虚者，多由于气血阴阳之气匮乏，气虚血液运行无力，即所谓"虚气留滞"或阴虚则不能制阳，内风动越，上扰清窍。

本病的发病部位为脑，涉及肝、心、脾、肾等多个脏腑。病情轻者，伤及脑脉，多病在经络，临床多以半身不遂、口舌歪斜、肌肤麻木不仁为主症。初起多神清，若疾病控制不佳，进一步发展可出现神昏，甚则谵语，则是病从经络深入脏腑，病情由轻转重。若初期神昏，不省人事，多病在脏腑，病情较重，若经治疗后神志有所改善，则病情有重转轻。病情无好转者，则会进一步引起痰火炽盛，耗灼阴精，阴损及阳，阴竭阳亡，阴阳离决，则出现口开目合，手撒肢冷，气息微弱等中脏腑之脱证，甚可危及生命。

中风病在急性期以实证为主，多因风、火（热）、痰、瘀为主两种或两种以上致病因素，常见风痰上扰、风火相煽、痰热腑实、痰瘀互阻等为病证，恢复期及后遗症期则以虚中夹实为主，多见气虚血瘀、阴虚阳亢、阴虚风动等病证。通常情况下，若病情由实转虚，为病情趋于稳定；若病情由虚转实，常见外感或复中之证，则提示病情波动或加重。中风后愈后若不能按时服药，重视易感因素，养成良好的生活习惯，常反复发作，部分轻证患者也可出现情绪低落、寡言少语等郁证之象，或损伤脑络后出现智能下降、痴呆等表现，重者因活动受限，长期卧床，又可引发喘咳等并发症，预后较差。

二、临床诊断

（一）西医辨病诊断

1. 临床诊断要点

①急性起病；②局灶神经功能缺损（一侧面部或肢体无力或麻木，语言障碍等），少数为全面神经功能缺损；③影像学出现责任病灶或症状/体征持续24小时以上；④排除非血管性病因；⑤脑CT/MRI排除脑出血。

2. 根据病变血管分型

（1）颈内动脉闭塞　颈内动脉可分为颅内段和颅外段，其分支有眼动脉、后交通动脉、脉络膜前动脉、大脑前动脉及大脑中动脉，颈内动脉闭塞的主要由颈内动脉血管动脉粥样硬化狭窄导致，颈内动脉闭塞后的临床表现出症状表现严重程度主要取决于侧支循环的状况，与Willis环动脉发育情况和颈内动脉侧支循环建立状况严重程度有较大差异。颈内动脉闭塞可出现一过性视物模糊，持续时间短暂或偶见永久性失明，病变累及颈内动脉外壁上的交感神经纤维受损可出现Horner征，远端大脑中动脉出现血液供应不佳，优势半球受累可伴失语症，同时临床表现出对侧肢体偏瘫、偏身感觉障碍和（或）同向性偏盲等。部分患者则表现为发作性的晕厥和偏瘫或肢体抖动性的TIA发作或者认知功能出现障碍，严重者可导致脑疝死亡。非优势半球受累可有体象障碍。体检可闻及颈动脉搏动减弱或闻及颈内动脉血管杂音。

（2）大脑中动脉闭塞　大脑中动脉梗死闭塞的原因主要是由于源自颈内动脉近端斑块或心源性栓子引起的栓塞或者血管

动脉粥样硬化。大脑中动脉主干闭塞表现较为严重的中央支和皮质支供应区的循环障碍，临床上表现上出"三偏"综合征，即病灶对侧偏瘫、偏身感觉障碍及偏盲，上下肢瘫痪程度相同，大脑中动脉上主干闭塞或狭窄表现为偏瘫，但上肢重于下肢，偏身感觉障碍，共同偏视，非优势半球表现出体象失认，优势半球表现出现完全性失语症，大脑中动脉下主干闭塞或者狭窄，临床表现为视野缺损或Wernicke失语。大脑中动脉中央支闭塞可表现为对侧上下肢同等程度的中枢性瘫痪。大脑中动脉中央支之后闭塞可发生患侧半球外侧面广泛的缺血，严重者梗死面积大可引起不同程度的意识障碍甚至脑疝的形成。大脑中动脉皮质支闭塞后临床表现为病灶对侧面部、上下肢瘫痪及感觉缺失，深穿支闭塞表现为对侧中枢性偏瘫以及偏身感觉障碍。

（3）大脑前动脉闭塞　大脑前动脉是颈内动脉分支，分为皮质支和中央支。大脑前动脉闭塞，临床主要表现为对侧中枢性偏瘫、对侧下肢感觉障碍以及排尿困难。分出前交通动脉前主干闭塞后表现出无症状，但双侧动脉若起源于同一个大脑前动脉主干时，会造成双侧大脑前、内侧梗死，导致截瘫、二便失禁、运动性失语综合征和额叶人格改变等。分出前交通动脉后大脑前动脉远端闭塞可引起对侧的足和下肢的感觉运动障碍，上肢以及肩部轻型瘫痪，面部和手部运动及感觉不受影响；若旁中央小叶受损会出现尿失禁、反应迟钝，额极与胼胝体受损会出现欣快和缄默反应；若额叶受损会出现对侧强握及吸吮反射和痉挛性强直。大脑前动脉深穿支闭塞会引起对侧中枢性面舌瘫、上肢近端轻瘫。

（4）大脑后动脉闭塞　大脑后动脉包括中央支及皮质支，大脑后动脉闭塞一般不会造成全部供应区的损害，一侧病变可引起病灶对侧同向性偏盲，伴有视幻觉、视物变形等。大脑后动脉分支闭塞，根据其受损的穿支不同，临床表现也不相同，其中，丘脑穿支动脉闭塞可引起小脑性共济失调，意向性肢体震颤，丘脑膝状动脉闭塞，可引起短暂性对侧肢体轻偏瘫，对侧肢体感觉障碍。大脑后动脉皮质支闭塞可引起视野缺损和记忆力缺失。

（5）椎–基底动脉闭塞　血栓性闭塞多发生于基底动脉起始部和中部，栓塞性闭塞通常发生在基底动脉尖。基底动脉的脑桥支闭塞致双侧脑桥基底部梗死，临床表现为失语，眼球活动受限，吞咽、构音障碍、四肢瘫痪等。基底动脉短旋支闭塞，表现为同侧面神经、展神经麻痹和对侧偏瘫。基底动脉的旁中央支闭塞，表现为同侧周围性面瘫、对侧偏瘫和双眼向病变同侧同向运动不能。基底动脉尖综合征通常是指基底动脉尖端分出小脑上动脉和大脑后动脉闭塞后导致视觉障碍、动眼神经障碍及瞳孔异常、行为异常等。

2. 相关检查

（1）实验室检查　一般检查包括血常规、凝血功能测定、血脂、血糖、肝功能、肾功能、电解质、心肌酶、血流变、同型半胱氨酸等相关检查结果具有一定参考指导价值。

（2）影像学检查　急诊平扫 CT 可以早期鉴别脑出血和脑梗死，但脑梗死一般 24 小时后在 CT 上呈现出低密度病灶。对于脑梗死的诊断，MRI 的应用优于 CT。尤其是 DWI 在发现、诊断早期脑梗死上更敏感，被作为脑梗死诊断的金标准。PWI 可显示是利用快速增强扫描技术，静脉内快速注射造影剂，根据造影剂的信号强度改变的大小描述脑组织灌注情况的扫描方法，可以监测脑血流动力学状态。梯度回波序列是利用梯度磁场反转方式达成聚焦，利用梯度回波序列可发现 CT 不能显示的无症状性微出血，但目前尚无可靠证据用来指导溶栓或抗栓治疗。

（3）血管病变检查　颅内、颅外血管病变检查可以帮助了解脑卒中病因，临床上可以指导选择治疗方案。TCD 对早期血管狭窄具有重要的筛查意义，经济实用无创伤使其成为脑梗死常规的检查项目。MRA、DSA、CTA 可以直观地显示出颅内大动脉的狭窄和其他血管的病变。

（4）腰穿　根据患者临床症状疑似为蛛网膜下腔出血时，但头颅 CT 检查并未显示出为蛛网膜下腔出血，或无条件进行头颅 CT 检查时，一般脑梗死患者脑脊液常规生化检查正常，无法以此为依据确证脑梗死。

（5）超声心动图检查　对于房颤、心脏附壁血栓的筛查，早期的心脏彩超可以明确栓子的是否存在，对脑卒中不同的类型具有一定的鉴别及诊断意义。

（二）中医辨证诊断

中风多发病骤然，变化迅速，病变涉及多个脏腑，症状多变，临床应结合中医四诊合参辨证。

望诊：多见半身不遂、口眼歪斜、面红目赤或面色无华，重则牙关紧闭、两手握固，舌红苔黄或舌上见瘀斑瘀点或见舌苔薄白而腻。

闻诊：言语謇涩或舌强不语，口中或有臭秽之气或正常，伴有消渴者可有烂苹果气味。

问诊：多有头痛、头晕、咽干口苦、腹胀、便干或便秘、两目干涩、失眠健忘、烦躁易怒，腰膝酸软、自汗、心悸等表现。

切诊：脉多见弦或弦数或弦滑，也可见脉弱无力等。

中风可因内伤积损、饮食不节、体态肥盛或痰热内生、气虚痰湿等发病，根据临床表现将其概括为以下几个证型进行辨治。

1. 中经络

（1）风阳上扰

临床证候：半身不遂、偏身麻木、言语謇涩、口舌歪斜，头晕头痛、少寐多梦、面红目赤、烦躁不宁、口苦口臭，便干尿赤，舌质红或绛，少苔或薄黄苔，脉弦有力。

（2）风痰阻络

临床证候：半身不遂，偏身感觉障碍，言语不利，头晕目眩，舌质淡暗，苔白或腻，脉弦滑。

（3）痰热腑实

临床证候：半身不遂，口角歪斜，伸舌偏向一侧，言语不利，腹胀便秘，头晕，咯痰不爽或痰多色黄，舌质暗红或暗淡，苔黄腻，脉弦滑或偏瘫侧弦滑而大。

（4）气虚血瘀

临床证候：半身不遂、口眼歪斜、言语不清甚至不能言语、偏身感觉障碍或麻木不仁、面色苍白、气短乏力，或心悸自汗、大便稀溏，舌淡或紫暗，舌苔薄白或白腻。脉沉细或涩。

（5）阴虚风动

临床证候：半身不遂、口眼歪斜、言语不清甚至不能言语、偏身感觉障碍或麻木不仁、烦躁易怒、失眠、眩晕耳鸣、五心烦热，舌质红绛或暗红，少苔或无苔，脉细弦或细弦数。

（6）脉络瘀阻

临床证候：半身不遂、口眼歪斜、言语不利或失语、偏身感觉障碍或麻木不仁，或肢体拘急、关节酸痛，舌质暗淡或有瘀斑，苔薄黄，脉浮弦或弦细。

2. 中脏腑

（1）痰瘀内闭

临床证候：半身不遂、口舌歪斜等症逐渐加重，致使神志恍惚、痰多、烦躁不宁或有抽搐，舌红或红绛，苔黄腻或黄燥，脉弦数或弦滑。

（2）痰蒙清窍证

临床证候：神志昏蒙，半身不遂、口眼歪斜、言语不利或失语、偏身感觉障碍或麻木不仁，痰多不易咳出，面白唇暗，二便失禁，舌质暗，苔白腻或黄腻苔，脉沉滑。

（3）元气败脱证

临床证候：神志昏迷，目合口开，肢冷汗多，二便自遗，舌质紫暗，苔白腻，脉微欲绝。

三、鉴别诊断

（一）西医学鉴别诊断

1. 出血性中风

出血性中风和缺血性中风临床都会可能会出现肢体活动或意识障碍，但有10%的脑出血患者发病时意识清晰，脑脊液不含血，小量的脑实质内出血，由于出血性周围的水肿带的缓慢形成，也可使局灶体征逐渐加重，与脑梗死临床不易鉴别，CT扫描或MRI可明确诊断。

2. 颅内占位性病变

二者都可能存在肢体活动不利或意识障碍，但慢性硬膜下血肿和部分脑脓肿、脑肿瘤等也可以突然起病，表现为局灶性神经功能缺失，甚至呈进行性加重，酷似进展性脑梗死。且慢性硬膜下血肿多有外伤史，脑血管造影对其诊断有决定意义。脑脓肿与脑肿瘤CT扫描、MRI及MRA也不难鉴别。

3. 颅脑损伤

二者可能都存在肢体活动或意识等方面的问题，但脑卒中发病过程中常有突然摔倒，致有头面部损伤，需要鉴别的是因摔伤而致神经功能障碍，还是因脑卒中后偏瘫而致摔跌。特别是当患者有失语或意识障碍，不能自述病史时尤须注意。

4.高血压脑病

二者都可能出现偏瘫、头痛及意识不清，但高血压脑病血压明显偏高，常在200/120mmHg以上。或平均动脉压（舒张压+1/2脉压）在150~200mmHg之间。眼底检查常有视盘水肿、视网膜出血及渗出，降低血压后，局灶神经损失症状常迅速恢复，可资鉴别。

（二）中医学鉴别诊断

1.与痫病的鉴别

二者都有突然发作，中风严重者会伴有意识障碍。痫病患者虽起病急骤，突然昏仆倒地。但神昏多为时短暂，移时自行苏醒，醒后如常人，没有半身不遂、口舌喝斜及语言障碍现象。血栓性梗死的神昏多渐进形成，昏迷时间较长，多难自行苏醒；痫症发作多见于青年及儿童，且有多次类似发作病史，中风则多见于50岁以上。

2.与昏迷的鉴别

严重的中风和昏迷都表现为意识障碍。但中风有半侧肢体活动不利、口眼喝斜、舌强不语或言语不清等，可资鉴别。

3.与痿病的鉴别

二者都可能有肢体肌肉活动障碍，但痿病是以肌肉萎缩、筋脉弛缓、软弱无力为主症。肢体关节一般不痛，或有发热等前驱症状。肺热叶焦、脾胃虚弱或肝肾阴虚是其主要病机，病初即可见肌肉萎缩；中风后遗症期也可见肌肉萎缩，为失用性萎缩，但多局限在患肢长期不能活动之后的某组肌群。长期瘫痪之后方可形成。

四、临床治疗

（一）西医治疗

1.治疗原则

脑梗死的治疗要根据患者的发病时间、症状（如患者是否突然出现肢体麻木、口角歪斜、言语不清或失语、恶心、呕吐、意识障碍等）、年龄、脑卒中类型、病情严重程度、基础的疾病等多个方面尽早进行评估，制定个性化治疗方案。尤其对超早期争取时间进行简要评估后及时进行急救处理，应尽快送往就近有条件的医院，尽可能在到达急诊室后20分钟内完成头颅CT检查，并紧急开始救治工作，尽快完善实验室等相关检查等，发病6个小时以内患者，如果符合溶栓适应证，可尽早争取时间进行溶栓治疗，提高临床疗效。

2.综合管理治疗

根据2018年急性脑卒中指南指导意见，为提高脑卒中疗效，西医学采用卒中单元综合管理模式，即一种形成组织化专业医疗模式用于管理住院脑卒中患者，由专业化的脑卒中医师、护士和康复人员组成，进行多学科合作治疗，为脑卒中患者提供系统综合的规范化管理模式，包括药物治疗、肢体及语言训练康复、恢复期心理康复、健康教育宣教等，进一步提高临床治疗疗效，改善脑卒中患者生活质量。指南推荐收治脑卒中患者的医院应尽可能建立卒中单元，所有急性缺血性脑卒中患者应尽早、尽可能收入卒中单元（1级推荐，A级证据）或神经内科病房（2级推荐）接受治疗。

（1）一般支持治疗

①吸氧与呼吸支持：根据脑卒中患者的血氧饱和度的情况，无呼吸功能障碍及低氧的患者可以不进行常规吸氧；对于血氧饱和度过低的患者，必要时依据动脉血气分析结果中氧分压情况给予必要时吸氧，应维持氧饱和度＞94%；对于意识障碍的患者，要保持气道通畅，气道分泌物较多的患者，要及时清理气道分泌物，气道功能严重障碍者应及时改善通气，给予气道支持治疗，必要时行气管插管或气管切开，

应用呼吸机辅助呼吸。

②心脏功能监测与心脏功能异常处理：脑梗死后 24 小时内应常规及时进行心电图检查，既往存在心脏功能衰竭的患者要及时完善心脏彩超检查，必要时要行持续 24 小时心电监护检测，对心律失常的患者要及时查明病因，对早期发现阵发性心房纤颤或严重心律失常等心脏病变，要及时根据原发病进行规范化治疗，同时保持电解质平衡，防止高钾或低钾造成的心律失常。

③体温控制：对高热的患者要及时查找出发热原因，对于持续中枢热，体温 > 38℃ 要及时进行物理降温；其他感染原因引起的高热，要及时留取痰液、尿液、血液等进行培养，查找病原菌，经验性的抗生素治疗后，根据药敏及时进行调整，避免滥用或不合理应用抗生素造成菌群失调，细菌耐药等严重后果。

④血压控制：血压的调节和控制有时间和个体化的差异，缺血性脑卒中 24 小时内收缩压 ≥ 200mmHg 或舒张压 ≥ 110mmHg，需要降低血压，卒中早期降压 24 小时内不应该超过原来血压水平的 15%，常用药物有肾上腺受体阻断剂如拉贝洛尔，钙离子拮抗剂尼卡地平等静脉药物，早期建议使用微量输液泵降血压药，以方便调控血压，避免使用口服药物引起血压急剧下降，难以控制。

卒中后低血压常见于主动脉夹层、血容量减少及心输出量减少，查明原因后，对于血容量减少的患者可适当补充血容量，若补充血容量仍无法达到理想血压的患者，可以适当予以血管活性药物，防止脑灌注不足。

⑤血糖控制：脑卒中患者血糖波动大，可能会加重脑损伤，不利于疾病的康复。血糖超过 10mmol/L 时应及时调控血糖，可给予胰岛素治疗。血糖低于 3.3mmol/L 时，可给予 10%~20% 葡萄糖口服或注射治疗。

目标是将血糖值控制在 7.7~10mmol/L。

⑥营养支持：卒中患者有意识障碍、呕吐、吞咽困难等症状，存在营养不良的风险，应根据个体化需求及时制定营养计划。存在应激性溃疡导致消化道出血或肠梗阻、消化功能障碍的患者，应早期在治疗消化道出血的基础上，及时使用肠外营养支持，补充碳水化合物、氨基酸、脂肪、丙氨酸 – 谷氨酰胺等。不存在消化功能异常的患者应尽早口服进食或鼻饲留置饮食，及时补充营养。

（2）特异性治疗　特异性治疗指针对脑卒中所造成的脑血管缺血损伤病理变化中某一特定环节进行的干预。近年研究热点为改善脑血循环的多种措施，如溶栓、抗血小板聚集、抗凝、降纤、扩容等方法及神经保护的多种药物。

①溶栓：治疗是早期恢复血流的主要治疗方式，可以改善缺血半暗带，恢复梗死区域血流，常用的溶栓药物有重组组织型纤维蛋白溶酶原激活剂（rt-PA）、尿激酶（UK）、阿替普酶，研究表明，在无禁忌证且有临床适应证的情况下，发病 3~4.5 小时内，根据患者的个人情况，可以优先选择 rt-PA 溶栓。

适应证：年龄 ≥ 18 岁；发病 4.5 小时以内（rt-PA）或 6 小时内（尿激酶）；脑功能损害的体征持续存在超过 1 小时，且比较严重；脑 CT 已排除颅内出血，且无早期大面积脑梗死影像学改变；患者或家属签署知情同意书。

禁忌证：既往有颅内出血，包括可疑蛛网膜下腔出血；近 3 个月有头颅外伤史；近 3 周内有胃肠或泌尿系统出血；近 2 周内进行过大的外科手术；近 1 周内有在不易压迫止血部位的动脉穿刺；近 3 个月内有脑梗死或心肌梗死史，但不包括陈旧小腔隙梗死而未遗留神经功能体征；严重心、肝、肾功能不全或严重糖尿病患者；体检发现有活动性出血或外伤（如骨折）的证据；已口服抗凝药，且 INR > 1.7 或 PT > 15s；48 小时内接受过肝素治疗（APTT 超出正常范围）；急性出血倾向，血小板计数低于 $100 \times 10^9/L$，血糖 < 2.8mmol/L 或 > 22.2mmol/L；头颅 CT 或 MRI 提示大面积梗死（梗死面积 > 1/3 大脑中动脉供血区）血压：收缩压 > 180mmHg，或舒张压 > 100mmHg；妊娠妇女；不合作者。

静脉溶栓的监护及处理：尽可能将患者收入重症监护病房或卒中单元进行监护；定期进行神经功能评估，第 1 小时内 30 分钟 1 次，以后每小时 1 次，直至 24 小时；如出现严重头痛、高血压、恶心或呕吐，应立即停用溶栓药物并行头颅 CT 检查；定期监测血压，最初 2 小时内 15 分钟 1 次，随后 6 小时内 30 分钟 1 次，以后每小时 1 次，直至 24 小时；如收缩压大于 180mmHg 或舒张压大于 100mmHg，应增加血压监测次数，并给予降压药物；鼻饲管、导尿管及动脉内测压管应延迟安置；给予抗凝药、抗血小板药物前应复查颅脑 CT。有急诊血管内治疗指征的患者应尽快实施治疗，当符合静脉阿替普酶溶栓标准时，建议接受静脉溶栓治疗，但不应等待静脉溶栓效果，应同时桥接血管内治疗（1 类推荐，A 级证据）。发病 6 小时内适合血管内治疗的前循环大血管闭塞患者，在无静脉溶栓禁忌时，可以考虑选择替奈普酶静脉溶栓（静脉团注 0.25mg/kg，最高 25mg），而非阿替普酶，但仍需进一步地随机试验证据证实（Ⅱ b 类推荐，B 级证据）。

溶栓方法：rt-PA0.9mg/kg（最大剂量为 90mg）静脉滴注，其中 10% 在最初 1 分钟内静脉推注，其余持续滴注 1 小时。发病在 6 小时内，可根据适应证和禁忌证标准严格选择患者给予尿激酶静脉溶栓。尿激酶 100 万 ~150 万 IU，溶于生理盐水 100~200ml，持续静脉滴注 30 分钟。溶栓期间应严密监护患者。

动脉溶栓：动脉溶栓使溶栓药物直接到达血栓局部，理论上血管再通率应高于静脉溶栓，且出血风险降低。对发病后 6 小时的急性脑卒中患者，可以根据经验考虑动脉溶栓。常用的动脉溶栓药物有：UK 和 rt-PA，可根据情况酌情减少药物剂量，溶栓过程需要在 DSA 下进行。

② 血管内治疗：近年来一些新的血管内治疗器械，如支架取栓装置以及血栓抽吸装置等广泛开展应用临床，使血管闭塞开通率得到了显著提高，血管内治疗（动脉溶栓、血管内取栓、血管成形支架术）显示了良好的应用前景。

适应证：18~80 岁。患者或患者的法定代理人同意并签署知情同意书。

距患者最后看起来正常时间在 6~16 小时的前循环大血管闭塞患者，当符合 DAWN 或 DEFUSE 3 研究入组标准时；推荐发病 0~12 小时内的急性基底动脉闭塞患者，当符合 ATTENTION 或 BAOCHE 研究入组标准时；发病 12~24 小时内的急性基底动脉闭塞患者，当符合 BAOCHE 入组标准时；对于发病 24 小时内，伴有大梗死核心的急性前循环大血管闭塞患者，当符合 ANGEL ASPECT RESCUE-Japan LIMIT 或 SELECT2 研究的入组标准时；推荐血管内治疗（I 类推荐，A 级证据）。

距患者最后看起来正常时间在 16~24 小时的前循环大血管闭塞患者，当符合 DAWN 研究入组标准时；在急诊血管内治疗过程中，经筛选的串联病变（颅外和颅内血管同时急性闭塞）患者；急性中等血管闭塞患者，急诊血管内治疗的获益尚不明确，经过筛选及评估风险获益比后，可慎重地选择急诊血管内治疗，但仍需进一步的随机试验证据证实；发病 12~24 小时内的急性基底动脉团基患者，当符合 BAOCHE 入组标准时；卒中前 mRS 评分 > 1 分，

ASPECTS 评分＜3 分或 NIHSS 评分＜6 分的颈内动脉或大脑中动脉 MI 段闭塞的患者，在谨慎评估风险获益比后，可以考虑在发病 6 小时内（至股动脉穿刺时间）进行血管内治疗，需要进一步随机试验证据证实；急性缺血性卒中患者考虑血管内治疗时，推荐根据患者危险因素，操作技术特点和其他临床特征个体化选择麻醉方案，尽可能避免血管内治疗延误；推荐血管内治疗（Ⅱa 类推荐，B 级证据）。

发病 24 小时以上的大血管闭塞患者，血管内治疗的获益性尚不明确，应结合中心实际情况，在谨慎筛选的情况下，考虑是否进行急诊血管内治疗（Ⅱb 类推荐，B 级证据）。

禁忌证：有出血性脑血管病史，活动性出血或已知有出血倾向者；6 个月内有严重致残性卒中［改良 Rankin 量表评分（mRS）＞3 分］或颅脑、脊柱手术史；卒中时伴发癫痫；血管闭塞的病因初步判定为非动脉粥样硬化性，如颅内动脉夹层；患者存在可能影响神经和功能评估的精神或神经疾病病史；可疑的脓毒性栓子或细菌性心内膜炎；生存期预期＜90 天；已知颅内出血（ICH）、蛛网膜下腔出血（SAH）、动静脉畸形（AVM）或肿瘤病史；既往最近 3 个月内存在增加出血风险的已知疾病，如严重肝脏疾病、溃疡性胃肠疾病、肝脏衰竭；过去 10 天内有大型手术，显著创伤或出血疾病；未能控制的高血压，定义为：间隔至少 10min 的 3 次重复测量确认的收缩压＞185mmHg 或舒张压≥110mmHg；肾衰，定义为：血清肌酐＞2.0mg/dL（177μmol/L）或肾小球滤过率（GFR）＜30ml/(min·1.73m^2)；血小板计数＜10×10^9/L；血糖水平＜2.8mmol/L 或＞22.2mmol/L；患者正在接受口服抗凝药物治疗，如华法林，且国际标准化比值（INR）＞1.5；或在 48 小时内使用过肝素

且活化部分凝血酶时间（APTT）超过实验室正常值上限；临床病史结合过去的影像或临床判断提示颅内梗死为慢性病变；无股动脉搏动者。

血管内机械开通（使用支架取栓、血栓抽吸及其他方法）：结合发病时间、病变血管部位、病情严重程度综合评估后决定患者是否接受血管内机械取栓治疗；发病 6 小时内的前循环大血管闭塞患者，符合以下标准时，建议血管内取栓治疗：卒中前 mRS 评分 0~1 分；缺血性卒中由颈内动脉或大脑中动脉 MI 段闭塞引起；NIHSS 评分＞6 分；ASPECTS 评分＞6 分；发病 24 小时内的急性前、后循环大血管闭塞患者，经过临床及影像筛选后，当符合现有循证依据时，指南均推荐血管内取栓（Ⅰ类推荐，A 级证据）；对谨慎选择的发病时间 8 小时内的严重卒中患者（后循环可酌情延长至 24 小时），仅推荐在有条件的单位能够在快速影像学指导下，由有经验的神经介入医师施行血管内机械开通治疗，但改善患者预后的效果尚不肯定，需要根据患者个体特点决定。新一代支架取栓装置总体上要优于以往的取栓装置。

血管成形术：对谨慎选择的发病时间 8 小时内的严重卒中患者（后循环可酌情延长至 24 小时）、动脉溶栓失败的患者或不适合行血管内取栓治疗、合并颅内动脉基础狭窄的患者，仅推荐在有条件的单位由有经验的神经介入医师施行急诊血管成形术或支架植入术治疗，其疗效仍需进一步随机对照试验证实。非选择性患者进行紧急颈动脉颅外段或椎动脉血管成形术或支架植入的效果未经证实，仅限用于特定的情况，如动脉粥样硬化性责任血管颅外段高度狭窄或夹层引起的急性缺血性卒中。

③抗血小板：常用的抗血小板聚集药物是阿司匹林和氯吡格雷。建议对不能进行溶栓且无禁忌证的患者在发病早期应用

阿司匹林（150~300）mg/d，对服用阿司匹林不能耐受的患者，建议服用氯吡格雷代替，一般不建议联合双抗治疗，避免出血风险。对溶栓的患者建议溶栓24小时后开始应用阿司匹林，非急性期阿司匹林推荐剂量为100mg/d。

④抗凝：常用药物有肝素、低分子肝素、华法林。一般急性期尤其是24小时内，不推荐常规使用抗凝治疗，但对于合并高凝状态有形成静脉血栓和肺栓塞的高危风险者，可以使用预防性抗凝治疗，下肢静脉血栓的患者推荐应用低分子肝素进行抗凝，常规剂量是4100IU，每日1次或每日2次。

⑤降纤：常用药物有巴曲酶、降纤酶、蚓激酶。脑梗死急性期常伴有纤维蛋白原增高，需要注意的是降纤治疗要定时监测患者凝血情况，有出血倾向及时处理。

⑥扩容：一般脑梗死患者不考虑扩容可以改善预后，对于低血压或脑血流低灌注所致的急性脑梗死如分水岭梗死可考虑扩容治疗，但应注意可能加重脑水肿、心功能衰竭等并发症，对有严重脑水肿及心功能衰竭的患者不推荐使用扩容治疗。

⑦扩张血管：对一般缺血性脑卒中患者，不推荐扩血管治疗。

⑧神经保护：常用的药物有钙离子通道阻滞剂尼莫地平可以防止血管痉挛，改善微循环。自由基清除剂依达拉奉可以改善脑缺血氧自由基损伤，胞磷胆碱具有促进神经修复，稳定细胞膜的作用。

⑨改善侧支循环：相关研究发现，在急性脑梗死治疗过程中脑动脉侧支循环是责任血管成功再通和缺血脑组织成功再灌注的关键，侧支循环的建立，与卒中急性期预后具有一定的相关性，常用的个体化治疗包括直接增加侧支循环方法如颅外 - 颅内动脉搭桥术，间接增加侧支循环技术包括体外反搏术、升高系统血压、选择性

药物等。有研究显示急性脑梗死患者进行颅内血管评估发现，丁苯酞治疗组较对照组颅内血流速度明显增快，侧支开放数量以及侧支循环分级显著增高。

相关研究表明，一定剂量的尤瑞克林上调 MCAO 大鼠缓激肽受体 B_1、缓激肽受体 B_2 表达，发挥促血管再生的作用，且高剂量的尤瑞克林对血管新生作用效果更为明显。相关研究表明，人尿激肽原酶具有改善脑循环的作用。

⑩他汀药物：目前对于急性脑梗死患者的治疗方案主要采用调脂、稳定斑块等药物，其中他汀是最常用的降脂药。研究显示大剂量他汀治疗急性脑梗死疗效确切，能够在保证治疗效果的情况下，减轻患者的神经功能缺损症状，降低血清 hsCRP 水平，改善其降低动脉粥样硬化斑块症状，在临床上具有很大的应用价值。

⑪其他疗法：亚低温治疗通常应用冰帽、冰毯等措施，使患者温度维持在 32~34℃，可以降低脑氧代谢率，减少自由基生成。

（3）急性期并发症的处理

①脑水肿：常用的脱水药物有甘露醇、甘油果糖、呋塞米、七叶皂苷钠。其中，甘露醇是最常用的脱水药，一般用量为 20% 甘露醇 125~250ml，q6h 或 q8h 快速静脉滴注，使用期间注意监测肾功能。如果肾功能异常的患者，可应用呋塞米 20~40mg 静脉注射，6~8 小时 1 次。甘油果糖的起效时间较慢，但可持续 6~12 小时，一般用量为 250ml，每日 2 次，滴注速度宜缓慢，过快有导致溶血风险。七叶皂苷钠具有抗炎作用，一般用量为 10~20mg，加入 5% 葡萄糖或生理盐水中静脉滴注，每日 1~2 次。脱水药物在使用期间还应监测电解质，防止发生电解质紊乱。

②出血转化：根据患者年龄、梗死性质、梗死面积在进行抗栓治疗的同时，早

期评估是否有发生出血转化的风险，及时停止抗栓药物，病情稳定后，可权衡利弊后应用。

③癫痫：对于出现脑卒中后的癫痫症状，可予以对症处理，一般不做预防性治疗。

④肺炎：肺炎为脑卒中患者常见的并发症，也是导致脑卒中患者死亡的主要原因，偏瘫导致脑卒中患者长期卧床，很容易诱发坠积性肺炎，对卒中卧床患者应做到勤翻身，及时抽痰，合并呼吸功能障碍的患者给予氧疗，同时部分脑卒中患者存在吞咽困难时又常会因误吸导致吸入性肺炎的发生，必要时留置胃管，进食时应床头抬高30°，防止反流导致误吸。

⑤排尿障碍与尿路感染：尿路感染是脑卒中患者常见并发症之一，常继发于尿失禁或长时间留置导尿后，定期更换尿管，尿管内有不明絮状物要及时留取培养，并定时进行膀胱冲洗，根据细菌培养结果进行抗感染治疗。

⑥深静脉血栓形成（DVT）和肺栓塞：对于形成深静脉血栓的高危人群，如高龄、长期卧床、心房颤动者发生的比深静脉血栓比例更高。深静脉血栓患者亦是肺栓塞发生的高危患者，在评估没有出血风险及相关禁忌证的情况下，应及时的应用低分子肝素或普通肝素进行抗凝治疗，有抗凝禁忌者可以应用阿司匹林治疗。

⑦压疮：脑卒中长期卧床患者由于不能自主活动，压疮是常见并发症之一，尤其是严重压疮会引起皮肤溃烂，继发严重感染，而且创口难以痊愈。因此对于瘫痪患者要做好定时翻身，每日擦浴以保持皮肤卫生，保持营养充足，提高抵抗力，防止二重感染。尤其是高血糖压疮患者，血糖控制不佳会导致创口更加难以愈合。

⑧卒中后情感障碍：卒中后情感障碍是常见的脑血管病并发症，精神障碍可以

严重影响患者的生活治疗，造成生活信心的丧失，因此，对卒中引起的情感障碍疾病应积极地治疗，及时评估患者心理状态，家属做好积极的安抚和支持，必要时服用抗焦虑或者抗抑郁药物进行干预治疗。

⑨电解质紊乱：电解质紊乱是脑卒中后常见的并发症，由于卒中患者部分存在吞咽进食困难，大量应用脱水药物或由于存在胃肠功能紊乱导致呕吐、腹泻等，均可引发低钾、高钠或低钠血症等，应及时监测血钾、血钠水平，及时纠正电解质紊乱。

⑩发热：脑卒中排除颅内感染、呼吸道感染等疾病外，最常见中枢性高热，中枢性高热体温难以控制，通常物理降温如应用冰毯或冰帽治疗可以起到一定作用，但发热常反复。

⑪消化道出血：消化道出血是急性脑卒中常见的并发症，及时留置胃管，给予暂禁食，应用抑酸护胃的质子泵抑制剂、冰盐水加去甲肾上腺素或者云南白药等止血药物及进行治疗，禁食的同时要给予肠外营养，保持每日所需要的热量；对于大量出血的患者，要及时补液的同时补充悬浮红细胞，存在凝血功能障碍的患者及时输注冰冻血浆补充凝血因子，注意监测患者的血压，及时补充胶体、晶体，监测患者心率、尿量等，防止失血性休克的发生，一旦出现失血性休克，可以早期发现，及时治疗。

（4）康复治疗 肢体运动或感觉的丧失是常见的脑卒中后遗症，因此积极开展康复治疗不仅可以改善患者的症状，而且可以提高生活质量，减少致残率，减轻国家负担。康复训练要遵循早期进行，个体化治疗，多种方案并行的原则。即对脑卒中神经功能损伤较轻微的患者，应该做到早期康复，根据患者的个体差异，制定出不同强度及不同方法的功能训练，坚持器

械康复、神经电刺激、针灸疗法等多种康复方法并用的原则，部分患者可在发病后24小时后进行床边康复、症状改善后应尽早离床前的康复训练，包括坐、站、走等活动，不能活动的卧床患者病情允许时应注意良姿位摆放，同时加强按摩，促进肢体血液循环，加强辅助运动，防止肌肉萎缩发生。

（二）中医治疗

1. 辨证论治

（1）风阳上扰

治法：平肝泻火通络，辅以重镇降逆。

方药：天麻钩藤饮加减。

药用：明天麻12g，钩藤30g，夏枯草30g，栀子10g，黄芩12g，赤芍10g，川牛膝20g，生石决明30g。

加减：头胀痛、眩晕者加菊花、桑叶以平肝潜阳；心烦易怒者，加丹皮、白芍以平肝泻火；言语謇涩者加菖蒲、郁金以豁痰开窍；便秘者加大黄或番泻叶以通便导滞；痰盛者加胆星、竹沥以清热化痰。

（2）风痰阻络

治法：息风化痰，活血通络。

方药：半夏天麻白术汤加减。

药用：法半夏10g，生白术10g，天麻10g，胆南星6g，紫丹参30g，香附15g，酒大黄5g。

加减：头痛头晕者加菊花、菊花、夏枯草平肝泻火；言语謇涩加石菖蒲、郁金豁痰开窍；若舌苔黄腻，兼见烦躁不安加黄芩、山栀以清热；若舌质紫暗或有瘀斑，且瘀血重者，加桃仁、红花、赤芍以活血化瘀。

（3）痰热腑实

治法：通腑化痰，活血通络。

方药：星蒌承气汤加减。

药用：生大黄10g，芒硝10g，瓜蒌30g，胆南星6g，丹参30g，赤芍15g，钩藤30g。

加减：烦躁不宁、口苦口臭者加黄芩、栀子；昏迷者加郁金、天竺黄、节菖蒲、鲜竹沥，豁痰清热开窍；年老津亏体弱者加生地、玄参，以清热生津。

（4）气虚血瘀

治法：益气活血

方药：补阳还五汤加减。

药用：黄芪30g，桃仁10g，红花10g，赤芍20g，当归尾10g，地龙10g，川芎5g，川牛膝20g，鸡血藤30g，全蝎3g。

加减：气虚者，加党参、太子参，并加重黄芪用量；言语謇涩者加石菖蒲、郁金、远志，祛痰利窍；大便稀溏者去桃仁，加炒白术、山药健脾；手足肿胀加桂枝、茯苓、川草薢，以温阳利湿通络；肢体麻木者加木瓜、伸筋草、防己，以舒筋通络；心悸、喘息加桂枝、甘草，温振心阳；血瘀重者，加水蛭、土鳖虫，以破血通络。

（5）阴虚风动

治法：育阴息风。

方药：镇肝熄风汤。

药用：生地20g，生白芍30g，玄参15g，天冬12g，钩藤30g，白菊花15g，明天麻12g，生龙骨、牡蛎各30g，代赭石20g。

加减：头痛者加生石决明、夏枯草，清热息风；言语不利者加石菖蒲、郁金，化痰开窍；心烦失眠者加黄芩、栀子、夜交藤、珍珠母，以清心除烦，镇心安神；夹有痰热者，加天竺黄、胆星、竹沥以清热化痰。

（6）脉络痹阻

治法：养血活血，祛风通络。

方药：大秦艽汤加减。

药用：当归12g，川芎15g，赤芍12g，秦艽10g，川羌活10g，防风10g，白附子6g，全蝎6g，鸡血藤30g。

加减：头痛加白芷、夏枯草、菊花，

疏风清热；颈项拘急、肢体麻木者加葛根、桂枝，解肌通络；痰多加胆星、瓜蒌、清半夏，以化痰涎；年老体弱者加生黄芪以益气扶正；若口角频繁抽动者，加天麻、钩藤、白芍，平肝息风、和血舒筋。

（7）痰热内闭证

治法：清热化痰，醒神开窍。

方药：羚羊角汤加减，配合鼻饲安宫牛黄丸。

药用：羚羊角粉（冲服）0.6g，珍珠母（先煎）30g，竹茹6g，天竺黄6g，石菖蒲9g，远志9g，夏枯草9g，牡丹皮9g。

加减：烦躁不宁者，加夜交藤30g，莲子心9g以清心安神；头痛重者，加石决明（先煎）30g以平肝潜阳；痰多者，加竹沥30ml，胆南星6g，浙贝母9g，瓜蒌30g以清热化痰；热甚者，加黄芩9g，栀子9g以清热除烦。

本证宜选安宫牛黄丸治疗，一般1次1丸，1日2次，用水送服或鼻饲。病情重者，可每6~8小时服1丸。神昏谵语，或肢体抽搐者，也可用黄连解毒汤送服局方至宝丹，1次1丸，每8小时服1丸。

（8）痰蒙清窍证

治法：化痰开窍，温阳醒神。

方药：涤痰汤合苏合香丸。

药用：法半夏9g，茯苓9g，枳实9g，陈皮9g，胆南星6g，石菖蒲9g，远志9g，竹茹6g，丹参15g。

加减：四肢不温，寒象明显者，加附子、桂枝、肉桂温阳通脉；舌质淡、脉细无力者生晒参、黄芪以补气；舌质紫暗或有瘀点、瘀斑者，加桃仁、红花、川芎、地龙以活血通络。

（9）元气败脱证

治法：扶助正气，回阳固脱。

方药：参附汤加减。

药用：生晒参（单煎）15g，附子（先煎）9g。

加减：汗出不止者加黄芪30g，山茱萸、煅龙骨、煅牡蛎、五味子以敛汗固脱；兼有瘀滞者，可加用丹参、赤芍、当归、红花以活血通络化瘀。

2. 外治疗法

（1）体针

①急性期：醒脑开窍针刺法。

治则：醒脑开窍，滋补肝肾，疏通经络。

主穴：内关、水沟、三阴交。

辅穴：极泉、尺泽、委中。

辨证配穴：痰热腑实者，加曲池、曲泽、足三里、丰隆；气虚血瘀者，加足三里、气海、三阴交、关元、血海；阴虚风动者，加太冲、太溪、风池、阴陵泉；元气虚脱者，刺百会、神门、攒竹；灸关元、气海、神阙；肝阳暴亢者，加太冲、太溪；风痰阻络者，加丰隆、合谷；

症状配穴：口角歪斜者，加下关、颊车、地仓；上肢活动不利者，加手五里、曲池、肩髃、肩髎；下肢不遂者，加足三里、环跳、阳陵泉、阴陵泉、丰隆；意识障碍者，加百会、四神聪、素髎。

抽搐取穴：大椎、风府、水沟、内关、申脉、后溪、太冲、长强等；手法：长强、大椎、水沟穴强刺激用泻法，余穴用平补平泻法。

②恢复期及后遗症期：具体如下。

半身不遂：上肢取患肢肩髃、极泉、曲池、尺泽、少海、手三里、太渊、内关、外关、腕骨等。手法：少海、极泉、尺泽采用直刺1~1.5寸（同身寸，2~3cm），用泻法，使上肢有抽动感为佳。余穴均用平补平泻手法。握拳不开者取曲池、列缺、劳宫、合谷、后溪，合谷、曲池用泻法，余穴平补平泻。

下肢取穴：肾俞、环跳、委中、承山、足三里、三阴交、太溪、昆仑等穴；手法：环跳用2~3寸（4~6cm）针，用提插泻法，针感以传导至足为度；三阴交用提插法，使下肢抽动为佳，余穴平补平泻法。

口眼歪斜：取穴地仓、颊车、合谷、内庭、承泣、阳白、攒竹、昆仑。初起单侧取穴，久病可取双侧，先针后灸。

舌强言謇或失语：取哑门、金津、玉液、廉泉、列缺、舌底点刺。手法：金津、玉液用点刺放血，廉泉向舌根方向刺，列缺向上斜刺，哑门穴针后有放射感为宜，切勿过深。

吞咽功能障碍：项针组穴。患者取端坐位，使用0.40mm×50mm毫针，在项部两侧取风池、翳明穴，刺入深度1~1.5寸，针尖方向为稍向内下方，行针手法为捻法，100次/分，留针期间行针3次，留针时间。注意事项：饥饿、疲劳、精神过度紧张时，不宜针刺。年纪较大，身体虚弱的患者，进行针刺的手法不宜过强。

（2）头针

运动区：即顶颞前斜线，具体位置为大脑皮质中央前回在头皮上的投影，即前神聪的位置与颞部悬厘穴见的连线，为前后正中线中点向后移0.5cm处与眉枕线和鬓角发际前缘相交处连线。该区上1/5主治对侧下肢瘫痪，中2/5主治对侧上肢瘫痪，下2/5主治对侧中枢性面瘫及运动性失语，发音障碍。针刺时可取瘫痪对侧或双侧。

感觉区：相当于顶颞后斜线大脑皮质中央后回在头皮上的投影部位，在运动区后相距运动区1.5cm的平行线。其上1/5主治对侧下肢麻木及感觉异常；中2/5主治对侧上肢麻木感觉异常；下2/5主治对侧面部感觉异常。

还有语言二区可治疗命名性失语；语言三区可治疗感觉性失语；视区可治疗皮层性视力障碍等。

针刺时一般以8cm长的26~28号针，针刺方向为沿皮下，针刺时应缓慢捻转进针，当达到一定深度时，停止捻转将针体固定，可大幅度快速转，出现针感后，再持续行针捻转3~4分钟，留针时间为10~30分钟，在留针期间再捻转1~3次。每天1次。10次为1疗程，休息3~5天可继续第2疗程。

脑梗死急性期（除昏迷者外）或后遗症期均可针刺。经验证明：针刺进行越早，疗效越好。

（3）眼针

部位：眼针部位分八区十三穴，即一区肺和大肠；二区肾和膀胱；三区上焦；四区肝和胆；五区中焦；六区心和小肠；七区脾和胃；八区下焦。

取穴：中风偏瘫取穴上焦区、下焦区。语言不利加心、肝、肾区；大小便失禁配肾区，也可取敏感点。

方法：先用针柄在所选区眼眶边缘外2分处轻轻按压，出现酸麻胀重，或发热发凉感或有舒适感的部位即为进针部位，用左手按住眼球使眼眶皮肤绷紧，用32号5分毫针直刺。也可按选好的经区，沿经区边进针，沿皮横刺。一般不用手法，顺眼针经穴分布顺序进针为补、反之为泻，留针5~15分钟，每日1次，10~15次为1疗程。

注意：眼针治疗脑梗死偏瘫，除昏迷不配合者外，早期针刺，效果较好。眼针经区穴位离眼球很近。手法不可过猛，以免发生事故。

（4）耳针

主穴：取脑点、皮质下、肾、肝、三焦。配穴：口眼歪斜加口、眼、面颊、脾、肠；失语取心、口、舌、咽喉；肢体不遂加相应部位、降压沟、脾；伴高血压加耳尖或降压沟、心、神门、降压点、外耳、枕；头痛加神门、枕、交感；小便失禁加膀胱、尿道区。

操作方法：耳尖、降压沟宜放血，每日或隔日1次，余者可针刺或压籽，针刺可留针 30~60 分钟，压籽每天需按 3~4 次，每穴每次按压 5 分钟。

（5）口针　取穴：中风偏瘫取血压、肩前、前臂、手腕、大腿穴、小腿穴；失语加舌根；上肢重加腋窝、上臂、前臂内侧穴；下肢重加足踝穴；肢体麻木加四趾、四指、拇指穴。

针刺方法：用 26~32 号毫针，患者取坐位，张口。在选定穴位上针刺，可直刺，也可斜刺，不捻针，不提插，留针 20~30 分钟。

注意：口针针感不明显，如有明显针感应重新进针，针后让患者用盐水漱口，有传染病者禁针。

（6）挑灸法　用特制的金属针在一些穴位挑刺，可挑破或不挑破皮肤。挑后在局部放一绿豆大小的艾炷，点燃至热痛甚时，即可压灭其火，灸后局部包扎或涂甲紫药水即可。

取穴：主穴为"中风八穴"，即双侧太阳穴，双侧曲池穴，双侧风池穴和双侧下曲池穴；面瘫取患侧目下面神经挑刺点，阳白、四白、眼周点、阿是穴、风池穴等；上肢瘫痪取三区四线，即患侧肩、肘、腕关节区；前侧线（相当于大肠经）、内侧线（相当于肝经）、外侧线（相当于三焦经）、后线（相当于心经）；下肢瘫痪取患侧"三区四线"，即髋、膝、踝关节区；前侧线（相当于胃经）、后侧线（相当于膀胱经）、内侧线（相当于肝经）、外侧线（相当于胆经）。方法：均以挑拉法或挑提法为主，每点挑 5 分钟，每次挑 2~5 点，每 1~3 天 1 次，10 次为 1 疗程。

（7）贴敷疗法　中风回春膏：三七、丹皮、水蛭、地龙、大黄、白芥子、麝香等研细末。将制好的黑膏药溶化后，留麝香。其余药末均匀渗入，制成面积为 4.5cm×4.5cm 的布质膏药，临用时再将麝香撒放在膏药上。治疗中风后失语症，贴敷双侧"人迎"穴，每次贴敷 10 天，10 天后停贴 2~3 天，再换新膏药，也可连续贴敷，据王心东报道，治愈率为 41.3%，与对照组相比差异显著（$P < 0.01$）。

（8）脐疗法　运用多种剂型的药物，对脐部（神阙穴）施以贴、敷、撒、填等治疗。

①癖散：马钱子 50g，芫花 20g，明雄黄 2g，川乌 3g，胆星 5g，白胡椒 2g，白附子 3g（《穴位贴药疗法》）。将用绿豆水泡过的马钱子剥去毛皮，切成小碎块，放砂锅内炒，并不断搅拌，直至马钱子"嘣嘣"声消失，呈黄褐色时，取出与诸药共研末。每次取药末 10~15g，撒在 2cm×3cm 胶布中央，分别贴于神阙、牵正两穴上，2 天一换。治疗中风、口眼歪斜。

②熏脐条：银珠 10g，枯矾 12g，降香 3g，艾绒 60g。共研细末，制成艾条（《中国神奇外治法》）。治疗半身不遂。早晚熏灸脐部，盖被微汗。

（9）药枕法　适用于缺血性脑血管病急性期，伴有高血压者更宜。

石膏枕：生石膏适量，打碎装入枕，令患者枕之。

菊丹芎芷枕：菊花 1000g，丹皮 200g，川芎 400g，白芷 200g。上药共研末，装入枕芯，令患者枕之。

（10）刮痧法　适用于缺血性卒中的急性期及恢复期，也可用于出血性卒中的恢复期。取夹脊穴、膀胱经及四肢诸阳经经过之处以启闭开窍疏通气血。用铜钱、硬币、瓷匙或纽扣等的钝缘面蘸植物油或清水反复刮动，直至局部出现瘀斑为度。

（11）点舌疗法　中风昏迷患者不能吞咽药物，通过点舌使药物从舌上、口腔吸收。也可用于其他原因所致的昏迷患者。药物：安宫牛黄丸、紫雪丹、至宝丹、丹参注射液、水蛭口服液等。方法：将药物用水化开或稀释成 10ml。用棉签蘸药液不停地点舌。

（12）灌肠疗法　适用于中风急性期神昏并伴有大便秘结不通者，通腑泄热、启闭开窍、调畅气机。也可用于其他原因所致的神昏便秘及尿毒上攻者。药物：大黄30g，芒硝15g，石菖蒲15g，郁金10g，枳实10g，陈皮10g。方法：可将药液装入输液瓶内，将导尿管插入肛门10~15cm。一端接输液管滴入药液，或用灌肠器灌肠。

（13）中药熏洗疗法　应用经验方复元通络液对中风恢复期患者患侧手指进行熏洗，以改善手掌皮肤因血液循环差所导致的纹理粗糙、变厚、胀大等临床表现。药物：川乌9g，草乌9g，当归15g，川芎15g，红花15g，桑枝15g，络石藤30g。方法：以上7种药物煎汤放入水中浸泡后大火煮开，然后小火继续煮5分钟后取1000~2000ml，以其蒸气熏蒸患侧手部，防止烫伤，待药水略温后，局部洗、敷胀大的患侧手掌及肢体部位，1日2次。

3. 成药应用

（1）安宫牛黄丸　牛黄、水牛角浓缩粉、人工麝香、珍珠、朱砂、雄黄、黄连、黄芩、栀子、郁金、冰片。主治：清热解毒，镇惊开窍。用于热病，邪入心包，高热惊厥，神昏谵语；中风昏迷及脑炎、脑膜炎、中毒性脑病、脑出血、败血症见上述证候者。制剂规格：炼蜜为丸，3g/丸。用法用量：口服，成人每次服1丸，每日1次，温黄酒或温开水送服。注意事项：本品为热闭神昏所设，寒闭神昏不得使用。孕妇忌服。

（2）华佗再造丸　当归、川芎、白芍、红花、红参、五味子、马钱子、南星、冰片等。功能主治：行气化痰、活血化痰、通络止痛。适用于中风瘫痪、拘挛麻木、口眼歪斜、言语不清。对缺血性脑卒中伴头晕肢麻、行动迟缓、眼花耳鸣等均可应用。也可用于心悸胸痛等症。制剂规格：

小蜜丸，瓶装，小瓶每装8g，大瓶每装80g。用法用量：口服。每次8g，每日2~3次，连服10天，停药1天。30天为1疗程，可连服2~3个疗程。

（3）中风再造丸　当归、川芎、黄芪、红花、桃仁、地龙、血竭、乌梢蛇、三七、天麻、朱砂、冰片、苏合香。功能主治：舒筋活血，祛风化痰。用于口眼歪斜，言语不清，半身不遂，四肢麻木等。亦用于风湿性、类风湿关节炎，陈旧性软组织损伤的治疗。制剂规格：大蜜丸，每丸重7.5g，每盒6丸。用法用量：口服，每日2~3次，每次1丸。注意事项：孕妇忌服。

（4）苏合香丸　苏合香、安息香、冰片、水牛角浓缩粉、人工麝香、檀香、沉香、丁香、香附、木香、乳香（制）、荜茇、白术、诃子肉、朱砂。功能主治：芳香开窍，行气止痛。用于痰迷心窍所致的痰厥昏迷、中风偏瘫、肢体不利，以及中暑、心胃气痛。制剂规格：蜜丸剂，3g/丸。用法用量：口服，成人每次服1丸，每日1次，温开水送服。注意事项：本品为寒闭神昏所设，热闭神昏不得使用。孕妇忌服。

（5）大活络丸　人参、茯苓、白术、甘草、熟地、赤芍、川芎、当归、蕲蛇、乌梢蛇、地龙、僵蚕、骨碎补、威灵仙、麻黄、防风、羌活、草乌、葛根、肉桂、丁香、沉香、木香、香附、乌药、藿香、青皮、豆蔻、乳香、没药、血竭、松香、首乌、龟甲、大黄、黄芩、黄连、玄参、贯众、细辛、麝香、安息香、冰片、天麻、全蝎、天南星、牛黄等。功能主治：调理气血，舒筋活络、祛风止痛、除湿豁痰。用于气血双虚、肝肾不足和风痰阻络引起的中风偏瘫，半身不遂，语言不利等。也用于风寒湿痹和胸痹等症。制剂规格：蜜丸，每丸重3g。用法用量：口服，每次1丸，每日2次，温开水或黄酒送服。注意事项：忌气恼寒凉，孕妇忌服。

（6）小活络丸 胆南星、川乌、草乌、地龙、乳香、没药。功能主治：温经活络、搜风除湿、祛痰逐瘀。用于中风及痹症，即脑卒中的后遗半身不遂，肢体麻木及风湿和类风湿关节炎等。制剂规格：蜜丸，每丸重3g。用法用量：口服，每次1丸，每日2次。注意事项：本丸药力颇峻，以体实气壮者为宜。阴虚有热及孕妇忌用。

（7）六味地黄丸 熟地黄、酒萸肉、牡丹皮、山药、茯苓、泽泻。功能主治：滋阴补肾，用于肾阴亏损，头晕耳鸣，腰膝酸软，骨蒸潮热，盗汗遗精。用法用量：口服，成人每次服8丸，每日3次，温开水送服。

（8）活络丸 蕲蛇、天麻、威灵仙、全蝎、当归、麝香、牛黄等。功能主治：活血通络、开窍定惊、强筋健骨、除湿蠲痹、祛外风、息内风，可用于中风、痰证的实证顽证。如中风恢复期和后遗症期的半身不遂、偏身麻木、口眼歪斜、舌强言謇者。也可用于风寒湿痹及顽痹、麻风、顽癣、皮肤瘙痒等病的实证。制剂规格：蜜丸，每丸重3g。用法用量：口服，每次1丸，每日2次，温开水或黄酒送服，儿童酌减。注意事项：孕妇忌服。

（9）愈风丹 制川乌、制草乌、苍术、白芷、当归、天麻、防风、荆芥穗、麻黄、石斛、制何首乌、羌活、独活、甘草、川芎。祛风散寒，活血止痛。用于半身不遂，腰腿疼痛，手足麻木，偏正头痛，风寒湿痹。制剂规格：大蜜丸，每丸重6g。用法用量：口服。一次1丸，一日2次。

（10）消栓通络片 三七、黄芪、冰片、川芎、丹参、泽泻、槐花、桔梗、郁金、木香、山楂。辅料为药用滑石粉、白糖、食用色素。功能主治：活血化瘀、消栓活络、化痰宣窍。用于治疗中风之中经络、中脏腑后遗症，以及脑血管硬化、痴呆、高脂血症。制剂规格：片剂，用法用量：口服，每次8片，每日3次。注意事项：纯虚证慎用，孕妇忌服。

（11）中风回春片 当归（酒制）、川芎（酒制）、红花、丹参、鸡血藤、地龙（炒）、川牛膝、全蝎、威灵仙（酒制）、僵蚕（麸炒）、金钱白花蛇等19味。功能：活血化瘀、舒筋通络。主治中风偏瘫、口眼歪斜、半身不遂、肢体麻木。制剂规格：片剂，每片0.3g。用法用量：口服，每日3次，每次5~6片。1个月为1疗程。注意事项：脑出血急性期患者忌服。

（12）脑血栓片 红花、当归、水蛭、赤芍、川芎、丹参、桃仁、土鳖虫、羚羊角、人工牛黄。功能主治：活血化瘀、醒脑通络、潜阳息风，本品主要用于因瘀血、肝阳上亢出现之中风先兆，如肢体麻木、头晕目眩等和脑血栓形成出现的中风不语、口眼歪斜、半身不遂等症，具有预防和治疗作用。也可用治冠心病心绞痛。制剂规格：片剂，每片0.3g。用法用量：口服，成人每日4次，每日3次。饭后温开水送服。注意事项：孕妇忌服。

（13）脉络通片 郁金、人参、黄连、三七、安息香、檀香、琥珀、降香、甘松、木香、石菖蒲、丹参、麦冬、钩藤、黄芩、夏枯草、槐花、甘草、珍珠、冰片、朱砂、人工牛黄、煅赭石。功能主治：通脉活络、行气化瘀。用于高血压中风偏瘫，亦用于治疗冠心病、心肌梗死。制剂规格：片剂，每片重0.4g，瓶装，每瓶100片。用法用量：口服，每次4片，1日3次，温开水送服。注意事项：孕妇忌服。

（14）脑安片 川芎、当归、红花、人参、冰片。功能主治：活血化瘀，益气通络。用于脑血栓形成急性期，恢复期气虚血瘀证候者，症见急性起病，半身不遂，口舌歪斜，舌强语謇，偏身麻木，气短乏力，口角流涎，手足肿胀，舌暗或有瘀斑，苔薄白等。制剂规格：片剂，每片重

0.53g。用法用量：口服，一次2片，一日2次；4周为一疗程。注意事项：出血性中风慎用。

（15）通脉灵片　丹参、红花、郁金、地黄、降香、川芎、乳香、没药。功能主治：活血化瘀、通脉止痛。用于脑血栓及冠心病。制剂规格：糖衣片。每片相当于原药材的0.77g。用法用量：口服，1次5片，1日3次。注意事项：有出血倾向者及孕妇忌服。

（16）心脑静片　牛黄、莲子芯、珍珠母、朱砂、冰片、钩藤、龙胆草、夏枯草、槐花、黄芩、黄柏、淡竹叶、天南星（制）、威灵仙、木香、甘草。功能主治：清心醒脑、定惊安神、清热豁痰。用于治疗中风神昏惊厥、痰涎壅盛、口眼歪斜、半身不遂、语言不利等。也用于治疗其他原因引起的神昏惊厥、谵语狂妄等。制剂规格：片剂，每片0.4g。用法用量：口服，每次4片，每日3次。

（17）毛冬青片　毛冬青。功能主治：活血通脉。用于冠心病的治疗，也用于脑梗死偏瘫。

（18）益脑宁片　炙黄芪、党参、麦芽、制何首乌、灵芝、女贞子、墨旱莲、槲寄生、天麻、钩藤、丹参、赤芍、地龙、山楂、琥珀。功能主治：益气补肾、活血通脉、醒脑开窍。用治脑动脉硬化、缺血性卒中及脑出血后遗症等。制剂规格：糖衣片，每片重0.35g。用法用量：口服，每次4~5片，每日3次，饭后服用。

（19）血塞通片　主要成分是三七总皂苷。功能主治：活血祛瘀，通脉活络，抑制血小板聚集和增加脑血流量。本品主要用于脑血管病后遗症、冠心病、心绞痛辨证属于血脉瘀阻型，临床表现为胸痛、半身活动不利、胸闷等属上述证候者。制剂规格：25mg，每片重0.068g（含三七总皂苷25mg）。用法用量：口服，一次

50~100mg，一日3次。注意事项：孕妇慎用。

（20）血栓心脉宁胶囊　川芎、麝香、牛黄、冰片、蟾酥、水蛭等。功能主治：益气活血，开窍止痛。用于缺血性中风恢复期、冠心病心绞痛患者辨证属于气虚血瘀者，临床表现为头晕目眩、半身活动不利、胸闷气短、心悸。制剂规格：胶囊剂，每粒重0.5g，盒装40粒。用法用量：口服，每次4粒，每日3次。注意事项：孕妇忌服。

（21）麝香抗栓胶囊　麝香、羚羊角、全蝎、乌梢蛇、三七、僵蚕、水蛭、天麻、大黄、红花、胆南星、鸡血藤、赤芍、葛根、地黄、黄芪、忍冬藤、当归等。功能主治：通络活血、醒脑散瘀。主治中风半身不遂、语言不利、手足麻木、头晕头痛。制剂规格：硬胶囊剂，每粒0.25g，瓶装24粒。用法用量：口服，每日3次。每次4粒，温开水送下。

（22）脑安胶囊　川芎、当归、红花、人参、冰片。功能主治：益气通络、活血化瘀。用于脑血栓形成急性期、恢复期属气虚血瘀者，症见急性的半身不遂、口角歪斜、舌强语塞、偏身麻木、气短乏力、口角流涎、手足肿胀、舌暗或有瘀斑等，并可治疗血管性头痛。制剂规格：硬胶囊，每粒含0.4g。用法用量：口服，每次2粒，每日2~3次。饭后或睡前服。注意事项：血液病、有出血倾向者及孕妇忌服。脑出血后遗症期可服用。个别患者服药初期出现头胀、头晕，无需特殊处理。

（23）活血通脉胶囊　水蛭等。功能主治：活血祛瘀、通络止痛。用于治疗脑梗死、脑出血，亦可用于冠心病心肌梗死、肾病综合征、高脂血症、癥瘕痞块、闭经、跌打损伤等属实证者。制剂规格：胶囊，每粒0.25g，瓶装50粒。注意事项：孕妇忌服。

（24）脑心通　黄芪、全蝎、地龙、红花、乳香等。功能主治：益气活血、化瘀通络、醒脑开窍。用于脑梗死及脑出血（后遗症期）。亦可用于冠心病、肺源性心脏病、脉管炎、静脉血栓、高脂血症、脑萎缩等的治疗。制剂规格：胶囊剂。用法用量：口服，1日3次，1次4粒，1个月为1疗程。

（25）复方地龙胶囊　地龙（鲜品）、川芎、黄芪、牛膝。功能主治：化瘀通络，益气活血。本品用于缺血性中风中经络恢复期证型属气虚血瘀型，症见半身活动不利，口舌歪斜，言语不清或失语，偏身感觉障碍，乏力，心悸气短，流涎，自汗等。制剂规格：胶囊剂，24粒装，每粒0.28g。用法用量：口服。一次2粒，一日3次，饭后服用。不良反应：个别患者服药2~3天后，有不良反应表现出胃部不适感。注意事项：不宜用于痰热证、火郁证等。

（26）川芎嗪注射液　川芎的提取物川芎嗪的灭菌水溶液。功能主治：用于缺血性卒中，脑出血恢复期及脑动脉硬化等。有改善微循环、扩张小动脉、抗血小板聚集作用。制剂规格：注射剂40mg/（2ml·支）。用法用量：肌内注射，40~80mg，每日1~2次，15日为1疗程。静脉滴注以160~240mg加5%葡萄糖液500ml中，缓慢滴注。10~15天为1疗程。

（27）脉络宁注射液　牛膝、玄参等。功能主治：扩张血管，改善微循环，提高纤溶活性。用于脑血栓、静脉血栓和血栓闭塞性脉管炎。制剂规格：注射剂，10ml/支。用法用量：10~20ml加5%葡萄糖液250ml中静脉滴注，每日1次，10~15日为1疗程。

（28）灯盏花素注射液　为菊科植物灯盏花（又名灯盏细辛）的提取物。功能主治：活血化瘀、通经活络。可降低脑血管阻力，增加脑血流量，改善脑微循环，并能增加冠脉血流量，提高免疫功能，用于脑梗死及脑出血后遗症的治疗，消除患肢肿胀及肩手疼痛，对失语的恢复有较好效果。

（29）醒脑静注射液　麝香、郁金、冰片、栀子。功能主治：清热解毒，凉血活血，开窍醒脑。为脑卒中急性期见意识障碍患者常用药物，对中风昏迷，半身不遂，口眼歪斜以及外伤、饮酒导致的神志障碍、头痛呕恶等均具有疗效。

（三）新疗法选萃

神经干细胞移植，研究表明，干细胞可再生修复受损的大脑神经元，可恢复脑中风患者的后遗症症状。目前采用的干细胞种类有神经干细胞、骨髓间充质干细胞、国外一项研究将表明干细胞移植有助于改善脑卒中患者的运动功能，9名中风患者接受人源神经干细胞NSI-566脑内移植，结果显示运动功能得到明显改善。目前，我国在干细胞移植方面已有一种干细胞新药"缺血耐受人同种异体骨髓充质干细胞"申请获得临床试验许可。干细胞治疗为医学领域重大突破，尤其是改善脑卒中后遗症，促进中风后神经再生等方面，极大地促进了患者的运动和神经功能恢复，提高患者的生活质量。在通过乙肝七项、HIV及HCV等相关传染指标检测确定安全后，取脐血干细胞经后在无菌条件下培养、分离、纯化、扩增出神经干细胞。

操作方法：通过合适的途径进行干细胞移植，每次给予干细胞悬液 $2 \times 10^{6}/2ml$，隔10天1次，共3次，输注干细胞前每次静脉使用地塞米松10mg。可选择腰椎穿刺蛛网膜下腔注入法、立体定向导航等方法将神经干细胞直接移植到病灶中或外周组织局部注射治疗周围神经损伤。

适应证：神经细胞损伤后遗症，脑外伤、脊髓外伤、周围神经损伤，脑卒中

（含脑出血、脑梗死）造成的脑神经系统损伤，脑缺血缺氧病与一氧化碳中毒疾病损伤，中枢神经系统代谢、变性疾病损伤，先天性或获得性脑瘫及脑发育不全，脱髓鞘性脑病，肌萎缩侧索硬化，小脑萎缩等损伤。

注意事项：干细胞移植治疗过程中，根据患者病情可适当使用物理疗法、针灸、康复功能锻炼及营养神经、改善微循环的药物进行治疗，以促进干细胞的生长和分化。

（四）古代名医诊疗特色

东汉末年张仲景认为中风发病的主要原因是脉络空虚导致，风邪入中是导致疾病发生的主要原因，根据邪中深浅，病情的轻重可分为中经中络、中脏中腑，治疗上以疏风祛邪，提升正气之法，仲景虽然没有具体列出治疗中风的方药，但依照中风病的发病原理，苓桂术甘汤、茯苓四逆汤、八味肾气丸等均可加减化裁治疗。

陈士铎为清代名医，治疗中风多采用补气、祛湿化痰之法。尤其是有中风先兆者，人体之气分阴阳，他认为机体气旺盛，则人体的阳气旺盛，气载血而行，机体气不足则血行不利，易于导致血行瘀滞，血行不畅，则面与四肢肌肤爪甲失于濡养而导致麻木不仁。治疗应用补气助阳。方选用助阳通气汤，药用：人参、白术、黄芪、防风、当归、玉竹、木香、附子、乌药、麦冬、茯苓、天花粉，其中人参、黄芪为补气之品，木香、乌药以助行气，使补而不滞，附子助阳，又恐温补太过，佐以麦冬、天花粉等取其滋阴之性。突发中风昏倒，半身不遂者，多由痰作祟，而痰的形成多因为湿邪过重导致，应在补益气血的基础上，佐以治痰祛湿之品，具体应用是十全大补汤，组成：人参、黄芪、当归、白芍、茯苓、白术、甘草、熟地、川

芎、肉桂。应用茯苓淡渗利湿，白术健脾祛湿配伍，人参、当归补气养血，熟地滋阴养血，肉桂温补肾阳、驱寒活血，白芍柔肝养血、平抑肝阳。

（五）现代名医诊疗特色

1. 王永炎

王永炎院士多采用活血、化瘀、通络、益气、温阳之法治疗本病。血气不和者，宜调气活血，可选川芎、香附、丹参、桃仁、红花、牡丹皮等药物。若兼痰湿者，宜化痰开郁，选用石菖蒲、郁金、远志、天竺黄、胆南星等药物；若兼气滞者，宜理气行气，常用药物有佛手、枳壳、厚朴等药物；若兼脾虚湿滞者，宜健脾燥湿，常用则蚕沙、砂仁、苍术等药物；若兼肝风内动者，宜平肝潜阳，常用僵蚕、蝉蜕、天麻、钩藤、羚羊角粉等药物；若阳虚气化不利者，宜补肾温阳，常用肉苁蓉、肉桂等药物；若阴虚风燥者，宜补阴填精，常用鳖甲胶、阿胶、熟地黄等药物。血聚成瘀者，宜用活血祛瘀法，根据使用药物的药性分为化瘀、散瘀、破瘀，化瘀用地龙、水蛭等虫类化瘀药物，地龙咸寒走窜，通经活络；散瘀用大黄、硫黄、雄黄；破瘀用干漆、虻虫。脉络不通，四肢麻木，甚则活动受限者，宜化瘀通络，根据药性，选用辛味药，因辛味药有发散、行气、行血的作用，王院士常选用辛温、辛香、辛润、辛咸兼有通络之效之品。以辛润通络之法治疗常选用药物有当归尾、桃仁、红花、牡丹皮、赤芍、泽兰、新绛、降香、延胡索、青葱管等；辛咸通络法通常多选用虫类药，如水蛭、土鳖虫、虻虫、鼠妇、蛴螬、五灵脂、鳖甲、牡蛎等。阳虚化风常导致气血运行无力，脑络血液灌注不足或者是阳气不足，气化无力，导致水液运化失司，形成痰饮、瘀血等病理产物，进一步阻滞血液运行，治疗以温补心肾之阳，

常用肉桂、鹿角胶、巴戟天、肉苁蓉等品。

脑卒中临床表现均可见半身不遂肢体麻木或活动障碍、口眼歪斜、言语不利，有虚实之分，实证致病因素多为风、痰、瘀，以风痰上扰，痰瘀为主要表现的可以头晕，苔薄白或白腻，治宜平肝潜阳，化痰息风。常选用钩藤、石决明、菊花、瓜蒌、胆南星、丹参、赤芍、鸡血藤等药物以化痰通络。风痰入里化热或平素体胖，痰湿较重者，常见头晕目眩、咳痰不爽，舌质红或暗淡，苔黄腻，脉弦滑，治宜通腑化痰泄热，常用大黄、芒硝、全瓜蒌、胆南星，大便通畅后，改清化痰热通络，常用药物有全瓜蒌、半夏、黄芩、鸡血藤等。虚证多由阳虚风所致，临床上此类患者表现为气虚乏力、时有自汗出，肌力、肌张力减弱，腱反射消失，平素阳虚体质，气血运行无力而致瘀血阻滞脉络或脑络灌注不足，治疗上以参附注射液益气温阳，改善脑灌注，鼓动气血运行。常用药物有黄芪、附子、红花、赤芍、丹参、鸡血藤等。阳虚日久兼见阴虚风动者，宜于滋阴通脉，药选生地黄、沙参、麦冬、玄参、珍珠母、生牡蛎、丹皮、丹参等随症加减。

2. 陈可冀

对缺血性中风急性期的治疗原则，强调通法，注重以通畅血管为主的治疗，陈可冀院士认为，肢体活动不利，可见感觉异常或活动受限，宜可二者兼见，究其主要原因，都是由于血脉痹阻，导致血行不畅，肢体失于濡养。所以陈可冀院士应用丹参、川芎、赤芍、红花、降香等药物活血化瘀，预防和改善中老年急性血栓的治疗有很好的疗效。该注射液活血与行气并用，但以活血为主，对改善梗阻部位，建立侧支循环，改善机体血液运行等方面，均有重要作用，在临床中取得较好的疗效。

3. 朱良春

中风在急性发病时常见是肝阳上亢及痰热阻络。治疗时见内有痰热内扰，大便秘结，舌红苔黄腻者，应急予通腑泄热。化痰通络，往往收效较好。临床常用生大黄、芒硝、胆南星、全瓜蒌、寒水石、石菖蒲、竹沥、黛蛤散等品。以通腑导滞为先，腑气得以畅通，神昏烦躁症状改善，若抽搐者，可加羚羊粉；言语謇涩，半身不遂者，宜重用黄芪以补气扶正，配合地龙、丹参、赤芍、豨莶草、威灵仙、炙远志、石菖蒲、炙全蝎（3g研末，分2次吞服）。对于偏瘫日久效果不佳的患者，应用虫类药物可以改善症状，常用药物有地龙、炙乌梢蛇各等份，研磨成极细末，装胶囊。每服5粒，每日3次，能促进痿废之恢复。

4. 赵金铎

临床治疗本病总以柔肝息风、清利肝胆、解郁化痰、凉血泄热、益气活血、清心开窍、回阳固脱诸法为主，结合西医学有关病理机制的论述，病症合参，归纳出：缺血性脑病，治以柔肝息风，活血通络为要；出血性脑病，治以清利肝胆，凉血散血为先的治疗纲领，并选用补肝肾、益精血、清营凉血而无滋腻助邪之弊；息肝风、止痉厥、益气活血而无辛散燥烈之虞的药物，拟成"柔肝息风汤"（枸杞子、菊花、夏枯草、桑寄生、白蒺藜、制首乌、当归、白芍、怀牛膝、玄参、钩藤、地龙、珍珠母）；"活血通脉汤"（当归、枳壳、鸡血藤、台乌药）及"凉血清脑汤"（生地、丹皮、白芍、羚羊粉、钩藤、蝉蜕、僵蚕、桑叶、菊花、枳实、菖蒲、竹沥膏）等方剂，临床验证表明，确能提高施治的针对性。

5. 邢锡波

脑梗死多为气滞血瘀，阻遏经络所致，症见发病急促，神识不清或昏不知人，口眼歪斜或抽搐。其昏迷程度较脑溢血为轻，时间较短，口紧舌偏，半身不遂等。

脉弦大或弦数，舌红，苔黄腻，治宜化痰醒神，活血化瘀通络。方以苏合香丸加减：茯苓15g，清半夏10g，石菖蒲10g，胆南星10g，当归尾10g，赤芍10g，地龙10g，川芎5g，茺蔚子10g，桃红10g，土鳖虫10g，藏红花3g，乳香10g，血竭0.6g，苏合香0.6g，沉香0.8g，麝香0.05g（后四味共研细末，分冲）。适用于神识清醒，精神恢复，知饥索食，唯半身麻痹不仁，舌根强直，语言不利，脉弦细。无热象时，方可补气健脾，活血化瘀，通络启痹，方用补阳还五汤加减：黄芪30g，制乳香10g，制没药10g，土鳖10g，水蛭10g，炒白术10g，生山药10g，赤芍10g，桃仁10g，当归尾10g，蜈蚣10g，茺蔚子10g，丹参15g，地龙10g，血竭0.8g，三七粉0.8g，藏红花0.8g，麝香0.08g，安息香0.5g，苏合香0.8g（后六味除藏红花嚼服外，其余五味同研冲服）。

6. 王季儒

中风一病，多系肾阴不足，肝阳上亢，热极生风，肝风上扰所致。治疗时首先视其神志。如大致神清者，多系中经络，如昏迷者多系中脏腑。……大凡神昏之人，一旦苏醒，即加入通络之品，以速荡经络之瘀滞，如是则可不留偏瘫之余弊。脉滑数有力者用通络活血汤（生石决明30g，黛蛤粉30g，旋覆花9g，代赭石9g，桑寄生50g，威灵仙10g，地龙10g，僵蚕9g，豨莶草12g，竹茹12g，鸡血藤20g，知母9g，黄柏9g，土鳖虫3g，全蝎3g）。脉弦软无力者，用通络益气汤（黄芪、党参、鸡血藤各18~30g，桑寄生30g，威灵仙10g，豨莶草12g，当归9g，白术10g，地龙9g，僵蚕9g，熟地12g，杭白芍12g，全蝎3g，白附子2g）。

7. 颜德馨

在脑卒中的急性期提出引血下行、活血止血等治法，辨证为痰热腑实者以活血化瘀，清热通腑法，多见痰多，言语不利，大便秘结，舌暗红、苔黄或腻，脉弦滑应用星蒌承气汤加减；伴见有意识障碍，昏迷惊厥者加服安宫牛黄丸或至宝丹开窍镇静；脑卒中属阴虚风动者，宜活血化瘀，滋阴息风法。方用镇肝熄风汤加减。选用生地黄、玄参、麦冬、川牛膝、红花、鸡血藤、珍珠母、生牡蛎、白芍等。属痰瘀交阻者，见形体肥胖，手足麻木，肌肤不仁或口眼歪斜，半身不遂，舌暗红或有瘀点、苔白腻，脉细涩。常用大秦艽汤加减，药用秦艽、丹参、鸡血藤、穿山甲（现已禁用，需以他药替代）、威灵仙、防风、天南星、白芥子、黄药子、皂角刺等。若中风后遗症仅留舌謇语强、口角歪斜者，用神仙解语丹或指迷茯苓丸。中风后遗症期，颜氏提出"脑病宜清"的治疗原则，善用清热通腑、清肝息风、清热涤痰、清化瘀热、清心开窍、清热滋阴等治则治疗。颜德馨教授认为，长期腑气不通容易浊邪逆行蒙闭清窍，使意识障碍加重，应用釜底抽薪之法通腑开窍，常用大黄、厚朴、芒硝、决明子等治疗，该法宜中病即止；肝阴不足，肝风内动是导致中风的主要原因之一，颜德馨教授治疗中风常加入平肝、清肝、养肝阴之品，擅长应用石决明清肝火，决明子祛瘀通腑，钩藤平肝风、泻心火，黄连清肝火、泻心火。颜氏应用二术配三黄，即苍术、白术、黄芩、黄连、黄柏治疗以清热涤痰，理气燥湿化痰，同时清热泻火，此辛开苦降之法以达到清热化痰醒脑之效。清化瘀热法，针对中风恢复期，瘀血较重的患者，注重气血药配伍并用，常用药物有水蛭、蒲黄、通天草、石菖蒲等开窍醒神，化瘀通络。清心开窍之法应用于严重神志昏迷患者，常用安宫牛黄丸、至宝丹等醒神开窍，以助清心之力。临床常见口干不欲饮水，身热夜甚，烦热不眠者，适用清热滋阴之法，常选用芍药、丹皮、生地黄、熟地黄、黄芩、黄连、黄柏等清热滋阴之品治疗。

8. 颜正华

中风发病因虚致实，其虚责于气虚，其实责于血瘀，气虚血液运行不畅，推动无力，故导致血瘀形成，而发中风，因此治疗以益气活血通络为主，故临证治疗中风时，多以补阳还五汤为基本方。补气则能推动血液运行，活血则能使瘀血消散、脉络畅通，两者相辅相成，从而缓解中风的临床表现。对于以痰瘀为主者，应用川芎、当归、赤芍以活血，石菖蒲、远志以化痰；痰热腑实者，以通畅大便为主，加大黄、芒硝、厚朴等通腑泄热。

9. 郑绍周

中风的发病主要由于肾虚导致，肾气、肾阴、肾阳亏虚，会导致痰、瘀的形成，痰瘀闭阻于脑络，元神失养，治疗应抓住主要矛盾，补肾益气法运用于疾病各个阶段治疗，同时根据中风病发展的各个阶段，侧重治疗也不相同。中风先兆期应以补益肾气为主，配以小剂量活血药物；中风急性期，痰瘀形成，应以活血化瘀为主，补肾益气为辅；中风恢复期，元气大伤，素体虚弱，此时可补元气药物与补肾药物同时应用，活血化瘀为辅。其中常用补肾药物又根据虚实寒热的不通，分为补肾滋阴、补肾温阳、补肾健脾、补肾活血、补肾化痰而具体配伍。郑绍周教授治疗中风属肾阴不足者，症见半身不遂、言语不利、腰膝酸软、舌红少苔、心烦口干，常用药物有熟地黄、丹皮、山茱萸、泽泻、茯苓、芍药、杜仲、牛膝等。中风属肾阳不足者，症见半身不遂、言语不利、口淡不渴，畏寒肢冷，舌质淡，舌苔薄白，脉沉无力，常用药物：生地黄、山药、山茱萸、附子、泽泻、桂枝、鹿角胶、牛膝等。中风属脾肾俱虚者，症见半身不遂、言语不利、纳差、乏力、大便次数多、舌淡、边有齿痕、

苔薄白，脉沉无力，常用药物：党参、白术、茯苓、附子、山药、山茱萸等。中风属肾虚血瘀者，症见面色晦暗、肌肤甲错、乏力、半身不遂、言语不利，常用药物：黄芪、川芎、红花、赤芍、丹参、水蛭等。中风属肾虚痰阻者，症见半身不遂、言语不利、口眼歪斜、乏力，常用药物：生地黄、麦冬、五味子、肉苁蓉、巴戟天、桂枝、附子、石菖蒲、远志等。

10. 周慎

中风的主要病因分虚实，从虚而论阴虚为主，所涉及脏腑主要为肝肾，从实而论以痰瘀为主，兼见风火。治疗上以滋阴活血通络为基本治法，火热炽盛者，佐以降火敛阴，痰瘀互结者予以化痰，气虚不固者予以补气。制柔肝通络汤为基本方，其药物组成为：制首乌15g，桑椹15g，枸杞子30g，丹参30g，葛根30g，红花10g，石菖蒲10g，法半夏10g，蝉蜕10g，全蝎3g。周慎教授认为阴虚肝风内动，肝阳上亢，阴血耗伤，瘀血内生导致脑络受阻，滋阴通脉活血化瘀为治疗之本，且在用药上，周教授善用虫类药物如全蝎、蝉蜕、水蛭等，以取其走窜活血之性，他认为一般活血药物难以通达脑络。在平息内风用药上，善于运用重镇潜阳滋阴之品，如天麻、钩藤、石决明、牛膝、杜仲、白芍、天冬，兼见火热炽盛者，佐以清肝泻火之药，如栀子、黄芩、黄连等，痰浊内阻者，予以半夏、茯苓、陈皮、石菖蒲等化痰降浊之品。

11. 张国伦

缺血性中风重在痰瘀阻滞脑络，活血化瘀化痰之法是治疗中风的主要原则，在治疗的同时应同时注意疾病发生的本质为肝肾亏虚导致，化痰行瘀的同时注重补益肝肾，疾病的初期以实为主，治疗应以平肝潜阳化风，常用药物有羚羊角、钩藤、石决明等，疾病的后期，出现气虚血瘀，

应以补益气血，化痰行瘀为主，常用药物有黄芪、红花、党参、丹参、川芎等。

五、预后转归

中风病的预后和转归与正邪的盛衰、病情的严重程度、治疗是否及时得当、后期的康复治疗是否及时等密切相关。总体而言，中风具有高发病率、高死亡率的特点。根据疾病的严重程度，一般中经络者病情较轻，无神志障碍，以半身不遂为主，3~5日即可稳定并进入恢复期，半月可好转或痊愈；病情重者，如调治得当，约于2周后进入恢复期，预后较好。少数中经络重症，可在3~7天内恶化，进而发展成中脏腑之证。中脏腑者神志闭证转为脱证，是病情恶化之象，尤其在出现呃逆、抽搐、戴阳、呕血、便血、四肢厥逆等变证时，预后更差。中风后遗症多属本虚标实，往往恢复较慢且难于完全恢复。若偏瘫肢体由松弛转为拘挛，伴舌强语謇，或时时抽搐，甚或神志失常，多属正气虚乏，邪气日盛，病势转重。若时有头痛、眩晕、肢体麻木，则有再次发病的风险，应注意预防。

六、预防调护

（一）预防

预防首先要做到未病先防，凡是有基础疾病高血压、糖尿病、冠心病等病证者应积极治疗原发病，防止病情进一步进展，损伤到脑部血管。经常出现症状表现如头痛、头晕、手足麻木等，要积极查找病因进行治疗。

其次要做到既病防变，若患者出现眩晕、头痛、一过性视物不清、言语不利、手足麻木或无力、口角流涎等视为中风先兆，应及时诊治，避免发展为中风。风痰上扰脑络者，予以化痰活血通络，应用石

菖蒲、远志、川芎、当归、泽泻、茯苓等；肝风内动上扰者，予以滋阴活血通络，应用天麻、钩藤、牛膝、杜仲、丹参等。中风病发生后要结合中医辨证，分清证候的轻重缓急，疾病发展过程中的虚实变化，及时制定和调整治疗方案，恢复期及时配中医针灸、康复疗法，提高患者生活质量。

（二）调护

调护要注意初病密切观察病情和患者情绪变化，注意神志、瞳孔、呼吸、脉搏、血压的生命体征的情况，对中风后情绪低落或情绪波动的患者及时发现和治疗。对中风长期卧床的患者，要防止坠积性肺炎的发生，自主咳痰困难的患者，要时刻保持患者呼吸道通畅，做好监护工作，防止痰液过多阻塞呼吸道，定时翻身拍背，鼓励患者自主咳痰，对于痰液黏稠咳痰困难的患者，可予以布地奈德联合特布他林或碳酸氢钠雾化吸入，稀释痰液促进痰液排出，或加强抽吸，必要时可行纤维支气管镜，进行肺泡灌洗，留取培养，培养病原菌，予以抗感染治疗，并可鼻饲竹沥水清化痰热。及时翻身拍背，防止压疮，对于比较瘦的患者，尤其要做到多按摩，多翻身，容易压红部位，可以使用泡沫贴防止压疮。也可以使用中药活血化瘀之剂进行皮肤表面反复涂擦，促进血液运行。

急性期患者宜卧床休息，注意保持良肢位。患者神志转清或病情稳定后，即尽早进行系统、正规的言语及肢体功能的康复训练，可配合针灸、推拿等中医传统方法，以循序渐进为原则；昏迷患者可予以鼻饲流质饮食。饮食宜清淡，营养丰富，高蛋白饮食为主，防止患者因疾病过度消耗导致营养不良，延长疾病时长。

七、专方选要

（1）中风方 生大黄10~20g，芒硝

（分冲）6g，胆星10g，全瓜蒌30g，石菖蒲20g，竹沥（分冲）30ml，黛蛤散15g；适用于痰热内盛的中风急性期。熟地黄、牛膝各120g，炒僵蚕、桑枝、豨莶草、制何首乌、女贞子各90g，白芍、全当归、天麻、牡丹皮、木瓜各60g，川贝母、白蒺藜、墨旱莲、赤芍、石决明、络石藤各45g，昆布30g，藏红花24g，蝎尾15g。上药共研细末，用120g阿胶烊化，和蜜为丸如绿豆大，每服9g，早晚各1次；适用于中风后遗症期。

（2）中药熏洗方　白芍50g，鸡血藤50g，伸筋草50g，威灵仙50g，桂枝30g，川芎30g，当归30g，丹参30g，桃仁30g，冰片6g。熏蒸患肢，每日1次，每次15~20分钟，每周5次，治疗6周。中药熏蒸温度应以较低温度开始，防止烫伤，熏蒸时间不宜过长，根据患者可耐受时长为准，一般不超过50分钟。适用于中风后遗症期伴有肢体活动不利。

（3）凉血通瘀汤　水牛角片30g，赤芍15g，生地20g，丹皮、石菖蒲、地龙各10g，熟大黄6~10g，三七5g。主要针对中风急性期痰热瘀阻于脑窍者应用的基础方药，无论出血、缺血，凡符合瘀热阻窍证候特点者，均可应用凉血开窍治法方药。

（4）涤痰通络方　川芎10g，制南星10g，天竺黄10g，赤芍15g，石斛10g，淫羊藿15g，仙鹤草15g，水蛭5g，地龙10g。分早晚2次，空腹温服。适用于中风急性或恢复期属于痰瘀互阻型。

八、研究进展

（一）西医学

缺血性卒中的发生有多种原因，其中脑血栓形成（CT）是引起缺血性脑卒中的首要原因，CT患者ACLA（抗心磷脂抗体）水平增高并与血栓分子标志物D-二聚体等有相关性。大量文献报道表明，CT患者ACLA水平增高，ACLA是至今为止所知直接诱发血液高凝状态的唯一自身抗体，ACLA能选择性地作用于血管内皮细胞、血小板和各种神经细胞上的磷脂，通过与各种磷脂-蛋白质复合物结合，主要干扰依赖磷脂的蛋白C抗凝系统发挥促凝作用。血液流变学异常导致脑缺血。动物实验证实脑缺血时有白细胞浸润。人脑梗死区白细胞浸润已由组织病理学证实，且较高的白细胞浸润提示预后较差。关于脑缺血后自由基的研究，有研究探讨了一氧化氮在脑缺血再灌注损伤过程中的作用。一氧化氮能够和超氧阴离子自由基反应生成过氧亚硝基，这一强氧化剂，可以干扰正常离子代谢，从而促进缺血再灌注时的氧化损伤。一氧化氮的作用就像一柄双刃剑，除了对细胞和机体的毒性作用外，部分证据显示一氧化氮同时具有保护作用。脑缺血早期和再灌注期，一氧化氮都会处于高值，具体维持脑血流量，抑制血小板和白细胞聚集的作用，同时具有保护细胞的作用，但一氧化氮过多又可以产生细胞毒性。

肌钙蛋白等血液生物标记物可以改善心肌梗死的预后治疗，但脑卒中却没有开发出具有意义的血清生物标记物。到目前为止，已经发现了多种单独的预后血液生物标志物，可指示神经元损伤、炎症或血-脑屏障破坏。但对于预测中风的血液标志物的研究仍处于探索阶段，NFLs已成为有希望的脑卒中预后生物标志物。由于NFL蛋白是神经元的主要结构成分，NFL的释放可能与神经元损伤直接相关。考虑到卒中的异质性病理，很少有初步研究集中在NFL血水平升高与特定亚型卒中预后之间的相关性。Gendron的团队发现患者和对照组之间的血液NFL差异在中风发作后9~20天最为明显，并且升高的NFL血液水平也与梗死体积相关，在中风后20天内收集的血浆 NFL 血清也能够可靠地预测中风后 3 个月和 6 个月的功能恢复不良，以及三年内的死亡率偏高。但需要更深入的调查来验证 NFL 作为所有主要中风类型的通用血液生物标志物。

新的证据表明，新的脂肪因子，如 vapin、apelin、visfatin 在血管危险因素和动脉粥样硬化疾病之间存在联系。Vaspin 是一种重要的、新的脂肪因子，主要由脂肪细胞产生，但没有确凿的证据证明缺血性脑卒中 vaspin 表达水平，Apelin 信号通路与脑卒中密切相关，研究表明 Apelin 可以促进缺血性脑卒中后新生儿侧支血管生成，抑制神经元和神经细胞损伤，增加动脉粥样硬化斑块的稳定性，调节脑卒中后炎症反应，起神经保护作用，但对于血清 apelin 与动脉粥样硬化关系，也没有确凿的证据证明。与缺血性脑卒中发生时间不同，apelin 表达也发生了变化，缺血性脑卒中缺血期 apelin 表达增加，再灌注期 apelin 表达降低。内脏脂肪素可作为急性缺血性脑卒中患者独立的危险因素。研究表明，脑卒中患者的血清内脂素水平高于对照组。缺血组内脂素水平升高明显高于出血性组。

相关研究表明，卒中后神经功能障碍和死亡率通常与血管破裂和神经元凋亡有关。半乳糖凝集素 -3（Gal-3）是一种有效的促生存和血管生成因子，在中风后大鼠脑中的显著上调，并且用中和抗体阻断 Gal-3 可以降低大脑血管密度。Wesley Umadeviv 的团队发现，Gal-3 治疗组在运动和感觉功能恢复方面有显著改善。Gal-3 通过调节血管生成和凋亡通路，在缺血性脑卒中后的神经血管保护和功能恢复中发挥关键作用。

免疫方面研究，免疫系统在缺血性卒中发生后，通过固有免疫反应和适应性免疫反应进行调节，随着免疫反应的发生，大量破坏性细胞因子和炎性介质被释放，使血管内皮和缺血部位的神经元受损，同时由于缺血与炎性介质进一步反应，脑水肿进行性加重；同时，机体免疫反应又具有免疫调节作用来保护受损的细胞，清除坏死组织，减轻神经元损伤。

Turner Dennisza 指出在脑组织半暗带增强血流的再灌注治疗是治疗缺血性脑卒中最有效的直接方法。延长再灌注治疗窗口和保护大脑免受再灌注后缺血 / 再灌注损伤，因此，提高长期功能恢复。异常神经元活动提供了一个有希望的治疗靶点。梗死周围扩散去极化（SDs），是脑刺激或缺血后表现为严重的神经元和胶质去极化的皮质波的电生理事件。因此，预防和抑制 P2D 可能是中风急性 / 亚急性期治疗的一个有前途的靶点。

王文静等人发现颅内脉冲电流刺激（tPCS）可以增加脑神经可塑性，提高患者的运动功能。将大脑中动脉闭塞建立的中风大鼠模型连续 7 天，每天 20 分钟接受 tPCS。与干预前相比，tPCS 显著降低了贝德森的分数，增加了受影响四肢的脚印面积，并缩短了中风受影响的四肢的站立时间。免疫荧光染色和西方污点检测表明，tPCS 显著增加了缺血性五脑周围微管相关蛋白 -2 和生长相关蛋白 -43 的表达。这一发现表明，tPCS 可以通过调节缺血性五脑周围微管相关蛋白 -2 和生长相关蛋白 -43 的表达，改善中风大鼠的移动功能。

韩国一项对 34243 名 20~80 岁之间，首次缺血性中风的患者的研究，强烈建议在中风后进行充分的体力活动（PA），以改善预后。缺血性脑卒中患者中，只有 21.24% 的受试者在中风后有足够的 PA 水平。在 PA 水平不足的人中，只有 17.34% 的人在中风后提高了他们的 PA 水平。中风后 PA 水平充足的受试者，无论中风前的 PA 水平如何，综合不良反应的风险较低 ［调整后的危险比率（HR），95%CI：0.85，

0.80~0.90]。从不足到足够的 PA 水平（HR 0.87，95% CI：0.81~0.93）的受试者显示复合不良结果的风险显著降低。在缺血性中风后达到足够的 PA 水平的结论似乎可以显著减少重大不良事件。缺血性中风后需要进一步努力提高 PA 水平。

中风后功能恢复的治疗是当前医学研究的重点和难题，一项国外研究物理治疗通常在高强度和中风后早期有效，直接评估和比较延迟身体康复（每天 5 小时或夜间自愿运行；在中风后的第 7 天启动，持续到第 21 天）对缺血性中风小鼠光电图模型运动功能恢复的剂量依赖效应，并将其与大脑的血管生成潜力联系起来。研究表明，老鼠缺血中风模型中，自愿运动的范围、运动恢复和血管生成相关蛋白质的表达之间存在剂量依赖关系。在中风的慢性阶段，在梗死核心区域内加强血管生成和存在近地点的组织区域在控制中风后功能恢复的机制中有潜在贡献。

谷氨酸氧乙酸转氨酶-1（GOT-1）通过参与碳水化合物和氨基酸代谢在细胞代谢中起着至关重要的作用。有研究表明，谷氨酸氧乙酸转氨酶-1 是一种新型的神经保护疗法，可防止缺血性中风后大脑中积累的细胞外谷氨酸过量。通过针对谷氨酸氧乙酸转氨酶-1 开发的特定抗体，研究 GOT-1 对大脑新陈代谢的抑制作用以及缺血性中风大鼠模型中的缺血损伤。GOT-1 的抑制导致大脑谷氨酸和乳酸盐水平升高，这项研究首次证明，抑制血液 GOT-1 活性会导致更严重的缺血损伤和更差的结果，并支持 GOT-1 对缺血损伤的保护作用。

（二）中医学

中医关于中风的病因病机，无非是内因与外因之分，不论内因、外因，致病因素均为风、火、痰、瘀。总的来说是由于过劳、情志、饮食不节等导致脏腑阴阳失调，气血逆乱于脑，致脑脉痹阻或血溢脑脉之外而发生的。近代学者多认为中风病由内风所致，治疗中风方法亦有所不同，有从肝肾论治、有从脾胃论治、有从肾脏论治，治疗多以活血化痰通络为主要治疗原则，恢复期治疗多以补气化瘀为主。中医认为人体的各个脏腑在结构上不可分割，功能上相互协调，他们不是孤立的，而是相互制约的，病理上相互影响的，同时运用辨证论治的思路，通过望闻问切四诊收集资料，分析病因，判断病性、病位及疾病发展趋势，从而寻找最佳的治疗方案。近年来，随着医学的发展，中西医结合治疗缺血性卒中也有了更深入的研究和进展，缺血性脑卒中与出血性脑卒中，从疾病发生的根本原因上讲都是气虚血瘀、本虚标实，急性期证候要素要以风、火、痰、瘀、毒为主，其核心证候以痰热腑实证最为常见，随着病情发展，恢复期后遗症期脾肾亏虚气虚兼血瘀之证渐显，证候演变由实到虚。临证时基于核心证候演变规律，遵循"虚则补之，实则泄之"的原则，病证结合分期序贯治疗缺血性中风，能够针对病机本质精准治疗，从而提高临床疗效。

1. 中药研究

中药治疗中风病的研究，经历了漫长的时期，其可靠的疗效为国内外所共识，随着现代科学技术的介入和中西医结合研究的深化。中药治疗中风病的研究有较大的进展。

（1）单药研究

水蛭：是治疗中风的常用虫类药物，有破血，逐瘀，通经主要的功效，《本经》："主逐恶血、瘀血、月闭，破血瘕积聚无子，利水道。"现代研究发现其具有抗细胞凋亡、抗肿瘤、抗凝、抗血栓、抗炎、抗纤维化等药理作用。能显著延长正常及高凝小鼠的断尾出血时间和毛细管凝血时间，降低高凝大鼠全血黏度和血浆黏度，延长高凝大鼠凝血时间 PT、APTT、TT 和正常小鼠凝血时间 PT 和 APTT，说明水蛭对正常动物以及高凝动物均有抗凝血的作用。

山茱萸：有补益肝肾，涩精固脱。《别录》："肠胃风邪，寒热疝瘕，头脑风，风气去来，鼻塞，目黄，耳聋，面皰，温中下气，出汗，强阴，益精，安五脏，通九窍，止小便利。久服明目，强力，长年。"在中风治疗中，为从肾论治常用药物。文献报道，山茱萸环烯醚萜苷能够改善脑梗死大鼠的神经系统功能，减少梗死区域范围，减少 NO 含量，降低 NOS 活性，增加溴脱氧尿嘧啶阳性细胞及 nestin 阳性细胞数，提高 VEGF 及 Flk-1 表达。

防己：具有祛风止痛，利水消肿之效，现代研究发现，粉防己碱可以改善大鼠血管内皮受损细胞，改善循环，历代医家也利用防己祛风之效治疗中风疾病。卒中恢复期，由于肢体活动不利，造成肢体水肿，防己又可以起到利水消肿之效。因此，利用防己治疗脑卒中可以从多个显著提高脑血管病患者的生活质量。

大黄：具有泻下攻积，清热泻火，凉血解毒，逐瘀通经，利湿退黄的功效。大黄及其主要成分大黄素就有抗氧化、抗炎、缓解神经功能缺损的功效。同时大黄素还具有可以保护血管内皮细胞的作用，防止动脉粥样硬化形成。

（2）复方研究

补阳还五汤：中风的病机主要是气虚血瘀，虽然诸多医家从肝、肾、胃等多个脏腑进行辨证治疗，但中风病的发展各个阶段均有瘀血的形成，即使部分患者因实致病，如痰瘀等因素瘀滞脑络，但随着疾病的发展，会形成因实致虚的结果，最终引起气阴耗伤，同时又会进一步加重血瘀。补阳还五汤出自《医林改错》，其言："此方治半身不遂，口眼歪斜，语言謇涩，口角流涎，下肢痿废，小便频数，遗尿不禁。"

此方是中医辨证治疗气虚血瘀型中风的代表方剂，应用大剂量黄芪，黄芪一般的用量从 30~60g 开始，效果不明显时可逐渐增加，而相对的活血药物用量较轻，目的是使气旺血行以治本，补气而不壅滞，所配伍的活血药物赤芍、当归尾、红花、桃仁、川芎、地龙，其中地龙为虫类活血药物，取其走窜之性，而达到周行全身，通经活络的目的。张锡纯《医学衷中参西录》上册："至清中叶王勋臣出，对于此证，专气虚立论，谓人之元气，全体原十分，有时损去五分，所余五分，虽不能充体，犹可支持全身。而气虚者，经络必虚，有时气从经络处透过，并于一边，彼无气之边，即成偏枯，爰立补阳还五汤。"根据现代药理研究，补阳还五汤能够利用整个系统调控，在形成的多种信号和分子靶点通过网络调节促进神经修复和神经再生，同时保护神经细胞，促进神经干细胞修复，促进血管修复和再生。

小续命汤：小续命汤曾为治风之首剂，陈延之的《小品方》言小续命汤："治卒中风欲死，身体缓急，口目不正，舌强不能语，奄奄惚惚，精神闷乱，诸风服之皆验，不令人虚方。"药用麻黄、甘草、防己、人参、桂枝、黄芩、川芎、芍药各一两，防风一两半，生姜五两，附子大者一枚。因该方治疗中风效果显著，被当时众医奉为"诸汤之最"。现代医家进一步开展了小续命汤治病机制的研究。小续命汤服用后微发汗可以改善末梢微循环，影响体温中枢，对神经功能起到调节作用，同时可以改善中风患者的血流动力学异常、微循环障碍和凝血功能异常。

（3）制剂研究　血塞通是治疗中风的一种具有神经保护特性的中药注射液，血塞通的主要成分是帕纳克斯诺金森皂素（PNS），通过证明血塞通是否通过抑制中脑动脉闭塞后实验鼠的中性生长抑制剂

A（Nogo-A）和 ROCK Ⅱ 通路以及暴露于氧 – 葡萄糖缺乏、再灌注（OGD/R）的 SH-SY5Y 细胞中提供长期神经保护。结果表明，血塞通可减少神经功能障碍和病理损伤，促进体重增加和突触再生，降低 Nogo-A mRNA 和蛋白质水平，抑制 MCAO 大鼠的 ROCK Ⅱ 通路。CCK8 检测显示，SH-SY5Y 细胞中的最佳 OGD 时间和最佳血塞通浓度分别为 7 小时和 20μg/ml。实验证明血塞通可以抑制 SH-SY5Y 细胞中的 OGD/R 诱导的 Nogo-A 蛋白表达和 ROCK Ⅱ 通路活化，具有长期的神经保护作用，有助于中风恢复。

通过大量的基础实验和临床观察研究，中药在脑卒中治疗上的作用机制得以部分阐明，而上述研究成果又将进一步指导临床用药，提高中风病的治疗效果。

2. 外治疗法

近年来，不少中医针灸学者深入研究中风治疗，武连仲教授在应用醒脑开窍针法治疗中风病时，亦重视"治神"，并根据"神气"在中风病不同阶段的不同生理功能和病理变化，灵活运用"醒神调神、通经导气、扶阳抑阴、纠偏矫正"等不同取穴、手法治疗，运用开窍醒神法在治疗中风，尤其是中脏腑意识障碍，神志昏迷者，取得较好的临床疗效。艾灸是中医的特色疗法之一，艾灸通过艾炷或艾条点燃后产生的艾热刺激来激发人体的精气活动，调整生理功能紊乱。李玉堂教授认为，无论是中脏腑还是中经络，肢体功能障碍还是瘫痪诸症，皆可取艾灸治疗，利用艾热产生的刺激以体内郁热之气外发，振奋阳气，从而以阳生阴，机体阴阳之气得补，而瘀血可行，脑神得养，最终到达活血益气化瘀通络的作用，使正如"中风瘫痪半身不遂之症……盖艾能温通经络"，同时，立李教授亦善于运用发散药物，与艾叶相配合，以增加药物的发散之性，常用黄芩 2g，川

芎 2g，天麻 2g，五味子 2g，生大黄 2g 等组成艾灸所用药进行灸治，临床疗效佳。

李作芳等人建立了中脑动脉闭塞（MCAO）大鼠模型，研究 LI11 和 ST36 的电针灸（EA）治疗能否减少运动损伤，增强缺血性中风大鼠模型的大脑功能恢复。方法。结果显示在对中脑动脉闭塞大鼠的治疗导致梗死体积显著减少，同时功能恢复，这反映在改善 mNSS 结果和运动功能性能上。在中脑动脉闭塞组中，左运动皮层和左小脑后叶、右运动皮层、左纹状体和双边感觉皮层之间的功能连接性降低，但在 EA 治疗后增加：LI11 和 ST36 的结论可以增强大鼠运动皮层和运动功能相关大脑区域（包括运动皮层、感觉皮层和纹状体）之间的功能连接，从而证明电子针灸促进缺血性中风大鼠的运动功能和功能连接。

（三）评价及瞻望

近年来，国内外的很多学者都在探讨和研究治疗缺血性卒中的最佳治疗方法，并取得了很多成果。基因学的深入研究，更好地为神经系统的靶向治疗提供了依据，随着研究的继续深入，将为神经系统的靶向治疗方面开辟新途径。

早期的卒中识别，积极开展院前评估，提高了临床疗效。卒中单元作为卒中最佳管理模式取得了共识和广泛推广应用。超急性期血流再灌注能有效改善卒中结局取得了循证医学证据，静脉溶栓经过了循证医学的考验在临床中获得了满意的疗效，同时随着血管内诊疗技术完善和材料的发展，动脉内溶栓或机械取栓正在逐步积累更多的经验和循证医学证据，并展示了良好的前景，影像技术的发展创新为临床提供的更加便捷的诊断依据，同时优化脓性脑膜炎梗死的诊疗方案。

侧支循环理论建立及尤瑞克林和丁苯

酞在临床上广泛应用，取得了很好的疗效，同时，二者与其他神经保护剂及活血化瘀治疗联合应用效果也被展开广泛的研究，期待继续展示了良好的应用前景。

近年来神经干细胞移植突破了单一种类细胞移植的局限，尤其是移植方式的改变如联合特定的条件移植、联合特殊的细胞移植、联合药物等移植为移植后细胞成活创造了良好的条件。纳米材料作为神经干细胞移植的传递体，在提高移植后细胞生存率和改善神经功能方面作用突出，磁性纳米材料的导入可以在治疗中进行实时监测效果，成为细胞移植治疗的新亮点。

缺血性卒中有反复发作的特点，Abedi Vida 团队应用培训机器学习来预测中风复发，研究方法是用来自电子健康记录的患者级数据、六种可解释算法（物流回归、极端梯度提升、梯度提升机、随机森林、支持矢量机、决策树）、四个功能选择策略、五个预测窗口和两个采样策略，开发288个模型，用于长达5年的中风复发预测。结果显示所有选定的六种算法都可以通过训练来预测长期中风复发，基于实验室的变量与中风复发高度相关。后者可能成为个性化干预的目标。同时，随着研究的不断进行，可以将模型性能指标可以进行优化。

中医治疗中风正在经受着巨大的考验，随着治疗的发展和规范化研究的进展，中风中医规范化研究取得了长足的进步，为中风病中医诊疗的推广及进一步研究起到了不可磨灭的作用。但仍然存在很多不足，在中风病因研究中目前突出内伤积损，但缺乏对病因、诱因及危险因素细化的系统的中医学理论研究。在规范化辨证论治研究中弱化了中医传统脏腑经络理论的内涵。息风化痰、活血清热、益气养阴固化了临床思维，限制了临床病因病机认识的突破，直接导致了临床疗效的难以突破。缺乏理论的突破也是新药研发虽然不断但并没有形成中风病研究新的突破点的原因。因此强化中医内涵突破中医理论认识是中风中医临床研究的当务之急。在理论研究的同时要深入挖掘整理和创新中医传统诊疗技术形成自身的康复诊疗方案，如探吐、项针治疗中风后假性延髓性麻痹吞咽困难。醒脑开窍针法治疗中风后意识障碍。现代技术的发展，如神经干细胞移植，血管内治疗，中医的切入点在不断发生变化，也对中医学提出了更高的要求，中医能否经受住考验与时俱进形成新的中风突破点还要拭目以待。

主要参考文献

[1] 周少雄，谢伟贤，邓爱红. 脑血栓形成患者抗心磷脂抗体与 VWF 因子抗原的关系 [J]. 广东医学，2013，34（12）：1867–1868.

[2] 吴嘉瑞，张冰. 国医大师颜正华临床经验实录 [M]. 北京：中国医药科技出版社，2011：149.

[3] 张雷，陆正齐. 脑梗死的免疫学进展 [J]. 中国神经免疫学和神经病学杂志，2013，20（5）：356–357.

[4] 王瑞柳. 郑绍周教授"肾虚痰瘀"致病学说治疗缺血性脑卒中经验 [J]. 中医临床研究，2014，6（1）：91.

[5] 孙洲，向栩莹，晏桂林，等. 尤瑞克林对大鼠缺血–再灌注后缓激肽受体 B_1 和 B_2 表达的影响 [J]. 中国脑血管病杂志，2019，16（12）：653–657.

[6] 钟迪，张舒婷，吴波.《中国急性缺血性脑卒中诊治指南 2018》解读 [J]. 中国现代神经疾病杂志，2019，11（11）：897–901.

[7] 崔冰冰，尹榕，刘天珍，等. 丁苯酞的药理作用及临床疗效研究进展 [J]. 解放军医药杂志，2019，31（6）：11–14.

[8] 俞风云，朱玉连，姜从玉. 经颅磁刺激用于脑卒中后患者运动功能障碍 [J]. 康复

治疗的研究进展，上海医药，2020，41（5）：
1-3.

［9］沈剑刚，从补阳还五汤治疗脑卒中谈中药
复方药理学新模式及发展方向［J］. 世界
科学技术——中医药现代化，2018，20（8）：
1430-1435.

［10］刘倩，范颖，姜开运，等. 山茱萸潜在
功能的发掘与利用［J］. 时珍国医国药，
2015，26（11）：2764-2765.

［11］赵瑞瑞，周帅，李浩，等. 李玉堂教授关
于"热证可灸"治疗中风的学术思想［J］.
中国中医急症，2020，29（2）：344-345.

［12］方盛，张海峰，武连仲. 武连仲教授运用
醒脑开窍针法治疗中风病经验浅谈［J］.
上海针灸杂志，2020.13：1008.

［13］李成栋，陈治林，张书华，等. 涤痰通络
汤联合西药治疗缺血型中风痰瘀互阻型80
例［J］，中医研究，2020，33（3）：14-16.

［14］文雅. 张学文教授从毒邪论治中风病的
经验探讨［J］. 中医临床研究. 2013，5
（16）：73-74.

［15］张怀璧，周叶."外风"学说指导下的小
续命汤治疗中风病临证实践［J］. 上海中
医药杂志，2019，53（12）：5-8.

［16］刘信东，王欣，曹秋菊，等，丁苯酞对急
性脑梗死患者侧支循环的影响［J］. 西南
国防医药，2018，28（02）：117-120.

［17］于娟娟，刘晓芹，董华. 大剂量阿托伐他
汀治疗急性脑梗死的效果分析［J］. 中国
医药指南，2020，18（11）：11-14.

［18］李成栋，陈治林，张书华，等. 涤痰通络
汤联合西药治疗缺血型中风痰瘀互阻型80
例［J］. 中医研究，2020，33（03）：14-16.

［19］马蓉，徐弘扬，杨锡彤，等，急性脑卒中
治疗的研究进展［J］. 重庆医学，2019，48
（06）：1010-1017.

［20］Turner Dennis，Yang Wei Journal. Phase-
specific manipulation of neuronal activity：
a promising stroke therapy approach［J］

Neural Regeneration Research Volume. 16
（7）.2021.1425-1426.

［21］Wang Wen Jing. Zhong Yan Biao. Zhao Jing
Jun. Ren Meng. Zhang Si Cong. Xu Ming
Shu. Xu Shu Tian. Zhang Ying Jie. Shan Chun
Lei. Transcranial pulse current stimulation
improves the locomotor function in a rat
model of stroke［J］. Neural Regeneration
ResearchVolume 2021.7（16）：1229-1234.

［22］张学文. 中风病中医防治经验［J］. 福建
中医学院学报，2009，19（06）：1-2

［23］李国强，李韵仪，李桃，等. 水蛭的化
学成分研究［J］. 天津中医药，2018，35
（09）：703-705.

［24］沈剑刚. 从补阳还五汤治疗脑卒中谈中药
复方药理学新模式及发展方向［J］. 世界
科学技术中医药现代化，2018，20（08）：
1430-1435.

［25］李欣，荆安庆. 小续命汤治疗急性脑梗
死患者的临床观察［J］. 中国中医急症，
2018，27（07）：1251-1253.

［26］Wang Y，Zhao X，Liu L，Soo YO，Pu Y，
Pan Y，Wang Y，Zou X，Leung TW，Cai
Y，Bai Q，Wu Y，Wang C，Pan X，Luo B，
Wong KS；CICAS Studygroup. Prevalence
and outcomes of symptomatic intracranial
large artery stenoses and occlusions in China：
the Chinese Intracranial Atherosclerosis
（CICAS）study［J］. Stroke，2014，45：
663-669.

［27］王飞，王青松. 血浆维生素 B_{12} 叶酸及同
型半胱氨酸水平与缺血性脑卒中的关系研
究［J］. 中风与神经疾病杂志，2020，37
（12）：1084-1086.

［28］MilentijevicDejan. Lin Jennifer H. Connolly
Nancy. Chen Yen-Wen，Kogan Emily.
ShrivastavaShubham. SjoelandErik. Alberts
Mark J. Risk of Stroke Outcomes in Atrial
Fibrillation Patients Treated with Rivaroxaban

and Warfarin [J]. Journal of Stroke and Cerebro vascular Diseases Volume 2021.30, (5): 1651-1658.

[29] Physical activity after ischemic stroke and its association with adverse outcomes: A nationwide population-based cohort study [J] Topics in Stroke Rehabilitation Volume 2021.28 (3): 170-180.

[30] Al Shoyaib Abdullah, Alamri Faisal F, Biggers Abbie, Arumugam Thiruma V, Ahsan Fakhrul, Mikelis Constantinos M, Al-Hilal Taslim A, Karamyan Vardan T. Delayed Exercise-induced Upregulation of Angiogenic Proteins and Recovery of Motor Function after Photo thrombotic Stroke in Mice. [J] Neuroscience Volume 2021.461: 57-71.

[31] Yu Dalin, Huang Bin, Wu Bin, Xiao Jun. Association of serum vaspin, apelin, and visfatin levels and stroke risk in a Chinese case-control study [J] MedicineVolume 100 (12) .2021: 25184-25184.

[32] Rust Ruslan, Thomallag, Simonsen CZ, Boutitie F, Menezes Nina M, Ay H, Wang Zhu M, GarcíagutiérrezMS, NavarreteF, SalaF, Gendron TF, Badi MK, Heckman MG, Khalil M, Teunissen CE, Otto M, Pinter D, Gattringer T, Enzinger C, Barro C, Chitnis T, Weiner HL, Young H, Tang S C, Wu V C, Montaner J, Ramiro L, Simats A. Towards blood biomarkers for stroke patients [J]. Journal of Cerebral Blood Flow &Metabolism Volume 2021.41 (4). 2021: 914-916.

[33] Wesley Umadevi V, Sutton Ian C, Cunningham Katelin, Jaeger Jacob W; Phan Allan Q, Hatcher James F, Dempsey Robert J, Benjamin EJ, Virani SS, Callaway CW, Jayaraj RJ, Azimullah S, Beiram R,

Sahota P, Savitz SI. Galectin-3 protects against ischemic stroke by promoting neuro-angiogenesis via apoptosis inhibition and Akt/ Caspase regulation [J] Journal of Cerebral Blood Flow &MetabolismVolume, 2021, 4, (41): 857-873.

[34] Diaz Francisca, Raval Ami P, Loraine A, West SC, Benjamin EJ, Healton C, Messeri P, Reynolds J, Abbruscato TJ, Lopez SP, Mark KS. Simultaneous nicotine and oral contraceptive exposure alters brain energy metabolism and exacerbates ischemic stroke injury in female rats [J] Journal of Cerebral Blood Flow &MetabolismVolume 2021.41 (4): 793-804.

[35] Abedi Vida, AvulaVenkatesh, ChaudharyDurgesh, ShahjoueiShima, Khan Ayesha, Griessenauer Christoph J, Li Jiang, ZandRamin. Prediction of Long-Term Stroke Recurrence Using Machine Learning Models. [J] Journal of Clinical MedicineVolume.2021.10 (6): 1286-1296.

[36] Dopico-López Antonio, Pérez-Mato María, da Silva-Candal Andrés, Iglesias-Rey Ramón; RabinkovAharon, Bugallo-Casal Ana, Sobrino Tomás, Mirelman David, Castillo José, Campos Francisco. Inhibition of endogenous blood glutamate oxaloacetate transaminase enhances the ischemic damage. [J] Translational Research.2021. 230: 68-81.

[37] Zhou Dongrui, Liu Fengzhi, Liu Ruijia, Sun Yikun, Zhao Yizhou, Chang Jingling, Zhu Lingqun. Xuesaitong exerts long-term neuro protection for stroke recovery by inhibiting the ROCK Ⅱ pathway [J]. Journal of Ethnopharmacology. 2021.272: 112-115.

[38] Li Zuanfang, Yang Minguang, Lin Yunjiao, Liang Shengxiang, Liu Weilin, Chen Bin,

Huang Sheng, Li Jianhong, Tao Jing, Chen Lidian; Lee J, Park E, Lee A, Liu F. Electroacupuncture promotes motor function and functional connectivity in rats with ischemic stroke: an animal resting-state functional magnetic resonance imaging study [J]. Acupuncture in MedicineVolume 2021.39（2）: 146-155.

[39] 朱良春. 中风论治 [J]. 中医药研究, 1989（4）: 22.

[40] 朱建平，王惟恒，马旋卿，等. 朱良春精方治验实录 [M]. 北京：中国科学技术出版社, 2017.

[41] 中国卒中学会，中国卒中学会神经介入分会，中华预防医学会卒中预防与控制专业委员会介入学组. 急性缺血性卒中血管内治疗中国指南 2023 [J]. 中国卒中杂志, 2023, 18（06）: 684-711.

第六章 短暂性脑缺血发作

短暂性脑缺血发作（transient ischemic attack，TIA）是指颈动脉或椎-基底动脉系统一过性的供血不足，导致的局部脑或视网膜形成短暂的神经功能缺损。短暂性发作是 TIA 的特点，一般临床症状不超过 20 分钟，最长不超过 24 小时，但具有反复性。2011 年美国心脏协会/美国卒中协会（American Heart Association/American Stroke Association，AHA/ASA）提出了 TIA 的新定义：脑、脊髓或视网膜局灶性缺血所致的、未伴发急性脑梗死的短暂性神经功能障碍。短暂性脑缺血发作的中国专家共识更新版（2011 年）推荐采用 2009 年 ASA 颁布的组织学新概念，但鉴于脊髓缺血的诊断临床操作性差，暂推荐采用以下定义："脑或视网膜局灶性缺血所致的、未伴急性梗死的短暂性神经功能障碍"。

短暂性脑缺血发作是急性脑卒中发生的重要警示信号，早期重视，及时诊断、及时治疗可以防止脑卒中的发生，同时相关追踪研究表明，未经治疗的 TIA 患者在 5 年内发生脑卒中者可达 50% 以上。

一、病因病机

（一）西医学研究

研究表明，TIA 危险因素分为可干预和不可干预因素，其中不可干预因素有年龄、性别，可干预因素有高血压、糖尿病、吸烟、心脏病、酗酒、血脂异常、颈动脉狭窄等。

1. 微栓子学说

研究表明，微栓子多数来源于颈内动脉起始段动脉粥样硬化斑块或附壁血栓、心源性小栓子等，随血液进入脑循环形成微栓塞，这些微栓子多数是由纤维素、血小板、胆固醇结晶等组成，但由于栓子体积较小，阻塞在小动脉后形成局部脑组织供血障碍，临床上表现出相应的神经功能缺损症状。但因栓子自溶或破碎移向远端，脑组织局部血供恢复，神经功能正常。因此，根据 TIA 发作的时间长短不同，可能提示栓子体积不同，较大的栓子一般来源于心脏，导致 TIA 发作时间过长。

2. 血流动力学的改变

动脉粥样硬化是引起颅内血管严重狭窄和闭塞的主要原因，侧支循环的建立在一定程度上可以起到分流供应的作用，但分流供应的决定因素是血压维持在正常波动范围，如果血压过低可导致脑灌注不足，血流量减少，从而侧支循环供应的血管出血缺血，在临床上表现出相应供血区域的神经功能缺损，一旦血压稳定，侧支循环恢复后，那么相应的神经症状会消失。Ficlds 用脑血管造影证实，椎-基底动脉因狭窄而缺血时，常形成很不充分的侧支循环，只要轻度低血压，即可发生供血不足，他认为在椎-基底动脉 TIA 病因中，血流动力学因素起着更为重要的作用。颈椎病转动头部或后伸时，有的可诱发短暂性眩晕。称为颈性眩晕，系椎动脉受压引起的 TIA。血流动力学学说，说明了动脉粥样硬化形成的血管狭窄对脑组织血流供应的重要影响。

3. 脑血管痉挛

研究表明，TIA 形成与脑血管痉挛密切相关，引起血管痉挛的主要原因有涡流和内皮素增多，涡流常常发生在血管狭窄、血流急转弯、血管分叉处，涡流的形成使血液有形成分分布受到破坏，血液黏稠度增加，诱发血小板发生聚集，直接或间接地引起血栓形成。通常 TIA 发作是由于颈内动脉系统或椎–基底动脉系统动脉有硬化斑块导致管腔狭窄后形成血液涡流，在血液流动速度增快时，旋涡加重，对该区动脉壁引起机械性刺激导致动脉局部痉挛而出现短暂性脑缺血症状。当旋涡减轻时，症状就消失。动脉壁因旋涡反复刺激而反复出现痉挛，临床上表现为 TIA 发作。内皮素存在于血管内皮，是调节心血管功能的重要因子，对维持基础血管张力与心血管系统稳态起重要作用。动脉粥样硬化斑块处血管平滑肌细胞增生，会引起内皮素增多，钙离子内流，H 离子浓度减低，发生血管痉挛。

4. 血液成分的改变

虽然颈内动脉，椎–基底动脉系统正常，血液成分异常亦可引起 TIA。见于红细胞增多症，不管红细胞是相对性增多还是继发性红细胞增多，都可以使单位容积血液中红细胞数量及血红蛋白量高于参考值高限，引起红细胞在脑循环中淤积，严重贫血携氧不足，形成高凝状态，导致微血管阻塞，引起 TIA。

5. 心脏疾病

①见于心脏瓣膜病，如风湿性瓣膜病，二尖瓣脱垂，主动脉瓣病变。

②心律失常与传导阻滞。

③心肌炎或感染性心内膜炎。

④心肌梗死。

⑤心血管手术所致的空气、脂肪、去沫剂等栓子。

⑥心脏内肿瘤，如黏液瘤的瘤栓。

⑦心力衰竭导致血液循环障碍，肺淤血形成也能触发 TIA。

6. 颈部动脉受压

主要出现椎–基底动脉供血不足，尤其是 MRI 应用于临床后，对椎动脉颅外段也有不少研究，可以证实这些动脉是否狭窄或受压。椎动脉粥样硬化时会引起椎动脉管腔狭窄，在日常活动中活动过度，可压迫椎动脉出现 TIA。文献报道椎–基底动脉发生 TIA 时，脑干诱发电位在转颈试验时其异常率可由 44%~48% 增加到 80%，说明转颈试验可促使椎动脉一过性缺血，诱发脑干功能异常的电生理改变。

7. 其他

引起血液凝固的某些因素，动脉炎等也可诱发 TIA。其他尚有虽经全面而详尽的检查仍未能发现 TIA 的病因者，这种患者的病变有可能位于脑微循环之中。

（二）中医学认识

《素问·调经论》中明确记载"气血未并，五脏安定，肌肉蠕动，命曰微风"。这里的"微风"即为"小风"，是西医学所指的短暂脑缺血发作，历代文献对其记载多有不通，其中有微风、中风之渐、小中风、中风先兆、小卒中、中风先期等称谓，皆从不同角度描述该病的证候特点，强调了与中风的区别，目前多数医家采用中风先兆这一病名。吴尚光在《理瀹骈文·续增略言》中亦记载："始兆于指，旋见于身，中风之来，必有先兆，如大指、次指麻木不仁，或手足无力，或肌肉微掣。"他认为，中风先兆的发生不外乎内中风及外中风两种，外中风多是由于营卫受邪，内中风则是由于痰火作祟。中风先兆证与中风病，虽然二者病名不同，但病因与致病因素大体相同，只是程度有所差距。中风先兆多是由于体禀赋不足，或年老体衰，或劳倦内伤致气血亏虚，或贪食肥甘厚味，嗜酒等导致脾胃受损，痰浊内生，痰瘀阻滞经脉，或情志不遂，气滞血瘀，最终导致气血逆乱运行不畅，脑脉瘀阻而发病，发病临床表现较轻，有肢体无力、麻木、言语不利等一过性表现，常常可以自行恢复，但日久反复发作容易导致中风的发生，表现为半身不遂，言语不利等，甚至神志昏迷发展为中风的重症。中风先兆的病位在脑髓血脉，病变脏腑与肝、肾、脾胃等多个脏腑有关，致病特点为本虚标实，本虚为气血阴阳失调，标实为风、火、痰、毒、瘀，多相互兼夹而发病。

二、临床诊断

（一）西医辨病诊断

1. 临床诊断

TIA患者很难在发作时就诊，而发作过后又无神经系统的定位体征，其诊断靠典型的病史和神经系统的检查正常这两项即可。其诊断要点如下。

（1）突然出现短暂的神经功能缺失发作，多数持续时间不超过1小时；

（2）神经功能障碍必须局限于某脑血管分布范围；

（3）临床症状常反复发作，发作时间短暂，发作间期无任何神经系统阳性体征；

（4）CT或MRI未发现责任病灶。

为了预防以后再发或发生脑梗死，需要寻找病因，进行治疗。首先要注意检查是否有高血压、动脉粥样硬化、高脂血症、心脏病等；注意两侧颈动脉搏动情况、颈动脉处和锁骨上窝处是否有杂音；可行视网膜中央动脉压测定、血液流变学测定、颈椎双斜位X线平片、颈动脉血管彩超、TCD等。均应行CT检查，有条件时应行MRI检查。至于MRA、CTA或DSA则根据需要选择进行。

2. 相关检查

（1）多普勒超声　可以了解血管动脉粥样硬化的程度及判断血管有无狭窄。国内现已广泛开展颈动脉彩超及TCD检测，对诊断脑血管狭窄有相当价值；TCD还可进行微栓子检测，这些均有助于TIA的病因诊断。

（2）眼底检查　可见到栓子。胆固醇结晶栓子呈橘红色，多位于动脉分叉处，可向前移动，常于数小时消失；血小板与纤维蛋白栓子呈灰白色，常固定不动，易引起梗死后出血。

（3）脑电图　TIA患者脑电图检查大多正常，可以根据相应的结果进行癫痫发作的鉴别。

（4）脑干听觉诱发电位（BAEP）　在脑血管供血障碍的情况下，可以测出脑干功能异常改变，文献报告TIA患者BAEP异常率为32%~76.3%，发作期较高达89.8%，缓解期为52.9%，转颈试验可以使阳性率提高。

（5）成像技术及CT血管成像技术、数字减影血管造影技术　若经颈动脉彩色多普勒超声、TCD等发现脑动脉（颅外或颅内段）有狭窄或阻塞，可行磁共振血管（MRA）及CT血管成像（CTA）检查，若动脉狭窄较重、TIA发作频繁考虑手术或介入治疗时，可进行DSA检查。数字减影血管造影（DSA）能准确显示脑动脉的狭窄部位、程度及侧支循环特点、动脉粥样硬化斑块及溃疡的部位。颈内动脉或椎-基底动脉狭窄、闭塞或粥样硬化斑块溃疡是TIA常见的病灶或栓子的来源。

（6）CT扫描与MRI　CT扫描及MRI检查一般无异常，20%患者可表现有小灶性低密度腔隙性梗死，被称为TIA型脑梗死，椎-基底动脉系TIA患者颈椎片大部分可有骨质增生和椎间隙变窄，SPECT有诊断价值。其对TIA的敏感度为88%，RIND为90%。可利用SPECT测脑血流量（CBF）/脑血容量（CBV）的比率，发现脑血流动力学对脑功能的影响，进行中风预报。

（二）中医辨证诊断

中风先兆的临床表现多种多样，症状反复多变，临床应结合中医四诊合参辨证。

望诊：多见精神恍惚或神情淡漠或急躁易怒、手足颤抖，面红目赤，舌红苔黄或舌上见瘀斑瘀点。

闻诊：发时可有言语不清，移时缓解，口中或有臭秽之气或正常，伴有消渴者可有烂苹果气味。

问诊：发时可有一侧手足无力、麻木、言语不清、黑矇、视物不清，平素多有头晕目眩、头胀、头痛，失眠健忘，烦躁易怒，发作时多在活动下，也可在安静时，可有情绪异常激动如大喜、大怒、大悲等情绪刺激。

切诊：脉多见弦或弦数或弦滑，也可见脉弱无力等。

中风先兆证大多由元气亏损、肾精不足或气虚血瘀、痰瘀互阻或阴虚阳亢，肝阳上扰等所致。根据其病机，将其概括为以下几个证型进行辨治。

1. 肝肾阴虚，风阳上扰证

临床证候：面色发红、头晕头痛、目赤口苦、急躁易怒、手足震颤，发时可突然一侧手足无力或见眩晕、视物不清、黑矇、麻木、言语不清等，舌红苔黄而干、脉弦数。

2. 痰瘀互结，阻滞脉络证

临床证候：头晕、肢体麻木，或突发肢体活动障碍、言语不利、移时恢复如常，舌质暗、苔白腻、脉滑或涩。

3. 气虚血瘀，脉络不通证

临床证候：眩晕，动则加剧，手指或肢体麻木，气短乏力，倦怠懒言，或见一侧肢体时时麻木，或肢体软弱无力，或健忘多眠，夜卧口角流涎，或见肢体眴动，舌淡，脉细涩。

4. 肾虚血阻证

临床证候：头晕目花、视物不清、神疲健忘、失眠多梦或嗜睡、面无表情、性格孤僻，沉默寡言、智力显著衰退，时有一侧肢体无力、麻木，语言謇涩，舌淡，脉细弱。

三、鉴别诊断

1. 西医学鉴别诊断

TIA 的病史资料常是由患者及其家属所提供，患者的自知力、记忆力、判断力及警觉性在发病时有可能受损。实验室检查及辅助检查也很难为这些发作提供客观的依据，故在诊断时尤应与下列疾病相鉴别。

（1）偏头痛　TIA 的表现形式多样，部分患者有偏头痛的表现，这点二者具有相同性，但偏头痛多见于青春期，且有家族史，无神经系局灶体征，发作时间可数小时至数天不等。发作时先有视觉先兆，继之以偏侧头痛、恶心呕吐等自主神经症状为主，症状较为典型。

（2）梅尼埃病　二者都常见恶心、呕吐、头晕的相同表现但梅尼埃病伴有耳鸣、渐进性耳聋。除有眼震、共济失调外，无其他神经局灶体征。椎 - 基底动脉系 TIA 除眩晕、眼震外，总伴有脑神经受损及脑干缺血体征。梅尼埃病发病时间较长，超过 24 小时，起病年龄较轻，反复发作，常有持久的听力减退。

（3）局限性癫痫　二者有一过性意识丧失或阵发性神经功能异常的表现，但局限性 EP 发作常为症状性，并可能查到脑部器质性病灶，其发作类型常为刺激性症状，如抽搐、发麻，症状常按皮质的功能区扩展，脑电图可有明显异常。可助鉴别，如过去有全身性 EP 发作史者可助诊断。

（5）昏厥　二者都有短暂意识障碍的表现，但昏厥多在体位由水平转至直立位时发生。发作时面色苍白，冷汗，意识丧失，脉沉细。当患者身体置水平位后即可恢复，恢复后无神经功能受损表现，多数情绪为诱因，其发生原因多为迷走神经兴奋性增高，心源性颈动脉过敏。

（6）颅内占位病变　二者可能都会有短暂神经功能缺失的表现，但颅内肿瘤、早期慢性硬膜下血肿，脑脓肿等病变累及血管时，但其可见症状表现呈现出逐渐加重或出现颅内压增高，影像学检查可鉴别。

（8）癔病　癔病性发作，包括癔病性黑朦、癔病性瘫痪、癔病性耳聋、严重的焦虑症、过度换气综合征等神经功能性紊乱，常有明显的精神刺激病史，持续时间较久，症状多变，有明显的精神色彩。另一方面更要避免将 TIA 误诊为神经官能症。

另外，还要注意，每一个类似 TIA 的患者，有无乙醇及药物中毒、糖尿病、低血钙、低血糖、低血镁等代谢障碍，有无慢性肺部疾病所引起的缺氧状态，以及有无内分泌疾病，如甲状腺疾病以及肝脏、肾脏病等，均应加以鉴别并兼顾治疗。

2. 中医学鉴别诊断

（1）痫病　二者都有短暂意识障碍的表现，但痫病以间歇、昏迷、抽搐为主要表现。轻者失神多短暂，伴双目凝视，面色苍白，迅即复常；重者突然昏仆，目睛上视，牙关紧闭，四肢抽搐，口吐白沫，移时复苏，醒后仅觉疲乏头痛，没有偏瘫、语言障碍、一侧肢体麻木等现象，且多见于青少年。而 TIA 发作特点起病突然、历时短暂，大多无意识障碍而能述诉其症状，且多见于中老年人。

（2）昏厥　二者都能出现意识不清的表现，但昏厥多以突然昏倒，不省人事或伴有四肢逆冷为主要临床表现，本病发作后常在短时间内逐渐苏醒，无神经系统定位体征。厥证阴阳失调，气机逆乱为发病机制。中风先兆部分可能出现短暂意识不清，但持续时间更短，病情相对较轻。

（3）头痛　二者都能有头痛的表现，但头痛病是以头痛为主，痛呈阵发剧痛，或绵绵胀痛不休，且因外感或内伤等不同病因，而疼痛性质，部位可表现出多样性、可变性。头痛多见于青春期，且有家族史，无神经系局灶体征。

（4）痉病　二者都有意识或肢体的障碍，但表现形式不同。痉病是突发项背强直，甚至角弓反张，四肢抽搐为主，发病的主要病理变化在于阴虚血少，筋脉不得濡养；或湿热壅滞筋脉所致；痉病只要治疗得法，很快缓解或痊愈。

四、临床治疗

（一）提高临床疗效的基本要素

1. 明辨病因，结合现代检查手段

短暂缺血发作是由脏腑失调、气血失和、阴阳失衡等所致脑神一时性被阻的疾病。它既是一个疾病，又是一个病理过程，是向中风发展的过程中出现的，预示中风即将发生的各种临床表现的总称。其表现多杂因人而异，其病因病机总的是脏腑、气血、阴阳失调，风火痰瘀相互为患，病的本质为本虚标实，然在发病过程中每一个人的发病情况不可能完全相同，数种因素作用于人可能各有其侧重；元气不足，精血亏虚；肝肾阴虚，肝阳上亢；痰浊内停阻滞脉络，瘀血闭阻，神明失聪等。其发作虽仅一时，但随其病理基础，要正确辨证，更应明确辨病，需结合现代检查手段明辨病因，才能提高临床疗效。随着 CT、MRI 和 TCD 的普及，脑血管病的诊断得到了空前的提高，一些无症状性梗死在临床也并不少见，因此其治疗更应引起重视。

2. 谨守病机，注重祛痰化瘀

中风先兆的发生总的是由于脏腑功能、气血失调，风火痰瘀等为其发病的共同病理基础，年高内伤积损、气血不足常可导致血行滞涩为血瘀，或脾肾虚损，或嗜食肥甘厚味、贪食生冷或饮酒过度，致使脾胃功能受损，脾失健运，痰湿内生，脉道受阻，血行不畅，日久痰浊瘀血互结，使脏腑功能失调，肝肾功能调节障碍，水不涵木，肝阳上扰，心火暴亢，或化风作眩，或阻窍语涩，或阻络肢麻，即为中风先兆。其中痰瘀互结为病理关键之一，治疗时在辨证基础上，应加强祛瘀化痰药，以提高疗效。

3. 见微知著，预防发展成完全中风

短暂性脑缺血发作，或称中风先兆是疾病向中风发展过程中的临床表现，若出现中风先兆，应细心观察，及早诊断和及时治疗，中止病情发展，即使不能做到防患于未然，也可减轻风火痰瘀的致病程度，是降低中风发病率的重要环节。

（二）辨证治疗

1. 辨证论治

（1）肝肾阴虚，风阳上扰证

治法：平肝息风，育阴潜阳。

方药：镇肝熄风汤加减。

药用：天麻 12g，白芍 20g，钩藤 15g，生龙牡各 30g，生赭石 30g，生石决明 30g，怀牛膝 30g，玄参 15g，胆南星 6g，夏枯草 20g，山楂 30g，首乌 12g。

加减：大便秘结者，可加大黄 15g 以通腑泄热；瘀血症状明显者，可加赤芍 15g，川芎 20g，水蛭 10g 以活血祛痰通络。

（2）痰瘀互结，阻滞脉络证

治法：祛瘀化痰通络。

方药：涤痰汤合桃红四物汤加减。

药用：半夏 15g，茯苓 15g，陈皮 12g，石菖蒲 15g，郁金 15g，制南星 10g，当归 15g，赤芍 15g，川芎 20g，鸡血藤 30g，桃仁 10g，红花 10g，水蛭 10g。

加减：肢麻无力者，可加天麻、地龙以息风；口眼㖞斜者，可加白附子，以加强祛痰之力；痰瘀蕴蓄日久化热者，可去制南星，加胆星 6g，黄连 10g，竹茹 30g。

（3）气虚血瘀，脉络不通证

治法：益气活血，化痰通络。

方药：补阳还五汤加减。

药用：生黄芪 30g，牛膝 30g，鸡血藤 30g，石菖蒲 15g，丹参 30g。

加减：神疲气短，乏力重者，加人参 10g；肢麻无力者，加秦艽 10g。

（4）肾虚血阻证

治法：补益肾精，活血祛痰。

方药：地黄饮子加减。

药用：熟地 20g，首乌 12g，山萸肉 30g，肉苁蓉 15g，巴戟天 15g，石菖蒲 15g，郁金 20g，天竺黄 10g，水蛭 10g，川芎 15g。

加减：腰酸腿软者，可加鹿胶、龟甲胶以补血生精；失眠多梦者可加枣仁，活血安神。

2. 外治疗法

（1）针灸治疗　实证者，取风池、百会、解溪、行间；虚证者，取肩髃、肩髎、手五里、合谷、足三里、手三里、血海等穴。

（2）头皮针　选患侧肢体对侧运动区、足运感区、失语者加语言二区，眩晕及黑朦加晕听区。针法：三快针法，每 10 分钟行针 1 次，留针 30 分钟，每日 1 次，10 次为 1 疗程，一疗程结束后休息 5 日，再进行第 2 疗程。

（3）眼针疗法（彭静山先生创立）　肝阳上亢取肝区、心区；气虚血瘀取心区、脾区；肝肾阴虚取肝区、肾区；痰湿阻络取心区、肝区及脾区。配合体针治疗中风先兆临床效果显著。

3. 单方验方

① 麻钩蝎蜜方：天麻 20g，钩藤 30g，全蝎 10g，白蜜适量。天麻、全蝎加水 500ml，煎取 300ml，后入钩藤煮 10 分钟，去渣，加白蜜混匀，每服 100ml，日 3 次。本方息风止痉，通络止痛，适用于中风。

② 葛荆豉汤：葛粉 250g，荆芥穗 50g，豆豉 150g。葛粉作面条，荆芥穗、豆豉共煮沸，去渣留汁，葛粉面条放药汁中煮熟，空腹食。本方祛风，适用于中风，言语謇涩，神昏，手足不遂。

③参附粳米汤：人参5~10g，附片30~60g，粳米50~100g。将人参、附片合煎1小时，取药汁与粳米煮成稀粥，缓缓喂服，或加用1小碗鸡汤，与药汁，粳米1并熬粥，继续将人参、附片煎取二汁，煎1小时以内，取浓汁再与粳米1两煮粥喂服。本方益气回阳、扶正固脱，适用于突然昏仆，不省人事，目合口开，鼻鼾息微，手撒遗尿，脉微欲绝。

④桑钩汤：桑寄生12g，钩藤15g，竹茹6g，陈皮12g，半夏10g，茯苓12g，甘草6g。用法：水煎30分钟，每次煎汤液300ml，分2次服用，10剂为1个疗程。本方平肝息风，健脾化痰，适用于中风先兆。

⑤息风汤：全蝎10g，天麻10g，天南星10g，白僵蚕10g，陈皮6g。用法：水煎30分钟，每次煎汤液250ml，以黄酒为引，1~2杯为宜，长饮酒者以似醉未醉效果更佳。本方祛风，适用于中风，肢体麻木，言语謇涩。

⑥小中风汤：丹参12g，决明子15g，血竭10g，赤芍12g，钩藤10g。用法：以上6味药用凉水浸泡1小时后，煎煮30分钟，将两次煎煮后的药汤混合，用大火浓缩至200ml，1次服完，1日次，10剂为1疗程。适用于中风，肢体麻木，言语不清，肢体麻木。

（三）辨病治疗

根据全面检查所见的病因和诱发因素进行针对性的病因治疗。治疗过程中发作并未减少或终止，其主要诱发因素考虑微栓塞时，可选择抗凝治疗。

1.病因治疗

控制危险因素，寻找导致短暂性脑缺血发病的病因，预防控制动脉粥样硬化的危险因素，如高血压、糖尿病、高脂血症、吸烟、肥胖等。对有心律失常、瓣膜病、红细胞增多症、贫血、低血糖、HDL降低

和颈椎病等均应予以积极治疗，防止疾病进一步发展。以下简单介绍2014年美国脑卒中和短暂性脑缺血发作二级预防指南中关于几个危险因素的建议。

（1）控制血压　对于既往有过缺血性卒中或TIA未经治疗的高血压患者，血压开始治疗的时机是在最初发病的几天后，收缩压（SBP）≥140mmHg或舒张压（DBP）≥90mmHg（Ⅰ类；B级证据），但对于治疗前SBP＜140mmHg和DBP＜90mmHg的患者受益情况不确定（Ⅱb类；C级证据）；高血压继续治疗是针对经过治疗的此类高血压患者，目的是预防脑卒中复发和其他血管性事件（Ⅰ类；A级证据）。此外，2014版指南提出，血压的下降目标值虽然应该个性化，但达到SBP＜140mmHg和DBP＜90mmHg是合理的（Ⅱa类；B级证据）。小皮层下卒中的二级预防研究（SPS3）证实，最近有过腔隙性脑梗死的患者，血压目标值SBP＜130mmHg是合理的（Ⅱb类；B级证据）。另外，新指南推荐进行高血压的管理，如生活方式的改变，作为高血压综合治疗的一部分（Ⅱa类；C级证据）。

（2）血脂管理　LDL-C升高是缺血性卒中独立的危险因素。一项他汀类药物结合其他预防措施的随机试验的Meta分析得出结论，他汀类能很好降低LDL-C水平，可显著降低卒中复发和主要心血管事件的风险。新指南对此部分进行修订，并使之与《2013ACC/AHA降低成人动脉粥样硬化性心血管疾病风险之胆固醇治疗指南》的认识一致。新指南不再强调LDL-C的目标值，由于他汀类药物降脂的疗效得到认可，被推荐用于减少缺血性卒中及TIA患者卒中及心血管事件的风险，这些患者被认为是起源于动脉粥样硬化和LDL-C≥100mg/dL，有或无临床动脉粥样硬化性心脏病（ASCVD）证据（Ⅰ类；B级证据）。

也可用来治疗无 ASCVD 证据且 LDL-C < 100mg/dL 的此类患者（Ⅰ类；C 级证据）。如合并其他 ASCVD，应该根据 2013 年 ACC/AHA 指南进行管理，包括生活方式的改变、饮食及药物治疗建议（Ⅰ类；A 级证据）。

（3）改善糖代谢紊乱和糖尿病（DM） 糖代谢紊乱包括 1 型糖尿病、糖尿病前期、2 型糖尿病。糖尿病前期先于 2 型糖尿病发病，它包括空腹血糖受损、糖耐量减低和糖化血红蛋白（HbA1c）在 5.7%~6.4%。在美国，2 型糖尿病占成年人尿病发病的 95%，糖尿病已经成为全球公共卫生的威胁。在我国，2007~2008 年进行的中国糖尿病和代谢紊乱的横断面研究得出结论，我国拥有世界上最多的糖尿病患者，包括大约 9240 万成年糖尿病患者及 1.482 亿成年糖尿病前期的患者。糖尿病前期已被作为脑卒中预后不良的独立危险因素，相关研究也对此进行论证，高龄急性脑卒中初次发作患者中，一半以上患者有糖代谢异常的诊断，这也证实了高龄糖代谢异常有不良预后。糖尿病损伤机体微小动脉，这也是导致糖尿病患者发生脑卒中的一个重要原因，相关研究表明，糖尿病可使卒中的风险比普通人群增加 1.5~3 倍。新指南推荐，TIA 或缺血性卒中后，所有患者应通过检测空腹血糖、糖化血红蛋白或口服葡萄糖耐量试验进行糖尿病筛查。测试和时机的选择应该遵循临床判断，并且要认识到急性疾病可能暂时扰乱血浆葡萄糖的检测水平。一般而言，应激状态后 HbA1c 测量可能更准确。④控制体重肥胖是指体重指数（BMI）> 30kg/m²，它是冠心病确定的危险因素，也可增加突发卒中的风险，体重指数从 20kg/m² 开始，每增加 1kg/m²，卒中风险增加 5%。来自俄罗斯的数据资料显示，到 2050 年，男性肥胖率预计将增至 76%，冠心病和卒中的发生率将达到每 10 万人中 12723 例。我国北京市成年男性肥胖人群流行病学调查及危险因素分析结果显示，北京市 35~60 岁男性居民超重率及肥胖率分别为 39.8% 和 21.0%，是偏高的。关于肥胖 2014 年指南推荐 TIA 或脑卒中患者通过测量体重指数进行肥胖的筛查（Ⅰ类；C 级证据）。尽管减肥对控制心血管风险有益，但对于新发生的伴有肥胖的 TIA 或缺血性卒中患者的有用性还不确定（Ⅶb 类；C 级证据）。

（4）合理营养 营养部分是指南新增的内容。脑卒中患者营养不良的发生率并不清楚，但很可能对患者预后有影响，而且患者的营养状况经常在住院期间恶化。

因此，对既往缺血性卒中或 TIA 的患者进行营养评估是合理的，以寻找营养过剩或营养不良的征象（Ⅱa 类；C 级证据）。如营养不良，则推荐个性化的营养建议（Ⅰ类；B 级证据），建议患者减少钠的摄入量，每日少于 2.4g 是合理的；如能进一步减少至 < 1.5g/d，则能达到更好的降压效果（Ⅱa 类；C 级证据）。并建议其遵循地中海饮食，强调蔬菜、水果与全谷物，限制甜食和红肉摄入（Ⅱa 类；C 级证据）。不推荐常规补充维生素（Ⅲ类；A 级证据）。

（5）积极治疗 OSA 2014 年美国脑卒中和短暂性脑缺血发作二级预防指南首次把阻塞性睡眠呼吸暂停（OSA）列为脑卒中或 TIA 二级预防需要控制的危险因素。未经治疗的阻塞性睡眠呼吸暂停综合征会有多个伴发疾病，如心血管疾病、卒中、糖尿病、抑郁症和认知障碍。新指南建议对缺血性卒中或 TIA 患者实施睡眠研究（Ⅱb 类；B 级证据）。此外，对于此类患者，可能会考虑持续气道正压通气（CPAP）治疗（Ⅱb 类；B 级证据）。

2. 抗凝治疗

目前临床不将抗凝治疗作为 TIA 的常规治疗。但对于 TIA 发作频繁，程度严重，发作症状逐次加重，或有房颤，或为椎-基底动脉 TIA，且无明显抗凝治疗禁忌者如无出血倾向、溃疡病及严重高血压、无肝肾疾病等，可进行抗凝治疗。常选用低分子肝素进行抗凝治疗，5000~10000IU，腹部脐旁 2cm 处皮下注射，两侧交替，每日 1~2 次，连用 10 天。对于既往有应用肝素进行抗凝治疗：发作频繁，病情较重者可用 100mg（12500U）加入 5% 葡萄糖液 1000ml 中缓慢静脉滴注，以 20 滴 / 分钟的滴速维持 24~48 小时，一般可能维持 7~10 天。同时定期检查凝血时间，调整滴速，或在静脉滴注肝素的同时，第一天可选用下列一种口服抗凝药，双香豆素乙酯 300mg，双香豆素 200mg，醋硝香豆素 4~8mg，或华法林 4~6mg，同时检查凝血酶原时间及活动度。抗凝治疗开始时凝血酶原时间及凝血酶原活动度应每天检查，根据结果调整抗凝剂量，若稳定后可每周查 1 次，以调整口服药物剂量。使静脉凝血时间维持在 20~30 分钟。凝血酶原活动度维持在 20%~30% 之间。以后每日维持服药量，下列药物可选一种：双香豆素乙酯 150~250mg，双香豆素 25~75mg，醋硝香豆素 1~3mg 华法林 2~4mg，视凝血酶原活动度可随时间调整用量。

病情较轻，发展较缓慢者可口服抗凝剂治疗，选用药物和剂量及检查凝血酶原时间和活动度均同上述口服法。

抗凝治疗的禁忌证：为出血性疾病、创口未愈合、消化性溃疡未愈合、血液病、严重肝肾疾病、严重高血压、孕妇及产后、高龄、高度脑动脉硬化、感染性血管栓塞应慎用。日服抗凝药的剂量，国内在临床应用中较国外文献报道的小得多，仅用其 1/2~1/3 量就能达到所需凝血酶原活动度，应予注意。抗凝治疗期间应注意出血并发症，如发现大便、小便或其他脏器有出血情况即停抗凝治疗。若用肝素抗凝出现出血，可用与最后一次肝素同量的鱼精蛋白锌静脉滴注，但不可超过 50mg；若口服抗凝剂出血者，停药后可给予维生素 K_1 10~40mg 肌内注射，或 30~50mg 加入葡萄糖液中缓慢静脉滴注。抗凝治疗期间应避免腰穿及外科手术，有人认为抗凝治疗应用至发作停止后维持用药半年至 1 年。停药应逐渐减量，以免发生凝固性增高的回跳作用。对于非心源性栓塞性 TIA 的抗栓治疗不推荐使用口服抗凝药物及常规使用静脉抗凝剂治疗，建议对其进行长期的抗血小板聚集治疗。

3. 抗血小板聚集药

研究表明，抗血小板聚集药可在一定程度上减少微栓子的发生对预防 TIA 复发有一定的疗效，据研究证实，阿司匹林治疗可以抑制血小板内的环氧化酶活性降低血小板聚集，能阻止血栓形成，对短暂脑缺血发作具有预防的作用。每日 50~300mg 不等，但溃疡性或出血性疾病慎用。亦可联合双嘧达莫应用，双嘧达莫用量为 25mg，每日 3 次。氯吡格雷是血小板聚集抑制剂，可抑制二磷酸腺苷（ADP）诱导的血小板聚集，选择性地抑制 ADP 与血小板受体的结合及抑制 ADP 介导的糖蛋白 GP IIb/IIIa 复合物的活化，也可抑制非 ADP 引起的血小板聚集。疗效优于阿司匹林，出血发生率较少，剂量为口服 75mg，每日 1 次。发作频繁时可静脉注射抗血小板聚集药物（如奥扎格雷）。有上消化道出血史、出血倾向者慎用。对于非心源性栓塞性 TIA 的抗栓治疗不推荐使用口服抗凝药物及常规使用静脉抗凝剂治疗，建议对其进行长期的抗血小板聚集治疗。阿司匹林（50~300mg/d）单药治疗和氯吡格雷（75mg/d）单药治疗，均是初始治疗的可选方案，但对于 24 小时内应用阿司匹林联合应用氯吡格雷，予以阿司匹林首次 300mg/d 负荷剂量后续 100mg/d，氯吡格雷首次

300mg/d，负荷剂量后续 75mg/d，出血风险有所增加，但差异无统计学意义。能否常规推荐使用双重抗血小板治疗有待于更大规模的随机对照试验验证。

对于非心源性缺血性卒中或 TIA 患者，新指南推荐使用抗血小板药物，以减少复发性卒中和其他心血管事件的风险（Ⅰ类；A级证据）。王拥军等研究证实，在小的缺血性卒中或 TIA 发作的 24 小时内开始服用阿司匹林和氯吡格雷并连续服用 90 天减少卒中风险，且不增加出血风险，效果优于单用阿司匹林（Ⅱb 类，B 级证据）。

4. 钙通道阻滞剂

主要通过选择性地作用于细胞膜的钙通道抑制细胞外钙离子内流，使细胞内钙离子水平降低，防止脑动脉痉挛、扩张血管、维持红细胞变形能力等作用，常用药物尼莫地平 20~40mg，每日 3 次；尼卡地平 20~40mg，每日 3 次；氟桂利嗪 5~10mg，每晚 1 次。还可用盐酸丁咯地尔缓慢静脉滴注。静脉滴注 0.04% 甲磺酸倍他司汀 500ml。

5. 血管扩张剂及扩容剂

研究证实，早期使用扩容剂治疗可明显减少或治疗 TIA 发作。扩容剂分子体积较大，不易由血管渗出，可以维持血液渗透压。扩容分子体积均匀覆盖于血管内膜及红细胞、血小板等血液有形成分之表层，使之带有相同的电荷，从而使血小板及红细胞不易聚集。此外，血管扩容剂可以增加血流速度，稀释血液从而减少血黏度，增加血容量，改善微循环，增加脑灌注。常用扩容剂有低分子右旋糖酐，706 羟甲淀粉等。低分子右旋糖酐：每次 500ml，每天 1 次，静脉滴注，14 天为 1 疗程。706 羟甲淀粉：每次 500ml，每天 1 次，静脉滴注，7~10 天为一疗程。心功能不全及糖尿病患者慎用。

6. 手术治疗

TIA 手术治疗，由病因及病变血管部位来定，对于颈动脉狭窄程度达 70%~90% 的患者，可考虑颈动脉内膜剥离 - 修补术；对颈部动脉或颅内大血管明显狭窄，可考虑血管内介入治疗。如能明确诊断 TIA 是由于颅外部分的动脉病变所致，可考虑外科治疗。有关颅外颈动脉病变，2014 年美国脑卒中和短暂性脑缺血发作二级预防指南建议，当选择颈动脉血管成形和支架植入术（CAS）及颈动脉内膜切除手术（CEA）时，应该考虑患者年龄。老年 70 岁以上患者，与 CAS 相比，CEA 可能与改善相关结局有关；对于年轻患者，考虑到围术期并发症的风险（如卒中、心肌梗死或死亡）和同侧卒中的长期风险，CAS 与 CEA 相当（Ⅱa 类，B 级证据）。但如围术期卒中和死亡的风险小于 6%，则可考虑 CEA 和 CAS（Ⅰ类，B 级证据）。新指南不推荐使用彩超进行颅外颈动脉循环的长期随访（Ⅲ类，B 级证据）。对于颅内动脉粥样硬化，新指南推荐，最近（30 天内）有过卒中或 TIA 的患者，由于主要的颅内动脉严重狭窄（70%~99%），在阿司匹林的基础上增加氯吡格雷 75mg/d 治疗 90 天可能是合理的（Ⅱb 类，B 级证据）。卒中或 TIA 患者归因于主要颅内动脉狭窄 50%~99%，且长期 SBP < 140mmHg，高强度的他汀类药物治疗是推荐的（Ⅰ类，B 级证据）（修改建议，证据级别由Ⅱb 提升到Ⅰ类证据）。如中度狭窄（50%~69%），不推荐血管成形术或支架植入术（Ⅲ类，B 级证据）；如严重狭窄（70%~99%），支架与翼展支架系统不推荐作为初始治疗，即使对正在服用抗血栓药的卒中或 TIA 患者也不推荐（Ⅲ类，B 级证据）。对于非心源性缺血性卒中或 TIA 患者，新指南推荐使用抗血小板药物，以减少复发性卒中和其他心血管事件的风险（Ⅰ类，A 级证据）。值得注意的

是，关于抗血小板药物的使用，旧指南不推荐阿司匹林和氯吡格雷同用。

（四）新疗法选粹

体外反搏疗法：于四肢和臀部扎上气囊，连接特定的气源后，应用专用的电器控制系统，利用患者心电信号进行固定触发，与心脏保持严格的同步工作。当心脏进入舒张期开始之际，扎于四肢和臀部的气囊充气，自远端序贯地加压四肢和臀部，迫使血液返回主动脉，从而提高主动脉舒张压。

操作方法：在四肢及臀部包扎上气囊，利用心电触发，处于心脏舒张期时，从四肢、臀部序贯性地逐段加压，驱动血液回返，增加回返心脏的循环血量，促进冠状动脉侧支循环的建立。

适应证：体外反搏主要用于治疗各种缺血性疾病，包括：短暂性脑缺血发作、冠心病、心绞痛、心肌缺血、心肌梗死、心肌炎后遗症、脑动脉硬化、脑供血不足、脑血栓形成、脑动脉栓塞、脑梗、椎-基底动脉供血不足、脑血管意外后遗症、缺血性视神经病变、视神经萎缩、眼底中央动脉硬化、血栓闭塞性脉管炎、动脉硬化血管闭塞、糖尿病引起的血流障碍、缺血性肾病、突发性耳聋、肝炎以及康复与保健、运动性疲劳的恢复。

注意事项：治疗过程中注意巡视，严密监测患者的生命体征变化及疗效，即使发现问题。

（五）名医诊疗特色

1. 王建陆

王建陆教授认为，中风先兆的病机根本，在于五脏功能失调或血浊引起的阳气失于和降或者升发不及，五脏失衡可致阳气过亢及脑髓失养；血浊易致血瘀、阴伤及脑髓失养，故王教授主张着眼于"气重升降，血辨清浊"来辨证中风先兆，通过补肾温阳、滋阴养肝、清化血浊、调和营卫来调气祛浊息风，兼以补益心阳、和降肺气、健脾和胃顾护五脏功能，以达到治疗中风先兆的目的。

2. 张学文

首届国医大师张学文教授提出"血瘀"是导致中风发病的主要致病因素，并贯穿于中风病的始终，因饮食不节，伤脾生痰，或因先天禀赋不足，或因后天劳倦过度、贪食肥甘厚味，致脾胃受损、肝肾阴虚、肝阳上亢、阳热灼血而致瘀，均易出现"肝热血瘀"的证候，故以活血化瘀、清肝通络为治法，使用清脑通络汤为底方予以加减施治。药物组成为：决明子30g，川芎12g，赤芍10g，山楂、丹参各15g，磁石（先煎）30g，菊花12g，葛根15g，地龙10g，豨莶草30g，川牛膝15g，水蛭6g。

3. 周德生

周德生教授治疗后循环短暂性脑缺血发作急性期，对病位、病性、病邪、病势用药全面应对，主张以治痰为主，以化痰开窍之法，平冲降逆，常用天竺涤痰汤加味，方中天竺黄可清热化痰，治疗中风痰涎壅盛，《本草正》言其："善开风痰，降热痰。"周教授善用九香虫治疗，取温肾助阳之性，李时珍在《本草纲目》中记载其"咸温无毒，理气止痛，温中壮阳，久服益人，土人多取之，以充人事。"用药配伍上善于根据根据短暂性脑缺血发作时的症状对症配伍用药，如出现视觉问题症状，如暂时的黑矇、单眼偏盲、复视、眼运动障碍者，善用菊花、白蒺藜、石决明、谷精草、夏枯草、密蒙花；眩晕、恶心、呕吐者，善用重镇降逆止呕之品，天麻、鱼脑石、鬼箭羽、鹿衔草、九香虫、代赭石、旋覆花、竹茹、法半夏、陈皮、生姜等；一侧肢体的麻木或无力、跌倒发作者，酌加通经活络之品，如石楠藤、鸡血藤、络石藤、忍冬藤、秦艽、葛根、川芎、水蛭、泽兰、当归、僵蚕、全蝎、土鳖虫、白花蛇舌草等；记忆力障碍、言语不清、耳鸣耳聋、呛咳或吞咽障碍、声音嘶哑，或者单侧或双侧口周及舌部麻木等，治疗应以清热开窍为主，善用人工牛黄、人工麝香、苏合香、竹沥、王不留行、木蝴蝶、蝉蜕、全蝎、威灵仙、苏木、白芷、薄荷等；阵发性出汗异常、心悸心慌者，常用雪莲治疗，现代药理研究显示雪莲花含有蛋白质、氨基酸、黄酮类化合物、生物碱等，具有通经活血、散寒除湿、止血消肿、排体内毒素等功效。《本草纲目拾遗》载雪莲"性大热，能补精益阳"；《新疆中草药》载"雪莲性温、微苦，功能祛风除湿"，同时治疗加用重镇之品如磁石、石决明、珍珠母、生牡蛎，以及安神定志之品，如首乌藤、远志、酸枣仁、柴胡、红景天、雪莲、五味子等。

广州中医药大学罗陆一教授认为中风先兆辨证以虚为主，疾病发生的主要原因是气血亏虚脏腑功能减退，多数患者以脾肾亏虚为本，脾虚则水谷精微运化失司，痰湿内生，《素问》记载："女子七七，任脉虚，太冲脉衰少，天癸竭，地道不通，故形坏而无子也，男子六八，阳气衰竭于上，面焦，发鬓颁白；七八，肝气衰，筋不能动，天癸竭，精少，肾藏衰，形体皆极；八八，则齿发去。"中风先兆常发生在天癸竭，肾衰之年，故应以肾气亏虚，不能调节水液代谢，痰浊内生，有可阻碍血液运行，故瘀血内生，遣方用药应以治本以补为主，脏腑、气血、阴阳亏虚改善，则血脉自通，血运畅而无阻，瘀血不生，脏腑经络得血脉滋养而诸证自愈。临床辨证分型以肾虚血瘀型、肝肾亏虚型、气虚血瘀型等，治补肾益精以活血通络，方用常用熟地黄、山药、山茱萸、茯苓、泽泻、牡丹皮等；肝肾亏虚，虚风内动治以补肝益

肾以息风通络，方用枸杞、菊花、白芍、天冬、麦冬、代赭石、茵陈、熟地黄、山茱萸等；气虚血瘀治以益气健脾通络，常用人参、白术、茯苓、当归、白术、黄芪、远志、龙眼肉、酸枣仁、木香；血虚致瘀者加何首乌、熟地黄、阿胶等滋阴养血之品，同时加桃仁、红花、川芎、当归等通利脉道之品；阳虚者温阳以通脉，常用熟地黄、附子、肉桂、山药、山茱萸、菟丝子、鹿角胶、枸杞子、当归、杜仲；湿痰者加制半夏、制胆南星、石菖蒲等；血瘀者加川芎、桃仁、红花、丹参、三七等；兼动风者加天麻、钩藤、防风、蜈蚣、全蝎等祛风之品。罗教授除嘱患者生活规律、起居有时、调畅情志外，尤嘱患者要清淡饮食，避膏粱厚味。

五、预后转归

TIA 是脑卒中的危险信号，其发作因治疗时机不同转归亦不同。TIA 一般发作时症状较轻，若经过积极治疗，预后较好，可很快缓解不留后遗症。但部分患者因发作 1 次 TIA 后未予以重视，没有进行正规的治疗，任其发展可导致完全性脑卒中，脑卒中已经发作后会造成神经功能障碍，因此脑卒中患者 50%~70% 遗留后遗症，很难完全恢复至正常。

六、预防调护

（一）预防

中医倡导未病先防，对于预防中风的发生，历代医学文献也有详细记载，如《证治汇补》中载："平人手指麻木，不时眩晕，乃中风先兆，须预防之，宜慎起居，节饮食，远房帏，调情志。"临床证明这对中风预防确有指导意义。为后世的中风预防提出了要在起居、饮食、心情、运动等方面进行预防。慎起居，要求生活作息要

有规律，避免熬夜，注意劳逸结合，增强体质，特别是进入中年以后生理功能逐渐减退，要重视体育锻炼，使气机和调，血脉流畅，关节疏利，可根据个人具体情况选择适合于自己的活动方式，如慢跑、散步、游泳、太极拳等，但应循序渐进持之以恒方能有效，亦可练气功，经研究认为气功有增强机体自我调整控制功能和缓解多种心脑血管病危险因子不良影响的积极作用。饮食要以清淡为主，避免过食肥甘厚味，宜低盐、低糖、低动物脂肪饮食，戒除烟酒嗜好，调情志保持心情舒畅。

重视短暂性脑缺血发病的危险因素，控制好血糖、血压、血脂等，同时定期体检，监测同型半胱氨酸、血凝等，异常者予以积极治疗，预防疾病的发生。

1. 针灸预防

（1）双侧风市、足三里，隔日1次，或艾灸风市、足三里，每日灸3分钟。

（2）艾灸百会、肩井、曲池、风市、足三里、绝骨或百会、风池、大椎、肩井、间使、曲池、足三里，每日1次。

2. 锻炼

除了要坚持锻炼、健康饮食、调节情志外，还应该每天做些小动作，强健血管。

（1）常用左手　研究发现，在日常生活中，经常有意学学"左撇子"，即多用左手，可起到预防脑中风的效果。因此，惯用右手的人，特别是中老年人，平时应尽量多多改用左手，以锻炼右半脑，并由此增强右半脑的血管和功能。与此相反，惯用左手的"左撇子"，若多多改用右手，也有异曲同工之妙。

（2）咬牙切齿　把上下牙齿咬合，注意一咬一松的频率，咬紧时加倍用力，放松时也互不离开，反复数十次可以使头部、颈部的血管和肌肉、头皮及面部都有序地处于一收一舒的动态之中，加速脑血管血流循环，使趋于硬化脓性脑膜炎血管逐渐恢复弹性，让大脑组织血液和氧气供应充足，这可以消除眩晕的发生，使脑中风减缓发作或消失。

（3）摇头晃脑　专家从油漆工人很少发生中风的事实中分析其原因，认为与油漆工人劳动时，头部的上下的动作特点有关。头部前后和旋转的运动，可以增加头部血管的抗压力，有利于预防中风。方法是，平坐、放松颈部肌肉，然后前后摇头晃脑各做30~50次，幅度适中，速度宜慢，每天早中晚各做3次。

（4）摩擦　适合力度进行颈部按摩，可以促进颈部血液循环，改善对血管壁的营养，促使已经硬化的颈部血管恢复弹性，改善大脑供血。方法是双手摩擦发热后，按摩颈部两侧，以颈部皮肤有温热感为宜。然后双手十指交叉置于后脑，来回擦至发热。而后，可以配合一些转头活动，头前俯时脖子尽量前伸，转时幅度不宜过大，做30个循环即可；或取站立姿势，两手紧贴大腿两侧，下肢不动，头转向左侧时，上身旋向右侧，头转向右侧时，上身旋向左侧，共做10次，然后身体不动，头用力左旋并尽量后仰，上看左上方5秒钟，复原后，再换方向做。

（5）耸耸肩膀　耸肩可使肩部肌肉放松，促进肩部血液循环。方法是每天早晚做双肩上提、下放的反复运动，每次训练6分钟。

（6）双腿画圆　两脚交替画圈活动踝关节，顺时针和逆时针方向交替进行，可以疏通相关经络，刺激关节周围的腧穴，起到平衡阴阳、调和气血的作用。

（二）调护

短暂脑缺血的调护主要是家庭调护，包括以下两个方面。

1. 生活有序

注意按时作息，注意劳逸结合，尤其

老年人要鼓励他们多参加一些力所能及的工作或家务劳动，但不宜过于疲劳，多看电视、电影，阅读有趣的文艺书刊，参加集体活动，尽量保持乐观开朗的心情，精神轻松愉快，戒除不良嗜好，养成良好的生活习惯。

2. 饮食

总的原则是低盐、低糖、低动物脂肪饮食，饮食谱要宽，以清淡为主，要注意两个方面：一是不要偏食，尤其动物的脑和内脏要少食，其他油腻食物也不可多食；二是饮食不可过于清淡，若只食用面食蔬食，可形成低蛋白或某些必需氨基酸的缺乏，加重动脉硬化，可食用一些动物和植物蛋白，尤其鱼类蛋白较好。其饮食可归纳为：食物多样，切忌偏食，荤素结合，以素为主，避免暴食，饥饱适度，饮食宜淡，营养丰富。

七、专方选要

涤痰通络方：川芎10g，制南星10g，天竺黄10g，赤芍15g，石斛10g，淫羊藿15g，仙鹤草15g，水蛭5g，地龙10g。每日1剂，水煎400ml，分早晚2次空腹温服。适用于痰瘀阻窍型中风前兆。

潜阳活血汤：菊花30g，炒蒺藜30g，天麻12g，葛根30g，山药30g，怀牛膝30g，生龙骨30g，生牡蛎30g，川芎12g，红花12g，丹参20g。每日1煎，早晚2次分服。适用肝阳上亢，瘀血阻络型中风前兆。

八、研究进展

（一）病因病机

一些学者认为中风先兆证发病过程中风象表现贯穿了始终。风由内生为虚风内动，其动在血中，由肝肾不足所致，风行脉中，触动血脉中瘀血痰浊，上扰清窍，横窜经脉，见中风先兆诸症，若风势渐缓，则风息血宁，诸症缓解，若风势愈演愈烈则病情加重，直至中风病发生。亦有学者认为中风先兆的发生的关键在"血中生风"，认为治血为根本，提出"治风先治血，血行风自灭"临床上需注重"养血、活血"。任继学认为中风病之发生先有内在的正邪交争，虚实相搏，致使五脏六腑、气血经络功能失常，久而未除从而导致脑之血脉受邪，造成脑脉脆而不坚，刚而不柔，阴阳气血失于平衡，营卫二气不能内守，肌腠空疏，是本病的病理基础，病位在脑髓。发病时气血逆乱于上，脏腑阴阳失调，直冲犯脑，损伤经络，但经络虽伤而轻，为小中风。张数泉认为中风先兆为情志、饮食、气候、劳逸等因素影响下，导致的气机失调、痰瘀阻窍、经络不通，疾病本质为本虚标实，病机为肝肾不足、气血亏虚致气血津液运行失调、痰瘀内生。因此，调理气机失衡、补益肝肾、调和气血是根本，活血化瘀，健脾化痰亦是治疗中风先兆发病的关键。

（二）辨证思路

本病对病因病机在肝肾阴虚、元气不足的基础上，风火痰瘀交互为患，故有学者在不同的侧重点上提出了新的辨证思路。

1. 散风

邹亿怀认为"风"动在血脉之中，为中风先兆证的直接发病因素，"风动"的强弱，直接影响中风先兆证的病机转化及病势顺逆，治疗在滋阴潜阳，益气活血，化痰的同时，应重视散"血中之风"。风自内生，动风部位在血脉、经络，药物应选散风活血之品，使风散血安诸症不生。

2. 活血

张学文根据多年的临床经验总结，认为"化瘀通络，清肝和血"是治疗中风先兆的关键所在，补气的同时活血化瘀，则得气而行，瘀血可化，血行则瘀热清，肝火得解。郭维一则在脑络受病的立论上，辨证为痰瘀阻络，治疗重点宜豁痰通络，活血化瘀；高灌风亦以为本病治当活血化瘀为主。

另外，也有学者从痰热腑实辨治，认为腑实不通是中风先兆向中风发展病理机转的关键。

（三）中药研究

1. 单药研究

（1）黄芪　现代药理研究表明，黄芪及其有效成分黄芪多糖、环黄芪醇、黄芪皂苷类可以减少内皮素，降低血管内皮素，改善血流，调节血脂异常，抑制血栓形成。环黄芪醇对小鼠脑缺血再灌注损伤具有显著的神经保护作用。黄芪多糖具有抗氧化，保护血管内皮，提高免疫耐受性，减少炎症反应等作用。黄芪皂苷类能抑制炎症反应，减少斑块巨噬细胞的浸润。黄芪黄酮类能明显减少血浆胆固醇浓度，预防高脂血症引起的胆固醇升高。

（2）葛根　葛根素具有调节血脂、改善内皮功能、抑制平滑肌细胞增殖、抗炎、抑制泡沫细胞的形成和抑制血小板聚集等广泛的药理作用。

（3）人参　现代药理研究表明，人参及其有效成分人参皂苷具有免疫调节，清除氧自由基、调节降低血脂、抗氧化、保护血管内皮细胞的作用，人参皂苷单体可以抑制不同的炎症反应，具有抗动脉粥样硬化保护心脑血管的作用。同时，20（R）-人参皂苷 Rg3 可以降低细胞内钙离子浓度，提高组织型纤溶酶原激活物（t-PA）水平。

（4）丹参　现代药理研究显示，丹参及其有效成分丹酚酸 B 具有防止过氧化损伤，保护内皮细胞，清除氧自由基，提高内皮细胞损伤时一氧化氮的含量，减缓动脉粥样硬化发生进程的作用。

（5）三七　研究显示，三七中有效成分三七总皂苷可以改善心肌缺血，抑制动脉粥样硬化斑块增大，对于心脑血管疾病具有良好的预防作用。

（6）红花　相关药理研究表明，红花及其提取物羟基红花黄色素 A 具有改善凝血、防止血栓形成、消除血管内皮炎性反应、保护血管内皮细胞、减少动脉粥样硬化斑块、降低低密度脂蛋白，从而明显降低血脂水平，预防心脑血管动脉粥样硬化斑块的形成。

2. 复方研究

孙西庆教授以自拟方调气活血汤加减治疗中风先兆，主要药物组成：炒桃仁 12g，红花 9g，柴胡 9g，麸炒枳实 15g，川牛膝 9g，川芎 12g，熟地 15g，当归 15g，赤芍 12g，茯苓 30g，桔梗 6g，葛根 30g，山楂 20g，桂枝 20g，临床效果显著。其他复方研究可参考脑梗死章节。

（四）外治疗法

朱氏一指禅推拿结合桑枝棒防治中风先兆，证实一指禅推拿结合桑枝棒可以有效提高预防中风先兆的疗效，具体方法如下。朱氏一指禅推拿治疗：嘱患者放松，医者以朱氏一指禅手法，吸定皮肤穴位，大拇指以指尖关节带动打拇指螺纹面指端，做小幅度规律揉动。手法柔和深透、频率保持每分钟 120 次。以手足阳明经经穴、头穴和背部督脉、膀胱经为主，选百会、四神聪、风池、颈夹脊、曲池、合谷、血海、阳陵泉、丰隆、三阴交等穴一指禅推法，共 5 分钟。背部督脉膀胱经以推摩法 10 分钟，然后捏脊，擦法，有热感为佳。每次治疗约 20 分钟，第一疗程每周 3 次，第二疗程每周 2 次。桑枝棒防治法：暴露皮肤，手握棒的一端，用棒体的前 2/3 部分着力平击治疗部位。操作时用腕力有节律的击打，如蜻蜓点水状，击打方向应与肌纤维方向平行，击打用力由轻到重，以患者能忍受为限，一般同一部位击打3~5次即可，击打部位以腰背部督脉和膀胱经为主、四肢以阳明经为主，共3分钟。在治疗间歇期间，嘱患者自行在家中配合运用桑枝艾棒拍打治疗，方法同上，3次/天，10分钟/次，一共治疗2个月。

刘冠军用艾灸足三里、绝骨防治中风先兆。灸足三里意在宣通脏腑，使胃肠安和，气不上逆则肝阳不亢；绝骨为髓之所会，灸之可改善大脑功能，方法是先在局部涂上凡士林油膏，取米粒大小艾炷放在穴位上，点燃待到皮肤时用手抚摸，拍打以减少疼痛，起水疱时要保护灸疮，不使感染即可。

黑海教授采用头穴丛刺长留针法联合应用补阳还五汤治疗气虚血瘀型中风先兆患者，通过比较治疗组与对照组患者血液流变学指标、颈动脉IMT值、中医证候积分的前后变化情况以及治疗过程中TIA的发生情况，结果显示针药联合的方法治疗效果显著。其中，头穴丛刺长留针法的具体应用为依据于氏头部7区划分法，每个区刺5针，取0.25mm×40mm的一次性无菌针灸针针刺，针体与皮肤呈15°，刺入帽状腱膜下，针刺深度约35mm，以200r/min的速度持续捻转1分钟，留针期间，开始每隔30分钟捻转1次，留针6小时，每1次，治疗6天休息1天，共治疗4周。

（五）评价及瞻望

中医中药治疗短暂脑缺血发作的临床疗效已得到公认，由于神经影像学检查手段的普及，短暂脑缺血发作的诊断也大大方便和快捷，但仍有一些问题需探讨。

近年来，由于青年短暂性脑缺血发作比例正不断升高，由于患者发病年龄较轻，TIA对其生活质量的影响更加明显，因此针对青年TIA的发病特点，找出危险因素，加强干预、指导临床治疗至关重要，目前虽有研究认为高血压、心血管病史、家族史和吸烟为青年患者的危险因素，但仍缺乏权威研究。

对于TIA的诊断及治疗方面，DWI图像是临床区分TIA与急性脑梗死的关键，但不能一味等待影像结果，应提倡更积极、尽早地治疗。

TIA患者重要的是及早、及时完成风险评估及治疗。TIA的抗血小板治疗目前提倡单一抗血小板治疗，双抗的前景如何有待进一步研究；心房颤动患者TIA发作后开始服用抗凝药物的最佳时间目前较公认的是14天，但其科学性仍需进一步试验论证。TIA的二级预防对减少卒中的发生至关重要，针对我国卒中二级预防现状，应加强临床医师对指南的学习，尽量避免误诊、误治的发生。

主要参考文献

[1] 潘杨，周明学，郭家娟．益气活血中药防治动脉粥样硬化的研究［J］．中国中医基础医学杂志．2021，27（02）：362-366．

[2] 文雅．张学文教授治疗中风先兆肝热血瘀证的经验整理［J］．中医临床研究，2013，5：67-70．

[3] 祝建材．六个动作防中风［J］．中国中医药报，2014，2：78．

[4] 何光明，张学文．未病先防的学术经验［J］．中国中医基础医学杂，2016，5（5）：616-617．

[5] 田梦，娄天伟，贾红玲，等．明清两代医家诊治中风先兆经验探析［J］．西部中医药，2017，30（8）：36-38．

[6] 吴君璇，刘伟，杜庆慧，等．齐鲁内科时病流派论治中风先兆思路分析［J］．山东中医药大学学报，2018，42（2）：102-105．

[7] 石向东，朱鼎成，卢新刚，等．朱氏一指禅推拿结合桑枝棒防治中风先兆临床研究

［J］. 按摩与康复医学, 2018, 9(1): 39-41.

［8］李奕, 李坤宁, 姜春宁, 等. 中风先兆证的中医药疗法研究进展［J］. 中国中医急症, 2020, 29(1): 168-172.

［9］李成栋, 陈治林, 张书华, 等. 涤痰通络汤联合西药治疗缺血型中风痰瘀互阻型80例［J］. 中医研究, 2020, 33(3): 14-16.

［10］李曼, 王志菲. 环黄芪醇的药理作用研究进展［J］. 中医学报, 2020, 3(35): 983-988.

［11］袁爱芹, 孙西庆. 孙西庆教授辨治中风先兆的临床经验［J］. 中国民族民间医药, 2016, 8(15): 61-64.

［12］周海纯, 俞沛文, 郭蕊珠, 等. 针药法干预气虚血瘀型中风先兆证的临床对比研究［J］. 针灸临床杂志, 2020, 36(08): 28-32.

［13］龚丽, 朱晓宏. 中风先兆的中医研究进展［J］. 内蒙古中医药, 2019, 38(08): 163-165.

［14］胡华, 刘利娟, 林萃才, 等. 周德生教授辨治后循环短暂性脑缺血发作的学术思想和临床经验［J］. 中国中医急症, 2012, 21(08): 1237-1253.

［15］王月皎, 陈学军, 王长垠, 等. 中医综合疗法治疗中风先兆120例临床疗效观察［J］. 中国医学装备, 2012, 9(07): 64-66.

第七章　脑出血

脑出血多见于50~60岁以上的中老年人，男性患病率多于女性，近年来，青年的高血压性脑出血患病率也有所增加。长期高血压可致脑内血管粥样硬化性改变，使血管弹性韧性变差，特别是细小动脉局部出现瘤样凸起，最终形成微动脉瘤。在此病理基础上，复因情绪激动、便秘、重体力劳动、熬夜、过度脑力劳动或其他原因导致血压急剧升高，使脑血管破裂出血。随着人口老龄化进程的加速以及生活方式的改变，近年来高血压患病率呈逐年上升的趋势，脑出血发病率也逐年上升，占脑卒中的18.8%~47.6%，自然人口发病率为每年（12~15）/10万，男性略多于女性。北方寒冷地区发病率高于南方，冬季发病率高于夏季。

一、病因病机

（一）西医学认识

1. 病因病机

（1）高血压　高血压病约占全部脑出血病因的60%以上，是脑出血的最常见、最主要的病因之一。一般认为长期高血压可导致脑动脉硬化、形成微动脉瘤，在血管壁损伤的病理基础上，血压急促升高，引起血管壁破裂、出血。

（2）动脉硬化　脑动脉硬化包括大、中、小脑动脉的弥漫性粥样硬化和微动脉的玻璃样变性、缺血。高血压与动脉粥样硬化在发生发展过程中相互促进，相互影响，形成恶性循环。

（3）动脉瘤　颅内动脉瘤从形态上一般分为二种，一种为囊状，多为先天性动脉瘤；另一种为梭形，多由动脉粥样硬化

引起。位于脑实质内的囊状动脉瘤或是梭形动脉瘤均有破裂风险而形成脑出血。

（4）脑血管畸形　脑出血常见的脑血管畸形主要有动静脉畸形和海绵状血管瘤，以动静脉畸形多见，多为先天因素所致。

（5）烟雾病　烟雾病，因造影显示颅底血管网形似吞云吐雾的云絮状，故名烟雾病，又称脑底异常血管网病（moyamoya病）。有家族遗传倾向，好发于5~10岁儿童和30~40岁青壮年。患者16岁以前多表现为脑梗死，成人期多表现为脑出血。常位于侧脑室附近，是脑室出血的常见原因。

（6）脑淀粉样血管病　脑淀粉样血管病是中老年人脑出血的常见原因。临床表现为反复的脑叶出血，约占全部脑出血的8%。

（7）其他原因　高血压性脑出血的原因除上述病因、发病机制外，还有糖尿病、高脂血症、大量喝酒等诱因。

2. 病理生理

在高血压病的长期影响下，脑实质深穿支动脉会出现脂质透明样变性等的一系列粥样硬化性改变，管腔不断变窄，管腔内膜损伤，主干动脉与发出的分支动脉交界区成为高血压性脑出血的好发部位。高血压性动脉硬化也好发于分支动脉末端，表现为血管内膜下巨噬细胞沉积，成纤维细胞增生，中膜平滑肌细胞被破坏替代，使血管管腔狭窄、顺应性下降，容易发生血管破裂出血或闭塞（如腔隙性梗死）。上述病理生理学变化是HICH的特征性表现。但在老年脑出血患者中约一小部分是由其他原因诸如血管淀粉样变性引起小血管损伤、血管自发性破裂所致，通常累及皮质和软膜血管，与HICH的病理生理有显著

差异。

血管壁的透明样变性可能是介于长期的动脉粥样硬化与急性血管内皮纤维素样坏死之间的病理状态。持续严重的高血压会造成血浆外渗，逐渐使脑血管发生脂质透明样变性，血清蛋白在血管基底膜内的沉积会导致胶原形成，最终发生动脉粥样硬化或纤维素样坏死，产生局部动脉瘤。目前认为，大面积的高血压性脑出血既可由小动脉动脉瘤破裂或血管节段透明样变性破裂引起，也可由慢性高血压对血管壁的隐性持续损害引起。

病理生理的显微镜下组织学改变如下。

发病1~3日：出血灶内红细胞形态完整与周围组织境界清楚，出血灶周围有轻度水肿，毛细血管扩张充血，其周围出现多核白细胞及单核细胞浸润。可见少数环球状圆形小出血灶。胶质细胞增生，周围水肿，神经细胞呈急性肿胀及缺血性改变。

发病4~7日：出血灶周围红细胞开始破坏，与周围组织境界模糊。出血灶周围脑组织水肿加重，吞噬细胞出现，毛细血管逐渐增生。环球状出血增多，并逐渐与出血灶融合或互相融合成片状。弥散性胶质增生，神经细胞出现缺血脱髓鞘性改变。

发病2~3周：病灶内红细胞大部分被破坏并开始吸收，与周围组织境界模糊加重，出血灶逐步缩小。出血灶周围脑水肿逐渐减退，环球状出血加大，互相融合成片状。毛细血管增生，同时有大量吞噬细胞出现。

发病1~2个月后：出血灶内红细胞基本完全破坏并被吸收。周围组织疏松，仍有毛细血管扩张、增生，吞噬反应活跃，出现大量含铁血黄素的吞噬细胞。

发病6个月后：出血灶全部被吸收清除，中风囊形成。囊壁由胶质纤维及胶原纤维组成，随着时间的推移，囊壁由疏松变致密，由薄变厚，并可见大量含铁血黄素的吞噬细胞沉积，周围组织表现为严重的胶质增生，神经细胞亦出现不同程度损伤。小的出血灶吸收后形成囊腔瘢痕。

脑出血一般于瞬间发病，发病后数分钟至6小时自行停止，但少数患者仍有继续出血，预后较差；脑水肿一般在脑出血后4~7天最重，此时患者的病情可有加重。

脑出血后由于血肿压迫等因素的作用，血肿周围正常组织的血液循环受到一定的影响，产生局部缺血。曾经认为它在脑出血的病理生理过程中起重要作用，对神经组织功能恢复有很大影响，所以提出在治疗脑出血过程中，血压不能降得过低、过快，以免造成血肿周围脑组织缺血进一步加重。但近年来我们及国内外的实验结果发现，虽然脑出血后血肿周围脑组织存在一定的缺血，但很轻微。

近年来，关于脑出血的病理生理研究概述以下几方面。

（1）凝血酶　它是一种与凝血活动有重要关系的丝氨酸蛋白水解酶，可通过活化凝血因子使纤维蛋白原转化为纤维蛋白。其在脑出血后的自发止血过程中起重要作用。但同样也参与脑出血诱导的急性脑损伤。脑出血后血液中短时间内释放大量凝血酶，进一步加重了脑细胞毒性水肿反应，后期又通过激活凝血酶受体使脑微血管内皮细胞发生收缩，细胞间隙扩大，增加了细胞膜通透性，血–脑屏障被破坏引起血管源性脑水肿。大剂量凝血酶的注入导致炎症细胞的浸润间质细胞增殖，脑水肿形成。凝血酶能影响许多细胞类型，包括内皮细胞（血–脑屏障破坏、水肿形成）、神经元、星形胶质细胞及小胶质细胞。凝血酶同样能启动潜在的有害途径像程序性细胞死亡，激活Src激酶，继而导致血管的高渗透性、细胞毒性、炎症反应。且凝血酶还可通过诱导基质金属蛋白酶的表达进而损伤血管基膜而导致血–脑屏障损伤。研究发现凝血酶抑制剂能降低脑出血诱导的损伤。进一步研究发现，血肿周围水肿在使用阿加曲班凝血酶抑制剂治疗后血肿周围的水肿缩小。虽然高浓度的凝血酶能介导脑出血后的脑损伤，但是低浓度凝血酶具有神经保护作用。因此，凝血酶的作用依赖于血肿的体积。而且有报道凝血酶在脑出血后脑恢复及神经发生上有作用。

（2）炎症反应　炎性反应是所有急性应激创伤性反应的自身保护机制，又是加重机体二次损伤的主要来源，随着白细胞的浸润及炎症介质的释放，脑出血后会发生明显的炎症反应。与整个病程相似，随病势的衰减而消退。动物模型中小胶质细胞在脑出血后被激活，这个反应较早发生，3~7天达到高峰，持续3~4周。中性粒细胞在脑出血后较早进入脑组织中。它们似乎通过活性氧的产生等破坏脑组织。此两种细胞类型都可致脑出血后的脑损伤，在动物与人体实验中脑出血后脑损伤与多种炎症介质的上调有关，这包括肿瘤坏死因子α和白介素–1β、化学增活素、黏附分子和基质金属蛋白酶MMP9、MMP3等。

（3）补体　这种血清蛋白质在脑出血后通过多种途径被激活，从而发挥调理吞噬、裂解细胞、介导炎症、免疫调节和清除免疫毒性复合物等多种生物学效应，包括增强吞噬作用，增强吞噬细胞的趋化性等增加血管的通透性，进而加重脑细胞毒性水肿。同炎症级联反应一样，在脑出血早期加重脑损伤，但在后期修复过程中也发挥了积极作用。

（4）血红蛋白及其降解产物　许多研究表明血红蛋白（HB）及其降解产物在脑出血后的脑水肿起着重要作用。红细胞降解发生于脑出血后1周，释放出的血红蛋白等最终裂解为铁离子、胆红素、一氧化碳等，被认为有重要的神经毒性。血红蛋白加氧酶抑制剂，一种从血红蛋白中释放铁的酶，或使血红蛋白加氧酶1缺失，同样能降低脑出血后的脑损伤，铁离子导致组织损伤的机制是通过自由基的产生。自由基介导的损伤已经被注意到，清除自由基后会减少脑出血导的脑损伤。动物实验表明，使用铁离子螯合剂可显著改善脑出血患者的总体预后。还有实验证实，脑出血后产生大量的胆红素及CO可导致脑组织发生严重损伤并导致脑水肿发生。

（5）血肿扩大　脑出血后再出血及脑水肿高峰期是患者病情恶化及死亡的重要原因。有研究显示脑出血后血肿扩大强烈提示不良预后。CT研究揭示大约40%的脑出血患者发生血肿扩大，其中75%的患者发生在最初6小时内，其他的剩余患者在24小时内发生血肿扩大。脑出血后再发出血主要与以下因素有关：凝血功能障碍、恶性高血压、不良的血肿的形态及部位、甘露醇的早期应用等。

（6）血肿周围半暗带　研究表明，脑出血后血肿周边及远隔部位可出现不同程度的局部脑血流下降，下降程度可能与血肿的大小、部位有关。缺血半暗带的实质是血肿及水肿带对于附近正常组织的压迫，导致附近神经元的缺血坏死，但因其形态结构完整，如及时地解除压迫可促使血管再通或侧支循环形成均可使其神经功能恢复，阻止病情进展加重。研究表明，缺血半暗带的存在与局部脑血流下降、炎症反应及产生的脑水肿有关。因此，干预这些半暗带产生的因素，使其向正常组织转化或使它稳定不继续恶化，有望使受损的组织功能恢复。

（二）中医学认识

中医学对脑出血病因病机的认识，唐宋以前多以"内虚邪中"立论，如《灵枢·刺节真邪论》说："虚邪偏客于身半，其入深，内居荣卫，荣卫稍衰，则真气去，邪气独留,发为偏枯。"强调正气亏虚为致病之本。《济生方·中风论治》说:"营卫失度,腠理空疏,邪气乘虚而入,及其感也,为半身不遂……"亦强调正虚邪侵而发病。金元时代对中风的病因,刘河间认为"心火暴盛",李东垣认为"正气自虚",朱丹溪认为"湿痰生热",都偏重于内在发病因素。明清以后强调"肝肾阴虚,水不涵木"所致"肝阳化风"之说,如《景岳全书·非风》中说:"凡此病者,多以素不能慎,或七情内伤,或酒色过度,先伤五脏之阴。"叶天士则阐明中风因"精血衰耗,水不涵木;木少灌荣,故肝阳偏亢"而"内风旋动",王清任又主"气虚血瘀"之说。具体论述如下。

1.病因

(1)内因 历代医家对中风的论治不断完善,从早期外中风邪,至中期的内伤虚损,招致外邪入侵,到晚清的元气亏损,瘀血使然,对中风的认识有了极大的提高。现在的中风病归属于中医脑病范畴,主要包括脑出血、蛛网膜下腔出血、脑梗死、脑栓塞、脑炎等。饮食不节则伤胃,形体劳役则伤脾,脾胃衰则源头匮乏,久之气血大亏,元气乃伤;脾胃既衰,则清浊不分,内居气营血分相干为病,致痰浊瘀血内生,上伤及脑窍,下伤及肢体经络,发为偏枯;加之劳欲不节,肾阴亏乏,水不涵木,致心火暴亢,肝风内动,风火相煽,气血上冲脑窍,脉管崩溃出血,扰乱神明,神机失用,肢体偏废。总之,内因在脑出血的发病中起主要的基础作用。

(2)外因 外因致病多发生在内因的病理基础之上,但亦有单独发病,如饮食不节、外伤等,如《素问·生气通天论》说:"味过于咸,大骨气劳,短肌,心气抑。味过于甘,心气喘满,色黑,肾气不衡。"

2.病机

脑出血的病机是内生之病邪伤于脑窍,邪正交争,使人体阴阳失调,气血紊乱所致,但因人体禀赋不同,生活环境差异,其病理变化,不尽相同,归纳起来主要为以下几种。

(1)阳亢风动 多由年迈体衰,肾精不足,阴不治阳,阳亢于上,浮越不潜,内风旋转动越,挟痰挟火,并走于上,可迫血离经,致血溢脑脉之外。

(2)热极生风 热之甚可化火生风,金元刘完素倡"亢害承制"从"六气皆从火化"论。他在《素问玄机原病式·火类》云:"中风瘫痪者,非谓肝木之风实甚而卒中之也,亦非外中于风尔,由乎将息失宜,而心火暴甚,肾水虚衰,不能制之,则阴虚阳实,而热气怫郁,心神昏冒,筋骨不用而卒倒无所知也,多因喜怒思悲恐之五志有所过极,而卒中者,由五志过极,皆为热甚故也。"明确阐述中风多由肾阴不足,心火暴亢,五志过极而诱发。《中风斠诠》中说:"五脏之性肝为暴,肝木横逆则风自生;五志过极皆为火,火焰升腾则风动,阴虚于下阳浮于上,则风以虚而暗煽,津伤液耗,营血不充,则火以燥而猖狂。"亦认为是火邪致病。

(3)血虚津枯 多因久病体虚,津血不足,筋脉失润,弛痿不用。

(4)离经之血瘀滞脑络 气虚无力推动血液正常运行,滞留为瘀;或气虚不摄,血溢脉外而成瘀;或因气滞,血行不畅,停而成瘀;或因过嗜辛辣厚味而生热,热极生风化火,五志失常化火,火盛迫血妄行,血溢脉外滞留成瘀。

二、临床诊断

(一)辨病诊断

脑出血大多起病急骤,有独特的临床表现,有高血压,动脉硬化史者约占自发性脑出血的60%。

1. 诊断要点

脑出血好发部位为丘脑、尾状核头部、壳核，其他诸如小脑、中脑、脑桥、皮质下白质、脑叶、脑室等也常有发生。诊断要点如下。

（1）常见于情绪激动或活动中突然发病。

（2）多伴头痛、恶心、呕吐和血压升高。

（3）起病急骤，迅速出现偏瘫、意识障碍和其他神经系统局灶症状。

（4）既往多有高血压病史。

（5）腰穿脑脊液多含血和压力增高（部分脑实质出血脑脊液颜色正常）。

（6）脑超声波检查多有中线波移位。

（7）常规 CT 检查多可明确诊断。

2. 脑出血的定位诊断

不同部位的脑内出血产生的临床症状常有特征，据此可对脑内出血做出定位诊断。

（1）壳核或内囊出血 大脑基底节的壳核附近是脑内出血最常见的部位，出血常损坏内囊，故又称内囊出血，多由豆纹动脉破裂所致。因豆纹动脉直接从大脑中动脉呈直角分出，压力高，血流量大，而其内径较细小，管壁的肌层又常有缺陷，为高血压微型动脉瘤的易发部位，当血压骤然升高时易引起破裂出血，内囊出血多较重，出血量可多达 30~160ml，血肿主要向前、向上侵延，常累及丘脑，甚至穿破侧脑室。临床常突然发病，出血量大时往往迅速发生意识丧失，呕吐频繁，可吐出咖啡样胃内容物；若出血量小，则意识障碍轻，偏瘫不完全。内囊出血可出现病灶对侧"三偏综合征"，即偏瘫、偏盲和偏身感觉障碍。另有半数以上的患者双眼球凝视病灶侧。偏瘫是病灶对侧出现的中枢性面瘫和中枢性偏瘫，开始时常为弛缓性，表现为瘫侧鼻唇沟浅，口角下垂，呼

气时腮颊鼓起，肢体呈软瘫状态，对刺激无反应，腱反射减弱或消失，甚或无病理反射也引出，上肢重于下肢，为神经休克期，随着神志的恢复，多在数天或数周后，瘫肢肌张力逐渐增高，肌力逐渐恢复，逐渐变为痉挛状态。上肢呈屈曲内收，下肢呈伸性强直即所谓"痉挛性瘫痪现象"，并有腱反射亢进、髌阵挛、踝阵挛与病理反射阳性，以后因肢体肌肉强直而疼痛；偏身感觉障碍：可为感觉迟钝，减退或消失，发生率为50%；偏盲：表现为同向偏盲，在出血累及视放射时即可出现。同时，若左侧半球出血还可引起失语，以运动性失语多见。双侧皮质脑干束受损时，可出现假性延髓性麻痹等。壳核出血时，头痛、呕吐很常见，为颅内压增高及血液破入脑室后刺激脑膜所致。血液直接或间接进入蛛网膜下腔时可出现脑膜刺激征。出血量大时，患者可出现意识障碍，优势侧半球壳核出血可出现各种不同程度的失语。壳核出血常出现典型的"三偏"征，即病灶对侧偏身瘫痪、偏身感觉障碍及对侧同向性偏盲。这是由于壳核出血破坏或压迫内囊后肢而造成的。有时壳核出血也可只表现为"二偏"，这是内囊后肢受到不完全损害所致。壳核出血临床上可简单地分为前型、后型和混合型。前型壳核出血临床症状较轻，除头痛、呕吐外，常有偏视及对侧中枢性面、舌瘫，肢体瘫痪轻或无。优势侧前型壳核出血因为破坏了壳核前部，累及了内囊前肢和尾状核头部常可出现失语。后型壳核出血常出现典型的"三偏"征，共同偏视，可有构音障碍，失语少见。混合型壳核出血临床症状较重，除兼有上述二型的症状外，常出现意识障碍。各型壳核出血破入脑室后，可出现脑膜刺激征。

（2）丘脑出血 常为丘脑膝状体动脉或丘脑穿通动脉部位的出血，可分为以下

4型。

①外侧部出血：出现丘脑综合征，表现为偏身感觉异常（对侧偏身深浅感觉消失或减退，丘脑性自发性疼痛和感觉过度）；分离性轻偏瘫（特征为下肢重于上肢，上肢的近端重于远端）；肌张力减低与感觉性共济失调；少数有眼部的异常表现，如双眼向病灶侧注视等。若累及内囊后肢可见对侧同向偏盲。

②丘脑前内侧部出血：主要表现精神障碍、遗忘，主动性缺失，精神错乱或痴呆，典型者可呈Korsakoff综合征。少数小血肿直接破入第三脑室可出现脑膜刺激征。

③左侧丘脑出血：主要表现为感觉障碍重于运动障碍，眼球运动障碍（眼球向内下方注视、凝视鼻尖，瞳孔缩小，光反射迟钝或消失）和丘脑性失语（主要表现语言迟滞，重复语言及语义性错语症等）。

④右侧丘脑出血：主要表现为结构性失用症（患者左半身有体象障碍，即对物体的形状、体积、长度、重量产生错觉）、偏身痛觉缺失（多为偏瘫无知症及偏身失认症）和偏身忽视症（因右半球注意力起主导作用，所以受损后可见运动性忽视）。

出血仅局限于丘脑者，预后较好，然多数波及丘脑下部或破入脑室，预后差，死亡率在50%。丘脑局限性与内囊型出血与脑梗死临床不易鉴别。破入脑室者与蛛网膜下腔出血易混淆，丘脑及其附近的小量脑出血常易误诊为腔隙性脑梗死，甚至TIA，需依靠CT或MRI进行确诊。

丘脑出血时可出现丘脑痛，是病灶对侧肢体的自发性疼痛，性质难以形容，可为撕裂性、牵扯性、烧灼性，也可为酸胀感。疼痛呈发作性，难以忍受，常伴有情绪及性格改变。一般止痛药无效，抗癫痫药如苯妥英钠和卡马西平常可收到明显效果。现在认为丘脑痛的发生机制与癫痫相似，多见于丘脑的血管病，常在发病后半

年至一年才出现，丘脑出血急性期并不多见。很多意识清醒的丘脑出血患者出现尿失禁，多见于出血损伤丘脑内侧部的患者，一般可持续2~3周。丘脑的背内侧核被认为是内脏感觉冲动的整合中枢，它把整合后的复合感觉冲动传到前额区。丘脑出血时损害了背内侧核的整合功能，导致内脏感觉减退，使额叶排尿中枢对膀胱控制减弱而出现尿失禁。丘脑出血时，患者可出现睡眠障碍，表现为睡眠周期的紊乱、昼夜颠倒，部分患者有睡眠减少，可能与网状结构受影响有关。

有报道丘脑出血时可出现丘脑手，表现为掌指关节屈曲，指间关节过度伸直，伴有手的徐动。有人认为是手的深感觉障碍所致，也有人认为是肌张力异常引起的。

（3）中脑出血　临床较少见，如早期出血量少，可见同侧动眼神经麻痹，对侧偏瘫（Weber综合征）。若血肿较大，可有四肢瘫痪等双侧体征。若血肿阻塞中脑导水管可有急性颅内压增高，昏迷而迅速死亡。若出血灶靠上接近丘脑，可有偏身麻木等感觉障碍。

（4）脑桥出血　出血灶多位于脑桥中部。主要特征是发病突然，头痛、头晕、昏迷。眼部运动障碍：常见双侧瞳孔针尖样缩小（约占48.1%），眼球震颤（约占33.3%），霍纳征（占25.9%），单眼外展不能（占25.9%），双眼垂直注视麻痹（占24.1%），一个半综合征（占5.6%），双眼向病灶对侧偏视，眼球摆动等。脑桥出血引起的瘫痪障碍约占83.3%，四肢皆瘫、双下肢瘫或单纯性面瘫，另外还可见偏身感觉障碍，单纯面部感觉障碍，视幻觉或味觉障碍及高热。发病早期即可出现呼吸节律改变，心率增快，血压显著升高。重症脑桥出血者多破入脑室，自CT运用于临床以来，发现脑桥出血大于10ml者多在短时间内死亡，而小于5ml的局限性血肿的病例，

部分可存活。在原发性脑桥出血中轻型者并不少见，出血小于1ml者可仅表现为脑干腔隙性脑梗死症状。

（5）延髓出血　临床极罕见，常一发病即迅速死亡。

（6）小脑出血　多见于一侧小脑半球的齿状核部，蚓部也可发生。其主要临床特点为起病急骤，多以眩晕、呕吐为首发症状，持续数天而不能缓解，少数患者可出现强迫头位。发病当时神志清楚者占90%，但可迅速进入昏迷，也可于数天后逐渐进入昏迷。意识清楚的小脑出血患者可查出小脑体征者占91%。且多在病灶侧出现，主要表现为构音不清，共济失调。脑干症状亦很多见，如出现瞳孔中度缩小，对光反射减弱，凝视麻痹（向病灶对侧凝视）水平及垂直性眼球震颤，锥体束征等。脑神经损伤以外展神经麻痹多见，其次是面神经麻痹。约半数患者可见脑膜刺激征，颈项强直最为多见。

小脑出血有20%的患者迅速进行性加重，多在48小时内陷入昏迷而死亡。约50%的患者为急性进展型，可有短时间（数小时至10小时）头痛、眩晕、呕吐表现之后迅速发展，压迫脑干以至死亡。少数患者为慢进型，出血量小，可自行止血，类似于小脑占位病变。若小脑出血病情进展迅速，早期有脑干受压征象及血肿大于3cm，必须及早进行手术。小脑出血临床诊断困难，一旦有以上体征，宜及早行CT扫描确诊。

（7）脑叶出血　是指大脑皮质下白质内出血。出血部位以额叶、顶叶、颞叶出血，国内报道尤以顶叶额叶最多。脑叶出血69.6%合并有高血压病史。近年来认为因动、静脉畸形破裂引起的最多，且更多发于青壮年，而老年人多由高血压动脉硬化而引起。部分脑叶出血的患者年龄在45岁以下，部分患者没有高血压病史，癫痫的发生率较高，约占全部脑叶出血的15%~20%，可表现为大发作或局限性发作，约25%的脑叶出血患者主要表现为头痛、呕吐、脑膜刺激征及血性脑脊液，而无肢体瘫痪及感觉障碍。仔细检查时，有些患者可有偏盲或象限盲、轻度的语言障碍及精神症状；少部分患者仅有头痛、呕吐而无其他症状和体征，容易误诊。

约63%的脑叶出血患者出现偏瘫和感觉障碍。可表现为单纯的中枢性面瘫和中枢性舌下瘫，没有明显的肢体瘫痪；有的患者表现为单肢的瘫痪；有的患者仅有瘫痪而无感觉障碍；有的患者只有感觉障碍而没有肢体瘫痪。约10%的患者发病后即有意识障碍，主要表现为昏迷，可通过压眶等检查来确定是否有肢体瘫痪。

①额叶出血：可出现精神症状，表现为表情淡漠，反应迟钝，注意力不集中等。精神抑郁状态较常见。也有表现为兴奋、欣快、烦躁者，以及强握、摸索反射。给患者一物品可强行握住不放，或无目的摸索，动作较单调而呆板；运动性失语；福斯特 - 肯尼迪（Foster-kennedy）综合征：病灶同侧原发性视神经萎缩，对侧视盘水肿；额叶性共济失调，直立、行走障碍，病灶对侧可发生局限性癫痫或偏瘫。

②顶叶出血：可见对侧肢体局限性感觉性癫痫或偏瘫，对侧半身感觉异常、失读症、失用症。

③颞叶出血：可见颞叶癫痫发作或定向力障碍，精神障碍，记忆缺损，视幻觉等，感觉性失语、听觉障碍视野缺损等。

脑叶出血的多数预后良好，约有10%死亡。

3.辅助检查

（1）头部CT　头部CT扫描是诊断脑出血的首选检查方法。头部CT对于脑出血急性期的诊断阳性率几乎为100%，一般CT即可发现容积为1ml大小的血肿。CT

可直接显示血肿的部位、大小，血肿对周围组织的影响，是否有脑组织移位及是否破入脑室和蛛网膜下腔，并能动态观察血肿的变化，对指导临床治疗及判断预后均有极大的帮助。急性期脑血肿表现为脑内边界清楚、密度均匀的高密度区，CT值为60~80Hu，造成影像高密度改变的原因主要是因为血肿内血红蛋白的分子密度较高，脑出血后1周，血肿边缘因血红蛋白破坏、溶解吸收，血肿边缘密度减低。随着溶解吸收进一步发展，血肿逐渐变小，1个月血肿形成等或低密度灶，2个月后血肿完全吸收，形成与脑脊液密度相等的囊腔。血肿量较小时，此过程所需时间明显减少。高密度血肿周围由低密度水肿带围绕，水肿带在发病后几小时即可出现这是由于血压迫周围脑组织，使之灌流减少，水肿液积聚而形成。随后的脑组织受压坏死、软化亦参与水肿带的形成。血肿及水肿带的存在常引起脑室、脑池、脑沟受压变窄和中线结构移位，称为占位效应。CT扫描可显示血肿本身、周围脑实质变化和占位效应，并且可计算出血量的多少，出血量的计算公式为 $V=\pi/6(A \times B \times C)$，A为血肿前后径，B为径，C为上下径。

（2）头部磁共振（MRI）　头部MRI用于诊断脑出血时，很多方面并不优于CT，仅在CT片上血肿呈等密度影像难以辨认时，MRI检查才具一定意义。所以MRI不应作为脑出血的常规检查方法，更不能取代CT。

（3）脑脊液检查　脑出血时脑脊液压力增高，可呈血性。但随着CT的普及，目前正逐渐放弃把脑脊液检查作为诊断脑出血的手段，因为只有60%的脑出血患者，其血肿破入蛛网膜下腔或破入脑室后进入蛛网膜下腔，其中大部分患者要6~9小时后腰穿才能获得血性脑脊液，对临床诊断帮助有限。更重要的是，脑出血患者腰穿

有诱发脑疝的危险。因此，CT作为脑出血患者首选的检查方法。

（4）脑血管造影　疑有脑血管畸形或脑动脉瘤时，可作MRA或脑血管造影。

（二）发病特点

临床上脑出血多发生于50~60岁的中老年人，多数患者是在白天活动状态下或情绪激动时发生，即所谓动态发病的特征，而寒冷刺激，过度用脑、用力过强，或用力大便等，也可诱使发作。少数患者在出血前数小时或数天诉有瞬时或短暂头晕、反应迟钝，手脚动作不便或说话含糊不清等神经缺损症状。出血前常无先兆。在睡眠中发病的仅占5%。当脑出血后直接进入脑实质，症状常突然发生，起病急骤。根据出血的速度、出血量及部位，有四种起病方式。

（1）急骤起病　患者突感头痛，头昏伴呕吐或出现程度不等的偏瘫或失语症等，但意识一般尚清楚，以后病情大多很快趋向稳定，逐步好转，多见于壳核出血或脑叶出血，而且出血量较少的病例。

（2）急骤起病后逐渐加重　患者意识障碍和瘫痪程度逐渐加重，颅内压增高症状和脑疝形成的体征相继出现，多数在数分钟至1小时内很快进入深昏迷期，往往因呼吸衰竭而死亡，多于内囊后肢等部位出血。

（3）起病较快　患者多来不及陈述主诉而已进入深昏迷，自主神经功能紊乱症状显著，可见颜面潮红，血压极度升高，呼吸急促或节律不稳，肌张力异常增高或去大脑强直，瞳孔散大，多为脑干或脑实质出血，量较大，严重压迫了生命中枢，病情危重，很快死亡。

（4）起病相对较缓，而无意识障碍，但有神经系缺损征　大多为出血量较少而局限的患者，预后较佳。此型不易与脑梗

死鉴别，其中约有 20% 的患者脑内出血是有限的，脑脊液并非血性仅头痛比脑梗死常见，单凭临床很难鉴别，需行 CT 或 MRI 才能确诊。

（三）神经症状与体征

（1）头痛　常为脑出血的重要症状之一（但不是必有症状），是血肿造成脑组织移位牵拉刺激血管、脑膜所致，或血液直接破入蛛网膜下腔以及出血造成的高颅压所致。当出现后两种情况时，头痛明显加剧，并伴有项强。

（2）头晕　亦是脑出血较常见的症状之一。特别是小脑和脑干出血时，头晕剧烈，并伴有头痛，由于影响了前庭系统的功能，可导致严重的眩晕。其他部位的脑出血，由于合并急性期血压偏高，亦是导致头晕的原因之一，颅内压增高时也可伴有头晕。

（3）呕吐　是脑出血后代偿机制所致，典型表现为喷射状呕吐，常因出血刺激或血肿压迫使颅内压增高所致，也可由小脑、脑干出血直接影响前庭系统引起。

（4）脑膜刺激征　最常见于蛛网膜下腔出血，也可一般脑出血患者，系血液破入脑室或直接破入蛛网膜下腔引起，临床常见于丘脑出血破入脑室。脑出血引起颅内压增高或小脑出血时也可出现脑膜刺激征，但多以项强为主，克氏征较轻或无。

（5）意识障碍　是大量脑出血较突出的症状之一，部分患者可无明显其他神经功能缺损症状，而以反应迟钝、意识模糊为主要表现，重症者可表现为嗜睡、昏迷。脑出血后是否出现意识障碍主要取决于出血量及出血部位。一般大脑半球，包括基底节区的出血量超过 30ml，会出现不同程度的意识障碍；但脑干出血时，不论出血量不大，临床症状较重、死亡风险更高，由于影响脑干网状上行激活系统或

影响脑脊液循环，产生急性梗阻性脑积水、高颅压，可产生严重的意识障碍。脑出血患者的意识障碍一般持续 3~7 天，部分患者可持续 2 周，少数患者经及时救治后仍呈植物人状态。预后主要取决于出血部位及出血量，也与患者的一般状态有关。

（6）精神障碍　部分脑出血患者在急性期可出现烦躁不安及精神症状，常表现紧张、激动兴奋不安，亦可出现幻听、幻视等。有的患者可出现抑郁性精神症状，表现淡漠、迟钝、意志缺乏、情绪低落、焦虑，严重者可出现木僵状态。额叶、颞叶及丘脑部位出血时精神症状较重，或单独出现精神症状。脑出血时的精神症状一般持续 1~2 周或更长时间。

（7）癫痫　脑出血时癫痫发生率为 7%，多在出血后即刻或数小时内发生，部分患者以抽搐为首发症状。癫痫的发生主要与皮质损害关系密切，临床多见于脑叶出血，主要是额叶、颞叶及顶叶等部位的出血。癫痫发作的原因为血液直接刺激脑皮质及血压升高，弥漫性脑血管痉挛、脑水肿及皮质缺血缺氧等。

（8）语言障碍　脑出血时可以出现各种语言障碍，主要是构音障碍和失语。

当脑出血损伤皮质运动区、皮质脑干束或延髓内有关神经核团时，可引起口咽部肌肉瘫痪，产生构音障碍，表现为吐字不清。当脑出血损伤皮质语言中枢、皮质下相关核团以及它们的纤维传导通路时，临床上可出现运动性失语、感觉性失语、命名性失语和混合性失语等各种失语症。

（9）运动和感觉障碍　瞳孔不同程度的改变可初步判定脑神经损害的部位及程度。当中脑出血时，因损害了缩瞳核及其纤维，瞳孔扩大。较严重的脑桥出血影响了双侧交感神经下行纤维可出现双侧针尖样瞳孔。丘脑出血时可出现 Horner 征，系

损害交感神经中枢，表现为同侧瞳孔缩小、睑裂变小、眼球内陷等。如果脑出血引起天幕疝时，因病灶侧动眼神经受压，出现同侧瞳孔扩大。当大量脑出血引起中心疝时，引起双侧瞳孔缩小，晚期时可出现双侧瞳孔散大。眼位的变化亦可初步判定出血的部位，当一侧大脑半球出血时，双眼凝视病灶侧；脑桥出血时，双眼凝视病灶对侧。大脑半球出血引起的凝视麻痹持续的时间相对较短，数小时到3天，一般不超过1周；脑干出血引起的凝视麻痹持续时间较长，多为1~2周以上。丘脑出血时可出现双眼向下或内下凝视，上视不能。脑干出血由于损伤不同的脑神经核及其纤维，在临床上可出现相应脑神经受损症状，大脑半球出血时，可出现对侧中枢性面瘫和中枢性舌下神经瘫，是由于皮质脑干束受损害所致。在脑出血急性期，肢体因突发失神经支配，瘫痪多呈软瘫，肌张力减低、腱反射减弱。急性期过后，瘫痪肢体的肌张力逐渐增高，腱反射亢进，患者昏迷时，可通过压眶刺激，观察其肢体活动情况，或是检查患者上肢是否有扬鞭征、下肢是否呈外旋位（肯尼迪征），以判断患者是否存在肢体瘫痪。脑出血根据其损害部位不同，临床上可表现单瘫、偏瘫或四肢瘫痪等。小脑出血时无肢体瘫痪，表现为同侧肢体共济失调。基底节区脑出血有时出现类似帕金森样不自主震颤、抖动，突发起病可资鉴别。感觉障碍脑出血虽可以出现各种感觉障碍，但以偏身感觉障碍最常见，如同时伴有偏侧肢体瘫痪及偏盲，则称为"三偏"征。脑出血时，感觉障碍相对轻于运动障碍。

（四）常见并发症

1. 呼吸系统

脑出血患者尤其是昏迷期，因长期卧床，使呼吸道分泌物难以排出，口腔分泌物及呕吐物易流入呼吸道，常致肺部感染，甚至肺水肿，肺动脉栓塞，这不仅可加重脑缺氧促使颅内压进一步升高，且直接影响呼吸功能，导致呼吸衰竭而危及生命，应予高度重视。脑出血后呼吸系统并发症除呼吸道感染外，还有神经原性肺水肿（NPE）。系脑源性损害致肾上腺髓质系统过度亢奋，大量交感神经递质释放入血，引起全身血管收缩，进而引发肺循环异常、诱发急性肺水肿。近年研究表明，NPE主要是由于血氧过低引起。NPE发生率与脑出血量的大小密切相关，出血量大、病情重者NPE发生率明显增高。NPE多呈暴发性发病，不能及早发现并干预，多可并发为呼吸衰竭或心力衰竭，心肺功能不全者在急性起病输注甘露醇时尤应注意。由于脑出血患者意识障碍、并伴有吞咽困难、言语障碍以及异常咳嗽，口腔分泌物或呕吐物堵塞气管可发生吸入性肺炎或坠积性肺炎，引发感染性发热。

2. 消化系统

脑出血后常因丘脑下部受累而引发消化道应激性溃疡和出血，多见于发病后一周内，其为最重要的并发症之一，可在短时间大量失血而致血容量不足，血压下降而休克，并可因血液及胃内容物阻塞气道而窒息死亡。主要是表现为上消化道出血，常与脑出血量及部位密切相关。合并消化道出血的患者总体预后较差。引起消化道出血的病变包括应激性溃疡、出血性胃炎、慢性溃疡急性发作等。消化道出血的发生时间一般在脑出血急性期。

3. 循环系统

脑出血时，由于脑缺氧常有心肌损伤，心律失常，心电图改变等。心电图可出现U波、Q-T时间延长，T波可低平、倒置或双相，S-T段下降或抬高；少数还有类似心肌梗死样变化。心律失常可有窦性心动过缓、阵发性室上性心动过速、房性或室性期前收缩。心血管并发症如下。

（1）各种心律失常 包括心房颤动、房性或室性早搏等。脑出血患者的室性异位心律占24%~60%。心律失常发生后将影响心脏功能，降低心排出量，损害脑灌注。由于心律失常所引起的猝死约占脑出血相关死亡的5%。

（2）高血压 多数脑出血患者有高血压病史。出血后的血压升高与一过性儿茶酚胺增高有关，随着病情的恢复，在恢复期后血压多可恢复至发病前基线水平。脑出血患者的血压升高属于反应性，不是过高原则上应不予降压。脑水肿明显的患者应谨慎使用血管扩张剂如钙拮抗剂、硝普钠等降压，以免加重脑水肿。总之，脑出血急性期慎重降压处理，降压过度或不及都会对脑组织产生不利影响，甚至导致再出血或加重脑水肿，故降压治疗宜结合指南应严格执行。

4.泌尿系统

脑出血患者可因昏迷、卧床导尿致泌尿系感染，尿中出现红、白细胞。也可因缺氧加重原有肾动脉硬化，导致肾损害而发生肾衰，还可因治疗中甘露醇的大量应用引起急性肾衰。脑出血患者多合并有慢性高血压病史。长期高血压的作用，不仅使脑血管功能发生障碍，而且也可引起肾脏小动脉硬化，使其功能在一定程度上逐渐受损。在脑卒中急性期，药物及素体病因可致一过性肾功能不全，若处理不及时，可再次诱发水钠潴留诱发急性心衰、高钾血症和代谢性酸中毒等严重并发症。

5.水电解质紊乱

脑出血时常因消化道出血、呕吐、大汗、高热、使用大量利尿剂及呼吸困难、缺氧、CO_2潴留而引起脱水，代谢性或呼吸性酸中毒及电解质紊乱。

6.内分泌系统并发症

（1）高渗性昏迷 常发生于素有糖尿病，血糖控制不良的患者，脑出血急性期可出现应激性血糖增高，这是由于脑损害导致儿茶酚胺、皮质醇和生长激素等明显升高。当血糖≥33.3mmol/L，血浆渗透压≥350mmol/L时，即可出现高渗性昏迷，与脑出血预后互为因果。血糖越高，脑卒中预后越差，死亡风险越大。

（2）抗利尿激素分泌异常综合征（SIADHS） 多见于丘脑出血患者，临床表现为在肢体障碍功能的同时出现精神错乱、嗜睡、昏迷、水肿等，需与脑出血本身致病鉴别。

（六）辨证诊断

在临床上一般主张对脑出血分期分型辨证治疗。根据脑出血患者的神志障碍、半身不遂、口眼歪斜、语言謇涩、动态发病等证候特点可分为急性期，恢复期及后遗症期。脑出血的急性期，多属中脏腑证，病情凶险，变化迅速，动关生死，是辨证的重点，应通过望、闻、问、切详细全面地搜集症状和体征等材料，四诊合参，有机结合，综合辨证，方能把握病性病机，为迅速采取抢救方案提供依据。闭证、脱证虚实攸关，更应细心分辨。脑出血的恢复期及后遗症期的辨证，基本与脑梗死相同。

望诊：主要内容是面色、瞳神、眼球运动状态、神志状态、口眼歪斜及偏瘫情况、舌质、舌苔、舌形及舌体运动等情况。

闻诊：主要内容有鼻鼾痰鸣、语言能力，气息强弱，分泌物和排泄物的气味等。

问诊：主要内容有，首先向患者家属询问有关病史，如高血压，血液病史等及发病的一般情况。在脑出血的急性期患者多因昏迷而不能陈述主诉、发病等情况。

切诊：主要内容是了解患者的肌肤温度、湿度，肢体肌张力的强弱，肌力的大小，胸腹坚痞与否，头颈是否强直，脉象等。

中华中医药学会在《脑出血中医诊疗指南》（2011 年）中将脑出血分型如下。

1. 肝阳暴亢，风火上扰证

口角歪斜，言语不利，或偏身麻木无力，半身不遂，伴头晕头胀，面红目赤口苦，心烦急躁易怒，小便短赤、大便干结，苔薄黄，脉弦大。

2. 痰热腑实，风痰上扰证

口角歪斜，言语不利，或偏身麻木无力，半身不遂，头晕目眩，咯黄色黏痰，腹胀便秘不爽，舌质暗红，苔黄腻，脉弦滑。

3. 阴虚风动证

口角歪斜，言语不利，或偏身麻木无力，半身不遂，头晕耳鸣，足心烦热，失眠多梦，咽干口燥，舌红少津少苔，脉弦细数。

4. 痰热内闭清窍证

神昏，偏侧麻木无力，鼻鼾痰鸣，项强身热，或口气秽浊，烦躁不安，甚则手足厥冷，抽搐发作，偶见呕血，舌红绛，舌苔黄腻或干腻，脉弦滑数。

5. 痰湿蒙塞清窍证

昏迷或嗜睡，半身不遂，口角歪斜，喉中痰鸣，口唇紫暗，肢体松懈，瘫软不温，静卧不烦，二便自遗，或周身湿冷，舌紫暗，苔白腻，脉沉滑缓。

6. 元气败脱神明散乱证

神昏，肢体瘫软，目合口张，呼吸微弱，手撒肢冷，重则二便失禁，周身湿冷，舌痿不伸，舌质紫暗，苔白腻，脉沉缓或沉细无力。

7. 气虚血瘀证

口角歪斜，言语不利，或偏身麻木无力，半身不遂，面色㿠白，少气乏力，口角流涎，或心悸便溏，手足瘫软肿胀，舌质暗淡或有瘀斑，苔薄白或白腻，脉沉细无力。本证多见于脑出血恢复期。

三、鉴别诊断

（一）西医学鉴别诊断

典型的脑出血，根据其临床表现特征，结合病史及特殊检查，诊断并不困难。但在临床上，脑出血以昏迷为主要表现的阶段，而脑局灶体征不明显时，应于可引起昏迷的全身性疾病，如糖尿病、尿毒症、肝性脑病、一氧化碳中毒、有机磷中毒、急性酒精中毒等引起的昏迷相鉴别。以昏迷、发热为主要表现的，应与脑部感染如病毒性脑炎、结核性脑膜炎等相鉴别。以昏迷、偏瘫等为主要表现时，应与其他脑血管病相鉴别。

1. 与全身性疾病引起昏迷的鉴别

全身性疾病如糖尿病、尿毒症、肝病，各种中毒引起的昏迷。根据病史，临床表现特征和特殊检查等可明确鉴别诊断。病毒性脑炎患者常先有头痛、发热表现，以后出现昏迷，脑膜刺激征及双侧病理征阳性，脑脊液检查等可助鉴别。结核性脑膜炎患者多先有发热、头痛、其特殊检查等均可助鉴别。脑出血患者中的一侧瞳孔散大，同向偏盲，一侧面部帆船现象，上肢扬鞭现象，下肢呈外旋位等脑部局灶征等对鉴别诊断有意义。

2. 与其他脑血管病的鉴别诊断

脑血栓形成：本病多数患者意识清楚，在发病前常有先兆，多在血压降低状态，如休息或睡眠时发病等可助鉴别。但小量的出血亦可无意识障碍，而重症脑血栓形成可出现高颅内压症状、意识障碍等，甚至难以与脑出血鉴别，CT 检查可以明确诊断。

脑栓塞：本病为脑外栓子阻塞动脉所致，多见于有风湿性心瓣膜病的患者等，发病急，多无前驱症状即出现偏瘫、头痛，也可有呕吐。一般血压正常，脑脊液多清亮。

蛛网膜下腔出血：本病各种年龄均可发生，多见于青壮年因先天性动脉瘤破裂所致。剧烈头痛，喷射性呕吐等脑膜刺激征明显。常有短暂的意识障碍或精神症状，少见偏瘫，一般为暂时性。腰穿脑脊液血性，伴压力增高。

高血压脑病：血压很高及脑水肿是其特点，伴头痛、呕吐、视盘水肿和视网膜出血，并可有全身性或局限性抽搐，有不同程度的意识障碍及锥体束征，脑脊液清亮、压力高。

（二）中医学鉴别诊断

1. 与厥病鉴别

厥病是以突然昏倒，不省人事，或伴有四肢逆冷的病证，常在短时内苏醒，醒后无偏瘫失语，口眼歪斜等后遗症。脑出血神昏时间较长，醒后多有偏瘫失语等后遗症。

2. 与痉病鉴别

痉病是以四肢抽搐，甚至项背僵直，角弓反张的病证，脑出血患者的半身不遂可见于病程的各期，很少见角弓反张，其肌肉筋脉多属软瘫或强直性痉挛性瘫痪。痉病只要治疗得当，很快缓解或痊愈。

3. 与中恶鉴别

中恶是感觉邪恶浊气而发，可见神志异常，谵言妄语，口噤牙闭，或眩晕昏倒，不知人事，手足逆冷，肌肤粟起，头面黑青，脉来乍大乍小不一，但无语言謇涩，偏瘫等证。

4. 与痫病鉴别

痫病是以昏迷，抽搐，口吐白沫，移时苏醒，醒后如常，间歇发作的一类病证，但没有偏瘫，口眼歪斜，语言不利等后遗症，且多见于青少年。

5. 与痿病鉴别

痿病是以肌肉萎缩、筋脉弛缓、软弱无力为主症，或有发热等前驱症状等。脑出血后遗症可见肌肉萎缩，但多为长期不活动的失用性萎缩，与其有别。

6. 与昏迷鉴别

昏迷是以神志不清为特征的病证，多在时行热病、疫毒痢、瘅疟、消渴、癃闭、臌胀等病的严重阶段而出现，苏醒后常有原发病证的存在，容易与脑出血的神志障碍相鉴别。

四、临床治疗

（一）辨病治疗

脑出血急性期的治疗

治疗原则：保持安静，防止再出血；积极脱水降颅压、减轻脑水肿；管理血压，改善循环；积极维持生命功能，改善脑缺氧状况；加强护理防治并发症等。

（1）一般处理　脑出血急性期的治疗包括以下四个主要方面。①神经功能状态和生命体征（体温、脉搏、呼吸、血压）需要连续或有规律地监测。患者应安静，发病后尽可能就近治疗不宜长途搬运。如需搬动，应尽量保持平稳，应绝对卧床，一般取头平位，昏迷患者应将头歪向一侧，便于口腔黏液或呕吐物排出。对一些极度烦躁或有癫痫发作的患者，可给予镇静、抗癫痫治疗，常用地西泮、苯巴比妥等药物，因哌替啶、吗啡等对呼吸有抑制，临床应禁用。②需要预防和治疗神经系统并发症（如水肿的占位效应、癫痫发作、脑积水等）和内科并发症（如感染、压疮、下肢深静脉血栓形成、肺栓塞、误吸等）。保持呼吸通畅：昏迷患者的口腔分泌物呕吐物在口腔不能排出时，应随时吸出。必要时进行气管切开吸痰或气管插管，及时吸氧。保持营养及水电解质平衡：脑出血患者发病后应禁食1~3日，每日由静脉补给营养液，通常用5%葡萄糖液和林格氏液总量 1500ml，氯化钠不超过 5g。补液量应根据气温、体温和是否做了气管切开等因素而增减，原则是量出为入，宁少勿多。理想补液量每天体重减少 250~500g 为适度。当患者意识好转且无吞咽困难者可试进流食，少量多餐，否则应下胃管鼻饲。及时进行血钾、钠、氯及二氧化碳结合力及尿素氮的检查，防治水电解质紊乱、急性肾功能不全等。③早期二级预防可减少脑出血复发率。除了治疗急性期高血压状态和禁止使用抗凝药物外，脑出血的早期二级预防与卒中的一般早期二级预防没有本质区别。④脑出血同急性缺血性卒中一样，在病情稍稳定后即可实施早期康复。

（2）对症治疗　有尿潴留时应导尿，过度烦躁不安的患者可根据情况适当应用镇静药物，但可影响对患者病情的观察，增加呼吸道感染的机会，所以有些学者反对应用。脑出血患者常有大便干燥及排便困难，应从药物及饮食方面给予处理。

脑出血患者卧床时间并无统一标准，国外学者认为 4~6 周为好，与血管壁的修复时间一致，相对安全。国内学者多主张卧床 3 周，具体时间应根据患者具体情况而定。

①管理血压：脑出血患者急性期一般血压都会升高。平时有高血压病史的患者可能更高，脑出血后患者头痛、肢体无力，可引起精神紧张等继而血压升高。脑出血后血压的升高是保障附近正常脑组织供血的重要自身代偿，是一种保护性代偿机制。

血压的管理是脑出血急性期治疗的关键问题，但是因为缺乏随机试验为血压管理提供依据，因此仍存有争议。在脑出血急性期给予降血压可以预防或阻止血肿扩大，也可以降低再出血的危险性，但是脑灌注压（CPP）降低，颅内压升高使脑血流量不足，加重水肿周围组织的缺血。

卒中患者通常有慢性高血压病史，其颅内压自动调节曲线向右偏移。正常人平均动脉压（MAP）在 50~150mmHg 时，脑血流量保持稳定，然而高血压性卒中患者已适应较高的 MAP 水平，即使维持正常人的血压水平，高血压性卒中的患者就有出现低灌注的危险。对于平时血压控制不良的患者，特别是高压基本在 180~200mmHg 又无特殊感觉，刻意降至正常反而头晕不适的患者，降压幅度更不宜过大，宜维持至平时血压水平，待病情稳定后，分时期逐步规范降压至标准水平。

《中国脑出血诊治指南 2019》关于血压管理的推荐意见如下。

首先应综合管理脑出血患者的血压，分析血压升高的原因，再根据血压情况决定是否进行降压治疗（Ⅰ级推荐，C级证据）。

对于收缩压 150~220mmHg 的住院患者，在没有急性降压禁忌证的情况下，数小时内降压至 130~140mmHg 是安全的（Ⅱ级推荐，B级证据），其改善患者神经功能的有效性尚待进一步验证（Ⅱ级推荐，B级证据）；对于收缩压＞220mmHg 的脑出血患者，在密切监测血压的情况下，持续静脉输注药物控制血压可能是合理的，收缩压目标值为 160mmHg（Ⅱ级推荐，D级证据）。

在降压治疗期间应严密观察血压水平的变化，每隔 5~15 分钟进行 1 次血压监测（Ⅰ级推荐，C级证据），避免血压过大波动。

②降低颅内压：脑出血急性期患者致死的主要原因是颅内压增高引起的脑疝，所以脑出血急性期治疗的关键是降低颅内压，防止脑疝形成。临床常用的降低颅内压药物包括以下几种。

甘露醇为临床上最常用的降低颅内压药物，是一种高渗性脱水药物。其作用机制是提高血浆渗透压，使组织中的水分迅速转移到循环血液中，经肾脏排出。用药20分钟开始起作用，2~3小时脱水作用最强，可持续6~8小时。成人常规用量为20%甘露醇250ml，6~8小时/次，在30分钟内输入。若患者年龄较大或有心、肾功能不全时，每次甘露醇用量可减为125ml，输入时间也可略延长，也可取得满意的疗效，甘露醇降颅压有轻微的"反跳"，对病情无大影响。其大量利尿同时可致低钾，并偶可引起血尿，应用时应引起注意。

甘露醇对肾脏的毒性作用早已被人们认识到，临床上有甘露醇引起急性肾脏功能衰竭的报告。甘露醇对肾脏血管有双重影响，小剂量使肾脏血管扩张，大剂量则可引起肾脏直接收缩。因此，近来有人研究在没有出现脑疝的情况下，采用小剂量甘露醇给药法，每次成人用量为125ml，据称疗效与大剂量时相仿。

关于脑出血时甘露醇的使用值有很多争议，对何时开始应用、单次剂量、持续使用时间等均有不同观点。

国内外很多学者认为联合甘露醇和利尿剂脱水降低颅内压疗效更好，两者交替使用，呋塞米每2~4小时/次，每次20mg。也有人推荐每次甘露醇静脉滴注后30分钟时静脉注射呋塞米20mg或40mg效果更好。

复方甘油是一种新型高渗性脱水药。优点是：作用温和而持久，一般没有"反跳"现象。并可参加三羧酸循环，供给机体能量，对心、肾功能无损害，不影响水电解质平衡。缺点是：作用弱，静脉滴注时间长，输液速度快时，可出现溶血反应。所以，复方甘油适用于有心、肾功能不全的患者，而不适用于需要抢救的患者。具体用法是，成人每次500ml，1~2次/天，缓慢静脉注射，每分钟2ml（3~4小时输完）。可与甘露醇交替使用。静脉滴注速度宜慢，否则可能出现血红蛋白尿（溶血），一旦出现应立即停药，血红蛋白尿消失后可继续使用。

美国卫生协会提议：甘露醇不作预防性应用，急救时可短期应用，每次剂量为（0.2~0.5）g/kg，应用时间不超过5天。但报道显示，在出血早期，甘露醇会从血管破损处进入颅内血肿，导致血肿内渗透压增加，进一步增加脑出血量，病情加重。

美国心脏病协会（AHA）指南（2007）指出：颅内压升高的治疗应当是一个平衡的、逐步的过程。从简单的措施开始，如抬高床头、镇痛和镇静。更积极的措施包括渗透性利尿（如甘露醇和高渗盐水）、脑脊液经脑室引流、神经肌肉阻滞、过度通气等。降颅压治疗需同步监测颅内压和血压，以维持脑灌注压＞70mmHg。

③止血药的应用：高血压性脑出血一般不用止血药物治疗。对于发病时间极短，或不同部位同时出血，考虑再出血风险大的患者可应用止血药1~3天，但无大规模多中心的研究证实有效。

④体温的处理：亚低温治疗是辅助治疗高血压性脑出血的一种方法，但由于目前临床证据不足，不推荐常规使用。对高血压性脑出血合并发热的患者病因治疗和亚低温对症处理可能更好的改善患者的预后。

⑤癫痫的处理：抽搐是HICH患者常见的继发症状，多见于脑叶出血的患者，提示预后不良，再出血风险大。基于目前的临床证据，不推荐对所有HICH患者早期预防性给予抗癫痫药物。AHA和EUSI推荐对脑叶出血者短期预防性用药以降低其癫痫发作的风险。EUSI详细阐述了HICH患者抗痫治疗的原则：有癫痫临床发作者应抗痫治疗，治疗应持续30天后逐渐减量停药；若癫痫大发作或小发作复发，原则上应长期抗癫痫治疗，应逐级选用抗癫痫药物治疗。

⑥血栓性疾病的预防：肺栓塞、深静脉血栓形成是 HICH 患者致残和致死的常见原因。常规的治疗方法包括抗凝、抗血小板、肝素、机械疗法（如间断性充气加压及弹力袜），但这对于缺血性卒中更为合适，关于 HICH 合并深静脉血栓或肺栓塞患者直接抗凝、抗血小板治疗的研究证据甚少。局部机械疗法可能更为安全。

⑦手术治疗：较大的颅内血肿和周围水肿的形成可能对患者的预后产生极为不利的影响。手术治疗可以迅速清除颅内血肿、有效降低颅内压、减轻脑水肿，促进水肿缺血半暗带功能的恢复。开颅血肿清除术是治疗脑出血的传统外科方法，近年来，随着显微技术、立体定向以及神经导航技术的进步，神经微创技术已成为高血压脑出血治疗的主要发展方向。

手术适应证：无严重的心、肺、肾等疾病，血压不超过 200/120mmHg（26.6/16kPa），生命体征平稳者，视病情需要，可手术治疗，现在多认为年龄不应作为考虑是否手术治疗的主要因素。

不同部位脑出血的手术适应证如下：脑叶出血血肿量大于 40ml 或血肿波及、压迫重要脑功能区时应手术治疗。

壳核出血血肿量在 30~50ml 之间内科保守治疗后症状仍有进行性加重，意识障碍逐渐加深或出现脑疝时，应手术治疗。血肿量超过 50ml 时，应手术治疗。

小脑出血血肿量超过 10ml 或直径超过 3cm 时，应考虑手术治疗。如血肿量超过 20ml 或有脑干受压症状时，应紧急手术治疗，清除血肿，否则随时可能发脑疝死亡。

丘脑出血因其部位较深，手术时损伤较大，故多主张内科保守治疗。如果出血量大于 10ml，且临床症状进行性加重时，可考虑手术治疗。

脑干出血目前认为手术不能降低死亡率。但近年来国外一些学者对脑干出血进行手术治疗取得了较好的疗效。如脑干出血血肿直径大于 1.8cm 时，可考虑手术治疗，手术方法以立体定向穿刺抽血为好，也可行血肿清除术。常用手术方法一般有两种，开颅血肿清除术和微创血肿清除术。

开颅血肿清除术是较常用的方法，其优点是可以在直视下彻底清血肿，达到立即减压的目的，而且止血效果好，适用于出血部位不深、出血量大、中线结构移位严重，出现脑疝但时间短者，以及小脑出血的患者；缺点是患者多需全身麻醉，手术创伤大，对患者的身体条件有一定要求。

微创血肿清除术是近些年首先在基层医院开展的一种新的手术方法，后期一些较大的三甲医院和医科大学附属医院也开展了微创血肿清除术并进行了大量的临床和基础研究，取得了满意的疗效。其优点是操作简单、费用低，便于在基层医院开展；手术创伤小、安全，适用于年老体弱及一般情况差的患者，以及脑深部出血（如丘脑出血、脑干出血）的患者。但手术的适应证、时机、抽吸和冲洗方法等各家仍有不同的观点。全国脑血管病防治研究办公室 2004 年组织 43 家二等甲级以上医院组成"颅内血肿微创穿刺粉碎清除术全国研究与推广协作组"，对 195 例微创组和 182 例对照组进行了临床观察，结果表明，在治疗基底节区小血肿时，早期采用微创穿刺术与单纯内科保守治疗相比，可以明显提高脑出血患者的日常生活活动能力，降低致残率。

（二）辨证治疗

1.辨证论治

①肝阳暴亢，风火上扰证

治法：平肝潜阳，清热息风。

方药：天麻钩藤饮加减。

药用：天麻 9g，钩藤（后下）15g，石决明（先煎）30g，栀子12g，川牛膝20g，杜仲20g，桑寄生20g，黄芩12g，夜交藤20g，茯神15g，益母草12g。

加减：头晕头痛，加夏枯草15g，龙胆草15g，桑叶15g以平肝息风；肝火甚，加黄连10g，栀子改为20g以清泻肝火；心烦易怒，加白芍15g，丹皮12g以清热除烦；便干便秘，加麻仁15g，大黄（后下）6g以清热通便。重症患者出现风火上扰清窍而神志昏蒙，改为羚角钩藤汤加减，药用：羚羊角粉（冲服）1g，川贝粉（冲服）3g，桑叶15g，生地黄15g，钩藤（后下）15g，菊花15g，茯神9g，白芍15g，甘草6g，竹茹12g等。必要时配服安宫牛黄丸。

②痰热腑实，风痰上扰证

治法：化痰通腑。

方药：星蒌承气汤加减。

药用：胆南星9g，瓜蒌30g，酒大黄（后下）9g，芒硝（冲服）9g，丹参15g。

加减：头痛、头晕重，加钩藤（后下）12g，菊花12g，珍珠（先煎）15g以平肝息风；风动不已，躁动不安，加羚羊角粉（冲服）0.6g，石决明（先煎）30g，磁石（先煎）30g以镇肝息风；痰热甚，加天竺黄12g，竹沥水（冲服）20ml，川贝粉（冲服）3g以清化痰热；心烦不宁，加栀子15g，黄芩15g以清热除烦；大便通而黄腻苔不退，表现为气郁痰阻，可配服小柴胡颗粒；年老体弱津亏，口干口渴，加生地黄15g，五味子9g，麦冬15g，玄参9g以养阴生津；津伤之重者，去大黄、芒硝，加麦冬9g，玄参9g，生地黄15g以增液行舟。

③阴虚风动证

治法：滋养肝肾，潜阳息风。

方药：镇肝熄风汤加减。

药用：白芍12g，玄参15g，天冬15g，牛膝15g，代赭石（先煎）30g，龙骨（先煎）20g，牡蛎（先煎）20g，龟甲（先煎）20g，川楝子6g，麦芽6g，茵陈（后下）

12g，甘草6g。

加减：心烦失眠，加黄芩12g，栀子12g，莲子3g，夜交藤20g，珍珠母（先煎）15g以清心除烦，镇心安神；头痛重，加夏枯草15g，石决明（先煎）30g以清肝息风；阴虚明显，加鳖甲（先煎）15g，生地15g，玄参9g以滋阴养血；阴虚血瘀明显，择用育阴通络汤育阴息风，活血通络治疗。

④痰热内闭清窍证

治法：清热化痰，醒神开窍。

方药：羚羊角汤加减，如高热者配服安宫牛黄丸。

药用：羚羊角粉（冲服）1g，龟甲（先煎）15g，石决明（先煎）30g，生地黄12g，牡丹皮9g，白芍15g，夏枯草15g。

加减：痰多，加南星9g，菖蒲9g，鲜竹沥20ml以清热化痰；便秘，加大黄（后下）9g，黄连6g，芒硝（冲服）9g以通腑泄热；躁扰不宁，加黄芩12g，淡豆豉15g，栀子12g，麦冬9g，莲子心3g以清肝泻火除烦；伴抽搐，加僵蚕6g，天竺黄12g，全蝎9g以息风化痰止痉；神昏重，加郁金12g，石菖蒲12g以开窍醒神；见呕血、便血，加三七粉3g，云南白药粉冲服或鼻饲以凉血止血。

⑤痰湿蒙塞清窍证

治法：温阳化痰，醒神开窍。

方药：涤痰汤加减，配合灌服或鼻饲苏合香丸。

药用：陈皮9g，法半夏9g，茯苓15g，枳实9g，竹茹6g，胆南星12g，石菖蒲12g，远志12g，丹参15g，甘草9g。

加减：肢体抽搐，加天麻9g，钩藤（后下）15g以平肝息风；喉中痰鸣辘辘，舌苔厚腻，加苏子9g，茯苓30g，瓜蒌15g以健脾化痰降浊。

⑥元气败脱，神明散乱证

治法：益气固脱。

方药：参附汤加减，或合生脉散加减。

药用：人参（单煎）12g，附子（先煎）9g。

加减：汗出不止，加山茱萸30g，黄芪30g，煅龙骨（先煎）30g，煅牡蛎（先煎）30g以敛汗固脱；气阴两虚，选用西洋参（单煎）12g，五味子15g，龟甲（先煎）15g以益气养阴；阳气欲脱，四肢凉而不温，重症监护治疗的同时，可鼻饲附子（先煎）9g，红参（单煎）30g煎液，以回阳固脱。

⑦气虚血瘀证

治法：益气活血。

方药：补阳还五汤加减。

药用：黄芪30g，当归尾6g，赤芍9g，川芎6g，红花9g，桃仁9g，地龙6g。

加减：恢复期气虚明显，加黄芪用量至120g，或加党参12g，太子参15g以益气通络；言语不利，加远志9g，石菖蒲6g，郁金12g以祛痰利窍；心悸、喘息，加桂枝6g，炙甘草6g以温经通阳；肢体麻木，加天麻12g，木瓜15g，伸筋草15g以舒筋活络；上肢偏废，加桂枝6g以通络；下肢瘫软无力，加续断20g，桑寄生15g，杜仲20g，牛膝20g以强壮筋骨；小便失禁，加桑螵蛸散以温肾固涩。

2.外治疗法

（1）针灸　病情平稳后可以进行针灸治疗。功能：调和气血，平衡阴阳。中经络者，取穴以手足阳明经穴为主，辅以太阳、少阳经穴、阿是穴。中脏腑脱证者，选用任脉穴为主，用大艾炷灸治疗；闭证者，取人中、十二井穴为主。中经络者，上肢取穴肩髃、肩髎、肩贞、臂臑、手五里、曲池、手三里、外关、合谷、内关等；下肢取环跳、承扶、风市、梁丘、血海、委中、足三里、阳陵泉、丰隆、太溪、太冲。吞咽障碍者，加风池、风府、完骨、天柱、天容；语言不利者，加廉泉、金津、玉液、哑门；手指握固者，加八邪、后溪；足内翻者，加丘墟、照海。中脏腑者，脱证取关元、足三里穴，施大艾炷隔姜灸，神阙隔盐灸；闭证取人中、十二井、合谷、太冲、丰隆、劳宫等穴。

（2）外用熏蒸洗方　红花10g，川乌10g，草乌10g，当归10g，川芎10g，桑枝30g。本方严禁内服。功能：活血通络。主治：肢体偏废，痿软肿胀。用法：以上药物煎汤取1000~2000ml，煎煮后乘热以其蒸气熏病侧手部，待药水略温后，洗、敷肿胀的手部及病侧肢体。加减：可在基础方上加用海风藤、络石藤、蜈蚣等藤类或虫类药物以搜风通络，加威灵仙以通经活络；若局部瘀血较重者，属瘀血较重，加大红花用量，并加用川牛膝、桃仁、鸡血藤等加重活血之力，以活血通经。

（3）康复训练　脑出血患者的康复训练在病情相对平稳后即可进行，可在病后7~14日开始。包括运动障碍、感觉障碍、软瘫、痉挛、失语症、吞咽障碍和构音障碍等的康复。方案的选择包括良肢位的设定、被动关节活动度维持训练、平衡反应诱发训练和抑制痉挛等。在康复手法上强调从容和缓、流利有力，以患者舒服为度，被动活动以患者能耐受为准。并注意患者的心理疏导。

（三）新疗法选萃

全电子冰帽低温疗法：戴电子冰帽以物理方法将患者的体温降低到预期水平，而达到治疗作用。适用于大量脑出血患者或合并高热患者。少量脑出血或无明显神经功能缺损的患者慎用。

（四）名医治疗特色

崔金海凝聚多年治疗中风经验研制成"开窍丸"。功能：调畅气机、化痰祛瘀、开窍醒脑、清热解毒。主治：痰闭脑窍，蕴热生毒。本方是由安宫牛黄丸化裁而成。安宫牛黄丸12味药中只保留4味（牛黄、麝香、郁金、黄连）加石菖蒲、远志、胆南星、葶苈子、白芥子、枳实、大黄等而成。方中牛黄、麝香均入心经，牛黄苦寒，息风止痉、化痰开窍、清热解毒，麝香辛温，开窍醒神、活血通经，通诸窍开经络，显著减轻脑水肿，二者性味寒热相佐，防寒凉冰伏，共奏开窍醒神、息风通络之功；葶苈子性味偏寒，泻肺平喘、利水消肿、通利水道，肺主一身之气，泻肺使上逆之气肃降，利水道可使脑窍之痰、饮、水迅速从小便排出体外，气机通畅，神识清醒；枳实破气除痞、化痰活血，脾胃运化升清降浊之气机恢复正常，全身气机畅顺平稳；痰得气顺而化，瘀得气行而消，石菖蒲、远志二味苦辛温、入心经，豁痰化湿、开窍宁神、开心孔、利九窍，心气通神昏自宁，补五脏、益智慧、明耳目，助牛黄、麝香二味开窍宁神；胆南星、白芥子、茯苓等，均为祛痰要药，胆南星善入肝经，清热化痰息风定痉；白芥子辛苦温，归肺胃经，利气豁痰，搜剔皮里膜外一切痰结，合用助以上诸药利气化痰；大黄苦寒归脾、胃、大肠、心经，其功用泻浊毒、清热泻火、活血祛瘀，《本经》云：大黄"下瘀血""破癥瘕积聚、留饮宿食，荡涤肠胃，推陈致新，通利水谷"，助枳实行气活血，且有醒神开窍之功。郁金辛苦寒，入心经，活血行气、解郁清心；黄连苦寒入心经，清热燥湿、泻火解毒。上11味药共奏开窍醒神、理气化痰、活血化瘀、清热解毒之功效，正合中风发病初期之病机变化。中风患者服用后气顺、痰消、络通、毒解，进而风熄神清识明。

五、预后转归

脑出血的预后主要取决于出血部位、出血量大小、基础疾病和全身综合情况以及并发症等。一般轻症脑出血，经治疗后偏瘫可有不同程度改善，有的经过功能锻炼后可恢复工作能力。重症、极重症脑出血死亡率极高，多在24h至数天内因形成脑疝死亡，昏迷1周以上的患者多因并发症而死亡或遗留严重后遗症。

Smajlovic等报道影响脑出血预后的相关因素有年龄、出血量、出血破入脑室、入院时GCS评分等，其中年龄、出血破入脑室均是ICH预后的独立危险因素。随着年龄的增加，脑动脉硬化加重致使抗应激能力下降，越容易诱发脑出血，并且高龄患者多合并多种基础疾病，抵抗力下降，容易出现多种并发症。

Dawson研究脑出血破入脑室是影响预后的重要因素，破入脑室出血>20ml则预后不良，破入脑室系统范围越大，预后越差。说明出血破入脑室系统，易引起脑积水，导致高热、抽搐甚至脑疝的发生，致使病情加重。

综上所述，高血压性脑出血的预后和发病时的GCS评分，与出血量、出血部位及血糖等因素密切相关，各个因素之间存在相互影响，基底节区出血、脑干出血患者病死率高，采用合理的内科或外科手术治疗积极干预各种危险因素，这对于降低患者的病死率，改善预后有着重要意义。

六、预防调护

1. 积极防控高血压

高血压病是中风的独立危险因素，应积极管控血压至正常水平。防治心脑肾等一系列并发症的产生。

2. 清淡饮食，降低血黏度

体质肥胖与脑中风有密切关系，"肥人多中风"表明嗜好膏粱厚味的肥胖人易患此病，所以中老年人应清淡低盐饮食，平时多吃蔬菜水果，瘦肉、豆制品为佳，并积极治疗如高脂血症、脑动脉硬化、心脏病、糖尿病、颈椎病、脉管炎等，这些都是造成脑中风的危险因素，所以要及时治疗，控制疾病发生。

3.生活中避免和清除诱发因素

为了避免诱发中风先兆症，应做到合理安排工作、学习和生活，做到劳逸结合，保持正常的生活规律；经常保持精神舒畅，遇事不要过分紧张、激动、焦虑或悲愤，避免七情所伤；开展文体活动，如跑步、气功、太极拳等，坚持锻炼可避免肥胖；平时避免用力过猛，不要做力不能及的运动；保持大便通畅；一旦发病要及时治疗，免得延误治疗时机而形成脑中风。

4.预防和治疗并发症

（1）压疮　防止压疮发生要经常翻身，避免局部长时间受压，保证每2小时翻身一次，按摩局部受压的部位。一旦发生压疮，要及时治疗，解除压迫，外涂抗生素软膏或甲紫水，使疮面尽快愈合。

（2）泌尿系感染　常因尿潴留及导尿而并发。要经常注意昏迷患者的膀胱充盈度，有尿潴留者要及时导尿，并严格消毒。

（3）吸入性肺炎与坠积性肺炎　昏迷患者要将头转向一侧，以免呕吐物排出不畅而引致吸入性肺炎，并注意常翻身和拍背，以帮助痰液的排出，预防坠积性肺炎。一旦肺炎发生，除仍定时翻身拍背外，要应用相应抗生素。

（4）预防窒息　昏迷患者要取出假牙，以免脱落吸入呼吸道而引起窒息，同时将面部偏向肩部一侧，舌体后坠者将头部稍后仰，以不影响呼吸为度。

七、专方选要

羚角钩藤汤加减：羚羊角粉（冲服）1g，川贝粉（冲服）3g，桑叶15g，生地黄15g，钩藤（后下）15g，菊花15g，茯神9g，白芍15g，甘草6g，竹茹12g等。具有清热凉血、增液舒筋功效。每日1剂，

水煎取汁分3次口服或鼻饲。主治：热盛动风证。

凉血通瘀汤：熟大黄10g，水牛角30g（先煎），生地黄20g，赤芍药15g，牡丹皮10g，石菖蒲10g。具有凉血清热、活血通腑功效。每日1剂，分2次水煎服。病重者每日3次，必要时鼻饲。主治：瘀热阻窍证。若大便秘结，改为生大黄6~10g（后下）

桃红四物汤加减：桃仁10g，红花15g，当归15g，赤芍15g，生地黄20g，川芎15g，柴胡10g，枳壳12g，甘草6g，桔梗6g，川牛膝15g，三七粉10g，仙鹤草20g，石菖蒲10g，麝香0.2g。具有活血化瘀、祛痰止血、开窍醒神功效。每日1剂，水煎2次，共取汁400ml，分早晚2次服用。昏迷或不能自行服者，可采用鼻饲。主治：血虚兼血瘀证。

八、研究进展

（一）病因病机

脑出血的病机主要是平素气血亏虚，心肝肾三脏阴阳失调形成阴虚于下，阳亢于上的病理体质，偶遇忧思恼怒、饮酒暴食，或房室劳累以及气候突变等诱因致气机逆乱，肝阳暴张，阳亢风动，血随气逆，轻者虽有络破血溢而清窍未闭，重者血瘀脑窍，痰火横窜经隧，蒙蔽清窍，而形成上实下虚、阴阳互不维系的危急证候，急性期以风痰、瘀血、邪热等实邪交互作用为基本病机，而痰瘀互结为害更烈。因而痰瘀互结，阻塞清窍为其病机中的关键。近年来临床医家通过对大宗病例的观察总结，对病因病机的认识有了一些新的看法，如"毒邪"和"络病"，王永炎认为中风急性期所产生的病理产物，参与了细胞损伤链的过程，是有毒物质，毒邪破坏形体损伤脑络，包括浮络、孙络。"毒邪"和"络

病"可以作为中西医共同研究中风病的结合点。

（二）辨证思路

1. 活血化瘀法的应用

中医学将脑出血急性期仅定位于中风的闭证、脱证，随着中西医学的互相渗透，明确了脑出血是颅内脑实质的出血，结合中医理论，众多学者从血瘀证角度对脑出血进行了临床探讨。目前，关于脑出血早期大剂量使用活血化瘀药物是否安全，有两种不同观点。有学者认为，脑出血早期应用活血化瘀药物，可明显降低患者病死率和致残率。但也有学者认为，对脑出血超早期用活血化瘀药物治疗应持慎重态度。

2. 通腑泄热法的应用

脑出血病位虽在脑，但可影响五脏六腑运行之气机，致脏腑功能失调、气血逆乱，表现为瘀热内闭之证。脑出血急性期侧重标实证为主，此时使用通腑泄热法可逐痰浊化瘀血，疏通腑气，排除毒物，"釜底抽薪"以挫其锐、解其纷，并有降颅内压、消血肿之功。

3. 痰瘀同治法的应用

大量文献报道应用祛瘀化痰通脉汤治疗脑出血的临床研究表明，痰瘀同治法对于促进患者康复，降低致死率和致残率有良好效果。

（三）分型论治

辨证施治是中医治疗的基本指导思想，因此仍是出血性中风治疗的主流。杨光福将脑出血分为以下几型。

中络：证属风阳上扰、瘀痹于络，平肝渗湿活络。方用天龙活络汤（天麻、地龙、钩藤、秦艽、茯苓、丝瓜络等）。

中经：证属风阳上扰、瘀痹于经，平肝渗湿通经。方用天龙通经汤（天麻、地龙、钩藤、秦艽、泽泻、桑枝、鸡血藤等）。

中经络：证属风阳上扰、瘀痹经络，方用天龙通经活络汤（天麻、地龙、钩藤、秦艽、泽泻、茯苓、鸡血藤、桑枝、丝瓜络等）。

中腑：证属风阳上扰、痰热腑实，方用天龙通腑汤（天麻、地龙、大黄、枳实、瓜蒌、槟榔、芒硝等）。

中脏：证属阳亢阴亏、脏气衰退，方用天龙复脏汤（天麻、地龙、人参、麦冬、五味子等）。胃管注入中药煎剂、苏合香丸、云南白药、凝血酶等。静脉滴注生脉注射液、参附注射液等。

（四）外治疗法

1. 吹鼻法

功能：醒脑开窍。

主治：治中风昏厥、卒倒、不省人事。

将药末吹入鼻内取嚏或吹入口内达到通关开窍或吐出痰涎治疗效果。如通关散（牙皂、生半夏、藜芦、细辛、苦参）为末吹入鼻内取嚏，治中风昏厥、卒倒、不省人事；皂角末或半夏末搐鼻治卒中暴厥，卒然不省人事者。

2. 贴敷法

功能：祛邪化痰通络。

主治：中风之口角歪斜。

这是药物外治法中使用最广泛的一种，通过局部的药物吸收而达到治疗作用。如治中风口眼歪斜，以白鳝血摊绢帛上，乘热贴在患者面部，如左歪帖右，右歪帖左；或大皂角五两，去皮为末，陈米醋和膏，涂之；神仙外应膏（川乌）敷患处治中风左瘫右痪、筋骨疼痛、手足拘挛；或天南星、草乌、白及、僵蚕，共为细末，姜汁调敷患处，以祛风通络。

3. 掐人中法

功能：开窍醒神。

主治：适用于中风痰厥，不省人事之危重之时。临床中可用拇指掐人中穴，以眼角流泪，逐渐清醒为度，以收开窍醒神之功。

4. 灌肠

功能：通腑泄热。

主治：痰热腑实之大便秘结证。

直肠点滴药物或保留灌肠，对中风病的痰火炽盛腑气不通；大便秘结之症，一方面可迅速荡涤肠内积滞，大便一通，邪热下泄，痰火之势可随之而衰；再一方面可通过直肠吸收药物达到治疗作用。可给予大承气汤浓煎150~200ml，保留灌肠，每日1次，连用2天，结果对患者神志复苏、血压下降、症状及舌象均有明显改善作用。

6. 针刺疗法

包括体针、头针、眼针等，用于恢复期和后遗症的治疗，临床报道较多，可参看针灸学中风篇治疗。

（五）评价与展望

中医方面：出血性中风的病因牵涉到多个方面，病机也很复杂，病情较重，发病较急。中医药治疗出血性中风疗效是肯定的，特别是在整体概念的指导下，重视全身的因素，脑出血的急性期痰瘀为患，痰瘀互阻清窍的主要病机愈来愈受到人们的重视，从整体着眼进行治疗，如通腑泄热、平肝息风、清化痰热等治法，在临床上显示了明显优势，无论在实验研究或理化检验方面都证明有其科学性。特别是近几十年来活血化瘀治疗脑出血的研究进展较大，虽然各家学者看法还不尽相同，但从近几年的临床实际来看，活血化瘀治疗脑出血同样可以取得很好的疗效，符合中医离经之血即为瘀血的理论。脑出血用活血化瘀的禁区正在被突破，活血化瘀疗法正在成为脑出血新的有效治疗措施。但脑出血发病较快，病情一般较为严重，对较

大量的脑出血未能迅速解除血肿占位效应，因而疗效较为局限。中药制剂的现代化还较为落后，尤其在抢救重症脑出血方面，显得无能为力。缺少有效的药物和手段。治疗急重症脑出血的中药新药亟待开发。

西医方面：近年来，由于神经影像学检查技术如CT和MRI的广泛运用，使高血压脑出血的诊断变得迅速而准确，但内科保守治疗脑出血手段相当有限，有学者报道，高血压脑出血内科治疗总的病死率为50%~90%，其病后生存者有60%~65%留有后遗症。外科治疗脑出血则取得较大进展，随着显微外科、立体定向技术的广泛采用，高血压脑出血的手术适应证进一步扩大，成功率进一步提高，并且定向穿刺技术已被众多的神经内科和急诊科医师掌握。如何降低穿刺术后再出血仍是目前研究的热点和难点，对极重型脑出血的总体疗效尚不尽如人意。

2016年首都医科大学宣武医院高利教授执笔的《高血压性脑出血急性期中西医结合诊疗专家共识》指出"整体观念，辨证论治"是传统医学的理论核心，将复杂的理论辨证凝练精华简化分型，并结合现代病因、病理学进行中西医结合诊治已成为必须。遵循中医"阴阳"为核心的分类，可将HICH证候简化为热证与非热证型。这不但能使现代学者易于掌握并重复，又不失传统中医学的内涵。

主要参考文献

［1］中华医学会神经病学分会，中华医学会神经病学分会脑血管病学组. 中国脑出血诊治指南（2019）［J］. 中华神经科杂志，2019，52（12）：994-1005.

［2］曹勇，张谦，于洮，等. 中国脑血管病临床管理指南（节选版）——脑出血临床管理［J］. 中国卒中杂志，2019，14（8）：809-813.

［3］高利．高血压性脑出血急性期中西医结合诊疗专家共识［J］．中国全科医学，2016，19（30）：3641-3648.

［4］邹忆怀，马斌．脑出血中医诊疗指南［J］．中国中医药现代远程教育，2011，9（23）：110-112.

［5］饶明利，林世和．脑血管疾病．第2版．［M］．北京：人民卫生出版社，2012，242-279.

［6］唐丽瓯编译．临床神经科学［M］．北京：人民卫生出版社，2004，560-563.

［7］KoSB, ChoiHA, LeeK. Clinical syndromes and management of intracerebral hemorrhage. Curr Atheroscler Rep, 2012, 14（5）：307-313.

［8］Madden LK, Hill M, May TL, et al. The implantation of targeted temperature management: An Evidence Based guideline from the Neuro critical Care society［J］. Neurocrit Care, 2017, 27（3）：468-487.

［9］王开成，梁海英．崔金海防治中风经验［J］．四川中医，2012，30（02）：14-16.

［10］徐秀杰，王力伟，史琳，等．凉血通瘀中药治疗脑出血急性期疗效观察［J］．山西医药杂志，2017，46（9）：1083-1084.

［11］邢锡熙，吴绍钦，王益俊，等．高血压脑出血的中西医治疗进展［J］．医学综述，2020，26（5）：997-1001.

［12］杨光福．中西医结合分期分时段分型辨证治疗脑出血［J］．北京中医药大学学报（中医临床版），2008，15（2）：7-9.

第八章 蛛网膜下腔出血

蛛网膜下腔出血（subarachnoid hemorrhoid, SAH），分为广义和狭义两种：广义 SAH 是统指血液流入蛛网膜下腔的一种临床综合征，主要包括外伤性和自发性二种。外伤性 SAH 是指各种颅脑外伤所致的 SAH，自发性 SAH 又可分为继发性和原发性两种。继发性 SAH 是指脑实质内出血，血液穿破脑组织流入蛛网膜下腔者；原发性 SAH 即我们神经内科所指的 SAH，也就是狭义的 SAH，即由于脑底部或脑表面上的血管破裂，血液直接流入蛛网膜下腔引起相应临床症状与体征的一种脑血管病，占所有脑卒中的 5%~10%。本章主要讲述原发性 SAH。

1718 年外国学者 Dionis 首先报告了 2 例经尸体解剖发现的蛛网膜下腔出血，经过近 300 年的实践研究，对 SAH 的概念、病因、临床特征、治疗原则及预后均有了较为成熟的认识，SAH 是神经内科的常见病、多发病，患病率约为 2.0/10 万人年。SAH 的发病高峰期为 40~60 岁。与其他脑血管疾病相比，其特点是：死亡率最高，致残率最低。SAH 临床表现为急骤起病的剧烈头痛、呕吐、意识障碍、脑膜刺激征阳性和血性脑脊液，部分患者有不同程度的肢体瘫痪，中医学无蛛网膜下腔出血的病名，按其临床表现可归入中风、头痛等病的范围。

不同地域 SAH 的年发病率存在着较大的差异。世界卫生组织的一项研究表明，欧洲和亚洲的不同国家校正年龄后的 SAH 年发病率相差 10 倍，从中国的 2.0/10 万人年到芬兰的 22.5/10 万人年。最近的一项系统评价表明，芬兰和日本的 SAH 发病率最高，其他国家和地区的发病率约为 9.1/10 万人年。

SAH 可见于任何年龄阶段，但以 30~40 岁为高发年龄组，但近些年有资料报道以 40~60 岁为最多。

一、病因病机

（一）西医学认识

病因病理

比较明确的常见病因有如下几点。

（1）先天性颅内动脉瘤 多见于脑底动脉环分叉处，约 80% 在脑底动脉环的前部。动脉瘤发生的部位按以下顺序依次递减：大脑前交通动脉＞大脑前动脉＞颈内动脉、大脑中动脉＞大脑后变通动脉。动脉瘤发生部位多因颅内动脉弹力层和肌层先天性缺陷，在血液涡流的冲击下渐渐向外突出，特别是高血压患者更易形成血管壁的囊状扩张（莓果样），最终形成动脉瘤，在 40~50 岁发病。大多数为单发，约 20% 为多发，可以在同一侧，也可两侧均发生。

（2）动脉硬化性动脉瘤 多见于脑底部较大的动脉主干分叉部。脑动脉硬化时，脑动脉中的纤维组织取代了肌层，内弹力层变性、断裂，胆固醇等脂质沉积于内膜，破坏内管壁，在血流的冲击下，逐渐扩张形成与血管纵轴平行的梭形动脉瘤。

（3）脑动静血管畸形 多发生在脑内的小动脉、静脉或毛细血管处，相对靠近皮质。该处血管壁常先天发育不全，变性，厚薄不一。

（4）烟雾病 其异常血管网多位于基底池，也可波及室管膜下，脑室壁及其周围（包括基底节）。系由颈内动脉末端、大脑中、前动脉起始部，变态反应性炎症内膜明显增生，管腔狭窄或闭塞，导致代偿性血管增生，形成异常血管网，这些异常血管网血管有的管壁菲薄、管腔大，易破裂出血，也可由于血流动力学改变形成囊性或粟粒性动脉瘤，导致出血。

在上述四种病理变化基础上（均有管壁菲薄）可引起脑血管自发破裂，或在血压突然增高时被冲破而导致出血。

比较明确的常见诱因有：长期高血压是动脉瘤形成的危险因素，应激性高血压是动脉瘤破裂的重要诱发因素，高血压患者应积极管控血压；吸烟是影响动脉瘤形成、生长和破裂的最重要的可干预危险因素之一，应鼓励戒烟；酗酒，特别是突然大量饮酒，是动脉瘤破裂的危险因素，应严格禁止。近来的研究认为颅内动脉瘤家族史是颅内动脉瘤的遗传病因。但是，明确这种相关性前应先排除吸烟和其他与健康有关的习惯作为混杂因素被分析，因为这些习惯在家庭成员间的相关性会高于一般人群。吸烟和饮酒习惯甚至可能在某种程度上是受遗传因素影响的。部分家族的高发病率也可能归因于家族性高血压。不到10%的SAH患者仅有一级亲属罹患该病，5%~8%的一级或二级亲属罹患。同时，许多研究表明，大约10%的SAH患者有家族史。

如果有2个或2个以上一级亲属发生SAH，通过筛查发现动脉瘤的概率大约为10%。多囊肾家族史似乎增加患SAH的风险。所以，SAH最重要的可控制的危险因素：吸烟、高血压和酗酒；不可控制因素：性别、年龄、动脉瘤大小和家族史。

病理大体所见：①出血后血液主要流入蛛网膜下腔，诸脑沟、脑池、脑底等处可见凝血块。②动脉瘤裂口正向着脑组织时，可继发脑内血肿。③个别病例血液可直接破入或逆流入脑室，形成脑室内积血。前交通支动脉瘤破裂，血液可穿破终板进入脑室，特别是第五脑室有积血时，基本上可考虑由该处动脉瘤破裂引起。④部分病例（急性期约为71%）可见不同程度的脑室扩张、积水、积血。⑤血管异常：可发现动脉瘤（直径多＞0.4cm），动、静脉畸形，烟雾病等。

光镜下所见：脑膜轻度的炎性反应及脑水肿（无特异性）。

电镜下所见：蛛网膜纤维化改变，轻者蛛网膜轻度增厚，血管周围可见纤维组织；中度蛛网膜明显增厚，蛛网膜下腔纤维化；重者蛛网膜下腔严重阻塞至完全阻塞，没有CSF循环的空隙。

（二）中医学认识

中医学认为，蛛网膜下腔出血属中风的中脏腑、头痛中的真头痛范畴，病因多为禀赋不足、脑络异于常人或肝肾亏虚、肝阳上亢，或脾虚湿阻、痰浊内生，日久化热，形成脏腑功能紊乱，阴阳失于平衡，复遇情志刺激，暴怒伤肝，气机逆乱，挟痰热上冲，气血逆乱于脑；或积劳过度，引动肝阳、阳亢化风，挟瘀血上扰清窍；或脾虚固摄无力，复遇以上诸邪，乘虚而入，导致气血逆乱，血液不循常道，阻滞清窍，神明失用，脑络不通，发为神志昏迷、剧烈头痛、恶心呕吐，或兼见半身不遂等症。

本病常起病急骤，变化迅速，大多有神志不清，属清窍闭塞之重症。急性期常以风火炽盛，痰热互结为主要病机。此时期邪气亢盛，壅积体内，而脑为主要受邪部位，风火痰瘀相互搏结，肆虐为患。蕴蓄日久为热毒、瘀毒、痰毒等毒邪作用于形体更加重风火痰瘀的致病程度。诸邪相互作用破坏形体，损伤脑络，可加重原来的病损，清窍更加闭塞。若正气不衰，经治疗，内风熄、痰热化、瘀去毒解则窍闭得开，神志转清；若邪气过盛，正不胜邪，正气大伤，窍闭不开，可致阴阳离决而致厥脱之候。

二、临床诊断

（一）辨病诊断

1.临床诊断

（1）诊断要点

①发病急骤，常伴剧烈头痛呕吐。

②意识清楚或意识障碍，可伴有精神症状。

③多有脑膜刺激征，少数可伴有局灶神经体征如脑神经及肢体轻瘫等。

④腰穿脑脊液呈血性。

（2）临床表现

①各年龄组均可发病。但发病的年龄多与病因有关，先天性动脉瘤多在40~60岁发病，动脉硬化性动脉瘤多＞60岁发病，脑血管畸形、烟雾病相对年龄较轻，多在10~40岁之间发病。SAH发病的平均年龄在48~50岁之间。

②性别差异不大。女性略多于男性，男女约为1∶1.24。

③起病方式急骤，多在数分至数十分钟内达高峰。多在活动中发病。

④诱因多在突然用力（如排便、抬重物、剧烈运动、性交等）或情绪波动较大（如兴奋、生气、吵架等）时发生。

⑤大多数患者无明显的前驱症状，个别患者有轻度头痛、脑神经麻痹（最常见的为动眼神经瘫，系动脉瘤突然扩大或轻度血液外渗压迫动眼神经所致）等，但发生率很低。

（3）症状

①头痛，突然剧烈头痛，难以忍受。发生率在98%。

②恶心、呕吐，多为喷射状。发生率在88%。

③抽搐发病早期出现一过性局部或全身性抽搐。发生率在20%。

④精神症状：个别患者可以精神症状为首发症状。因前交通动脉瘤或大脑中动脉第二分支处动脉瘤（位于外侧裂）破裂后影响额叶、颞叶所致，发生率为2%~5%。

（4）神经系体征

①脑膜刺激征：是本病的基本体征，为血细胞刺激脑膜所致，包括头痛、呕吐、颈强、Kerning征阳性。颈强的发生率最高占66%~100%。通常于起病后数小时至6天内出现，持续3~4周，70岁以上的老年人发生率明显减少。

②偏瘫：7%~35%的患者出现偏瘫，偏身感觉障碍及偏盲也可发生，也可出现单瘫、四肢瘫、失语等，与出血引起脑水肿或出血进入脑实质形成血肿压迫脑组织，或脑血管痉挛导致脑缺血梗死等有关。

③锥体束征：有30%~52%可出现锥体束征，少数可见腹壁反射和膝反射减弱。

④脑神经障碍及眼部障碍：脑神经障碍以一侧动眼神经麻痹最多见，常提示该侧有颅内动脉瘤的可能。其次是面神经、视神经、听神经、三叉神经、外展神经，这些与颅内原发性病变有一定关系。眼部障碍主要指眼底改变和眼内出血等，眼底改变最多占40%。如视网膜出血、视盘水肿，多在发病几天内出现，可单侧或双侧，持续2~3周，眼底出血是诊断SAH的重要依据之一，它可以在脑脊液变化消失以后仍有痕迹可见。有时眼内出血可侵入房水而引起视力的严重减退或永久性视力障碍。视盘水肿不多见，常提示颅内有其他占位病变的可能。

（5）再出血征象　SAH容易再发，急性存活者约30%再发，发病后24小时内再出血风险最大，累计再出血率病后14天内为20%~25%，1个月时为30%，6个月时为40%。其诱因与第一次发病相同，但更敏感，有时查体过程中也可再发。再发的临床表现为病情稳定的患者症状突然明显加重，如剧烈头痛，呕吐、脑膜刺激征明显等，多伴有意识障碍或抽搐。诊断再发的根据如下。

①原症状、体征突然加重。

②出现新的局部定位体征。

③CT：可见脑室较前扩大，诸脑沟、脑池、脑裂血量增多。

④腰穿：CSF含血量增多。

再发的机制目前认为当动脉瘤破裂后，将启动体内的凝血机制，在血管破裂处形成凝血块。在发病初期，为了止血，凝血功能较溶血功能活跃。随后，机体又将增强溶血功能，以维持溶血及凝血之间的动态平衡。一般情况下，约2周，血管破裂处的凝血块被溶解，但这时的血管修复过程尚未完全完成，因此，动脉瘤易破裂再发。为防再发，在第一次出血后应尽早作血管造影，查明原因，发现动脉瘤者，及早介入栓塞或手术治疗，以防止再发，降低死亡率。

病情分级：SAH可采用Hunt-Hess量表、改良Fisher量表、格拉斯哥昏迷量表（GCS）等。可作为预后判断的依据。

Hunt和Hess分级法如下。

0级：未破裂动脉瘤。

Ⅰ级：无症状或轻微头痛。

Ⅱ级：中或重度头痛，脑膜刺激征、脑神经麻痹。

Ⅲ级：嗜睡，意识不清，轻度局灶性神经功能障碍。

Ⅳ级：昏迷，中或重度偏瘫，早期呈去脑强直状态或自主神经功能紊乱体征。

Ⅴ级：深昏迷，去脑强直，濒死状态。

2.实验室及仪器诊断

（1）腰椎穿刺术　腰穿发现均匀血性的脑脊液支持SAH的诊断，对CT检查为正常型者有重要的诊断意义。注意CSF的外观颜色、颅内压力、细胞数量及种类、蛋白含量，一般情况下糖及氯化物正常。

有时还需进行CSF细胞学检查。

CSF血性与误穿的鉴别方法：误穿时因流出的是血液，所以很快出现凝固；误穿时三管试验：逐渐变浅，而血性CSF则各管颜色均匀一致；误穿时滴一滴流出液于纱布上，其向外扩展的印迹也逐渐变浅，而血性CSF则呈均匀一致性印迹。

（2）CT和CTA　CT通常为脑血管病等的首选检查，对于蛛网膜下腔出血，CT、CTA在诊断、鉴别诊断方面的具有独特优势，并且对其病因形成及其预后也具有重要的参考指导意义，不论其腰穿及血管造影结果如何，CT检查应列为诊断SAH的必备项目之一。CTA越来越多地应用于临床，其查出动脉瘤的敏感性可与MRA媲美。研究显示，CTA对于大动脉瘤的检出不次于常规血管造影。CTA检出颅内动脉瘤的敏感度为77%~97%，特异度为87%~100%。但是对于≤3mm的动脉瘤，CTA的敏感度较低。对于肾功能受损的患者，CTA检查应慎重选择。

（3）磁共振成像（MRI）和磁共振血管成像（MRA）　MRI是确诊SAH的主要辅助诊断技术。梯度回波序列、DWI、FLAIR序列、质子密度成像等多种MRI序列均有助于SAH的诊断。在SAH急性期，磁共振敏感度与CT相当，但在疾病亚急性期及慢性期，其诊断敏感度优于CT，但由于其检查时间较长，而蛛网膜下腔出血患者多烦躁不安，不能很好配合。MRA适用于SAH的病因筛查，MRA检测动脉瘤安全，但不适合用于急性期。其检测动脉瘤的敏感度和特异度都很高（敏感度为89%，特异度为94%）。缺点是有局限性，MRA检查的时间远远长于CTA检查，不适于危重患者的检查。优点是具有无创性，MRA不需要对比剂即可对颅内血管进行成像，尤适于肾功能受损的患者。主要用于有动脉瘤家族史或破裂先兆者的筛查，动脉瘤患者的随访及急性期不能耐受 DSA 检查的患者。但是 MRA 检出颅内动脉瘤的与 CTA 一样，对于直径 ≤ 3mm 的小动脉瘤 MRA 的敏感度较低为 38%。

（4）脑血管造影（DSA） 经皮股动脉穿刺术即数字减影血管造影（DSA）是诊断颅内动脉瘤最有价值的方法，阳性率达 95%，可以清楚显示动脉瘤的位置、大小、与载瘤动脉的关系、有无血管痉挛等条件具备、病情许可时应争取早行全脑 DSA 检查以确定出血原因和制定治疗方法、判断预后。但由于血管造影可加重神经功能损害，如脑缺血、动脉瘤再次破裂出血等，因此造影时机宜避免脑血管痉挛和再出血的高峰期，即在出血 3 天内或 3 周后进行为宜。该方法可随意选择不同的动脉，一次插管成功后可同时反复多次进行多条动脉的造影，同时随着现代介入神经放射学的发展，使大多数颅内动脉瘤都能经血管内治疗痊愈，从而免除开颅手术。但要求有一定的技术和设备，且价格较昂贵。

脑血管造影的目的是明确 SAH 的病因，发现动脉瘤者可同时进行介入栓塞治疗或为下一步的治疗奠定基础。

①明确病因：该手段是诊断动脉瘤，脑血管畸形，moyamoya 病等最可靠的方法。

②为诊断和介入或手术治疗提供重要依据：通过该方法可了解动脉瘤的大小、部位、形状、单发或多发；了解脑血管畸形及其供血动脉和引流静脉的情况及侧支循环情况。并判断是否适合介入或手术治疗。

③诊断主要并发症血管痉挛：这是目前诊断脑血管痉挛最可靠的手段。在 SAH 过程中是否有血管痉挛发生，对患者的病程及预后均有很大的影响。

④估计预后：脑血管造影的统计结果显示：16% 的患者无异常发现，这可能是病变小，血块填塞了动脉瘤等原因引起，

此类患者复发率低，死亡率低。

由血管畸形或 moyamoya 病所致的 SAH，其预后也较好，复发率，死亡率低。造影发现动脉瘤者，其复发率、死亡率均相当高，目前唯一的解决方法是尽早进行动脉瘤的介入栓塞或手术治疗。

脑血管造影的禁忌证包括：碘剂过敏者绝对禁忌；老年人合并严重高血压、动脉硬化，不适合手术者；有出血倾向或出血性疾病者；有严重心、肝、肾功能不全者；脑疝、脑干功能障碍，或休克者；有局部皮肤感染或血管有炎症者。

（5）其他 经颅超声多普勒（TCD）可动态检测颅内大中动脉的血液流动状态，是发现脑血管痉挛（CVS）倾向和痉挛程度的最灵敏可靠的检查方法之一；脑血流状态测定用以检测局部脑组织血流量的变化，还可用于继发脑缺血程度的评估。可广泛应用于卒中的整个诊治过程，特别是大中型手术术前、术中、术后脑血流状态的评估，为患者预后提供重要的参考依据。

（二）辨证诊断

本病发病急骤，多因情绪激动、用力排便、咳嗽、熬夜等因素诱发。青壮年性情急躁，五志过极皆可化火，心肝火旺，灼伤肝阴，肝阳偏亢；中老年人肝肾阴虚，水不涵木，肝阳偏亢，复因暴怒，肝阳暴动，或因用力，气机升降失常，气血逆乱，上冲于脑，脑脉破裂发为本病。本病初起多以实邪阻滞为主要表现，风火痰瘀诸邪胶结互现。其轻者邪阻脉络，不通则痛，表现为剧烈头痛；其重者则邪闭脑窍，神志不清。本病顺证，经调治将息，邪去正衰，后期出现肝肾阴虚、气血不足的表现；逆证，邪气独留，正气衰败，元气败脱，多为不治。总之，本病主要为肝藏血失职，血溢脑髓，以实证居多，风、火、痰、瘀为其标，肝肾阴虚、脾不统血为其本，五

志过极为其最常见的诱发因素，风（肝风）、火（心火、肝火）、痰、瘀乃其重要的病理因素，相兼互化，互为因果；病变部位在脑，病变脏腑涉及肝、心、肾，病性以实证为主。

望诊：患者多烦躁不宁或淡漠或意识蒙胧，甚或昏迷，或见一侧肢体瘫痪无力，颈部僵硬甚或角弓反张，面色潮红或红赤，呼吸深重，轻者神志尚清或时轻时重，重者呈深昏迷，甚或面色苍白，肢体瘫软，周身湿冷，二便自遗，舌质紫暗或有瘀斑，舌下青筋暴露，舌苔黄腻或黄燥干裂。

闻诊：多有口气秽臭，言语不清或谵妄。

问诊：剧烈头痛，起病急骤，多在活动下发病，往往因情绪异常激动，如大喜、大怒、大悲，或用力过大而诱发。

切诊：大部分患者有发热，脉弦滑数大。

中华中医药学会于2008年颁布《中医内科常见病诊疗指南中医病症部分》将蛛网膜下腔出血分为以下类型。

1. 肝阳暴亢，瘀血阻窍证

证候：多有情绪激动、用力等诱因，突发头痛，痛势剧烈，伴有恶心、呕吐、口干喜冷饮，舌质紫暗或有瘀斑，舌下脉络迂曲，苔黄，脉弦大。

2. 肝风上扰，痰蒙清窍证

证候：突发头痛、恶心、呕吐、继而神志昏蒙，项背强直，或肢体抽搐，可伴有头晕谵妄，口苦咽干，痰鸣，舌红，苔黄腻，脉弦滑。

3. 瘀血阻络，痰火扰心证

证候：头痛剧烈，伴恶心、呕吐、烦躁不安，呼吸急促，痰鸣口臭，可有偏瘫，偏身麻木，口眼歪斜，大便干，小便短赤，舌红，苔黄腻，脉洪大数。

4. 心神散乱，元气败脱证

证候：神昏或昏愦，肢体瘫软，呼吸浅表，目合口开，汗出肢冷，二便自遗，脉沉细。

三、鉴别诊断

（一）西医学鉴别诊断

蛛网膜下腔出血需与急性偏头痛发作、脑膜炎、癫痫性头痛、紧张性头痛、脑出血、高血压危象、脑肿瘤等相鉴别。

1. 偏头痛

反复发作的血管性头痛，呈一侧或两侧疼痛，多呈波动性。常伴有恶心和呕吐，少数典型者发作前有视觉、感觉和运动等先兆，可有家族史。活动后头痛加重。蛛网膜下腔出血多为剧烈的持续性头痛，头颅CT可明确鉴别。

2. 颅内感染

细菌性、真菌性、结核性和病毒性脑膜炎等均可有头痛、呕吐及脑膜刺激征，故应注意与SAH鉴别。SAH后发生化学性脑膜炎时，CSF白细胞增多，易与感染混淆，但后者发热在先。SAH脑脊液黄变和淋巴细胞增多时，易与结核性脑膜炎混淆，但后者CSF糖、氯降低，头部CT可无明显异常改变。

3. 癫痫性头痛

多见于青少年及儿童、头痛呈剧烈搏动性痛或炸裂痛，发作和终止均较突然，为时数秒至数十分钟，偶可长达一天，发作频率不等。可伴有恶心、呕吐、眩晕、流涕、流泪、腹痛、意识障碍或恐怖不安等。脑电图检查特别在发作期常有癫痫波形，也可有其他类型的癫痫发作史、癫痫家族史和有关的病因史，服用抗癫痫药物可控制发作。蛛网膜下腔出血患者脑电图多正常。

3. 紧张性头痛（肌收缩性头痛）

系因头颈部肌肉持续收缩所致，多为前头部、枕颈部或全头部持续性钝痛。病因大多为精神紧张或焦虑所致，也可继发于血管性头痛或五官病变的头痛，有时为头颈部肌炎、颈肌劳损或颈椎病所致。头颅CT正常。

4. 脑出血

患者多有高血压病史，通常在活动、情绪激动及突然用力时出现局灶性神经功能缺损，可伴有血压升高、剧烈的头痛、恶心、呕吐，严重者意识丧失成昏迷状态，行头颅CT时可见脑内高密度的新鲜血肿。

5. 高血压危象

患者多有高血压病史，在紧张、疲劳、突然停服降压药及嗜铬细胞瘤阵发性高血压发作等诱因作用下，血压急剧上升，以收缩压升高为主，多表现为头痛、烦躁、眩晕、恶心、呕吐、心悸及视力模糊以及心脏、肾脏等靶器官缺血症状，脑水肿症状不明显。早期头颅CT多无异常改变。

6. 脑肿瘤

约1.5%的脑肿瘤可发生瘤卒中，形成瘤内或瘤旁血肿合并SAH，癌瘤颅内转移、脑膜癌病或CNS白血病也可见血性CSF，但根据详细的病史、CSF检出瘤/癌细胞及头部CT可以鉴别。

（二）中医学鉴别诊断

蛛网膜下腔出血为出血性中风，当与痫症、痉症、厥证相鉴别。

1. 痫症

患者发病时突然昏仆，肢体抽动，但其神昏多为时短暂，醒后无明显异常，而蛛网膜下腔出血也可有一过性意识障碍、抽搐等，但清醒后多有剧烈头痛头晕、恶心呕吐等。

2. 痉症

患者是以肢体抽搐，项背强硬，甚或角弓反张为主症，但痉症之神昏多在抽搐之后加重，抽搐时间较长，多有前驱症状。蛛网膜下腔出血，部分起病即神昏，继之

抽搐，发病多突然，无前驱症状。

3. 厥证

患者也多有突然昏仆，不省人事，但神昏时间较短，醒后无半身不遂、头痛、恶心等表现。蛛网膜下腔出血主要表现为剧烈疼痛，伴随恶心、呕吐或神昏。

四、临床治疗

（一）辨病治疗

1. 一般处理及对症治疗

（1）保持生命体征稳定　SAH确诊后必须监护治疗，密切监测生命体征和神经系统体征的变化；保持气道通畅，维持正常的呼吸、循环系统功能，为尽早手术争取时间。检查和搬运患者时，动作尽量轻。患者应在神经重症监护室持续监护治疗。肺炎是影响SAH预后的常见独立危险因素，应积极预防控制感染，并尽力解除诱发加重肺炎的各种危险因素，如体位的摆放，吞咽功能的评估等。一般根据病情严重程度持续监护7~14天，或更长时间。建议对所有昏迷患者保留导尿、鼻饲饮食，保持大便顺畅。注意持续监测患者血压。明确为动脉瘤破裂者经过手术治疗后，且生命体征较为稳定的患者，可以考虑转入卒中单元的普通病房后续巩固治疗。

（2）降低颅内压　临床上主要是用脱水剂，常用的有甘露醇、呋塞米、甘油果糖等，也可以酌情选用白蛋白。脱水降颅压时应及时复查肾功能、电解质等，防止低钠血症的发生，避免低钠血症进一步加重脑水肿。若伴发脑内血肿体积增大或昏迷进行性加重时，应尽早手术清除血肿或行脑室引流，以降低颅内压抢救生命。

（3）纠正水、电解质平衡紊乱　注意液体出入量平衡。适当补液补钠、调整饮食和静脉补液中晶体、胶体的比例可以有效预防低钠血症。相对于低钠血症，低钾

血症也较常见，及时纠正避免诱发严重心律失常。

（4）血压、血糖的管理　SAH后的血压管理仍有争议。急性期SAH降压幅度尚无确定的循证证据支持，但收缩压降至160mmHg以下，并维持平稳是合理的（Ⅱa类推荐，B级证据）。但使血压＜130mmHg可能有害（Ⅲ类推荐，B级证据）。可静脉滴注尼卡地平等钙通道阻滞剂或拉贝洛尔等β受体阻滞剂维持恰当的血压水平（Ⅰ类推荐，B级证据）。约1/3的SAH患者出现高血糖。入院时的临床情况差与高血糖相关，也是不良预后的独立危险因素。血糖高于10mmol/L时需要进行处理，但严格地控制血糖并不会改变患者的最终结局，注意应避免低血糖的发生（Ⅱ类推荐，C级证据）。

（5）对症治疗　烦躁者予镇静药，头痛予镇痛药等。注意慎用阿司匹林等可能影响凝血功能的非甾体类消炎镇痛药物，吗啡、哌替啶等可能影响呼吸功能的药物亦应慎用。痫性发作时可以短期采用抗癫痫药物如地西泮、卡马西平或者丙戊酸钠等。

（6）加强护理　就地诊治，卧床休息，减少探视，给予高纤维、高能量饮食，保持尿便通畅；意识障碍者常规留置导尿、鼻饲饮食，注意膀胱冲洗，预防尿路感染，勤翻身、拍背、卧气垫床、肢体被动活动等措施预防压疮、肺不张和深静脉血栓形成等并发症。如果患者颅内动脉瘤已行手术夹闭或介入栓塞术，或DSA检查证实不是颅内动脉瘤破裂引起SAH，或者没有再出血危险的可以适当缩短卧床时间。

（7）预防感染　有无意识障碍均应应用。因该类患者卧床时间长，易导致坠积性肺炎。

2. 防治再出血

（1）安静休息　绝对卧床4~6周，镇静、镇痛，避免一切可以引起情绪变化的因素　如生气、烦躁、兴奋、疲劳等。避免一切可引起高血压、高颅压的因素，如输液反应、突然用力、便秘、剧咳、声光刺激等。

（2）调控血压　去除疼痛等诱因后，如果收缩压≥180mmHg或平均动脉压≥125mmHg，可在持续血压监测下使用短效降压药物使血压下降，保持血压稳定在正常或发病前水平。可选用钙离子通道阻滞剂、ACEI或β受体阻滞剂等。

（3）抗纤溶药物　为了防止动脉瘤周围的血块溶解引起再度出血，可用抗纤维蛋白溶解剂。常用6-氨基己酸（EACA），初次剂量4~6g溶于100ml生理盐水或者5%葡萄糖中静脉滴注（15~30分钟）后一般维持静脉滴注1小时，12~24g/d，使用2~3周或到手术前，也可用氨甲环酸。抗纤溶治疗可以降低再出血的发生率，但同时也增加脑血管痉挛（CVS）和脑梗死的发生率，建议与钙离子通道拮抗剂同时使用。

（4）预防血管痉挛　主要是钙离子拮抗剂（钙通道阻滞剂）：尼莫地平（尼达尔）等，可口服或静脉给药，持续4周。

3. 防治脑动脉痉挛及脑缺血

（1）维持正常血压和血容量　血压偏高给予降压治疗；在动脉瘤处理后，血压偏低者，首先应去除诱因减少或停脱水和降压药物，予胶体溶液（白蛋白、血浆等）扩容升压；必要时应用多巴胺等升压药物维持正常血压。

（2）早期使用尼莫地平　常用剂量10~20mg/d，静脉滴注1mg/h，共10~14天，之后可给予尼莫地平片剂口服，40~60mg，4~6次/日，用药至21天。注意其低血压的不良反应。

（3）腰穿放CSF或CSF置换术　其目的是缓解头痛，促进脑室扩张的恢复，促进血液吸收，减少脑血管痉挛。此法临床报道较多，但缺乏多中心、随机、对照的大型研究。在早期（起病后 1~3 天）行脑脊液置换术可能利于预防脑血管痉挛的发生。剧烈头痛、呕吐、烦躁不安、有严重脑膜刺激征的患者，需慎行腰椎穿刺术。易诱发颅内感染、再出血及脑疝形成的危险。适应证：蛛网膜下腔出血患者发病 3 周以内，且越早越好；蛛网膜下腔出血患者临床 Hunt-Hess 分级 4 级及 4 级以下者；第四脑室有积血者应首选；急性期 CT 显示脑室里中等程度以上扩张者。禁忌证：除普通腰穿的禁忌证外，还需注意以下几点：蛛网膜下腔出血患者临床分级 5 级者应慎重；基底节区出血或丘脑出血破入蛛网膜下腔，CT 显示合并颅内血肿，且血肿大于 3.0cm×3.0cm 以上者；有慢性枕骨大孔疝先兆者。

《中国蛛网膜下腔出血诊治指南 2019》对 SAH 并发脑血管痉挛及迟发型脑缺血的治疗建议。

①推荐使用尼莫地平以改善 SAH 的预后（Ⅰ级推荐，A 级证据），其他钙拮抗剂，无论是口服还是静脉注射，疗效均不确切。

②建议维持体液平衡和正常循环血容量，以预防迟发性脑缺血（Ⅰ级推荐，B 级证据）。

③可采用 TCD 技术检测血管痉挛的发生（Ⅱ级推荐，B 级证据）。

④脑灌注成像有助于识别 DCI 的发生（Ⅱ级推荐，B 级证据）。

4. 防治脑积水

（1）药物治疗轻度的急、慢性脑积水都应先行药物治疗，给予乙酰唑胺等药物减少 CSF 分泌，酌情选用甘露醇、呋塞米等。

（2）脑室穿刺 CSF 外引流术，此手术治疗方案适用于 SAH 后脑室积血扩张或形成铸型出现急性脑积水经内科治疗后症状仍进行性加剧并伴有意识障碍者，以及高

龄、体质差，或心肺功能不全，不能够耐受开颅手术者等。

（3）慢性脑积水多数经内科治疗可逐步逆转，如内科治疗无效或脑室 CSF 外引流效果不佳，CT 或 MRI 见脑室明显扩大者，要及时行脑 – 心房或脑室 – 腹腔分流术，以防加重脑损害。

《中国蛛网膜下腔出血诊治指南（2019）》对 SAH 并发脑积水的治疗建议如下。

①对于 aSAH 伴发的急性症状性脑积水的患者可行脑脊液分流术（Ⅰ级推荐，B 级证据）。

②应进行永久性脑脊液分流术来治疗 aSAH 导致的慢性症状性脑积水（Ⅰ级推荐，C 级证据）。

5. 病变血管的处理

（1）血管内介入治疗　不需要开颅和全身麻醉，对机体循环影响小，近年来已经广泛应用于颅内动脉瘤治疗。术前需控制血压，使用尼莫地平等预防血管痉挛，动脉瘤性 SAH，Hunt 和 Hess 分级 ≤Ⅲ级时，多早期行 DSA 检查确定动脉瘤部位及大小形态，选择栓塞材料行瘤体栓塞或者载瘤动脉的闭塞术。颅内动静脉畸形（AVM）有适应证者也可以采用介入治疗闭塞病变动脉。

（2）外科手术

①颅内动脉瘤：需要综合考虑动脉瘤的复杂性、手术难易程度、患者临床情况的分级等以决定手术时机。动脉瘤性 SAH 倾向于早期外科治疗；一般 Hunt-Hess 分级 ≤Ⅲ级时多主张早期（3 天内）手术行夹闭动脉瘤或者介入栓塞术。Ⅳ、Ⅴ级患者经药物保守治疗情况好转后可行延迟性手术（10~14 天）。外科治疗对于防止动脉瘤再发，减少并发症，降低死亡率具有十分重要的意义，是彻底治疗 SAH 的有效方法。

②脑血管畸形：根据形态可分类动静脉畸形、海绵状血管瘤、静脉畸形、毛细血管扩张症。后三种于血管造影片中多不显影，故有人称隐匿性血管畸形。手术治疗的目的是防止出血和改善神经功能。

（3）立体定向放射治疗（γ刀治疗）　主要用于小型 AVM 以及栓塞或手术治疗后残余病灶的治疗。

附1：美国心脏学会卒中委员会指南建议

①aSAH 患者动脉瘤应行手术夹闭或介入栓塞以减少再出血的发生；

②应尽可能完全闭塞动脉瘤；

③动脉瘤的治疗方案应该由经验丰富的脑外科医生及神经介入专家结合患者病情及动脉瘤的特点制定治疗方案；

④动脉瘤破裂的患者符合血管内介入治疗和外科手术治疗时，应优先考虑介入栓塞治疗；

⑤无严重禁忌证，动脉瘤破裂行介入治疗或手术治疗应推迟到血管造影后进行（时间和方案应个体化），若临床症状持续，无论行夹闭或栓塞后均应进行再治疗；

⑥脑实质血肿（＞50ml）和大脑中动脉瘤多考虑手术治疗；老年人（70岁以上）WFNS 分级（Ⅳ/Ⅴ）aSAH 和基底动脉分叉处动脉瘤多考虑介入治疗；

⑦动脉瘤破裂行支架置入术会增加发病率及病死率，应在除外其他低风险治疗方案后进行。

附2：《中国蛛网膜下腔出血诊治指南2019》对 aSAH 手术治疗的建议

①应尽早对 aSAH 患者进行病因学治疗（Ⅰ级推荐，A级证据）。

②血管内治疗和夹闭术治疗均可降低动脉瘤再破裂出血风险（Ⅰ级推荐，A级证据）。

③栓塞术和夹闭术均可治疗动脉瘤，推荐首选栓塞治疗以改善患者长期功能预后（Ⅰ级推荐，A级证据）。

④推荐尽可能完全闭塞动脉瘤（Ⅰ级推荐，B级证据）。

⑤倾向于栓塞术的因素：年龄＞70岁、不存在有占位效应的血肿、动脉瘤相关因素（后循环动脉瘤、窄颈动脉瘤、单叶形动脉瘤）；倾向于推荐夹闭术的因素：年龄较轻、合并有占位效应的血肿、动脉瘤相关因素（大脑中动脉及胼周动脉瘤、瘤颈宽、动脉瘤体直接发出血管分支、动脉瘤和血管形态不适于血管内弹簧圈栓塞术）（Ⅱ级推荐，C级证据）。

⑥支架辅助血管内治疗的患者围手术期应使用抗血小板药物治疗，有条件时可完善血小板功能检查（Ⅱ级推荐，D级证据）。

⑦对 bAVM 破裂所致 SAH 患者，应给予积极治疗（Ⅰ级推荐，C级证据）。

⑧破裂 bAVM 治疗应尽可能完全消除畸形血管团（Ⅰ级推荐，D级证据）。对于中型、大型 bAVM，若不能单次完全消除，可考虑分次栓塞、靶向栓塞、姑息性栓塞。

（二）辨证治疗

1. 辨证论治

（1）肝阳暴亢，瘀血阻窍证

治法：平肝潜阳，活血止痛。

方药：镇肝熄风汤加减。

药用：龙骨15g，牡蛎15g，代赭石30g，龟甲15g，白芍15g，玄参15g，天冬15g，怀牛膝30g，川楝子6g，茵陈（后下）6g，麦芽6g，甘草4.5g。

加减：夹有痰热，加天竺黄15g，竹沥20ml 以清化痰热；心烦失眠，加黄连9g，栀子9g，夜交藤20g，珍珠母（先煎）30g 以清心除烦，安神定志；头痛重，加石决明（先煎）15g，夏枯草15g，以平肝清热；

烦躁，加石菖蒲 15g，远志 15g，以宁神定志；血瘀明显，加红花 12g，桃仁 12g，牡丹皮 15g，以活血化瘀。

中成药：①天麻钩藤颗粒，口服，1 次 10g，1 日 3 次；功能：平肝息风，清热养血，补益肝肾。主治：肝阳偏亢，肝风上扰证。

②安宫牛黄丸，口服，1 次 1 丸（3g），1 日 1~2 次；功能：清热解毒，开窍醒神。主治：邪热内陷心包证。

③清开灵注射液 20~40ml 加入 5% 葡萄糖注射液或 0.9% 氯化钠注射液 250~500ml 中，静脉滴注，1 日 1 次。功能：清热解毒，化痰通络，醒神开窍。主治：热病神昏，中风偏瘫，神志不清。

（2）肝风上扰，痰蒙清窍证

治法：平肝息风，化痰开窍。

方药：羚角钩藤汤合温胆汤加减。

药用：羚羊角粉 1g，钩藤（后下）15g，菊花 9g，生地黄 30g，茯苓 15g，白芍 15g，赤芍 15g，竹茹 9g，川牛膝 20g，川芎 9g，牡丹皮 15g，法半夏 9g，陈皮 9g，栀子 9g。

加减：头痛剧烈，加石决明（先煎）20g，夏枯草 15g，平肝清热；恶心呕吐，加生姜 12g，和中止呕；谵妄，加石菖蒲 15g，郁金 15g，豁痰开窍；口苦咽干，加黄芩 9g，清肝胆之热；痰多，加天竺黄 15g，鲜竹沥 20ml，川贝粉 3g，清热化痰。

中成药：①至宝丹，口服或鼻饲，1 次 1 丸（3g），1 日 1~2 次；功能：化浊开窍，清热解毒主治：痰热内闭心包证。

②安宫牛黄丸，口服或鼻饲，1 次 1 丸（3g），1 日 1~2 次；功能：清热解毒，开窍醒神。主治：邪热内陷心包证。

③清开灵注射液 20~40ml 加入 0.9% 氯化钠注射液或 5% 葡萄糖注射液 250~500ml 中，静脉滴注，1 日 1 次；功能：清热解毒，化痰通络，醒神开窍。主治：热病神昏，中风偏瘫，神志不清。

（3）瘀血阻络，痰火扰心证

治法：活血化瘀，清化痰热。

方药：通窍活血汤合涤痰汤加减。

药用：桃仁 12g，红花 9g，赤芍 15g，川芎 9g，牡丹皮 15g，胆南星 6g，石菖蒲 12g，法半夏 9g，橘红 9g，枳实 9g，茯苓 15g，竹茹 9g。

加减：热重，加栀子 15g，黄芩 15g 以清热解毒；大便干，加大黄 9g，瓜蒌 30g 以泻下通便；痰多，加天竺黄 15g，竹沥 20ml 以清热化痰；急性期去川芎，加三七粉冲服 3g 以活血止血。

中成药：①牛黄宁宫片，口服，1 次 3~6 片，1 日 3 次；功能：清热解毒，镇静安神，息风止痛。主治：外感热病，高热神昏，惊风抽搐，肝阳眩晕、头痛等。

②安脑丸，口服，1 次 1~2 丸，1 日 2 次；功能：清热解毒，醒脑安神，豁痰开窍，镇惊息风。主治：高热神昏，烦躁谵语，抽搐惊厥，中风窍闭，头痛眩晕等。

③清开灵注射液 20~40ml 加入 5% 葡萄糖注射液或 0.9% 氯化钠注射液 250~500ml 中，静脉滴注，1 日 1 次。功能：清热解毒，化痰通络，醒神开窍。主治：热病神昏，中风偏瘫，神志不清。

（4）心神散乱，元气败脱证

治法：益气固脱，回阳救逆。

方药：独参汤或参附汤加减。

药用：红参 30g，附子（先煎）9g。

加减：汗出不止，加煅龙骨、煅牡蛎（先煎）各 30g，五味子 15g 以敛汗固脱。

中成药：①生脉注射液或参附注射液 20~100ml 加入 5% 葡萄糖注射液或 0.9% 氯化钠注射液 250~500ml 中，静脉滴注，1 日 1~2 次；功能：益气养阴，复脉固脱。主治：气阴两虚、脉虚欲脱的心悸、气短，四肢厥冷，汗出，脉微欲绝等。

②生脉饮口服液 10~20ml/ 次，1 日 3 次或依病情不拘频次。功能：益气复脉，

养阴生津。主治：气阴两亏，心悸气短，脉微自汗。

2.外治疗法

（1）针刺治疗

功能：调和气血，平衡阴阳。突然昏迷，不省人事者，针刺人中、百会、风府、合谷、涌泉等穴，强刺激以清热开窍；如昏迷较深或为时过久，病较危重，以三棱针取大椎、委中、尺泽针刺放血，取迎香穴放血取嚏开窍，以达通窍醒脑、清醒神志；舌强不语可针刺金津、玉液放血；四肢抽搐者，针刺曲池、合谷、承山、太冲穴；昏迷见面色苍白、肢体瘫软、冷汗淋漓、四肢逆冷，属元气败脱，脑神散乱者可针刺气海、关元穴，并用艾灸，以回阳救逆，敛汗固脱。

若急性期过后，恢复期留有半身不遂、言语不清等症时应用针刺治疗时，配合其他脑血管病的治疗，可参看有关章节。

（2）灌肠疗法

功能：通腑泄热。

主治：中风之痰热腑实证。蛛网膜下腔出血急性期神志昏迷，大便秘结不通，可以用灌肠疗法通腑泄热，涤畅气机，启闭开窍。药物：大黄30g（后下），芒硝15g（溶入），菖蒲15g，郁金10g，枳实10g，陈皮10g，甘草3g，水煎200ml，待温后灌肠。

（3）耳穴压豆法 蛛网膜下腔出血患者因需长期卧床治疗，常出现便秘等并发症。治疗选穴：肺、胃、小肠、大肠、乙状结肠、三焦，配穴：内分泌、神门、脾、肾。每次选主穴3个配穴2个。先用75%乙醇清洁耳穴周围皮肤在相应的穴位点，将粘有王不留行籽的小块胶布贴到穴位上，埋豆后采用对压法刺激，指导患者每日自行按压3次，每次每穴3分钟，刺激量以最大耐受量为准，5天换贴1次，两耳交替进行。功能：调理气血，润肠通便。主治：

蛛网膜下腔出血见便秘者。

3.成药应用

（1）安宫牛黄丸 牛黄、犀角、麝香、栀子、郁金、黄连、黄芩、朱砂、金箔、珍珠、冰片等。功能：清热开窍、豁痰解毒。主治：主要用于治疗因高热及心脑血管病症等病所致的神昏、谵语、抽搐、惊风、狂躁、牙关紧闭、偏瘫失语、休克昏厥等症。

（2）至宝丹 麝香、生乌犀、生玳瑁、牛黄、雄黄、琥珀、朱砂、龙脑等。功能：化浊开窍，清热解毒。主治：痰热内闭心包证。神昏谵语，身热烦躁，气喘痰鸣，舌绛苔黄腻，脉滑数。亦治中风、中暑、小儿惊厥属于痰热内闭者。

（3）苏合香丸 苏合香、安息香、水牛角粉、冰片等。功能：芳香开窍，行气止痛。主治：用于痰迷心窍所致的痰厥昏迷、中风偏瘫、肢体不利等。

4.单方验方

（1）水蛭研粉 每次3g口服，一日3次，连服4周为一疗程。功能：破血逐瘀。主治：瘀血内结证。

（2）化瘀通络散 桃仁、红花、川芎、赤芍、天麻、丹参、当归尾。上药打粉，每次10g，冲服。功能：活血化瘀通络。主治：瘀血阻络证。

五、预后转归

约10%的患者在接受治疗以前死亡，2周内再出血率为20%~25%，30天内病死率约为25%或更高，再出血的病死率约为50%，6个月后的年复发率为2%~4%。影响预后最重要的因素是出血量的大小及发病后的意识水平，死亡和并发症多发生在病后2周内，6个月时的病死率在昏迷患者中是71%，在清醒患者中是11%。其他因素，如老年的患者较年轻患者预后差；动脉瘤性SAH较非动脉瘤性SAH预后差。

脑蛛网膜下腔出血后的预后与转归取决于其病因、病情、血压情况、年龄及神经系统体征。动脉瘤破裂引起的蛛网膜下腔出血预后较差，脑血管畸形所致的蛛网膜下腔出血常较易于恢复。原因不明者预后较好，复发机会较少。年老体弱者，意识障碍进行性加重，血压增高和颅内压明显增高或偏瘫、失语、抽搐者预后均较差。

六、预防调护

（一）预防

SAH 的预防主要是对危险因素的干预治疗，SAH 的危险因素中以血管先天性异常，如脑动脉瘤和动静脉畸形最多见，其他还有肿瘤破裂出血、动脉硬化、血液系统疾病以及糖尿病高血压等。这些危险因素中，不可干预的危险因素占比较大，但可干预的危险因素对 SAH 的发生也具有重要意义。

美国心脏学会卒中委员会关于预防有以下建议。

（1）aSAH 推荐使用降压药物治疗高血压，预防缺血性卒中、脑出血以及心、肾和其他终末器官的损害（Ⅰ级推荐，A级证据）。治疗高血压，控制高血压可以降低 aSAH 发生的风险（Ⅰ级推荐，B级证据）。

（2）避免吸烟和酗酒，以降低 aSAH 发生的风险（Ⅰ类推荐，B级证据）。

（3）在动脉瘤破裂的危险因素中，除了应考虑动脉瘤的大小、位置、患者年龄、身体健康状况之外，还应考虑动脉瘤的形态和血流动力学特点（Ⅱb级推荐，B级证据）。

（4）富含蔬菜的饮食可以降低 aSAH 的发生风险（Ⅱb级推荐，B级证据，新推荐）。

（5）应用非侵袭性方法对家族性 aSAH（至少1例一级亲属患病）进行筛查和（或）对有 aSAH 病史的患者评估有无新发动脉瘤或治疗后的动脉瘤再生长可能是合理的，但筛查风险和益处需要进一步研究（Ⅱb级推荐，B级证据）。

（6）在处理动脉瘤之后，推荐立即进行脑血管成像检查，以发现需要治疗的残留或复发动脉瘤（Ⅰ级推荐，B级证据，新推荐）。

（二）调护

SAH 的调护往往关系到患者的预后和转归，也应予以充分重视。

1. 一般护理

患者应绝对卧床休息4~6周，病房安静，谢绝探视。无意识障碍者要安定患者焦躁不安的情绪，防止情绪的剧烈波动，昏迷者要将头转向一侧，以免呕吐物和分泌物吸入，定时翻身和拍背以防发生压疮和坠积性肺炎，呼吸功能不好者要给氧和气管插管，或行气管切开术定期吸痰，保护呼吸道通畅，必要时接呼吸机和应用呼吸中枢兴奋剂。注意口腔护理，一旦发生压疮要进行压疮护理，高热者要物理降温，必要时戴冰帽和冰敷，并及时处理小便潴留和大便秘结。

及早进行肢体的被动活动，一般在发病后第三天即应进行床上的肢体被动活动，活动应注意保持在功能位，切忌硬拉强伸，以免拉伤关节肌肉。

（1）保持大便通畅 由于 SAH 患者必须卧床休息，注意培养患者良好的饮食习惯，多吃高维生素食物，摄入粗纤维保持大便畅通，定时排便，避免便秘诱发颅内再出血。可定时给予腹部按摩增强肠道蠕动功能。如有排便困难可早期给予开塞露、液状石蜡及麻仁润肠丸等治疗，若便秘时间长，大便干结，可单纯应用40~100ml 开塞露灌肠。

（2）保持呼吸道通畅 SAH 患者长期

卧床，易发生坠积性肺炎，昏迷患者有活动假牙应取出，避免脱落阻塞气道，保持呼吸道通畅，预防肺部感染。患者仰卧时头应偏向一侧，及时清除口腔、气管分泌物和呕吐物，定时翻身、拍背，促进分泌物的排出。吸痰时，注意动作轻柔缓慢，避免损伤呼吸道或口腔黏膜。若痰液黏稠不利，可雾化吸入稀释痰液后再吸出。

（3）预防压疮发生　给患者应用气垫床，保持床单及皮肤清洁，每2小时翻身一次，按摩受压处皮肤，促进血液循环，并用温水擦身，防止压疮发生。

（4）心理护理　SAH患者发病时多因剧烈头痛、恶性、呕吐等致心烦烦躁不安、精神过度紧张，既要告知其疾病的严重性，使其密切配合治疗，又要疏导心理，避免因缺乏对疾病的相关认识而存在悲观绝望的心理，因此做好临床宣教工作十分重要。医护人员应根据患者的认知文化程度，用恰当的语言将本病的基本知识向患者做适当的解释，使其对疾病的病因和预后有一定的了解，以减少其负面情绪，增加治疗疾病自信心。同时，注意避免家属的不良情绪对患者的影响，多与家属沟通促使家属保持镇静平和的心态，使其积极配合医护人员的救治工作，从而帮助患者保持稳定的情绪，树立战胜疾病的信心，最终达到较好的治疗效果。

2. 饮食

SAH发病后要注意饮食的调养，无意识障碍者宜流质和半流质饮食，饮食宜清淡而营养丰富，昏迷不能进食者宜及早进行鼻饲流质饮食，以混合奶、肉汁、米汤、菜汁为宜。

3. 辨证施护

（1）肝阳暴亢，瘀血阻窍证　常见头痛，呕吐、烦躁激动、肢体瘫痪等，要保持肢体功能位置，防止足下垂和肩关节脱臼，冷天要注意肢体保暖，饮食宜食萝

卜汤，菠菜、南瓜、石花菜、糯米等温润之品。

（2）肝风上扰，痰蒙清窍证　患者常有肢体拘挛强痉，头痛、躁动不安等表现，故应对强痉的肢体轻轻按摩，保护肢体功能位置；有便干便秘者可鼻饲或灌肠大黄煎液，饮食可用芹菜汤、西瓜汁、鲜木瓜汤、橘汁、白菜汤等甘寒清润之品，忌油腻辛辣等助阳之品。

（3）瘀血阻络，痰火扰心证　本证证情较为凶险，如出现频繁呃逆，抽搐呕血及戴阳证者，应作好详细记录及时报告医生，高热者及时行物理降温，并可行十二井穴点刺放血以泄热开窍，抽搐及口噤不开者应防止摔伤肢体，并加牙垫以防咬伤舌头，此型宜暂禁食，呕血者可鼻饲大黄粉10g，三七粉3g，白及粉20g。

（4）心神散乱，元气败脱证　本证较为凶险，应及时注射参附注射液以回阳救逆并积极配合医生进行中西医结合综合抢救措施，观察"神"的变化和生命体征，做好记录及时报告医生。做好呼吸管理，保持呼吸道通畅，保护口腔鼻腔的清洁，预防感染。

主要参考文献

［1］中华医学会神经病学分会，中华医学会神经病学分会脑血管病学组，中华医学会神经病学分会神经血管介入协作组. 中国蛛网膜下腔出血诊治指南2019［J］. 中华神经科杂志，2019，52（12）：1006-1021.

［2］董漪，郭珍妮，李琦，等. 中国脑血管病临床管理指南（节选版）蛛网膜下腔出血临床管理［J］. 中国卒中杂志，2019，14（8）：814-818.

［3］饶明利，林世和. 脑血管疾病（第2版）［M］. 北京：人民卫生出版社，2012，280-302.

［4］俞常喜，金丽慧，陈孝飞. 耳穴压豆治疗

外伤性蛛网膜下腔出血患者便秘的疗效观察［J］．护理与康复，2014，13（2）：164-166.

［5］姜睿璇，张娟，边立衡. 2013年欧洲卒中组织关于颅内动脉瘤及蛛网膜下腔出血的管理指南（第一部分）［J］．中国卒中杂志，2014，9（6）：508-515.

［6］刘志，徐跃峤，吉训明. 心脑血管疾病同诊共治的临床诊疗进展［J］．中华老年心脑血管病杂志，2018，20（11）：1219-1220.

［7］曲鑫，王光明，王宁，等. 长时程亚低温治疗高分级动脉瘤性蛛网膜下腔出血的临床分析［J］．中华神经外科杂志，2018，34（04）：388-392.

［8］王春凤. 中西医结合治疗脑动脉瘤破裂后蛛网膜下腔出血108例［J］．河南中医，2017，37（3）：436-438.

［9］李文涛，陈金秒，王松龄. 血肿消煎剂治疗动脉瘤性蛛网膜下腔出血临床观察［J］．医学信息，2013，（29）：245-245.

第九章 痴呆

痴呆（dementia）是一种在意识清醒状态下，以已获得的认知功能损害为核心，从而致使患者的日常生活、社交及工作能力明显减退，甚至丧失的综合征，通常在病程某一阶段伴有行为、精神和人格异常。患者的获得性认知功能损害常涉及记忆、定向、理解、学习、计算、判断、语言、分析、视空间功能及解决问题等能力。

传统中医所指的痴呆包括文痴、善忘、呆病、老年性痴呆、郁证、癫证等病证。

一、病因病机

（一）西医学认识

可以产生痴呆的疾病很多，可分为三组，即单独以痴呆作为突出症状的疾病，伴有其他神经征象的痴呆综合征和具有痴呆征象的全身性疾病。

1. 以痴呆作为突出症状的疾病

（1）阿尔茨海默病（Alzheimer's Disease，AD） 是一种发生于老年和老年前期的中枢神经系统退行性病变。AD可分为家族性AD和散发性AD。其中散发性AD占AD患者的90%以上。最早发现的与家族性AD相关的基因突变是第21号染色体的β-淀粉样前体蛋白（APP）基因，发病时常呈常染色体显性遗传，另外还与第1号染色体的早老素2（PS2）基因、第14号染色体的早老素1（PS1）基因突变相关。影响散发性AD的主要风险基因有第19号染色体的载脂蛋白E（ApoE）基因、簇集蛋白（CLU）基因，补体受体1（CR1）基因和磷脂结合网格蛋白装配蛋白（PICALM）基因，其中ApoEε4等位基因携带者是散发性AD最为明确的高危人群。

另外，脑老化、性别、炎症、内分泌代谢因素以及生活方式等亦是AD尤其是散发性AD发病的重要危险因素。

AD是一个多因素参与的复杂的遗传异质性疾病，其发病机制尚不明确。现有多种假说，如β-淀粉样蛋白假说、Tau蛋白假说、神经炎症假说、氧化应激和自由基损伤假说、线粒体功能障碍假说等。（详请参见后文）

此病的病理表现除大脑皮质呈广泛性显著萎缩、脑沟增宽、脑室扩大外，显微镜检的特征性病理表现主要有：a.皮质细胞减少，大量的神经元纤维变性退化所形成的神经元纤维缠结（neuro fibrillary tangle）及神经细胞退行性病变后遗留下来的星状嗜银性细胞碎片老年斑（senile plaque）；b.某些神经细胞内有脂褐质积聚、颗粒空泡性退行性病变，以及陈旧性老年斑中心或血管壁内有淀粉样物质沉积。颞叶海马部位是最早的病理变化区域，以后顶叶、额叶、无名质、蓝斑、基底节处也有改变。在黑质、小脑及运动皮质也有细胞萎缩，有时还可能发现小的梗死后脑软化区。患者出现进行性记忆减退、智能减退、思维和情感过程障碍，失语、失认、失用，人格和行为与病前比判若两人。疾病晚期，二便失控，生活不能自理，智能丧失。

（2）额颞痴呆与Pick病 额颞痴呆是一种以额颞叶萎缩为特征的、中年发病、比较少见的原发性神经系统退行性痴呆，是包括Pick病在内的多种神经系统变性病组成的疾病。总体发病年龄较AD早。除进行性痴呆外，尚有局灶性脑病变，可出现常染色体显性遗传病史，可能与17号染色体（17q21）、9号染色体开放阅读框72

（C9orf72）等基因突变有关。由于额、颞叶萎缩严重，临床中早期主要以人格、行为改变为主，而视空间、记忆缺损症状不明显，或以进行性语言障碍为特征。病理发现特征性改变，双侧额、颞叶均有萎缩，脑回萎缩具有特征性"刀切"萎缩外观，前半部的脑严重的皱缩，而后半部看来正常。显微镜检在皮质、白质、基底核（尾状核最明显）都有神经元丧失及胶质增生，神经元纤维缠结及老年斑比老年性痴呆少。但另有特殊改变，即皮质、基底核及中脑的神经元肿胀成球形，色黄白，细胞质内尼氏小体减少。Pick病属于额颞叶痴呆中的一种，主要为皮质神经元的丢失，可以在气球样肿胀的神经元内发现有一种称为Pick包涵体的嗜银性圆形细小颗粒及一种嗜伊红的分层的枝状结构体。影像学检查（CT或MR）主要显示为对称或不对称的额、颞叶萎缩，比较敏感的检查方法为SPECT、PET显示额、颞叶皮质代谢减低，遗传学发现相关基因突变可以作为确诊依据。

（3）路易体痴呆（Dementia with Lewy bodies，DLB）属于α-突出核蛋白病，是以神经元内路易小体（Lewy Body，LB）异常聚集为核心病理改变的神经退行性痴呆。总发病率为0.5‰~1.6‰，多见于老年人，男女发病率约为1.9∶1.0。DLB的病理机制可能与LB的神经元毒性作用、炎症反应机制及异常蛋白包涵体机制等相关。核心临床症状主要有 认知功能障碍，特点是早发型、波动性，与AD相比，DLB在执行能力、视觉空间障碍及注意力缺陷方面表现更明显；与PDD相比，可根据"1年原则"进行区分，帕金森病起病1年内出现影响日常生活的认知功能障碍考虑为DLB，1年后出现的考虑为PDD；还有反复发作的、复杂的视幻觉，帕金森病，快速动眼期睡眠行为障碍以及有抑郁、焦虑等神经精神症状（对抗精神病药敏感），并且随着病情发展上述临床症状进行性加重，影响患者的生存质量及生存期。头颅MRI及氟脱氧葡萄糖-正电子发射断层扫描（FDG-PET扫描）可发现患者颞顶枕叶及基底节区脑容量减少、脑代谢降低。临床中可根据2017年Mckeith等制定的DLB诊断标准进行诊断。目前并没有针对DLB的特效药物治疗，可根据临床特点选择治疗PD、AD的相关药物；一些非药物疗法对于本病的治疗是有益的。

2.伴有其他神经系统征象的痴呆综合征

（1）变性疾病

①慢性进行性舞蹈病（Huntington舞蹈病）：是一种常染色体显性遗传的基底节和大脑皮质变性疾病，通常智能衰退出现在舞蹈动作发生后数年，但也可以出现在不自主动作之前或与之同时发生。病理变化主要为大脑皮质的萎缩，尾状核、壳核神经元大量变性、丢失等。早期表现为记忆减退，注意力不能集中，焦虑易激惹，时常有猜疑妄想，也可发生冲动行为，最后出现进行性痴呆。当智能变化在神经症状产生前发生时，诊断需根据家族史。

②肝豆核变性：是神经系统遗传性疾病。目前证实ATP7B基因突变是本病的主要原因。未经控制的病例，晚期可出现进行性痴呆。可表现为记忆力减退、智能障碍、反应迟钝等。

③皮质纹状体-脊髓变性（Creutzfeldt-Jakob disease，CJD）：是一种朊蛋白病。我国绝大多数为散发性CJD。本病病因可分为外源性朊蛋白感染（如医源性感染）和内源性朊蛋白基因突变，新变异型CJD被认为是牛海绵状脑病传播给人类所致。通常在50~70岁之间发病，男女发病率相等。开始的症状往往是行为异常、情感淡漠和记忆障碍，继而出现迅速进行的痴呆。以

后逐渐出现锥体外系症状，如震颤、舞蹈指划动作和肌张力强直，以及锥体系统症状，如肢体瘫痪和延髓麻痹，共济失调和肌萎缩也可发生。肌阵挛性抽搐多见，偶尔有癫性大发作。脑脊液检查通常正常，可出现14-3-3蛋白阳性。早期CJD患者即可在头颅弥散加权像（DWI）上出现皮层和（或）基底节区的异常高信号，是诊断早期CJD最为敏感的检查。脑电图多有异常改变，早期出现广泛的非特异性慢波；中期以后在弥漫性慢波或电位活动抑制的背景下，时常出现周期性三相尖慢波或棘慢波，可以和肌阵挛抽搐同步。病程1~3年。病理变化为神经元大量缺失，除主要影响大脑皮质外，还累及基底节、小脑与脊髓的前角细胞，伴有明显的反应性胶质增生以及海绵状变性，治疗局限于对症处理。

④海登汗病（Heidenhain病）：是一种少见的皮质变性疾病，有进行性的皮质性失明、痴呆和锥体外系征象。枕叶及顶叶有局限性海绵状变性。

⑤其他变性疾病：如进行性肌阵挛性癫痫、震颤麻痹、各种脂肪沉积病与脊髓小脑变性等疾病也常伴有痴呆。

（2）血管性疾病

①血管性痴呆：是痴呆的常见类型之一，包括缺血性或出血性脑血管病，男性较多见，没有明显的家族史。一般为突然起病，进行性痴呆，多以反复多次梗死导致的局灶性神经体征及全身性动脉粥样硬化改变为主（多发梗死性痴呆），病程多呈阶梯性加重。临床表现智能减退常呈不全性，多见以记忆力障碍为主的局限性痴呆，常伴有高血压病、脑动脉硬化和中风病史，CT与MRI检查可发现典型的脑梗死灶，神经系统检查常伴有阳性体征。

在脑动脉硬化性痴呆病例中可能有三种病理变化。腔隙状态：较为常见。其病理特征是在基底节、脑室周围的大脑白质、丘脑、小脑深部结构及脑桥内有许多小的空腔，继发于许多小动脉的梗死和组织的吸收。

慢性皮质下脑病（Binswanger病）：是一种少见的类型。大脑半球的白质有弥漫性斑片状脱髓鞘病变，而大脑皮质相对地保持完整。大都在50岁以后发病，隐袭渐进。除进行性智能衰退外，可以发生一侧或双侧的局灶性神经障碍，如单瘫、偏瘫、失语、偏盲等，以及局限性或全身性的癫痫发作。

颗粒状皮质萎缩：也是一种少见类型。在大脑皮质内有无数小的梗死，在主要脑动脉支配区域的交界地带最为显著。除进行性痴呆外，可以出现局灶性运动及感觉异常，皮质性失明，以及癫痫发作。

脑电图检查在背景活动中α节律没有严重的异常改变，可有局灶性异常包括慢波活动发生率高，很少有爆发性δ活动及弥散性δ活动，有良好的反应性。CT可证实有多发性梗死。

②颈内动脉闭塞性痴呆：虽然大多数颈内动脉闭塞的病例都表现为脑卒中，但少数具有颈内动脉严重狭窄或双侧性闭塞的病例在临床上可表现为进行性痴呆。

③基底动脉硬化：基底动脉硬化表现为动脉延长、扩张与弯曲，可以压迫中脑，使中脑导水管扭曲或后移，从而造成导水管狭窄或闭塞，导致脑积水与进行性痴呆。

（3）脑瘤　在各种部位的脑瘤中，最常引起精神障碍与行为异常的为额叶、颞叶、胼胝体和第三脑室肿瘤。记忆障碍和性格改变可以是额叶肿瘤的突出症状，甚至在长时期内是唯一的症状。

（4）脑损伤

①损伤性痴呆：在一次严重的脑损伤后时常可以出现一种轻度的精神障碍。临床表现有两种形式：一种表现为注意、记

忆、计算及判断能力方面的减退；另一种表现为性格变化。两者在恢复期中都可能有改善，但是少数可遗留有严重和持久的智能与性格障碍。

②慢性硬膜下血肿：本病是进行性痴呆的一个重要病因，尤其在老年患者中。精神、情绪或行为障碍可能是唯一的症状。不一定伴有局灶性神经体征。也不一定有明显的损伤病史。患者大都诉说头痛，但是没有头痛并不能否定血肿的存在。精神障碍的波动性常是一个重要的诊断线索，同样，如神经系统征象也常常是多变化的亦有助于诊断。脑血管造影及 CT 均可以确定诊断。

（5）颅内炎症　在一些细菌性、结核性以及真菌性脑膜炎的急性阶段及恢复阶段，可以观察到意识模糊、性格改变、记忆障碍，以及轻至中度的智能衰退。在结核性与真菌性脑膜炎中，持久的痴呆是其后遗症之一。神经梅毒可致麻痹性痴呆。在病毒性脑膜炎及脑炎中，痴呆可见于严重的包涵体脑炎，例如单纯疱疹性脑炎以及亚急性硬化性全脑炎。

单纯疱疹性脑炎的急性期常有显著的意识模糊、定向障碍、木僵或昏迷，一部分有痴呆后遗症。

亚急性硬化性全脑炎多见于儿童或少年。临床表现可分三个阶段：第一阶段中逐渐出现表现为跌倒的松弛性痫性发作，智能减退和行为异常；在第二阶段时，痴呆已经明显，肌张力强直，并时常出现反复的肌阵挛抽搐，后者可为感觉刺激所激发；第三阶段为持续的意识昏沉、昏迷与去大脑强直。脑电图显示皮质节律低平，伴有周期性出现的高电位尖波或 δ 波。脑脊液蛋白质定量与细胞计数可以正常或轻度增加，电泳可见 γ 球蛋白显著增加。脑组织活检的光学及电子显微镜检查可在神经元和胶质细胞中显示黏病毒包涵体，目前认为和麻疹病毒有关。病程持续数月到数年，偶尔有自发性缓解。

（6）脱髓鞘性疾病与脂肪代谢障碍

①弥漫性硬化与脑白质营养不良：见于儿童和青少年，有进行性痴呆并伴皮质性失明、癫痫及（或）偏瘫。有时症状不很典型，可有视盘水肿，容易被怀疑为脑瘤，需要进行造影检查来明确诊断。

②黑矇性家族痴呆症及其他类脂质沉积病：均有明显的家族史。

③多发性硬化：轻度的慢性痴呆在多发性硬化中并不少见。在晚期病例中发现脑室扩大。

（7）营养性疾病

①出血性脑灰质炎：见于维生素 B_1 缺乏，尤其是长期酗酒者，在我国极少发生。起病一般为亚急性，在数日至数周内发生双侧眼肌瘫痪，眼球震颤，共济失调步态，深反射缺失和精神症状。后者可能表现为淡漠或昏睡，但以近事遗忘和对遗忘事件的虚构为最典型，此即 Korsakoff 综合征。严重者并伴有谵妄。脑脊液除偶有蛋白质增高外一般正常。病理变化为乳头体、第三脑室和导水管附近、第四脑室底部和小脑等处的点状出血、细胞坏死和腔质增生。应用维生素 B_1 治疗效果良好，但往往残留记忆障碍。

②维生素 B_{12} 缺乏：可表现为痴呆而不一定伴发巨细胞型贫血或亚急性脊髓联合变性。痴呆的临床症状在早期常为抑郁及（或）偏执性妄想所掩盖，而以后逐渐出现意识模糊、定向失常和智能衰退。脑电图时常出现弥漫性慢活动，没有局灶性征象。血清维生素 B_{12} 测定可以明确诊断。

（8）其他疾病

①脑缺氧：各种原因引起的脑缺氧，如心脏停搏、肺性脑病综合征、氰化物中毒等都可能造成神经细胞的破坏。灰质的病变一般较白质为严重，尤其是海马、苍

白球、纹状体、视皮质等部位。急性脑缺氧后可能完全恢复，可以后遗有不同程度的痴呆，及伴有其他神经障碍，如偏瘫、失语、不自主动作等。继发于代谢性、中毒性、感染性病变的继发性痴呆，早期即有脑电图改变，弥散性慢活动在精神症状发病之前出现，与精神障碍有关。可出现"三相波"，特别是在尿毒症及肝性脑病时。

②正常颅压性脑积水：表现为痴呆、一些特征性的神经症状、交通性脑积水，而颅内压正常。本病虽然不多见，但因早期确诊和手术治疗常能获得良好疗效而受到广泛注意。发病多在中年以后。起病隐袭，病程缓慢地进行，主要表现为记忆减退、表情淡漠、动作减少、反应迟钝，甚至卧床不起、缄默不语。也可发生幻觉、嗜睡、行为怪异等。最典型的是尿失禁和下肢失用，后者也称"步态失用"。表现为起步困难，患者双足好像粘在地上，难以提起，而一旦开始后又能继续行走。举步缓慢，摇摆迂曲，并常倾跌，偶尔呈现拖曳或剪刀样步态。其他还可以包括轻度头痛、眩晕和发作性的意识障碍。临床检查可能发现肌张力增高、腱反射亢进，也可有眼球震颤、共济失调、轻瘫、锥体外系征象等。对典型和早期病例，做脑脊液分流手术，常可缓解症状，有些病例在术后几小时至几天即开始好转。精神症状和尿失禁消退较快，步态和肌张力的改善较缓，并可有部分残留。虽然颅内压在正常范围内，术后颅内压进一步降低和脑室的缩小可能为病情改善的原因。

3. 具有痴呆征象的全身性疾病

（1）代谢性疾病

①慢性肝脏疾病：可以伴发不同程度的痴呆，有其他神经征象，如共济失调、扑翼样震颤等和实验室检查可供诊断。脑电图有三相波出现。

②尿毒症：在慢性进行性肾衰竭阶段，可以发生痴呆，伴同其他神经征象如痫性发作、震颤、肌阵挛等。脑电图有三相波出现。

③黏液性水肿：可以产生多种精神障碍，包括幻觉、定向障碍、情感不稳、忧郁、嗜睡、猜疑、妄想、易受激惹、二便失禁以及记忆障碍，神经征象包括头痛、共济失调、听力减退等。

④糖尿病：脆弱型糖尿病通常有反复发作的低血糖。有时可以造成记忆及智能活动的进行性障碍，并可发生短暂的局灶性脑功能障碍和痫性发作。

（2）中毒性疾病 在长期大量服用巴比妥、溴化物、副醛及其他镇静药物的病例中，可能看到提示痴呆的征象，在停药或减量后消退。铅、汞与锰中毒以及苯衍化物与一硫化碳中毒中，除可造成各种神经征象外，也可以观察到有痴呆的表现。鉴别时须注意病史。

（3）其他 在没有神经系统转移的癌肿病例中可出现神经障碍。临床征象表现为焦虑与抑郁，继而出现严重记忆障碍，轻度定向失常，以及判断障碍。进行性多灶性脑白质病是一种少见的综合征，可以有痴呆征象。最常见于白血病或淋巴瘤，也可以发生在结节病及结核病中。病程进展迅速。除痴呆外，还有偏瘫、四肢瘫、视觉障碍、失语、共济失调。中枢神经系统内有广泛散在的脱髓鞘病变，在大脑、脑干与小脑内最为显著。在非转移性癌肿性脊髓小脑变性病例中，除小脑与脊髓症状外，痴呆也并不少见。

白塞病和播散性红斑狼疮可伴有多种神经系统障碍。进行性痴呆亦是其症状之一。

（二）中医学认识

中医学在逐步深入认识痴呆病因病机的过程中，认为本病的发生与脏腑阴阳失常、七情失调密切相关。脏腑之间的功能调节是相辅相成的，而痴呆的发病主要与肾、脾、心、肝四脏关系密切。人至老年，五脏皆虚，尤其肝肾亏损、精血不足、髓海失充、清窍失养、神明失用，发为本病。因情志失调、肝失疏泄、克犯脾土；或因思虑劳神伤脾，或因饮食失节，损伤脾胃等，脾失健运，水谷运化失司，从而聚湿生痰，痰湿阻络，上蒙清窍；或因脏气虚衰，气机郁滞，无力运化水湿，聚湿成痰，气滞多致血瘀，痰瘀互结，影响脏腑功能，神志失司，从而形成本病之虚实夹杂之证。本病之虚证，多因肝肾亏虚，阴虚火旺，虚火上炎，水火不济，心肾失交，从而灼伤心阴，致使心血不足，虚阳上扰，神明不敛，心窍失养，发为呆病。现代医家对痴呆的病机论述颇多，总属本虚标实，多以肾虚为本，痰浊瘀血为标，痰浊瘀血互为因果，痰瘀胶结，髓损神伤而发为痴呆。

二、临床诊断

（一）辨病诊断

对于疑似有痴呆症状的患者，指南推荐进行分层诊断，首先由基层非专科医师通过采集病史、体格检查及实验室检查、初步认知工具筛查出高度疑似患者，再由神经内科专科医师进行评估诊断、鉴别诊断及严重程度的判断。这种分层诊断方法有助于痴呆患者的早期识别、诊断及治疗，有利于提高患者的生活质量及生存周期，减轻家庭及社会负担。

1. 首先确定是否为痴呆

（1）国际痴呆诊断标准主要有两个世界卫生组织的《国际疾病分类》第10版（International Classification of Diseases10th edition，ICD-10）和美国精神病学会的《精神疾病诊断与统计手册》第4版修订版（Diagnostic and Statistical Manual of Mental Disorders 4th edition revised，DSM-Ⅳ-R）。

对于既往智能正常，之后出现获得性认知功能下降（记忆、执行、语言与视空间能力损害）或精神行为异常，影响工作能力或日常生活，且无法用谵妄或其他精神疾病来解释的患者，可拟诊为痴呆。以下认知域和精神症状至少有2项损害：①学习和记忆能力；②推理、判断及处理复杂任务等执行功能；③视空间能力；④语言功能（听、说、读、写）；⑤人格、行为或举止改变。

（2）临床中可通过详细的病史采集或神经心理评估去客观证实精神行为或认知功能损害。

（3）神经心理评估 临床中通过指导被试者回答或完成一系列严格设计的问题或作业，将其心理现象进行数量化的描述，然后由测试者对其回答的情况进行评定。包括注意力集中、计算、语言、定向、记忆、抽象思维、空间知觉、结构能力、运用、认知灵活性和速度等，还包括社会适应能力、人际关系和生活能力以及个性上的改变即所谓行为评定。神经心理学评估量表是确定痴呆必不可少的工具。但每一种量表都有其局限性，故临床中可多种量表相互补充测验，同时结合临床所见进行综合分析、判断。常用的量表包括以下几种。①简短精神记忆量表（MMSE）：是最常用的一种量表，比较容易获得，总分为30分。根据文化程度进行评判，以下情况可认为存在认知功能缺损，文盲≤17分，小学≤20分，中学（包括中专）及以上≤24分。②蒙特利尔认知评估量表（MoCA）：用于快速筛查评定轻度认知功能异常的患者，总分为30分。量表设计者的英文原版应用结果表明，如果受教育年限≤12年则加1分，≥26分属于正常。③阿尔茨海默病评估量表-认知部分（ADAS-cog）：评分范围为0~75分，分数越高表示认知功能程度损害越重。④长谷川简易智能测量表（HDS）：用于群体的老年痴呆初筛工具之一，应用较为广泛，总分32.5分。根据文化程度的不同，文盲≤15分，小学≤19分，中学或以上程度≤23分可评为认知功能障碍。⑤精神认知能力30题（CCSE）：总分30分，≤20分有认知功能缺损。⑥常识－记忆－注意测验（IMCT）：总分36分。文盲≤19分，小学≤23分，中学以上≤26分，为认知功能缺损。⑦日常生活能力量表（ADL）：主要用于评估受试者的日常生活能力，临床中常用的Barthel指数量表，总分100分，61~99分轻度功能障碍，41~60分为中度功能障碍，≤40分为重度功能障碍。⑧社会功能活动调查（FAQ）：常用于发现和评估社区或门诊中初期的痴呆患者，总分范围0~20分，单项分0~2分（该项能力减退者评为1分，能力丧失者评为2分），≥5分为社会功能缺损。⑨汉密顿抑郁量表（HRSD）：临床上最常用的判定抑郁状态的量表，多数项目采用0~4分的5级评分法，少部分项目按0~2分的3级评分法，根据精神状态检查及临床观察后综合评定，总分超过35分可能为严重抑郁，超过20分可能为轻或中等抑郁，小于8分考虑没有抑郁症状。⑩总体衰老量表（GDS）：通过对患者和照料者访谈，从而进行痴呆严重程度的非客观性评级，总共分为7级，每一级均有详细的定义描述。⑪临床痴呆评定量表（CDR）：通过与患者及其家属进行交谈、整理分析信息，从而判断痴呆的严重程度，只记分由于认知功能缺损引起的损害，分为CDR 0.5（可疑痴呆），CDR 1.0（轻度痴呆），CDR 2.0（中度痴呆），CDR 3.0（重度痴呆）。⑫Hachinski缺血指数量表（HIS）：临床上主要用于区分血管性痴呆和非血管性痴呆，缺血指数即所有分数的总和，总分为18分，≥7分为血管性痴呆，≤4分为非血管性痴呆，主要考虑为AD。

（4）排除貌似痴呆的疾病　疾病的初期，应该注意和貌似痴呆的疾病相鉴别。貌似痴呆的疾病亦称为假性痴呆，包括继发精神类疾病（如抑郁症等）具有明显认知损害的所有患者。

①癔病性假性痴呆：比较典型的是刚塞（ganser）综合征，是一种心理状态，无脑部器质性病变，通常起病突然，有精神刺激诱因（如巨大的压力或精神创伤），患者对一些简单问题做出近似正确答案的错误回答，给人以开玩笑或故意做作的印象，智能检查时可出现对简易问题答错而对较难问题答对的矛盾现象。

还有一些患者言行举止像儿童一样，表现幼稚、做作，把周围人喊为"叔叔""阿姨"，称为童样痴呆，属于癔病性假性痴呆的特殊类别。

②抑郁症：早期痴呆和抑郁症的鉴别可能有些困难。特别是痴呆伴有抑郁色彩时。一般抑郁症患者常诉说精力衰退和记忆障碍，工作能力下降，兴趣减少和待人冷淡，并有忧郁、后悔和绝望等情绪，但在谈话中可发现对疾病的细节记得很清楚。发病前多有明确的诱因，检查时能在短时间内表现出很好的注意力、记忆力及计算能力。患者可有罪恶妄想或严重的猜疑妄想，一般抑郁症状有明显的昼重夜轻的规律，抗抑郁剂可减轻症状，临床中可通过汉密顿抑郁量表（HRSD）测验进行评定。

③失语症：因为言语障碍，失语的患者可能出现抑郁、焦虑、语无伦次的表现，貌似痴呆。但通过观察可以发现除了语言障碍之外，患者的行为是正常的，非真正的智能减退，而且多伴有局灶神经体征。

④意识障碍恢复期健忘综合征：患者有意识障碍史，且健忘征象逐渐好转。

⑤谵妄状态：高龄、体弱者在术后或

者器质性疾病损伤后可出现谵妄状态，存在意识障碍，记忆力减退，对周围环境不能正确辨认，伴有幻觉，貌似痴呆，但谵妄状态一般发病突然，对环境刺激或幻觉的反应快速、强烈，病情波动明显，与痴呆缓慢出现的持久的智能减退不同。

⑥良性老年性遗忘症或生理性脑老化：是生理性的非进行性的大脑衰老过程，与年龄有关的记忆障碍，对一些事件的细节不能准确记忆，但对于事件本身、整体的记忆相对保存，没有明显的性格变化，能适应正常的生活、社交和工作。患者对记忆减退和遗忘有自我评价能力，本病一般不需要特别诊治。

（5）判定痴呆的程度　临床中评估痴呆的严重程度，主要是根据患者的临床表现、认知功能或日常生活能力缺损情况等。一般常根据日常生活能力量表（ADL）、总体衰退量表（GDS）、临床痴呆评定量表（CDR）等的结果将痴呆严重程度分为轻、中、重三种。对于不能完成神经心理评估者，痴呆的程度可根据以下日常生活能力减退的程度来判定。①轻度：主要影响近记忆力，远期记忆可以受或不受影响，患者仍能独立生活；②中度：较严重的记忆障碍，影响到患者的独立生活能力，可伴有括约肌障碍；③重度：严重的智能损害，完全依赖他人照顾，不能自理，有明显的括约肌障碍。

2. 其次确定引起痴呆的疾病

（1）痴呆不是独立的疾病，而是一组由多种病因导致相似临床表现的综合征，常见的引起痴呆的疾病有以下各类。

以痴呆为主要临床表现的神经系统疾病。①Alzheimer 病；②路易体痴呆（DLB）；③额颞叶痴呆（FTLD）。

痴呆作为其他神经系统疾病的组成部分。①脑血管病：多发性脑梗死，出血性卒中，脑淀粉样血管病（CAA），皮层下动脉硬化性脑病（进行性皮层下血管性脑病/Binswanger's 病）等。②颅内感染性疾病：各种原因（细菌、真菌、病毒等）导致的脑膜炎、脑炎、麻痹性痴呆（梅毒螺旋体感染所致）、进行性多灶性白质脑病（多见乳头多瘤空泡病毒感染所致）、脑脓肿、脑寄生虫病、亚急性硬化性全脑炎（缺损型麻疹病毒慢性持续感染所致）、克－雅病（CJD）、艾滋病痴呆综合征（人类免疫缺陷病毒感染所致）等。③锥体外系统疾病：慢性进行性舞蹈病（Huntington 病）、帕金森氏病等。④神经系统遗传性疾病：肝豆状核变性（Wilson 病）、遗传性痉挛性截瘫（HSP）、橄榄－脑桥－小脑萎缩（OPCA）、肌阵挛性癫痫（Unverricht-Lundborg 病）、Freiedreich 共济失调、异染性白质营养不良、结节性硬化症（Bourneville 病）、肾上腺脑白质营养不良、球形细胞脑白质营养不良（Krabbe 氏病）、黑蒙性家族痴呆症、Niemann-Pick 病、黏多糖沉积病、Gaucher 综合征等。⑤神经系统变性病：进行性核上性麻痹（PSP），丘脑变性病等。⑥外伤所致的慢性硬膜下血肿、脑挫裂伤等。⑦脑积水：阻塞性脑积水、交通性脑积水。⑧各种原因引起的缺氧性脑病。⑨脑肿瘤：出现痴呆症状的多见于颞叶、额叶、胼胝体及第三脑室等部位肿瘤所致。⑩营养性疾病：出血性上部脑灰质炎（维生素 B_1 缺乏导致），胼胝体脱髓鞘病（Marchiafava Bignami 病），维生素 B_{12} 缺乏等。⑪脱髓鞘疾病：播散性脑脊髓炎，多发性硬化（MS）等。

痴呆作为全身系统疾病的组成部分。①代谢性疾病：包括代谢旺盛或者代谢障碍所引起的疾病，如高钠或低钠血症，糖尿病（糖尿病酮症酸中毒），低血糖症，高钙或低钙血症等。②内分泌系统疾病：甲状旁腺功能亢进或减退症，甲状腺功能亢进或减退症，肾上腺皮质功能亢进或减退症等。③泌尿系统疾病：肾性脑病（尿毒症性脑病），进行性透析脑病等。④结缔组织病：白塞病、播散性红斑狼疮等。⑤其他：还有肺性脑病、肝性脑病、白血病、心衰、心脏骤停复苏后等导致的缺氧性脑病，各种恶性肿瘤的脑、脑膜转移以及非转移性癌肿性脑病等。

（2）确定引起痴呆的原因　①通过详细的病史采集、全面的体格检查及常规实验室检查获取初步资料；②根据前面得到的相关线索进一步提出针对性的检查，明确痴呆综合征的可能病因。

（3）认知障碍疾病的辅助检查　①体液检测：血液（全血细胞技术、肝肾功能、甲状腺功能、传染病筛查、同型半胱氨酸、重金属、肿瘤标志物、免疫全套、药物或毒物检测等），尿液（尿糖、尿酸等），脑脊液（脑脊液细胞计数、蛋白质、葡萄糖、蛋白电泳分析检测、自身免疫性脑炎抗体检测、脑脊液副肿瘤抗体的检测，以及一些特殊蛋白：总 Tau 蛋白、磷酸化 Tau 蛋白、Aβ、14-3-3 蛋白的检测等）。②影像学检查：常规的头颅 CT、MR 检查，特殊的功能显像（SPECT、PET）、分子显像（淀粉样蛋白显像、Tau 蛋白显像等）等。③电生理检查：脑电图、诱发电位和事件相关电位。④基因检测：对有明确痴呆家族史的个体推荐尽早进行基因检测。⑤其他：脑组织及周围神经组织活检，进行分子生物学、病理组织学等相关检查。

（二）辨证诊断

传统中医所指的痴呆包括文痴、善忘、老年性痴呆、癫证、郁证等病证。中医病名诊断虽有不同，但辨证分型均以病机为据，故辨证诊断合而论之。

1. 髓海不足

头晕耳鸣，疲乏懒动，神情呆滞，反应迟钝，记忆力减退，定向力障碍，判断力、计算力下降，肢体废用，骨软痿弱无力，行走困难，语言謇涩，齿枯发焦，舌体瘦小，舌质淡红，脉沉细尺弱。

2. 肝肾亏损

头晕目眩，腰膝酸软，颧红、手足心热、盗汗，耳聋耳鸣，平素寡语沉默，举动不灵，表情呆痴，双目晦暗，关节不利，肌肤不容，四肢麻木，舌质红，苔少或无，脉细弦数。

3. 脾肾两虚

表情呆板，少气懒言，疲乏无力，反应迟钝，面白无华，腰膝酸软，肢体痿弱、瘦削，完谷不化或食欲不振，腹胀便溏或泄泻，舌体胖大，舌质淡，苔白，脉沉细弱。

4. 心肝火旺

急躁易怒，心烦不安，声高气粗，言多错乱，善忘，坐卧不宁，面红目赤，眩晕头痛，咽干、舌燥、口臭，少寐或寐中多梦，小便短赤，大便干结，舌红尖赤，苔黄，脉弦数。

5. 痰浊阻窍

智能下降，神情呆钝、抑郁，或喃喃自语、强哭强笑，或静而少言，疲倦嗜卧，眩晕头痛，头身困重，口多涎沫，脘闷胀痛，痞满不适，纳呆，舌质淡，苔白腻，脉濡滑。

6. 气滞血瘀

表情淡漠，双目晦暗无神，强哭强笑，言语错乱、颠倒，善忘易惊，思维、行为混乱、古怪，口干不欲饮，或伴有肢体麻木不遂、疼痛，痛有定处，肌肤纹理粗糙，唇暗少华，舌质暗有瘀斑、瘀点，苔薄白，脉细涩。

三、鉴别诊断

（一）西医学鉴别诊断

痴呆不是独立的疾病，而是一组临床

综合征，引起痴呆的疾病有很多种，对于临床确诊为痴呆的患者，应明确病因，对于可治性的痴呆，要积极干预。可治性痴呆包括：假性痴呆，帕金森病，感染、中毒、代谢、脑血管病等原因造成的痴呆，慢性硬膜下血肿，肝豆状核变性，脑积水性痴呆等。临床中对于痴呆及其亚型的诊断，需结合病史、临床症状、体格检查、实验室检查、影像、病理、神经心理等多方面检查共同完成。

1. Alzheimer's 病

可依据修订的 NINCDS-αDRDA 诊断标准将其分为肯定的 AD，很可能的 AD 及可能的 AD。以下几点有助于 AD 的临床诊断：首先要明确存在痴呆，可通过神经心理学测验证实；发病特点为起病缓慢，病情呈渐进性加重，与脑血管病变无关；临床表现以早期突出的情景记忆损害为主，神经心理障碍表现较明显，相比神经功能缺损症状较轻，Hackinski 评分 ≤ 4 分；影像学表现：头颅 CT、磁共振成像显示脑实质弥漫性萎缩，无明确的局灶性病变，PET 及 SPECT 表现为双侧顶、颞、枕叶皮质低代谢及低灌注；最后尚需病理组织学检查来明确诊断。

2. 血管性痴呆

可依据 2011 年血管性认知障碍的诊断标准或 2014 年 Vas-Cog 发布的 VaD 或血管性认知障碍的诊断标准进行诊断。以下几点有助于血管性痴呆的临床诊断：首先要明确有痴呆，同时要有和痴呆发生相关的脑血管病变证据（包括病史、影像学证据等）；发病特点：常常相对突然起病（以天或周计算），呈波动性进程，阶梯样发展；临床表现：有神经功能缺损的症状和体征，Hackinski 评分 ≥ 7 分；影像学表现：颅脑 CT、磁共振成像显示有脑血管局灶性损害，SPECT 有局灶脑血流量减低。

3. 混合型痴呆

即表现为 VD 与 AD 共存，临床诊断相对困难。以下几点有助于其临床诊断：首先明确是痴呆，且病程中存在 AD 和 VD 两者的临床特点；影像学检查：颅脑 CT、核磁共振成像显示有与痴呆相关的脑血管病变，脑实质弥漫性萎缩及中、重度白质病变；最后尚需病理组织学检查来明确诊断。

4. 额颞叶痴呆（frontotemporal dementia, FTD）

FTD 的疾病早期额极、颞极的萎缩并不明显，随着疾病的进展，局限性的脑萎缩及代谢低下可在 MRI、SPECT 等检查中显示出来。与临床常见的 AD 相比，FTD 患者的视空间、计算能力相对保留，而 AD 患者早期即可受累；AD 早期可出现严重的记忆损害，FTD 一般于疾病晚期出现；一些非认知症状，如自知力丧失、言语减少、失抑制、情感淡漠等情况在 FTD 患者中比较常见。

5. 路易体痴呆（Dementia with Lewy bodies, DLB）

与 AD 患者相比，DLB 患者的回忆及再认功能相对保留，而视觉感知、执行功能及言语流畅性损害更严重。结合 DLB 患者特征性的临床表现有助于鉴别诊断。

6. 帕金森病痴呆（Parkinson disease with dementia, PDD）

15%~30% 的帕金森病患者在疾病晚期可发生认知障碍，严重者达到痴呆程度。PDD 患者的执行功能受损尤其严重，与 AD 患者相比，视空间功能缺陷也较重。PDD 与 DLB 在病理和临床表现上多有重叠。两者均可出现反复的视幻觉，在睡眠障碍、认知损害领域、自主神经功能损害、神经心理学表现及帕金森病症状等诸多方面均有相似。但帕金森患者的痴呆症状多在运动症状出现后 10 年及以上出现。

7.其他

（1）正常颅压性脑积水　是可治性痴呆的常见原因，临床表现有进行性智能减退、共济失调步态和尿失禁三大主征。部分老年期患者可与 VD 混淆，前者多起病隐匿，而后者有明确的卒中史。可通过详细的病史询问、体格检查，结合 CT、MRI 等检查作出判断。

（2）亨廷顿病（Huntington disease，HD）是一种以不自主运动、精神异常和进行性痴呆为主要特点的常染色体显性遗传病。早期以记忆力、视空间功能障碍和言语欠流畅等智能损害为主，后期可发展为全面认知衰退。根据家族史及临床表现，结合辅助检查手段，可予以鉴别。

详细的能够引起痴呆的疾病描述请参考前文，在此不再一一赘述。

（二）中医病证鉴别诊断

本病散见于中医学的"文痴""善忘""老年性痴呆""郁证""癫证"等病证，故中医的鉴别诊断主要应从证型上加以区分。证型的鉴别诊断见痴呆辨证诊断中各型的辨证要点，在此不再一一赘述。

1.郁病

痴呆的神志异常需与郁病中的脏躁一证相鉴别。脏躁以精神忧郁，烦躁不宁，悲忧善哭，喜怒无常为特征，多由于精神因素的刺激而间断发作，常见于中青年女性，不发作时可如常人，且无认知、人格方面的变化。而痴呆多见于中老年人，病程迁延，逐渐进展，其心神失常症状不能自行缓解，并伴有明显的智能及人格方面的变化。

2.癫病

癫病以沉默寡言、情感淡漠、语无伦次、静而多喜为特征，俗称"文痴"，以成年人多见。与痴呆表现亦有相似之处，然痴呆是以智力低下为突出表现，以神情呆

滞、愚笨迟钝为主要证候特征的神志疾病，多发于老年人。痴呆的部分症状可自制，结合辅助检查等有助于两者的鉴别。

3.健忘

健忘是指记忆力差，遇事善忘的一种病证，多不伴有神志障碍及性格改变。痴呆的不知前事或问事不知等表现，与健忘之"善忘前事"有根本区别。痴呆根本不知前事，而健忘则晓其事而易忘。健忘可以是痴呆的早期临床表现，这时可不予鉴别。由于外伤、药物所致健忘，一般经治疗后可以恢复。结合辅助检查等有助于两者的鉴别。

四、临床治疗

（一）辨病治疗

痴呆的治疗原则为：①改善脑代谢，延缓痴呆的病程进展；②维持残存的脑功能和生活；③减少因痴呆而产生的症状和并发症，为此可给予各种脑代谢激活剂，适当给予技能方面的训练和教育，对维持残存的脑功能有良好的作用；④积极寻找病因，祛除原发因素。

1.痴呆的药物治疗

（1）阿尔茨海默病

本病的治疗原则：早期发现，及时诊断，积极治疗，终身管理；目前已有的治疗 AD 的药物虽然不能逆转、治愈疾病，旨在长期坚持治疗，延缓疾病的进程；对于伴发有精神行为症状的痴呆患者，在抗痴呆治疗的基础上应首选非药物干预，必要时可给予精神药物，但需定期评估疗效及不良反应，避免长期使用；我们不仅仅要关注患者本身，更要重视对于照料者的心理评估、支持，健康教育，给予其一些实际的帮助，这样有助于提高 AD 患者的生活质量。

目前研究治疗 AD 的药物除了乙酰胆碱

酯酶抑制剂，兴奋性氨基酸拮抗剂，改善脑循环、激活脑代谢等药物外，近年来国内外学者在神经生长因子、雌激素、抗氧化自由基剂、Tau 蛋白途径药物、抗淀粉样蛋白药物、非甾体抗炎药以及中草药等药物方面的研究也取得了一定的进展。

①胆碱酯酶抑制剂（AchEI）：是目前最常用和有效的药物，可通过抑制乙酰胆碱酯酶（AchE）分解乙酰胆碱来改善 AD 患者的认知等功能。同时，研究表明，胆碱酯酶抑制剂可改善患者精神症状。

多奈哌齐（donepezil）是可逆性 AchEI，其优点是服用方便、作用时间长、药效强、安全性高、不良反应小，该药已在我国注册上市。适应证：轻、中度或重度阿尔茨海默病症状的治疗。超说明书适应证：血管性痴呆。用法用量：口服。初始治疗用量 5mg/d，日 1 次，至少维持 1 个月后，通过临床评估，将本药的剂量增加到 10mg/d，日 1 次，推荐最大剂量为 10mg/d，停止治疗后无反跳现象，药物作用逐渐减退。常见不良反应为胃肠道不适。

卡巴拉汀：为假性不可逆性 AchEI，具有抑制丁酰胆碱酯酶和乙酰胆碱酯酶双重作用，故而可改善 AD 患者的认知功能。适应证：轻度、中度阿尔茨海默病症状的治疗。超说明书适应证：血管性痴呆。用法用量：与食物同服。起始剂量 3mg/d，至少每隔 2 周增加剂量，最大剂量不超过 12mg/d，研究表明，服用本品 ≥ 6mg/d，临床疗效更佳，但随着剂量的增加，不良反应的频率亦增加。常见不良反应为胃肠道不适。目前已有卡巴拉汀透皮贴剂上市，为 AD 的治疗提供了新疗法，使患者更容易接受，药物使用更加便捷。

加兰他敏：是一种具有竞争性的、特定的、可逆性的 AchEI，同时可激动烟碱型胆碱受体，从而提高胆碱能系统的活动，改善 AD 患者的认知功能。用法用量：与早、晚餐同服。起始剂量为一次 4mg，1 日 2 次，服用 4 周，维持剂量为一次 8mg，1 日 2 次，至少服用 4 周，最高剂量一次 12mg，1 日 2 次。本品无撤药反应，常见不良反应为食欲下降。胆碱酯酶抑制剂还包括有石杉碱甲等，石杉碱甲是一种可逆性 AchEI，能够改善痴呆患者的记忆障碍，用法用量：口服，一次 100~200μg，2 次 / 天。

其次还有胆碱能受体激动剂，代表药物有占诺美林。胆碱酯酶抑制剂存在明显的量效关系，对于中、重度痴呆患者可增加剂量，但应注意其不良反应。大多数胆碱酯酶抑制剂具有良好的耐受性，部分可出现食欲减退、恶心、腹泻、头晕等不良反应。临床中，患者在应用某一乙酰胆碱酯酶抑制剂不能耐受不良反应或者疗效差时，可调整其他胆碱酯酶抑制剂或者换作贴剂等新型疗法进行治疗。

②N- 甲基 -D 门冬氨酸（NMDA）受体拮抗剂：能够拮抗 NMDA 受体，具有调节谷氨酸活性的作用。代表药物有：盐酸美金刚。适应证：中重度至重度阿尔茨海默型痴呆。超说明书适应证：血管性痴呆。用法用量：每日定时服用 1 次。初始剂量 5mg/d，第 2 周 10mg/d，第 3 周 15mg/d，第 4 周 20mg/d。

对于中晚期 AD 患者，指南推荐美金刚与 1 种 AchEI 联合应用，通过作用于不同的靶点，从而获得更好的临床疗效。对于伴有精神行为障碍的 AD 患者，尤其推荐联合应用这两种药物。

③脑循环改善剂：脑组织对氧及能量的需要量很大，且无储蓄功能，因此当各种因素导致脑缺血缺氧时，很快出现脑细胞代谢障碍，神经元凋亡，当影响涉及与智能相关的结构时（如皮层、海马、基底节等），临床可表现出痴呆症状。

二氢麦角碱（海得金、海特琴）：老年痴呆患者有神经递质的不平衡，用药物来干预有可能延缓痴呆的进展。痴呆患者的主要神经递质的变化是在胆碱能系统。由于胆碱乙酰转移酶的浓度下降，导致乙酰胆碱在神经元突触前的合成下降，特别在海马区和颞叶皮质有选择性下降，这些区域与记忆有关，因而老年痴呆患者记忆力减退。胆碱能系统损害比较严重时，其他递质，如儿茶酚胺（多巴胺、去甲肾上腺素）和5-HT等系统的功能亦受到损害。在一些老年痴呆患者，多巴胺和去甲肾上腺素的代谢物在脑脊液内的浓度降低，其降低与脑退化症状的严重性之间有密切的关系。这些神经递质，有的是控制皮质活力，与情绪和行为调节有关。实验证明二氢麦角碱是一种去甲肾上腺素的拮抗剂，又是5-HT和多巴胺系统的刺激剂，因此，二氢麦角碱能改善受损脑的代谢功能，并可以从脑生物电的改变观察到，特别是脑电图的改变。人体试验已证实在脑电图上的优良效应。适应证：衰老过程中的脑退化症状如头晕、头痛、注意力不集中、记忆力减退、意志减退、忧郁不安及恐惧感、疲劳感、情绪不稳、食欲减退、与外界脱离、日常起居困难以及不能照顾自己等；急性脑血管病；预防偏头痛和其他血管性头痛。不良反应：可见面红、鼻塞，恶心等，严重反应有体位性低血压。故患者在注射本药后必须平卧2小时以上。

麦角溴烟脂（尼麦角林、脑通）：其作用机制可能为通过提高脑细胞氧及葡萄糖的利用，增强脑细胞能量代谢；促进脑内神经递质交换，刺激神经传导功能；增进蛋白质生物合成等，从而改善患者的智能障碍，精神情绪异常等。适应证：慢性脑功能不足及脑衰退所产生的症状，如记忆力减退、注意力不集中、缺乏意念、忧郁不安等；对言语及运动障碍、耳鸣、眩晕、视物障碍、感觉迟钝、头痛、失眠等有良好的效果。不良反应：个别患者肠胃失调性胃病，面部发热。

银杏叶制剂：多项临床研究显示，银杏叶提取物通过改善脑部的血液循环及提高机体抗氧化能力，从而对老年性痴呆、轻度认知障碍（MCI）以及多发梗死性痴呆的治疗有一定疗效，可改善患者的认知功能、日常生活能力以及焦虑、抑郁、易激惹、谵妄等精神症状。

④脑代谢激活剂：吡咯烷酮衍生物，如吡拉西坦（脑复康）、奥拉西坦、茴拉西坦、萘非西坦等。其可能是通过影响细胞离子转运，提高神经递质传递来增强脑细胞代谢功能。有研究显示，奥拉西坦能够延缓老年人的脑功能衰退和提高其处理信息的能力。

胞磷胆碱（CDP-胆碱）：是核苷衍生物，具有促进卵磷脂生物合成和抗磷脂酶A作用。其通过促使受累的卵磷脂代谢正常化，从而改善受损的脑功能。CDP-胆碱能促进网状结构的上行激活系统、改善意识障碍；当发生严重脑供血不足时，CDP-胆碱有改善血管运动张力的作用，能激活其调节血管运动张力的功能；CDP-胆碱对催眠药物导致的睡眠具有催醒作用；对催眠药物中毒所致昏迷亦有明显的疗效。临床中，对于器质性脑损害所致的头痛、头晕、耳鸣、乏力、反应迟钝、记忆力障碍、智能减退、运动障碍以及意识障碍等均有一定的临床疗效。另外，对情绪不稳、意志减退、抑郁、烦躁等也有一定疗效。

脑活素（Cerebrolysin）：是一种新的改善脑代谢的药物，促进患者恢复健康有良好的效果。脑活素能够通过血-脑屏障，使紊乱的脑细胞葡萄糖运转正常化，还可活跃及调节神经递质、肽类激素及酶的活性，改善脑细胞缺氧症状和记忆障碍。故不仅对脑血管病有效，对其他一些神经内科疾病，尤其是痴呆、智能发育不全、注意力缺陷综合征等也有效。适应证：可用于脑器质性和功能性损害的疾病。有严重大脑功能障碍，如记忆力障碍、精神萎靡、智力衰退、注意力涣散、冲动任性、学习困难、自制力差以及不自主运动和抽搐等，均可使用。暂未发现明显的不良反应。

⑤钙离子拮抗剂：随着年龄的增长，或者各种原因导致的脑缺血缺氧时，机体钙平衡失调，细胞内钙超负荷，从而导致细胞代谢障碍，产生过多的自由基，引起细胞损伤、凋亡。常见的药物有：尼莫地平、盐酸氟桂利嗪。尼莫地平通过选择性地扩张脑部血管，增加脑血流量；盐酸氟桂利嗪通过抑制脑血管痉挛，改善脑部微循环等，从而改善脑局部缺血缺氧情况，对痴呆患者的认知障碍、日常生活能力、精神情感等症状均有一定的提高。

⑥肽类激素：降钙素基因相关肽（calcitoningene related peptide，CGRP）、精氨酸加压素（arginine vasopressin，AVP）、P物质、强啡肽A-（1~13）等。

⑦神经营养因子（Neurotrophic factor NTF）：NTF属于生长因子，由靶组织分泌，是一类诱导、维持神经元存活、发展和功能完整性的蛋白家族。随着各领域新技术的不断完善及深入，更多新的神经营养因子被认为在治疗慢性、退行性疾病方面有较好的应用前景。其中最具代表性的有神经生长因子（nerve growth factor，NGF），但其不易透过血-脑屏障，另外还有脑源性神经营养因子（brain-derived neurotrophic factor，BDNF）等。

⑧雌激素：绝经后使用雌激素替代治疗（ERT）可能延缓AD的发生、降低其发生的危险性，但ERT可能提高妇科相关疾病如子宫内膜癌、乳腺癌等的发生风险，故而目前是否能够常规使用ERT预防和延缓AD的发生，仍需临床试验结果支持。

⑨抗氧化、自由基剂：代表药物有维生素E、褪黑激素等。此类药物可能保护

和预防神经元免受损害，延缓AD的发展进程。

⑩其他药物：如非甾体抗炎药、左黄皮酰胺、甘露寡糖二酸、抗淀粉样蛋白途径药物等药物，有待临床的进一步验证。

综上所述，对于AD患者的治疗，需与患者或照料者充分交流所提供治疗方案的益处及可能出现的不良反应。对于确诊的中重度AD患者可以单独选用美金刚或联合应用美金刚与多奈派齐、卡巴拉汀；对于出现明显行为和精神症状的重度AD患者，尤其推荐联合使用ChEIs与美金刚；可以适当选用奥拉西坦、吡拉西坦、脑活素或一些中药制剂如银杏制剂等作为AD患者的协同辅助治疗药物。

（2）血管性痴呆　胆碱酯酶抑制剂、兴奋性氨基酸受体拮抗剂、积极有效地控制各种血管性危险因素的其他药物。

（3）帕金森病痴呆、路易体痴呆　胆碱酯酶抑制剂、兴奋性氨基酸受体拮抗剂。

（4）其他类型痴呆　①额颞叶痴呆（Pick病）：目前本病尚无特异性治疗，以对症治疗为主；②克雅病性痴呆，对症治疗为主；③亨廷顿病性痴呆，对症治疗为主；④人类免疫缺陷病毒相关性痴呆，增加脑脊液药物浓度，有效抑制病毒复制，减轻神经损伤等；⑤正常颅压脑积水，多以侧脑室-腹腔分流术为首选；⑥肝豆状核变性，低铜饮食，用药物减少铜的吸收和增加铜的排出；⑦其他特定疾病的痴呆，如代谢、肿瘤、感染等导致的痴呆，主要是原发病的干预。

（5）痴呆精神行为症状的药物治疗　痴呆行为和精神症状总发病率为70%~90%，其临床表现包括幻觉妄想、抑郁、错认、激越、喊叫攻击、无目的徘徊漫游、睡眠障碍及二便失禁等。当痴呆伴有严重的精神行为症状时，除了应用非药物行为及心理干预外，可根据患者的具体

情况选择合适的治疗。临床应用最为广泛的是非典型抗精神病药物，最近由于普遍对非典型抗精神病药物的安全性存在质疑，开始转而关注传统用于治疗认知功能障碍的药物，例如美金刚可以延缓或减轻中重度 AD 患者的情绪不稳定、激越及攻击行为等；加兰他敏可改善痴呆患者的妄想、恐惧、焦虑等情绪。对于重度痴呆行为及精神症状患者，更倾向于应用抗精神病类药物，其用药应从小剂量开始逐渐加量，尽可能维持最低有效治疗剂量。用药前应根据患者个体情况，评估风险与效益比，与患者家属或照料者详细沟通，提出适合的治疗建议及可能存在的风险，定期监测药物不良反应。

①抗抑郁焦虑药物：多选用帕罗西汀、舍曲林、西酞普兰、氟西汀等选择性 5-HT 再摄取抑制剂，还可选用曲唑酮、米氮平等。

②抗精神病药物：喹硫平、奥氮平、利培酮等。

③改善睡眠障碍药物：若患者仅表现睡眠障碍或焦虑症状，可考虑少量予以三唑仑、阿普唑仑、氯硝西泮、地西泮等苯二氮䓬类药物，但应避免长期或大剂量应用。

2. 高压氧治疗（HBO）

相关研究及临床实践表明，HBO 具有抗衰老作用，可以改善痴呆类患者（主要为 VD）的记忆、学习及精神行为症状等。其治疗原理为在高压氧作用下，增加氧气在血中的溶解度，提高血氧分压，降低血液黏稠度，促进氧气在组织中的弥散，从而较快地改善组织缺氧状态，帮助修复"缺血半影区"功能及受损的血管内皮，减轻缺血再灌注损伤等。尽管目前研究显示，HBO 可以从多个方面发挥对血管性痴呆的治疗作用，改善 VD 的临床症状，但本病理想的治疗方法仍需更加深入的研究。

3. 维持残存的脑功能和生活

对一些严重痴呆患者，治疗是比较困难的，但在痴呆的早期，患者还保留有一定的生活能力。为了防止其记忆力（特别是近记忆力）、言语及处理日常生活能力的减退，应尽可能地使患者有多说话的机会和经常地处理自己的日常生活。痴呆早期，如多次重复，有可能使患者记住新的人名和地名。但是过多地反复教和反复向患者发问，反而会使其意欲减低，这是应当注意的。

（二）辨证治疗

1. 辨证施治

（1）髓海不足

治则：填精补髓，开窍醒神。

方药：补天大造丸加减。

药用：熟地 15g，山药 15g，紫河车 20g，山萸肉 12g，龟甲胶 15g（烊化），猪脊髓 15g，五味子 8g，川续断 15g，郁金 12g，石菖蒲 15g，远志 10g，骨碎补 15g，狗脊 12g。

加减：若毛发枯焦，头晕耳鸣重者，加黄精、何首乌以补肾精；若心悸心慌，夜寐不安者，可加枣仁、柏子仁、玉竹、茯神，以补心养脑安神；若腰膝酸软明显者，加桑寄生、川续断以补肾强骨。

（2）肝肾亏损

治则：滋补肝肾，安神定志。

方药：左归丸（《景岳全书》）合加味定志丸（《杂病源流犀烛》）加减。

药用：生熟地各 30g，生龙牡各 30g（先煎），菖蒲 10g，远志 8g，当归 12g，丹参 15g，白芍 12g，龟甲 20g（先煎），炒酸枣仁 15g，枸杞子 15g，茯苓 15g，阿胶（烊化）15g，柏子仁 15g，珍珠母 20g（先煎）。

加减：若阴虚内热盛者，可加用丹皮、地骨皮、黄柏、知母等；若肝血虚者，可加六味地黄丸、首乌、鸡血藤；血压偏高者可加杜仲、磁石、牛膝；口干口渴者，可用天花粉养阴生津；大便秘结可加肉苁蓉等；虚风内动肢麻抽动者加天麻、石决明、钩藤以平肝息风。

（3）脾肾两虚

治则：补肾健脾，益气生精。

方药：还少丹（《洪氏集验方》）加减。

药用：熟地黄15g，枸杞子15g，山茱萸15g，肉苁蓉15g，巴戟天15g，山药15g，牛膝12g，菖蒲10g，远志15g，五味子12g，茯苓15g，杜仲12g，楮实子12g。

加减：若症见乏力气短，肌肉瘦削者，可加续断、何首乌、黄芪、阿胶等强肾益气之品；若见脾肾阳虚者，可加服金匮肾气丸等；若症见头重、头晕，纳呆伴时泛痰涎者，可酌减滋肾之品，加生薏仁、陈皮、藿香、佩兰等化湿之品。

（4）心肝火旺

治则：清热泻火，镇静安神。

方药：黄连解毒汤（《外台秘要》）加减。

药用：黄芩10g，黄连5g，黄柏8g，大黄12g，栀子6g，生地12g，玄参12g，丹皮10g，菖蒲10g，郁金10g，远志6g，磁石30g，生龙牡各20g。

加减：若肝郁化火，扰心犯脑，症见头晕面红目赤、口干口苦显著者，加龙胆草；大便秘结，急躁易怒，躁动不安，语言颠倒，歌笑不休，秽洁不分者，可用礞石滚痰丸加减；胁肋胀痛，口干欲饮者，酌加石斛、麦冬、天花粉；夜寐不安尤著者，可加茯神、夜交藤、酸枣仁以宁心安神。

（5）痰浊阻窍

治则：健脾化痰，开窍醒神。

方药：转呆丹（《辨证录》）合指迷汤加减。

药用：人参12g，白术12g，茯苓12g，泽泻12g，半夏10g，南星12g，陈皮10g，菖蒲15g，远志8g。

加减：若脾虚严重者，可增加茯苓、人参用量，加用砂仁、黄芪、山药、麦芽等；若纳呆、腹胀、呃逆者可加厚朴、莱菔子、枳壳、木香等；若苔厚腻伴口中淡而无味、多痰涎者，可加薏苡仁、佩兰、藿香、厚朴、蔻仁等。

（6）气滞血瘀

治则：化瘀活血，醒脑通窍。

方药：通窍活血汤（《医林改错》）加减。

药用：桃仁12g，红花10g，当归15g，川芎10g，地龙12g，枳壳10g，丹参30g，木香10g，香附10g，赤芍12g，熟地黄10g。

加减：若因瘀血久而不去，新血不生而见血虚者，可加大熟地黄、当归用量，加入养血生血之品，如鸡血藤、阿胶、何首乌等；若气机郁滞明显者，症见善太息，时悲恸者，可加入疏肝解郁、养心安神之品，如柴胡、郁金、五味子、酸枣仁等。

2.外治疗法

（1）头针疗法 可取双侧晕听区、语言区，每日1次，1个月为1疗程。汪瑛等采用头穴久留针法治疗VD，主穴为百会、四神聪、神庭，与头皮呈15°夹角进针，百会穴顺督脉方向，神庭、四神聪穴向百会穴方向针刺0.8寸，进针后行快速捻转手法，留针8小时后取出毫针。

（2）耳针疗法 取脑、心、肾、肝、皮质下、内分泌、神门、眼，每日1次，15天为1疗程。

（3）体针疗法 可在肝俞、神门、大椎、心俞、足三里、三阴交、太溪、丰隆、肾俞、间使等穴中酌情取3~4个，1日1次，1个月为1疗程。李丽丽等采用回阳九针法治疗VD，取穴出自《针灸聚英》，取穴：三阴交、哑门、环跳、中脘、太溪、足三里、劳宫、涌泉、合谷。采用平补平泻手法，每周治疗5次，1日1次，得气后留针30分钟，疗程为3个月。

（4）水针法 可用维生素B$_{12}$，250~500μg，注射入风池、内关、三阴交、足三里等穴，每日1次，每次取2~3穴。李小云等用75%的复方当归注射液（川芎、当归、红花）4ml，分别注入双侧肾俞，隔日1次，配合谷、三阴交、足三里等穴注射。亦可用丹参注射液或者当归注射液1ml，注射足三里及肾俞穴；记忆衰退明显甚至出现人格障碍，合并脑萎缩者，用醋谷胺注射液1ml穴位注射哑门、风池、肾俞。

（5）艾灸法 王频等采用艾灸法治疗VD，主穴取百会、大椎、神庭，用清艾条压灸百会穴20分钟，悬灸大椎、神庭穴20分钟；辨证取配穴，采用毫针针刺法，如症见肝肾亏虚者可取肾俞、肝俞；痰浊阻窍者可取丰隆、中脘；气虚者可取气海。1日1次，每周6次，1个月为1疗程，疗程中间休息1周，共治疗4个疗程。

（6）穴位埋线 王小云等采用穴位埋线治疗肝肾亏虚型VD，选穴：绝骨、太溪、肾俞、肝俞。具体操作方法如下：患者取卧位，常规消毒后，在穴位埋线针中装入1cm羊肠线，直刺绝骨、太溪穴0.5~0.8cm，45°角进针肾俞、肝俞穴，提插有针感、得气后将穴位埋线针内的羊肠线推入穴位中，边退边出针，完全出针后按压片刻，最后覆盖上贴敷。每15天治疗1次，1疗程为3个月。

3. 成药及单验方

（1）成药

①六味地黄丸：适用于肾阴亏虚型，水蜜丸一次6g，一日2次。

②月见草油胶丸：主要有月见草等组成，适用于痰浊阻窍型，每次5~6粒，每日2次。

③益脉康胶囊：本品具有活血化瘀、通利血脉之功能，适用于瘀血阻滞型，口服，每次2粒，每日3次。

④复方丹参片：主要由丹参、降香等组成适用于气滞血瘀型，每次3片，每日3次。

⑤参乌健脑胶囊（抗脑衰胶囊）：适用于髓海不足证，每次5~6粒，每日3次。

⑥龙胆泻肝丸：适用于心肝火旺型，水丸一次3~6g，一日2次。

⑦天智颗粒：以天麻钩藤饮为主方，适用于肝阳上亢型，智能减退，伴头晕目眩，头痛目胀，急躁易怒，腰膝酸软，少寐或寐中多梦。每袋5g，口服，每日3次，每次1袋。

⑧参枝苓口服液：具有益气温阳，化痰安神的作用。用于轻中度阿尔茨海默病属心气不足证。饭后口服，一次1支，一日2次。疗程为3个月。

（2）单验方

①温肾健脾汤（胡熙明等《中国中医秘方大全》）：党参、炙黄芪、熟附块、益智仁、越鞠丸（包）、山药各12g，淡干姜3g，生白术、石菖蒲各9g，陈皮、姜半夏各6g。水煎服。补肾益脾，健脑生髓，适用于脾肾亏虚型痴呆。

②桃仁复苏汤（胡熙明等《中国中医秘方大全》）：桃仁、生大黄、玄明粉（分冲）、桂枝、远志、石菖蒲各10g，朱茯神15g，蜈蚣2条，龙骨（先煎）、牡蛎（先煎）各30g，甘草6g。水煎服。祛瘀化痰，宣窍健脑，适用于痰凝瘀阻型痴呆。

③逐呆仙方（《石室秘录》）：由人参30g，白术60g，茯神30g，半夏15g，白芥子30g，附子9g，白薇9g，菟丝子30g。研末分2次冲服，连服数日，可以收到一定疗效。健脾化痰，开窍醒神，适用于痰浊阻窍型痴呆。

（三）新疗法选粹

1. 痴呆行为和精神症状的非药物干预

不管是在疾病早期，还是病程发展中，痴呆伴发的精神行为症状（behavioral and psychological symptoms of dementia，BPSD）在约99%以上的痴呆患者中都可能发生。临床干预时，首先应该排除或治疗可能存在的会导致BPSD的原因，其次通过制定个体化的治疗措施来达到最佳的临床效果。考虑到抗精神病药物存在一定的不良反应，对于轻度的BPSD患者，应首选非药物干预。

（1）认知刺激疗法（cognitive stimulation therapy，CST）

处方：CST一般为小组课程，每次约45分钟，每周进行2次，持续7周，共14次小组课程。

操作方法：通常课程的前10分钟为唱歌、传球游戏等非认知性的热身活动，并使用"现实定位板"（RO board）注明小组名称、时间等以展示定向信息，然后进行相应的趣味性主题活动（可设置多种备选活动，便于结合参与者的个体差异进行适当的选择），课程的最后10分钟以唱歌、活动总结等形式结束。一般小组的人数控制在5~8人。

适应证：伴有认知障碍及精神行为症状的痴呆患者。

注意事项：通过为痴呆患者提供包括思维、注意和记忆等一系列有趣的活动，同时强调照顾者也应积极参与到其中，为患者提供以人为中心的认知刺激，从而促进或维持认知功能。

（2）音乐疗法

处方：以团体或个人治疗的形式，每次治疗时间最好限定在半小时。

操作方法：尽可能选择患者熟悉的、安静舒适的场所，经过患者及家属同意后，在规定范围内让患者选择自己喜欢的音乐，或让患者主动参与到音乐的演奏中来，或与治疗师合作，或多名患者合作，可以一边演奏一边歌唱，使患者保持心情愉悦，从而克服心理障碍，达到治疗目的；或通过专业人员引导患者欣赏音乐，转移注意力，让患者获得一种积极乐观的心境，或可先将患者催眠，通过播放患者熟悉、喜欢的音乐激发其潜意识中的美好想象及感受；或将两种方法结合起来。

适应证：老年痴呆、失眠、神经症、抑郁症、焦虑症、精神分裂症、肿瘤患者的康复护理中、儿童孤独症、术后或慢性疼痛患者等。

注意事项：音乐疗法可以改善痴呆患者的认知功能、缓解负面情绪、控制激越行为、促进沟通与交流。

还包括：①环境干预：给予患者一种相对固定、熟悉且无压力的理想环境。②认知行为疗法（CBT）：通过指导患者改变消极认知和信念以改变和治疗患者抑郁、焦虑等不良情绪及行为的方法。③宠物疗法：一些假说及理论认为人与动物一起玩耍，可以建立一种放松的亲密关系，有助于缓解患者的心身问题。④综合干预：除了以上几种疗法外，还有芳香疗法、光照疗法、艺术疗法、按摩与抚摸等，在上述干预策略实施过程中，照顾者可以根据患者的特点，将不同策略进行组合，选择个体化治疗策略，为患者制定综合干预方案。

理想的痴呆医学模式应包括专科医师协调、心理治疗师、专业的护理人员及社会工作者共同合作完成。在我国，这种医学干预模式还未系统形成，恰当的心理行为干预和社会干预仍然比较缺乏。在药物干预的基础上，应根据患者的具体情况，制订个性化的治疗方案，通过对患者家庭成员或照料者进行指导、提供帮助，让他们积极参与到患者的治疗过程中，从而达到改善痴呆患者症状，提高其生活质量的目的。

2.改善肠道菌群

越来越多的证据支持 AD 的发生与菌群 - 肠 - 脑轴失调相关。AD 典型的组织病理学改变为：Aβ 沉积脑内形成的老年斑（senile plaque，SP）和神经细胞内 Tau 蛋白过度磷酸化形成的神经元纤维缠结（neurofibrillary tangles，NFT）。相关研究显示，AD 患者的肠道菌群平衡失调，从而损害肠道屏障，激活免疫炎性反应，导致神经损伤、变性；同时亦可促进 Aβ 的生成、沉积及 tau 蛋白过度磷酸化，导致 AD 的发生。改善肠道菌群，尤其是乳酸杆菌和双歧杆菌，可以调节脑内相关递质水平，改善脑代谢功能，有助于抑制 Aβ 的淀粉样变性和降低 Tau 蛋白过度磷酸化，减少炎症因子的产生，提高机体抗氧化能力，从而减少 SP 的形成和神经元死亡。

2019 年获批上市的"甘露特钠胶囊（甘露寡糖二酸、GV-971）"被用于治疗"轻至中度 AD，改善患者认知功能"。GV-971 是从海藻中提取的海洋寡糖类分子，其可以抑制 Aβ 纤丝形成，改善肠道菌群失衡，平衡机体免疫稳态，减低颅内炎症反应，从而阻止 AD 的进程。肠道菌群目前改善手段尚未达到完善，还需要不断深入的研究，为 AD 的有效性治疗创造机会，平日应多注意饮食均衡，荤素搭配，作息规律。

3.经颅磁刺激

重复经颅磁刺激（rTMS）是一种无创、无痛、安全的物理治疗方法，通过给予大脑皮层一定频率的磁信号来调节神经可塑性、脑网络、神经递质和营养因子等，从而改善痴呆患者的认知功能和精神行为症状。rTMS 不同的治疗参数，如刺激部位、刺激强度及时间不同，其临床效果也不同，因此，需根据患者的具体情况，制定个体化的治疗方案，以达到较好的临床疗效。

（四）名医治疗特色

1.李巧兰

李教授认为血管性痴呆常发生于中风病之后，属于中医呆症、痴呆、健忘等范畴。其发病应归于"老年体衰""发于中风""病变在脑"三个特点，久病耗损或老年肾亏、脑髓虚损、精气亏虚，加之风火痰瘀兼夹致病，互为因果，阻滞脑脉，故而清窍失充，灵机记性渐去。李教授常用基本方剂为：熟地黄 15g，何首乌 20g，水蛭 8g，丹参 20g，川芎 15g，石菖蒲 10g，远志 10g。加减：髓海不足加枸杞子 15g，山茱萸 10g；气滞血瘀加红花 10g，桃仁 10g；痰浊阻窍加胆南星 12g，瓜蒌 10g；肝肾亏虚加黄柏 12g，知母 15g。

2.马云枝

马教授提出"血管性痴呆病位在脑，肾精亏虚为本，痰浊瘀血为标，精亏浊毒损络"的观点，临证以"补肾填髓"为先导，统领"醒脑开窍""活血化瘀""解毒通络"诸法。其将 VD 的演变过程分为三期：平台期病情相对平稳，以痰浊阻窍为主，治疗上以健脾化痰为主；波动期病情不稳定，若有肝风挟痰上扰者，治疗上应平肝息风，若无肝风者，可疏肝理气，调畅气机；下滑期病情阶梯式进展，此期痰瘀胶着难去而蕴化浊毒、生风化火，可肝脾肾三脏同治。用药方面：补肾填髓可用制首乌、熟地黄、紫河车、鹿角胶、菟丝子、益智仁等药；化痰开窍可选半夏、胆南星、石菖蒲、远志及郁金之类；活血化瘀可用桃仁、赤芍、川芎等；通经活络可选用鸡血藤、络石藤、桂枝、桑枝及水蛭、全蝎、地龙等搜风剔络虫类药，佐以党参、黄芪益气生津，取其津能生血、气能行血之义，使气旺血行，达到标本兼治，相得益彰的效。马教授认为中药在改善患者症状方面有明显的优势，只要辨证立法确切，再配用针灸等中医综合疗法，长期应用，方能显效。针灸可取穴百会、四神聪、神庭、太阳、上印堂调神醒脑，风府、风池调畅脑部气血，合谷、太冲活血通络，开"四关"，内关化瘀通络，太溪充养髓窍等。兼有心烦失眠者加神门调养心神，痰浊上扰者，加丰隆、足三里，气血不足者加三阴交。血管性痴呆是一种可以预防的痴呆，它的发生与脑卒中密切相关。因此，治疗还应包括加强运动锻炼，积极控制卒中相关危险因素，牢记预防是第一位的。同时应结合心理行为指导、专业的康复护理以及家庭社会环境支持等。

3. 裘昌林

根据《石室秘录》"痰气最盛，呆气最深"之认识，裘教授提出"痰"既是痴呆之病发生的诱因，又是其发展加重的主要因素。其治疗经验可归于以下几点。

（1）祛痰开窍与疏肝扶脾并施 本病的病理基础为痰浊蒙窍，同时根据"脾为生痰之源"理论，加之不忘疏肝理气，调畅气机以消痰化痰。药物常选用：菖蒲、陈皮、半夏、苍术、茯苓以健脾化痰，消浊开窍；藿香、厚朴、郁金、紫苏梗、乌药芳香化浊，疏肝行气。

（2）豁痰泄火清心与重镇潜阳宁神同用 裘教授认为，痰浊久留，凝聚难化，复因火炼。火盛可分为实火和虚火。实火夹痰多见舌质红，舌苔黄腻，脉滑数有力，多选用黄芩、炒栀子、黄连，配竹茹、远志、菖蒲、茯苓、半夏等清热化痰，并佐枳壳、厚朴、郁金疏肝理气；虚火夹痰上越多见舌质红、津少，脉细滑数，多选知母、牡丹皮、百合、生地黄滋阴清热；配伍半夏、竹茹、葛根、瓜蒌皮、石菖蒲、郁金清化热痰，并佐以紫贝齿、龙齿重镇潜阳。若兼见大便秘结者，可根据虚实，配伍瓜蒌子、火麻仁、大黄等通便。

（3）重在祛痰又不忘活血 裘教授认为，痰瘀胶黏难解，加之老年五脏渐损，痰瘀容易复生。用药组方时多加入桃仁、红花、丹皮、川芎、当归等活血化瘀之品。

（4）持久调治，健脾意在化痰，补肾贵在增智 裘教授认为，脾肾两脏功能的强健与恢复对治疗和巩固本病的疗效十分重要，故常配黄芪、太子参、山药、炒白术运脾化痰；何首乌、熟地黄、淫羊藿、枸杞子等强肾填精、益智聪窍。

4. 谢海洲

谢教授提出 AD 病属本虚标实，其治疗原则总归于：标本兼顾，补虚重在脾肾共治，祛邪强调痰瘀同解，以达开窍醒神。临证时，谢教授常辨证施治、因人制宜。具体分为六型：肝气郁结、心神失养；脾失健运、痰浊上蒙；气虚血瘀，痰瘀交结；心肾不交；肝肾亏损；心脾两虚。分别对应以下方剂加减化裁：逍遥散合甘麦大枣汤；涤痰汤合菖蒲郁金汤；资寿解语汤合四虫丸；地黄饮子；三黑饮合五子衍宗丸或右归丸或左归丸；归脾丸合天王补心丹。谢老临床用药有其特点：善用郁金、麝香、菖蒲等芳香开窍之品；活用辛香升散之祛风药，以达升清阳之气，上壮脑髓及醒脾助肾之效；多用全蝎、地龙等虫类药，以助祛痰化瘀。在治疗过程中，谢老不忘加入陈皮、麦芽等顾护胃气之品，以防气机壅滞。

5. 陈可冀

陈院士临证中，多从虚、瘀、痰、毒辨证论治，注重标本兼顾。同时特别强调治疗必须结合老年人的特点，细观察、勤分析、慎下药、常总结，做到祛邪不伤正。多年来，陈院士运用中医中药临证加减，治疗老年痴呆常获良效。

（1）从虚论治，养精填髓，重在健脾补肾 方以左归丸加减填精益髓，重在滋补肾阴。治疗脾胃虚弱，气血不足之痴呆，常用归脾汤加减心脾同治，健脾益气，养血安神。久病多瘀，陈院士常用左归饮合桃红四物汤加减治疗，滋肾填精，活血化瘀。肝肾亏虚，阴虚风动，挟风上扰心神，陈院士常在填精益髓、滋补肝肾的基础上加用潜阳之品，或用三甲复脉汤合止痉散加减治疗。

（2）从瘀论治，活血祛瘀，重在通络开窍　陈老认为瘀血阻窍之痴呆多为血管性痴呆，主要与脑血管疾病有关。治疗此证时常用通窍活血汤加减以活血化瘀、通络开窍，适当加入水蛭、蜈蚣、全蝎等虫类药，善入血分，破瘀而不伤气血，通络开窍。并在辨证辨病论治的基础上使用麝香、菖蒲等开窍醒神之品，提高疗效。根据导致脑脉瘀阻的原因，审因论治，气虚血瘀者加生晒参、西洋参、党参、黄芪等补气之品使气旺血行，或改用补阳还五汤加减；气滞血瘀痰阻者，除认知功能障碍外，主要表现为行为精神异常，可加用柴胡、香附、合欢花、陈皮等活血理气，解郁醒神，或易用癫狂梦醒汤加减（桃仁、柴胡、香附、木通、赤芍、半夏、大腹皮、青皮、陈皮、桑白皮、苏子、甘草）活血理气，解郁化痰。

（3）从痰论治，化痰降浊，重在解郁醒神　常用洗心汤加减以豁痰开窍、通阳扶正。临证中若出现痰湿郁久化热之象如烦躁、虚烦不得眠等，可改用黄连温胆汤加减治疗。

（4）从毒论治，清热解毒，重在化痰祛瘀　陈院士提出动脉粥样硬化血栓性疾病及急性心血管事件的主要病机多为瘀毒致病，故临证时，常在病证结合的基础上加用清热解毒之品，或用黄连解毒汤加减治疗。

6. 邓铁涛

国医大师邓铁涛认为血管性痴呆病位在脑，与五脏相关，其基本病机以脾气亏虚为本，生化无源，髓减脑消；以痰瘀痹阻脑络邪实为标；三者互为影响，形成虚实兼夹之证、难治之候。治疗上强调通补兼施，以益气健脾为主，除痰活血为辅。方药选用四君子汤加五指毛桃以益气健脾，温胆汤以化痰除湿，常配一味丹参以行血活血。

7. 朱良春

国医大师朱良春创健脑散治疗痴呆，方由红人参、土鳖虫、当归、枸杞子、制马钱子、川芎、地龙、制乳香、制没药、炙全蝎、紫河车、鸡内金、血竭、甘草组成，全方共奏健脑补肾、益气化瘀之效。

五、预后转归

本病属于疑难之病，目前，尚缺乏理想疗法，治愈相当困难。诚如明代医家虞抟云："如愚如痴者，吾未如之何也已矣。"张景岳也指出："此证有可愈者，有不可愈者。"张氏所谓"可愈"，多指痴呆初发轻症，而重症痴呆多难治。

六、预防调护

本病的重症治疗相当困难，除药治之外，预防和调护显得较为重要。因此，在防护方面要做到以下几点。

（一）预防

（1）宣传教育　加强优生优育宣传教育，注意孕期卫生和婴幼儿卫生，在妊娠分娩时，防止各种可能造成不利于胎儿的有害因素，避免产伤。

（2）预防和及时治疗少年期的各种疾病。

（3）避免近亲结婚。

（4）防止头部跌仆刀伤，药物和有害气体中毒等。平时要加强智能训练。

（二）调护

（1）注意调节情志，避免七情内伤。

（2）对于轻症患者，要耐心和蔼，督促患者尽量料理自己的日常生活，开展各种文体活动，适应环境。重症患者基本上失去生活自理能力，要求给予适当照顾，帮助其搞好个人卫生。个别患者，可突然出现兴奋躁动及冲动行为而产生伤人、毁物、自伤等事故。因此，要把这类病员安排在同一房间或单间，防止被他人伤害。

（3）饮食应富有营养，易于消化，给高蛋白、高热量、高维生素的食物，并保证每日的饮食量，以满足机体的需要。也要防止暴饮暴食，抓食脏物等不良行为。

七、专方选介

定元悦神汤：人中白15g，血竭6g（两药共研细末每日分次冲服），石菖蒲12g，郁金10g，黄芪30g，干姜8g，杜仲15g，炒白术10g，茯苓15g，法半夏、陈皮各10g，桂枝8g。水煎服，每日服2次，15剂。治宜温补脾肾，涤痰醒脑，适用于脾肾两虚，痰蒙神窍。

礞石滚痰丸合菖蒲郁金、栀子豉汤化裁：川郁金12g，石菖蒲12g，淡豆豉12g，栀子9g，茯苓30g，青礞石15g，莲子心3g，黄芩9g，白术15g，沉香末3g，生地黄30g，知母10g，百部12g，夜交藤30g，百合15g。治以平肝开窍，养心安神，升清降浊，化痰醒脑开窍。适用于痰瘀闭窍型血管性痴呆。

健脾补肾活血方：黄芪30g，党参15g，炒白术12g，桑寄生15g，杜仲15g，怀牛膝30g，肉苁蓉15g，丹参15g，川芎15g，石菖蒲12g，炙甘草3g。治以健脾补肾，活血通络。适用于脾肾亏虚型血管性痴呆。

生髓化痰煎：熟地黄15g，净萸肉12g，黄精15g，核桃仁20g，桑椹30g，鹿角胶10g，白芥子15g，粉葛根30g，紫丹参20g，炮附子6g，砂仁8g（后下），陈皮10g，上肉桂3g，生姜3片，大枣5枚，葱白3片为引。治以补肾化痰，醒脑开窍。适用于肾虚痰浊阻窍型血管性痴呆。

活血健脑方：黄芪30g，葛根15g，牛膝15g，地龙12g，丹参12g，人参12g，生地10g，红花10g，川芎10g。辨证加减：头痛甚者加白芷10g，头晕甚者加钩藤10g，失眠多梦者加合欢皮、夜交藤各6g。治以活血消瘀、化痰通络、补肾健髓。适用于肾虚痰瘀型血管性痴呆。

固肾益脑汤：党参18g，熟地、山萸肉、枸杞、制首乌、女贞子、葛根、酸枣仁、沙苑子、丹参、桃仁、海风藤各12g，红景天、淫羊藿、石菖蒲、远志、川芎、地龙各9g。治以滋肾补脾、益精填髓、涤痰化瘀、固脑益智。适用于肾虚痰浊型血管性痴呆。

八、研究进展

（一）病因病机

1. 阿尔茨海默病（Alzheimer's Disease，AD）

由于本病的病因及发病机制尚不明确，目前西医方面并无特效药物可用。近年来国内中医界同仁发掘中医学的优势，积极研究及深化中医药治疗本病的认识，发现不管是作为主要治疗还是辅助治疗方法，中医药以其多作用靶点、安全性高、毒副作用小的特点在治疗AD上发挥重要作用。

（1）西医学认识 AD占有痴呆症状患者的50%~60%，主要病理改变为集中在额叶、颞叶、顶叶联合区的神经元变性、丢失形成的脑萎缩、老年斑及神经原纤维缠结（neurofibrillary tangles，NFTs）等。AD的病因及发病机制复杂，全球范围内专家仍在积极探索中，目前考虑是由老龄、遗传、代谢、环境、头部外伤史、雌激素缺乏等多因素参与、多途径致病过程。目前研究的 AD 致病机制主要有以下几种。

①Aβ 及 Tau 蛋白相关机制 β- 淀粉样蛋白（β-amyloid，Aβ）来源于淀粉样蛋白前体蛋白（amyloid precursor protein，APP）剪切产生。APP 是一种跨膜蛋白，α-、β- 和 γ- 分泌酶均参与其蛋白水解过程。在 α- 分泌酶的作用下，APP 会被水解成水溶性片段，这些产物可以刺激相关细胞的增殖以及与基质间的黏附，从而使神经细胞避免氧化应激及细胞毒性的损害。而致病的 Aβ40 和 Aβ42 是 APP 在另外两种酶（β- 和 γ- 分泌酶）的作用下被剪切成的不溶性片段，这些异常产生的 Aβ 过度堆积，与细胞表面受体结合，干扰神经元内正常的细胞信号转化与传导系统，形成多种异常信号通路，导致神经元膜受体及稳定性破坏，进而引发细胞损伤、突触功能障碍、神经元凋亡等一系列生理病理学改变，最终导致 AD。

Tau 蛋白与神经原纤维缠结（neurofibrillary tangles，NFTs）：NFTs 是 AD 的典型病理改变之一。在生理状态下，Tau 蛋白作为一种微管相关蛋白，辅助微管的装配以及神经元功能的稳定，而过度磷酸化的 Tau 蛋白聚集在神经元细胞内，产生成对的螺旋状纤维并进一步转化为 NFTs，导致突触和树突中的微管消失，以致突触及神经元的变性、死亡。有研究表明，Tau 蛋白的异常过度磷酸化与 β- 淀粉样蛋白生成之间可能存在相关调节促进的机制，两者共同加重 AD 的临床症状，促进病程进展。

②中枢神经递质代谢障碍：胆碱能假说是目前比较公认的学说之一，也是临床治疗的主要靶点。正常情况下，位于基底前脑（主要为基底核、斜角带核和内侧隔阂）的胆碱能神经元合成乙酰胆碱（Ach），经过相关投射纤维运送到海马和大脑皮层，从而参与记忆、记忆等认知功能。此假说认为 Ach 的合成减少导致神经递质代谢障碍是 AD 的重要原因，主要依据为：① 在大脑皮层发现耗竭的突触前胆碱能标记物；② 在 AD 患者中，基底前脑的胆碱能神经元存在变性，研究认为我们的学习、记忆等与 Ach 相关，Ach 的减少可造成记忆、识别等功能障碍；③ 临床中应用增强胆碱能神经功能的药物来发挥治疗作用。但由于临床中相关药物治疗效果欠佳，故此假说一直存在争议。

另外，研究发现 AD 患者脑内其他的一些神经递质也发生了变化，如谷氨酸（Glu）浓度升高而 γ- 氨基丁酸、5- 羟色胺、去甲肾上腺素、多巴胺浓度均降低。作为一种重要的参与脑内代谢的兴奋性神经递质，Glu 产生的神经毒损害，可能参与了自由基损害的细胞凋亡过程。另外，体外实验发现 Aβ 的神经毒性、Tau 蛋白的过度磷酸化等均与 Glu 的兴奋毒性有关。

③钙代谢平衡失调：钙的缺乏及 Ca^{2+} 的超载均可导致 AD。不管是由于营养缺乏或者吸收障碍造成血清钙的减少，导致细胞内钙向细胞外转移，还是 Ca^{2+} 超载造成的细胞外钙内流，均可影响细胞的正常生长、代谢，造成氧自由基的形成，损伤神经元；同时氧自由基可刺激兴奋性氨基酸的释放，两者之间存在相关促进的机制，共同致病。其他的如铝、锌、铁等金属元素的含量异常均可影响细胞的代谢平衡，使神经细胞发生变性、凋亡，促使 AD 的发生、发展。另外，氧自由基能促进 Aβ 的毒性和聚集，Aβ 亦可通过诱导产生氧自由基而加剧氧化应激，三者之间是相互促进的。

④遗传因素与基因突变：AD 具有一定的家族聚集性及遗传性，相关研究表明，与非 AD 患者的一级亲属相比，AD 患者一级亲属的发病率明显增高；另外，关于双生子的研究结果也支持此观点。家族性 AD 亦称为早发型 AD，一般发病年龄在 65

岁以前，与 Aβ-APP、PS1、PS2 基因突变相关。影响散发性 AD 的主要风险基因有第 19 号染色体的载脂蛋白 E（ApoE）基因、簇集蛋白（CLU）基因，补体受体 1（CR1）基因和磷脂结合网格蛋白装配蛋白（PICALM）基因，其中 ApoE ε4 等位基因携带者是散发性 AD 最为明确的高危人群。不同的基因突变通过产生不同的病理改变而致病，比如促进 Aβ 沉积而产生细胞毒性、Tau 蛋白高度磷酸化而损害细胞稳态以及乙酰胆碱合成减少等，故而 AD 患者的临床表现不尽相同。

⑤内分泌失调学说：AD 发病女性多于男性。根据调查结果，AD 患者血中雌酮硫酸盐浓度低于同年龄段的非 AD 者。支持此观点的依据有：临床研究表明，雌激素替代治疗（RET）可能降低 AD 的发病风险；通过相关智能量表评估，没有接受 RET 的 AD 患者评分要低于接受 RET 的 AD 患者。雌激素通过促进神经递质的合成、修复损伤的神经元、抑制 Aβ 的沉积、改善脑代谢及脑功能等，从而发挥一定的中枢神经保护作用。

⑥菌群 - 肠 - 脑轴失调：研究表明，肠道菌群的稳态失衡与 AD 的发生有一定的关系。我们把共生于宿主肠道中的大量微生物统称为肠道菌群，正常情况下，宿主可通过肠道微生物 - 肠 - 脑轴这一系统进行双向信息交流。相关研究显示，AD 患者的肠道菌群平衡失调，从而损害肠道屏障，激活免疫炎性反应，从而导致神经损伤、变性；同时亦可促进 Aβ 的生成、沉积，促进 AD 的发生。越来越多的证据支持 AD 的发生与菌群 - 肠 - 脑轴失调相关，还需要不断的深入研究两者的关系，为 AD 的有效性治疗创造机会。

⑦其他：除了上述可能的发病机制外，有研究表明，炎性反应、免疫因素、胰岛素抵抗、细胞凋亡等因素与 AD 的发生发展

有一定的相关性。AD 患者脑内 Aβ 沉积与小胶质细胞（microglia，MG）引起的炎症反应相互作用，形成恶性循环，促进 AD 的进展。研究表明，部分 AD 患者脑内存在的免疫炎性标志物与 SPs、NFTs 等病理结构的形成关系密切。AD 患者海马组织中的胰岛素受体水平与健康同龄人相比明显下降，异常的胰岛素代谢水平可促使 Aβ 沉积及 Tau 蛋白的异常磷酸化。目前考虑 AD 的细胞凋亡机制可能为表达失调的凋亡相关基因及自由基。

综上所述，目前研究的 AD 发病机制复杂多样，但仍没有一种假说能够全面、合理地解释 AD 的发病过程，考虑可能为多种因素（包括外在环境与内在因素）共同作用的结果。随着社会的发展，科学技术的不断进步，相信在未来多学科、多技术的支持下，我们在 AD 的研究中一定会有深入的突破。

（2）中医学认识　中医学认为本虚标实为其病机，脏腑气血精不足为虚之本，痰浊、瘀血为实之标。清代王清任在《医林改错》中首次提出灵机记性属元神之府的脑而不在心。同时呆病的发生亦与心、肝、脾、肾等脏关系密切。①肾精亏损：《内经经义》中提出肾主藏精，生髓，上通于脑，"精足则令人体魄坚强，智慧聪颖"。又"肾藏志"，志即记忆力。若先天肾精不足，则精血两亏，髓海不足。又人至老年，肾精衰枯，髓减脑消，神机失用，迷惑善忘，而致痴呆。②心脾两虚：心主藏神，主血脉，为五脏六腑大主，"主不明则十二官危矣。"脾主思藏意，主统血，为气血生化之源，"今脾受病则意舍不清……使人健忘。"《三因极一病症方论》。《景岳全书·杂证谟》："痴呆证……或以不遂……或以惊恐而渐致痴呆。"平素忧虑过度，损脾失运，故而痰浊内生，阻滞胸中，气血不畅，心失所养，渐至心脾两虚，气血生

化不足，脑失所养，而致痴呆矣。③痰浊阻窍：人至老年，脾气虚弱，或肝失疏泄，气血运行不畅，聚久化痰，痰浊上蒙清窍，发为呆病。即《石室秘录》中记载："痰气最盛，呆气最深。"故而《辨证录·呆病门》曰："治痰即治呆。"④气滞血瘀：肝主情志、疏泄，主藏血。《辨证录·呆病》曰："大约其起也，起于肝气之郁。"若情志不畅，肝失疏泄，气郁化火伤阴，脑失所养；气阴亏虚，气不鼓血，血滞成瘀，瘀血阻窍，发为呆病。

2. 额颞叶痴呆

额颞叶痴呆（frontotemporal dementia，FTD）是一种以额颞叶萎缩为特征，以行为、人格、语言功能障碍为主要表现的原发性神经系统退行性痴呆。其最常见亚型为行为变异型额颞叶痴呆（behavioral variant frontotemporal dementia，bvFTD），占 FTD 的 54%~69%，其次还有进行性非流利性失语（progressive non-fluent aphasia，PNFA）、语义性痴呆（semantic dementia，SD）两种亚型。此病病因不明，免疫组织化学研究结果发现，几乎所有 bvFTD 蛋白质沉积均可归类为 3 组，Tau 蛋白、TDP-43 蛋白（transactivator regulatory DNA binding protein 43）和肉瘤融合蛋白（fused in sarcoma，FUS），这构成了 FTD 的病理谱。约 40% 的 FTD 患者有阳性家族史，其中约 15% 为常染色体显性遗传。常见突变基因有微管相关蛋白 Tau（MAPT）、颗粒体蛋白（PGRN），9 号染色体开放阅读框 72（C9Orf72），这三个基因突变与 80% 的常染色体显性遗传的 FTD 家系相关。含缬酪肽蛋白（VCP）、带电荷的多囊泡体蛋白 2B（CHMP2B）主要导致 TDP43 阳性的 FTD。17 号染色体连锁伴帕金森病的 FTD（FTDP-17）是一种重要的家族性 FTD 亚型，由 MAPT 突变导致编码的 Tau 蛋白异常，影响微管形成，促使微管崩解，在神经元内形成不溶性沉积物，引起神经元损害。C9Orf72 基因突变是第 9 号染色体内含子区域较大的 6 核苷酸重复扩增序列，导致 RNA 核内聚集，抑制基因表达。PGRN 基因突变常导致促进机体生长、损伤修复等功能下降或丧失。

3. Wernicke's 脑病

Wernicke's 脑病（WE），又称脑型脚气病，是维生素 B_1 缺乏导致中枢神经系统损害的急性期表现。其病因病机为各种原因（长期饮酒导致的酒精中毒最常见，还有长期透析、消化道疾病术后禁食等）造成的维生素 B_1 摄入、储存不足，丢失过多，导致脑代谢障碍、兴奋性细胞毒性、氧化应激损伤、血-脑屏障破坏等，从而出现导水管、脑室周围灰质、丘脑背核、乳头体、小脑及下丘脑斑点状出血和坏死。典型表现为精神及意识障碍、眼球运动障碍和共济失调。

4. 肝豆状核变性

肝豆状核变性（hepatolenticular degeneration）1912 年由 Wilson 报道，故称 Wilson 病。是一种铜代谢障碍引起的常染色体隐性遗传性疾病，特点是铜沉积于肝、脑、肾、角膜等组织，引起肝硬化、锥体外系病变、K.F 角膜环（Kayser-Fleischer ring）等病变。

（1）西医学认识 正常成人体内含铜 150mg，胃肠道吸收与胆道排泄保持平衡。吸收入血的 95% 的铜与 α_2-球蛋白牢固地结合形成具有氧化酶活性的铜蓝蛋白（ceruloplasmin），少部分与氨基酸松散结合，将铜转运到各组织。肝脏是重要的贮铜器官，是调节体内铜水平的中心环节。成人正常血清铜蓝蛋白浓度为 200~400mg/L，大部分吸收的铜经胆汁排出，小部分经尿排出。正常情况铜可很快被肝脏清除，当组织铜（如肝脏、肠道）负荷过多时，产生一类低分子量含半胱氨酸及金属。Wilson

病两个主要的异常：一是铜结合形成铜蓝蛋白减少；二是经胆汁排泄的铜减少。95%以上的典型病例血清铜蓝蛋白浓度降低，但也有部分患者该值在正常范围内。

WD 是基因突变导致的遗传性疾病，基因定位于 13q14.3。目前证实 ATP7B 基因突变是本病的主要原因。ATP7B 定位于高尔基体光面，在肝细胞内大量表达，保持细胞内铜平衡。ATP7B 基因突变，编码的 ATP 酶功能丧失，对核苷酸的亲和力降低，或使该酶错误定位，影响铜蓝蛋白的合成，铜不能经胆汁排出，游离的铜具有毒性，过量的铜离子沉积于脑、肝、肾、骨关节等组织而致病。基因外显子突变存在种族差异，长期研究证实，欧洲 WD 以 14 号外显子和 18 号外显子为突变热区；我国 WD 以 8 号外显子和 12 号外显子分别为第一、第二突变热区，同时存在多数少见类型。

（2）中医学认识 有学者根据本病肢体颤动的临床表现，引《内经》"诸风掉眩，皆属于肝"之理论，临证时多用平肝息风药治疗。另有学者认为本病患者常有运动迟缓、肢体强直、口干口苦等症状，按《内经》"诸暴强直，皆属于湿""诸逆冲上，皆属于火"之理论，认为本病关键为铜毒内蕴，湿热火毒内扰所致，采用排铜泄热、化湿利尿等法取得较好的临床效果。也有学者从虚实两端论述本病之病机，认为肝肾亏损为本虚，痰浊内阻为标实。另有学者从伏邪致病学说探讨肝豆状核变性病，认为本病以先天肾精不足为基础，伏而不即发的铜浊耗伤精气，导致脏腑功能失调，变生瘀血、痰湿、肝风、火郁等标邪，致病广泛，脑、肝、肾、角膜、皮肤等均可受累。

总之，中医学将该病归于"痉证""颤振""黄疸""癫病""鼓胀""积聚"等范畴。本病受累脏腑以肝、肾、脾、脑等为主，尤以肝脏为甚，病位起于肾。病因之

本为先天禀赋不足，情志失调、饮食不节、劳倦内伤、外伤等可诱发或加重本病。肾藏精主骨生髓，脑为髓之海，肾精不足则髓海空虚；肝藏血主筋，脾胃为气血生化之源，饮食不节损伤脾胃，致气血亏虚，精亏血少则血不养精，血虚生风故见智能减退、肢体强直、震颤等神经精神障碍。由于铜毒内聚，气血津液运化失常，风火痰瘀等邪物产生，致使肝胆湿热内蕴，痰浊蕴毒内生，瘀热互结，神扰风动。表现为肢体震颤、口臭流涎、构音障碍、肝脾肿大、黄疸、角膜色素环、性格怪异等。

5. 淀粉样变性脑血管病

即脑淀粉样血管病（Cerebral amyloid angiopathy，CAA）是不伴全身其他系统原发或继发性淀粉样变性，以淀粉样物质（主要为 Aβ）蓄积于大脑皮质、软脑膜的中、小动脉、毛细血管、微动脉、静脉等的血管壁上的一种颅内微血管病变。CAA 好发于老年人（家族性 CAA 除外），男女无差异，随着年龄的增长，其发病率和严重程度亦随之增加。CAA 病因不明，研究表明可能与遗传、感染、免疫等有关。轻度 CAA 可不表现出任何症状，随着病程进展，CAA 最常见的临床表现是自发性颅内出血（ICH），其主要的病理改变为血管壁上 Aβ 沉积导致的纤维素样坏死。研究表明，高血压虽不是 CAA 的危险因素，但在 CAA 相关性脑出血中有促发作用。其他临床变现可见脑梗死、发作性短暂性神经功能障碍（包括短暂性脑缺血发作、癫痫、偏头痛等）、认知功能缺损和快速进展性痴呆，罕见出现蛛网膜下腔出血。血管 Aβ 沉积及相关性 ICH 易出现在脑叶的枕、顶、颞部位，呈斑点状和分段性，较少累及大脑白质、基底节、海马、脑干、脊髓、小脑等部位。研究表明，CAA 初期 Aβ 易浸润动脉壁的中层和外膜，有平滑肌细胞脱失，随着病情的发展，淀粉样物质逐渐完

全替代动脉中层弹力层，血管结构受到严重破坏，从而导致血管扩张、微动脉瘤形成以及纤维素样坏死等改变。有研究证实，除 Aβ 外血管内还沉积有半胱氨酸蛋白酶抑制剂 C（cystatinC），而严重 cystatinC 沉积可能与 CAA 血肿扩大相关。亦有较多的研究表明，CAA 的发生、发展与免疫介导的相关炎性反应有关，参与的炎性因子有金属蛋白酶、肿瘤坏死因子、白细胞介素等。

6. 亨廷顿舞蹈病

亨廷顿舞蹈病（HD）是一种以基底节、大脑皮层受损表现的舞蹈症、精神异常和痴呆为特征的常染色体显性遗传性神经退行性疾病，其发病隐匿、缓慢进展，发病年龄多为 30~50 岁。本病的致病基因 it-15 位于人第 4 号染色体上，它编码一个被命名为亨廷顿蛋白（Huntingtin，Htt）的由 3144 个氨基酸组成的多肽，正常情况下，它的长度少于 35 个，而 HD 的发生是由于基因突变引起的一段重复的谷氨酰胺序列，其长度超过 37 个。突变后的致病机制主要有以下几种学说。①聚合体和包涵体与致病性的关系；②Htt 对基因表达的影响及其与致病性的关系；③Htt 的清除与致病性的关系；④Htt 与线粒体功能障碍和兴奋性毒性。

7. 血管性痴呆（vascular dementia，VD）

VD 是指由各种原因造成缺血性、出血性以及慢性缺氧性脑血管病引起脑组织受损，以记忆、认知缺损为主要临床表现的智能损害综合征。VD 是目前可知的唯一的能够预防及控制的痴呆类疾病，故不管是从中医方面还是西医方面，人们都在积极地研究其病因病机，及早地识别、干预 VD，有望实现其病程的可逆性转变。血管性痴呆的病因复杂多样，具体发病机制尚不明确。

（1）西医学认识　VD 最常见的危险因素是长期血压高、血糖高、血脂高或血压、血糖、血脂控制不稳定所引起的血管结构改变、硬化、狭窄，从而发生各种脑血管疾病，出现智能损害症状。另外，高同型半胱氨酸、高尿酸血症、心脏疾病、抑郁症、吸烟、饮酒、年龄及受教育程度等均与 VD 的发生相关。随着各领域医学的发展，人们不断从神经递质、炎性反应、分子生化、遗传等方面深入地研究 VD 的发病机制。a. 神经递质改变：人类记忆的形成及存储与胆碱能系统的正常工作密不可分，缺血性或者出血性脑血管损伤造成皮层、海马及基底节区细胞损伤，胆碱能通路异常，从而出现记忆、学习功能障碍。另外，具有保持与促进学习记忆功能的兴奋性氨基酸（谷氨酸、天冬氨酸等）代谢异常，造成细胞外钙离子内流，细胞内大量氧化自由基生成，从而导致神经元损伤、凋亡，神经功能缺损，引起信息传递障碍，促进 VD 的发生。b. 炎症反应：脑血管病的发生过程中常伴有炎性反应，研究表明，炎性因子的升高，如白介素（interleukin，IL）-1β、IL-6、肿瘤坏死因子（tumor necrosis factor，TNF）-α、C- 反应蛋白等，多出现在智能损害症状出现之前，说明其与 VD 的发生关系密切。c. 遗传：研究表明，载脂蛋白 E4（ApoE4）及基因区域 NOTCH3 基因突变是目前比较明确的引起常染色体显性遗传性多发梗死痴呆病的潜在致病基因，考虑为家族性卒中的主要原因。另外，与胆固醇相关的基因（如固醇反应元件结合蛋白 1、对氧磷酶 1 等）异常，可促进血管硬化的发展；与血管相关的基因（如内皮型一氧化氮合酶、血管紧张素转换酶等）异常，可促进血栓形成，以上因素都可造成 VD 的发生。

（2）中医学认识　历代医家对于 VD 的中医病因病机见解不同，论述较多。清代王清任认为"高年无记性者，脑髓渐空"；《医学入门》曰："脑者髓之海……髓则肾主之"。故而人至年老，天癸渐竭，肾气不足，脑髓失充，神机失用，发为呆病。田金洲从上述 VD 基本的病机观点出发，提出针对不同的临床证型（如肾虚髓减证、痰浊蒙窍证、瘀阻脑络证、气血不足证），采用对应的治疗方法（如补肾化痰法、化痰开窍法、活血通络法、补益气血法）。在长期的理论探索和临床实践中，王新陆教授总结了一些关于治疗 VD 的临证经验，认为肾精虚损为本病的始发因素，造成脑髓失充，清窍失养；血浊是本病的促发因素，各种内外在病理诱因造成血液运行失畅，化生浊物附着于脉管内，即为"血浊"，既是病理产物，亦为致病因素，气机郁滞、瘀血内生，侵损脏腑，影响正常功能。根据上述观点，王教授提出了补肾填精、化浊行血之复健化浊方以涵养虚损之脑髓，祛除有形之血浊。高颖教授研究表明，VD 是与中风病相关的智能障碍，中风病之始终均有痰浊瘀血阻滞经络，病久化为浊毒，滞损脑脉，脑髓败坏，清窍失养，神机失用，逐渐发为痴呆之病。故而认为，痰瘀不去，浊毒内生是中风病相关痴呆症状发生的重要致病因素。李冰等结合肝的生理功能，认为 VD 的临床症状（如表情淡漠、哭笑无常、手足震颤、智能听力下降等）与肝主疏泄、藏血等生理功能密切相关。或七情所伤、肝气失疏；或人至老年，肝气不足，失于调达，故而久病肝肾亏虚，痰、郁、湿、瘀、毒等病理之物产生，上蒙清窍，神机失用，发为痴呆。黄立武等亦认为肝之阴血亏虚，痰瘀蒙闭清窍，脑之髓脉失养，神机失用是导致 VD 发生的病因病机之一。并提出了养肝活血开窍方治疗 VD 的观点，并通过临床试验证实了此方具有一定的临床疗效，为从肝论治的观点提供了依据。马云枝指出 VD 的病程呈现平台、波动、下滑三期交替更迭的过程中以阶梯样的方式逐渐发展，平台期以痰瘀阻窍为主，正邪之气均盛；波动期虚实夹杂，正邪交争明显，病情呈阶梯样波动；下滑期久病脏腑亏虚，无力御邪，有形之邪深入，痰瘀浊毒胶滞络脉，病情明显下滑。强调临证时应以"开窍化浊""补肾填髓"诸法贯穿 VD 的治疗始终。

（二）辨证思路

1. 从肾虚论治

不管是由于先天不足，或是后天各种病理因素（风、火、痰、瘀等）导致的肾精亏虚、脑髓虚损、清窍失养是老年性痴呆的发病基础，故而补肾法是治疗本病的根本之法。李庆明教授基于上述理论基础，详阅古籍，并结合现代中药药理研究，将具有抗老防衰作用的"草还丹"，制成了专方"脑还丹"胶囊来治疗痴呆类疾病，并通过临床实践证实，其补肾祛邪、调和气血阴阳之效在改善痴呆患者精神、智能损害，提高生活质量方面均有较好的临床疗效。同时根据临床患者症状多样，具体病因病机的不同，李老临证时常以"脑还丹"为基础，辨证分型加减治疗。姚培发教授认为先天、后天之本虚衰，脑髓失养为本病发生的根本，而痰瘀为导致其发生的直接病理产物，他根据多年临证经验，博采众长，自创新方"补肾醒脑煎"以补肾健脾充髓（如肉苁蓉、熟地黄、女贞子、炙黄芪、山药等）、化痰开窍通络（如郁金、菖蒲、远志等），标本兼治，具有一定的临床疗效。

国医大师王新陆教授认为 VD 的根本病机是肾精亏虚，血浊、痰瘀等有形之邪互结，从而提出了补肾填精、化浊行血之复健化浊方以补虚祛邪，标本兼治。本方主要由何首乌、虎杖、海马、姜黄、淫羊藿、桑寄生、刺五加、鹿衔草、蒲黄、石菖蒲、大黄、银杏叶等 12 味药组成，以涵养虚损之脑髓，祛除有形之血浊。

2. 从痰瘀论治

全国名老中医马云枝教授认为，呆病之病机主要为脾肾两虚，痰瘀交阻，治法为健脾补肾，开窍豁痰通络，方用还少丹加减，方药组成为熟地、山茱萸、黄芪、肉苁蓉、巴戟天、茯苓、怀牛膝、白术、枸杞子、半夏、川芎、菖蒲、远志、红花、当归、附子、肉桂等。临床上应灵活加减运用，若食欲不振，加木香、砂仁、焦三仙；肢体瘫痪上肢重者加桂枝、桑枝，下肢重者可加舒筋通络之牛膝、络石藤、鸡血藤等，亦可酌加活血化瘀之当归、水蛭、丹参、地龙等；二便失禁者，加益智仁、菟丝子益精固涩；苔厚腻、发作性头晕者，可加化痰开窍之郁金、胆南星、竹茹、橘红、泽泻等，亦可酌加芳香化湿之佩兰、白豆蔻、藿香等，不忘去滋腻之熟地；若腰膝酸软、四肢不温、怕冷之脾肾阳虚者可加温阳补肾之白豆蔻、干姜等。

国家级名老中医、全国名老中医学术经验继承指导老师裘昌林老师根据其40年临证经验，提出本病的病理基础为痰，由于各种原因导致五脏功能失调而致痰的生成。肝脾功能失调肝主疏泄，因七情所伤，肝气失调，气滞津液运行不畅，凝滞于内而生为痰；肝郁犯脾，脾失运化，或因饮食不佳，损伤后天之本，而致痰浊内生，久病顽痰不去，上蒙清窍而成呆病。裘师根据"治痰即治呆也"的理论，化痰开窍之时，不忘疏肝健脾。痰瘀互结痰浊内阻，气机不畅，血行缓慢，瘀血逐渐生成，痰瘀胶着，日久难消，加之年老诸虚，故而脉络阻滞，脑窍失养。裘师临证时常加入川芎、桃仁、丹参等活血化瘀之品，旨在祛痰又活血。脾肾亏虚人至老年，脾肾渐亏，经过一系列相互作用，终至清窍失养，发为呆病。裘师认为脾肾两脏的恢复情况及强健与否关系到本病治疗及后期的疗效巩固，故而治疗时常加入健脾补肾之品以

补气化痰，充髓益智。

3. 从邪扰元神立论

颜乾麟教授治疗老年性痴呆时，若遇肝气郁结型之痴呆者，或情绪低落、闷闷不乐，或烦躁易怒、胸胁闷胀、夜寐多梦，用古方逍遥散治疗，常改芍药与白术为赤芍、白芍与苍术、白术，融养血活血、健脾祛湿于一方；薄荷不取其后下之法，同时可配伍祛风药，旨在通利头目、血脉，宣畅气机。若遇痴呆因情志不遂，气机不畅，聚湿生痰，郁而化热，痰热上扰清窍所致者，临证多见烦躁、舌红、苔腻、脉弦滑等，常用清热泻火，涤痰开窍之黄连温胆汤加减治疗。若遇心火内炽、上蒙清窍所致痴呆者，常以黄连解毒汤加减治疗，可随兼症加芒硝、大黄泻热通便以治大便秘结者；加百合、生地、知母滋阴清热以治五心烦热者；加郁金、柴胡、薄荷疏肝清热以治胸胁胀闷者等。若遇气虚血瘀型痴呆者，常用李氏清暑益气汤加减治疗，兼表情痴呆者可加当归、天麻；胆怯易惊，可加柏子仁、酸枣仁；语言不清加用远志、石菖蒲。

（三）治法探讨

中国工程院院士田金洲教授认为痴呆不同时期主要病机不一，应及早干预，延缓病情进展。他认为在本病的初期阶段及痴呆早期，主要证候表现为先天后天之本虚衰，脑髓渐空，气血两虚，此时痰、火、毒、瘀之象不甚明显，故应积极干预。早期治疗以补肾为本，兼用健脾化痰、平肝清心之品；病情逐渐发展至中期，火、痰、瘀之象渐甚，治疗应重视泻火、化痰、祛瘀之法；疾病后期，病情恶化，浊毒内盛，治疗应重用培本固元，化浊解毒之品。通过关联规则分析，他临证常用的治疗痴呆的药物有：山茱萸、天麻、生地黄、黄连等。

全国第五批名老中医药专家学术经验继承工作指导老师黎少尊教授提出"三元络脑"辨治理念，认为肾虚髓空是血管性痴呆的主要病机，治疗上提出三点。①以肾为根，补肾填髓以期益神，多选用七福饮合通窍活血汤等加减；②以心为主，益气养心以期通神，多选用补阳还五汤加减辨证论治；③以肝为枢，滋肝养血以期安神，多选用一贯煎合镇肝熄风汤加减。临证用药虽千变万化，但经过聚类分析得出，黎教授常用的中药主要有茯苓、黄芪、川芎、红花、当归、龟甲、龙骨、酸枣仁、熟地黄等，大多入心、肝、肾经，此与黎教授提出的"心肝肾三元络脑"理论学说可相互佐证。

（四）中药研究

1. 单味药的研究

经研究证实人参对脑单胺类物质有明显的影响，小剂量可使脑干的多巴胺、去甲肾上腺素明显增加，5-HT减少，皮质5-HT、腺苷酸环化酶活性及无机磷增加，促进14C标记的苯丙氨酸透过血-脑屏障。苯丙氨酸为脑内生物胺的前体；有利于学习和记忆的功能。人参皂苷Rb1有促进神经成长因子的作用，有利于延缓老年人脑细胞萎缩、保持正常功能。临床实践证明，人参有提高智力和体力的能力。说明人参有延缓老年人智能老化的作用。

研究表明，银杏叶提取物可清除自由基，保护脑神经元，增加海马回部位5-羟色胺（5-HT）的浓度，改善大鼠脑缺血后的学习、记忆功能。因此认为，银杏叶提取物具有保护脑神经元和改善智能的双重作用，可能具有预防脑卒中后发生VaD的作用。

红景天苷是红景天改善VD的主要活性成分。研究表明，红景天对实验性VD的防治作用可能是通过抗脂质过氧化、清除自由基和抑制海马组织内IL-1B的过度表达来实现的。

天麻素可能通过提高脑内胆碱能系统、降低细胞内丙二醛（MDA）含量、乳酸（LD）含量，改善细胞能量代谢，清除脑内自由基来提高VD大鼠的认知功能。

肉苁蓉的主要活性成分——肉苁蓉总苷。研究发现苁蓉总苷能够提高脑组织超氧化物歧化酶、谷胱甘肽-过氧化酶活性，改善脑内胆碱能系统，清除自由基，抑制细胞凋亡，从而提高模型小鼠的认知功能。

经研究证实鹿茸提取物可增加小鼠体内SOD活性及降低脂质过氧化产物MDA的含量，清除体内过多的氧自由基，提高机体的抗氧化作用。鹿茸总脂和鹿茸水提物可抑制单胺氧化酶B（MAOB），增加脑5-HT、DA含量，可显著降低老化小鼠MDA含量并增强SOD活性，逆转与衰老有关的生理反应。

另有研究表明，龟甲中存在一种抗衰老的活性物质——超氧化物歧化酶（SOD）；阿胶具有改善记忆力的功能，并且能够延缓衰老；麝香的提取物麝香酮可明显拮抗痴呆小鼠的学习功能减退，同时麝香可对抗兴奋性氨基酸毒性，进而保护脑缺血后继发的神经元损害。

近年来，用于治疗痴呆病的单味中药研究颇多，除了上述几种外，还有黄芪、三七、菟丝子、枸杞子、淫羊藿、丹参、葛根等。

2. 中药复方

由鹿茸、补骨脂、枸杞、雀脑、锁阳、人参等30余种中药组成的固肾填精的古方"龟龄集"。有增强中枢神经系统的功能，促进识别和记忆能力，还有促性腺激素样作用。因而，对老年人的智能老化有延缓作用。

六味地黄丸（熟地黄、泽泻、牡丹皮、

山茱萸、山药、茯苓）能有效调节机体免疫功能，增强机体活力，提高皮质醇所致阴虚模型的清除自由基、抗脂质过氧化能力，从而延缓 AD 患者的病情进展。

天智颗粒（主方为天麻钩藤饮）具有提高脑内胆碱能系统及抗氧化能力，降低兴奋性氨基酸含量，抑制其神经毒性，从而改善 VD 患者的临床症状。

抗脑衰胶囊（人参、黄芪、山药、党参、制何首乌、熟地黄等19味药材）、益智增寿胶囊（龟甲、熟地黄、何首乌、黄精、楮实子、益智仁等15味药材）具有抗动脉硬化、抗衰老作用，促进血管内膜修复，改善痴呆症状。

生脉口服液（人参、麦冬、五味子）和春回胶囊（人参、鹿茸、补骨脂、淫羊藿、玉竹、山楂等11味药组成）均具有提高记忆力及调节内分泌和抗氧化活性，对老年性痴呆的症状有改善作用。

参枝苓口服液（党参、桂枝、白芍、炙甘草、茯苓、干姜、制远志、石菖蒲、龙骨、牡蛎）具有抑制自由基产生、抗氧化的活性，同时，对 AD 小鼠的认知功能有明显改善作用，在治疗老年性痴呆患者中发挥一定作用。

颐神养脑胶囊（生晒人参、枸杞子、蜜炙远志、骨碎补、何首乌、黄精、石菖蒲、荷梗、郁金、炒紫苏子、鹿茸、肉苁蓉）具有提高脑内乙酰胆碱的水平及海马、下丘脑区单胺类神经递质含量，减轻脑组织脂质过氧化损伤以及抑制脑内海马组织的细胞损伤、死亡，从而改善 VD 大鼠的认知功能。

（五）外治疗法

中医认为，由于外感、内伤所致机体之病证，多见气机阻滞、气血运行不畅，临证中可应用针法疏通开导、灸法温通助动，以致气机畅达，病邪无所留滞。痴呆者，先天、后天之本渐亏，脑髓失充，病性为阴；督脉循腰络肾，上贯于脑，沟通上下。在中医学的理论指导下，从肾论治，通过针灸的经络刺激作用，起到补肾充髓益智的作用。现代研究表明，针灸可以通过抑制神经细胞凋亡、保护受损的海马区神经元、调节脑内神经递质、提高清除自由基及抗氧化损伤能力等来改善模型大鼠的认知功能。

不同的医家根据各自的取穴原则治疗呆病。常见有以下几种。

（1）辨证取穴　临床中根据不同的痴呆类型，可选择相对应的治疗穴位，下面仅列举一些常用穴位，可供参考。①髓海不足型，可选用百会、肾俞、气海、神门、脾俞、照海、神门等；②脾肾两虚型，可选用足三里、关元、气海、脾俞、中脘、悬钟、肾俞、绝骨等；③肝肾亏虚型，可选用肝俞、百会、四神聪、太溪、血海、三阴交、肾俞等；④痰浊阻窍型，可选用百会、丰隆、足三里、印堂、水沟、公孙等；⑤心肝火盛型，可选用太冲、行间、合谷、劳宫、内关、阳陵泉、后溪等；⑥气虚血瘀型，可选用气海、血海、膈俞、膻中、关元等。

（2）循经取穴　多以肾经、督脉、心经、脾经等经脉穴位为主。

（3）特定穴取穴　胡建庆、赵俊等应用"通督启神"针法（主穴为：百会、印堂、水沟）治疗 AD 临床疗效显著，为临床治疗 AD 提供了新的方法与思路；王飞等通过临床观察针刺五神穴（神庭、神门、本神、四神聪、神通）治疗 VD 属腑滞浊留型患者90天后，发现其可明显提高患者的生活质量及认知功能，可临床推广应用。

另外，临床治疗痴呆应用的外治疗法还有拔罐、穴位贴敷、穴位注射、耳针等，均有一定的临床疗效。

（六）评价及瞻望

中西药治疗痴呆是有一定疗效的，西医对本病以控制病情，对症治疗，加强护理为主，可以用多种西药治疗。中医治疗则以整理观念、辨证施治为主，主要治法有补肾填精、疏肝解郁、健脾化痰、清心涤痰、活血化瘀、开窍醒脑、清心泻火等。总之，本病后期应以提高患者的生活质量为主，通过中西医等法综合治疗，常可以使之获得较好疗效。

主要参考文献

[1] 中国痴呆与认知障碍指南写作组，中国医师协会神经内科医师分会认知障碍疾病专业委员会. 2018 中国痴呆与认知障碍诊治指南（一）：痴呆及其分类诊断标准 [J]. 中华医学杂志（13）：965-970.

[2] 周益毅，徐仁仟. 路易体痴呆的研究进展 [J]. 中华老年医学杂志，2020，39（12）：1492-1496.

[3] 王伟，高凤乔，张瀚文，等. 重视痴呆的诊断和生活质量提高——2018 NICE《痴呆的评估和管理指南》解读 [J]. 中国全科医学，2018，21（33）：4037-4040.

[4] 马桂华. 靳三针配穴结合针刺手法治疗老年痴呆症的临床研究 [D]. 广州中医药大学，2011.

[5] 汤洪川. 老年痴呆的诊断和鉴别诊断 [J]. 解放军保健医学杂志，1999（4）：8-10.

[6] 阿尔茨海默病的诊疗规范（2020 年版）[J]. 全科医学临床与教育，2021，19（1）：4-6.

[7] 何瑾瑜，李斌. 李巧兰治疗血管性痴呆经验介绍 [J]. 江西中医药，2006（8）：7.

[8] 黑丹丹. 马云枝教授治疗血管性痴呆学术经验探讨 [J]. 2013，4：56.

[9] 黄启辉，魏昌秀，谭朝晖. 李庆明教授治疗老年痴呆经验 [J]. 河北中医，2005，12：127.

[10] 林祖辉. 裘昌林从痰论治老年痴呆经验 [J]. 中医杂志 2006，11：11.

[11] 赵冰，张华东，张晨，等. 谢海洲治疗老年性痴呆经验 [J]. 2006，47：258.

[12] 李敏，张萍，李思铭，等. 陈可冀院士治疗老年痴呆的临床经验 [J]. 中西医结合心脑血管病杂志，2015，13（2）：254-256.

[13] 陈婷，梁红梅，吴伟，等. 国医大师邓铁涛教授益气除痰活血法治疗血管性痴呆经验 [J]. 中华中医药杂志，2016，31（7）：2598-2600.

[14] 丁颖颖，常诚. 常诚教授应用通瘀泄毒益肾法治疗痴呆经验 [J]. 浙江中医药大学学报，2019，43（11）：1247-1249+1254.

[15] 朱良春. 国医大师朱良春 [M]. 北京：中国医药科技出版社，2011：167.

[16] 王其琼，吕俊玲，胡咏川，等. 阿尔茨海默病致病机制及治疗药物研究新进展 [J]. 中国药学杂志，2020，55（23）：1939-1947.

[17] 杜蘅，袁晓东. 阿尔茨海默病病因及发病机制研究进展 [J]. 山东大学学报（医学版），2017，55（10）：21-27.

[18] 王其琼，吕俊玲，胡咏川，等. 阿尔茨海默病致病机制及治疗药物研究新进展 [J]. 中国药学杂志，2020，55（23）：1939-1947.

[19] 何颂华. 姚培发治疗老年性痴呆经验采菁 [J]. 中医文献杂志，2007（2）：53~55.

[20] 王中琳，刘海亮，刁建炜，等. 王新陆教授从血浊论治血管性痴呆学术思想探微 [J]. 天津中医药，2021，38（3）：280~284.

[21] 黄书慧，颜乾麟. 颜乾麟运用古方治疗老年性痴呆经验 [J]. 中医杂志，2008（2）：112-113.

[22] 袁玉娇，时晶. 田金洲教授治疗早期痴呆用药规律探讨 [J]. 世界中医药，2019，14（11）：3073-3078.

[23] 董新刚，贾奎，武继涛. 黎少尊教授"三元络脑"辨治血管性痴呆刍议 [J]. 中医研究，2016，29（7）：37-39.

第十章　颅内静脉系统血栓形成

颅内静脉系统血栓形成（CVT）是指多种原因所引起的颅内静脉系统的血栓形成，包括硬脑膜静脉窦、皮质静脉和颈内静脉近端等颅内静脉系统，使得静脉血回流受阻，颅内压增高，即可表现为急性发病外，也可为亚急性或慢性发病。颅内静脉系统血栓形成（CVT）因其结构复杂，变异多，使得临床表现和体征多种多样，也没有明显的特异性，常常使诊断变得较为困难，且易漏诊及误诊。随着MRI、MRA及MRV（磁共振静脉血管成像）的广泛应用，诊断水平不断提高，该组疾病的确诊率及检出率较过去显著增高。

一、病因病机

（一）西医学认识

颅内静脉系统血栓形成（CVT）病因主要分为感染性和非感染性。感染性因素多为头面部、口咽部、中耳、鼻窦、眼眶或上面部皮肤的细菌感染。非感染性因素包括血液高凝状态、血液成分的改变、血流动力学改变、机械性梗阻或血管内皮细胞损伤。20%~35%的患者原因不明。颅内静脉系统血栓形成可发生于各年龄阶段，一项最新的系统评价显示，既往10年内成年女性颅内静脉系统血栓形成患者比例明显增加，约占所有患者的70%，主要是受到激素水平的影响，西方国家有1/3的育龄期女性服用避孕药，约占所有颅内静脉系统血栓形成患者的1/2；而在儿童患者中并未观察到明显的性别差异。

（二）中医学认识

中医学无颅内静脉系统血栓的病名，但根据其临床表现，可归入"真头痛""头痛""中风""视物昏渺""暴盲""子痫""痫证"等的范畴。本病病位在肝脾肾，病性多寒热虚实错杂，易影响清窍及四肢。该病病因有内因和外因之别，内因多为正气不足、脏气亏虚、运化不足、脑髓失养，外因多为毒邪外侵、病邪转化、手术外伤、药毒损伤、孕产、毒风等。

二、临床诊断

（一）辨病诊断

1.临床表现

CVT因其血栓堵塞在海绵窦、上矢状窦、侧窦、大脑大静脉、直窦等部位不同、性质不同、范围不同及脑组织损害程度不同，临床变现多种多样，复杂而不典型，起病可为急性、亚急性或慢性起病。头痛是最常见的症状，见于近90%的患者。CVT所致头痛常为弥漫性且常有数天至数周的进行性加重，少数患者可表现为霹雳样头痛或偏侧头痛。其他常见症状体征包括眼底视神经盘水肿、局灶神经体征、癫痫（40%的患者可有痫性发作，围生期甚至高达76%）及意识改变等。

2.辅助检查

由于CVT的起病方式多样，临床表现复杂多变，常常是的该病的诊断变得比较困难，CT结合CTV、MRI结合MRV或数字减影血管造影术（DSA）对诊断CVT具有重要作用，但明确诊断的"金标准"仍为DSA。

（1）CT检查　CT的直接征象为束带征、高密度三角征、Delta征（空三角征）。CT的间接征象为脑实质水肿、脑室缩小、大脑镰和小脑幕异常强化及静脉性脑梗死。

（2）磁共振成像　MRI结合MRV可以直接显示颅内静脉和静脉窦血栓，以及继发于血栓的各种脑实质损害，较CT更加敏感和准确，但是容易受到血流速度的影响。磁敏感加权成像（SWI）可以更敏感地显示颅内出血，增强MRV诊断颅内静脉系统血栓形成更加可靠。

（3）数字减影血管造影（DSA）　DSA是CVT诊断的金标准，但不是常规和首选的检查方法。通常在其他检查不能确定诊断或决定同时施行血管内治疗时可行该项检查。

（4）CT静脉造影　CTV显示CVT的征象为伴有窦壁强化的充盈缺损、异常静脉侧支引流和小脑幕强化等。且由于其不受血流速度及伪影等因素的影响，成像快，在CVT中有很高的应用价值。

诊断根据临床表现、实验室检查及影像学表现一般可以确诊。

（二）辨证诊断

由于颅内静脉系统血栓形成临床表现复杂多样，依据其临床表现可归入"真头痛""头痛""中风""视物昏渺""暴盲""子痫""痫证"等的范畴，在中医辨证时也依据此分而论之。

1. 瘀阻脑络型

头痛，刺痛为主，恶心呕吐，神昏，视物模糊等。

2. 水瘀互结型

头痛，恶心呕吐，肢体肿胀，无力、麻木，或吞咽困难，失语，或意识障碍，如嗜睡、昏迷等。

3. 风痰上扰型

以突然意识丧失，甚则仆倒，不省人事，强直抽搐，口吐涎沫，两目上视或口中怪叫，移时苏醒，一如常人为特征。

三、鉴别诊断

（一）西医学鉴别诊断

海绵窦血栓形成的诊断可根据眼球突出、水肿、眼球各方向运动受限，特别是由一侧眼球波及对侧眼球时可以确诊。但有时需与眼球突出和眼球运动受限的其他疾病相鉴别，如眼眶内球后蜂窝组织炎、球后占位性病变、视神经孔处胶质细胞瘤、骨膜下脓肿等。两侧眼球突出还应与甲状腺功能亢进相鉴别。

（二）中医学鉴别诊断

颅内静脉系统血栓形成属"头痛""中风""真头痛"等的范畴，临床均以头痛、偏侧肢体无力、癫痫发作等为主要症状。但根据临床所见，头痛需鉴别外感头痛与内伤头痛，外伤头痛因外邪致病，属于实证，起病较急，疼痛剧烈。内伤头痛，以虚证或虚实夹杂证为多见，如因肝胆、瘀血、痰浊等所致的属实，表现为头昏胀痛，头痛昏蒙或头部刺痛等。

四、临床治疗

（一）辨病治疗

本组疾病治疗的原则包括针对基础病因的治疗、静脉血栓本身的治疗及对症治疗。

1. 病因治疗

（1）继发于头面部或其他部位化脓性感染引起的，选用抗生素是首要任务。其使用原则　①早期用药；②合理选药，根据药敏结果选择敏感的抗生素，若未查明者或者早期则根据经验选用广谱抗生素或多种抗生素联合应用；③剂量大，方能有效、快速地控制感染；④疗程长，一般需2~3个月之久，再酌情减量继续用药2~4周，以求彻底根除残余感染。针对原发病位化脓性病灶必要时可行外科手术治疗。

（2）严重脱水者，应进行补液，纠正脱水、增加血容量、降低血黏度、改善脑部血液循环，并注意维持水电解质平衡。

（3）有自身免疫性疾病如系统性红斑狼疮、白塞病等者可予以激素治疗。

（4）对于血液系统疾病应给予相应的治疗。

2. 对症治疗

为治疗和预防 CVT 患者的临床并发症，最好将患者收住到卒中单元。

（1）降颅压处理　对高颅压者，可采用甘露醇、呋塞米、白蛋白等药物脱水降颅压治疗；如果严重颅高压并伴有进展性视力降低或出现脑疝早期者，应该紧急处理，必要时可手术减压治疗。

（2）保护视神经　针对进展性的视力丧失需紧急采取有效手段积极降低颅压，如脱水药物的应用及微创视神经鞘减压术，可同时辅助神经保护药物治疗。术前停用肝素 12 小时，术后即可恢复抗凝治疗。

（3）抗癫痫治疗　针对癫痫发作者，且其伴有脑实质的损害，应尽早使用抗癫痫药物，常用药物包括丙戊酸钠、卡马西平等。在没有癫痫发作的情况下，不建议对 CVT 患者常规预防性抗癫痫药物应用。

（4）全身情况的对症处理　如维持水电解质平衡，保证营养的供给。昏迷患者应注意加强护理，保持呼吸道通畅，必要时可作气管切开，积极预防肺炎、泌尿系感染及压疮等并发症；若有高热应降温；头痛明显者给予镇痛和镇静剂；如为海绵窦的血栓形成导致眼球突出、球结膜水肿，加之角膜反射消失易致角膜溃疡及球结膜破溃感染者，应使用抗生素眼膏和眼罩来保护眼睛。

3. 特异性治疗

针对血栓本身的抗凝和溶栓或机械取栓治疗，理论上可解除静脉闭塞恢复血流再通。但临床随机对照试验的证据并不多，直到目前仍有争议，具体方法也不统一。

（1）抗凝对于无抗凝禁忌的患者应及早接受抗凝治疗，急性期使用低分子肝素，时间通常为 1~4 周。急性期抗凝治疗后，一般改为口服抗凝药继续应用，常用药物为华法林，华法林与肝素通常会重复使用 3~5 天，并在之后定期根据 INR 指标调整华法林的剂量。达比加群酯、利伐沙班等新型口服抗凝药物的有效性及安全性尚不明确。

（2）机械性取栓术　对于抗凝治疗不适合、严重颅内出血者、临床症状持续加重、入院时有意识障碍等情况的 CVT 患者，在有神经介入条件的医院可以考虑行机械性取栓术作为一种治疗方法。

（二）辨证治疗

1. 瘀阻脑络型

治法：通窍活血。

方药：通窍活血汤加减。

药用：赤芍、桃仁、红花、川芎、当归、白芷、细辛、葱白、生姜。

加减：可增加虫类药全蝎、蜈蚣、地龙、土鳖虫等，增加搜风通络之力；若兼有气虚之证，可加黄芪、人参之品，补气以助气血运行；痰瘀互结者，可加半夏、胆南星、石菖蒲等化痰开窍之品，通络止痛。

2. 水瘀互结型

治法：活血祛瘀，化气行水。

方药：涤痰汤、半夏白术天麻汤或五苓散加减。

药用：陈皮、半夏、橘红、茯苓、胆南星、枳实、石菖蒲、竹茹、白术、天麻、桂枝、泽泻、猪苓等。

加减：痰浊内盛兼神志不清、神昏谵语、躁扰不宁、高热惊厥者，可给予安宫牛黄丸加减。

3. 风痰上扰型

治法：涤痰息风，开窍定痫。

方药：定痫丸加减。

药用：天麻、全蝎、僵蚕、川贝、胆南星、姜半夏、竹茹、石菖蒲、琥珀、茯神、远志、辰砂、茯苓、陈皮、丹参。

加减：若眩晕者，加生龙骨、生牡蛎、磁石、珍珠母等重镇安神；痰浊风动者，常加天竺黄、竹沥、川芎、蝉蜕、干荷叶、柿霜等。

（三）名医诊疗特色

1. 张怀亮

河南中医药大学第一附属医院张怀亮教授运用汉方七物降下汤加减治疗静脉血栓形成，其认为静脉血栓临床上以肝脾肾受损，气滞血瘀夹痰，兼水湿内停者多见，治则以祛邪兼顾扶正，法以清热平肝，补血益气，活血利水为主。选用汉方七物降下汤加减辨证分期治疗效果显著。初期调气为先，补血为要，中期气血水同病，当调和气机，消瘀防变贯穿其中，后期重视益气温阳。

2. 王松龄

河南省中医院王松龄教授运用破瘀、祛湿、降脑压、定痫的方法治疗脑静脉血栓形成，本病病机复杂，脏腑虚弱，正气不足，易被邪侵，脾胃运化无力，气血虚弱，络脉不畅，血流瘀滞，外邪至中，蕴毒内生，瘀滞经络，手术外伤致络脉受损、瘀血内阻，药毒之邪伤及脏腑、气运不畅，瘀阻经络，以及孕产之后气血大伤、正气不足、毒风侵袭、血运瘀滞等。治疗以破瘀、降脑压、祛湿、定痫等为主。但该病病因病机复杂，证候多变，稍有失治、误治即可使阴阳错杂、伤及多脏，进而加重病情，亦可往"坏病"发展。因此，临证治疗时应快、灵、和。

五、预后转归

半个世纪前，颅内静脉系统血栓形成的病死率高达50%，近年来由于及时的诊断及治疗使得其生存率得到明显提升，但对其长期预后尚不十分清楚。为数不多的文献报道中显示，约半数生存患者遗留慢性头痛、精力不足和易疲劳等症状。

六、预防调护

关于颅内静脉系统血栓形成的预防问题，要禁止面部"危险三角"部位疖肿的挤压，针对化脓性乳突炎及中耳炎，要积极治疗。平时在饮食上要注意饮食清淡，食易消化饮食，忌肥甘厚味、辛辣之品，禁烟酒，保持心情舒畅，适当运动，避免过劳。

即病之后，要加强护理，对长期卧床或者昏迷患者，要每隔2小时翻身叩背，促进痰液排除，并且密切观察面色、呼吸等情况，加强口腔护理及皮肤护理，保持口腔卫生，防治长期卧床形成的压疮、下肢静脉血栓及肺部感染等情况。同时，可配合针灸、推拿、理疗、康复等促进恢复。

七、研究进展

有研究表明，老年CVT患病率与女性相同，在危险因素方面，恶性肿瘤及激素替代治疗方面在老年CVT中更常见；在临床表现上，老年CVT如头痛常不如年轻人明显，颅高压症状不典型或程度较轻，而意识障碍和精神情感障碍更多见、更严重。另外，又有研究表明，年龄＞50岁的CVT脑实质损害发生率较高，但局灶性神经功能缺损、脑出血和痛性发作等并发症发生率与年龄无关的。总之，老年CVT的临床表现具有其自身特点，充分认识其特点对CVT的诊断极为重要。

研究提示CVST继发的癫痫对CVST

的远期预后影响不大，但可能是近期死亡的重要危险因素，因此关于 CVST 继发癫痫的危险因素评估显得尤为重要。也有学者指出，出现局部运动障碍、皮质静脉窦血栓和颅内出血的患者易伴癫痫发作。CVT 后癫痫发作可以分为早发性（发病 2 周内）和迟发性癫痫发作。在 CVT 确诊前，大约 1/3 患者出现局灶性或全面性癫痫发作。尽管这种发作对长期预后没有独立的影响性，却可能是早期死亡的原因，伴癫痫发作的 CVST 死亡率是没有癫痫发作的 3 倍。但目前关于预防性抗癫痫药物的使用、药物的选择、治疗的疗程方面还没有共识，这方面也是今后 CVT 临床研究的重点之一。

主要参考文献

［1］吴江，贾建平. 神经病学［M］. 北京：人民卫生出版社，2015：202-205.

［2］贾建平，陈生弟. 神经病学［M］. 北京：人民卫生出版社，2013：205-208.

［3］周仲瑛. 中医内科学［M］. 北京：中国中医药出版社，2012：288-313.

［4］中华医学会神经病学分会，中华医学会神经病学分会脑血管病学组. 中国颅内静脉系统血栓形成诊断和治疗指南 2015［J］. 中华神经科杂志，2015，48（10）：819-829.

［5］曹益瑞，吴波.《中国颅内静脉系统血栓形成诊断和治疗指南 2015》解读［J］. 中国现代神经疾病杂志，2016，16（11）：741-744.

［6］贾建平，吴忧. 颅内静脉系统血栓形成的影像学所见［J］. 中国实用内科杂志，2007，27（21）：1660-1664.

［7］李琰，王流云，郑晓玲，等. 王松龄教授治疗脑静脉血栓形成经验［J］. 中医研究，2019，32（9）：39-41.

［8］张利萍，张怀亮. 张怀亮教授运用七物降下汤治疗静脉血栓形成经验［J］. 中医药学报，2015，43（5）：89-91.

［9］杜鑫，黄凤，张帆，等. 颅内静脉系统血栓形成中医病名初探［J］. 中国中医急诊，2020，29（11）：1976-1984.

［10］关经纬，丁佳悦，孟然. 老年颅内静脉系统血栓形成研究进展［J］. 中华老年心脑血管病杂志，2020，22（1）：109-110.

［11］赵秀鹤，温冰，曹丽丽，等. 颅内静脉系统血栓形成后癫痫发作二例报道［J］. 中国卒中杂志，2017，12（4）：350-354.

第十一章　原发性中枢神经系统血管炎

原发性中枢神经系统血管炎（PACNS）是主要局限于脑实质、脊髓和软脑膜的中小血管的罕见重度免疫炎性疾病。临床表现复杂多样，易与许多疾病相混淆，常见的临床表现是头痛、认知障碍、持续性局灶性神经功能缺损或脑卒中的相关临床表现等。20世纪20年代首次报道，将其称为孤立性中枢神经系统血管炎，1988年将其命名为PACNS，并且提出初步临床诊断标准。随着脑血管造影技术的广泛应用，本病的报道日益增多。

一、病因病机

（一）西医学认识

本病少见，研究非常有限。已发表的研究多为个案报道，病因与发病机制尚不清楚。有学者认为可能与自身免疫异常有关，也有认为可能与免疫功能低下引起的感染相关，尚待进一步研究。病变通常累及颅内中小动脉，特别是软脑膜的动脉。偶尔累及颈内动脉和椎动脉。颅外的器官或组织不受累。急性期血管壁被淋巴细胞、浆细胞、大单核细胞和巨细胞浸润，纤维素样坏死，并出现分叶核白细胞。慢性期出现淋巴细胞和多核巨细胞伴血管壁局灶纤维素样坏死，肉芽肿性动脉血管炎中可见郎汉细胞，也可表现为坏死性淋巴细胞性血管炎。受累血管狭窄或闭塞导致脑内单发或多发小梗死灶，偶尔伴发出血。病变可发生于脑内的任何部位，大脑半球最常受累，其次为脑桥和延髓、小脑和脊髓。脑膜常有炎性细胞浸润，是引起脑膜炎临床表现的病理基础。

（二）中医学认识

本病在中医的中风、风痹、头痛等病证中有相应的描述。其病位在脑，与心、肝、脾、肾有关，多由痰浊瘀血阻塞脑部经络或气血不足，肾虚精亏所致。一般认为本病病机是由后天摄生不慎，饮食不洁，运化失常，造成气血津液运行障碍产生一系列病理变化。致风、痰、瘀血阻塞脑络，或肾虚精亏，脑海失养。其病性初期多以实证为主，后期则虚实夹杂。

二、临床诊断

（一）辨病诊断

1.临床表现

（1）头痛　头痛是最常见的症状，但不同患者的头痛存在较大差异，典型者表现为隐匿起病的伴有认知障碍的头痛发作，少数可呈急性起病、进行性加重。

（2）脑血管意外　呈急性病起，脑血管意外和短暂性脑缺血发作在PACNS患者中很常见，但大多无法依据某一责任血管受累来解释病变部位。患者可出现局灶神经功能缺损症状、运动障碍、共济失调、视觉症状等，其他症状包括帕金森病等锥体外系症状，恶心呕吐，眩晕，头晕，构音不清等。

（3）脑病表现　此组表现主要包括癫痫发作、精神症状、意识或认知功能障碍、遗忘综合征等。

（4）脊髓病变表现　患者多伴后背疼痛，表现为进行性截瘫，累及肢体、骶尾部的麻木感，尿便障碍等。

（5）视神经损伤　视神经炎较罕见，

可表现为单侧或双侧视力下降，转动眼球时疼痛，也可伴有轻度头痛。

2. 临床分型

2011 年 Hajj-αli 等提出依据临床表现、影像学检查（主要包括脑血管造影、头和脊髓 MRI）及脑组织病理活检结果进行分型的标准；2015 年美国梅奥诊所将其按临床表现分为五型。综合上述观点并根据脑脊髓血管受累的大小，将 PACNS 分为造影阳性型（中、大血管受累型）、造影阴性型（小血管受累型）及脊髓型（少数累及脊髓）三种类型，再根据临床表现及脑组织病理结果进一步分为几种亚型。

（1）脑血管造影阳性型

①根据受累血管大小分亚型：此型可根据受累血管大小进一步分为近端血管受累型（颈内动脉、椎动脉、基底动脉、大脑前中后动脉近端）、远端血管受累型（颅内动脉及次级分支或更小血管）。

②根据临床表现分亚型：根据临床表现可分为脑梗死型、颅内出血型及快速进展型。

（2）脑血管造影阴性型　依据临床表现和组织病理的不同，此型可以分为下述类型：肉芽肿性 PACNS、淋巴细胞性 PACNS、β 淀粉样蛋白相关性脑血管炎。

（3）脊髓型　脊髓受累可发生在脑部受累之前、之后，也可与之同时发生，单独脊髓受累罕见。

3. 辅助检查

血清学、脑脊液检查及神经影像学（包括血管造影）异常结果对于 PACNS 通常不具有特异性，但能为其鉴别诊断提供依据，而且若脑脊液检查和头 MRI 结果均为阴性，则 PACNS 可能性较小。皮层下联合软脑膜的组织活检发现原发的血管透壁性损害及血管破坏性炎性反应是诊断 PACNS 的金标准。但由于定性需病理活检但可能有医源性危险和不一定有阳性结果。

联合行 MRI、MRA 及 DWI 检查结合临床综合分析和排除诊断可能是该病现行较可取主要诊断方法。

（1）实验室检查

①血清学：血清学检查的主要目的在于排除潜在的相关疾病，少数可见红细胞沉降率、C- 反应蛋白轻度升高。

②脑脊液检查：CSF 表现异常对于 PACNS 虽然不具有特异性，但可用于排除感染和恶性病变，PACNS 患者多表现为无菌性脑膜炎，可有淋巴细胞数可见轻或中度升高，蛋白升高，糖正常。

（2）影像学检查

①CT：PACNS 部分患者中头颅 CT 可见显示不同程度的异常低密度信号影，约 12% 伴有颅内出血，可表现为脑实质、蛛网膜下腔、脑室高密度影，也可见深部白质钙化，但 CT 敏感度低，通常被 MRI 所取代。

②MRI：早期 PACNS 患者 MRI 少数可表现为正常，常见的是同时累及皮层和皮层下的多发梗死，DWI 呈高信号，SWI 可见多发斑点状微出血灶。

③颅内血管检查：主要包括 MRA、CTA、DSA 及超声检查等，但对于诊断 PACNS 敏感性不高，当大血管受累时脑血管造影显示串珠样改变，也可见脊髓或脑血管的多发微动脉瘤等表现。

（3）脑组织活检　PACNS 诊断的金标准。病理类型：肉芽肿性最常见，占 58%，淋巴细胞性次之，占 28%，急性坏死性最少见，占 14%。

4. 辨病诊断

PACNS 的临床症状和体征、影像学及实验室检查和脑组织活检均缺乏特异性，导致诊断困难。最早的诊断标准由 Calabrese 和 Mallek 于 1988 年提出。具体如下：临床明确存在没有查明病因的神经系统损害表现，中枢神经系统组织病理检查显示血管炎性改变特征，排除系统性血管炎及其他原因引起的血管炎性病变，对免疫抑制剂治疗敏感。

（二）辨证诊断

本病中医可诊断为中风、风痱等。辨证皆以病机为依据，可参照本书有关章节。

望诊：或神情呆滞，或神疲倦怠，面色萎黄，反应迟钝，舌苔白腻，或舌质紫暗。

闻诊：或舌强语謇，或失语，或语言及气味无明显异常。

问诊：或肢体麻木，单侧视力减退，或视物不清，或伴发癫痫，或记忆力障碍，智力减退，或腰膝酸弱，或肢体瘫痪。

切诊：脉弦滑或弦细或弦涩。

1. 风痰阻络

证候：肢体瘫痪（可见偏瘫、单瘫或双上肢瘫，或双下肢瘫等），舌强语謇或失语，肌肤麻木，单侧视力减退或视物不清，神情呆滞，或伴发癫痫，舌苔白腻或脉弦滑。

辨证要点：肢体瘫痪，舌强语謇，舌苔白腻，脉弦滑。

2. 气虚血瘀

证候：肢体瘫软无力，或屈伸不利，肌肤麻木，面色萎黄，神疲倦怠，舌紫暗或有瘀斑，脉弦滑或细涩。

辨证要点：肢体瘫软无力、面色萎黄、神疲倦怠，舌紫暗或有瘀斑，脉涩。

3. 肝肾亏损

证候：头昏、头痛，舌强语謇，反应迟钝，记忆力障碍，智力减退，腰膝酸软或肢体瘫软，脉细或滑。

辨证要点：头昏或痛，舌强语謇，智力减退，腰膝酸软，脉细。

三、鉴别诊断

（一）西医学鉴别诊断

可逆性脑血管收缩综合征（RCVS）是

PACNS 需要进行区分的最主要疾病，若患者表现为急性霹雳样头痛及不明原因的颅内出血，则应首先考虑 RCVS。大血管受累型 RCVS 需注意与 PACNS 进行鉴别，RCVS 多急性起病，常见于 20~40 岁的年轻女性，多有产后、生理刺激以及药物的使用等刺激血管痉挛的诱因，前期可表现为抑郁、偏头痛等症状，起病形式以雷击样头痛为典型症状，并可有不明原因的缺血性脑卒中。RCVS 无脑出血时是与 PACNS 相鉴别的关键点是脑脊液的白细胞及蛋白水平多正常。RCVS 一般呈自限性，预后较好，治疗常选用钙通道阻滞剂等血管扩张剂治疗，而激素可能加重病情，免疫抑制剂无效。

（二）中医学鉴别诊断

本病应与痿证相鉴别。痿证一般起病缓慢，渐至肢体痿弱不用，或见手足麻木不仁，四肢肌肉萎缩。特点是筋脉弛缓，痿弱无力，与本病不难鉴别。

四、临床治疗

（一）辨病治疗

PACNS 对于免疫抑制治疗敏感，本病治疗的关键是早发现、早诊断、早治疗。PACNS 治疗常选用激素加免疫抑制治疗，泼尼松联合环磷酰胺是常用的药物组合。但也有报道，单用激素或环磷酰胺也能取得良好效果。

病情危重的 PACNS 患者可以应用甲泼尼龙冲击治疗，然后口服泼尼松，4 周逐渐减量，并联合环磷酰胺，连续应用 3 个月；病情较轻的患者可以口服激素治疗，并根据疗效决定是否联合使用免疫抑制剂。若治疗无效，应重新评估患者病情，还应考虑到机会性感染、药物不良反应及毒性作用等等。PACNS 的治疗药物包括激素、环磷酰胺，应用于急性 PACNS 患者，急性期可予甲泼尼龙冲击治疗 1 周，若效果好、症状好转，可以应用泼尼松口服并逐渐减量，时间为 2~3 个月，诊疗过程中应注意预防感染、骨质疏松、消化道出血等并发症。病情较重的 PACNS 患者，可加用环磷酰胺，用药期间，定期复查血常规，并注意预防卡氏肺孢子菌肺炎感染。维持 3~6 个月症状好转后可应用硫唑嘌呤、吗替麦考酚酯继续 6~12 个月的维持治疗。针对小血管受累型 PACNS，其造影阴性、活检阳性、MRI 可见脑膜明显强化，可选用硫唑嘌呤、吗替麦考酚酯等药物进行治疗。

（二）辨证治疗

1. 辨证施治

（1）风痰阻络

治法：息风化痰，宣窍通络。

方药：解语丹加减。

药用：远志 6g，菖蒲 10g，胆星 6g，法半夏 10g，竹茹 10g，郁金 10g，钩藤 15g，天麻 10g，全蝎 5g，地龙 10g，白附子 6g。

加减：癫痫抽搐者加僵蚕、蝉蜕；昏迷者加苏合香丸；口苦苔黄腻加黄连、天竺黄；肢体多动加牡蛎、僵蚕。

（2）气虚血瘀

治法：益气活血通络。

方药：补阳还五汤加减。

药用：生黄芪 30g，当归 10g，川芎 10g，红花 6g，地龙 10g，全蝎 5g，丹参 15g，山楂 10g。

加减：上肢偏瘫者加桑枝、姜黄；下肢瘫软者加牛膝；语言不利加菖蒲、远志；时作癫痫者加牡蛎、僵蚕、蝉蜕；多动加龟甲、鳖甲。

（3）肝肾亏损

治法：滋补肝肾。

方药：地黄饮子加减。

药用：熟地 12g，山茱萸 10g，麦冬 10g，五味子 5g，菖蒲 10g，远志 10g，巴戟天 10g，桔梗 10g，木蝴蝶 6g。

加减：兼肢体多动者，加龟甲、鳖甲、牡蛎；脉微而肢冷加肉桂、附片等。

2. 外治疗法

（1）体针　①上肢瘫取大椎、外关、曲池、合谷、肩髃等穴；②下肢瘫取环跳、阳陵泉、足三里、解溪等穴；③失语取通里、廉泉、内关、三阴交穴。

（2）耳针　神门、皮质下、心、肝、脾、肾、枕、肾上腺、脑干。

（3）头针　主要针刺皮层功能区相应的头皮。运动区、功能区、偏盲区、视区、言语感觉区、癫痫控制区等。

3. 成药应用

华佗再造丸：每次 6g，每日 2 次。活血化瘀、化痰通络、行气止痛，用于痰郁阻络之中风恢复期和后遗症。

丹红注射液：活血化瘀、通脉舒络，用于瘀血闭阻所致的中风。

川芎嗪注射液：用于缺血性脑血管病（如脑供血不足、脑血栓形成、脑栓塞）。

醒脑静注射液：清热解毒、凉血活血、开窍醒脑，用于气血逆乱，脑脉瘀阻所致的中风昏迷，偏瘫口歪。

脉络宁注射液：清热养阴、活血化瘀，用于血栓闭塞性脉管炎、动脉硬化性闭塞症、脑血栓形成及后遗症、静脉血栓形成等病。

五、预后转归

随着 PACNS 的早诊断、早治疗，激素及免疫抑制的应用，PACNS 患者的预后得到了显著的改善，包括头痛、神经功能缺损症状及认知障碍等均有所缓解。PACNS 预后与分型关系密切，大、中血管受累型中的快速进展型 PACNS 预后差，脊髓受累型亦预后不良；小血管受累型中肉芽肿型对一线或二线药物治疗反应好，但容易复发，频繁复发者（至少 1 年复发 1~2 次）

可能需要三线治疗，淋巴细胞型、ABRA型预后相对较好。早期诊断并及时开始激素、免疫抑制治疗可明显改善预后。可通过 MRI 监测疾病活动性，初始治疗后每4~6周复查 MRI，药物减量期应每3~4个月复查 MRI 以了解有无疾病进展，新病灶或新症状的出现往往提示疾病仍在活动。

六、预防调护

（一）预防

脑缺血症状发作的预防与处理。很多患者伴有神经功能症状，指导患者保持正确的卧位姿势。要高度注意患者安全，床加护栏保护，多巡视。应告知患者去卫生间勿反锁门，沐浴及平时活动时，应有人陪同以防摔伤。当发生 TIA 时，给予患者心电监护，吸氧，严密观察发作状态和间歇时间，及时报告医生采取治疗措施。

（二）护理

1. 心理护理

这些患者长期头痛，伴神经功能缺损症状，甚至日常生活均不能自理，且易复发，因此心理护理尤显重要。要了解患者的病情及心理，制订具体心理护理措施：鼓励患者正确对待家庭、生活、工作，适时地进行自我心理调整，积极配合治疗，激励患者充满信心积极配合治疗；用同样的方法做好家属工作，争取家属一道来做好患者的心理工作。

2. 用药护理

患者长期使用激素和免疫抑制剂治疗，指导患者遵医嘱定时定量服用药物，勿随意减药、停药，以免造成疾病治疗的"反跳"，并配合为胃黏膜保护剂、钙片及补钾药，防止大剂量、长期应用激素的不良反应。同时注意保暖，避免感冒，若出现大便颜色发黑及胃肠道不适，应及时就诊。定时监测红细胞沉降率和 C- 反应蛋白，免疫抑制剂毒性较大，要定期查血常规、肝功能。

主要参考文献

［1］中国免疫学会神经免疫学分会中华医学会神经病学分会神经免疫学组中国医师协会神经内科医师分会神经免疫专员委业会. 原发性中枢神经系统血管炎诊断和治疗中国专家共识［J］. 中国神经免疫学和神经病学杂志, 2017, 24（4）: 229–239.

［2］吴江, 贾建平. 神经病学［M］. 北京: 人民卫生出版社, 2015.

［3］吕鹤, 张巍, 袁云. 中枢神经系统血管炎的研究进展［J］. 中国脑血管病杂志, 2005, 2（3）: 137–140.

［4］张在强. 原发性中枢神经系统血管炎的诊断策略［J］. 中国卒中杂志, 2008, 3（6）: 402–407.

［5］董会卿. 原发性中枢神经系统血管炎的诊断与治疗［J］. 神经病学与神经康复学杂志, 2019, 15（1）: 36–41.

［6］宋焕清. 儿童原发性中枢神经系统血管炎诊治进展［D］. 郑州: 郑州大学, 2007.

［7］赵贺玲, 曹秉振. 原发性中枢神经系统血管炎［J］. 中国神经免疫学和神经病学杂志, 2010, 17（1）: 74–75.

［8］李颖, 赵重波, 俞海, 等. 原发性中枢神经系统血管炎2例报道并文献复习［J］. 中国临床神经科学, 2013, 21（2）: 197–201.

［9］尹俊华. 原发性中枢神经系统血管炎［J］. 国外医学神经病学神经外科学分册, 2005, 32（2）: 140~143.

［10］Alrawi A, Trobe JD, Blaivas M, et al. Brain biopsy in primaryangiitis of the central nervous system［J］. Neurology, 1999, 53: 858–860.

［11］乔清, 邢永红, 周官恩, 等. 原发性中枢神经系统血管炎研究进展［J］. 中风与神经疾病杂志, 2022, 39（8）: 754–757.

第十二章　癫痫

癫痫是最常见慢性神经系统疾病，是临床、电生理、影像学和病理学模式不同的症状复合体。每10人中就有6人患有一种常见的癫痫，即特发性癫痫，这意味着在全球有超过50%的病例，其病因尚未确定。已知原因的癫痫称为继发性或症状性癫痫，病因包括：脑肿瘤、中风、脑感染、严重的头部损伤、与脑缺陷相关的先天性异常、产前或围产期损伤导致的脑损伤以及某些遗传综合征。其特征是反复发作（间隔＞24小时）；一次癫痫发作具有很强的复发可能性（至少60%）或诊断为癫痫综合征。它影响所有年龄段的人，据估计，全世界有超过5000万人受到影响，80%的癫痫患者生活在中低收入国家，癫痫占全球所有死亡人数0.3%，给个人、社会、家庭带来严重影响。

癫痫中医属于"痫证""癫痫"范畴，俗名"羊痫风""羊角风""羊羔风"。中医学对癫痫的病因、发病症状、治疗及鉴别诊断有着详细的记载。多认为癫痫病产生的原因与七情不遂，先天因素，脑部外伤，或其他因素引起脏腑失调，气机逆乱，触动积痰，生热动风，闭塞心窍，上扰脑神发为本病。常见病因可涵盖为："风""痰""惊""食""瘀""虚"等，痰邪作祟尤为重要。

一、病因病机

（一）西医学认识

1. 病因分类

癫痫是最常见的严重脑部疾病之一，全世界有超过5000万人受到影响。国内调查研究表明，我国癫痫患者近千万人，患病率高达6%，且数据每年都在递增中。根据引起癫痫的病因不同，可分为以下四大类。

（1）特发性癫痫（idiopathic epilepsy）指无脑部器质性或代谢性疾病的表现，为一大组癫痫综合征，缺乏明确的病因，多与遗传因素相关，如良性家族性新生儿惊厥，常染色体显性遗传性额叶癫痫，全身性癫痫伴高热惊厥，儿童期严重的肌阵挛性癫痫，成人良性家族性肌阵挛性癫痫等。

（2）症状性癫痫（symptomatic epilepsy）有明显的解剖或病理异常和（或）临床特征相关的后天或遗传原因的癫痫病，表示潜在的疾病或状况。其中癫痫只是具有其他脑或全身作用的更广泛表型的特征之一，如脑外伤、脑血管病、脑肿瘤、中枢神经系统感染、寄生虫、遗传代谢性疾病、皮质发育障碍神经系统变性疾病、药物和毒物等。

（3）诱发性癫痫　在这里定义为癫痫发作，其中特定的系统性或环境因素是癫痫发作的主要原因，并且其中没有明显的致病性神经解剖或神经病理学改变。一些"诱发性癫痫"将可能具有遗传基础，而某些则是获得性基础，但在许多情况下，无法确定其内在原因。反射性癫痫也包括在这一类别中（通常是遗传性的）以及癫痫发作明显的癫痫。

（4）隐源性癫痫（cryptogenic epilepsy）即可能为症状性，但现有的检查手段难以找到明确的病因，约占全部癫痫总数的60%~70%。

2. 发病机制

癫痫发作可以看作为当大脑中兴奋（E）和抑制（I）之间的正常平衡发生扭曲时发

生，这种 E/I 失衡可能是由于大脑功能的许多层面发生了改变，从基因和亚细胞信号级联到广泛的神经元回路。改变 E/I 平衡的因素可以是遗传的或后天的。导致癫痫的遗传病理可以发生在从回路水平（例如，皮质发育不良中的突触连接异常）到受体水平（例如，Angelman 综合征中异常的 γ-氨基丁酸受体亚基）到离子通道功能异常（例如，良性家族性新生儿癫痫中的钾通道突变）。同样，获得性脑损伤可以改变回路功能（例如，长时间高热惊厥或头部外伤后海马回路的结构改变）。此外，在生命早期，神经递质 gABA 会引起兴奋而不是抑制。

最近有关癫痫综合征遗传基础的新信息激增，单基因和多基因突变均可导致癫痫。许多癫痫具有复杂的遗传基础，其中多个基因缺陷导致细胞兴奋性改变的状态，这是癫痫的基础。例如，从头或遗传性缺失或重复 > 1kb 的拷贝数变异越来越被认为是癫痫患者基因突变的来源。

（二）中医学认识

传统医学对癫痫病的命名有多种，但没有统一的认识。一些中医著作将癫痫称为痫证，而一些书籍将其称为癫疾，论述不一，各有所见，但无论是痫证、癫疾，论述的都是一种疾病，癫痫。中医有关癫痫的记录，首见于两千多年前在湖南马王堆汉墓出土的《五十二病方》关于"婴儿病痫方"专条，书中详细描述了"痫者，身热而数惊，颈脊强而腹大"等证候特点，记载治疗癫痫运用"雷丸"药浴，对后世有较大影响。《黄帝内经》一书对癫痫的病因、病理和临床表现进一步做了较为详细的描述，《素问·奇病论》曰："人生而有病癫疾者……病名为胎病，此得之在母腹中时，其母有所大惊，气上而不下，精气并居，故令子发为癫疾也。"这里的癫疾即是我们所论述的癫痫，指出癫痫发病原因与孕期收到惊吓引发小儿癫痫的发作相关。《灵枢·癫狂》云："癫痫始作，无反僵，因而脊痛"及"癫痫始作，而引口啼呼，喘悸者"描述了有癫痫表现时一系列临床症状如肌肉出现强直，角弓反张，发出怪叫声。隋代巢元方《诸病源候论·癫狂候》中也记载有本病的发作症状，书中载"卒发仆地，吐涎沫，口㖞，目急，手足撩戾，无所觉知，良久乃苏"；"发作时，反目口噤，手足相引，身体皆然"。隋唐以后，各代医家将癫、狂、痫分别描述为三个不同病证，并对其分别论述，王肯堂在《证治准绳·癫狂总论》中指出了三者的区别，将这三者明确区分开来。孙思邈《备急千金要方》一书中，第一次用了"癫痫"这一名称，全面归纳癫痫的临床证候，根据不同的发作特征分为"五脏病"即（肝、脾、肺、肾、心）痫；又依据不同牲畜发出的声音分为六畜痫（马、牛、羊、猪、犬、鸡）。宋金时期，《三因极一病证方论·癫痫叙论》一书中云："癫痫病，皆由惊动，使脏气不平……或在母胎中受惊，或少小感风寒暑湿，或饮食不节，逆于脏气。"指出除了与先天因素有关，还有多种因素亦能引起脏气不平，阴阳失调。金元时期，医家癫痫的发病与痰浊有重要关系，朱丹溪强调痰迷心窍引发，其认为："痫证有五，无非痰涎壅塞，迷闷心窍。"由此，痰浊被后世医学者认为是主要发病原因。明代楼英《医学纲目》又将本病归属于"脑系"疾病。到了清代，《证治汇补》的作者李用粹提出了阴痫、阳痫的分类方法。王清任对癫痫的治疗从对瘀血阻络立论，研制出多首活血化瘀为主的专方。

癫痫的病因，中医大多归纳为先天因素和后天因素。先天因素常因遗传缺陷，或孕期失养，胎中受惊，气血逆乱，或光阴不足，肝气上逆，神不守舍。后天因素指颅脑产伤，外伤、积瘀伤络，或外感六淫，郁而生热，引动风阳，或虫症入血，寄居脑窍，或脑瘤内生，痰瘀阻络，惊恐伤肝，气逆风动，厥脱窒息，神明失养等。

1. 外感六淫

外感时郁，六羁不去，郁而生热，脏腑气血涩滞，蒙蔽清窍而发病，其惊动与感风、寒、暑、湿，则由外环境影响而引起癫痫发作。

2. 情志失调

主要责之于惊恐。肝脏易损，肝体阴而用阳，阴不敛阳而肝风内动。尤以小儿脏腑娇嫩，元气未充，神气怯弱，易惊恐而罹患本病。

3. 先天因素

因癫痫系先天之阴不足，以至肝郁克土，伤及心神之故。由于肝肾阴血不足，心肝之气易于受损，致使肝气逆乱，神不守舍，则发昏仆，抽搐之症。

4. 脑部外伤

各种原因如跌仆撞击，或出生时难产，或脑部疾病（包括脑部炎症，脑血管意外，脑部退行性病变，脑部肿瘤等）之后，使得脑部受损，神志逆乱，昏不知人，气血瘀阻，脉络不和，肢体抽搐，引起癫痫的发生。

综上所述，癫痫的病位在于脑窍，涉及心、肝、脾、肾四脏。病性为邪实正虚。基本病机为气机逆乱，风痰闭窍，元神失控。发作期以痰扰风动，邪实为主；休止期以气阴亏虚，痰浊内伏，正虚为重。现进一步就临床发病主要特点作以下分析。

抽风：轻者局部肌肉抽动，筋惕肉瞤，重者全身抽掣频频，反张强直。若出现局部抽动，则为风痰扰于经络，如两颊分别属于肝、胃二经；小腿的内侧属于肝、脾二经等；心脑未受滋扰，故神识多清。如全身抽动则是痰火壅盛，气机失常，常伴心神失主。

神昏：神昏亦为癫痫主症。轻者神昏不明，为时短暂；重者神志昏愦，意识丧失，发后入睡，醒后毫无记忆。神明为心、脑所主，神昏为神明失司，乃痰浊迷窍所为。失神小发作为神明被扰；神昏大发作为神识被蒙。屡发者正虚神弱，智识不开，可造成智能低下。

时发时止：《温病条辨·解儿难·痉病瘛病总论》载"时作时止，止后或数日，或数日复发，发亦不待治而自止者，痫也"，指出了反复性和自解性是癫痫的临床特征。这种特征的形成，乃因痰有聚散，气有逆顺，风有动静。发作之后，逆气泄，痰浊散，则抽风暂息。又因其痰浊不能自消，隐伏于内，且病久不愈，脾肾内亏，气血耗散，病因又不能消除，故而不定时再发。

二、临床诊断

（一）辨病诊断

癫痫病的临床表现大多具有多样性、间歇性、短时性和刻板性四个特点。临床发作各有特点，各类发作可能单独地或不同组合地出现于同一个患者身上，也可能开始表现为一种类型发作，以后转为另一种类型。例如，在儿童期出现的失神小发作可在青春期转为大发作；也有起初为大发作，以后发生复杂部分性发作等。

1. 临床诊断

（1）大发作（全身强直-阵挛性发作，GTCS）

①先兆期：一半的癫痫患者在发作前出现一些感觉性异常（如上腹部不适，胸、腹气上升、眩晕、心悸和各种幻觉等）、运动性（如身体局部抽动或头眼转向一侧等）、精神性（如无名恐惧、濒死感，外界不真实感或入梦境等），先兆症状，历时短暂，仅几秒钟。原发性癫痫患者往往缺乏

先兆期表现。

②抽搐期：以神志丧失，发生尖叫声，跌倒于地，瞳孔散大，光反应消失为主要表现。抽搐可分先后两期。

a.强直期：全身肌肉强直性收缩，颈部和躯干自前屈转为反张，肩部内收、肘、腕、掌指指关节屈曲，拇指内收，双腿伸直，足内翻，呼吸暂停，面色由苍白或充血转为青紫，双眼上翻，持续约20秒。先自肢体逐渐出现微细震颤，待这种震颤逐渐加重波及全身时，即进入阵挛期。

b.阵挛期：全身肌肉屈曲痉挛，中间伴有短促的肌张力松弛，由一张一弛性交替抽动为特征，形成阵挛。同时，口吐白沫和血沫。发作过程中阵挛频率逐渐减少，松弛时间逐渐延长。1~3分钟后，在最后一次强烈阵挛中，抽搐突然停止。

c.痉挛后期：全身松弛，患者可进入昏睡或昏迷状态，可有遗尿。此期长短不等。患者逐渐清醒，对发作经过不能回忆、头痛、肌肉酸痛和乏力。少数患者发作后还可能历时长短不等的精神错乱和肢体短暂轻瘫。

（2）小发作（全脑性非惊厥性发作）多见于儿童或少年，以短暂意识障碍而无抽搐为特征。在意识障碍时突然停止活动，面色变白，双眼凝视无神，手中所拿物件可能会掉落，或点头动作或上肢高举，原地打转，鼓掌等，发作后继续原来进行的活动。每日发作数十次，以至百余次，可影响生活和学习，通常至青春期停止发作，也有部分转为大发作者。

（3）单纯部分性发作　可分为单纯感觉性，单纯运动性及混合性局限发作。各种单纯部分性发作都可发展至全身强直－阵挛发作。

①单纯感觉性发作：常局限于或先从一侧口角、手指或者是足趾开始的短暂的感觉异常，临床可见为发麻、触电感或针刺感，偶见温热感，动作感或感觉缺失感。随之可能扩延至一侧肢体。

②单纯运动性发作：发动时意识不丧失，从一侧口角、手指或足趾开始或仅限该处的强直性或痉挛性抽搐，以后可以逐渐扩展。

（4）复杂部分性发作、精神运动性发作、颞叶癫痫或边缘（脑）发作　一般无典型的抽搐，仅表现为短暂的意识障碍，或精神失常，患者在发作时做出毫无目的的行动（称为癫痫自动症），如咂嘴、咀嚼、吞咽、流涎、抚摸衣扣或身体某一部位，或机械地进行发作前正在进行的活动，如行走、骑车或进餐，有的表现为精神运动性兴奋，如突然外出，无理吵闹，唱歌，脱衣裸体，爬墙跳楼等。也有可能表现为突然发生的短暂的情绪或知觉改变，如恐惧、忧郁、欣喜等，以及对周围环境的不真实感、似曾相识感，如入梦境，视物变形，视幻觉、嗅幻觉等。接着就表现与外界失去联系，并出现自动症。每次发作可持续达数分钟或更长时间，神志逐渐清醒，对发作情况多数毫无记忆。复杂部分发作也可能发展为全身性强直－痉挛发作。

（5）癫痫持续状态　连续大发作在间歇期意识未恢复者称为癫痫持续状态。随反复发作而间歇期越来越缩短，体温升高，昏迷加深，病势危重，若不及时采取措施中止发作，患者将因衰竭而死亡。

临床中突然停用抗癫痫药物和全身感染是引起持续状态的重要原因。继发性癫痫的大发作持续状态较原发者为多。

2.相关检查

脑电图及其他辅助检查：脑电图诊断癫痫的主要实验室检查方法。常采用各种诱发方法，即使在癫痫发作的间歇，可使阳性率达80%~85%，而且作为一种非创伤性检查，若能在发作时描记，则除个别扩延发作和深部病灶引起的发作外，均具有诊断性意义。根据病史、体格检查及脑电图发现，如疑有某种原发病可能，应选择特殊检查方法明确之。如昏迷而局灶性或全身性抽搐时需做血糖、脑脊液等检查；疑有占位病变，可选择脑血管造影，气脑造影甚至脑室造影，CT 和核磁共振检查。

（二）辨证诊断

癫痫之辨证诊断可分为发作期与休止期两个主要病期，各期均按其病机为根据，四诊之后分而述之。

1. 望诊

（1）望眼神　眼神灵活为心神明，目光呆滞为心神昧。两目凝视为发作先兆；两目直观上翻为心神被蒙；平素目睛红赤为肝火盛；两目干涩为肝阴不足。

（2）望动态　局部抽动为风痰中络；全身抽动为肝风内动；发作时短暂失神为心神被扰。神识昏愦为神明失主。

（3）望面色　发作时面色青紫或胀红，为气血逆乱。面色晦黯或萎黄，为气虚阴盛；平素面色萎黄为脾胃虚弱。面色晦暗为肝肾阴虚。面色苍白为气血两亏。面色潮红为阴虚火旺。

（4）望舌象　舌质红，苔黄腻为痰火；舌质淡，苔白腻为痰浊；舌质胖嫩为脾虚，舌质红绛为郁火；舌质暗红为血瘀，边尖红赤为心肝火旺；舌苔黄为里热；苔白厚多积滞；舌苔薄多气虚；苔光剥为阴亏。

2. 闻诊

（1）闻语音　发作时呼之不应为神昏，如羊呼叫为神乱；语音模糊为神昧，语言清晰为神清。平时，多言好语为心肝有热；沉默寡言为心脾两亏；声音洪亮有力为肺胃气盛；语音低沉无力为肺脾气虚。

（2）闻痰鸣　发作时痰鸣气吼多属痰热，痰嘶声微多兼气虚。

3. 问诊

（1）问病史　问家族史、其母妊娠史，发现可能的先天病因；问既往史，包括有无生产时产伤、窒息史，有无颅脑外伤、肿瘤史，有无高热惊风、缺氧史，有无药物及其他化学物质中毒史，有无颅内感染等，提示可能的后天原因。

（2）问发作　首次发病的时间、症状表现、治疗药物及疗效。

（3）问睡眠　发作后沉睡时久为痰浊内盛；不欲入睡为痰邪尚轻。休止期多寐少动为脾虚痰盛，少寐夜惊为心肝有热。

（4）问二便　发作时小便自遗为心神失主；便结恶臭为脾胃积热。休止期小便清长为气阳不足；小便黄少为里热炽盛。

4. 切诊

（1）切脉　滑脉为痰盛，弦脉为肝旺，数脉为心火，脉濡滑为脾虚痰浊，脉弦效为肝火痰热，脉细数为肝肾阴虚。

（2）切腹　腹部胀满为食滞、积滞，腹软低凹为脾虚气弱。

5. 辨证分型

（1）发作期

①阳痫：病发前多有眩晕，头胀痛，胸闷乏力，喜伸欠等先兆症状，或无明显症状，旋即仆倒，不省人事，面色潮红、紫红，继之转为青紫或苍白，口唇青紫，牙关紧闭，两目上视，项背强直，四肢抽搐，口吐涎沫，或喉中痰鸣，或发怪叫声，甚则二便自遗。移时苏醒，除感疲乏、头痛外，一如常人，舌质红，苔多白腻或黄腻，脉弦数或滑。

②阴痫：发作时面色晦暗青灰而黄，手足清冷，双眼半开半合，昏愦，僵卧，拘急，或抽搐发作，口吐涎沫，一般口不嗡叫，或声音微小。也有仅见呆木无知，不闻不见，不动不语；或动作中断，手中物件落地；或头突然向前倾下，又迅速抬起；或二目上吊数秒及至数分钟恢复，病发后对上述症状全然无知。多一日频作十数次或数十次。醒后周身疲乏，或如常人，

舌质淡，苔白腻，脉多沉细或沉迟。

③脱证：持续不省人事，频频抽搐。偏阳衰者，伴面色苍白，汗出肢冷，鼻鼾息微，脉微欲绝；偏阴竭者，伴面红身热，躁动不安，息粗痰鸣，呕吐频频。

（2）休止期

①心脾两虚：反复发痫不愈，神疲乏力，心悸失眠，面色苍白，体瘦，纳呆，大便溏薄，舌质淡，苔白腻，脉沉细。或素体脾虚气弱，或癫病久发，神疲乏力，纳呆呕恶，胸脘痞闷，舌质淡，苔白腻，脉弦滑。

②肝肾阴虚：癫痫频发，久发，头晕目眩，两目干涩，健忘失眠，智能减退，腰酸腿软，舌红、苔少，脉细数。

三、鉴别诊断

（一）西医学鉴别诊断

1. 癫痫强直－阵挛发作与癔病性抽搐的鉴别

参见表12-3-1。

表12-3-1 癫痫强直－阵挛发作与癔病性抽搐的鉴别

	癫痫发作	癔病性抽搐
发作诱因	少数发病有诱因，发作不择时间地点，易遭受损伤	发作前常有明显的精神因素
发作顺序	发作有一定的顺序：意识丧失，呼吸停止，面色发绀，四肢先呈强直性抽搐，继而阵挛性抽搐，常咬破舌头，有尿失禁	发作无一定顺序，意识不完全丧失，对外界刺激能显示一些反应，面色潮红，四肢乱动，或上肢伸直，紧握拳，或叫喊哭笑，无咬破舌头，无尿失禁
瞳孔	扩大，对光反射消失	瞳孔大小正常，对光反射存在
病理反射	多有病理反射	无病理反射
发作持续时间	发作多持续5分钟	发作持续时间不定，多数较长，可达数小时
脑电图检查	有异常表现	无异常表现

2. 癫痫失神发作和晕厥的鉴别

晕厥也是短暂的意识障碍，是因为脑部血流大量减少而导致突然、短暂性失去知觉，一过性广泛性供血不足所致。多伴头晕、视物模糊、恶心、四肢软弱、出冷汗等自主神经功能紊乱现象。发生机制为血压骤降、脑部缺血而引起氧气供应不足或由于血液化学成分改变如低血糖、碱中毒及脑组织损伤所致。

3. 症状性癫痫的病因鉴别诊断

症状性癫痫的病因复杂，表现多样。这里仅就常见病因提供诊断线索。首先考虑排除代谢性疾病。

（1）低血糖症　各种原因所致的低血糖均可出现不同程度的抽搐。这是由于低血糖时，中枢神经缺乏能量来源，以致发生功能障碍所致。最先受累者为大脑皮质，继之顺序波及皮质下——间脑、中脑、脑桥和延髓。当受累部位至皮质下——间脑以下，才会出现肌肉跳动、肌阵挛、感觉过敏，甚至肢体强直性痉挛和意识丧失，与癫痫发作相类似。与癫痫的区别在于低血糖患者于发生抽搐前多先有短暂的倦怠、乏力、饥饿、出汗、手震颤、复视、激动、意识不清等前驱症状，于发作时常伴有心动过速、全身出汗、血压升高、瞳孔散大等交感神经兴奋症状。典型癫痫发作无上述症状，多突然发病，血糖值正常。

（2）糖尿病昏迷　糖尿病昏迷时可引起抽搐，可能是由于血糖过高，使细胞外液呈高渗状态（即高渗性糖尿病昏迷），导致细胞内严重脱水；由于酮症酸中毒，酸性代谢物直接影响中枢神经系统，或由于电解质紊乱（如高钾血症）所致。在临床上，如不注意有被误诊为癫痫的可能性，但患者有糖尿病病史，血糖高，尿糖强阳性，尿酮体阳性。

（3）低钙血症　对于有手足搐搦，脂肪瘤或甲状腺手术史，或在体检中见到佝偻病患者、畸形的患者，需做血钙、磷测定。

（4）氨基酸尿症　对于有智力障碍，皮肤、发色偏淡，肌体张力增高，或伴有震颤和手足徐动的患者（尤其是儿童），要怀疑苯丙酮尿症；可作尿液检测。其他较少见的类型多有尿的异色、臭味；可做相应的生化检查。

（二）中医鉴别诊断

癫痫一病鉴别时首先应分外感与杂病二类。外感必有感受温热邪气，以及卫气营血等温病几个阶段转变的病史。本篇所述癫痫则主要指内伤引起，多无明显转变阶段，抽搐多突然发生，且常反复发作，包括风痰、痰火、血瘀、血虚等病理因素。大发作的特点为突然仆倒、昏不知人，口吐涎沫，两目上视，四肢抽搐，或口中如作猪羊声，大多发作片刻自行苏醒，醒后如常人。

（1）中风　两者发病均可见突然仆倒，昏不知人，鉴别要点为中风病发作可见扑地无声，昏迷持续时间长，醒后有半身不遂等后遗症。

（2）痉证　以项背强急、四肢抽搐，甚至角弓反张为主要表现，常分为邪壅经络，热甚发痉，气血亏虚，瘀血内阻等证候类型。两者的鉴别要点为痫病多为突然发病，抽搐、痉挛发作片刻后可自行缓解，既往有类似的发病史；痉证的抽搐、痉挛发作多呈持续性，不经治疗难以自行恢复，痉证多有发热、头痛等伴发症状。

（3）厥证　厥证和痫病均可见突然扑倒，昏不知人，但厥证可见面色苍白、四肢厥冷，或见口噤，握拳，手指拘挛，而没有口吐涎沫，两目上视，四肢抽搐和痫作怪叫之症。

四、临床治疗

（一）提高临床疗效的要素

1. 分期辨治，虚实兼顾

癫痫属慢性疾病，反复而缠绵，发作时多见风、火、痰、瘀互结之象，发作之后，方显出虚的本质，故临证治疗一般须分期进行，按照其临床表现辨证论治。邪实者，以攻邪为主；有虚象者，予以扶正。攻邪常用息风、泻火、化痰、活血等法。用药时观察其风、火、痰、瘀之偏重，在突出主攻方向的前提下，适当照顾兼症。如火盛者，重点泻火，兼以化痰、息风；痰盛者，重点祛痰，兼以息风、活血等。扶正，多采用健脾、养心、滋肝、益肾之法。但因本病多痰、瘀为患，故进补时应尽量避免滋腻之品，或同时兼用化痰活血药物，以免补虚不当而留邪。

2. 治痫必祛痰，有瘀当活血

在导致癫痫发作的诸多因素中，痰浊是中心环节。痰浊聚散无常，以致病发无定时。故祛痰是治疗癫痫始终一贯的法则，应用时尚须注意。

（1）治风痰为主　癫痫之痰与一般痰邪的区别在于，其具有随风聚散，胶固难化的特性，除运用石菖蒲、郁金、半夏、陈皮、茯苓等药外，宜加用开破散结之品，如胆南星、白附子、海浮石、僵蚕等。

（2）理脾为治痰之本　脾虚精微失于

输化，则聚而为痰。因此，理脾又是治痰的根本之法。病证宜分清标本，各有侧重。发作频繁时，以化痰开窍为主，兼以扶脾。缓解稳定阶段则以健脾为主，兼以化痰。此外，鉴于痰饮与水同源，应嘱患者尽量少饮水，少喝汤（夏季汗多时例外），饮食菜肴坚持低盐，以免过咸而聚水凝湿酿痰。可常吃一些白果（银杏肉）、萝卜，少吃油脂多的食品如花生米等。如患者在不发作时常觉头眩，头昏，亦可参用金匮泽泻汤，重用泽泻 25~30g，配用白术 10~12g，保持 5∶2 的剂量。小便欠利者，加用玉米须、车前子、通草等药。

（3）力求痰有出路　咽中不适，兼有咳嗽的患者，可用远志、桔梗、竹沥促其咳痰；大便不畅者，可用大黄、瓜蒌、黑丑等荡涤痰浊，使之从肠腑下泄，其中大黄可生、熟间断用之，用量适当，保持大便 1 日 1~2 次，可加入车前子、通草、玉米须、泽泻等。因病久痰留气滞、颅脑外伤、炎症、脑血管疾患皆有血瘀，可用菖蒲、全蝎、炒川芎、桃仁、红花，如能加入少量麝香（吞服），其效尤良。若不用麝香，亦可用乳香、凌霄花等化瘀通窍之品。凌霄花可上行头脑，祛脑络之瘀，并能不行，若女子月经已潮而经少者，亦助通经。

3. 中西结合，科学用药

治病的服药时间和方法是否得当，直接影响治疗效果。一般而言，从未服过西药的初诊患者，可单独使用中药治疗。若已长期服用抗痫西药，但未能控制病情者，不可立即撤去西药，因中药尚未奏效，停药会引起频发和大发作，宜渐减量而后停药或服维持量，中西药并用时，其服药时间间隔 30 分钟。中药服用时间一般是上、下午各一次，每次距离 6~10 小时，尽量固定时间。若患者发作时间有一定规律，则服药时间应做特殊安排，如夜间发作者可在傍晚或寝前各服 1 次，上午则不必服药；

固定傍晚发作者，可安排上午 8 时及下午 3 时各服 1 次。这样根据不同情况，规定不同服药时间，有利于药效的充分发挥，癫痫服药的特点是持久而不能轻易骤然停药，发作之后虽热平、痰降、风息、瘀化，但只是暂时的平静，尚须坚持服药。

（二）辨病治疗

中西医并无根治方法，主要以控制发作，提高生活质量为主。首先要对癫痫明确诊断，其次充分考虑癫痫病因、分类等特点合理选用处理方案，目前治疗方法多样，有抗癫痫药物治疗、手术治疗、电刺激治疗、生酮饮食治疗、基因治疗、干细胞治疗等；最后要按照癫痫的不同类型坚持长期足量治疗的原则。

1. 病因治疗

明确病因者先行病因治疗，如颅内肿瘤切除术，抗寄生虫药物治疗等。

2. 药物治疗

药物治疗是目前癫痫治疗的主要治疗手段。目前，在临床上常用的抗癫痫药物，根据学结构，可分为酰脲类（含巴比妥类，乙内酰脲类及同系物）、二苯并氮类、苯二氮类、脂肪酸类、GABA 类似物类和其他类型。其中传统抗痫药：卡马西平、苯妥英钠、丙戊酸钠、苯巴比妥、乙琥胺、扑米酮、氯硝西。新型抗癫痫药：托吡酯拉莫三嗪、加巴喷丁奥卡西平、左乙拉西坦、非氨酯、氨己烯酸、替加宾、唑尼沙胺、普瑞巴林等，是治疗耐药性癫的主要药物和难治性癫痫的辅助用药。

（1）单药治疗的优势　癫痫的单药治疗方案简单，依从性好；药物不良反应相对较少；致畸性较联合用药小；方便对于疗效和不良反应的判断；无药物之间的相互作用；减轻经济负担。

（2）合理的多药联合选药建议　尽管单药治疗有明显的优势，但是有 20%~50%

的癫痫患者接受单药治疗，仍然未能很好地控制发作，在这种情况下，可以考虑多药治疗（联合治疗或称为添加治疗）。但是，合用的药物越多，相互作用就越复杂，不良反应的发生率就越高。因此建议最多不要超过 3 种 AED 联合应用。

（3）优先选择一种 AED 的需要考虑 ①多种不同作用机制的药物联合应用，尽量选择与目前应用的 AED 具有不同作用机制的药物。如果添加的药物与现在应用的药物有相同的作用机制，则不太可能有较好的疗效，不良反应将增加。②避免有相同不良反应、复杂相互作用和酣酶诱导的药物合用。③如果联合治疗仍然不能获得更好的疗效，建议转换为患者最能耐受的治疗，选择疗效与不良反应之间的最佳平衡点，并考虑手术治疗的可能性。

3. 手术治疗

癫痫手术治疗为 30%~40% 的局灶性癫痫患者提供了癫痫发作缓解的机会，这些患者尽管服用了抗癫痫药物但癫痫发作仍在继续。癫痫手术包括治愈性切除手术、姑息技术，例如胼胝体切开术和刺激装置的植入。术前评估旨在识别致痫区并预防术后神经和认知缺陷。这需要最佳成像、长时间的视频脑电图（EEG）记录以及神经心理学和精神病学评估；一些患者可能需要核医学成像和颅内脑电图记录。最好的结果是那些在 MRI 上具有电临床一致结构病变的患者（60%~70% 无癫痫发作）。然而，癫痫手术并未得到充分利用，应考虑对所有两种或三种抗癫痫药物无效的难治性局灶性癫痫患者进行手术。60%~70% 的局灶性癫痫患者可以通过药物治疗而无癫痫发作。然而，对于另外 30%~40% 的患者尽管服用药物仍癫痫发作，临床医生应考虑其他选择，例如癫痫手术、迷走神经刺激或生酮饮食。手术成功可定义为完全停止癫痫发作而没有术后认知、精神或神经

功能障碍。手术的结果通常代表了癫痫发作控制和术后缺陷之间的平衡，难治性癫痫是尽管有两种耐受性的试验，可追查和使用抗癫痫症，但难治性癫痫是未能实现持续的癫痫发作自由。

癫痫手术的适用范围：所有不适合切除手术的难治性局灶性或全身性癫痫患者都应考虑用于姑息治疗，例如迷走神经刺激；低智商或记忆障碍不是切除手术的禁忌证；老年患者应考虑手术，但并发症风险较高；长期精神障碍病史并不排除患者进行切除手术，但术后需注意精神心理方面疏导；双侧发作间期癫痫样活动不是切除手术的禁忌证；单侧发作时常有双侧发作间期癫痫样活动；难治性局灶性癫痫且脑部 MRI 扫描正常的患者应考虑手术；其他研究可能会发现一个适合手术切除的致痫区；MRI 上的多发性或弥漫性病变不是手术的禁忌证；癫痫发作可能仅由一个可见的异常或部分病变引起；基本功能可以被定位，并且由于癫痫发作的传播，症状区可能与致癫痫区不同。注意所有难治性局灶性癫痫患者初始影像学上明显临床一致的病变仍需要全面的术前评估；切除前必须始终确认病变的致癫痫性。例外情况是手术的主要依据是肿瘤切除，而不是癫痫控制。

手术包括病灶切除术、脑叶切除术、半球切开术等。姑息疗法如胼胝体切开术的目的是减轻而不是治愈癫痫症。只有当切除手术被认为不合适或风险太大时，才应提供它们。关于并发症，癫痫手术的神经系统并发症在很大程度上取决于手术切除的位置和范围。总体并发症发生率为 7%~8%，尽管 50 岁以上人群的并发症发生率为 6%~25%。大多数神经功能缺损是可以预测的（例如视野缺损）；新的、长期的、意外的神经系统并发症的风险低于 5%，感染或脑脊液等暂时性并发症更为常见。精

神疾病在癫痫患者中很常见，既往或目前有精神疾病史与手术后无癫痫发作的机会较低有关，但这不是手术禁忌证。手术成功后，精神症状可能会出现短期恶化，尤其是焦虑，但通常会出现长期改善。然而，多达26%的患者在颞叶手术后可能会出现新的精神障碍，例如抑郁、焦虑或精神病。因此，术后仔细的精神心理科疏导很重要。一般而言，大约三分之一的患者在手术后完全停用药物。然而，由于没有明确的数据或指南，在手术后至少维持术前用药12个月，然后逐渐减少至单药治疗在术后第2年，前提是持续无癫痫发作。

4. 电刺激治疗

（1）迷走神经刺激术（VNS） 最常见的基于神经调节的方法之一，是一种电池供电的设备，类似于心脏起搏器，VNS系统由外科植入在锁骨下的植入脉冲发生器组成，并且导线缠绕在左迷走神经周围，有助于减少癫痫发作频率并改善生活质量病理生理学基础尚未完全清楚，但可能涉及自主神经通路和神经递质如γ-氨基丁酸（GABA）的增强功能。除了间歇性刺激，患者或同伴也可以进行按需刺激。最新的设备还刺激了对发作性心动过速的检测。左侧迷走神经用于避免心脏不良反应，电极放置在颈总动脉和颈内静脉之间的颈部神经上。不良反应包括刺激时声音嘶哑和咳嗽以及颈部不适。迷走神经刺激的有益效果可能需要长达2年的时间才能显现。VNS治疗是对4岁及以上无法接受切除手术或手术失败的药物耐药性癫痫患者有效的外科手术方式。植入式VNS是治疗难治性癫痫的安全有效方法。然而，较新的非侵入性VNS系统（nVNS）可以提供避免最常见的VNS相关不良事件的优势。基于非侵入性治疗的主要优势是避免手术，因此避免了植入相关的不良事件，例如感染和声带麻痹。VNS的未来发展（包括闭环和非侵入性刺激）可能会减少VNS的不良反应或提高其功效。

（2）脑深部电刺激术（DBS） 关于DBS的抗癫痫作用的首个研究发表于1970年代至1980年代，小脑为第一个靶标，后又涉及丘脑、海马、尾状核、黑质和丘脑下核。近期国内外研究研究表明，针对无法进行常规手术的药物难治性癫痫患者，采用DBS治疗可以取得较好的临床疗效，但需要警惕患者的心理状态，减少抑郁的发生。DBS的确切作用机制目前仍不清楚，近期的研究提出了已知的几种机制。通过经由电极连续施加电流，可以（功能上）抑制目标脑结构。由于可在任何时候停止刺激，因此以可逆的方式进行。抑制作用取决于目标结构，因此取决于植入电极在大脑中的位置。放置在癫痫发作区（例如海马区）的电极的刺激可能导致对过度兴奋区的"局部"抑制并导致癫痫发作抑制。刺激放置在负责癫痫发作传播的关键结构中的电极，例如丘脑，可能还会导致癫痫发作扩散受到抑制，这些基于刺激区域和中枢神经系统其他部分之间的联系。

5. 生酮饮食治疗

目前可用的癫痫药物治疗效果有限。在癫痫患者中 < 70% 的病例使用可用的抗惊厥药进行药物治疗可控制癫痫发作。手术干预可以在选定的患者亚群中实现控制，但仍有大量患者无法控制癫痫发作。因此，在耐药性癫痫中，生酮饮食被证明是有用的。虽然生酮饮食的抗惊厥机制尚不完全清楚，但认为酮体和多不饱和脂肪酸可能在生酮饮食的抗惊厥作用中起主要作用。在生酮饮食治疗过程中，身体能量一般是通过线粒体中的脂肪酸氧化产生的，从而产生大量的乙酰辅酶A，乙酰辅酶A的积累导致主要在肝脏中合成两个酮体，乙酰乙酸和β-羟基丁酸，然后进入血液循环。然后酮体被用作大脑中替代葡萄糖的替代

能源。进入大脑后，酮体转化为乙酰辅酶A，然后进入大脑线粒体中的三羧酸循环，这最终导致三磷腺苷（ATP）的产生。关于酮体的几个假设被认为是参与生酮饮食抗惊厥作用的关键介质。

对两种精心挑选和剂量合理的抗癫痫药物治疗反应不佳的患者，应考虑生酮饮食。因此，神经科医师经常推荐其他疗法，例如饮食，包括生酮饮食，为患者提供更好的抗癫痫控制。对于许多患有癫痫病的儿童、青少年和成人来说，生酮饮食是最后的治疗方法。应该认识到，尽管每年都在开发新的抗癫痫药物，但如前所述，对大约三分之一的癫痫患者的治疗并不完全有效。生酮饮食疗法是世界范围内使用的非药物疗法，特别是对于癫痫难以控制的儿童。生酮饮食假设采用非常高脂肪和低碳水化合物的饮食，将碳水化合物减少到所用能量的10%以下。这种限制引发了从葡萄糖代谢到脂肪酸代谢的系统转变，产生酮体，如乙酰乙酸和 β- 羟基丁酸作为能量的底物。生酮饮食为生长和发育提供足够的蛋白质。能量主要来自饮食中提供的脂肪和身体脂肪的利用。生酮饮食是一种禁食的生化模型，它改变器官以利用酮体作为大脑替代葡萄糖的来源。生酮饮食允许大约90%的总热量收入来自脂肪，6%来自蛋白质，4%来自碳水化合物。对于许多难治性癫痫患者，饮食治疗有望通过显著降低癫痫发作频率来改善生活质量。目前观察到在全球范围内使用生酮饮食有所增加，这种饮食的成功实施取决于医疗团队、社会和教育系统，最后是家庭的积极支持。生酮饮食由于其局限性和不良反应，需要严格的饮食和医疗控制。

6. 其他治疗

（1）基因治疗 基因治疗传统上被定义为一种用功能性拷贝替换有缺陷的基因、拷贝并恢复细胞群正常功能的方法。这种治疗方法直接源自我们对疾病分子生物学的了解，针对其最上游水平。现有研究提出该疗法对血友病、连锁免疫缺陷等遗传疾病有效和其他代谢紊乱性疾病有一定疗效。其应用领域广泛，包括简单的遗传疾病和复杂的获得性疾病，这是因为基因治疗可以实现病理网络中基因的过表达或敲低（使用干扰 RNA、反义或核酶），因此适用于已确定病理生理事件级联反应的任何疾病。由于血 - 脑屏障的存在，将遗传物质输送到大脑是一项技术挑战，这限制了进入中枢神经系统（CNS）的途径。鼻内给药是一种可行的方法，这种给药方法已经实现了神经细胞中的转基因表达。侵入性方法，例如立体定向手术，是将治疗基因传递到大脑特定区域的更有效途径，并且可以在注射病毒载体（例如腺相关病毒）后实现高水平的转基因表达。这是迄今为止最常用的将基因传递到大脑的方法。将基因转移到大脑的一个主要优势是脑实质内递送后诱导的有限免疫反应。CNS 内的细胞群没有抗原呈递细胞，只有非常有限的淋巴系统。然而，侵入性手术会导致血 - 脑屏障的破坏和激活的淋巴细胞的渗透。因此，大脑在免疫学上享有特权的观念在某种程度上被重新评估，虽然在大脑中观察到的免疫反应通常不如在其他外周器官中明显，但它仍然是基因转移技术选择和设计的重要因素。基于脂质的基因传递系统是最简单的基因传递技术。它们的主要优点是高载量、低免疫原性和非分裂细胞的转染，临床应用的主要基因转移技术是细胞移植和病毒载体细胞转导。细胞移植方法目前强调使用干细胞，通常是胚胎干（ES）细胞或成体干细胞。它们的主要优点是移植物与宿主的高度兼容性。此外，ES 细胞是多能的，可以分化为神经胶质细胞或不同的神经元表型，并且可以在体外进行转染以表达感兴趣的蛋白质。基因治疗领域是新领域，其潜在的不良反应相对未知。与抗癫痫药物作用一样，大脑边缘系统功能可能会发生改变，包括记忆或情绪障碍。适合进行颞叶切除术的受试者是理想的人群，因为基因转移将发生在计划切除的大脑区域，如果基因治疗无效或与重大不良事件相关，则提供内置的救援程序。基因治疗相对于当前药物方案的一个优势是治疗基因的持久表达，以及将其仅针对其预期的大脑区域的能力。然而，载体介导的转基因表达的持续存在是一把双刃剑。如果表情从目标区域逃逸到另一个大脑区域，则可能会出现意想不到的负面影响，这些影响可能不容易补救。

（2）干细胞治疗　全基因组测序技术的进步继续以超过体内动物模型发展的速度识别越来越多的癫痫相关基因。患者来源的诱导多能干细胞（iPSC）有望为遗传性癫痫建模、高通量药物筛选和个性化医疗提供平台。这主要是因为收集供体细胞进行 iPSC 重编程很容易，而且它们能够在体外维持，同时保留患者的遗传背景。用于治疗癫痫的干细胞技术在体外和体内均可应用，体外检测的目的是建立患者特异性细胞和网络表型，为临床癫痫提供高度的有效性，以及实现个性化医疗候选 ASD 的高通量筛选（HTS）。目前的体内应用探索干细胞替代疗法以恢复癫痫回路的功能。

（三）辨证治疗

发作期以开窍醒神为主，恢复期和休止期以祛邪补虚为主。祛邪宜以豁痰、息风、开窍定痫法为主；补虚宜以健脾化痰、滋补肝肾、养心安神之法为主。中医综合疗法在治疗癫痫病上有较大优势，有药物疗法、针灸疗法、推拿疗法、心理治疗、饮食调理、情志调摄等治疗措施，药物治疗有中药复方辨证治疗、辨病辨证结合使用中成药治疗，针灸疗法。

1. 辨证施治

（1）发作期

①阳痫

治法：急以开窍醒神，继以泻热涤痰息风。

方药：黄连解毒汤合定痫丸加减。

药用：黄连 15g、黄芩 9g、黄柏 12g、栀子 15g、贝母 9g、胆南星 12g、半夏 9g、茯苓 15g、橘皮 15g、生姜 6g、天麻 15g、全蝎 6g、僵蚕 9g、琥珀 15g、石菖蒲 12g、远志 15g、甘草 6g。

②阴痫

治法：息风涤痰，定痫开窍。

方药：半夏白术天麻汤合涤痰汤加减。

药用：半夏 9g、胆南星 6g、橘红 9g、茯苓 15g、白术 15g、党参 30g、天麻 15g、全蝎 9g、蜈蚣 3 条、远志 6g、石菖蒲 9g。

③脱证

抢救治疗：立即灌服安宫牛黄丸，偏阳衰者，加用参附注射液静推或静脉滴注；偏阴竭者，加用清开灵或参麦注射液静脉滴注。抽搐严重者，灌服紫雪丹；喉中痰声沥沥者，用竹沥膏开水化溶后灌服。

（2）恢复期

①痰火扰神证

急躁易怒，心烦失眠，咳痰不爽，口苦咽干，便秘溲黄，甚则彻夜难眠，目赤，舌红，苔黄腻，脉多沉滑而数。

治法：清泻肝火，化痰宁神。

方药：当归龙荟丸加减。

药用：龙胆草 9g、青黛 15g（冲服）、大黄 12g、黄连 12g、黄芩 15g、黄柏 9g、栀子 15g、木香 6g、当归 12g、茯苓 15g、半夏 9g、橘红 12g。

②风痰闭阻证

发病前多有眩晕，胸闷，乏力，痰多，心情不悦，舌质红，苔白腻，脉滑有力。

治法：涤痰息风，镇痫开窍。

方药：定痫丸加减。

药用：天麻15g，全蝎9g，蜈蚣3条，半夏9g，胆南星6g，石菖蒲12g，琥珀15g（冲服），远志10g，茯苓15g，丹参9g，麦冬12g，炙甘草9g。

（3）休止期

①心脾两虚证

治法：补益心脾为主。

方药：归脾汤加减。

药用：黄芪3g，党参15g，白术12g，茯苓15g，炙甘草9g，酸枣仁20g，木香12g，何首乌20g，当归12g，远志9g。

②肝肾阴虚证

治法：滋养肝肾。

方药：大补元煎加减。

药用：党参15g，熟地黄20g，枸杞子15g，山药15g，当归12g，山茱萸15g，杜仲15g，龟甲20g（先煎），鳖甲20g（先煎）。

2. 中医外治疗法

（1）发作期

取穴：百会、风府、大椎、后溪、腰奇。

配穴：若正在发作或昏迷者加人中、十宣、涌泉；牙关紧闭加下关、颊车；夜间发作加照海；白天发作加申脉；小发作可配内关、神门、神庭；局限性发作，配合谷、太冲、阳陵泉、三阴交；精神运动性发作，配间使、神门、丰隆、巨阙和中脘。

方法：根据病情酌情选用4~5个穴，正在发作时用强刺激法，发作过后每日或隔日一次，亦可配合使用电针治疗。

（2）体止期和恢复期

①体针

取穴：虚证取神门、内关、足三里、阴陵泉、三阴交、太溪、中脘、巨阙；实证取风府、大椎、鸠尾、丰隆、太冲。

配穴：发作频繁后神情倦怠加气海，用灸法；智力减退、表情呆滞加肾俞、关元均用灸法。

方法：每次治疗，酌情选用4~5个穴，巨阙、鸠尾用平刺浅刺。

②艾灸：取大椎、肾俞、足三里、丰隆、间使、腰奇穴。方法：每次选用1~2个穴，采用化脓灸法，隔30天灸治一次，四次一个疗程，以上各穴可交替使用。

③电针：取穴同体针疗法。方法：选择1~2组穴位，接通电针仪，用脉冲电刺激20~30分钟，隔日一次，10次一疗程。

④头针：根据临床表现和EEG检查，找到异常放电的"兴奋灶"来确定其病变发生的具体部位或区域（额、项、枕、颞）。方法：根据确定的异常放电部位或区域进行针刺，用捻针手法，大幅快速捻转。隔日一次，30次为一疗程。每疗程后休息5~7天再进行第二个疗程的治疗。

⑤按摩：发作期急则治标，豁痰顺气为主；可用手指按压四关（双合谷、太冲）、人中、少商、十宣及足拇趾、中趾、小趾侧旁敏感点，最后按压二风门、承浆，发作休止期以治本为主，健脾化痰、补益肝肾、养心安神，可用手指揉按中府、关元、公孙、足三里、肺俞，重压三阴交、心俞、中脘，并结合辨证选择有关穴位加减。

3. 单方验方

（1）石菖蒲9g，水煎煮取30ml，每日3次，1次10ml。开窍宁神，化湿和胃，祛痰解毒。

（2）钩藤30g，加水100ml，煎煮15分钟，早、晚各服1次，可息风止痉，清热平肝。治疗肝风内动，伴惊痫、抽搐。

（3）人参陈皮汤：人参6g，陈皮12g，白糖15g，两药水煎，去渣取汁，加汁，加入红糖搅匀即可。适用于瘀阻脑络型癫痫患者。

（四）新疗法选粹

1. 中药加氧雾化吸入

药物组成：陈皮15g，法半夏10g，石菖蒲10g，天麻10g，胆南星10g，枳实

10g，竹茹 10g，青黛 10g，重楼 10g，甘草 6g。操作方法：提取其有效成分，制成药氧液，取药液 50ml，以 1∶3 的比例兑蒸馏水后混合置入湿化瓶中，与低流量氧气一起吸入。氧气流量为 1.5L/min，每日 2 次，7 天为一个疗程，共 2 个疗程。

2. 音乐疗法

音乐疗法可以治疗情志病，古代医家医著中有较多的记载，如明代虞抟在《医学正传·癫狂痫证》中引用了朱丹溪的观点："五志之火，因七情而起，郁而成痰，故为癫痫狂之症……怒伤于肝者，为狂为痫，以忧胜之，以恐解之……此法唯贤者能之耳。"现代研究表明，无论是听古典音乐或者是现代的爵士乐，均可使明显活跃癫痫患者的脑电波活动。若患者脑电波活动与音乐能较多同步时，大脑颞叶区活动尤其明显。表明通过音乐疗法移情易性，可以有效地预防癫痫的发作。

（五）名医诊疗特色

1. 郑绍周

郑绍周教授认为癫痫的发生总由风、火、痰、瘀为患，痰邪作祟是其显著病理特点。导致肝肾脾肾脏气失调，阴虚阳亢，阳亢则肝风内动，亢而热盛，热盛化火，火极生风，风火相助为患；另脾虚失运，清气不升，浊气不降则痰涎内结，痰迷心窍，心血不遂而瘀，瘀则经络不通，痰浊血瘀上扰清窍，引起癫痫发作。郑老临证认为治疗上重化痰，定痫息风、平肝泻火、祛痰开窍、活血化瘀为基本治疗方法，郑老认为中医药在治疗中显示出独特的优势，"辨证论治"是中医治病的特色和精华。"重化痰邪"是中医治疗本病的特点，临床治疗本病要抓住风、火、痰、瘀病理特点，重化痰邪，以豁痰息风、豁痰开窍、豁痰镇惊、健脾化痰、软化老痰。结合具体病情进行辨证加减，组方遣药要功大力专，

随证化裁，效则守方。久病入络，当选用全蝎、水蛭、蜈蚣等虫类药以化瘀通络，"虫以动其瘀"。

2. 王净净

王净净教授治疗难治性癫痫，临床上从"虚、痰、瘀、毒"论治取得了满意效果。王教授指出难治性癫痫的病因病机：内在是由于正气亏虚引起，痰瘀互结贯穿了难治性癫痫病程始终，而关键因素为诸邪化毒，毒损脑络继而引起发病。治疗上应健脾补肾、祛痰活血、解毒定痫。

3. 顾锡镇

顾锡镇教授对继发性癫痫的治疗有独特的诊疗经验，一方面，顾老认为诊断上应重视脑电图检查，特别是 24 小时动态脑电图检查；其次，对发作期和缓解期的治疗有所不同，其认为发作期偏实，当重镇为主；缓解期后期偏虚，不可忽略补益；在具体治疗中要根据引起继发性癫痫的诱因不同。临证注意加减：若癫痫由颅脑外伤引起，应加用土鳖虫、骨碎补等以达到活血化瘀、去瘀生新之效；若癫痫由于颅内肿瘤占位术后而引起，临证加入抗脑瘤专药如蜀羊泉、山慈菇、金刚刺等，可达事半功倍之效。此外，在治疗并发症方面，若患者后期会出现脑水肿，急性期则按内科规范化治疗，非急性期中药可考虑选取泽兰、泽泻、茯苓、吴茱萸等利水渗湿以减轻脑水肿。顾老治疗癫痫兼顾疾病的全程，在预防调护方面，顾老指出了服药时间应有所侧重，中药应在饭后 1 小时服用，特别是临睡前服用，可顾护脾胃，又利于药物吸收。继发性癫痫患者还应注意生活调摄，养成良好的生活习惯，放松心情，注意与家人交流。

4. 宣桂琪

宣桂琪在小儿癫痫治疗上，指出风、火、痰、瘀、虚为其五种病因，病机则复杂多样，有风火攻上、痰瘀互结、虚实夹

杂等。治疗上要分清本末虚实的不同，灵活辨证论治。若风邪为主，治疗上宜祛风平肝；若火邪偏盛，治以清热降火；若痰瘀互结为主，治以化痰祛瘀；此外有虚象的则应注意补益脾肾。宣老提纲挈领，抓住五种主要的病因，结合病机的复杂性，自拟"宣氏癫痫方"（见专方选介）。临证注意灵活加减化裁，夜寐不安、脾气急躁且舌红少苔、脉细数，可加知柏地黄丸；智力低下、四肢不温，可加益智仁、补骨脂强肾益智；消化不良、苔根厚腻，加炒鸡内金、花槟榔消食助运；明显头痛，酌加蔓荆子、白菊花疏风平肝以止痛；舌质紫黯，酌加丹参、川芎活血祛瘀。

5. 宋选卿

宋选卿认为，癫之为病，多与禀赋有关，素体内向多愁善感，心理素质较差，承受打击能力薄弱者，稍有精神刺激即易罹病。因此，本病多为本虚标实，或虚实夹杂。气滞、气郁伤肝害脾，气滞血瘀，气郁痰结，或郁久化热，痰热互结，痰瘀互结，皆可上逆，蒙闭心窍而致神昏气乱而发癫病，宋老强调治疗癫病多以养心血、镇心神、开痰结为大法，或先攻后补，或先补后攻，或攻补兼施，灵活变通，并加以心理疏导。

6. 张士卿

高旅等通过整理张士卿教授诊治经验，指出张教授认为引起癫痫发病的关键病理因素为风、痰、瘀，病机总的为痰瘀交阻、伏滞脑窍，诱发因素归于外风引动或机体脏腑失调致肝风内动。张教授指出当从风、痰、瘀着手论治癫痫，治疗以活血祛瘀、化痰止痉、息风定痫，临床疗效明显，值得借鉴。

7. 余瀛鳌

李鸿涛等介绍余瀛鳌教授治疗难治性癫痫经验，余老指出本病病位主要在脑、肝、脾，病机为脾虚酿痰，肝气郁结或肝阳上亢，夹痰上冲脑窍，脑络瘀阻，神机失用；病性实证多于虚证，热证多于寒证；病理要素以痰、瘀为主。余老临床拟定癫痫促效方作为治疗该病的经验方，此通治方是古方白金丸的"大加味方"，药物组成：牡蛎30g（先煎），龙齿24g（先煎），白矾2.5g（先煎），郁金10g，苦杏仁10g，桃仁10g，胆南星6g，法半夏6g，丹参15g，鸡血藤15g。余老在多年临证基础上指出此方较单纯使用白金丸效更佳，能有效提高临床疗效，且复发率低。

五、预后转归

癫痫预后是指在治疗中达到无癫痫发作的可能性，癫痫是一种良性的病症，大多数癫痫在完全控制癫痫发作和最终停用AED方面预后良好，但癫痫综合征具有不同的结果和对治疗的反应。预后因素包括病因、脑电图异常、癫痫发作类型和治疗开始前的癫痫发作次数，以及药物的早期效果。对治疗的早期反应是长期预后的重要阳性预测因子，而诊断时的癫痫发作史、智力障碍和症状性病因是阴性预测因子，可以确定不同的预后模式，这表明癫痫发生过程不是静态的。癫痫带来的过早死亡风险高于预期，病因是过早死亡的唯一最重要的危险因素。

预后大致可分为以下4种：①良性自限性疾病，发作频率少，发作后可缓解，并不一定需要抗癫痫药物治疗。如良性新生儿家族性惊厥、良性部分性发作、急性症状性发作、药物和高热引起的发作等。这部分病例占20%~30%。②30%~40%的病例对抗癫痫药物较敏感，发作易控制，在发作控制后抗痫药可逐渐撤除。比较容易控制的发作类型包括失神发作、GTCS和一些隐源性或症状性局限性癫痫。③有10%~20%的患者使用抗癫痫药物治疗后能抑制其发作，但停药后会复发，需要终身服用抗痫药，此类包括青少年肌阵挛性癫痫以及大多数与部位相关的癫痫（隐源性或症状性）。④另有约20%的患者预后不佳，即属于难治性癫痫，抗癫痫药物仅能减轻而不能抑制其发作，包括West综合征，Lennox-Gastaut综合征，复杂部分性发作，先天性神经功能缺损（如结节性硬化、Sturge-Weber综合征、脑发育不全）所致的发作以及部分性持续性癫痫，进行性肌阵挛性癫痫和以失张力、强直发作为特征的综合征，另外还包括有显著结构性损伤的部位相关性发作与部位相关性隐源性癫痫。

六、预防调护

（一）预防

（1）预防各种已知的致病因素，如产伤和颅脑外伤，以及多种牵涉脑部的感染性疾病，如结核、乙脑、寄生虫等。

（2）务必及时控制新生儿和婴儿期可能导致脑缺氧的情况，如新生儿抽搐和高热惊厥。

（3）生活起居规律，调节饮食，勿受惊恐。

（二）调护

（1）病情观察　仔细观察发病的次数、频率、每次持续时间，注意发作前，发作时的神志变化，抽风部位及状态，伴随症状等。平素的精神，饮食，二便等，为辨证论治提供资料。

（2）发作期患者发作抽搐时不能对肢体强压，避免引起扭伤和骨折。将头部偏向一侧，解开衣领，将用纱布裹好的压舌板或者勺子放于上、下磨牙之间，避免患者发病期间咬伤舌头。如有痰要及时吸痰，保持呼吸道通畅。对于症状频繁发作的患者要防止发生意外，床边保护，外出有人陪同。同时指导患者养成良好生活习惯，注意生活起居。对急性发作的患者，及时进行合适的抢救与护理。

（3）休止期要"四防"：防感冒发热，防暴食积热，防暴受惊恐，防突然发病产生意外。要注意按时，按量服药，不要漏服，不可乱服。

七、专方选介

定痫散：天然麝香、天然牛黄各2g，白芥子20g，石菖蒲、僵蚕各15g，炒葶苈子、全蝎、胆南星、清半夏各10g，夜交藤、水牛角粉、泽泻各30g，蜈蚣3条，硼砂6g，珍珠粉、冰片各3g。取颗粒混匀后装入胶囊（0.5g），口服，每次2.5g，每日3次。具有标本兼治，攻补兼施，共奏豁痰息风、清心开窍、健脾益气之效。

宣氏癫痫方：生龙齿10g，生白芍5g，天麻5g，全蝎1.5~3g，茯苓10g，制胆星3~5g，郁金5g，石菖蒲5g，蝉蜕5g，钩藤6g（后下），水煎服，日1剂。全方具有搜风通络止痉，平肝息风之效。

癫痫促效方：牡蛎30g（先煎），龙齿24g（先煎），白矾2.5g（先煎），郁金10g，苦杏仁10g，桃仁10g，胆南星6g，法半夏6g，丹参15g，鸡血藤15g，水煎服，日1剂，适用于痰瘀阻窍证，全方具有潜镇止痫、化痰通络之功。

愈痫灵方：方中使用青礞石、石菖蒲、川芎、天竺黄、全蝎、刺五加、冰片等13味中药，具有活血祛瘀、化痰开窍、息风通络的功效。

除痫散：僵蚕30g，全蝎15g，蜈蚣3条，白矾6g，郁金30g，法半夏30g，胆南星30g等十余味中药组成。共研为末，每服6g，每日2次。该方具有平肝息风，定痉除痰，醒脑开窍之功。

裴氏定痫汤：桃仁10g，红花6g，当归10g，白芍10g，生地12g，川芎10g，僵蚕10g，全蝎3g，蜈蚣1条，青礞石

15g，海浮石 15g，白矾 3g，郁金 10g，法半夏 10g，胆南星 10g，黑白二丑 20g，沉香 3g，神曲 10g，石菖蒲 10g，白胡椒 10g 等。煎汤服用或炼蜜为丸，每丸 6g，2 次 / 日。具有活血化瘀，息风通络，祛痰定痉之功，用于癫痫抽风反复发作者。

柴贝止痛汤：浙贝母 20g，柴胡 20g，牡蛎 15g，石菖蒲 15g，天麻 15g，地龙 8g，水煎服，日 1 剂。具有疏肝理气、化痰息风、醒神开窍之功效。

八、研究进展

（一）病因病机

牛志尊等通过对癫痫文献研究发现中医病因病位中痰邪占 34.59%，位居首位。风邪、瘀血频次所占比率分别为 21.23%、12.12%，次之于痰。癫痫病因主要责之于痰，与风、瘀密切相关。癫痫的病位五脏中肝占 34.99%，位居首位，脾、肾、心、脑频次所占比率分别为 17.19%、16.86%、16.29%、14.67%。张国君等收集难治性癫痫患者 76 例，进行中医四诊检查，将难治性癫痫分为肝郁痰凝、肾虚精亏、心脾两虚、气滞血瘀四型，其病位在心脑，与肝、脾、肾关系密切相关。

（二）辨证思路

治未病思想贯彻始终，有病早治之例，提早发现，以防癫痫大发作。既病防变，癫痫发作期及发作后期，应辨证与辨病相结合。癫痫病作为一种难治疾病，主要的临床特征为发作性神经异常及肢体抽搐。其病均归之于痰和风的作祟。程度有轻有重，病情有虚有实，又有原发与继发的不同。不能单纯使用一种方药，对一切癫痫病论治，需要辨证与病相结合，才能达到理想的效果。

（三）治法探讨

张珍等共搜集 20 篇癫痫相关文献，对其中相关 6 篇文献进行总结，得出癫痫的中医辨治从病因论多为风、火、痰，从脏腑论治，风、火多责之于心、肝、肾，痰多责之于脾、肺。采用 Meta 分析方法评价疏肝法治疗癫痫的疗效和安全性，共纳入随机对照试验 8 项，共 670 例患者，研究结果表明疏肝法联合抗癫痫药物治疗癫痫的临床疗效明显，且不良反应少。曲士鑫等应用化痰息风法治疗 76 例癫痫患者，治疗服用 3 个月后，总有效率达 89.47%。胡宁等应用通窍活血汤治疗瘀阻脑络型癫痫 26 例，2 个月为 1 个疗程，连续治疗 3 个疗程后，有效率达 96.2%。马融对小儿痫病的特点总结中，提出痫病休止期提出要重视患儿的体质辨证，对实热质热痫证、湿热质痰痫证和不足质的虚痫证进行分别论治，应用三仁汤、甘露消毒丹、参苓白术散、银翘散、玉屏风散、六味地黄汤等方剂加减化裁、辨证论治，取得较好疗效。

（四）中药研究

1. 单药研究

天麻素：是天兰科植物天麻的干燥根块提取物，天麻素是天麻的主要活性成分，其含量高低是天麻质量的重要指标，抑制谷氨酸的合成和释放，增加了 γ- 氨基丁酸的含量，能够减轻癫痫的发作，起到脑保护作用，另有研究表明天麻素可降低炎症因子 iNOS 的表达，从而在癫痫中发挥神经保护作用。

柴胡皂苷：柴胡味辛、苦，性微寒，归肝、胆、肺经，有疏肝退热、解郁、升举阳气等作用，高极性部位具有显著抗惊厥活性，主要通过调节能量代谢通路来抑制癫痫的发生，其中柴胡皂苷类成分主要调节能量代谢，并通过改善 ATP 含量水平起到抗癫痫的作用，这可能是柴胡治疗癫痫的主要机制。

胆南星：胆南星有清热、抗炎镇痛、抗惊厥、抗氧化等作用，网络药理学方法提示胆南星治疗癫痫的可能有效化合物为β-谷甾醇、植物甾醇、CDCA和2R-B-3-A，其中β-谷甾醇能起到保护神经元的作用，可提高海马CA1锥体神经元基强度、延迟动作电位发放并延长去极化时程；CDCA除具有与β-谷甾醇类似的神经元兴奋性调节作用外，还可延长动作电位半峰宽并明显减少动作电位发放数量，提示CDCA比β-谷甾醇具有更强的神经元兴奋性抑制作用。

川芎嗪：即四甲基吡嗪（TMP），是从川芎中提取的一种生物碱，具有扩血管、抑制血栓形成，改善微循环，提高血-脑屏障通透性等作用。研究表明川芎嗪抗癫痫的作用机制是多靶点的，其通过调节神经递质、炎症细胞因子从而降低神经兴奋性；TMP可使脑源性神经营养因子减缓和阻止癫痫发作及由发作所引起的神经元病理改变，并有促进新生神经细胞增殖的作用；抑制P-糖蛋白表达从而促进抗癫痫药物透过血-脑屏障。

2. 复方研究

柴贝止痫汤：柴胡12g，天麻15g，浙贝母9g，法半夏9g，石菖蒲9g，煅牡蛎30g，地龙6g，对难治性癫痫多耐药有较好的临床疗效。

平肝止痫复方中药饮片：天麻20g，水剑草10g，全蝎6g，胆星10g，郁金12g。研究表明对难治性癫痫大鼠神经元有保护作用，可清除机体过多的炎症因子，进而缓解神经元细胞凋亡，作用机制可能与调节HMGB1/TLR4/NF-κB通路抑制炎症反应相关。

息风胶囊主要包括紫河车、天麻、石菖蒲、僵蚕、全蝎、郁金、川芎、白金丸，根据"益肾填精、豁痰息风"的治则研制而成，前期研究证实控制癫痫发作有效。可以减少对SD大鼠癫痫模型神经元坏死区域海马神经元电压门控性钠通道（VGSC）的损失和周围正常组织VGSC的表达上调，影响VGSC的电生理功能，从而控制癫痫发作，其中减少VGSC峰值电流是主要作用机制。

（五）外治疗法

陈雨婷等应用赖新生教授创立的"通元针法"，配合浸泡过地西泮的羊肠线埋入穴位，方法特别，治疗特发性癫痫，通过选取心俞、膈俞、气海、关元和归来以调节脏腑和血脉，相对于单一针刺治疗癫痫，具有较好治疗效果。高永波等应用火针和毫针相结合治疗76例癫痫患者，其认为火针刺是机械和温热两种刺激合到一起同时刺激于俞穴，能够增强机体的调解、防御以及适应能力，达到调和阴阳与扶正祛邪的作用，总有效率85.5%。郁红使用耳穴压豆治疗联合中药汤剂治疗脑卒中后癫痫，取得较满意的疗效，其中对照组给予卡马西平，观察组予中药汤剂和耳穴压豆治疗。中药组成：桃仁、白芍、龙齿、当归、半夏、石菖蒲、丹参、僵蚕各15g，香附、甘草各10g，地龙、远志、茯神各20g。耳穴压豆取穴：心、神门、脑干等。观察组治疗后总有效率达90.0%，且脑电图异常数明显减少，安全且不良反应少。王峥对癫痫患者使用三棱针刺血治疗，主穴选取太阳穴、委中穴、曲泽穴、尺泽穴、大椎穴；配穴：若患者兼痰湿，则可取足三里穴、丰隆穴。肝火上炎则取支沟穴、百会穴；若瘀血内阻则根据所属脏腑经络取相应穴位，取任督两脉上的灵台穴、鸠尾穴，以及上星穴和风府穴等，可取背俞穴的心俞穴、肝俞穴等。另可取经外奇穴腰奇穴，治愈率达72.9%。

附：脑囊虫病

囊虫病是链状绦虫（猪肉绦虫）的幼虫，即囊尾幼虫侵及人体的组织器官所引起的疾病。以寄生于脑、皮下、肌肉、眼、口腔等处多见，也可寄生于肺、心脏、骨骼等处。寄生于脑内的囊虫所引起的疾病称为脑囊虫病（cysticercosis of brain），脑囊虫病是中枢神经系统寄生虫病中最常见的一种。

根据本病的临床表现，脑囊虫病属于中医"痫证""头痛"范畴。

一、病因病机

（一）西医学认识

1. 感染途径

人类是绦虫成虫的唯一最终宿主，而猪和人类都可以是携带幼虫形式。

其中感染途径有以下三种。

（1）内源性自身感染　猪肉绦虫病患者，胃肠逆蠕动，如恶心、呕吐，虫体脱落的孕节或散出的虫卵可入胃。

（2）外源性自身感染　猪肉绦虫病患者没有在大便后的虫卵洗掉，进食时虫卵由口进入消化道，同样也可感染该病。

（3）外来感染　因进食未煮熟的被虫卵污染的食物，以及不洁净的蔬菜和水果。

2. 发病机制

人误食猪带绦虫的虫卵后，虫卵在小肠消化液的作用下，六钩蚴逸出，继而穿过肠壁，经血液循环或淋巴系统而散布到全身的各个部分，3 周幼虫在组织内发育至 1~6mm，并开始出现头节，9~10 周则发育成囊尾蚴。囊尾蚴的大小及形态，依据寄生部位营养条件与组织反应的强弱而异，位于肌肉中者，常呈椭圆形，位于疏松结缔组织和脑组织中者，多呈圆形，直径大小 0.5~0.8cm，在脑底部的囊虫可达 2.5cm，且具有分支或葡萄样的突起，称为葡萄状囊尾蚴。

脑部的囊虫大多数为分散分布于皮层、脑膜和白质内，数百个至数千个不等。寄生部位的脑组织出现炎性变化，其周围形成被膜及水肿，重者产生广泛脑组织破坏。脑室内的囊虫多为单个浮游于脑脊液中，阻塞脑室或毒素刺激脉络丛后分泌增加而致脑压增高。约数年至数十年后囊虫死亡钙化。

囊虫病的临床表现主要取决于虫体寄生的部位、寄生虫的多少、囊尾蚴的生活状态机体反应程度、血液循环和脑内脑脊液循环障碍的程度。脑囊虫的临床表现有的像颅内占位性病变，有的又酷似多发性硬化；有的可全无症状，有的则可发展成严重的去脑强直状态，还可以出现脑膜炎、脑炎等多种多样的临床表现，以及各种各样的神经系统局灶体征及弥散性神经功能缺损。引起多种多样的临床表现和体征的主要因素有二个。第一个因素是机械刺激，由于虫体寄生造成的脑组织移位。尽管囊虫只是一个很小的圆形球体，一般不会造成组织移位，但若是成堆地寄生在脑组织的某一部位，就可像肿瘤一样使脑组织移位。第二个原因是宿主对虫体的异体蛋白反应。一般情况下，虫体的寄生对脑组织损害不会太大，周围脑组织并无反应，也无症状或体征。当有部分囊虫处于变性死亡过程中，组织异体反应可以明显加重，使颅内压上升，以至难以控制。

（二）中医学认识

中医学对囊虫病与其成虫——绦虫的关系，很早就有详尽的记载。《金匮要略》有"食生肉……变成白虫"的描述。然而对囊虫的记载很少，仅见《诸病源候论》有相关记载。

本病因饮食不洁，以囊虫侵扰为主要病理，其病位在脑，与心、肝、脾、脏功能失调有关。气机失畅，水湿失运，郁则痰生，痰湿郁热，化火生风，风、火、痰三邪搏结，上蒙清窍，扰乱脑神，而猝然抽搐，呕吐痰涎发为癫痫；或因痰浊上蒙清窍，肝阳上扰清窍，气血不足，清窍失养，肾精亏，脑髓空虚，瘀血阻滞清窍而发为头痛。本病虽可见挟风、挟瘀、挟火等各种演变，但总以痰浊为中心。

二、临床诊断

（一）临床诊断

1.临床表现及分型

脑囊虫病的临床表现症状复杂多变，欲做出正确的临床诊断，必须对其临床表现、辨证分型有一个较为全面的了解。一般地，从临床实际出发，以实用为主，有利于医生了解病情，对疾病的发展、转归和预后进行评估，常将脑囊虫病分为五型。

（1）软脑膜型（蛛网膜下腔型）

此类患者囊虫主要寄生在蛛网膜下腔、软脑膜、皮层的表浅部位、脑池、脑裂中，以寄生性脑膜炎及蛛网膜炎性粘连，交通性的或非交通性的脑积水为主要表现，可伴有脑神经受累的症状。没有明显的脑实质性损害表现，根据病情可再分两型。

①脑膜炎型：急性或亚急性起病，有头痛，恶心、呕吐、发热（体温一般不超过38℃）。多数患者没有脑膜刺激征，也可轻微。脑脊液改变类似病毒性脑膜炎，脑脊液的炎性改变时轻时重，部分患者迁延时间较长，经治疗脑脊液的炎性改变可以完全恢复正常。

②颅底粘连型：本型患者除了有脑膜炎症体征和脑脊液的变化外，因蛛网膜粘连阻碍了脑脊液的循环，使颅内压升高，造成交通性（或）非交通性脑积水，脑室扩大。因颅底蛛网膜炎、蛛网膜粘连还可以有脑神经受累、锥体束征等局灶性体征。

（2）脑实质型

囊虫可寄生于脑实质内的灰质、白质、丘脑、底节区，灰质内囊虫明显多于其他脑实质内囊虫。囊虫在脑实质内寄生以数量多、分布广泛为其特征，故临床上常表现多灶性脑功能受损，部分患者脑实质内囊虫单个寄生或呈大囊型，囊虫寄生在皮层引起各种类型的刺激症状，即癫痫发作。囊虫数量多，周围组织免疫反应严重，可引起颅内压力增高，根据寄生的部位还可以出现偏瘫，失语，听力减退，面神经麻痹，眼球震颤，语言障碍，共济失调等体征，此型根据颅内压情况又可分为两种类型。

①癫痫型：此型患者囊虫主要寄生于大脑皮层，以癫痫发作为突出的症状，约40%的囊虫病患者癫痫发作为其唯一的症状，此型患者没有颅内压增高，没有精神症状及智能减退，一般没有明确的神经系统局灶体征，仅少数病例可伴有轻度的脑损害表现。此型患者为脑囊虫病中最常见的一种类型，约占脑囊虫病的50%，癫痫发作形式可多种多样，可有任何形式的发作。发作的形式与囊虫寄生部位有直接关系。脑囊虫患者的癫痫发作频率和程度与脑囊虫病的病期有关。有脑囊虫病的生存期癫痫发作一般间隔时间较长，形式基本固定，而在囊虫的退变死亡期则频率明显增多，甚至出现癫痫持续状态，且发作形式也可多变，而进入静止期则癫痫发作次数减少，10%的患者可自行停止，此型患者除有癫痫外，还可伴有偏瘫，失语等局灶体征。

②颅内压力增高型：因囊虫寄生的数量多，周围脑组织免疫反应大，水肿严重，使颅内压力不同程度升高，早期脑室变小，后期扩大。患者主要表现为头痛、呕吐、

视力下降，智能减退。本型颅内压力增高多为慢性过程，但在囊虫退变死亡过程中颅内压力可急剧升高，随时危及生命。本型患者是脑囊虫病中比较严重的一种类型，约占脑囊虫病的47.4%，本病的治疗也是一个关键问题，治疗得当，有90%以上患者可痊愈，恢复正常的工作，不遗留后遗症，如果治疗不当可能会死于治疗过程中。

（3）脑室型

此型患者的囊虫寄生于脑室内。脑室内囊虫占脑囊虫病的7%，其中第四脑脑室内囊虫最多，占脑室内囊虫的60%~80%。脑室内囊虫病患者70%伴有颅内压力升高，一般没有明显的神经系统局灶体征。其诊断可依靠头颅CT、核磁共振和脑室Conray造影。

（4）混合型

为上述四种不同类型的组合。较常见的是脑实质内囊虫与软脑膜型囊虫混合。这类患者既有广泛的脑实质侵犯的表现，癫痫发作，精神症状，智力减退及局灶体征，又有因颅底蛛网膜粘连引起颅内压力增高，脑积水，脑室扩大，颅底部神经侵犯的表现。病情严重，处理也常远较其他类型困难。脑室内囊虫合并有脑实质内囊虫可见到。

（5）亚临床型

此型患者无任何临床症状或体征，仅在血或脑脊液免疫实验的检查中有阳性发现。囊虫的寄生部位可能在脑实质内的哑区，或者侧脑室内。寄生的囊虫引起宿主轻微组织反应，所以临床上可以无任何表现或仅有轻微的头痛，但有杀囊虫治疗过程中由于周围脑组织的反应，使原来并未发现的脑损害症状可突然出现，颅内压力也可急剧升高。

2.辨病诊断

脑囊虫病的诊断较难，而综合分析才能确诊。

流行病学：患者来自高发地区（国内以东北、西北、华北地区发病率高），或有猪肉绦虫流行区的旅居史，发病以青壮年多见，且男性多于女性。

病史：有肠绦虫病史的患者，对脑囊虫病的诊断有一定的参考价值。皮下、肌内组织的囊虫病诊断比较容易，若此类患者伴有神经系统症状者，应高度怀疑有脑囊虫病的可能。

活组织检查：脑囊虫病的皮下结节多分布于躯干及头部，将结节作常规活组织检查，有助于诊断。

免疫学检查：血和脑脊液的各种免疫学检查是必不可少的实验室检查，是诊断囊虫病的重要依据。目前国内外用于诊断囊虫病的免疫学试验有数种，最简单的是皮内试验（ID），但准确性差，一般不作为常规检查。常用的免疫学检查方法有：补体结合试验（CF）、乳胶凝集试验（LA）、间接血凝试验（IHA）、酶联免疫吸附试验（ELISA）、酶标记抗原对流免疫电泳（ELACIE）等。免疫学诊断有较高的特异性，一般以检测血清抗体为主，而患者治愈后血清抗体持续时间较长，因而检测抗体不能判定活动性感染，也不能作为疗效考核的方法。目前，检测血中循环抗原的方法，与单纯克隆技术的发展，为检测循环抗原提供了新的实验手段。如单克隆拮抗体斑点免疫印渍试验检测抗原，是今后发展的重要方向。

（二）相关检查

1.脑脊液检查

脑脊液分析多数正常；可有蛋白轻度升高，白细胞增高以淋巴细胞为主，糖含量正常或轻度下降。若脑脊液糖含量明显减低多预示预后不良，常和脑积水并存。

2.血清学检查

血和脑脊液中各种免疫学检验有助于

诊断脑囊虫病。目前用于诊断囊虫的检验有数种：补体结合试验、乳胶凝集试验、间接血凝试验、酶联免疫吸附试验、单克隆抗体试验测定囊虫循环抗原等。血清学诊断的局限很大，常有假阳性。免疫学检验在其他疾病也存在假阳性现象。

3. 神经影像学检查

脑囊虫分为活动期和不活动期，各自有不同的 CT 和 MRI 表现，对诊断很有价值。

（1）脑实质型囊虫

①囊泡期：CT 表现为多发散在或单发的圆形低密度病灶，不强化，头节为小点状高密度（2~7mm），虫直径为 0.5~2cm，偶可见大的圆形低密度影，直径可达 5~10cm。囊虫病灶的 CT 值为 4~10Hu。MRI 的 T_1WI 成像囊虫表现为低信号，头节表现为和周围脑组织相同的等信号，不增强；T_2WI 囊虫表现为高信号。

②胶质样期：CT 囊虫呈低密度，周围脑组织呈轮状或环状增强。MRI T_1WI 呈低信号，T_2WI 囊虫表现为高信号，但要比脑脊液低。

③肉芽结节期：CT 表现为弥散的低密度，其中含有一个可被增强的等密度的结节。该结节就是皱缩和变性的囊泡。MRI 的 TW 结节表现为低信号到等信号，T_2WI 为等信号到高信号能被增强。

④钙化肉芽肿期：钙化的肉芽肿在 CT 上表现为点状高密度，多发或单发，直径介于 0.2~0.7cm，周围无水肿表现。MRI 对钙化不能很好地显示，可表现为信号缺失。

（2）蛛网膜下腔或脑池的脑囊虫 在 CT 上的典型表现是低密度，但因囊液的 CT 密度值和脑脊液相同，所以除非囊壁被造影剂增强，或是囊肿造成邻近脑组织异位外，很难在 CT 上见到囊虫。MRI 对发现脑池和蛛网膜下腔的囊虫要比 CT 敏感，TWI 对发现囊壁和高信号的囊液有其优越

性，而 T_2WI 对发现蛛网膜炎和其周围的组织反应效果更好。

4. 脑电图

癫痫发作患者的脑电图可显示局灶性癫痫样波形如棘波和棘慢波，无特异性。

（三）辨证诊断

脑囊虫病，以癫痫发作为主者属于中医痫证范畴；以头痛发作为主者属于中医头痛范畴。病名诊断虽有不同，但辨证分型均以病机为据，故辨证诊断合而论之。

1. 痰浊蒙窍

证候：神情淡漠，反应迟钝，痴呆，头胀痛，恶心呕吐，舌胖大有齿痕，苔白厚腻，脉濡。

辨证要点：神情淡漠，头胀痛，恶心呕吐，舌苔白厚腻，脉濡滑。

2. 肝风夹痰

证候：肢体麻木、抽搐，或突然呼叫，失神跌仆，目睛上视，口吐涎沫，平素常见神情呆滞，眩晕头痛，多伴皮下痰核囊包，舌体胖大，苔腻，脉弦滑。

辨证要点：癫痫时作，神情呆滞，眩晕头痛，皮下痰核囊包，舌胖苔腻，脉弦滑。

3. 痰火扰心

证候：头痛时作，发则精神错乱，狂躁不安，妄言骂詈，伤人毁物，或见幻视，幻听，妄想多疑，常伴见皮下痰核囊包，舌质红胖，苔黄腻，脉弦滑数。

辨证要点：时发头痛，精神错乱诸症，舌红绛或红而苔黄，脉弦滑数。

4. 痰瘀阻窍

证候：癫痫时发，头晕头痛，眼神呆滞，言语不利，心悸怔忡，夜寐不宁，肢体酸软，关节烦痛，大便干结，多伴皮下痰核囊包，苔白，舌紫暗或有瘀斑、瘀点，脉细涩。

辨证要点：癫痫时作，头晕头痛，眼

神呆滞，心悸怔忡，四肢酸软，大便偏干，苔白，舌紫暗有瘀斑、瘀点，脉细涩。

三、鉴别诊断

（一）西医学的鉴别诊断

脑囊虫病的临床表现复杂多变，与许多疾病都有相似之处，需进行鉴别。

1. 癫痫

癫痫是颅内疾病的刺激症状，分为继发性和原发性。原发性癫痫病患者发病年龄早，各种检查均无阳性发现，一般来说易于与继发性癫痫鉴别。但国内囊虫病疫区曾有一些报告在原来疑为原发性癫痫的患者仍有10%有囊虫感染的证据。在继发性癫痫患者中可由多种疾病引起，脑囊虫病患者癫痫发作又是一个最常见的症状，部分患者癫痫发作又是其唯一的症状，因此需要借助于CT、免疫学检查等手段，同时要注意脑囊虫病患者的癫痫发作以多样性及易变性为其特征。发作频率与病期有关。

2. 颅内占位性病变

约47%的脑囊虫患者有颅内压力增高，多表现为慢性过程，且有一定波动性，患者对慢性颅内压增高可逐渐耐受，无明显的头痛，呕吐表现。而颅内占位性病变颅内压力增高表现常呈进行性加重过程，炎症或血管病变引起的颅内压增高多为急性过程，患者适应能力差，头痛、呕吐严重，有时鉴别十分困难，特别是在伴有梗阻性脑积水及有局灶表现者。

（二）中医病证的鉴别诊断

脑囊虫病临床表现以癫痫或头痛为主要表现，不同患者表现各有特点，可分别辨证。唯脑囊虫患者的癫痫，头痛与一般内科疾病之癫痫，头痛不同在于：脑囊虫病以囊虫入侵脑府为主要病机，实邪居多，以痰浊阻滞为主要病机，辨证论治之外，要兼以驱虫为治则。

四、临床治疗

（一）提高临床疗效的基本要素

1. 治分标本缓急，用药需清药性

脑囊虫病常见痰浊夹风、夹痰瘀，化火上扰等证。其证象常见较重，如癫痫发作，剧烈头痛，神识昏迷等，此时宜急则治其标，采用针刺或其他便捷手段进行抢救，待标证缓解后，再徐图其本。治本，包括治疗囊虫之本及调理脾胃之本。杀虫药物首选雷丸，根据现代药理研究，其所含雷丸素为一种特殊蛋白酶，能破坏虫体之蛋白结构而使之死亡，但雷丸素遇热易遭破坏，故一般不入煎剂，常与榧子共研末冲服。此外，活血化瘀、祛湿化痰、软坚散结类药物，能改善囊虫壁的通透性，极有利于杀虫药物发挥作用，临证时可根据辨证分型灵活配用。脑囊虫病患者多脾胃虚弱，而杀虫药又极易伤败脾胃，这必然影响痰浊的化解及药物的吸收，故脾气的盛衰，从根本上决定了本病的发展及转归。若脾气复常，痰浊逐渐化解，各种药物及时到达病所，则病变向愈；反之，脾虚不复，痰浊不化，囊虫难除，则病变发展危及生命。所以调理脾胃实为治疗本病的重要法则。

2. 早期治疗，长期用药

（1）早期治疗 临床观察表明，患病越久，其疗效越差，可能与病程日久，囊虫囊壁较厚，药物难以渗入有关。因此，早期治疗可提高疗效。

（2）长期用药 本病病程较长，病情缠绵难愈，须坚持长期服药。临床所见，能坚持服药者，治愈率高，不能坚持服药则治愈率低。服药过程中，少数患者可出现头胀、头痛或癫痫加重等情况，此往往是预后良好之反应，要鼓励患者坚持服药，以臻全功。如经治疗，癫痫逐步控制，患者虚象显露，可将汤剂改为丸剂，并加入党参、白术、黄芪、茯苓等药，或加服人参健脾丸、参芪丸、补中益气丸等，以强固脾胃之本，消除生痰之源。

（二）辨病治疗

1.杀虫治疗

杀虫治疗进行与否、何时进行、如何进行，尚存争议。脑囊虫病是一种颅内寄生虫病，寄生虫有一定生存期，不少患者对颅内囊虫的寄生毫无反应，或仅有癫痫发作，因此，有的学者主张对此轻型脑囊虫病不需杀虫治疗，只需对症治疗（主要为抗癫痫治疗），等待囊虫的自然死亡。而对于颅内压增高型患者，有的学者认为用杀虫药后可加重病情，甚至造成患者死亡。据近年来国内外多篇文献报道来看，结合笔者体会，认为对轻型无临床表现的患者不用给予杀虫治疗，但对颅内寄生虫较多，颅内压力比较高，临床表现比较多的患者应给予杀虫治疗。具体来讲，就是对频繁癫痫发作患者、脑膜炎型患者，颅内压增高型脑实质囊虫，应给予适当的杀虫治疗。

（1）一般性治疗　适用于颅内压正常的脑囊虫病。

①吡喹酮（商品名 Droncit）：总量180~200mg/kg 体重，皮下囊虫可 1g/d 分 2~3次服，达到总量为止。治疗颅内囊虫，为避免不良反应，先从小量开始，200mg/d，分 2 次服用，如无头痛、呕吐等不良反应，逐渐加重量，每日量不超过 1g，达总量为一个疗程。3~4 个月后再服第二个疗程，一般 2~3 个疗程即可。不良反应：治疗过程中囊尾蚴崩解释放出毒素及异体蛋白到脑组织中，可引起颅内压升高、头痛、呕吐。本药还可引起恶心、呕吐、轻度腹痛、腹泻、食欲减退、发热（37.5~39℃），对肝脏

有轻度损害。少数出现低热、皮疹、偶有心电图改变（T波低平）。以上不良反应大多数在停服后消失。

②阿苯达唑：每日量 1g 以内，10~15g为一个疗程，3~4 个月后再服第二个疗程。一般 2~3 个疗程即可。不良反应：部分患者服药后引起颅内压力增高，患者表现有头痛、呕吐。少数病例有胃肠道不适或头痛，对肝脏有轻度损害。

（2）颅内压增高型脑实质囊虫的治疗　①颅内压在 180~230mmH$_2$O，采用小剂量吡喹酮疗法。用吡喹酮前先用 3 天脱水剂、激素及抗癫痫药，再服吡喹酮。同时继续运用以上三类药物。服药方法，从100mg/d 开始，在严密观察下小心加量，但每日总量不超过 1g，达到总量为止。3~4个月再服第 2 个疗程。也可服用阿苯达唑，方法同上。

②颅内压在 230mmH$_2$O 以上者，先服中药囊虫丸 3~6 个月，再依上法运用吡喹酮或丙硫米唑。

③部分颅内压在 230mmH$_2$O 以上者，只可服囊虫丸 0.4g，每日 2 次，服 1~1.5年，仅服用囊虫丸者疗效也可达 90% 以上。

2.手术治疗

脑室内单个病灶可手术摘除，脑积水行脑脊液分流术缓解症状。

（三）辨证治疗

1.辨证施治

（1）痰浊蒙窍

治法：涤痰利湿，健脾杀虫。

方药：涤痰汤加减。

药用：胆南星 10g，陈皮 15g，半夏15g，泽泻 15g，白术 15g，茯苓 30g，赤芍20g，牛膝 25g，党参 20g，芜荑 9g。

加减：伴见皮下痰核囊包者，加榧子、雷丸各 5g，研末温水冲服；肢体痿弱无力者，加地龙 12g，水蛭 3g；头痛较剧，呕

吐较频，视物模糊者，可于上方加生大黄6g（后下），芒硝9g，煎汤保留灌肠，每日2~3次，得泻后去大黄、芒硝；呕势缓则改口服。

（2）肝风夹痰

治法：平肝息风，涤痰开窍。

方药：定痫丸加减。

药用：半夏12g，陈皮15g，贝母10g，天竺黄9g，天麻10g，全蝎6g，僵蚕15g，丹参15g，朱砂1g（冲服），茯神30g，菖蒲12g，远志12g，钩藤15g（后下），芜荑9g。

加减：肝火明显，症见面红目赤，胸胁灼痛，狂躁不安者，加山栀、龙胆草；若五心烦热，颧红口干等虚热之象明显者，加地骨皮、丹皮、枸杞子；有皮下囊包者，加榧子、雷丸各5g，研末冲服；癫痫发作，给药困难时，可予针灸治疗，待症状缓解，继服上方。

（3）痰火扰心

治法：涤痰泻火，清心安神。

方药：黄连温胆汤加减。

药用：半夏15g，陈皮15g，竹茹12g，枳实9g，茯苓30g，瓜蒌24g，菖蒲15g，郁金15g，黄连10g，山栀20g，桃仁20g，赤芍20g，生铁落15g（先煎），芜荑9g。

加减：兼见皮下囊包者，加榧子、雷丸各5g，研末冲服；大便秘结加生大黄10g（后下）；痰黄黏稠加竹沥水20ml兑服；夜寐不安加生龙骨、生牡蛎各30g。

（4）痰瘀阻窍

治法：活血化瘀，涤痰通窍。

方药：通窍活血汤加减。

药用：赤芍15g，川芎15g，桃仁20g，红花15g，僵蚕15g，全蝎6g，钩藤20g（后下），半夏12g，胆南星10g，茯苓30g，芜荑9g。

加减：心悸怔忡，夜寐不安者，加炒枣仁30g，远志12g；便干加生大黄10g（后下）；痰瘀化热加栀子10g，丹皮10g；皮下囊包者加榧子、雷丸各5g，研末冲服；肢体疼痛或酸软无力加牛膝15g，鸡血藤30g。

2. 单方验方

消囊散（孙以谓验方）：干漆炭240g，芜荑240g，雷丸120g，朱砂60g。共为细末，每服3g，早晚各一次连服一年。服药中如少数患者出现头胀或痛，或者癫痫加重，此往往为预后良好的反应，应鼓励患者坚持服药，以奏全功。如经治疗一段时间后，痫证初步控制，患者虚象显露，可于方中加入党参、白术、黄芪、当归等药，或加服人参健脾丸，以加强脾、肾、胃之根本；如兼见肝肾亏虚者，亦可与六味地黄丸交替服用。

3. 中成药

医痫丸：生白附子、天南星（制）、半夏（制）、猪牙皂、僵蚕（炒）、乌梢蛇（制）、蜈蚣、全蝎、白矾、雄黄、朱砂。具有祛风化痰，降火镇惊，养血理脾，宁心定志之效，适用于用于痰阻脑络所致的癫痫，症见抽搐昏迷、双目上吊、口吐涎沫。

（四）名医治疗特色

本病病程长且病情复杂，中医医家在治疗该病上有丰富经验。囊虫丸1号：雷丸150g，穿山甲（现已禁用，需以他药替代）、干漆炭、丹参各50g，雄黄25g，共为细末，水泛为丸，每丸5g重，日服2丸，3个月囊包全消失。张玉辉认为该病病机为经络不通，治疗当祛邪为主，涤痰逐瘀。根据个人临证经验使用基础方：葛根10g，桃仁10g，赤芍10g，红花15g，川芎15g，法半夏10g，白芥子15g，石菖蒲10g，胆南星10g，僵蚕10g，蔓荆子6g，甘草6g，水煎服，每日1剂。若兼脾阳虚者加细辛3g，黄芪20g，云苓15g，白术

12g；若兼肝阳上亢，肝风内动可加蜈蚣、天竺黄。诸药共用，不杀虫而虫自死，不降浊而浊自除。

五、预后转归

脑囊虫病虽然临床表现复杂，病情变化大，有危险性，但它是一个可治之症。皮肌型和占脑囊虫等60%的普通型脑囊虫病（颅内压力正常的脑实质型脑囊虫、蛛网膜下腔型囊虫）在服用杀虫药后可完全治愈。40%的颅内压增高型脑实质囊虫病经适当治疗好转率为94%。脑室内囊虫、眼内囊虫可手术摘除。

六、预防调护

（一）预防

（1）普及卫生防病知识　使广大群众对本病有所了解，认识到脑囊虫病的危害性和可预防性，从而加以重视。

（2）提倡卫生养猪　猪要进圈，猪圈要与人的厕所分开，防止交叉感染。

（3）注意饮食卫生　把好"病从口入"这一关，不吃"豆猪肉"，不吃生猪肉，生吃蔬菜，瓜果要洗净，饭前、便后要洗手。

（4）有关部门要严格把关　严禁"豆猪"上市。

（5）尽早治疗　一旦确诊为本病，要尽早积极治疗。

（二）调护

病者在治疗期间应进清淡易消化饮食，忌食肥甘厚味。生冷及刺激食物，并应避免劳倦以助脾气恢复。

七、专方选介

张万江从民间挖掘验方囊虫丸，经临床反复实践验证，改制成1、2、3号囊虫丸。囊虫丸1号：雷丸、水蛭、牛膝各150g，僵蚕、白芥子、茯苓各200g，陈皮、大腹皮、大黄各50g，干漆炭25g，陈皮、黄连、蒌仁、羌活各15g，均为细末，以五灵脂500g与腊3.5kg煮沸取计，与上药末，共为蜜丸15g重，日服3次，每次一丸。囊虫丸2号：雷丸、槟榔、黄连、陈皮各150g，五灵脂、神曲各200g，水蛭150g，干漆50g（炒），共为细末，蜜丸15g，每日服3次，每次一丸。囊虫丸3号：同2号，加丹参、山药各150g，陈皮、茯苓各100g，泽泻50g，共为细末，蜜丸15g重，日服3次，每次1丸。

八、研究进展

（一）病因病机

传统医学认为本病以囊虫侵扰脑腑为主，其病位在脑，与心、肝、脾密切相关。首要病因为饮食不洁，本病的病机演变较为复杂，但总以痰浊为中心，发作时本病临床可见挟风、化火等各种演变，痰浊夹虫侵扰于脑为本病最基本的病机。

（1）囊虫袭脾，痰迷心窍　虫邪伤脾，脾失健运，水湿不化，痰浊内生，上蒙清窍，面致呆钝，神情淡漠，头晕头闷，恶心等症。

（2）囊虫伤肝，痰火上扰　肝主疏泄，虫邪伤肝，疏泄失常，气机失调，郁而化火，挟痰上扰，蒙闭清窍而致肢体麻木，抽搐或突然呼叫，昏仆于地，口吐涎沫等证。

（3）囊虫扰心，神失主宰　心主神明，虫邪扰心，神明失主。加之肝脾损伤，痰浊内生，气郁化火，痰火扰心。而致头痛，精神错乱，狂躁不宁等证。

（4）痰瘀阻络　囊虫侵入日久则化源亏乏，精血不足，气血不畅，脑失所养，而致眼神呆滞，言语不利，痉挛时发等症。

（二）辨证思路

脑囊虫病中医辨证以痰浊为中心，在健脾化痰的同时，结合息风开窍、清心安神、活血化瘀等法治疗。另一方面，以杀虫消除病原为主，以杀虫为主法，结合病情不同阶段佐以息风、化痰、开窍、软坚等法。

（三）治法探讨

陈治水等应用消痰杀虫、息风活血中药（灭囊灵含矾石、全蝎、水蛭等，每粒含生药0.3g）治疗癫痫型脑囊虫效果显著。薛翠桃等应用中药、针灸治疗365例脑囊虫患者，中药组成（由水蛭、干漆、芜荑、僵蚕、蜈蚣、泽泻、银花、沙参、朱砂等），针灸：主穴大椎、鸠尾、筋缩。余辨证加减穴位，每疗程穴位埋线1次，中途休息2~3个月，240例癫痫症状完全消失，仅有17例偶抽搐，但发作次数、抽搐时间明显减少。

（四）中药研究

1. 单药研究

全蝎乙醇提取物具有显著杀灭猪囊尾蚴的作用，表明全蝎对虫体有广泛破坏作用，可破坏其皮层微毛影响其正常的吸收功能，同时破坏头颈节片再生而达到杀灭作用。

苦参既能泻火解毒、燥湿杀虫，又能散结消肿，张荣英临床中发现苦参单味煎汤内服可治愈全身散在多发性猪囊虫结节，获效甚捷。

2. 复方研究

囊虫散胶囊由雷丸、干漆炭、全尾蚴、僵蚕、水蛭、川芎等组成。灭囊Ⅱ号由泽兰、槟榔、茯苓、川芎、大黄等组成，具有杀虫、化痰散结、息风通络，不仅可杀灭活动期囊尾蚴，还可进一步促进死虫吸收、减少钙化灶。

（五）评价及瞻望

脑囊虫病影响大多数发展中国家，并且在发达国家有一定频率的报道。在了解感染和疾病的特征方面取得了重大进展，特别是在疾病亚类的定义改进、个体化诊断和管理方法方面取得了重大进展，例如更多关注抗炎治疗的作用，以及在许多情况下将钙化神经囊尾蚴病识别为癫痫持续发作的来源。这一进展大大改善了大多数患者的预后。中医药治疗脑囊虫病虽取得了一定的疗效，但从总体来看仍收效欠佳，临床应根据病灶的位置和感染的严重程度择适当的治疗方式。

主要参考文献

[1] 李世绰，吴立文. 临床诊疗指南癫痫病分册[M]. 2007.

[2] 周静汶，张晓龙，孙丽霞，等. 顾锡镇教授治疗继发性癫痫验案撷菁[J]. 天津中医药，2019，36（1）：50-52.

[3] 计亚东，王净净，石学慧，等. 王净净教授中西医结合治疗小儿癫痫临床经验[J]. 湖南中医药大学学报，2020，40（4）：486-489.

[4] 张赛君，陈健，宣桂琪. 宣桂琪名老中医诊治小儿癫痫经验拾萃[J]. 浙江中医药大学学报，2018，42（8）：595-597.

[5] 宋世刚. 宋选卿教授治疗癫痫病经验[J]. 长春中医药大学学报，2011，8：27.

[6] 高旅，刘丽娜，史正刚，等. 张士卿教授治疗小儿癫痫经验探析[J]. 中国中西医结合儿科学，2020，12（6）：473-476.

[7] 李鸿涛，李哲，冯磊，等. 余瀛鳌治疗难治性癫痫经验[J]. 中医杂志，2015，56（1）：14-16.

[8] 翁柠，薛红，杨辉，等. 中药加氧雾化吸入联合丙戊酸钠治疗癫痫大发作患者临床

观察［J］. 中医临床研究，2020，12（10）：
113-116.

［9］中华医学会. 临床诊疗指南. 传染病分册
［M］. 人民卫生出版社，2008.

［10］卫生部继续医学教育委员会. 神经内科学
分册［M］. 长春出版社，1999.

［11］武运，李有成，章继红，等. 穴位埋线治
疗癫痫型脑囊虫病164例［J］. 河北中医，
2010，32（9）：1374-1375.

［12］陈治水，贾丹兵，孙旗立，等. 消痰杀虫
息风活血法治疗癫痫型脑囊虫病的临床疗
效及治疗机制研究［J］. 中国中医基础医
学杂志，2004（3）：57-60.

［13］郑九红，廉辰. 囊虫散胶囊治疗脑实质型
脑囊尾蚴病的临床研究［J］. 中国病原生
物学杂志，2007（1）：69-71.

第十三章　三叉神经痛

三叉神经痛（trigeminal neuralgia，TN）又称痛性抽搐，是指三叉神经分布区内短暂的反复阵发性剧烈疼痛，但未见伴有三叉神经功能破坏的症状。三叉神经痛多见于中老年人，40岁以上者占70%~80%，女性多于男性。三叉神经痛有原发性三叉神经痛和继发性三叉神经痛之分，原发性三叉神经痛的病因尚未明确。三叉神经痛根据临床表现，可分为典型性三叉神经痛和非典型性三叉神经痛两种类型。

三叉神经痛为骤然发生的剧烈疼痛，但严格限于三叉神经感觉支配区内，发作时因患者常常紧按患侧面部皮肤或用力擦面部减轻疼痛，可导致局部皮肤粗糙，甚至眉毛脱落，有的在发作时不断做咀嚼动作，严重者可伴有同侧面部肌肉的反射性抽搐，所以又称"痛性抽搐"，每次发作仅数秒钟至1~2分钟即骤然停止，间歇期表现正常，发作时1日数次，甚至1分钟多次，发作呈周期性，可持续数周、数月或更长，能自行缓解。病程初期发作次数较少，间歇期较长，随病程进展，间歇期逐渐缩短。中医学虽无此病名，但按其不同的病理阶段和主要临床表现，可分别归入"头痛""偏头痛"及"面痛"等证的范畴。

一、病因病机

（一）西医学认识

原发性三叉神经痛（PTN）的病因和发病机制尚未明确，目前多数学者认为其病变位于三叉神经半月节及其感觉神经根内，可能与血管压迫、岩骨部位骨质畸形等对神经的机械性压迫、牵拉和营养代谢障碍等因素有关；继发性三叉神经痛的病因比较明确，主要是脑桥小脑角（CPA）及其邻近部位肿瘤、炎性反应、外伤和三叉神经分支病变所导致。原发性三叉神经痛的病因病机主要归结为中枢病因学说和周围病因学说两大类。

1. 中枢病因学说

并且由于三叉神经发病的形式和癫痫相类似，因此有学者认为引起该病的原因可能是大脑内病灶异常放电引起的，刺激感觉神经而产生触电样感觉，即三叉神经脊束核内癫痫样活动引起的假说。早在1853年有法国神经病学者发现在原发性三叉神经痛患者疼痛发作时可在中脑记录到癫痫样放电，且发现用抗癫痫药物（卡马西平、苯妥英钠等）治疗三叉神经痛有效，故提出三叉神经痛为癫痫样疼痛。随后在1942年Bergouignan首先报道了用苯妥英钠治疗三叉神经痛有效，之后又有学者应用卡马西平治疗三叉神经痛也起到了很好的治疗效果，且这两种药物至今仍是治疗三叉神经痛的常用药物。通过以上可以推测原发性三叉神经痛是一种感觉性癫痫发作。Gerhard为进一步探索其机制将马钱子碱分别注入大鼠的三叉神经脊束核和三叉神经节内，当刺激面部时比较两者对疼痛刺激的反应，三叉神经脊束核内被注入马钱子的大鼠形成癫痫性损伤，疼痛反应加剧，而三叉神经节内被注入马钱子的大鼠无明显的变化，进一步揭示了PTN的病理机制为三叉神经脊束核内的癫痫样放电，该现象也支持了PTN病因的中枢学说。

认为三叉神经痛是三叉神经中枢通路中发生的类似癫痫样放电活动的中枢病因学说，解释了三叉神经痛的持续发作性，在 TGN 发病机制中起了不可忽视的作用，但是也有一些现象难以解释，比如：绝大多数三叉神经痛患者的疼痛范围并不是在整个三叉神经范围，其疼痛多发生在单侧的某一分支或某一细小分支，其疼痛因面部的扳机点刺激可激发，很多脑干疾病患者并无三叉神经痛的发作等，这些现象都难以用中枢病因学说来解释，因此该学说还有待于进一步补充完善。

2. 周围病因学说

（1）三叉神经根压迫 神经血管压迫学说是目前较为公认的学说之一，同时也是三叉神经痛进行显微血管减压手术的基础。微血管压迫部位主要在三叉神经根入脑区，由于该部位缺少由施万细胞形成的髓鞘的包裹，因而对跨过性压迫及压迫均较敏感。有报道发现 PTN 患者在靠近三叉神经进入脑桥部位的神经根局部被紊乱的动脉或静脉血管袢压迫，PTN 最常见的责任血管是小脑上动脉，其次是小脑前下动脉、基底动脉，还包括小脑后下动脉、脑桥横静脉、岩静脉、基底静脉丛等，比较罕见的有动脉血管变异和静脉畸形，且磁共振检查和对此类患者经颅后窝手术时都观察到血管接触到三叉神经根，手术除去血管压迫可使大部分患者的疼痛得到长期缓解。但是也有一些研究者对神经血管压迫导致 PTN 的观点提出争议，比如许多人虽然存在神经血管密切接触，但并不发病，这不能用神经血管压迫来解释。同时，许多 PTN 患者并没有责任血管，这就意味着神经血管压迫并非导致 PTN 的必要条件。因此，神经血管压迫理论虽然得到了很多人支持，但它并不能解释与 PTN 相关的所有现象。

（2）原发性脱髓鞘病变 一些研究者观察三叉神经痛患者三叉神经节和神经根的切除标本，发现有严重脱髓鞘、髓鞘增殖和轴突扭曲等改变，三叉神经痛患者最具特征的改变发生于轴突和髓鞘。

（3）其他影响因素 近年来分子生物学和免疫组织化学对神经肽、神经递质进入了深入研究，许多学者发现多种神经递质类和神经肽类物质，如 P 物质、β 内啡肽、5-HT 和血管活性肠多肽等与三叉神经痛的发作有密切关系。

生物共振假设指出，当围绕三叉神经的结构的振动频率接近其自然频率时，就会发生三叉神经的共振。生物共振会损害三叉神经纤维并导致冲动的异常传递，最终可能导致面部疼痛。在生物共振假说的指导下，我们希望探索更多的非侵入性方法来治疗甚至治愈 TN。

此外，还有骨性压迫学说、免疫因素、过敏反应学说、病毒感染学说等，综上所述，关于周围病变的观察已比较深入，但在周围神经损伤与中枢调制系统紊乱的关系上，还有待进一步研究。

总之，PTN 是一个非常复杂的病理过程，对 PTN 的发病机制至今还没有一个满意的解释。PTN 治疗方法众多，但疗效均不确切，且复发率高，需要进一步研究。

（二）中医学认识

中医学对三叉神经痛的认识是以发病过程及临床表现为依据的。如："自外入者，风寒暑湿之邪，自内发者，气血痰郁之异，或蔽覆其清明，或瘀塞其经络，与其相搏脉满而痛。"综上所述，一般多将其成因分为外感风寒湿邪，而以风邪侵袭为主。或者由于情志因素，肝胃实热，肝阴亏虚，肝阳上亢或阴虚阳亢，虚火上升所造成。临床多见三阳经受邪，肝胆风火和阳明燥热。

头面为三阳之会，古云："巅顶之上，唯风可到。"根据本病发作性疼痛的一特点，与风者善行而数变的特性相似。由此可推断本病的主要病邪是风邪。风寒或风热等外邪侵袭手足三阳之络，闭阻经络，气血阻滞，不通则痛。加之内伤与外感相合，风火、痰瘀相搏于三阳经，使痰阻血瘀，气血凝滞，上犯巅顶，阻遏脉络，郁于空窍，使清窍不运则产生疼痛。其次，情志不畅，肝气郁结，郁而化火，肝火上炎。或者精血亏损，肝肾阴虚等内伤，脏腑功能失调，经络虚衰，气血运行不畅所致，也即"不通则痛"之原理。病位主要责之于肝、胆、脾、胃、肾。

1. 风寒外侵

风寒之邪侵入体内，致经脉内气血运动不畅，络脉被经脉外的寒邪所牵引，郁于空窍，产生疼痛。由于寒邪的性质是主收引，所以寒邪所致的疼痛，程度比较剧烈，往往是暴发性疼痛，遇热则可以缓解。

2. 痰火上攻

嗜食肥甘厚味，致使脾失健运，聚湿生痰，痰浊中阻，郁滞化火，痰郁火升，上扰清空，清阳不得舒展，阻遏头面脉络而致疼痛。

3. 阴虚阳亢

素体先天不足，肾阴不充，或虚劳过度，耗损肾精，阴虚阳亢，火热内生虚火上扰头面所致。或肾阳衰微，寒从内生，清阳失旷所致。

4. 肝胆风火，阳明胃热

"诸风掉眩，皆属于肝"。郁怒伤肝，肝郁化火，引动肝风或肝体不足，肝用有余，风阳循经上扰清窍，故而作痛。或胃实化热，热盛化火，以致风火上攻头面，经脉受灼，而生疼痛。

5. 气滞血瘀

或因气郁日久，或因受外伤使得气血流行不畅，凝于头面脉络，而发面痛，其痛固定不移，如锥如刺。

二、临床诊断

（一）辨病诊断

1. 临床诊断

（1）原发性三叉神经痛的临床诊断

因原发性三叉神经痛发病的真正病因及发生机制迄今仍无完善与肯定的结论。但其临床症状为在三叉神经分布区域内，具有一种短暂性反复发作性剧痛的表现，根据疼痛的部位、性质、"扳机点"的存在及检查时极少阳性体征等，而易于诊断。主要依据如下：多发生于40岁以上；三叉神经的第二支或第三支所分布的区域内出现阵发性、短暂的剧烈疼痛；"扳机"多在口的周围而易进行诊断。

①颜面部疼痛：三叉神经痛患者，其主要临床症状是在颜面部三叉神经分布区域一个支或多支的发作性剧痛。呈突发性似电击、刀割、烧灼或针刺样疼痛，发作时可伴有流泪、流涕。由于疼痛剧烈，患者常以手用力揉搓疼痛部位，以致患侧颜面常发生皮肤擦伤、增厚，甚至眉毛脱落等。疼痛一般持续数秒到1~2分钟后而突然停止。发作后，间歇期为数分钟、数小时或十余小时不等，但随着病情的发展，疼痛发作愈来愈频，间歇期越来越短。间歇期患者恢复原来状态。多数患者在疼痛发作时，可有先兆，如表现突然紧张、双目凝视等。疼痛发作过后，常有一短暂的反拗期，在此期间，即加以诱发，也不致引起疼痛。疼痛发作多沿神经的走行分布，第1支的疼痛部位在眼部的表浅或深部、上睑及前额部，第2支的疼痛部位主要在颊部、上唇和齿龈处，第3支的疼痛部位主要在下唇、齿龈等处。绝大多数患者的一侧发病，右侧多于左侧。

扳机点及诱发因素：在三叉神经受侵犯的分布区域内，有40%~50%的患者，一个或多个特别敏感的区，即称为"扳机点"，或称"触发点"。多发生在上下唇部、胡须处、上下牙龈、鼻翼、鼻唇沟、颊部、眉毛等处。此区对触觉及运动极为敏感，疼痛由此点开始，立即扩散到其他部位。因此，患者说话、进食、打呵欠或受风等带动头部皆可发生疼痛。

有的患者疼痛发作部位不完全符合三叉神经单一的神经分布情况，于是有的学者根据疼痛分布与疼痛放散的形式分为两类。a.疼痛发作在口部、颊部及耳部范围内或有放散痛者，称为三叉神经口耳带形疼痛，多与第二、三支神经分布有关。根据疼痛的位置与放散的方向疼痛灶由下颌尖牙区齿龈，主要沿下颌向耳区放散，或向后向上，再向前绕至上颌；有的疼痛灶位于上颌尖牙区齿龈，向耳区放散，或向后，向下，再向前绕至上颌；有的疼痛灶开始于耳部，向前放散至上、下唇及舌部；有的疼痛灶位于颊部，向前放散至上、下唇，向后向上放散至耳部；有的疼痛局限于耳前区者；还有的疼痛局限于一侧舌部。b.疼痛发作在鼻部、眶部及额部范围内或有放散痛者，称为三叉神经鼻眶带形疼痛。此类多与第一、二支神经分布有关。根据疼痛位置与放散方向，有的疼痛开始于眶内眦，向下放散至上齿龈，或向外放散至外眦部；有的疼痛开始于眶外眦，沿着眼上下向内眦部放散；有的疼痛开始于上颌尖牙区齿龈，向上沿内眦放散至额部，或向上放散至眼后部，或向上、向外放散至外眦；有的疼痛开始于上颌尖牙区齿龈，向上放散至眶部；有的疼痛开始于上齿龈或眶内眦，沿鼻唇沟深部上、下放散；还有的疼痛只局限于眶上切迹，不向他处放散。绝大多数患者疼痛发作时，局限于一个带形区域之内，疼痛同时散布于两个带形之内者较少。

颜面部变化：疼痛发作时，患者受累的半侧面部可呈现痉挛性歪扭。有的出现面部血管运动紊乱的症状，如面部先有苍白，然后潮红，并伴有流泪、流涕等。

皮肤疱疹：个别三叉神经痛患者，尤其在使用无水酒精封闭治疗后，在其口角处、鼻部可出现皮肤疱疹。患者自觉疱疹处有瘙痒及轻度灼痛感，一般于5天后可以自行愈合，或涂以氢化可的松软膏加以保护，促进愈合。

伴有血管-自主神经功能失调症状：本病在严重发作时常有脸红，皮肤温度增高，面部肿胀，全身出汗，流泪，鼻黏膜充血，流鼻涕，唾液分泌增加等。严重者可见瞳孔散大。若病程长，而频繁发作者，可出现营养障碍性改变，如局部皮肤粗糙，眉毛脱落，角膜水肿或浑浊，有时可产生麻痹性角膜炎、虹膜炎、白内障，甚至伴发咀嚼肌萎缩。

②体征：患者因不敢洗脸、刷牙、进食，所以面部及口腔卫生很差，一般全身营养状况不良，精神抑郁，有的头发、胡须很长，表情极度痛苦或呻吟不止。

有些慢性患者，由于疼痛发作时经常用手揉搓面部皮肤，而呈现面部皮肤粗糙、眉毛稀少或缺。

由于多数患者如初起病时常被怀疑牙痛，都有拔牙病史，患侧常有多枚臼齿缺少。

（2）继发性三叉神经痛的临床诊断

继发性三叉神经痛临床并非少见，其症状在三叉神经分布区域内出现类似于原发性三叉神经痛颜面部疼痛的表现，但程度较轻，而疼痛维持的时间较长，并且伴有三叉神经阳性体征，如颜面部的感觉运动障碍等。另外，辅助检查能够发现异常。总之，对继发性三叉神经痛的诊断应从多方面综合起来判断，如从疼痛的性质、时间、神经系统阳性体征及必要的辅助检查等进行综合分析确诊。

①症状疼痛性质：其疼痛性质多为隐

痛、钝痛等，有时转为麻木或麻木转疼痛。其疼痛持续时间较长，在间歇期症状也常不完全消失，有的实际是持续性疼痛阵发性加剧，而无明显的间歇期。

其疼痛的范围及神经受损症状往往超越三叉神经分布区域以内，并且疼痛区无敏感点，即"扳机点"。

②颜面部变化：除颜面部疼痛外，多有颜面部异常改变，如三叉神经纤维瘤除具有三叉神经痛外，同时因引起咀嚼肌萎缩与运动障碍，故双侧面部不对称，患者面部及颊部萎缩。发生于三叉神经半月节的肿瘤，引起颅中窝的症状，例如压迫海绵窦，使血液回流障碍，出现眼球突出及展神经麻痹等。

2. 相关检查

继发性三叉神经痛发病年龄常较轻，有神经系统阳性体征，应进一步检查以明确诊断，对部分患者，尚需做葡萄糖耐量试验以排除糖尿病性神经病变的可能。

（二）辨证诊断

三叉神经痛临床上分原发性和继发性两种类型。

望诊：患者痛苦表情，颜面皮肤擦伤、增厚，双侧面部不对称，口角流涎。

闻诊：口气秽臭。

问诊：疼痛惧怕风冷刺激，遇寒加重。

切诊：一触面部即刻激发剧烈疼痛发作，脉弦或弦细。

1. 风寒型

证候：发病多在冬秋季节，疼痛多由冷刺激诱发，疼痛发作时畏惧寒冷，疼痛性质多呈挚痛。可伴面色苍白，手足不温，大便稀溏，小溲清长，舌质淡嫩，舌苔薄白，脉沉迟。

辨证要点：多由寒冷刺激因素，多发于冬秋季节，疼痛为挚痛。畏寒怕冷，手足不温，小溲清长。

2. 风火型

证候：多因外感风邪所袭，郁久化热，阻遏脉络所致。其疼多灼热、火烧或电击样，多有明显"扳机点"，畏惧风热刺激。可伴有面红目赤，五心烦热，口燥唇裂，心烦易怒，大便秘结，小便黄，舌边尖红，舌质干少津苔黄腻，脉弦滑或略数。

辨证要点：多由精神刺激而引发，疼痛呈灼热样，多发于春夏之季，畏热，面赤，心烦。

3. 血瘀型

（1）气滞血瘀型：骤然发生闪电式短暂而剧烈的一侧头面部疼痛，严重者可有面部肌肉抽搐，口角牵向患侧，说话、咀嚼、吞咽等可引起发作，舌质紫暗、苔薄，脉弦紧或涩。

（2）痰血瘀阻型：表现为无明显寒热诱发因素，寒热征象不明显，仅有发作性剧痛。

辨证要点：疼痛部位固定，呈刀割样或针刺样疼痛，日轻夜重，目环黯黑或肌肤甲错，舌质紫暗或瘀斑、瘀点。多数由风寒型或风火型，多年不愈，痛久入络所致。因此，血瘀是一特征，病史较长。

4. 肝胆风火，阳明胃热型

证候：突然发生一侧头面部短暂而剧烈的疼痛，发作严重者伴面肌肉抽搐，口角牵向患侧，目赤面红，流泪流涎，疼痛或左或右，口疮，消谷善饥，便干溲黄，舌红、苔黄或黄腻，脉弦。

辨证要点：疼痛呈短暂性，消谷善饥，口疮。

5. 阴虚血热型

证候：多因素体阴虚或久病耗阴，阴虚血燥，筋脉失养。疼痛多呈阵发性抽搐样剧痛，伴见颧红、烦热、失眠健忘，腰酸无力，舌红少苔，脉细或弦数。

辨证要点：阵发性抽搐样剧痛，加阴虚症状。

三、鉴别诊断

（一）西医学鉴别诊断

在作鉴别诊断时，应注意病史，仔细检查，特别是神经系统的检查以及进行必要辅助检查等，能帮助确诊。现将易与三叉神经痛相混淆的几种较常见疾病鉴别之。

1.颅外疾病

（1）牙痛　最易与三叉神经痛混淆，但牙痛多在进食冷、热液体或食物时诱发，三叉神经痛在误拔牙齿后疼痛仍不消失，牙齿局部检查和X线检查也有助于鉴别。

（2）额窦炎或上颌窦炎　可产生三叉神经第1、2支范围的疼痛，但多为钝痛、闷痛，X线照片和鼻腔检查有助于鉴别。

（3）颞下颌关节紊乱综合征　疼痛多限于颞颌关节区域，疼痛性质为运动性疼痛，常伴开口度、开口型异常及弹响和摩擦音有助于鉴别诊断。

（4）偏头痛　疼痛部位多为头部偏侧，临床以发作性中重度、搏动样头痛为主要表现，一般持续4~72小时，可伴有恶心、呕吐，光、声刺激或日常活动均可加重头痛，安静环境、休息可缓解头痛，常有遗传背景。

（5）灼口综合征　灼口综合征以口腔内不同部位疼痛为主要表现，但临床检查无明显阳性体征，运动自如，舌体柔软，触诊反应正常，舌黏膜正常或有轻度舌乳头炎，临床症状与体征明显不匹配。目前认为其病因较多，主要有局部器质性因素、全身性因素，以及精神性因素，成人多见，尤以中年女性居多，女性发病数是男性发病数的7倍，最主要影响人们的生活质量。

2.脑神经痛

（1）舌咽神经痛　部位在咽部及外耳道，常在吞咽时发生。分原发性与症状性两类。原发性原因不明；症状性多由肿瘤或炎症累及该神经所致，在诊断不清时，可作普鲁卡因封闭试验，以资区别。

（2）蝶腭神经痛　疼痛常发作于一侧面部（鼻根后方、眼睛及上颌部等），发作时伴有眼痛、面色潮红、流涕、流泪、鼻塞、结膜充血、眩晕、恶心及耳鸣等自主神经功能紊乱症状，可与三叉神经痛相鉴别。

（3）膝状神经节痛　此病很少见，发病原因不清楚，有人认为可能与病毒感染有关。患者既往若有耳部疱疹或面部神经瘫痪史者，应首先想到Hunt氏症候群疱疹后的膝状神经节痛，此病在咀嚼、讲话及吞咽时咽部不疼痛，亦不诱发疼痛发作，但叩击面神经时可诱发疼痛，以资鉴别。

（4）三叉神经炎　三叉神经炎多在感冒或鼻窦炎后发病，起病急，病程短，三叉神经区域感觉过敏或减退。

3.颅内及鼻咽部肿瘤所致的颜面部疼痛

如小脑脑桥角肿瘤、三叉神经半月节及神经根部肿瘤、颅内转移瘤、肿瘤侵犯颅底等继发性三叉神经痛，发作情况及特征与原发性三叉神经痛类似，但发病年龄较小，有的与原发性三叉神经痛不同，疼痛呈持续性，多伴三叉神经或其他脑神经麻痹症状和体征，检查时有阳性体征，但也可完全阴性。

（二）中医学鉴别诊断

由于本病散见于中医学的"面痛""偏头痛""面游风""齿槽风"等病证，故中医的鉴别诊断主要应从证型上加以区分。证型的鉴别诊断见痴呆辨证诊断中各型的辨证要点，在此不再一一赘述。

四、临床治疗

（一）提高临床疗效的基本要素

目前，中医对三叉神经痛的发病机制的研究逐渐深入，治疗方法和手段也颇多，在辨病论治和用药方面都积累了丰富的经验，但对本病的诊断与治疗标准上尚无统一病名与标准，多数学者认为从整体出发，用辨病和辨证相结合的思维方式进行综合分析治疗，随证组方。

1. 知常达变，活用祛风镇痛

根据三叉神经痛的发病部位和发作性疼痛特点，与风者，善行而数变的特性相似，古云"巅顶之上，唯风可到"的记载。因此，本病发病的主要病因为风邪侵犯所致。所以治疗上应谨守病机，辨病论治为主，重用祛风止痛方法治疗。又因风善行而数变，感受风邪有风寒和风热之不同，临床上应辨证论治属风热型者应疏风泄热为主，佐以活络止痛；属风寒型者应温经散寒为主，佐以活络止痛，以改善局部血液循环，促进疾病痊愈。

2. 谨守病机，注重活血化瘀与治气并重

中医认为"寒气客于经脉之中，与炅气相搏则脉满，满则痛而不可按也"。根据三叉神经痛的疼痛性质和特点，与气血紊乱、血瘀有关，治疗上应活血化瘀为主，除辨别寒热、虚实之外，活血勿忘治气的特点，中医学认为气与血是对立而又统一的关系，在人体运行当中，气与血是相辅相成的。三叉神经痛所见的血瘀型，也不例外，亦应该是活血先治气，一是应用行气活血药，例如川芎、姜黄之属，适用于气滞而无气虚象的病，二是补气活血药，例如黄芪、人参之属，适用于气虚痛而无气滞的病例，总之，应用活血药的同时，应辨别虚实、寒热而加之论治，方能取得

较好疗效。

3. 中西合璧，双管齐下

目前，三叉神经痛确切原因尚不清楚，西医主要对症治疗，而中医却显露出独特的优势。中医采用内服和外治的方法，配合西医增加脑血流量，调节自主神经，扩张血管药理治疗取得较好疗效，亦不失为一种好的疗法。

（二）辨病治疗

临床选择正确治疗方法的重要前提是准确区分原发性与继发性三叉神经痛。

1. 药物治疗

药物治疗是本病基本治疗，适用于初患、年迈或合并有严重内脏疾病，不宜手术及不能耐受手术者。

（1）卡马西平　是首选治疗药物。首剂 100mg，每日 2 次，以后每天增加 100mg，直到疼痛停止（最大量不应超过 100mg/d）；以后逐渐减少，确定最低有效量作为维持剂量服用。有效率达 70%~80%，若出现眩晕、走路不稳、白细胞减少等不良反应需停药，孕妇忌用。

（2）苯妥英钠　开始剂量 0.1g，每日 3 次；如无效可加大剂量，每日增加 0.1g（最大量不超过 0.6g/d）。如产生中毒症状（如头晕、行走不稳、眼球震颤等）应立即减量到中毒反应消失为止。如仍有效，即以此为维持量。疼痛消失后，逐渐减量。

（3）加巴喷丁　开始剂量 0.1g，每日 3 次，可逐渐加大剂量，最大量 3~6g/d。单独使用或与其他药物合用，效果较好。常见不良反应有头晕、嗜睡，可逐渐耐受。

（4）普瑞巴林　起始剂量 75mg，每日 2 次，一周后可以加量为 150mg，每日 2 次。如果 2 周后疼痛不缓解，可加量为 200mg，每日 3 次。停药需逐渐减量，肾功能异常者慎用。

（5）氯硝西泮　初始剂量 1mg/d，逐渐

增至 4~8mg/d。不良反应可有嗜睡、步态不稳，偶见老年患者出现短暂性精神异常，停药后消失。

（6）其他　卡马西平和苯妥英钠无效者可选择巴氯芬 5~10mg，每日 3 次；阿米替林 25~50mg，每日 2 次，以提高疗效。

2. 神经阻滞疗法

神经阻滞疗法包括三叉神经周围支阻滞和半月神经节阻滞，周围支阻滞疗法是一种创伤小、具有可重复治疗特点的毁损性手术，最初使用的化学阻滞剂是氯仿、目前常用的阻滞化合物是局部麻醉药、醇类（酒精或甘油）和 A 型肉毒杆菌毒素。此外还有不常用的链霉素及氨苄西林等。

3. 半月神经节射频热凝治疗

适用于长期用药无效或无法耐受者。射频通过机体时电磁波能转为热能，产生热效应和热电凝。可选择性破坏三叉神经痛觉纤维，基本不损害触觉纤维达到止痛作用，从而阻断痛觉传导起止痛作用，这种方法操作简便、相对安全、高效，严重并发症少见，治疗效果不佳时可再次或多次治疗。

4. 手术疗法

适用于药物和神经阻滞治疗无效者。对血管压迫所致三叉神经痛效果较好。手术治疗可能失败、易复发、可伴有并发症。

（1）三叉神经感觉根部分切断术和三叉神经脊髓束切断术　该法的优点是既能解除患者的疼痛，又能保留面部及角膜的触觉，还能完全避免损伤运动根。但此种手术较复杂，割切脊束的位置要求准确无误，否则会造成不良并发症甚至危及生命。此外，还可出现对侧肢体痛觉减退或消失的不良反应。

（2）微血管减压术（MVD）：这是目前唯一针对病因治疗的非损毁性治疗。有研究表明，MVD 近期有效率超过 90%，10 年以上治愈率可达 70%，目前已成为治疗 TN 的首选治疗方式。

该手术先在耳后做一个直径约 5cm 的骨窗，再在手术显微镜下观察三叉神经根进入脑干区的神经与血管之关系，压迫神经的血管常局部发白，有硬化样改变。在神经与血管之间放一海绵，使神经与细管隔开，以减低局部的压迫。近年来，在原有技术的基础上出现更加多样的减压手段，术中电生理监测技术的应用对减少并发症和降低对周围脑神经及脑干功能的影响等具有积极作用，目前，常见的手术并发症有颅内及刀口感染、脑脊液漏、面听神经及后组脑神经损害症状、小脑挫伤及出血、脑干梗死等，但总体发生率均较低，具有良好的安全性，术前 MRI 评估、手术技术及设备的改进、术中电生理监测的应用，可提高手术疗效，减少并发症和复发率。

（3）颅外三叉神经周围支切断术

此种手术是将三叉神经周围支的末端切断并撕脱一部分，使该神经分布区域感觉消失，以便达到止痛的目的。此种手术操作简单，容易掌握，并发症少，但手术后复发率较高。

（三）辨证治疗

1. 辨证施治

（1）风寒外侵型

治法：疏风散寒止痛。

方药：川芎茶调散加减。

药用：川芎 10g，荆芥 10g，防风 10g，羌活 10g，白芷 10g，薄荷 6g（后下），甘草 6g，细辛 3g，全蝎 10g，蜈蚣 3g。

（2）痰火上攻型

治法：化痰清热，祛风止痛。

方药：温胆汤加减。

药用：半夏 10g，橘红 12g，茯苓 15g，炙甘草 6g，枳实 12g，竹茹 12g，厚朴 12g，川芎 10g，全蝎 10g。

（3）阴虚阳亢型

治法：滋阴潜阳，息风止痛。

方药：大补阴丸加减。

药用：地黄 15g，知母 10g，黄柏 10g，龟甲 20g（先下），全蝎 10g，蜈蚣 3 条。

（4）肝胆风火，阳明胃热型

治法：祛风平肝，清阳明热。

药用：钩藤 30g，菊花 12g，黄芩 12g，川芎 15g，白芷 10g，荆芥穗 10g，薄荷 3g（后下），柴胡 12g，蔓荆子 12g，生石膏 30g，葛根 30g，全蝎 6g，蜈蚣 3 条，细辛 3g。

（5）气滞血瘀型

治法：理气活血，祛风通络。

方药：通窍活血汤加减。

药用：赤芍 12g，川芎 15g，桃仁 10g，红花 10g，老葱白 3 节，麝香 0.1g（冲服），细辛 3g，防风 10g，全蝎 6g，僵蚕 12g，天麻 10g。

2. 外治疗法

（1）针刺治疗　取合谷、内庭透涌泉为主穴。三叉神经第一支痛，针太阳、阳白、头维、丝竹空、鱼腰、风池、翳风等穴。三叉神经第二支痛，针下关、颊车、地仓、承浆、大迎、四白、养老、迎香、听会等穴；三叉神经第三支痛，针下关、颊车、地仓、听宫、承浆、大迎等穴。

（2）耳针治疗　取面颊、上颌、神门、额、枕、外耳及皮质下等穴。

（3）水针疗法　第一支取攒竹、鱼腰穴；第二支取四白、颧髎、巨髎穴；第三支取颊车、大迎穴。用 1% 的盐酸普鲁卡因注射液加维生素 B_1 注射液或维生素 B_{12} 注射液各半混合使用。每次注射药液 0.5~1ml，每日或隔日 1 次，10~15 天为一疗程。

（4）头针疗法　治疗三叉神经痛刺激区的定位，主要针刺穴位为对侧感觉区下 2/5。先在头部选好刺感区，将针斜行刺于皮下，当达到所需深度时，加快捻转频率，留针 5~10 分钟，10 次为一疗程，间隔 3~5 天后，再进行第 2 疗程。

（5）足针疗法　足底后缘的中点直上三寸内旁开一寸处。双足分别直刺或斜刺 5 分至 1 寸，留针 30~60 分钟，每日一次，或隔日 1 次。6~10 次为一疗程，用捻转补泻手法，一般先泻后补。

（6）皮肤针疗法　Ⅰ组取颈后、脊椎两侧、耳颞前、颌下、眼或口周围；Ⅱ组取痛点、耳前、耳下、太阳、鼻区、两手掌、十指端。先用 75% 的酒精消毒局部，轻叩以皮肤红晕但不出血为宜，为补法；重叩即皮肤出血为泻法。

3. 成药应用

（1）都梁丸　由白芷、川芎配伍组合而成，具有祛风散寒、活血通络的作用。方中川芎辛、温，入肝、胆经，具有行气开郁、活血止痛的功效，是治疗头痛的首选药物；白芷辛、温，入肺、脾、胃经，具有祛风、止痛的功效，可明显缓解头面部的疼痛；已有大量现代药理研究表明，白芷具有镇静止痛消炎的作用，川芎中的挥发油可发挥明显的镇痛作用。

（2）黄连上清丸　由黄连、栀子、荆芥、大黄、菊花、连翘、薄荷等中药组成的制剂，其中黄连可泻心、肺、胃火；栀子能够清三焦之火，清热解毒；大黄则具有泻火通便效果，火随大便而下；连翘、菊花等清热、解毒、凉血、明目；荆芥、薄荷等可散风清热，上述药物合用，共同发挥清热、泻火、解毒、散风、止痛功效，达到缓解疼痛目的，同时还能缓解卡马西平产生的不良毒性反应，提高机体耐受力，改善治疗效果。现代药理学研究证实黄连上清丸复方具有良好的解热镇痛、抗炎抗菌等作用，对于炎性和非炎性因素引起的上部疼痛症状具有良好的缓解效果。

（3）天麻素胶囊　天麻素是中药天麻

发挥治疗头痛眩晕、肢体麻木、惊痛抽搐的一种有效成分，其可明显改善患者的神经系统血流供应，改善患者的神经功能，具有抗脑缺血、炎症及对保护神经细胞具有重要的作用。

4. 单验方

川芎蛋：川芎10g，鸡蛋2个，葱5根。同放砂锅中加水煮，鸡蛋熟后再去壳煮片刻，吃蛋喝汤。每日一次，连服数日。适用于风寒犯上的三叉神经痛。

龙眼煲鸡蛋：龙眼（连壳、肉、核）100g、鸡蛋2个。龙眼捣碎，同鸡蛋加水适量炖至蛋熟，蛋去壳，再炖15分钟。一日分2次食用完。适用于气血不足所致的三叉神经痛。

芹菜煮鸡蛋：鸡蛋2个，芹菜根250g。同煮，蛋熟加少许调料品，然后连汤服食，每日一剂，连服数日。适用于肝阳上亢引起的三叉神经痛。

荷叶蛋：荷叶一张，鸡蛋2个。荷叶同鸡蛋加水适量同煮，煮至蛋熟，去壳后再煮20分钟，一日分2次服，可连续食用。适用于风热上扰的三叉神经痛。

丹芎炖猪肉：猪瘦肉150g，丹参、川芎各15g，共放砂锅中，加水适量炖煮。调味食用，每日一次。可连服10~15天。适用于瘀血内阻之三叉神经痛。

菊花薄荷茶：白菊花15g，薄荷10g，将菊花、薄荷放茶壶内用开水浸泡片刻，搅匀饮用。代茶常饮之。适用于风热上忧的三叉神经痛。

天麻猪脑粥：猪脑一只，天麻10g（切碎），粳米250g，加适量清水，煮成稀粥，每日晨起空腹温服，适用于肝阳上亢的三叉神经痛。

天麻炖羊肉：天麻20g，白芷20g，羊肉300g，萝卜200g，料酒15g，生姜10g，葱15g，盐5g，天麻润透切片，白芷润透切片，羊肉洗净切块，一同放入砂锅，小火炖熟，投入萝卜片、姜、葱、食盐调味即成，适用于风寒犯上的三叉神经痛。

5. 外治法

（1）梳摩疗法　将十指放在头面部最疼痛的地方，像梳头一样轻轻、快速梳摩，每次100个来回，每日三餐前各做1次，可活血通络、止痛。

（2）足浴疗法　取川芎、羌活、防风各30g，白芷、红花各20g。上药入锅加清水适量，煎煮20~30分钟，去渣取汁，与3000ml开水同入泡足桶中，先熏蒸，后泡洗双足，每晚熏泡，每次20~30分钟，4天为1疗程，连续用药2~3个疗程。可疏风散寒、活血止痛。

（3）药物敷涌泉穴法　取吴茱萸20g，川芎、细辛、白芷各5g。上药共研细末，米醋调匀，捏成饼状，睡前贴敷于双足心涌泉穴，外用纱布固定，次晨取下。一般用药2~3天后疼痛即可减轻，继续用药7~10天。可疏风散寒、活血通络、止痛。

（4）自制药枕疗法　取菊花1000g，川芎400g，当归300g，丹皮、白芷、细辛、延胡索各200g，蔓荆子150g，红花、防风、藁本各50g。将上药共研细末，装入枕芯，做成药枕，每天睡觉时枕，3个月为1个疗程。可疏风散寒、活血通络、止痛。

（5）电针治疗　有专家取太阳、下关、颧髎、四白、地仓、颊车、支沟、合谷（对侧）、太冲、内庭等穴。针后太阳、下关穴一组及颧髎、地仓穴一组加用电针，采用连续波，1次/天，每次30分钟，10次为1个疗程，疗效显著。

（6）针灸配合中药汤剂治疗　有学者取三叉神经痛患侧穴位，三叉神经第1支痛取太阳、头维；第2支痛取四白、下关、颧髎；第3支痛取颊车、承浆；中药采用川芎茶调散加减，2周为1个疗程，治疗2个疗程，临床疗效较好。

（7）针灸配合穴位注射　有研究者运

用针刺配合穴位注射复方丹参注射液或维生素 B_1 注射液，临床疗效突出。

（四）名医诊疗特色

1. 张学文

张学文是陕西中医学院教授，全国首批名老中医学术经验继承人指导老师，张老用清胃泻火法治三叉神经痛，认为三叉神经痛证属胃蕴积热，外邪诱发，循经上扰。治以清胃泻火，方以清胃散加减。

2. 石学敏

中国工程院院士、国医大师石学敏教授，从医 50 余载，学识渊博，医术精湛，石院士认为风邪是三叉神经痛主要发病原因，认为通经络、调气血是治疗三叉神经痛的关键。采用阶梯形针刺法，第 1 步取基础方，刺局部交会穴风池、下关、颧髎、翳风，第 2 步辨支痛，刺三孔穴鱼腰、四白、夹承浆，第 3 步根据疼痛轻重用调神法，刺人中、内关或神门、百会，并强调"治神"的重要性，把这三步有机结合起来，临床疗效较好。

3. 张运克

张运克教授在长期的临床实践中形成了自己治疗原发性三叉神经痛的经验，张教授认为本病治疗重在调和肝脾、柔筋止痛、清肝泄热，以小柴胡汤、芍药甘草汤为主方，若阴虚火旺者加用知母、黄柏、生地黄等养阴泻火；脾虚痰浊阻络者治疗上当涤痰，常选温胆汤为主方加胆南星、天竺黄、竹沥、白术、党参、黄芪等药；瘀血重者可加入赤芍、五灵脂以活血化瘀；热痛患者加甘菊、苍耳子以清热疏风。在临床上取得了良好的治疗疗效。

4. 赵锡武

中医科学院西苑医院赵锡武老中医治疗三叉神经痛，以清火息风止痛为治则立方，药选生石膏、葛根、黄芩、荆芥穗、赤芍、钩藤、苍耳子、薄荷、甘草、蔓荆子、全蝎、蜈蚣、柴胡；目痛加桑叶、菊花；牙痛加细辛、生地、牛膝；大便秘结加大黄；一般连服 3~4 剂，重症连服 7~14 剂，颇有效验。

五、预后转归

初期发作，次数不多，随时间的加长发作频繁呈周期性间歇性发作，可持续几天至几周反复发作，一般药物治疗可以控制，少数严重病例，药物治疗无效，可手术治疗，均可获得疗效，本病预后良好。

六、预防调护

（一）预防

外感者由于外邪侵袭所致，故平时应当顺应四时变化，寒温适宜，起居定时，参加体育锻炼，以增强体质，抵御外邪侵袭；内伤所致者，宜舒畅情志，避免精神刺激，注意休息。

（二）调护

肝胆风火，阳明胃热者，禁食肥甘厚腻、辛辣发物，以免生热动风，而加重病情。痰瘀互阻型，饮食宜清淡，勿进肥甘之品，以免助湿生痰。此类患者均应禁烟戒酒。

七、专方选要

颅痛宁：卢芳在治疗三叉神经痛方面积累了丰富的经验，创立治疗三叉神经痛专方颅痛宁汤，药由川芎、白芷、荜茇、花椒组成，加引经药辨证治疗原发性三叉神经痛的疗效显著。

八、治疗共识

（一）病因病机

目前，中医对三叉神经痛的发病机制尚无统一认识。多数学者认为由于风邪客于经络，气血不足，肝风上扰，血瘀阻络，"不通则痛"而发本病。马磊等认为肝郁气滞，郁久化火，火热风动，风火挟痰上扰致清阳不得舒展；头为诸阳之会，痰阻血瘀，气滞血凝，阻遏经络，"不通则痛"，即精神因素亦可以诱发此病。

孙英新认为除了风火痰瘀等外，颜面局部络脉亏虚亦是导致病情缠绵的重要病机。北京中医药大学吕仁和教授认为病因是外风引动内风上扰头面，游窜经络，蓄积作乱而发。三叉神经痛疼痛剧烈，善行数变，如电击、火烧、刀割，来势迅猛，痛时短暂，痛后如常态，与风邪的特征相似。外来之风可在三阳经作乱而致痛，而内生之风由肝郁化热所生，亦可作乱引起剧痛。吕教授认为风邪内扰，引动肝风，少阳枢机不利，太阳、阳明开阖失常，经络阻滞不通而痛。头面部为手足三阳经循行所会之处，即头为诸阳之会，清阳之府，本病以三阳经受邪为主。

天津中医药大学刘文峰教授认为三叉神经痛的病因病机或为感受外邪；或为肝气不舒，郁而化火，火邪伤于阳明；或为内热外寒，脉络痹阻；或为正气内亏，营卫不和。部分患者年老久病，正气内耗，营卫不和，亦可致三叉神经痛。

山东中医药大学周霞教授认为本病病机有两大方面：一是不通则痛；二是不荣则痛。不通主要是内生邪与外感邪两方面的原因，内生邪以痰、瘀、郁为主。外感邪以风、寒为主。不荣以肾虚及气血虚为主，不荣多导致清阳不升，髓海不足而痛，虚痛常不剧烈，以空痛、隐痛常见。

（二）辨证思路

1. 通络止痛法

阮华沙通络止痛汤治疗三叉神经痛，64例患者随机分为治疗组和对照组各32例，治疗组服用通络止痛汤，对照组药物为卡马西平，首服 0.1g，每日 2 次，以后每日增 0.1g 直至有效，最大剂量 1.0~1.2g/d，治疗 3 周后评定临床疗效，治疗组 32 例患者中治愈 11 例，总有效率为 90.63%，对照组总有效率 93.75%，2 组总有效率无显著差异，但通络止痛汤止痛效果及远期疗效均好于卡马西平，且不良反应少，部分口服卡马西平的患者出现头晕、嗜睡、干呕、恶心等不良反应。

2. 活血化瘀、祛风通络法

肖霞等应用川芎止痛汤加减治疗三叉神经痛 45 例，药用川芎、白芍、蜈蚣、全蝎（研末冲服）、炙甘草。肝胃热盛加生石膏、龙胆草，风痛加白芷、荆芥穗、防风、细辛，病久痛甚加制马钱子粉（冲服），瘀血阻络加红花、丹参、延胡索。水煎服，每日 1 剂，重则每日 2 剂。治疗 2 个疗程，结果痛止，1 年以上未复发 29 例；痛止，半年内偶有复发，但轻微 12 例；痛无改变 4 例；总有效率 91.1%。

3. 温阳散风、理气止痛法

查鹏洲等运用温阳散风、活血通络、理气止痛之辛芷姜虫散（细辛、白芍、姜黄、川芎、柴胡、蜈蚣等）两年总有效率治疗组（81.25%）明显高于对照组（67.75%），相比有显著性差异。

4. 清热疏风法

河南中医药大学第二附属医院赵英霖教授多从"风邪""火热之邪"论述三叉神经痛，善用芎芷石膏汤治疗风热上犯型三叉神经痛，芎芷石膏汤首载于《医宗金鉴·四十三卷》，主治头痛眩晕，头风盛时发作，日久不愈，或外感风热头痛。症见头痛而胀，甚则头痛如裂，发热恶风，面红目赤，口渴欲饮，便秘溲赤，舌红苔黄，脉浮数。由川芎、白芷、石膏、藁本、羌活及菊花组成。

江西中医药大学刘杰文基于火郁理论辨治原发性三叉神经痛，认为本病病机无论是受寒、受湿，或因痰、因虚、因瘀，但患者常见烧灼样的剧烈疼痛，则可能是受邪后从火化、热化，火性炎上，上犯巅顶所致，基于火郁病机指导原发性三叉神经痛，并分以下四种常见证型。

①寒风郁火证

临床表现：面部或两颊烧灼样刺痛，反复发作，呈阵发性，寒冷、进食、说话、刷牙可触发，作时伴畏风，肢节烦痛，微呕，口苦胁痛，面色暗少华，心烦，睡眠一般，口微苦，咽干，纳差，两耳听力下降，舌质淡红或暗，苔白浮黄，脉浮弦紧。

治法：清解郁热，和解少阳。

方药：小柴胡汤加减。

药选：柴胡、黄芩、半夏、党参、川芎、石膏等。

②痰郁化热证

临床表现：颜面部疼痛，疼痛部位以三叉神经分布部位为主，呈阵发性疼痛，进食困难，伴头昏，心烦急躁，失眠多梦，或头晕耳鸣，胃胀不适，纳少，口苦、口中黏腻，或见口舌生疮，小便赤，大便秘结，舌红苔黄腻，脉弦滑或弦数。

治法：清热化痰，透泄郁热，通络止痛。

方药：黄连温胆汤加减。

药选：黄连、枳实、竹茹、茯苓、半夏、陈皮、甘草、胆南星、白芷、川芎。

③三焦郁火证

临床表现：面颊或颞部反复灼热疼痛，痛如闪电，每次持续数分钟，受风后疼痛易复发，不敢触碰，进食、洗脸、刷牙时易诱发，平素急躁易怒，口干、口苦，纳差，夜寐尚安，大便秘结，数日一行，小便短赤，舌红苔黄，脉弦数。

治法：升清降浊，疏利郁火，祛风通络。

方药：升降散加减。

药选：片姜黄、白僵蚕、蝉蜕、大黄、川芎、甘草。

④阴虚火郁风动证

临床表现：面部间歇性剧痛，反复发作，痛如电击、火灼，表情痛苦，痛甚欲用手用力按擦面部，梳头、洗脸、说话、进食均可诱发或加重疼痛，痛止如常人，时感腰膝酸软，头晕、乏力、口渴欲饮，消瘦，颧红目赤，舌质暗，苔薄黄，脉弦细。

治法：滋养肝肾，透达郁热，息风定痛。

方药：三甲散加减。

药选：鳖甲、龟甲、穿山甲（现已禁用，需以他药替代）、蝉蜕、僵蚕、牡蛎、川芎、刺蒺藜、白芍、当归、甘草。

（三）治法探讨

王邦才根据历代医家对面痛的阐述结合自己数十年的临床经验，提出对三叉神经痛的治疗当以疏风通络止痛、清热解毒、升清降浊为治疗大法，佐以辛温活血，在清代名医杨璇升降散的基础上，创立了加味升降散（片姜黄、白僵蚕、川芎、细辛各10g，蝉蜕、酒全蝎、甘草、生大黄各6g，酒蜈蚣3条，生麦芽30g），在临床治疗上取得了满意的疗效。

刘文峰教授认为三叉神经的病位在三阳经筋，病因病机或为感受外邪；或为肝气不舒，郁而化火，火邪伤于阳明；或为内热外寒，脉络痹阻；或为正气内亏，营卫不和，刘教授结合病机，发皇古义，中西共参，拟定了荣面痛宁汤（土茯苓30g，葛根50g，白芍50g，石膏30g，生地黄15g，细辛3g，延胡索10g，牛蒡子12g，刺蒺藜9g，酸枣仁15g，羌活9g，蔓荆子9g，蜈蚣2条，全蝎6g，白芷15g，甘草9g）治疗三叉神经痛良效。

（四）分型证治

刘杰文共获得472篇关于中医药治疗原发性三叉神经痛的论文，将证型规范化处理合并后主要分为8种，分别为火郁型、肝风型、风寒型、瘀血型、痰瘀型、虚寒型、气血虚型、风痰型；其中以火郁型为主，共计64例，占比为55.17%，其他各型分别如下：肝风型有12例，占比为10.34%；风寒型有9例，占比为7.76%；瘀血型有9例，占比为7.76%；痰瘀型有7例，占比为6.03%；虚寒型有6例，占比为5.17%；气血虚型有5例，占比为4.31%，风痰型有4例，占比为3.45%。

（五）中药研究

1. 单方研究

对于风寒犯上的三叉神经痛，中药川芎煮鸡蛋是有效的食疗偏方，原料：川芎10g，生葱5根，鸡蛋2个。烹制：葱切段，在瓦锅中加入清水500ml，加川芎武火煮沸后，下鸡蛋煮约5分钟，取出去壳后再放回，改文火煮10分钟，下葱片即可。可分2次饮汤吃蛋，宜连服1~2周。

2. 复方研究

丹珍头痛胶囊（高原丹参、夏枯草、熟地黄、珍珠母、鸡血藤、川芎、当归、白芍、菊花、钩藤、细辛等药材），方中药材经严谨的药理、药效学试验配制而成。其中丹参、当归、熟地黄具有补血之功，钩藤、细辛祛风通络，白芍酸敛，防止活血太过，联合应用起到补血和血、祛风胜湿、通络的作用。

（六）外治疗法

1. 中药八仙膏外敷法

孟兆君等采用民间八仙膏外敷治疗三叉神经痛，对照组口服卡马西平、维生素B$_1$片。2组均以60分钟治疗后统计即时疗效，随访半年统计远期疗效。2组治疗60分钟后疗效比较，差异无显著性意义。2组远期疗效比较，差异有统计学意义，表明治疗组的远期疗效持久而稳定。

2. 挑治法

挑治法是中医传统的一种外治方法，具有刺激穴位强、保持疗效持久的优点。王登正等治疗原发性三叉神经痛患者40例。取大椎旁开0.5寸处，嘱患者低头，消毒局部皮肤后，左手固定皮肤，右手持毫针平刺入皮肤1~2mm，随即针身倾斜挑起少许表皮，将针身轻轻提起，水平晃动，左手用手术刀片沿针体切断表皮，操作完毕。患者正坐位，于百会穴上亦重复此动作。40例患者中有效率为87.5%，治愈率为20.0%。

3. 耳穴疗法

张玉红等在耳穴治疗三叉神经痛时配合使用针刺，以下关、合谷为主穴，随症配穴。耳穴贴压取穴：面颊、额、上颌、下颌、神门。耳廓消毒后，用0.5cm×0.5cm的橡皮膏将王不留行籽贴压于所选的耳穴上，嘱患者每日按压3~5次，每穴3分钟，两耳轮换，3天换贴1次，疗程间间歇3天（与体针同步）。治疗3个疗程统计疗效，32例患者中有效率达96.9%。

4. 针灸配合刺络拔罐法

朱艳运用针刺配合电针及刺络拔罐治疗原发性三叉神经痛，针刺取患侧攒竹、四白、下关、地仓、合谷、风池。眼支痛配鱼腰、阳白、头维、丝竹空、外关；上颌支痛配颧髎、迎香；下颌支痛配颊车、翳风、承浆、内庭。针刺结束后选颊车、地仓、颧髎穴，用三棱针刺3~5分钟，轻轻挤出少许血，再行闪罐，总有效率达96.2%。

（七）评价及瞻望

三叉神经痛患者的首选治疗是药物治

疗，若药物控制效果不佳再考虑针刺及手术治疗，各种手术方式均有利弊，应根据患者的个体化差异选择合适的手术方式，这对于临床医生是一项挑战，今后应更加关注发病机制方面的进展，探索新一类药物，以便更好地指导临床治疗，取得最佳的治疗效果。

主要参考文献

[1] 吴江，贾建平. 神经病学（第三版）[M]. 北京：人民卫生出版社，2018，130~132.

[2] 姚丹亚，顾云彤，张倩，等. 三叉神经痛发病机制的研究进展[J]. 西医学与健康研究电子杂志，2018，2（18）：11-12.

[3] 王自兴. 国医大师石学敏针刺治疗三叉神经痛经验探析[J]. 中华中医药杂志，2016，31（12）：5112-5113.

[4] 杨丽丽，张运克. 张运克教授治疗原发性三叉神经痛的临床经验[J]. 中国中医药现代远程教育，2015，13（11）：31-32.

[5] 郭永红，王世东，肖永华，等. 吕仁和诊治原发性三叉神经痛经验总结[J]. 北京中医药，2016，35（09）：855-857.

[6] 雷立涛，王德惠，刘文峰. 刘文峰教授治疗三叉神经痛经验[J]. 光明中医，2017，32（14）：2020~2022.

[7] 张文倩，周霞. 周霞治疗三叉神经痛经验介绍[J]. 新中医，2018，50（01）：203-205.

[8] 刘杰文. 基于火郁理论辨治原发性三叉神经痛的理论与临床研究[D]. 江西中医药大学，2019：25.

[9] 宗彦霞. 息风通络止痛汤联合针灸治疗三叉神经痛疗效观察[J]. 实用中医内科杂志，2021，35（05）：89-91.

[10] 孙奇. 国医大师卢芳运用颅痛宁汤剂加引经药治疗风火型原发性三叉神经痛的疗效评价. 黑龙江省，哈尔滨市中医医院，2020-11-25.

[11] 王晨晖，赵睿，冉德伟，等. 三叉神经痛诊疗新进展[J]. 临床神经病学杂志，2019，32（05）：390~393.

[12] 孙国钧，王俊波，李焕娣. 丹珍头痛胶囊治疗老年原发性三叉神经痛的临床疗效观察[J]. 中国医药指南，2017，15（11）：8-9.

[13] 刘晓晗. 川芎煮鸡蛋治三叉神经痛[J]. 中国民间疗法，2015，23（08）：19.

[14] 周文伟，王邦才. 王邦才应用加味升降散治疗三叉神经痛经验介绍[J]. 新中医，2016，48（12）：149-150.

[15] 林洁洁，陈炜，何乾超，等. 三叉神经痛中医治疗进展[J]. 湖南中医杂志，2019，35（07）：160~161.

第十四章　面神经炎

面神经炎（facial neuritis）系指茎乳突孔内急性非化脓性的面神经炎症，引起周围性面神经麻痹，或称贝尔麻痹（Bell's palsy），为特发性面神经麻痹。另一类则由于脑内、颅内和面神经管等炎症、肿瘤、血管病变和外伤等多种病因，多种疾病累及面神经所致继发性或症状性面神经麻痹。临床表现是面肌运动功能障碍，如突发口眼㖞斜，面部表情肌瘫痪，前额皱纹消失，眼裂扩大，鼻唇沟平坦，口角下垂，面部被牵向健侧等。常由感染（病毒性）、外伤、肿瘤、中耳炎，以及多发性神经炎等引起。

面神经起自脑桥面神经核，从脑桥腹外侧小脑三角区出脑，与前庭和耳蜗神经并行入内耳孔后单独进入面神经管，先后有膝状神经节、岩神经、镫骨神经和鼓索神经加入，从茎乳孔出颅，分成多支支配，主要为面部表情肌，还有泪腺、舌前2/3味觉和耳廓区皮肤感觉功能等。特发性面神经麻痹，临床描述已有150年以上的历史，为常见病，确切病因尚不明确。任何年龄、任何季节都可发生本病。但以20~40岁多见，男性略高于女性，绝大多数为单侧面部发病。其发病率欧美国家每年20/10万人，我国发病率较高，为每年42.5/10万人。

面神经炎属于中医学"口僻""面瘫""吊线风""歪嘴风"等病症范畴。历代医学将其归入风门。

一、病因病机

（一）西医学研究

西医对本病的病因尚未完全明确，部分研究中发现面神经炎中糖尿病、高血压患者患病率较高。一般认为由于部分面神经位于面神经管内有限空间，因局部多种原因，如受风或着凉、循环障碍、病毒性或非特异性感染（变态反应），导致神经组织缺血、水肿、受压迫而致。或因风湿性面神经炎，茎乳突孔内的骨膜炎产生面神经肿胀、受压、血液循环障碍而致。少数患者同时并发急性鼻咽炎。轻者神经受压，髓鞘损伤，电生理证实神经传导速度阻滞，早期解除水肿压迫，功能完全恢复；重则压迫造成不同程度神经损伤、轴索变性。较轻者，水肿解除后神经再生功能可部分或完全恢复；严重者，轴索损伤重而持久，轴索变性者，再生力差，造成功能恢复障碍，留下严重的后遗症。因此，无论是缺血或炎症所引起的局部神经组织水肿，都必然由此种局部解剖关系使神经受到更严重的压迫，促使神经功能发生障碍而出现面肌瘫痪。病理变化为面神经水肿，髓鞘与轴突有不同程度的变性，后期呈纤维化，部分患者乳突和面神经管的骨细胞也有变性。

（二）中医学认识

中医学认为本病是脉络空虚，风寒之邪乘虚而入中头面阳明脉络，使颜面一侧营卫不和，气血痹阻，经脉失养，肌肉迟缓不收，而发生口眼㖞斜。

《诸病源候论·偏风口㖞候》曰："偏风口㖞是体虚受风，风入于夹口之筋也。足阳明之筋，上夹于口，其筋偏虚，而风因乘之，使其经筋急而不调，故令口㖞僻也。"由此可见，古人多认为正气不足，络脉空虚，卫外不固，风邪乘虚侵入手足阳明之脉，导致风痰夹瘀，流窜经络，阳明络脉壅滞不利，气血痹阻而致。其基本病机有三。其一是正气不足：正气不足，络脉空虚，风邪乘虚而中经络，导致气血痹阻而发生；其二是风邪入络：六淫之风邪客于面部阳明之脉，使气血运行失常，脉络失荣；肝风内动，肝阳化风上扰面部，损伤阳明脉络，而致面部肌肉抽动；其三是气血瘀滞：风痰入络，气机不畅，气阻则血瘀，血瘀络脉，气血运行不畅，痰瘀交结而致病。

二、临床诊断

（一）辨病诊断

1. 临床诊断

面神经炎可根据起病急，多发一侧面瘫的起病形式和临床特点来确诊，其诊断并不困难。但少数患者其症状在2~3天内达高峰，表现为周围性面瘫即可确诊。

（1）病史　本病临床相当常见，任何年龄均可发病，但以青、中年男性发病率为高。起病急，无前驱症状或感冒、受寒着凉、疲劳等常见诱因而迅速起病。绝大多数为一侧性，双侧者甚少见，据报道约为0.5%。常于1~2小时或几个小时内发病，1~2天发展达高峰。

（2）症状　常于睡醒或清晨刷牙、洗面时发现口角漏水和㖞斜，由别人或照镜而发现。多表现为一侧面部肌肉突然瘫痪，于数小时内达到顶峰，额纹消失，不能皱额、蹙眉；眼裂扩大，眼睑不能闭合或闭合不全，试闭眼时，眼球向上转动，露出白色巩膜称"贝尔现象"；下眼睑外翻使泪点不能与结合膜接触而致泪液溢出；病侧鼻沟变浅，口角下垂，口涎外流，露齿时口角㖞向健侧，由于颊肌瘫痪，食物常储留在齿颊之间，不能完成鼓腮、噘嘴、吹口哨动作。急性期乳突前方可有压痛。病

侧的眼轮匝肌反射减弱或消失，眼睑震颤明显减弱。

除以上症状外，还可因在面神经管中的被侵部位不同而出现一些其他症状，如面神经在面神经管内由近及远的有岩神经（副交感神经支配泪腺）、镫骨神经（支配内耳镫骨肌）和鼓索神经（支配舌前2/3味觉）纤维加入，故不同部位的损伤，可出现相应神经受累的症状，如病变仅累及茎乳孔以远纤维，仅表现上述面肌麻痹症状和体征。如累及镫骨肌分支以上处遭受损害，则尚有味觉损害和听觉过敏，出现耳鸣和面肌麻痹伴以舌前2/3味觉障碍，如果及腺状神经节时，除面神经麻痹，听觉过敏和舌前2/3味觉障碍外，还有病侧乳突部疼痛，以及耳廓部和外耳道感觉迟钝，外耳道或鼓膜出现疱疹，构成所谓Hunt综合征。腺状神经节以上损害时岩浅大神经受侵，出现Hunt综合征，但此时无耳道内或鼓膜上的疱疹，伴有眼干无泪，外耳道、耳廓和耳后浅感觉减退，面部出汗障碍。

（二）辨证诊断

中医早在《黄帝内经》时代就有记载。《灵枢·经筋》篇载："足阳明筋病，卒口僻。"结合临床表现，辨证分型以病机为基础，辨证诊断合而讫之。

1. 脉络空虚，风邪入中（急性期）

突然口眼歪斜，患侧面部表情动作消失，前额无皱纹，眼裂扩大，鼻唇沟变浅，口角下垂，流口水。兼症：耳后疼痛或外耳道疱疹，病侧流泪，面肌痉挛，恶风寒，发热，汗出或无汗，肌肉关节疼痛，舌淡、苔白或薄黄，脉弦细。

辨证要点：突发口眼歪斜，面肌痉挛，流口水，舌淡苔细，脉弦细。

2. 气血瘀阻（恢复期及后遗症期）

口眼歪斜，面部抽搐，病侧额纹变浅或消失，眼裂扩大，鼻唇沟变浅，流口水，

日久不愈，舌质暗、苔白或薄黄，脉弦细。

辨证要点：病久不愈，口眼歪斜，面部抽搐，舌质暗，脉弦。

三、鉴别诊断

（一）西医学鉴别诊断

一般认为急性面神经炎的诊断并不困难，患者有突发口眼㖞斜的临床表现与体征即可确诊，但需与下列疾病作鉴别。

1. 格林-巴利综合征（急性感染性多发性神经根神经炎）

格林-巴利综合征有双侧的面神经麻痹，常起病急，有感染史，常表现为四肢对称性弛缓性瘫痪，其特征性的检查为：脑脊液中有蛋白细胞-分离现象，面神经炎无四肢瘫痪相鉴别。

2. 腮腺炎或腮腺肿瘤，化脓性中耳炎

腮腺炎可累及面神经，因有腮腺及局部体征不难鉴别。化脓性中耳炎，中耳感染侵犯面神经管导致面神经麻痹，除其病史和体征外，还有病变侧舌前 2/3 味觉丧失（由于鼓索纤维受累所致）。

3. 颅后窝病变

例如小脑角肿瘤、颅底脑膜炎及鼻咽癌颅内转移等原因所引起的面神经麻痹，多伴有味觉丧失和听觉过敏，同时多伴有其他脑神经受损的表现，面神经炎病位为面神经、定性为炎性，与肿瘤性质不同。

4. 莱姆病（Lyme 病）

此为蜱传染的螺旋体疾病，多在感染后可因关节痛、游走性红斑，相继出现脊膜神经根炎。亦有报告单独侵犯单侧或双侧面神经麻痹，应用间按荧光免疫法测定螺旋体抗 Bb-IgG 抗体阳性可支持莱姆病诊断，面神经炎无关节痛、游走性红斑等，以及实验室检查螺旋体抗 Bb-IgG 抗体阳性相鉴别。

5. 大脑半球病变

例如肿瘤、脑血管意外等出现的中枢性面瘫仅仅限于病变对侧下面部表情肌的运动障碍，而面神经炎多为一侧面部，包括额纹相鉴别。

6. 其他

糖尿病神经病、结节病，胶原结缔组织病，如干燥综合征、硬皮病和各种血管炎等，均可造成面神经麻痹。依原发病的基本症状和体征与之鉴别。

（二）中医病症鉴别诊断

《医学纲目·口眼㖞斜篇》加记载了"口僻"与中风的不同，提到"凡半身不遂者，必口眼㖞斜，亦有无半身不遂面㖞斜者"。中风虽然亦有口眼㖞斜，但面神经炎无半身不遂之症状，应从病因病机和主症上鉴别。

中风因为忧思恼怒，或恣酒嗜肥美之食，或房室所伤，劳累过度等，所致阴亏于下，肝阳暴涨，内风旋动，气血逆乱，夹痰夹火，横窜经脉，蒙蔽心窍而发生猝然昏倒，半身不遂诸症。多发于中年以上，老年尤多。起病急剧，病情复杂。伴有神志障碍，半身不遂，偏身麻木，口眼歪斜，言语謇涩，舌质多暗，有瘀点或瘀斑，脉多弦或弦滑。本病未发病之前，多有先兆。

四、临床治疗

（一）提高临床疗效的基本要素

目前，中医认识面神经炎是因经络气血亏损，风邪乘虚而入，滞于经络；寒则筋急，而引致"颊移咽歪"。在治疗上根据病机，辨证论治，镇肝息风为治疗的基本法则。然风邪致病善行，起病多急骤，早期治疗至关重要。由于正气不足，络脉空虚，卫外不固是造成本病的关键，即风痰夹瘀，气血痹阻。久病必加瘀，所以祛风的同时，应考虑活血祛瘀，以加强局部血液循环，代谢加强，能量供应充足，利于面瘫的恢复。临床上多采用中西医结合的方法，在镇肝息风，活血化瘀通络的同时，配合西医对症治疗，结合针灸局部理疗，多方面着手以祛病痛。

（二）辨病治疗

1. 急性期

以积极控制感染，改善局部血液循环，减轻面神经水肿的状态，促进功能恢复为主要目的。急性期应尽早使用泼尼松10mg，每日3次，口服，可连续性使用2~3周。可选用阿司匹林0.5~1g，每日3次；口服，维生素 B_1 0.1g，肌内注射；每日2次，维生素 B_{12} 250~500μg，肌内注射；每日1~2次；地巴唑5mg，每日3次口服。理疗可选用茎乳突孔附近红外线照射或超短波透热疗法，若角膜暴露，可用眼罩、眼药水、眼膏等以防止结膜炎的发生。

2. 恢复期

根据病情，使神经传导快速恢复和加强肌肉收缩，恢复神经功能，防止肌肉挛缩为目的。可连续应用维生素类药物。此外，应进行面肌的被动和主动锻炼。患者宜每日进行数次面肌按摩，面对镜子练习面部瘫痪肌的随意运动，并可用面部肌肉电刺激、电按摩或碘离子透入疗法治疗，加速瘫痪肌的早日恢复。对一些久治不愈，在肯定面神经功能不能恢复或9个月尚不能恢复的病例，可考虑手术。复发病例可考虑面神经管减压术，但疗效不肯定。

（三）辨证治疗

1. 辨证施治

（1）脉络空虚，风邪入中

治法：散风通络。

方药：牵正散加减。

药用：白僵蚕12g，白附子10g，全蝎

6g，蜈蚣3条。

加减：可加荆芥、防风、苏叶等散风祛邪；若寒者加细辛、麻黄散寒祛风；瘀血者酌加红花、赤芍化瘀通络。

（2）气血瘀阻

治法：行气活血，祛风通络。

方药：当归补血汤合桃红四物汤加减。

药用：生黄芪30g，当归12g，赤芍12g，川芎15g，生地30g，红花10g，地龙12g，全蝎6g，僵蚕12g。

加减：可加天麻、钩藤、羌活、细辛等温经通络，祛风散寒；若苔黄、脉数等热象时，酌加夏枯草、黄芩清热。

2. 外治疗法

（1）针刺治疗　取翳风、阳白、四白、地仓透颊车、合谷（双侧）、迎香，若风寒者加风池加灸；阴虚阳亢加太冲。

（2）耳针　取穴面颊、眼、目1、目2。

（3）理疗　急性期以于改善局部血液循环，消除水肿，减轻局部疼痛为目的。选取部位：茎乳孔附近，可予热敷，或红外线照射，或短波透热；恢复期可给碘离子透入治疗。

（4）治疗　患者对着镜子按摩瘫痪侧肌肉，均匀、持久、柔和、渗透，每次5~10分钟，每日若干次，促进局部血液循环，并可减轻口眼歪斜的症状，是简单易操作的好方法。恢复期时，神经功能得到缓解，患者可以对着镜子逐个练习单个面肌的主动运动，缩短病程，改善症状。

五、预后转归

疾病的预后转归主要归于病情的严重程度及是否进行有效的积极处理。在2周内做面神经电兴奋性测验，可能对预后的判断有帮助。大多数患者可以在2~3个月内恢复，轻症的病例多在2~3周后开始恢复。于1~2个月内可完全恢复。呈部分变性者，需 3~6 个月恢复。若 2 个月后仍有完全变性反应者，则恢复需半年以上，或者不能恢复。6 个月以上症状仍然存在的，恢复的可能性不大。

六、预防与调护

应尽快开始加强功能训练，一旦患侧的面肌能主动运动，即应开始有规律的自我功能锻炼，可对着镜子进行用力闭眼、皱眉、露齿、噘嘴、鼓腮、吹口哨等动作。每次数分钟，每日可进行数次锻炼，并辅以面部肌肉按摩等。面肌的功能训练可以缩短病程，加速症状改善有积极的作用。

严重的面神经炎变现为眼睑闭合不能和瞬目动作及角膜反射消失。眼睑闭合不全、角膜长时间外露，容易导致感染，尤其是角膜的损害，所以要加强对眼睛的保护，减少用眼时间，避免风吹，减少不必要户外活动，睡觉或外出时应对患侧眼睛以眼罩掩盖保护。

附：面肌痉挛

面肌痉挛（facial spasm）又称面肌抽搐、半侧颜面痉挛。指一侧或双侧面部肌肉（眼轮匝肌、表情肌、口轮匝肌）反复发作的阵发性、不自主的抽搐，在情绪激动或紧张时加重，严重时可出现睁眼困难、口角歪斜以及耳内抽动样杂音。无神经系统其他阳性体征。在中、老年人中是一种很常见的疾病，特别是女性尤为多见。中医属"口僻"等病范畴。

一、病因病机

发病的确切原因尚不十分清楚，微血管压迫学说提出后，得到基础与临床大量研究结果的支持。面神经出脑桥区受血管压迫是面肌痉挛的主要原因，多认为脑神经的中枢段，对血管压迫明显，责任血管多数在面神经出脑干段和面神经渐行狭窄段，责任血管多数为小脑前下动脉、小脑后下动脉和椎动脉。占位病变也可以引起继发性的面肌痉挛。现存在两种假说：①"短路假说"别名"周围学说"；②"点燃学说"别名"中枢学说"。

中医学认为本病多为邪气久留经脉，而致气血瘀阻，脉络不通，肌肤失养所造成。

二、临床诊断

原发性面肌痉挛患者多数在中年以后起病，女性较多。病起时多为眼轮匝肌间歇性抽搐；逐渐缓慢地扩散至一侧面部的其他面肌。口角肌肉的抽搐最易为人注意，严重者甚至可累及同侧的颈阔肌。抽搐的程度轻重不等，可因疲倦、精神紧张、自主运动而加剧，但不能自行模仿或控制。入睡后抽搐停止。两侧面肌均有抽搐者甚少见，若有，往往是一侧先于另一侧受累。少数患者手抽搐时伴有面部轻度疼痛，个别病例可伴有头痛，病侧耳鸣。神经系统检查除面部肌肉阵发性的抽搐外，无其他阳性体征发现。少数病例于病程晚期可伴有患侧面肌轻度瘫痪。

本病为缓慢进展的疾患，一般均不会自然好转，如不给予治疗，部分病例于病程晚期患侧面肌麻痹，抽搐停止。

面神经痉挛临床上一般分为风寒阻络型、气血两亏型、肝肾阴虚型、阴虚阳亢型、脾虚生风型、痰热中阻型、心脾不足型。

三、鉴别诊断

根据本病的临床特点为阵发性，一侧性面肌抽搐而无其他神经系统阳性体征，诊断并不困难。肌电图上显示肌纤维震颤和肌束震颤波。脑电图检查显示正常。需与下列疾病鉴别。

1. 继发性面肌抽搐

桥小脑角肿瘤或炎症、脑桥肿瘤、脑干脑炎、延髓空洞症、运动神经元性疾病、颅脑损伤等均可出现面肌抽搐，但往往伴有他脑神经或长束受损的表现。例如，同侧的面痛及面部感觉减退、听力障碍、对侧或四肢肌力减退等，面肌抽搐仅仅是症状之一，所以不难鉴别。部分性运动性癫痫也可以出面肌局限性抽搐，但多为全身性，且脑电图上可鉴别，仅仅表现为面肌抽搐的很少见。

2. 癔病性眼睑痉挛

常见于中年以上女性患者，多系两侧性，仅仅局限于眼睑肌的痉挛，面肌痉挛多为一侧及累及面部其他肌肉相鉴别。

3. 习惯性面肌抽搐

常见于儿童及青壮年，为短暂的强迫性面肌运动，常为两侧性。癔病性眼睑痉挛与习惯性面肌抽搐的肌电图与脑电图均属正常，在抽搐时肌电图上出现的肌收缩波与主动运动时所产生的一样，面肌痉挛多为一侧相鉴别。

4. 三叉神经痛

虽有面部肌肉抽搐，疼痛却为主要症状，且多为阵发性的短暂症状。若原发性面肌抽搐日久也会有面部疼痛，但其疼痛程度弱于三叉神经痛。

5. 舞蹈病及手足徐动症

可有面肌的不自主抽动。但均为两侧性，伴有四肢不自主运动与面肌痉挛一侧及无四肢不自主运动相鉴别。

四、临床治疗

（一）药物治疗

1. 卡马西平

一般 400~600mg/d 口服时，症状开始改善；600~1000mg/d 时，发作完全消失。但停药后可迅速复发，因而需长期维持治疗。

2. 氯硝西泮

每次 0.5~1mg，每日 3 次服用，剂量加大后常有乏力、嗜睡等不良反应。

3. 巴氯芬

首次用 5~10mg，分 1~2 次服用，每 2~3 日增加 5~10mg，直至每日 30mg。

（二）阻滞疗法

主要包括神经干阻滞、颧支阻滞、电凝阻滞疗法等。

（三）理疗

应用钙离子透入疗法或平流电刺激，可以缓解一部分患者症状，但不能根治。

（四）手术疗法

对药物和理疗只能获得短期疗效，大部分患者于 6 个月抽搐复发。为了获得持久的疗效，有人主张手术治疗。其方法有两种。

1. 面神经主干或分支切断术

局麻下对靠近颈乳孔的面神经作部分切断。用瘫痪的面神经代替过度抽搐的状态，破坏其传导功能。因神经再生，在术后 3~5 个月面瘫恢复，抽搐亦会复发，术后 1 年内复发率为 47%。但有些患者复发后抽搐程度轻，可以不必再行手术。

2. 微血管减压术

1967 年 Jannette 所首创自乳突后开颅微血管减压术，该手术有高度的成功率，治愈率达 99.5%。用一块吸收性明胶海绵把面神经根与压迫神经的小血管隔开以解除其刺激，他提出面神经根部受到跨越它的微血管压迫是面肌痉挛的主要原因。牵开血管压迫，可使面肌痉挛解除。此手术已经被广泛接受，为治疗面肌痉挛的首要考虑术式。此手术的并发症可能因为过度挤压、牵拉位听神经和小脑等，导致一过性面瘫、眩晕、神经性耳聋、外展神经麻痹等。

（五）中医疗法

目前，中医多采用中西医结合疗法和针灸治疗的方法。

1. 体针

即选用传统穴位，用毫针进行针刺的方法。陈雅民等自创"止痉穴"（相当于颈部侧面，位于平下颌角后方，嘱患者转向对侧胸锁乳突肌肌腹突起处，压其感到酸胀），亦可选取对侧痉挛部位穴位如下关、四白、阳白等和患侧远端穴位合谷、足三里、阳陵泉、太冲。江红等治疗针刺采用远端循经选穴，选取太冲、三阴交、丰隆、太溪、合谷。梅国胜采取循经远端取穴为主，以血海、百会、合谷为主，配合内庭、太冲、足三里、阴陵泉、三阴交、翳风、风池，对久病顽疾，每疗程末加地仓、颊车、水沟、承浆、印堂。严善余选取"四关穴"为主，辨证加减腧穴。

2. 吊针

又称"挂针"，取十二刺中浅刺浮刺、齐刺、直针刺三法之长，在统一腧穴上疾速浅刺将针尖处挑起皮肤，针尾部悬吊，呈吊挂之势，手法轻巧，使刺激温和持久，可以有效一直面神经异常兴奋传导。周冰等对于病久顽疾配用刺络拔罐。张悦训等使用上述方法，针刺以眼睑肌痉挛为主者，选穴四白、阳白、鱼腰、攒竹、丝竹空、太阳；以颧面肌痉挛为主者，选穴巨髎、颧髎、迎香、牵正、下关、四白；以口轮匝肌痉挛为主者，选穴承浆、水沟、大迎、地仓、颊车；全面肌痉挛者上述组穴中辨证选取，每次数个。

3. 缪刺

即左病取右，右病取左的针刺方法。缪刺用于治疗面肌痉挛，可以有效免于患者恐针的心理，在健康侧选取穴位治疗患病侧的方法有效避免因刺激加重病情的现象产生。

4. 电针

在针刺得气的情况下加上电流的刺激的一种治疗方法，通过不同的频率电刺激穴位的方式来加强和维持针感，提升临床治疗效果。使用恰当的频率电流刺激治疗面肌痉挛，能够抑制性调节异常兴奋的面肌纤维。

5. 火针

使用特殊的金属所制针具，烧红后迅速刺入选取的腧穴，迅速退出以改善症状的方法。火针具有行气活血、温通经络的作用，根据中医学"治风先治血，血行风自灭"的法则来治疗面肌痉挛，中医学认为风邪为面肌痉挛的首要病邪。火针针刺后形成的小瘢痕，改变局部张力，减轻或解除面神经所受的机械刺激或压迫，改善神经传导功能。

6. 揿针

即在局部寻找穴位或扳机点上治疗面肌痉挛，埋入揿针，揿针为浅刺，持续一定的时间可以达到长期刺激的效果，能改善面神经的异常兴奋传导。

7. 梅花针及其综合疗法

梅花针是属于浅刺中"半刺""浮刺""毛刺"等针法的演化，是丛针浅刺法，具有调和气血、散寒温经、引邪外出的作用，叩刺穴位或局部至潮红、灼热，用于治疗面肌痉挛取得良好的效果。

主要参考文献

[1] 于存娟，郝凤玲，李聪智. 中医药治疗面神经炎的进展 [J]. 现代中西医结合杂志，2005，14（06）：833-834.

[2] 姚伟红. 两种方法治疗面神经炎的疗效研究 [J]. 黑龙江医学，2013，37（2）：46.

[3] 宋熙. 针、灸、罐结合治疗面神经炎45例疗效观察 [J]. 针灸临床杂志，2005，21（10）：14-15.

[4] 安宝珍，刘一凡. 浅论急性面神经炎的中

医治疗［J］. 中医杂志, 2005, 46（12）: 944-945.

［5］方永江, 谢明珠, 夏浩敏, 等. 针灸治疗面肌痉挛的研究进展［J］. 四川中医, 2007, 25（2）: 45-47.

［6］上海交通大学脑神经疾病诊治中心. 面肌痉挛诊疗中国专家共识［J］. 中国微侵袭神经外科杂志, 2014, 19（11）: 31.

［7］周章玲, 黄德辉, 刘丽平. 面神经功能诊断对指导针刺治疗面神经炎的意义［J］. 中国临床康复, 2004, 8（19）: 3874-3875.

［8］赵霞. 针刺配合中药口服治疗面神经炎［J］. 中医中药, 2011, 8（2）: 93-96.

第十五章　帕金森病

帕金森病（Parkinson's disease，PD），又称"震颤麻痹"，是一种常见于中老年的中枢神经系统变性疾病，主要病变是黑质、蓝斑及迷走神经背核等处色素细胞变性坏死，多巴胺递质生成障碍，导致多巴胺能与胆碱能系统不平衡。临床上以静止性震颤、运动迟缓、肌强直和姿势平衡障碍为主要特征。本病多发生于 60 岁以后的中老年人，65 岁以上人群患病率为 1000/10 万，随年龄增高，男性稍多于女性。

震颤麻痹在中医学上称颤振，对其症状、病因均有描述。《证治准绳》曰："颤，摇也，筋脉约束不住而莫能任持，风之象也。"认为本病是由于肝、肾、脾、髓、脑亏损，阴血不足，风邪内动、挟痰、挟瘀、挟热为患。

一、病因病机

（一）西医学认识

本病病因迄今未明，故称特发性帕金森病，简称帕金森病。某些中枢神经系统变性疾病伴 Parkinson 病症状称症状性 Parkinson 病，如进行性核上性麻痹（PSP）、纹状体黑质变性（SND）、Shy-Drager 综合征（SDS）及橄榄脑桥小脑萎缩（OPCA）等。很多疾病或因素可以产生类似 PD 临床症状，临床上称帕金森综合征，如脑炎、药物（多巴胺受体阻滞剂等）、毒物（MPTP、一氧化碳、锰等）、血管性及脑外伤等。

1. 发病机制

本病发病机制十分复杂，可能与下列因素有关。

（1）遗传因素　目前认为约 10% 的患者有家族史，绝大多数患者为散发性。

（2）环境因素　研究者们开展的大量有关环境因素的研究发现，长期接触杀虫剂、除草剂或某些工业化学品等可能是 PD 发病的危险因素。

（3）神经系统老化　PD 主要发生于中老年，40 岁前发病十分少见，提示老龄与发病有关。研究发现自 30 岁后黑质多巴胺能神经元、酪氨酸羟化酶和多巴脱羧酶活力、纹状体多巴胺递质逐年减少，多巴胺 D1 和 D2 受体密度减低。尽管如此，但其程度并不足以引起本病。实际上，只有当黑质多巴胺能神经元、纹状体多巴胺递质减少至一定程度，临床才会出现 PD 症状，所以神经系统老化只是帕金森病的促发因素。

帕金森病是多种因素交互作用引起的，在多种因素的共同作用下，通过一系列复杂的作用机制引起黑质多巴胺能神经元大量变性、丢失，导致发病。

2. 病理及生化病理

主要表现两大病理特征，其一是黑质多巴胺能神经元及其他含色素的神经元如蓝斑、脑干的中缝核、迷走神经背核等神经元大量变性丢失。黑质致密区多巴胺能神经元在出现临床症状时，至少丢失达 50% 以上；其二是路易小体形成。

纹状体中多巴胺与乙酰胆碱（ACh）两大递质系统的功能相互拮抗，两者之间的平衡对基底节运动功能起着重要调节作用。纹状体多巴胺含量显著降低，乙酰胆碱系统功能则相对亢进。多巴胺替代治疗药物和抗胆碱能药物对帕金森病的治疗原理正是基于纠正这种递质失衡。

（二）中医学认识

中医历代医家论著中，对本病的症状和病因多有描述。《素问·至真要大论》曰："诸风掉眩，皆属于肝。"掉是指颤振一类的疾病，属于风象，皆与肝有关，此论点一直为后世所宗。楼英《医学纲目》载："《内经》曰诸风掉眩，皆属于肝，掉即颤振之谓也。"王肯堂《证治准绳》则在《黄帝内经》此观点的基础上，结合自己的经验指出"壮年少见，中年以后始有之，老年尤多"，并进一步指出"大发作则手足颤掉，不能持物，食则令人代哺口，口张联唇，舌嚼烂，抖擞三状如线引傀儡"。说明发作严重者，影响进食，生活不能自理。对于病因病机，后世医家则又进一步趋同于认为本病由虚损而起，挟风、火、痰为患。

1. 肝肾阴亏

肝主藏血，肾主藏精。精血不足，上不能荣脑，外不能灌溉四肢，筋脉失养，头脑自持失灵，四肢颤振，尤其是老年人，肝肾不足，肝肾阴虚精血俱耗，以致水不涵木，风阳内动，筋脉失养，颤动振掉或拘急强直等症。

2. 气血两虚

多因劳倦过度、饮食失节或思虑内伤、心脾俱损以致气血不足，不能荣于四末，则筋脉拘急而震颤。

3. 脾虚湿盛

脾主运化，主肌肉四肢。若素体脾虚，或痰湿素盛者，运化失权，则出现四肢无力，运动减少等症。

4. 痰热风动

素体肝火内热挟痰者，风火交盛，痰热互阻所致，多属实证。因五志过极，木火太盛，克犯脾土，脾为四肢之本，四肢为脾之末。木火上冲，可见四肢颤动如头摇。若风火盛而脾虚，不能为胃行其津液，痰湿停聚，风痰邪热阻滞经络，亦发为颤证。

总之，震颤麻痹的病因，以肝肾阴虚、气血虚衰为主，间或亦有外感温疫邪毒者，病位以肝为主，旁及肾与心、脾、脑，病理性质多为本虚标实。本虚者，有肝肾阴虚、气血两虚；标实者，有痰热、湿滞、血瘀等。

本病的发生，总在正虚筋脉失于濡养，血行不畅，痰湿阻滞以致发生肢体震颤等症。

1. 震颤

为本病最主要的症状。肝主风，有虚实之分。震颤隶属于肝风。本病多属虚证，乃因阴虚精乏、气血虚衰、脾虚生痰而致肝风内动、经络受阻，肢体失于自持而震颤。患者一般心神尚能自主，故强制静止能够暂时控制震颤，但终因阴不制阳，肝气欲展，过后恢复震颤时反而加剧。病久者，痰、瘀阻滞，则虚实夹杂，肝风更难平息。

2. 强直

肢体、关节的运动屈伸或转侧，皆由筋肉收缩、弛张而产生。肝血充盈，筋得其濡，脾气健旺，肉得其养，运动才得灵活有力。若气血衰少，筋肉失养，则失其柔和弛张自如之性，以至强直而屈伸不利。

3. 运动徐缓

运动由筋肉产生，受肝、心所主。肝肾阴血亏虚，肢体震颤而强直，动作不能自如；心肾精血不足、神明失其灵性，动作不能协调，由此造成患者精细动作失灵，步履、起卧均失常态，面部表情迟钝，言语不清等一系列运动障碍征象，且随病情进展而逐渐加重。精髓不充，脑失其养，以致逐渐活动困难，终成痴呆。

二、临床诊断

（一）辨病诊断

1. 临床诊断

本病的诊断主要依据中老年发病，缓

慢进展性病程，必备运动迟缓及至少具备静止性震颤、肌强直或姿势步态异常中的一项，结合对左旋多巴治疗敏感即可做出临床诊断。其首发症状震颤最多，其次为步行障碍、肌强直和运动迟缓。症状常自一侧上肢开始，逐渐波及同侧下肢、对侧上肢及下肢，呈"N"字型进展。

（1）静止性震颤　常为首发症状，多自一侧上肢的远端开始，然后逐渐扩展到同侧下肢及对侧肢体。下颌、口唇、舌及头部一般最后受累，上肢的震颤常比下肢重。常为规律性的手指屈曲和拇指对掌动作，节律 4~6Hz，幅度不定，形成所谓"搓丸样动作"。本病早期震颤为典型的静止性震颤，随意动作时减轻或停止，入睡后消失，紧张或激动时加重；常伴交替旋前与旋后、屈曲与伸展运动。令患者活动一侧肢体如握拳或松拳，可引起另侧肢体震颤更明显，该试验有助于发现早期轻微震颤。少数患者可不出现震颤，部分患者可合并轻度姿势性震颤。

（2）肌强直　强直多自一侧上肢的近端开始，逐渐蔓延到远端、对侧以及全身。颈肌和躯干肌强直形成特殊姿势：头部前倾，躯干俯屈，上臂内收，肘关节屈曲，腕关节伸直，拇指对掌，指间关节伸直，髋及膝关节均略为弯曲。疾病进展时，这些姿态障碍逐渐加重。肌张力检查被动运动关节时阻力增高，且呈一致性，类似弯曲软铅笔管的感觉，称"铅管样强直"，如患者伴有震颤，检查者感觉在均匀阻力中出现断续停顿，如同转动齿轮，称为齿轮样强直。

（3）运动迟缓　表现随意动作减少，动作缓慢、笨拙。早期表现为手指精细动作，如解纽扣、系鞋带等动作缓慢，逐渐发展成全面性随意运动减少，因肌张力增高致起床、翻身、步行和变换方向时运动迟缓，体检时可见书写时越写越小，呈

"写字过小征"；面肌呆板、双目凝视，瞬目减少，呈现"面具脸"；口、咽、腭肌运动障碍，语速变慢，语音调低。

（4）姿势步态异常　在疾病的早期，表现为走路时患侧下肢拖拽，上臂摆动幅度减小，随着病期的进展，步伐逐渐变小、变慢，启动、转弯或跨越障碍时步态障碍尤为明显，自坐位、卧位起立困难。有时行走中全身僵住，不能动弹，称为"冻结"现象。有时迈步后，以极小的步伐越走越快，不能及时止步，称为前冲步态或慌张步态。

（5）其他　患者可出现顽固性便秘，出汗异常，皮脂溢出增多，性功能减退，排尿不畅等自主神经症状。近半患者伴有抑郁和（或）睡眠障碍。15%~30% 的患者在疾病晚期发生认知障碍。

2.相关检查

（1）CT、MRI 影像表现　CT 及 MRI 除显示普遍性脑萎缩外，CT 有时可见基底节钙化。MRI T2 加权像在基底节区和脑白质内常有多发高信号斑点存在。

（2）SPECT 影像表现　SPECT 通过反映 DAR 受体数目和功能，来诊断早期帕金森病。只能检测 DAR 受体数目，不能帮助确诊是否为原发性帕金森病，但是可以区别某些继发性帕金森病，还可用作帕金森病病性演变和药物治疗效果指标。

（3）PET 功能影像　其工作原理和方法与 SPECT 基本相似，目前主要是依赖脑葡萄糖代谢显像，一般采用 18F 脱氧葡萄糖（18FDG）。

（4）经颅双功能彩色多普勒超声（TCCS）　在疾病的早期，若 TCCS 检测到的黑质为高回声则提示原发性帕金森病；若黑质为低回声，伴随豆状核高回声，则提示为非典型的帕金森综合征；若黑质高回声，伴随豆状核高回声多提示进行性核上性麻痹或多系统萎缩的黑质纹状体变性。

（二）辨证诊断

1. 望诊

（1）望形体　肌肉萎弱为气血两虚；肢体消瘦为肝肾阴虚；形体虚胖为脾虚湿阻。

（2）望动态　运动尚能自如为病轻；全身肌肉强直、动作僵硬为病重，颤振无力为气血亏虚；多颤大动为阴虚火旺；动作笨拙为肝肾阴虚；肢体拘急为筋脉失养；强急振掉为肝火痰热；握持无力为脾虚气弱。

（3）望面色　面㿠唇溃为气血亏虚；午后潮热为肝肾阴虚；面色萎黄为脾虚湿滞，面绛目赤为肝火痰热。

（4）望舌　舌质淡，舌苔薄，为气血不足；舌质红，舌苔少，为肝肾阴虚；舌胖嫩，苔薄白，为脾气虚弱；舌质红，舌苔黄，为肝经风火；舌质暗，或见瘀斑，或显紫络，为经脉瘀滞；舌苔白腻为痰湿，黄腻属痰热。

2. 闻诊

本病闻诊主要闻其语言声。言语清晰者病未涉心；语音低怯无力为心血不足；语言断续不清为肝风扰心；言语艰涩，咬字不准，含糊难辨，为精血亏虚或痰浊内蒙。

3. 问诊

（1）问病史　问病前有无脑炎、颅脑损伤病史及其他相关化学药物中毒和服药史，有无震颤麻痹家族史。

（2）问头身　头晕耳鸣、头眩烦躁，见于肝火上炎；头晕眼花、肢体乏力，见于气血两虚；头眩沉重，肢麻不仁，见于痰瘀阻滞。

（3）问汗便　常自汗为气虚卫表不固，或肝火内热蒸腾；大便秘结为阴虚肠失濡润，尿解不畅为肝郁脾虚，气化不利。

（4）问口味　食不知味为脾运失健；口干欲饮为阴虚内热；口黏不渴为痰热蕴结；口泛清涎为脾虚痰湿。

4. 切诊

（1）脉诊　脉细为阴虚，脉缓为气虚，脉弱为血虚，脉强为肝风，脉滑为痰，脉数为内热。

（2）触诊　肢体震颤，但触按转动柔和，为病初，阴血亏虚尚轻；肢体强直，按之木僵，为病重，精血亏虚，痰瘀阻滞，病势沉顽之候。

5. 辨证分型

（1）肝肾阴虚

证候：震颤频繁且幅度较大，颈部拘急或摇动，甚则牙关紧闭，肢体拘紧，动作笨拙，步态不稳，头晕耳鸣，失眠多梦，腰酸腿软，趾指发麻，五心烦热，或有头痛多汗，急躁易怒，或有健忘呆傻，反应迟钝，舌体偏瘦，舌质暗红，舌苔红，脉细弦。

辨证要点：多见于高龄患者，起病隐袭，素体阴虚者，震颤，肢体强直，步态不稳，头晕耳鸣，腰酸腿软，五心烦热，舌红、苔少，脉细弱。

（2）气血两虚

证候：震颤日久，程度较重而动作无力，或见颈项拘强，肢体拘紧，活动不利，步态不稳，肌肉萎弱，面㿠唇淡，精神疲倦，四肢乏力，头晕眼花，懒言少语，常自汗出，舌体胖，边有齿印，舌质淡，或夹瘀点，脉缓弱。

辨证要点：见于病程较长，全身气弱血虚证明显者，震颤麻痹症状典型，四肢乏力，少语，面色㿠白，舌淡，脉缓弱。

（3）脾虚痰湿

证候：肢体震颤，手不能持物，甚则四肢不仁，不知痛痒，形体肥胖，头眩沉重，恶心呕吐，咳喘痰涎，舌体胖，质淡红，舌苔白腻，脉濡滑。

辨证要点：多见于素体脾虚，痰湿内

壅体质者，震颤，四肢不仁，步态不稳，头眩沉重，恶心呕吐，舌苔白腻，脉弦滑。

（4）痰热动风

证候：肢体振掉，项背强急，情绪激动时加剧，平静时减轻，头晕、头胀、善怒、内热口干、胸脘痞闷，咳痰色黄，苔黄腻，脉弦滑。

辨证要点：见于素体肝火内热挟痰者，肢体震掉，内热口干，胸脘痞闷，咳痰色黄，苔黄腻，脉弦滑。

三、鉴别诊断

（一）西医学鉴别诊断

1. 原发性 PD 须与帕金森综合征、帕金森叠加综合征相鉴别

（1）与帕金森综合征相鉴别

①药物性帕金森综合征：二者均会出现震颤、肌张力障碍，不同之处在于，帕金森病出现的运动症状常始于一侧上肢，逐渐累及同侧下肢，再波及对侧上肢及下肢，药物性帕金森综合征临床表现常为双侧对称的帕金森病，姿势性震颤比静止性震颤更常见，且有明确的药物诱发因素，最常引起帕金森综合征的药物是吩噻嗪类、三环类抗抑郁药、丁酰苯类。临床症状轻重不一。某些病例仅出现帕金森综合征的部分症状，某些病例则出现典型的帕金森综合征。症状的出现常在药物剂量每天达200~300mg，持续使用2~6周的时间。此型帕金森综合征的特点是当药物减量或停药时症状可逐渐消失。或虽不停药而给予苯海索或氢溴东莨菪碱也可较快缓解。

②脑炎后帕金森综合征：脑炎后帕金森综合征可出现肌张力增高、四肢震颤等帕金森症状，肌强直重于震颤，而且震颤以局部性多见，相比较于帕金森病，脑炎后帕金森综合征锥体外系症状中肌张力增强比僵直明显且常局限于一侧肢体，亦可

有眼球聚合不全及精神障碍。该病有流行性甲型脑炎（昏睡性脑炎）的病史，常在脑炎急性期1~20年发病，故病者大多较年轻。其病程进展与帕金森病不同，该病起病不久，症状即迅速达到高峰，经对症治疗后常停止发展，但对左旋多巴及复方左旋多巴疗效差。

③动脉硬化性帕金森综合征：病者发病年龄与帕金森病近似，也伴有震颤、肌强直等帕金森症状，但动脉硬化性帕金森综合征临床上全身强硬的症状较之震颤更为突出，不少患者长期以肌强直为主而仅有轻微的震颤，症状多起自一侧。患者常伴有大脑皮质供血不足的表现，如头晕、睡眠障碍，记忆力锐减等。其他脏器也多有动脉硬化的表现。某些病例可能是脑动脉硬化与帕金森病并存，与动脉硬化性帕金森综合征不易分辨。多发生在腔隙梗死或急性脑卒中之后，有高血压、动脉硬化表现以及锥体束征、假性延髓性麻痹等，颅脑 MRI 检查有助诊断。

④外伤后帕金森综合征：外伤后帕金森综合征可出现肢体的运动障碍、运动迟缓以及肢体震颤等帕金森样震颤，部分患者也会出现面具脸、阳痿早泄及直立性低血压等自主神经功能障碍，与帕金森病难以鉴别，但外伤后帕金森综合征有明确的外伤史，拳击手中偶见头部外伤引起的帕金森综合征，治疗上应用多巴制剂及多巴胺受体激动剂等药物效果不佳。

⑤中毒性帕金森综合征：二者均会出现肌强直、震颤等症状，但中毒性帕金森综合征临床上以肌张力增高为主，静止性震颤见于部分病例，症状可为全身性或单侧肢体。此外，患者还可有中枢性轻瘫，或周围神经损害。精神障碍表现为记忆力减退，定向力丧失或减弱，智力衰退，甚至痴呆等。慢性锰中毒以锥体外系的损害最为突出。重症锰中毒患者表现帕金森综

合征，患者有长期接触锰的病史，逐渐发病，开始先觉下肢无力，走远路及上楼梯困难，走路可有前冲、后冲或侧冲，肌张力增强较之震颤更为普遍，可有口吃，血锰及尿锰定量增高可作为诊断的参考。该疾病有明确的急性中毒病史，较常见的是一氧化碳中毒性和锰中毒性帕金森综合征。

（2）与帕金森叠加综合征相鉴别

①多系统萎缩（MSA）：与帕金森相似之处在于常出现帕金森样症状如四肢不自主抖动、全身僵硬、运动迟缓等，难以鉴别。但帕金森病静止性震颤典型，MSA临床表现震颤不明显。且多系统萎缩可伴随小脑性共济失调和自主神经受损征，对左旋多巴制剂反应较差。

②进行性核上性麻痹（PSP）：与帕金森相似之处，早期出现运动迟缓、姿势平衡障碍、肌强直等帕金森样症状，但进行性核上性麻痹震颤少见，它的特征性表现为眼球共同上视或下视麻痹。左旋多巴制剂治疗反应差。头部MRI可表现有"蜂鸟征"。

③皮质基底节变性（CBGD）：可有姿势性或动作性震颤、肌僵直等帕金森病样症状，但对左旋多巴制剂反应差，皮质基底节变性典型症状为失用，异己手征，皮层性感觉障碍，部分有认知障碍，晚期可轻度痴呆。

④路易体痴呆（LBD）：路易体痴呆会出现自发性帕金森运动特征，但明显不同之处在于，LBD发病痴呆较重，早于帕金森病样表现，也可在PD发病后一年内发生痴呆。早期出现视幻觉、妄想、谵妄、波动性认知障碍。

2.静止性震颤须与精神性震颤、原发性震颤、甲状腺功能亢进性震颤相鉴别

（1）精神性震颤　帕金森病常出现静止性震颤，精神性震颤特点是节律性不明显，时轻时重，时而较粗大，时而较微细，患者注意时震颤常加重，用暗示方法也可使震颤减轻或加重，通常无肌张力改变和运动减少的特点，也不具有震颤麻痹的面容和姿态。

（2）原发性震颤　原发性震颤发病较早，1/3有阳性家族史，姿势性或动作性震颤为唯一表现，频率为4~8Hz，幅度较小，通常在运动和紧张时加重，饮酒或服普奈洛尔后震颤可显著减轻。帕金森病常在静止位时出现或明显，随意运动时震颤减轻或停止。

（3）甲状腺功能亢进性震颤　通常较微细，多局限于手指，两手平伸或用力时才明显，由于患者有甲状腺功能亢进症的其他病症，故较易与震颤麻痹鉴别。

（二）中医学鉴别诊断

震颤麻痹在中医中虽可分属于"颤振、痴呆"范畴。其各期病征并不相同，但依照本章"中医学"认识和"临床诊断"部分，鉴别诊断应属无疑，不复赘述。

四、临床治疗

（一）提高临床疗效的要素

1.谨守病机，攻补相宜

本病的突出症状是震颤，属肝风内动之象。其实质为本虚标实。本虚，主要是肝肾阴虚、气血两虚、阴阳皆虚；标实，除风之外，可夹痰、瘀、火诸邪。本病初期阶段，主要以痰瘀阻滞、风火相煽之标实为主。此时当以涤痰、化瘀、降火、息风为主要治法，若年老体弱，病程较长者，其本虚之象逐渐突出，治疗当以滋补肝肾、益气养血、调补阴阳为主，兼顾息风通络。

2.知常达变，恰当用药

针对本病病机特点，其用药规律如下：

（1）平肝息风是贯穿始终的治疗大法　常用药物有重镇潜阳类，如珍珠母、

生龙齿、生龙骨、生牡蛎；息风解痉类，如钩藤、羚羊角粉、天麻、白蒺藜、僵蚕等。其中羚羊角粉，钩藤，珍珠母为首选药物。羚羊角粉常以 1.5~3g 冲服，钩藤可用 15~30g 先煎久煎方能发挥最佳药效。

（2）重视养血活血药物的运用　本病无论表现何种证型，均有经脉不畅，血瘀络阻，筋脉失养。据"血行风自灭"之理，重用活血养血之品对减轻震颤效果显著，常选用当归、赤芍、白芍、鸡血藤、川芎、桃仁、红花、丹参等。白芍是养血濡筋、缓急止颤之良药，宜重用 15~30g 以上。

（3）注重伍用虫类药　虫类药物兼具活血化瘀，搜风通络，息风定痉等作用。配合使用可使疗效更佳，常用全蝎、地龙、蜈蚣、僵蚕等。同时最后焙研为末吞服，入煎剂疗效较逊。

（4）滋补肝肾是治本之关键　宜选用熟地、枸杞子、山萸肉、桑寄生、首乌、龟甲、续断、杜仲等。

（二）辨病治疗

1.治疗原则

（1）综合治疗　包括药物、手术、康复及心理治疗等，药物治疗是首选且主要的治疗手段。目前应用的治疗手段，只能改善症状，不能阻止病情的发展，更无法治愈。因此，治疗不能仅顾及眼前，而不考虑将来。

（2）用药原则　我们提倡早期诊断、早期治疗。坚持"剂量滴定"，力求实现"以尽可能小剂量达到满意临床效果"的用药原则，治疗应遵循循证医学的证据，也应强调个体化特点。抗帕金森病药物治疗时，不能突然停药，以免发生撤药恶性综合征。

2.药物治疗

根据临床症状严重度的不同，可以将帕金森病的病程分为早期和中晚期。以下我们分别对早期和中晚期帕金森病提出具体的治疗意见。

（1）早期帕金森病的治疗　一旦早期诊断，即应尽早开始治疗，早期治疗可以分为非药物治疗和药物治疗。一般初期多予单药治疗，也可采用优化的小剂量多种药物的联合应用，力求达到疗效最佳、维持时间更长而运动并发症发生率最低的目标。

药物治疗包括疾病修饰治疗药物和症状性治疗药物。疾病修饰治疗的目的是延缓疾病的进展。目前，临床上可能有疾病修饰作用的药物主要包括单胺氧化酶 B 型抑制剂和多巴胺受体激动剂等。MAO-B 抑制剂中的司来吉兰＋维生素 E 和雷沙吉兰可能具有延缓疾病进展的作用；DR 激动剂中的普拉克索 CALM-PD 研究和罗匹尼罗 REAL-PET 研究提示其可能具有疾病修饰的作用。大剂量（1200mg/d）辅酶 Q10 的临床试验也提示其可能具有疾病修饰的作用。

首选药物原则：早发型患者，在不伴有智能减退的情况下，可有如下选择：非麦角类 DR 激动剂，MAO-B 抑制剂，金刚烷胺，复方左旋多巴，达灵复。首选药物并非按照以上顺序，需根据不同患者的具体情况而选择不同方案。

晚发型或有伴智能减退的患者，一般首选复方左旋多巴治疗。随着症状的加重，疗效减退时可添加 DR 激动剂、MAO-B 抑制剂或 COMT 抑制剂治疗。尽量不应用抗胆碱能药物，尤其针对老年男性患者，因其具有较多的不良反应。

治疗药物具体如下。

①抗胆碱能药：目前国内主要应用苯海索，剂量为 1~2mg，3 次 / 日。主要适用于伴有震颤的患者。长期应用本类药物可能会导致其认知功能下降，需定期复查，一旦发现患者的认知功能下降则应立即停用；对 ≥ 60 岁的患者最好不应用抗胆碱能

药。闭角型青光眼及前列腺肥大患者禁用。

②金刚烷胺：剂量为50~100mg，2~3次/天，末次应在下午4时前服用。对少动、强直、震颤均有改善作用，并且对改善异动症有帮助（C级证据）。肾功能不全、癫痫、严重胃溃疡、肝病患者慎用，哺乳期妇女禁用。

③复方左旋多巴（苄丝肼左旋多巴、卡比多巴左旋多巴）：初始用量62.5~125mg，2~3次/天，根据病情而逐渐增加剂量至疗效满意和不出现不良反应的适宜剂量维持，餐前1h或餐后1.5h服药。以往多主张尽可能推迟应用，因为早期应用会诱发异动症；现有证据提示早期应用小剂量（≤400mg/d）并不增加异动症的发生。活动性消化道溃疡者慎用，闭角型青光眼、精神病患者禁用。

④DR激动剂：目前大多推崇非麦角类DR激动剂为首选药物，尤其适用于早发型帕金森病患者的病程初期。DR激动剂有2种类型，麦角类包括溴隐亭、培高利特、α-氢麦角隐亭、卡麦角林和麦角乙脲；非麦角类包括普拉克索、罗匹尼罗、吡贝地尔、罗替戈汀和阿扑吗啡。目前国内上市多年的非麦角类DR激动剂有如下几种。吡贝地尔缓释剂：初始剂量为50mg，每日1次，易产生不良反应，患者可改为25mg，每日2次，第2周增至50mg，每日2次，有效剂量为150mg/d，分3次口服，最大剂量不超过250mg/d。普拉克索：有2种剂型，常释剂和缓释剂。常释剂的用法：初始剂量为0.125mg，每日3次（个别易产生不良反应患者则为1~2次），每周增加0.125mg，每日3次，一般有效剂量为0.50~0.75mg，每日3次，最大剂量不超过4.5mg/d。缓释剂的用法：每日的剂量与常释剂相同，但为每日1次服用。

⑤MAO-B抑制剂：主要有司来吉兰和雷沙吉兰，其中司来吉兰有常释剂和口腔黏膜崩解剂。司来吉兰（常释剂）的用法为2.5~5.0mg，每日2次，在早晨、中午服用，勿在傍晚或晚上应用，以免引起失眠，或与维生素E 2000U合用（DATATOP方案）；口腔黏膜崩解剂的吸收、作用、安全性均好于司来吉兰常释剂，用量为1.25~2.50mg/d。雷沙吉兰的用量为1mg，每日1次，早晨服用。胃溃疡者慎用，禁与5-羟色胺再摄取抑制剂（SSRI）合用。

⑥COMT抑制剂：在疾病早期首选恩他卡朋双多巴片治疗；在疾病中晚期，应用复方左旋多巴疗效减退时可以添加恩托卡朋或托卡朋治疗而达到进一步改善症状的作用。恩托卡朋用量为每次100~200mg，服用次数与复方左旋多巴相同，若每日服用复方左旋多巴次数较多，也可少于复方左旋多巴次数，需与复方左旋多巴同服，单用无效。托卡朋每次用量为100mg，每日3次，第一剂与复方左旋多巴同服，此后间隔6小时服用，可以单用，每日最大剂量为600mg。

（2）中晚期帕金森病的治疗　中晚期帕金森病患者的治疗，一方面要继续力求改善患者的运动症状；另一方面要妥善处理一些运动并发症和非运动症状。

①运动并发症的治疗：运动并发症（症状波动和异动症）是帕金森病中晚期常见的症状，调整药物剂量及服药次数可能会改善症状，手术治疗如脑深部电刺激（DRS）亦有疗效。

症状波动的治疗：症状波动主要包括剂末恶化、开-关现象。对剂末恶化的处理方法为：a.不增加服用复方左旋多巴的每日总剂量，而适当增加每日服药剂数，减少每次服药剂量（以仍能有效改善运动症状为前提），或适当增加每日总剂量（原先剂量不大的情况下），每次服药剂量不变，而增加服药次数；b.由常释剂换用控释剂以延长左旋多巴的作用时间，更适宜早期出现剂末恶化，尤其发生在夜间时为较佳选择；c. 加用长半衰期的 DR 激动剂：普拉克索、罗匹尼罗、卡麦角林、阿扑吗啡等；d. 加用对纹状体产生持续性 DA 能刺激的儿茶酚 –O– 甲基转移酶抑制剂，恩托卡朋、托卡朋；e. 加用 MAO–B 抑制剂：雷沙吉兰、司来吉兰；f. 避免饮食（含蛋白质）对左旋多巴吸收及通过血 – 脑屏障的影响，宜在餐前 1 小时或餐后 1.5 小时服药，调整蛋白饮食可能有效；g. 手术治疗主要为丘脑底核行 DBS 可获裨益。

②异动症的治疗：异动症又称为运动障碍，包括剂峰异动症、双相异动症和肌张力障碍。对剂峰异动症的处理方法为：a. 减少每次复方左旋多巴的剂量；b. 若患者是单用复方左旋多巴，可适当减少剂量，同时加用 DR 激动剂，或加用 COMT 抑制剂；c. 加用金刚烷胺；d. 加用非典型抗精神病药如氯氮平；e. 若使用复方左旋多巴控释剂，则应换用常释剂，避免控释剂的累积效应。对双相异动症（包括剂初异动症和剂末异动症）的处理方法为：a. 若在使用复方左旋多巴控释剂应换用常释剂，最好换用水溶剂，可以有效缓解剂初异动症；b. 加用长半衰期的 DR 激动剂或延长左旋多巴血浆清除半衰期的 COMT 抑制剂。微泵持续输注 DR 激动剂或左旋多巴甲酯或乙烯雌酚可以同时改善异动症和症状波动。其他治疗异动症的药物如作用于基底节非 DA 能的腺苷 A2A 受体拮抗剂等治疗效果的相关临床试验正在开展。对晨起肌张力障碍的处理方法为：睡前加用复方左旋多巴控释片或长效 DR 激动剂，或在起床前服用复方左旋多巴常释剂或水溶剂；对"开"期肌张力障碍的处理方法同剂峰异动症。手术治疗方式主要为 DBS，可获裨益。

③姿势平衡障碍的治疗：主动调整身体重心、踏步走、大步走、听口令、听音乐或拍拍子行走或跨越物体（真实的或假想的）等可能有益。必要时使用助行器甚至轮椅，做好防护。

④非运动症状的治疗：帕金森病的非运动症状主要包括感觉障碍、精神障碍、自主神经功能障碍和睡眠障碍。

⑤精神障碍的治疗：由抗帕金森病药物诱发的精神障碍，需根据易诱发病人精神障碍的概率而依次逐减或停用。针对幻觉和妄想的治疗，推荐选用氯氮平或喹硫平，前者的作用稍强于后者。对于抑郁和（或）焦虑的治疗，可应用选择性 SSRI，也可应用 DR 激动剂。劳拉西泮和地西泮缓解易激惹状态十分有效。针对认知障碍和痴呆的治疗，可应用胆碱酯酶抑制剂，如利伐斯明、多奈哌齐以及美金刚，其中利伐斯明的证据较为充分。

⑥自主神经功能障碍的治疗：对于便秘，摄入足够的液体、水果、蔬菜、纤维素和乳果糖或其他温和的导泻药物、胃蠕动药等。对泌尿障碍中的尿频、尿急和急迫性尿失禁的治疗，可采用外周抗胆碱能药，如奥昔布宁、溴丙胺太林、托特罗定和莨菪碱等；而对逼尿肌无反射者则给予胆碱能制剂，若出现尿潴留，应采取间歇性清洁导尿；位置性低血压患者首选 α– 肾上腺素能激动剂米多君治疗；也可使用选择性外周多巴胺受体拮抗剂多潘立酮。

⑦睡眠障碍的治疗：如果与夜间的帕金森病症状相关，加用左旋多巴控释剂、DR 激动剂或 COMT 抑制剂则会有效。如果正在服用司来吉兰或金刚烷胺，尤其在傍晚服用者，首先需纠正服药时间，司来吉兰需在早晨、中午服用，金刚烷胺需在下午 4 点前服用；若无明显改善，则需减量甚至停药，或选用短效的镇静安眠药。对 RBD 患者可睡前给予氯硝西泮，一般 0.5mg 就能奏效。EDS 可能与帕金森病的严重程度和认知功能减退有关，也可与抗帕金森病药物 DR 激动剂或左旋多巴应用有

关。如果患者在每次服药后出现嗜睡，则提示药物过量，将用药减量会有助于改善EDS；也可予左旋多巴控释剂代替常释剂，可能会有助于避免或减轻服药后嗜睡。

⑧感觉障碍的治疗：如果抗帕金森病药物治疗"开期"疼痛或麻木减轻或消失，"关期"复现，则提示由帕金森病所致，可以调整治疗以延长"开期"。反之，则由其他疾病或其他原因引起，可以选择相应的治疗措施。对伴有RLS的帕金森病患者，在入睡前2小时内选用DR激动剂如普拉克索治疗十分有效，或给予复方左旋多巴也可奏效。

3. 康复运动及理疗

帕金森病患者可根据不同的行动障碍进行相应的康复或运动训练。如健身操、太极拳、慢跑等运动；进行语言障碍训练、步态训练、姿势平衡训练等。用全身温水浴、毛果芸香碱溶液离子导入、医疗体育疗法、运动训练、被动和主动运动肢体，可使疼痛缓解，并能预防肌肉萎缩。对肌肉强直、关节强硬和姿势不正的患者可以起辅助治疗作用。

4. 手术治疗

长期治疗后疗效明显减退、出现严重的运动波动及异动症者可考虑手术治疗。手术可以明显改善运动症状，但不能根治疾病，术后仍需应用药物治疗，但可相应减少剂量。手术需严格掌握其适应证，非原发性帕金森病的帕金森叠加综合征患者是手术的禁忌证。手术对肢体震颤和（或）肌强直有较好的疗效，但对躯体性中轴症状如姿势平衡障碍则无明显疗效。手术方法主要包括神经核毁损术和DBS。

（三）辨证治疗

1. 辨证施治

（1）肝肾阴虚

治法：滋补肝肾，育阴息风。

方药：大补阴丸合六味地黄丸加减。

药用：熟地20g，丹皮15g，龟甲30g，猪脊髓30g，茯苓15g，山萸肉25g，山药15g，泽泻15g，知母15g。

加减：本方常加钩藤、天麻、白蒺藜、生牡蛎等平肝息风之品；震颤重者加石决明、僵蚕、全蝎、磁石；失眠多梦者加朱砂、黄柏、远志；大便干结艰难者可酌加生地、麦冬、玄参；兼有瘀滞者，加赤芍、川芎、红花；久病顽固者用大定风珠；合并痴呆者加紫河车、石菖蒲、郁金、猪脊髓等。

（2）气血两虚

治法：益气养血，息风活络。

方药：八珍汤合天麻钩藤饮。

药用：党参15g，茯苓15g，白术10g，当归10g，熟地15g，天麻10g，白芍10g，钩藤10g，丹参20g，桑寄生20g，益母草10g，杜仲12g，生石决明20g（先煎）。

加减：震颤甚者，可酌加白僵蚕、蜈蚣，以息风止痉；失眠者加生龙齿、炒枣仁、远志以养血安神；如舌边见瘀斑者，加赤芍，红花以活血化瘀；大便干结者可加肉苁蓉、当归、首乌，以养血润肠通便。

（3）脾虚痰湿

治法：健脾化湿，豁痰祛风。

方药：六君子汤加苍术、钩藤、牡蛎。

药用：党参15g，白术20g，砂仁12g，苍术15g，陈皮15g，钩藤30g，茯苓15g，煅龙牡各30g。

加减：食滞脘痞者，加木香、砂仁、焦山楂、神曲；痰多喘咳者，加莱菔子、苏子、白前；呕恶苔腻，加厚朴、藿香、蔻仁。

（4）痰热动风

治法：清化痰热，平肝息风。

方药：涤痰汤合天麻钩藤饮加减。

药用：胆南星10g，炒枳实12g，法半夏12g，天麻10g，陈皮10g，白芍10g，石菖蒲 10g，远志 10g，竹茹 12g，丹参 20g，益母草 10g，钩藤 10g，生石决明 20g（先煎）。

加减：痰盛者可酌加天竺黄；脘胀纳少可加陈皮、川朴、木香等理气健脾；震颤重，加羚羊角粉（另吞）、生石决明、珍珠母；咳痰黄稠，加黛蛤散、竹沥、天花粉；项背强急者，可加葛根、木瓜、僵蚕；挟瘀滞者，加赤芍、姜黄、琥珀。

2. 成药及单验方

（1）成药

①六味地黄丸：熟地黄、酒萸肉、牡丹皮、山药、茯苓、泽泻。滋肾阴，用于头晕耳鸣，腰膝酸软，骨蒸潮热，盗汗遗精，消渴。制剂规格：蜜丸剂，9g/丸。用法用量：每服 1 丸，一日 2 次，温开水送服。

②知柏地黄丸：知母、熟地黄、黄柏、茯苓、山药、牡丹皮、山茱萸、泽泻。功能主治：滋阴清热。用于阴虚火旺，潮热盗汗，口干咽痛，耳鸣遗精，小便短赤。制剂规格：蜜丸剂，9g/丸。用法用量：每次 1 丸，一日 2 次，温开水送服。

③天王补心丹：人参、玄参、丹参、当归、五味、柏子仁、酸枣仁、桔梗、远志、生地黄、麦冬、天冬。功能主治：滋阴补血，安神定志。用于阴虚血少，神志不安，心悸怔忡，虚烦失眠，神疲健忘，手足心热，大便干结。制剂规格：蜜丸剂，9g/丸。用法用量：每次 1 丸，一日 2 次，温开水送服。

④归脾丸：党参、白术、茯苓、黄芪、酸枣仁、龙眼肉、当归、木香、远志、大枣、甘草。功能主治：益气健脾，养血安神。制剂规格：蜜丸剂，9g/丸。用法用量：每服 1 丸，一日 2 次，温开水送服。

⑤金匮肾气丸：地黄、山药、山茱萸、茯苓、牡丹皮、泽泻、桂枝、附子、牛膝、车前子。功能主治：温补肾阳，化气行水。

用于肾虚水肿，腰膝酸软，小便不利，畏寒肢冷。制剂规格：蜜丸剂，9g/丸。用法用量：每服 1 丸，一日 2 次，温开水送服。

（2）单验方 全蝎、蜈蚣等量、炒黄、研细末，每服 3g，日服 2~3 次，温黄酒进服。适用于震颤显著，项背强急者可适量加之。

（四）名医治疗特色

1. 裘昌林

裘昌林认为颤证的发病机制，在脏属肝，病理因素属风，肝风内动，筋脉失养乃颤证的最基本病机。早期以风阳上扰、肝肾不足、痰热动风多见；晚期则以气血亏虚、阴阳两虚为多。自拟滋阴息风汤，基本方由生地黄 15g，熟地黄 15g，山萸肉 12g，炙龟甲 15g，白芍 15~30g，天麻 9~12g，钩藤 15~20g，僵蚕 12g，全蝎 3~6g，石决明 30g 组成。裘老认为，在疾病早期，清热息风化痰为主；疾病晚期，以补益肝肾，扶正为主。

2. 顾锡震

顾锡震治疗帕金森病以滋化息风为基本大法。常用方为天麻 10g，钩藤 30g，石决明 30g，桑寄生 10g，制首乌 30g，川芎 10g。震颤明显者加僵蚕、全蝎、蜈蚣；便秘者加大黄、桃仁、生地；失眠多梦者加珍珠母、夜交藤、茯神。痰浊偏重，加郁金、半夏、陈皮、胆星等；肝阳上亢者，加黄芩、山栀、龙胆草以清泄肝火；肝肾阴虚者，加熟地、枸杞子、白芍等滋养肝肾之品；气血亏虚者加党参、黄芪、白术、茯苓、山药、当归等。

3. 周德生

周德生教授认为帕金森病开关现象属于经筋性疾病，关键病机是内风扰动，夹瘀痰浊毒。治疗以滋阴息风，养血荣筋，化气生津，重镇潜阳为主，兼涤痰、逐瘀、化浊、解毒诸法。抽搐颤抖、肌肉痉挛、狂躁妄动、高热渴饮、气粗痰鸣、面红目赤、大便结滞者，用羚角钩藤汤合星蒌承气汤加减。震颤瘛疭、肌肉眴动、脊背不舒、头眩耳鸣、口干不欲饮、溲淋不利、大便秘涩者，用一贯煎合三甲复脉汤加减。震颤瘛疭、肌肉眴动、腰膝酸软、动作迟缓、恐惧恍惚、眩晕健忘、头目不清、寐不成寐、溲淋难出、大便滞涩者，虎潜丸合天王补心丹加减。

五、预后转归

本病是一种慢性进展性疾病，无法治愈。有时病情可暂时停止进展，也有在数年内迅速发展至完全残废者。但多数病例于发病之后经过正确的中、西医结合治疗尚能继续工作，但数年后逐渐丧失工作能力。至疾病晚期，由于全身僵硬、活动困难，终至不能起床，最后常死于肺炎等各种并发症。

六、预防调护

（一）预防

中年以后，须注重养生，调摄情志，起居有常，饮食清淡，节制房事，以保精全神。

适当参加体育锻炼，如体操、太极拳、气功等，对预防本病有积极意义。如水潮法，有灌溉全身脏腑、经脉、促进肢端营养的作用。方法：每日清晨起床后，端坐床沿，凝神调息，舌抵上腭合目闭口，使意念集中在舌下，良久，口腔内津随自生，渐增加，至口腔内盈满后，以意念送入丹田。如此3次后，起身活动肢体、关节。平素不动或少动者尤其要多活动。

（二）调护

调节饮食，饥饱有度，勿食辛辣炙煿、肥厚甘味之品。吞咽困难者要给予流质饮

食和半流质饮食，缓慢进食，防止受呛。

注意精神调养，避免情绪激动、精神紧张，以防加重震颤。

鼓励患者多活动，教其手指和腿等部位作简单重复的动作，有防止强直的作用。患者日常生活应尽量自理。

严密观察用药反应，特别是同时服用西药者，注意直立性低血压、夏季中暑、胃肠道反应和各种精神症状的发生。

七、专方选介

化痰透脑丸：制胆星25g，天竺黄、远志肉、石花菜各100g，琥珀、郁金、清半夏、蛇胆、陈皮、沉香、海胆各50g，珍珠10g，煨皂角5g，麝香4g。共研细末，蜜为丸，每丸重6g。每服1丸，一日3次，白开水送服。适用于痰瘀阻滞，风痰上扰、蒙蔽清窍者。

定振丸：老年震颤，属阴亏火旺者，可服用定振丸。主要由生熟地、当归、川芎、黄芪、防风、天麻、秦艽、全蝎、白术、荆芥等组成，每服1丸，日服2~3次。

补肾止颤方：鹿角胶9g，生龟甲20g，阿胶12g，党参20g，枸杞子30g，白芍30g，生地30g，火麻仁20g，肉苁蓉30g，麦冬15g，炙甘草9g，生鳖甲20g，天麻12g，黄精10g，山萸肉12g，钩藤30g，煎服，每日1剂，分早晚饭后2次温服。适用于肾阴亏虚、阴虚风动所致的颤证。

镇肝熄风汤：生龙骨、生牡蛎、生龟甲、生杭芍各15g，白僵蚕、玄参各12g，怀牛膝、生赭石各30g，生麦芽、茵陈各6g，天冬、木瓜各12g，甘草6g，1剂/天，水煎150ml，早晚口服。瘀血甚加红花、桃仁；气虚甚加党参、黄芪；血虚甚加熟地、当归。功用滋阴潜阳，镇肝息风，适用于肝肾亏虚，肝阳化风所致者。

滋水涵木方：黄精10g，沙参10g，熟地黄15g，龟甲15g，鳖甲15g，牡蛎30g，

山萸肉 10g，肉苁蓉 10g，白芍 15g，天麻 10g，枸杞子 10g，牛膝 15g，桑寄生 15g，每日 1 剂，早晚 2 次分服，连续服用 6 个月。适用于肝肾亏虚，肾水不能涵养肝木，阴不制阳，风气内动所致颤证。纳差者加白术、砂仁；肝火盛者加黄芩、夏枯草；气血两亏者，加鸡血藤、黄芪、当归；气滞血瘀者，加郁金、川楝子；痰火盛者，加天竺黄、胆南星等；肾阳虚者，加菟丝子、巴戟天。

八、研究进展

震颤麻痹是神经内外科治疗的难题。目前多用西药或手术治疗，虽有疗效，但效果不易巩固且不稳定，多数患者常因药物不良反应大而被迫停药。因而，探索新的治疗方案和药物，运用中医药治疗本病，阻止和减慢震颤麻痹的进展，提高震颤麻痹的患者生活质量，已日益被人们所重视。国内对此进行了不少探索。现述如下。

（一）病因病机，辨证分型

目前为止，确切的病因仍未完全清楚。据研究与增龄、遗传、环境因素、多巴胺（DA）缺乏有关。近年来，又发现与神经肽类、氧自由基、神经免疫有关。然而目前尚无令人信服的证据来说明此疾病是由某种原因所致的单一疾病。因此，关于其病因的假说较多，其中最重要的假说有 4 个：①衰老加速假说；②毒素损害假说；③基因易感假说；④氧化机制假说。各种假说都有可能，Jankovic 则将四种假说机制结合起来，认为是震颤麻痹的病因。

关于中医对于本病的认识，多数人通过临床实践，并结合对历代医学论著的研究，认为本病的病机可从虚实立论。虚指肝肾气血亏虚，实则指风、火、痰、瘀，以虚为本，实为标。王永炎认为本病为本虚标实，本虚为发病基础，病为难治；死

血顽痰，实邪难去，标实为发病依据；虚风触动，夹风夹痰，内风为发病动因。刘泰指出，"风气内动"是本病的病机核心，无论肝肾不足，气血两虚，或气滞血瘀，痰湿阻络，均能引起内风而发病。王瑞海认为痰不仅是病理产物，而且是致颤因素。肝血不足，虚风内动，常夹痰，夹瘀为患。

基于上述病因、病机的认识，虽然各家对本病的辨证分型有很大不同，但大致有肝肾阴虚型、气血不足型、痰阻血瘀型、痰热风动型等。综合近几年多篇临床报道统计分析，226 例本病患者中，肝肾阴虚型占 58.84%，气血不足型占 23%，气滞血瘀型占 10.61%，痰热风动型占 7.52%。

（二）临床诊断

正确的诊断是治疗的开始，越早做出诊断，治疗越及时，就越可能阻止疾病的发展。新的放射学方法：正电子发射断层和单光子发射计算机断层有助于诊断和识别那些对治疗有反应的患者，但目前还不能广泛用于临床，尤其是现在还无诊断本病的特异敏感性化学指标，所以震颤麻痹的诊断主要依靠临床。

震颤麻痹的每一个临床表现都无特异性，但就单个体征而言，静止性震颤是最可靠的体征。另一方面，震颤麻痹是无缓解的一种进行性疾病，为了提高诊断的准确性，其症状至少应存在一年。震颤麻痹对左旋多巴的治疗反应，静止性震颤的治疗反应难以预料，但运动徐缓的反应是明显和持久的。

中医的诊断目前尚无突破性进展，将会随临床研究和实践得到提高。

（三）治疗

西医学药物治疗已如本病"临床治疗"节中所述，临床依然强调左旋多巴在治疗方面的重要性，但已发现多种问题：

①疗效进行性下降；②精神方面不良反应；③临床运动症状的急剧波动。

药物治疗方面的另一进展则是区别于对症治疗，采取病因治疗，即尽可能消除震颤麻痹的病因或干预其发病的病理生理机制。单胺氧化酶抑制剂，如司来吉兰能制止DA的氧化脱氨基作用，减少自由基的生成，抑制氧化应激。此外，临床还运用维生素C、维生素E、铁整合剂和改善生物能量代谢的药物等，来阻止脂质过氧化作用，保护黑质神经元。

震颤麻痹的外科治疗，包括立体定向手术、组织移植手术，尚有许多问题处于研究探索中。

近年来中、西医治疗本病取得一定进展，但仍存在许多问题亟待解决。建议今后应统一在中医的诊断、辨证、疗效制定标准，辨证与辨病相结合，盲法对比观察，对有苗头的药物应开展多中心验证，以明确药物作用机制，为筛选药物和提取有效成分提供依据，从而提高对震颤麻痹的整体防治水平。

主要参考文献

［1］许晓燕，宋晓南，邢英琦. 经颅彩色多普勒超声对帕金森病的诊断价值［J］. 中国卒中杂志，2014，9（03）：204-209.

［2］袁盈，陈枫，杨金生，等. 针刺辅助治疗帕金森病49例［J］. 中国针灸，2014，34（01）：53-54.

［3］董珺，崔花顺. 秦氏"头八针"为主针刺治疗帕金森病［J］. 中国针灸，2014，34（05）：491-494.

［4］胡玉英，胡跃强，陈薇，黄河，张青萍.
补肾止颤方联合埋针治疗帕金森病的疗效［J］. 中国老年学杂志，2014，34（12）：3249-3251.

［5］周蕾，郑水红. 针刺结合针刀治疗帕金森病的疗效对照观察［J］. 针灸临床杂志，2014，30（05）：14-17.

［6］钟平，许菲，侯玉茹，等. 灸法配合药物治疗肝肾不足型帕金森病的疗效［J］. 中国老年学杂志，2012，32（13）：2720-2721.

［7］张丽萍，裘辉，胡珊珊，等. 裘昌林治疗帕金森病经验［J］. 中医杂志，2014，55（04）：286-288.

［8］骆守真. 顾锡镇教授治疗帕金森病经验［J］. 中国医药指南，2013，11（05）：581-582.

［9］丁瑞丛，胡华，袁雅洁，等. 周德生教授治疗帕金森病开关现象的临床经验总结［J］. 环球中医药，2013，6（S1）：152-153.

［10］孙利民，吴巍. 滋水涵木法联合美多巴片治疗帕金森病18例临床观察［J］. 中医杂志，2013，54（17）：1486-1488.

［11］韩世友. "控帕汤"联合美多巴治疗气血亏虚型帕金森病的临床研究［J］. 中华中医药学刊，2014，32（01）：161-163.

［12］周洁，叶青，袁灿兴. 熟地平颤汤治疗帕金森氏病的随机对照研究［J］. 中华中医药学刊，2014，32（06）：1395-1397.

［13］胡玉英，胡跃强，陈薇，等. 补肾止颤方联合埋针治疗帕金森病的疗效［J］. 中国老年学杂志，2014，34（12）：3249-3251.

［14］陈琰，何富乐，杨卉. 天麻钩藤饮治疗帕金森病临床疗效观察［J］. 心脑血管病防治，2014，14（03）：252-253.

第十六章 扭转痉挛

扭转痉挛，是指全身性扭转性肌张力障碍，又称变形性肌张力障碍，是一种少见的锥体外系疾病。临床上以四肢、躯干甚至全身的剧烈而不随意的扭转运动和姿势异常为特征。按病因分为原发性和继发性两型。各种年龄均可发病，儿童期起病者多有阳性家族史，成年起病者多为散发。

扭转痉挛属中医"痉病"范畴，以先天不足及后天失养为发病根源，阴精气血津液不足，风、热、痰、瘀为患，病位在脑、肝、肾、脾四脏。

一、病因病机

（一）西医学认识

本病依据病因可分为继发性和原发性两型。①原发性痉挛多与遗传因素、环境因素有关；②继发性扭转性痉挛，见于累及基底节的各种疾病，如感染、变性、中毒（重金属、药物、毒气等）、代谢异常、外伤、肿瘤等。

1.病因

原发性扭转痉挛的病因不明，多为散发，但少数病例有家族遗传史，呈常染色体显性或隐性遗传，随着分子遗传学的发展，遗传因素在其发病机制中的作用越来越受到关注，原发性扭转痉挛的致病基因和功能蛋白被相继定位和发现为阐明该病的发病机制提供重要证据。目前，国外学者已成功定位15种遗传性原发性扭转痉挛的基因亚型。本症最多见于7~15岁儿童或少年。继发性扭转痉挛往往见于脑炎后、铜盐或铁盐沉积于基底节而致的肝豆状核变性及Hallervorden-Spatz病，胆汁色素沉着于基底节而致的胆红素脑病（核黄疸），

某些中毒情况（特别是一氧化碳中毒及左旋多巴、吩塞嗪类或丁酰苯类过量）。代谢障碍中，如基底节钙化，大脑类质沉积病，亦可出现扭转性不随意运动。基底节肿瘤、颅脑外伤或产伤而引起本病者很少见。婴儿的扭转痉挛常因脑缺氧后其基底节呈大理石样变。

应用左旋多巴、吩噻嗪类或丁酰苯类药物诱发的基底病症是近年来常可遇见的医源性疾病。特别是有些病例长期应用吩噻嗪类、丁酰苯类药物后可出现扭转痉挛，舞蹈样手足徐动症，牙关紧闭，舌肌、面肌和下颌等的不自主运动，称为迟发性运动障碍。但由这些药物引起多动症的机制尚不清楚。

2.病理

原发性扭转痉挛虽作了详细的脑病理研究，但光镜检查尚未发现可引起不自主运动的特殊形态学改变。已发现非特异性的病理改变包括壳核、丘脑及尾状核的小神经元变性消失，基底节的脂质及脂色素增多。遗传型患者脑的光镜检查亦未发现纹状体及苍白球有明显异常。但显性遗传型患者血浆的多巴胺、β-羟化酶及去甲肾上腺素含量增加，其意义不明。继发性扭转痉挛由于病因不同可能在纹状体、丘脑、蓝斑、脑干网状结构等有相应的病理改变。

（二）中医学认识

中医无扭转痉挛病名，根据临床表现，可归于中医"痉病"和"瘛疭""抽搐"范畴。痉病首见于《内经》，认为痉病的病因以外邪为主，侧重风、湿、热邪，病位在肝。《素问·至真要大论》说"诸暴强直，皆属于风""诸颈项强，皆属于湿""诸转

反戾……皆属于热"。《金匮要略》以感受外邪，误治伤正为因。《景岳全书》认为正虚为本，指出"盖精血不亏，虽有邪干，亦断然无筋脉拘急之病，而病至坚强，其枯可知，"明·李梴《医学原理》认为久病瘀血痰火塞窒经隧，致津不养筋者可致痉病。后世医家对痉病的认识更加深入，尤以清代温病学派的贡献更为显著。叶天士《临证指南医案》："肝为风木之脏，因有相火内寄，体阴而用阳，其性刚，主动主升……倘精液有亏，肝阴不足，血燥生热，热则风阳上升，窍络阻塞……甚则瘛疭痉厥矣。"吴鞠通说："其强直背反瘛疭之状，皆肝风内动为之也。"

总而括之，痉病的病因，不外正气亏损，外邪侵袭之两端。这为扭转痉挛从"痉"论治奠定了理论基础。

综上所述，扭转痉挛之病以先天禀赋不足及后天失养为病根，皆由阴精气血津液不足，风、热、痰、瘀为患。病位在脑、肝、肾、脾四脏。

二、临床诊断

（一）辨病诊断

1. 临床诊断

（1）各种年龄均可发病，大多呈慢性进行性病程。

（2）头颈部、躯干、四肢及骨盆奇异的扭转动作为本病所特有。

（3）扭转痉挛于作自主运动或精神紧张时加重，入睡后完全消失。肌张力在扭转动作时增高，扭转运动停止后则转为正常或减低。肌力、反射及深浅感觉和智力一般皆无改变。

（4）晚期病例可因骨骼畸形，肌肉挛缩而发生严重残废。

2. 相关检查

对扭转痉挛患者的病程及生化检查报告目前尚无统一的认识。计算机断层扫描技术（CT）可发现尾状核、壳核、苍白球、皮层、丘脑、丘脑底核、黑质、齿状核及下橄榄核等部位的神经元有广泛的退行性变，亦可发现脑萎缩者。

（二）辨证诊断

1. 望诊

或见四肢抽搐扭曲、角弓反张，或见目斜上视、吐舌弄舌、舌红绛或紫暗、苔白腻或少苔无津。

2. 闻诊

或舌强语謇，或气味无明显异常者。

3. 问诊

或头痛昏蒙、胸脘满闷、呕恶痰涎，或易躁易怒、失眠眩晕，或神疲乏力、自汗。

4. 切诊

发则肢体拘紧、肌肉僵直、脉弦细或涩或数。

5. 辨证分型

（1）肝肾阴亏，虚风内动

颈项、四肢持续缓慢抽搐扭曲，颈项强急，甚则角弓反张重则不能行走，挤眉弄眼，伸舌努嘴，言语不利，伴烦躁不安、眩晕、头痛，头痛且空，口干舌燥，舌红或绛，少苔无津，脉弱或弦细数。

辨证要点：颈项、四肢缓慢抽搐扭曲，伴眩晕，舌干、口燥，脉弦细数或弱。

（2）血虚风动

四肢持续抽搐扭曲，颈项强急，甚则角弓反张，伴见神疲乏力，头昏目眩，自汗，挤眉弄眼，努嘴伸舌，言语不利，舌淡苔白，脉细弱或弦细。

辨证要点：四肢持续抽搐扭曲，甚则角弓反张，神疲乏力，头昏目眩、自汗、舌淡，脉细弱或弦细。

（3）肝热动风，风痰犯脑

四肢持续抽搐扭曲，项背强急，角弓反

张，或目斜上视，伴头痛昏蒙，胸脘满闷，呕恶痰涎，急躁易怒，脉弦滑或弦细数。

辨证要点：四肢持续抽搐扭曲，项背强急甚则角弓反张，伴见头痛昏蒙，胸脘满闷，急躁易怒，舌红苔腻，脉弦。

三、鉴别诊断

（一）西医学鉴别诊断

扭转痉挛的诊断亦不困难，因颈部、躯干四肢及骨盆等奇异的扭转运动为本病所特有，可一目了然。但是本病必须与由各种原因引起的症状性肌张力障碍相鉴别。

1. 症状性扭转痉挛

除有上述肢体及躯干肌肉持续而强烈的扭转运动外，尚有原发疾病的病史、症状和体征，可与原发性相鉴别。

2. 癔病

癔病也可出现类似的运动过多，但甚少累及肢体近端和躯干肌肉，并常有癔病的其他症状，易受暗示的影响。由于基底节器质性病变所引起的一切不自主运动均可因情绪因素而加重，症状的长期存在可有力地排除癔病的可能性。

3. 手足徐动症

扭转痉挛主要侵犯颈肌、躯干肌及四肢的近端肌，而面肌与手肌或全然幸免或仅轻度受累；在手足徐动症受侵的部位则恰相反。

4. 舞蹈症

扭转痉挛与舞蹈症的鉴别要点是舞蹈症的不自主运动速度缓慢、运动模式变幻莫测、无持续性姿势异常，并伴有肌张力降低，而扭转痉挛的不自主运动速度慢、运动模式相对固定、有持续性姿势异常，并伴肌张力增高。

5. 僵人综合征

僵人综合征表现为发作性躯干肌（颈脊旁肌和腹肌）和四肢近端肌紧张、僵硬和强直，而面肌和肢体远端肌常不受累，僵硬可明显限制患者的主动运动，且常伴有疼痛，肌电图检查在休息和肌肉放松时均可出现持续运动单位电活动，易与扭转痉挛区别。

（二）中医学鉴别诊断

尽管本病临床表现可归属于"痉病""瘛疭""抽搐"等范畴，但其在临床均以病机为据进行诊治，在此主要将扭转痉挛与痉病进行鉴别：扭转痉挛与痉病多有相同之处，但不能完全等同。从发病特点而论，痉病可发于任何年龄，起病多急，但扭转痉挛则多发生于儿童及青少年，亦散发于正气不足之成年人，呈慢性进行性发病，提示扭转痉挛的病因病机多是先天不足或后天失养导致。从临床表现而言，都有项背强急，四肢抽搐，甚至角弓反张等主要特征，但痉病大多发热或高热，少有肢体扭转的表现。而扭转痉挛则以肢体扭转为特征，且不发热或仅低热，皆有虚损表现。由此二者可资鉴别。

四、临床治疗

（一）辨病治疗

1. 药物治疗

（1）抗胆碱能药物 包括苯海索、普罗吩胺等。苯海索可用于全身和节段性肌张力障碍，对儿童和青少年可能更为适宜。对长期应用抗精神病药物所致的迟发型肌张力障碍，抗胆碱能制剂常有较好的疗效。对抗精神病药物、甲氧氯普胺等引起的急性肌张力障碍，主要也使用抗胆碱能制剂。

（2）抗癫痫药 包括苯二氮䓬类、卡马西平、苯妥英钠等，主要对发作性运动性肌张力障碍有效。

（3）抗多巴胺能药物 经典抗精神病药物如氟哌啶醇或匹莫齐特可以缓解肌张力障碍症状。

（4）肌松剂　巴氯芬为GABA受体激动剂，对部分局灶或节段性肌张力障碍可能有效。

2. 肉毒素治疗

A型肉毒素注射可引起局部的化学性去神经支配作用，可迅速消除或缓解肌肉痉挛，重建主动肌与拮抗剂之间的平衡，改善肌肉异常或过度收缩相关的疼痛、震颤、姿势异常、运动障碍等表现，明显提高患者的生活质量，是治疗肌张力障碍的有效手段。

3. 脑深部电刺激术（DBS）

对苍白球内侧部或丘脑持续电刺激已应用于各种肌张力障碍的治疗，主要是药物治疗无效的患者。脑深部电刺激术取得成功的关键在于选择合适的手术适应证、确保靶点定位精准及术后制定合理的调控模式。应用较为广泛的治疗扭转痉挛的核团有丘脑底核、苍白球内侧核、丘脑腹中间核。

（二）辨证治疗

1. 辨证施治

（1）肝肾阴亏，虚风内动

治法：滋阴息风。

方药：大定风珠加减。

药用：白芍30g，阿胶10g，醋龟甲30g，生地30g，当归12g，五味子10g，生牡蛎30g，全蝎6g，蜈蚣3条，白僵蚕15g。

加减：便秘者加火麻仁；心悸者加茯神、小麦、人参；有痰者酌加天竺黄、竹茹。

（2）血虚风动

治法：养血柔肝，息风止痉。

方药：当归补血汤合四物汤加味。

药用：生黄芪30g，当归12g，白芍30g，熟地30g，川芎12g，天麻10g，地龙10g，生龙齿30g，全蝎6g，蜈蚣3条。

加减：有肝阳上亢证象可酌加黄芩、夏枯草等清肝热；面色苍白，舌淡，气短乏力者可加党参、白术等益气健脾。

（3）肝热动风，风痰犯脑

治法：清肝潜阳，豁痰开窍。

方药：羚角钩藤汤合祛风导痰汤加减。

药用：羚羊角5g（先煎带水），钩藤12g（后入），菊花12g，川贝12g，竹茹15g，茯神9g，白芍15g，生熟地各15g，制半夏12g，胆星10g，白僵蚕15g，全蝎6g，甘草6g。

加减：若痰郁化热，伴见身热，痰黄稠，可加黄芩、竹沥，兼有瘀象者加赤芍、丹参、川芎。

（三）名医诊疗特色

1. 苏伟

苏伟，南阳市名中医，他认为此病患者多肝肾不足，阴血亏虚，筋脉失其濡养，随即出现肢体僵硬挛缩，若阴不制阳，肝阳亢逆化风，肝风内动，致筋脉挛急，可见肢体拘急痉挛，甚则肌肉颤动、抽搐。治以滋补肝肾、平肝潜阳、养血柔肝、搜风通络之法。在辨证论治的基础上选方用药并结合针灸、按摩等疗法对患者病情的恢复以及症状的改善有一定的效果。

2. 韩景献

韩景献运用运动针法治疗扭转痉挛，选穴精练，上病下治，特定穴与上下配穴运用极妙，常取昆仑穴，内关、公孙为上下配穴，"公孙冲脉胃心胸，内关阴维下总同"，旨在纠正胸腰部屈曲扭转；阳陵泉，八会穴之筋会，痉证病位在经筋，旨在恢复筋脉刚柔相兼之性。针刺血海、阳陵泉、解溪时只针刺而无运动，旨在激发脾经、胃经、肝经经气，静待其气。患者所配合运动弛张有度，俯腰环臂下抻，后伸腰直立环臂上举，运动量较大，可使全身筋脉充分伸展，而后紧跟一组深呼吸，既可缓解第一组体力消耗，又恰为中医的呼吸补泻法。后6组动作皆为上肢的强化运动，最后1个动作旨在恢复颈部肌肉痉挛。

五、预后转归

原发性扭转痉挛转归差异很大，轻者病情长期不进展，可自理生活，重者则严重卧床不起，出现固定的肌张力障碍性姿势。起病年龄和起病部位是影响预后的两个重要因素。起病年龄早，15岁以前及自下肢起病者病情一般都要不断进展，最后几乎都发展成全身型，预后不良，多于起病后若干年死亡，但也有少数病例可长期不进展，甚至可自行缓解。成年起病，且症状起自上肢开始者，预后较好，不自主运动趋向于局限于起病部位。因此常染色体显性遗传或散发型的预后较隐性遗传型好。因前者起病年龄较晚，且症状多自上肢开始，后者则恰恰相反。

六、预防调护

患者要劳逸结合，积极锻炼身体，这对防止外邪入侵，增强体质，有一定的作用。另外，要注意饮食有节，避免过饥过饱或有偏嗜，注意后天的调养，调节情志，节房事等，以防止机体功能衰退。

七、专方选要

芍药甘草汤：源于《伤寒论》，是治疗发汗亡阳，而阳复后脚挛急的主方。

文曰："伤寒脉浮，自汗出，小便数，心烦，微恶寒，脚挛急，反与桂枝汤，欲攻其表，此误也。得之便厥，咽中干，烦躁吐逆者，作甘草干姜汤与之，以复其阳。若厥愈、足温者，更作芍药甘草汤与之，其脚即伸。"本方为酸甘化阴的基本方，现代临床多用于多种原因引起的肌肉神经痉挛所导致的诸痛，不论是单方或在适当的方剂中配伍应用均取得满意的效果。

清热镇痉散：羚羊角30g，白僵蚕24g，全蝎尾18g，蜈蚣12g，雄黄12g，琥珀12g，天竺黄12g，朱砂6g，牛黄6g，麝香2g，共研细末，每次服3g。用于肝热动风型痉病有效。

集成金粟丹（《幼幼集成》）：牛胆星、明天麻、节白附、全蝎、乳香、代赭石、僵蚕、赤金箔、麝香、梅花片各适量。共研细末，炼蜜为丸，皂角子大，贴以金箔，每日一丸，姜汤化服。可用于风痰犯脑型痉病。

八、治疗共识

1.病因病机

国内中医文献仅是个案散在报道，诊断上多将其归属于痉症范畴。认为致病原因主要是阴血不足，筋脉失养，虚风内动，起病诱因与生活、精神等因素有关，病位在肝，治疗上遵循辨证论治的原则。亦有学者认为此病在中医理论属"瘛疭"范畴，《张氏医通·瘛疭》篇曰："瘛者，筋脉拘急也，疭者，筋脉弛纵也。"《温病条辨·痉病瘛疭总论》曰："瘛疭者，蠕动引缩之谓，后人所谓抽掣搐搦，古人所谓瘛疭也。""瘛疭病宜用柔而凉。"《王旭高医案》谓："瘛疭病则液涸血空，筋脉失养，多虚证。"其病机根本为津液亏乏，肝血不足，络脉受阻，气血不通，筋脉失于濡养而拘急挛缩。

基于上述认识，常用芍药甘草汤及大定风珠等以养阴柔肝，舒筋解痉，取得了良好疗效。其中生白术健脾增液、润燥通便；枳壳调气消痞，可通痰浊阻塞气机之痞塞；丹参养血活血，祛瘀生新，瘀去则痰化；酒大黄清热通便，泻下热结；杏仁宣畅一身之气机，配以白芍养血柔肝，与甘草相伍，酸甘化阴，滋养阴血，缓急止痛，解除痉挛。现代临床证实白芍尚能降低骨骼肌紧张度，配以僵蚕搜剔经络，息风止痉；伸筋草舒筋活络。亦常用针刺之法，取穴：昆仑、内关、公孙、血海、阳陵泉、解溪、丰隆、足临泣、头皮针前额震颤区（舞蹈震颤控制区为焦顺发头针取穴法，在头顶部、头侧部，运动区平行前移 1.5 cm），捻转平补平泻，选穴精练，起到平抑痉挛，调节脏腑气血、阴阳的作用。

2.西医学

扭转痉挛又名扭转性肌张力障碍（torsion dystonia, TD），主要表现为主动肌与拮抗剂不自主、反复发生的异常同步收缩，导致受累部分的肢体出现扭转运动或异常姿势。肢体近端症状重于远端，紧张时加重，休息时减轻。扭转痉挛的症状可局限于身体某一局部，也可累及多个部位或半侧躯体，甚至波及全身。扭转痉挛分为原发性（或特发性）、继发性（或症状性）。其中，原发性扭转痉挛（primary torsion dystonia, PTD）与遗传基因有关，目前已发现有21种类型突变基因（DYT1~DYT21），多数为常染色体显性遗传，少数为隐性遗传。DYT1是一种最常见、最严重的原发性扭转痉挛，为常染色体显性遗传，常见于青少年和儿童。病理学主要表现为基底节之尾状核及壳核的小神经细胞变性，苍白球退行性变，小脑齿状核的细胞消失等。

扭转痉挛一旦发病多数会严重影响患者的生活质量，导致患者生活难以自理，为家庭和社会带来巨大的负担。迄今仍不十分清楚其发病机制，也未能找到较好的治疗办法。目前临床上扭转痉挛可用抗震颤麻痹药物、康复、心理、肉毒素局部注射、立体定向毁损、脑深部电刺激（DBS）、脊髓慢性电刺激手术等治疗，但是这些治疗只对部分患者有效，且疗效有限，而且不能阻止病情进展。寻求新的治疗方法成为神经医学研究的热点。

脑深部电刺激（DBS）治疗费用昂贵，并发症多，不易于推广。随着分子生物学和分子遗传学的研究进展，利用神经干细胞进行细胞替代治疗和基因治疗为难以用药及手术治疗的神经系统遗传性和获得性疾病带来了希望，迄今已经有很多研究对神经干细胞诱导、分化及迁移等调控机制进行了阐述，这为神经干细胞治疗扭转痉挛提供了理论基础，但立体定向神经干细胞治疗扭转痉挛安全性和可行性，还需更长时间和更多样本的追踪观察。

主要参考文献

[1] 吴江，贾建平. 神经病学（第三版）[M]. 北京：人民卫生出版社，2018，130~132.

[2] 苏伟. 扭转痉挛案[J]. 光明中医，2010，2：52.

[3] 韩景献. 韩景献教授运动针法治疗扭转痉挛验案1则[J]. 长春中医药大学学报，2012，289：241-242.

[4] 中国人民解放军总后勤卫生部编. 临床疾病诊断依据治疗好转标准[M]. 人民军医出版社，2008：385-386.

[5] 张华. 中药治疗扭转痉挛案7例[J]. 河北中医药学报，2008，13：45.

[6] 张春城，裴景春. 肌张力障碍中西医治疗进展[J]. 辽宁中医药大学学报，2011，13（05）：149-150.

[7] 武俊龙. 镇肝熄风汤联合西药治疗扭转痉挛疗效观察[J]. 山西中医，2015，13（05）：25-26.

[8] 任文庆. 原发性扭转痉挛遗传基因及神经干细胞治疗基础研究[D]. 第二军医大学，2013.

[9] 任文庆，田增民. 立体定向神经干细胞移植手术治疗扭转痉挛[J]. 转化医学杂志，2012，1（02）：118-120.

第十七章　肝豆状核变性

肝豆状核变性（hepatolentieular degeneration, HLD）又称 Wilson 病（Wilson's disease, WD），是一种常染色体隐性遗传的铜代谢障碍性疾病。本患者群患病率为（0.5~3）/10 万，本病在我国南方报道较多，任何年龄均可发病，多数发病年龄集中于 5~35 岁；20 岁以前发病者较多，男性稍高于女性。主要表现为进行性加重的肝硬化、锥体外系症状、精神症状、肾脏损害及角膜色素环等。

中医对本病没有专门的记载，依其肢体震颤、肌强直及肝硬化等表现可散见于"肝风""风痰""积聚""搐搦"等病证中。此类症状的出现主要为先天禀赋不足，髓海空虚；肝失所养，肝失条达；内风扰动，痰瘀阻络所致。由于肝为风木之脏，易亢易动。肝失疏泄，一则郁而化火生风，一则影响脾之运化致使水津不布、聚湿生痰、流窜经络而成本病。

一、病因病机

（一）西医学认识

本病由 Wilson（1912）首先在"进展性豆状核变性：一个与肝硬化有关的家族性神经系统疾病"一文中进行了经典描述。自 1945 年始，又有前辈们相继发现该病脑与肝中铜含量增多，肾脏与角膜亦有铜沉积，尿铜排泄增多，血清铜则减少。

正常人每日自饮食中摄入铜量 2~5mg。自肠道吸收铜的立即在血清中与白蛋白疏松地结合并进入肝脏，其中一部分铜由胆管排泄，回至肠道，再由大便排出；另有少量的铜由尿中排出。这种与白蛋白疏松结合的铜，极易与白蛋白分离，仅有一小部分继续留在血液循环中成为直接反应铜。

"直接反应铜"可与二乙基二硫氨基甲酸钠呈直接反应。在正常下，人体含此"直接反应铜"至多占血中总铜量的 2%~5%。大部分（约 95%）的铜与 α_2- 球蛋白牢固地结合形成具有氧化酶活性的铜蓝蛋白。在铜蓝蛋白中的铜称为"间接反应铜"，只有加酸后才能使铜蛋白中的铜分离。

本病患者胆管排铜发生缺陷，血清中与白蛋白疏松结合的铜（"直接反应铜"）不能与 α_2- 球蛋白结合，亦或患者肠道铜吸收增多，均可使血清直接反应铜增多，而铜蓝蛋白特别少。直接反应的铜与白蛋白的结合疏松，故易与之分离而沉积于组织或经尿排出。所以尽管摄入铜量增加，总的血清铜还是低于正常。铜作为重要辅基，参与多种大量重要生物酶的合成，铜盐沉积，引起肝、脑、肾等组织的损害，妨碍生物酶的合成及其活性，进而引起染色质溶解与细胞坏死。铜沉积于豆状核及脑引起锥体外系症状或精神症状；沉积于肝脏引起肝硬化、腹水、脾肿大，甚至引起食管静脉曲张或呕血；沉积于角膜后缘弹力层内形成特征性的色素环（Kayser-Fleischer ring，K-F 环）。一部分患者因大量铜盐沉积于肾脏引起近端肾小管的损害和肾脏再吸收功能障碍而出现肾性糖尿、微量蛋白尿、氨基酸尿、磷酸盐尿、钙尿及尿酸尿等。因钙、磷排出增多可引起骨质疏松、软化甚至佝偻病，肾结石则很少见。铜沉积于皮下可引起皮肤色素沉着、变黑，尤以面部和双侧小腿伸侧为著。

神经系统的主要病理变化在壳核，其次为苍白球及尾状核、大脑皮质及小脑齿状核等亦可累及。可见神经元变性和数目减少，星形胶质细胞显著增生，局部发生软化、萎缩甚至形成腔洞。肝脏通常缩小，质地坚硬，表面及切片可见大小不等的结节或假小叶，渐进展至肝硬化。脾脏肿大，包膜增厚，光镜下见脾窦高度充血，脾包膜及小梁结缔组织增生等。角膜后缘弹力层切片及内皮细胞质内有沉积的棕黄色的细小铜颗粒。

近年来，随着基因诊疗水平的发展，发现致病基因为位于13q143基因的ATP7B的基因突变。ATP7B编码铜转运P型ATP酶（WD蛋白），该ATP酶不仅参与肝细胞内铜离子与新生血清铜蓝蛋白结合，也参与了胆汁排泄体内多余的铜。当此酶功能缺乏或减弱时，肝脏排铜障碍，铜在肝脏内异常蓄积，进入血液并沉积于其他组织或器官，引发相应的临床症状。多数学者都认为理想状态下基因缺陷疾病应有其相对应的基因诊断及基因治疗方案，甚至能够运用基因学来解释WD临床表现的多样性以及病情的轻重。有研究提示WD基因型和表现型之间具有相关性，为WD的诊断及治疗带来了新的曙光。但也有家族性研究发现虽然基因突变及环境因素相同，而兄弟姐妹WD临床症状表现不一。研究发现临床上WD基因突变多为复合杂合突变基因突变，且存在着种族差异及不同的突变热区。迄今为止，学者们还不能完全依靠家系连锁分析、聚合酶链反应－单链构象多态性分析技术、PCR酶切和荧光PCR技术、变性高效液相色谱分析技术、DNA测序技术、DNA微阵列技术等在WD患者基因中建立起精确的WD基因型－表现型关系。纵然如此，致病基因ATP7B的发现对促进WD的诊断及治疗的研究的作用不容忽视。

总之，虽然目前尚不能从根本上解决WD患者的痛苦，但经证实是可有效治疗和缓解症状的少有的人类遗传病之一。目前，药物治疗仍是治疗本病的主要方法，如青

霉胺等。对于重度脾功能亢进者，可考虑行脾切除术；有严重肝功能障碍或经药物治疗其症状不能有效者，可行肝移植术。有研究报道肝移植能够为患者提供正常的肝组织以纠正其遗传缺陷，改善铜代谢，从而改善肝硬化所致的各种临床症状，缓解其神经精神症状。因此，及早诊断（特别是症状前诊断）、及早治疗能够阻止或减缓疾病的进展，大大改善患者预后及生活质量。

（二）中医学认识

中医认为本病病变主要在肾、肝、心、脾，肾主骨、生髓，脑为髓之海。由于先天禀赋不足，髓海空虚，脑失所养。另外，由于肾精不足，肝脉失养，而造成肝之阴血不足，肝阴虚则肝阳亢，阳亢则风动，流窜经络，聚湿生痰而肝风内动。

1. 禀赋不足

先天禀赋不足，肝肾亏虚，精血不能上荣于脑，外不能灌溉四肢，致筋脉失养，清窍失荣，四肢颤振、肌肉挛急。

2. 风盛火炽

《内经》云"诸风掉弦，皆属于肝""诸热瞀瘛皆属于火"。认为肝肾所藏之精血，是人身津液之根本。颤摇症，肌强直为肝风躁动所致，并与火、热有关。

3. 情志所伤

忧思恼怒，损伤神志，耗伤营血、心脾失养，则出现智能衰退，表情淡漠，甚至呆痴等情绪与智能障碍。

二、临床诊断

（一）辨病诊断

1. 临床诊断

（1）发病　任何年龄均可发病，多数发病年龄集中于5岁至35岁；也有约3%的患者在40岁以后发病，两性均见，男性

略高于女性。通常年龄较小者多以肝损害起病，年龄较大者多以神经或精神症状起病。而有神经系统症状者，多已有尚未引起临床症状的肝损害。不同家族往往表现不同的发病年龄和进展方式。儿童患者可表现为急性或慢性肝炎，也可表现为急性重型肝炎。少数成人病例患慢性肝炎而始终不呈现神经症状。另一些病例先发生黄疸、胃纳不佳等肝病症状，而在数年后方产生神经系统异常。以神经症状为首发表现的约占半数，以精神症状为首发表现者占14%~25%，神经、精神症状的出现多在10~30岁之间。

（2）症状　锥体外系、精神症状与肝硬化合并存在。

儿童期发生的神经症状以舞蹈、手足徐动性动作和张力不全性动作为主，并有小脑性共济失调。面部怪容，张口流涎，言语呐吃，吞咽障碍，上肢的扭转动作与快速无意识动作相间，下肢呈跳跃性不规则步态，后期有持久性全身扭转痉挛姿态，可伴有癫性发作。

成人期发生的神经症状多以肌强直，动作减少和慌张步态为主。震颤可能存在，但不如帕金森病的规律性。构音障碍、吞咽困难、随意运动减少等症状也逐步出现。但随着病情的进展可出现广泛的神经系统损害如小脑性共济失调、病理征、腱反射亢进以及皮质及下丘脑损害体征等。

精神症状主要表现为注意力和记忆力减退，学习能力低落，情绪不稳，强哭、傻笑，也常有冲动性的行为或人格改变。WD患者的精神症状有时持续很久，驱铜治疗往往无明显效果，晚期可发展为痴呆。

部分患者可以黄疸、腹水、脾肿大或食管静脉曲张出血为首现症状，但多数患者虽有肝硬化存在，却无肝脏损害的临床表现。个别患者可发生急性溶血性贫血伴白细胞和血小板减少。因钙、磷代谢障碍，

患者的骨质疏松，可引起多发性骨折。

（3）体征　肌张力增高、强直，可能波动不定，轮替动作不能。做指鼻试验时可能引致粗大震颤。腱反射可能亢进；跖反射偶然阳性。感觉系统正常，角膜色素环（K-F环）常先在角膜上或下缘呈棕绿色半月形沉积，在裂隙灯下最为清晰。肝区压痛，肝硬化严重者可查得脾脏肿大，甚至腹水等。

（4）临床分型

①肝型：持续性血清转氨酶增高；急性或慢性肝炎；肝硬化（代偿或失代偿）；发性肝衰竭（伴或不伴溶血性贫血）。

②脑型：帕金森综合征；运动障碍；痉挛、手足徐动、舞蹈症状、步态异常、共济失调；扭转痉挛、口-下颌肌张力障碍、流涎、讲话困难、声音低沉、吞咽障碍等；精神症状。

③其他类型：以肾损害、骨关节肌肉损害或溶血性贫血为主。

④混合型：以上各型的组合。

2. 相关检查

（1）血清铜蓝蛋白降低及尿铜增加　血清铜蓝蛋白正常值为200~500mg/L，WD患者的铜蓝蛋白值＜200mg/L，＜80mg/L是诊断WD的强有力证据。若为临界水平，进一步的检查是有必要的，但血清铜蓝蛋白在正常范围内，也不能排除此诊断。正常人24小时尿铜＜100μg，WD患者≥100μg。近期研究提示16%~23%WD患者的24小时尿铜量＞40μg，因此，＞40μg高度提示WD可能，需进一步复查。血清铜正常值为14.7~20.5μmol/L，但其诊断意义较小。

（2）血尿常规　肝硬化伴脾功能亢进时，其血常规可出现血小板、白细胞和（或）红细胞减少；尿常规镜下可见血尿、微量蛋白尿等。

（3）肝肾功能　患者可有不同程度的

肝功能改变，如血清总蛋白降低、球蛋白增高，晚期发生肝硬化。发生肾小管的损害时，可出现氨基酸尿症，或有血尿素氮和肌酐增高及蛋白尿等。

（4）肝实质铜　肝铜含量≥250μg（肝干重）具有显著的特异性。是WD早期诊断的最佳指标。肝活检组织的铜分析是WD诊断的金标准。肝活检也存在一定的局限性：①属创伤性检查，患者依从性差；②伴肝功能异常和凝血机制障碍时，使该方法风险大大提高；③肝铜含量在不同的发病阶段存在差异及肝铜分布不均等也使它的诊断价值受到一定限制。

（5）铜蓝蛋白氧化酶　诊断WD的敏感性及特异性优于血清铜蓝蛋白的含量测定。

（6）脑脊液铜　对评估脑型患者预后及区别肝型和脑型患者有参考价值。

（7）神经元特异性烯醇化酶　对判断驱铜治疗中神经症状是否加重有重要意义。

（8）肝肾B超　肝脏B超常显示肝实质光点增粗甚至结节状改变；肾脏B超呈实质回声增多、增强，皮髓质界线欠清晰，锥体回声弥漫性、一致性明显增强，即"钙盐沉淀征"样超声改变。

（9）脑影像学检查　肝豆状核变性疾病CT主要表现为豆状核异常低密度影，多数为双侧对称，也有单侧者。MRI诊断肝豆状核变性优于CT，其主要诊断依据是豆状核（特别是壳核）、尾状核及中脑、脑桥、丘脑、额叶皮质等呈T_1加权像低信号、T_2加权像高信号，还可有为不同程度的脑沟增宽和脑室扩大等。此外，弥散加权成像和波谱分析可通过早期发现细微颅脑损伤和代谢改变而有利于对亚临床症状的肝豆状核变性患者早期诊断。

（10）X线片　可表现为骨质疏松、骨关节畸形、骨关节炎及关节内钙化、关节间隙狭窄等。

（11）基因诊断

①间接基因诊断：在有先证者的情况下，可采用多态标记连锁分析对家系中其他成员进行间接基因诊断。

②直接基因诊断：对临床可疑但家系中无先证者的患者，应直接检测ATP7B的基因突变进行基因诊断。

本病多为隐匿起病，病程进展缓慢，有的患者病程可延续30~40年。因此，对于任何出现原因不明肝功能异常或神经运动障碍的患者，都应考虑WD可能。不能仅仅根据发病年龄排除WD的诊断。任何伴有不明原因肝脏疾病、神经系统和精神方面异常的患者，都应该考虑可能患有WD。可疑Wilson病患者应由熟练的诊查者进行K–F环检查。K–F环的缺失并不能用于排除Wilson病的诊断，即使在主要表现为神经系统异常的患者中。对于诊断不明确的患者及年轻患者，可建议其接受肝铜测定。而特异性检测已知的基因突变或单倍型分析应当作为WD患者的一级直系亲属筛查的主要方法。

（二）辨证诊断

肝豆状核变性可归属于中医"颤证""瘿疬""肝风""积聚"等范畴。临床中辨证分型均以病机为依据，故辨证诊断合而论之。

1.肝肾两虚，肝风内动

证候：肢体震颤，甚至躯干和头部颤动，筋脉拘急，痉挛疼痛，四肢屈曲，足跗内翻，手指屈伸困难，咀嚼吞咽及言语困难，舞蹈样动作，智力减退，精神涣散，不能自制哭笑，舌质红或淡红，苔薄黄，脉弦或弦细而数。

辨证要点：肢体震颤、筋脉拘急、舞蹈样动作，舌红，脉弦细。

2.风痰内壅

证候：肢体颤振，筋脉拘挛，胸膈满

闷，口角流涎，头痛，神情痴呆，肢体动作不能随意，口苦，烦躁，脉弦滑，舌淡、苔白滑。

辨证要点：颤振，拘挛，口角流涎，神情痴呆，脉弦滑，舌淡、苔白滑。

3.肾阴不足

证候：耳鸣、眩晕，目糊，失眠，腰酸，肌肉强直或震颤，五心烦热，大便干结，舌红、少苔，脉细弦。

辨证要点：肌肉强直或震颤，五心烦热，耳鸣，眩晕，腰酸，舌红、少苔，脉细弦。

4.气血两虚

证候：手足颤抖，肌肉强直，头倾腰弯，伴面色无华，精神倦怠，乏力，头晕，目花，纳少，脉细弱，舌淡胖、苔白。

辨证要点：手足颤抖，肌肉强直，面色少华，乏力，头晕，纳少，舌淡胖、苔白。

5.神志失守

证候：语音颤抖，目睛直视，神识恍惚，肢体震颤，心悸不宁，烦躁易于激怒，精神障碍，脉细数，舌淡、苔白。

辨证要点：语言颤抖，神识昏蒙，肢体震颤，精神障碍，脉细，舌淡、苔白。

6.湿邪内郁

证候：四肢震颤，脘闷腹胀，伴有黄疸，尿少，出现腹水，伴有恶心、呕吐，便溏或便秘，脉细弦，苔黄腻或白腻。

辨证要点：四肢震颤，脘闷腹胀，尿少，便溏或便秘，脉细弦，苔黄腻或白腻。

三、鉴别诊断

（一）西医学鉴别诊断

肝豆状核变性的临床表现复杂多样，鉴别诊断上应从肝脏及神经系统两个方面的主要征象考虑，须重点鉴别的疾病有急（慢）性肝炎、肝硬化、小舞蹈病、亨廷顿病、原发性肌张力障碍、帕金森病和精神病（如精神分裂症、躁狂症、抑郁症）等。值得强调的是临床工作中对于本病必须开阔思路，全面把握患者的临床症状、体征及病史，结合必要的辅助检查进行诊断。

1.肝脏系统疾病

（1）急（慢）性肝炎 肝豆状核变性患者约80%发生肝脏受损，10%~30%的患者发生慢性活动性肝炎，少数患者呈无症状性肝、脾大，或仅转氨酶持续升高；但急（慢）性肝炎患者无豆状核变性的构音障碍、肢体震颤、情感和行为异常、K-F环等症状，两者不难鉴别。

（2）肝硬化 肝豆状核变性的临床表现以肝脏损害最多见，有时初诊就发现有肝硬化，严重者可出现肝、脾质地坚硬，腹腔积液，食管静脉曲张，出血倾向和肝功能不全等表现。但肝硬化无豆状核变性的椎体外系症状、精神症状及角膜色素环。

2.神经系统疾病

（1）小舞蹈病 肝豆状核变性多在青少年时起病，也可表现有舞蹈样不自主动作，但起病缓慢，进行性加重，有铜代谢障碍以及家族遗传史等可资鉴别。

（2）亨廷顿病 肝豆状核变性可有舞蹈样动作、精神症状及家族史，但辅助检查可发现铜蓝蛋白会明显降低，尿铜水平增高，会出现特征性的角膜K-F环，这些情况可与亨廷顿病鉴别。

（3）原发性肌张力障碍 两者均可有肌张力障碍，但肝豆状核变性常伴肝脏损害及智力、精神异常，角膜可见K-F环。肝豆状核变性具有角膜色素环、血清铜蓝蛋白或（及）铜氧化酶显著降低及血铜降低，尿铜增高等铜代谢异常的特征。

（4）帕金森病 肝豆状核变性主要的临床表现是肢体舞蹈样，手足徐动样动作，意向性或姿势性震颤，同时伴有精神症状，肝硬化和眼部的症状，而帕金森病患者没有肝部受损的征象，也没有眼部异常。

（5）精神病　肝豆状核变性的精神症状以脑器质性损害状为主，如人格改变、痴呆等；锥体外系症状，特征性的 K-F 环及实验室检查可明确诊断。

（二）中医学鉴别诊断

本病临床表现可归属于"颤证""瘿疾""肝风""积聚"等范畴，在此主要将颤证与痉证进行鉴别，两者均有肢体症状，但颤证以头部或肢体摇动、颤抖为主，轻者仅有头摇或手足微颤，重者头部振摇大动，肢体颤动不止，甚则四肢拘急，生活不能自理，痉证是以项背强直，四肢抽搐，甚至口噤，角弓反张；两者不难鉴别。

四、临床治疗

（一）辨病治疗

治疗原则：早期治疗及症状前治疗，终身治疗，根据患者的临床亚型及基因型给予个体化治疗，药物治疗过程中需定期检测各项指标。

1. 饮食疗法

低铜饮食是重要而基础的治疗措施。饮食原则是低铜优质高蛋白软食，避免兴奋神经系统的饮料，避免铜质的饮水输送系统及含铜的炊、餐具。一般而言，含铜量高的食物包括：动物的肝脏和血液、贝壳类（虾、蛤、蟹等）、螺类、薯类、菠菜、茄子、菌藻类、干菜类、软体动物、豆类（豌豆、蚕豆、扁豆、大豆等）、坚果类（玉米、花生、核桃等）、巧克力、可可以及某些中药如龙骨、牡蛎、蜈蚣、全蝎等。

2. 驱铜治疗（主要使用螯合剂）

（1）D- 青霉胺（D-penicillamine，PCA）为首选药物，为强效金属螯合剂，在肝中可于铜形成无毒复合物，促使其在组织沉积部位被清除，减轻游离状态铜的毒性。该药口服容易吸收，分布于全身组织，但以血浆及皮肤最多。青霉胺与组织中的铜离子络合成铜－青霉胺复合物，从尿中排除。成人开始剂量为 750~1000mg/d，分 3~4 次服，最大量为 2g/d，应从小剂量开始，每 3~4 天递增 250mg，每日维持剂量 600~800mg。小儿为 20~30mg/（kg·d），分 2~4 次服。

首次用药应做皮试，阴性者方可应用。应空腹用药，最好在餐前 1 小时或餐后 2 小时或睡前口服。青霉胺的不良反应较多如恶心、过敏反应，重症肌无力等，但多出现在大剂量使用时，改用维持量，不良反应可消失。大约 1/4 患者在开始服药后第 1~2 周出现不良反应。另有少数患者对本药产生过敏反应，多在用药后 5~10 天出现。这两种情况均可在停药后短期内消失，然后再从小剂量开始，在长期治疗中要定期检查血液、尿液和肝肾功能等。每日给予口服维生素 B_6 30~50mg，同时应用激素治疗常可减轻不良反应。

（2）二硫基丙磺酸（DMPS）　DMPS 以 5mg/kg 加入 5% 葡萄糖溶液 500ml 中缓慢静脉滴注，每日 1 次，6 天为一疗程。两个疗程之间可休息 1~2 天，连续 6~10 个疗程。主要的不良反应有食欲减退及轻度恶心、呕吐。可用于有轻、中、重度肝损害和神经精神症状的肝豆状核病患者。此外，阻止肠道外源性铜吸收药物四环硫代钼、硫酸锌和葡萄糖酸锌等亦可用于本病治疗。

（3）三乙烯－羟化四甲胺（TETA）　每次 400~800mg，每日 3 次，餐前服用。主要用于不能耐受青霉胺治疗的患者。该药不良反应较小，但昂贵的价格限制了其使用。

3. 阻止肠道对铜吸收和促进排铜药物

锌剂：常用口服锌剂有硫酸锌、乙酸锌和葡萄糖酸锌。治疗剂量：成人每天

150mg 元素锌，儿童（＜50kg）每天 75mg 元素锌，分 3 次口服，餐前 30 分钟服用，服药后 1 小时内禁食，以避免食物干扰锌的吸收。维持剂量：成人 75~150mg/d，儿童 50~75mg/d。锌剂对神经型患者有较好疗效，对肝病型效果并不理想。锌制剂不良反应相对较小，主要为胃肠道反应。若使用锌治疗时出现转氨酶水平升高，则需改变螯合剂剂量。

4. 肝移植

适用于肝豆状核变性所致的急性肝衰竭或失代偿期肝硬化患者、经螯合剂治疗无效的肝硬化失代偿期患者应立即考虑进行肝移植的病情评估。研究发现神经型患者在肝移植后，部分出现神经症状改善，但也有部分发生神经系统病变恶化。因此不建议神经型 WD 患者进行肝移植。

5. 基因及细胞治疗

WD 为单基因遗传疾病，基因及细胞治疗被认为是最可能从根本治愈本病，前景巨大的治疗手段。目前，国内外基因治疗尚处于动物实验阶段，主要包括以质粒、腺病毒、慢病毒等为载体介导基因校正治疗。同时，基因治疗的安全性、长期有效性及伦理等诸多问题仍不得而知。细胞治疗的方法有干细胞移植、骨髓干细胞移植、胚胎干细胞移植等。

（二）辨证治疗

1. 辨证施治

（1）肝肾两虚，虚风内动

治法：滋补肝肾，养阴息风。

方药：大补阴丸合大定风珠加减。

药用：熟地 30g，龟甲胶 30g，白芍 15g，阿胶 15g（烊化），麦冬 15g，五味子 10g，枸杞子 15g，钩藤 15g，知母 10g，黄柏 10g。

加减：震颤甚者可加僵蚕、地龙等息风止痉；智力减退者可加黑芝麻、胡桃肉

以养脑。

（2）风痰内壅

治法：息风逐痰止痉。

方药：天麻钩藤饮合导痰汤加减。

药用：天麻 10g，钩藤 12g，石决明 15g，川牛膝 12g，山栀 10g，黄芩 10g，茯神 10g，姜半夏 10g，陈皮 9g，胆南星 10g，全蝎 5g，黄连 3g。

（3）肾阴不足

治法：益肾补肝，育阴息风。

方药：右归饮合大补阴丸。

药用：熟地 15g，山茱萸 10g，枸杞子 12g，茯苓 10g，山药 12g，黄柏 10g，黑玄参 12g，首乌 12g，知母 10g，龟甲 15g（先煎），钩藤 15g，白蒺藜 10g。

（4）气血两虚

治法：补气养血，柔肝息风。

方药：人参养营汤。

药用：党参 15g，白术 12g，茯苓 10g，黄芪 15g，当归 12g，钩藤 12g（后下），琥珀粉 2g（吞服），丹参 12g，桑寄生 12g。

（5）神志失守

治法：理气疏肝，安神镇惊。

方药：逍遥散合天麻钩藤饮加减。

药用：柴胡 10g，白芍 12g，当归 12g，茯苓 10g，薄荷 5g（后下），丹参 15g，百合 12g，炒枣仁 10g，灵磁石 30g（先煎），远志 9g，钩藤 12g（后下），胆南星 10g，天麻 15g。

（6）湿邪内郁

治法：清肝利胆，化湿退黄。

方药：茵陈五苓散加减。

药用：柴胡 10g，茵陈 15g，白术 12g，茯苓 10g，泽泻 12g，猪苓 10g，丹参 15g，银花 12g，连翘 10g，蒲公英 15g，姜半夏 10g。

2. 外治疗法

（1）针刺法　百会、太冲、合谷、风池、肾俞、肝俞。血虚者加关元、足三里；

补法加灸，上肢加曲池、手三里、外关；下肢加阴陵泉、悬钟、三阴交。

（2）耳针　相应部位、神门、皮质下、肾、肝。

3. 单验方

全蝎、蜈蚣各适量焙干研细末，每服2g，日服2次。

（三）名医治疗特色

1. 崔应麟

崔应麟认为肝豆状核变性的临床表现，不仅有锥体外系的首发症状，往往又以精神症状、肝脏症状、骨关节肌肉症状，皮肤黏膜出血症状，皮肤变黑，月经失调，夜盲为首见。临证应不拘肝风致震颤的约束，可以清痰祛湿，温阳利湿，活血化瘀，滋阴补肾，疏肝解郁等法，则获良效。

2. 杨文明

杨文明认为肝豆状核变性病因病机主要有禀赋不足、铜毒内生、铜浊邪毒、酿生湿热、火热燔灼、引动肝风，痰瘀互结、形成癥积。治疗上应当清热化湿、通腑利尿和化痰祛瘀、活血散结，在此基础上根据临床表现不同予以疏肝理气解郁、育阴息风、滋补肝肾以及温补脾肾、化气行水，方可取得满意的临床疗效。

3. 鲍远程

鲍远程认为该病的病机为先天禀赋不足，肝肾亏虚，铜毒内聚，湿热蕴结，痰瘀阻滞等，病位在肝肾。本病一般的特点为早期以肝肾不足、气血亏虚为主；中期以湿热内蕴、痰瘀互结为主；后期则多虚实夹杂。治疗重在"排铜毒"。

五、预后转归

本病患者一般病程较长，缠绵难愈。初期，易见肝风、邪热、痰瘀等标实证候，或兼见气血不足，肝肾亏虚之象。若治疗得当，病情可趋于稳定和好转。若失治误治，或罹病日久，正气耗伤，常由实转虚，甚或气血阴阳虚损，肝脾肾等多脏器衰败。不少患者早期以正虚为主，表现为肝肾阴亏，虚风内动，选用大剂味厚滋阴补肾之品，辅以平肝息风治疗，可控制病情发展，但多难根治。部分幼年发病者，脏腑娇嫩，形气未充，病情进展迅速，多治无效。若患者形体消瘦，腹大如鼓，甚则胁下触及痞块，常终至呕血，便血而亡。

西医学认为本病进展缓慢，常有患者可延续30~40年，神经症状出现越早进展越快，如不及早进行积极治疗，病情多数继续发展，最后因肝功能衰竭或并发感染而死亡。

六、预防调护

（一）预防

本病主要为先天禀赋不足所致，目前，尚无确切有效的预防方法。一旦发病，应积极治疗，以控制其传变与恶化。

（二）调护

1. 避免各种加重本病的诱因

保持精神愉快，起居有节，参加一些力所能及的体育活动。忌食肥甘厚味、辛辣醇酒，忌食贝类、果仁类、虾蟹类等含铜较高的食物。

2. 对患者进行辨证施护

严格观察病情，按病情轻重程度进行护理。肢体震颤重者，应剪短指甲，以免自伤；呆傻健忘，头晕目眩者，应有专人陪护；吞咽发呛者，必要时鼻饲流食和药物；卧床不起者，应定时翻身拍背，保持床铺平软，床单干燥，以防压疮和下肢深静脉血栓形成；痰多黏稠者，可予竹沥水。

七、专方选要

肝豆汤：生大黄9g，黄芩、黄连、黄

柏各 10g，穿心莲、半枝莲、萆薢各 15g 加水煎 200ml。分 2 次取，1 日 1 剂。肝豆汤为治疗肝豆状变性的经典方剂，该方临床应用 40 余年，疗效显著，安徽中医药大学第一附属医院脑病中心对该方的研究已有数十年的经验积累。肝豆汤组方中的主药大黄，性味苦寒，归脾、胃、大肠、心、肝经，具有泻下攻积、清热泻火、解毒活血祛瘀、利胆退黄的功效。黄连味苦性寒，归心、肝、胃、大肠经，功能清热燥湿，泻火解毒，退热解毒。诸药合用，共同起到清除肝胆湿热、燥湿化痰的功效。

八、研究进展

肝豆状核变性（HLD）又称为 Wilson 病，属于全球性罕见疾病，在中国神经系统遗传病中排名第二，该病症状繁杂多样，可引起肝、胆、脾、肾、脑等多脏器受累，如能早期诊断、早期治疗，对改善患者的生活质量、延长生存期等均有重要意义。国内外学者针对肝豆状核变性的中西医发病机制、临床特点、筛查、诊断指标、基因诊断、影像学、动物模型、基因治疗及中西医结合治疗等方面做了大量研究。

（一）中西医发病机制

中医将本病归属于"肝风""颤病""积聚""水肿""痉病""狂病"等病范畴。本病的病因和发病机制较为复杂，中医认为本病的根本病因是先天禀赋不足，肾精亏虚。由于肝肾同源，精血相生，肾精不足则肝血亦虚，阴不敛阳，虚风内动，可见肢体震颤，僵直，筋脉挛急；铜毒内积于肝，使肝失条达，情志失畅，可见急躁易怒或狂妄不宁；铜积于脑，脑络受损，脑神失养致神志失常，出现反应迟钝，呆滞等症状；积于肾致肾阴不足无以化髓海，髓海不足出现愚笨呆傻，腰膝酸软等症状，另外脾为后天之本，主运化主统血，脾胃

为气血生化之源，饮食不节损伤脾胃，致气血亏虚，血不养筋，出现肢体震颤、痉挛，津液不布，进而生湿生痰，痰蒙心窍，出现神志异常，痰阻气机则致积聚。

西医认为肝豆状核变性是一种罕见的由 ATP7B 基因突变引起肝细胞铜沉积为主的常染色体隐性遗传病，其临床表型受基因、年龄、饮食、种族、代谢等多种因素的影响。ATP7B 基因突变以错义突变为主，最常见的突变类型为 H1069Q 和 R778L。ATP7B 基因突变可引起编码蛋白 ATP7B 的构象改变、表达减少及定位异常等，导致转运铜功能的减弱或缺失，引起铜在肝脏、脑等部位的沉积。目前，肝豆状核变性尚不能被彻底治愈，后期可进展成肝衰竭甚至死亡。

（二）基因诊断

早期诊断并及时治疗肝豆状核变性，病情可获有效控制，避免肝移植及神经系统后遗症，因此早期诊断对该病十分重要，但由于其基因型与表型均较复杂临床上易误诊而延误治疗。在肝豆状核变性的诊断上目前尚无单一诊断标准可确诊该病诊断上常使用莱比锡诊断评分系统。近年来对该病的诊断方法又有新的补充，基因诊断有助于早期精确诊断。

目前关于肝豆状核变性基因的诊断新技术研究主要集中在家系连锁分析、聚合酶链反应分析技术、PCR 酶切和荧光 PCR 技术、变性高效液相色谱分析技术、DNA 测序技术、DNA 微阵列技术。临床上由于 WD 基因突变的异质性，新的基因突变不断得到发现，基因突变多为复合杂合突变，且存在着人种差异，目前我们还不能完全依靠这些技术在患者基因中建立起精确的基因型－临床型关系，这有待进一步研究。

（三）基因治疗

Wilson病（WD）是一种ATP7B基因突变导致铜排泄障碍的常染色体隐性遗传性单基因疾病。药物治疗是目前WD的主要治疗方法，药物应答不佳或急性肝衰竭需考虑肝移植，但面临药物治疗依从性以及不良反应、肝源的紧缺等问题。WD的基因治疗有可能永久纠正异常铜代谢，是目前研究的焦点问题，国内外的基础研究主要是以质粒、腺病毒、慢病毒等为载体介导基因校正治疗等，目前基因治疗主要以动物实验研究为主，基因治疗WD还存在众多难以克服的困难和缺陷，且基因治疗的安全性及长期有效性也是我们需要考虑的一方面。

（四）中西医结合治疗

目前，西医治疗仍着重于WD的排铜治疗，传统西药如青霉胺、二巯基丙磺酸钠等虽驱铜效果较好但不良反应大，甚至可能会导致神经精神症状进一步恶化，严重影响了WD患者的病情与预后，这些药物引起的不良反应也是不容小觑的；中药驱铜有较高的安全性、较好的疗效性、较小的不良反应及多环节、多靶点、多成分的优势，两者结合增效减毒，取得了较好的临床疗效。如安徽中医药大学第一附属医院研制的肝豆灵片，主要成分为黄连、丹参、鸡血藤、大黄、莪术、姜黄，有清热解毒、化瘀软坚、利胆排铜等功效，多年来一直应用于临床，也进行了多方面的相关研究，研究发现肝豆灵片合硫普罗宁肠溶片可以显著增加24小时尿铜排泄及改善肝功能。另外，安徽中医药大学亦对清热解毒、通腑利尿之中药肝豆汤（生大黄、黄芩、黄连、黄柏、穿心莲、半枝莲、萆薢）进行了深入研究，研究发现肝豆汤可促进铜负荷HLD模型细胞排铜并有效保护肝细胞防止损伤。

综上，近年来对肝豆状核变性的研究虽取得了一定的进展，通过早发现早治疗，可改善患者的临床症状及生活质量，但未来还有更长的路要走。

主要参考文献

［1］吴江，贾建平．神经病学（第三版）［M］．北京：人民卫生出版社，2018，130-132．

［2］沈斌，鲍远程．鲍远程辨证治疗肝风（肝豆状核变性）经验［J］．河南中医，2017，37（02）：227-229．

［3］于露，王艳昕．肝豆状核变性的中医治疗进展［J］．光明中医，2017，32（14）：2134-2136．

［4］孙怡，杨任民，韩景献．实用中西医结合神经病学［M］．北京：人民卫生出版社，2011：736-756．

［5］王共强，叶群荣，马心锋，等．从络病论探讨肝豆状核变性的发病机制［J］．中西医结合肝病杂志，2011，21：218-220．

［6］王共强，王伟，薛本春，等．Wilson病中医证候文献分析［J］．安徽中医学院学报，2011，30：5-8．

［7］杨文明，韩辉，鲍远程，等．中医对肝豆状核变性病因病机及辨证论治的探索［J］．北京中医药大学学报（中医临床版），2012，19：6-8．

［8］张静，陈怀珍，李良勇，等．肝豆汤联合DMPS治疗对肝豆状核变性门脉血流动力学的影响［J］．新中医，2014，46：57-59．

［9］叶群荣，胡纪源，王共强，等．Wilson病临床症状特征和中医证型分析［J］．安徽中医学院学报，2013，32：34-37．

［10］杜益刚，胡纪源，程楠，等．肝豆状核变性基因高频突变位点ATP7B基因突变与中医证型关系的探讨［J］．西部中医药，2013，26：1-4．

［11］李祥，杨文明．肝豆状核变性基因诊断与

治疗进展［J］. 中国实用神经疾病杂志，2012，15（03）：90~93.

［12］孙浩滢，蔡永亮. 肝豆状核变性非运动障碍中西医论述及研究进展［J］. 家庭医药.就医选药，2018（04）：173-174.

［13］马莹，张娟，陈宏，等. 肝豆状核变性肝纤维化的中西医发病机制及治疗研究进展［J］. 山西中医药大学学报，2020，21（04）：300~301+305.

［14］陈永华，杨文明，张波，等. 解毒化瘀方肝豆灵片治疗肝豆状核变性的临床疗效观察［J］. 中华中医药杂志，2019，34（01）：390~393.

［15］王娜. 肝豆汤对铜损伤HLD模型细胞的保护作用及代谢组学研究［D］. 安徽中医药大学，2021.

第十八章　小舞蹈病

小舞蹈病（choreaminor），主要是风湿热侵犯神经系统所致，故又称风湿性舞蹈病。多为亚急性起病，好发于5~15岁儿童与青少年，女性多见，是临床最常见的儿童获得性舞蹈病，亦可见于孕妇或服用避孕药的妇女，即妊娠舞蹈病。其临床特征为典型的舞蹈样动作，多伴肌张力低下或肌无力及躁动、焦虑不安等精神症状。中医学将小舞蹈病归属于"瘛疭""颤证"等范畴。

一、病因病机

（一）西医学认识

1.病因与发病机制

（1）本病与A组β-溶血性链球菌感染引起的自身免疫反应有关，发病前多有感染史；妊娠、精神创伤也可诱发或加重本病。

（2）自身免疫反应产生的神经元抗体与基底神经节发生交叉免疫反应，致使神经元结构发生损害或功能异常。

2.病理改变

主要病理改变为大脑皮质、基底核、脑干等处动脉散炎性表现，可引起点状出血、神经元变性、小梗死灶等。

（二）中医学认识

中医学对该病的认识可以追溯到两千多年前，早在《内经》中就有论述"诸风掉眩，皆属于肝"，并有"其病摇动""掉眩巅极""掉振鼓栗"等描述，阐述了本病以肢体摇动为主要症状，属风象，与肝、肾有关。本病以肝肾阴虚、气血不足为本，风、痰、火、瘀等病理因素为标，治疗上

当滋补肝肾、调达气血兼以去邪，肝肾阴精充足、气血旺盛调达则脉道充实、筋肉可养，风、火、痰、瘀自行消失、疾病乃愈。本病的发生主要与风邪有关。风为阳邪，易袭阳位，"四肢者，阳也"，多见四肢病变。风性开泄、走窜，善行而数变，风性主动，具有游走不定的特点。肝，其充在筋，主身之筋膜，筋在肝之精血的滋润濡养下才能运动灵活有力；若肝之精血不足，肝阳不潜，相火升腾，血虚生风，不能养筋，二者皆可出现手足震颤之征象。肾为先天之本，藏精，主生长、发育、主骨生髓。若肾精亏虚，无以生髓，髓海不足，则动作迟缓，表情呆滞；精不化血，肝血失于滋养，筋脉失于濡养，致虚风内动而诱发本病。本病病位在脑，与肝肾密切相关，常累及于脾。

二、临床诊断

（一）辨病诊断

1.临床诊断

（1）好发于5~15岁女性。

（2）急性或亚急性隐匿性起病。

（3）有风湿热或链球菌感染史。

（4）典型的临床表现如下。

①舞蹈样动作：表现为快速、不规则、无目的、不自主的动作，常起于单肢，逐渐扩及一侧，再蔓延至对侧，上肢可见"挤奶女工捏力征"；亦可见于面部、软腭和咽肌的不自主运动。

②肌张力低或肌力减退：肌张力普遍降低，可见"旋前征""Warner征""钟摆样膝反射"；肌力减退，严重者似瘫痪。

③精神症状：失眠、易激动、焦虑不

安等，少数严重病例可有视幻觉甚至谵妄或狂躁。

（5）神经系统检查　肌张力低，肌力减退，腱反射迟钝或消失，无深、浅感觉障碍，共济运动失调，锥体束征阴性。

2. 相关检查

（1）血清学检测　白细胞升高、血沉增快，抗"O"增加，CRP升高。

（2）咽拭子培养　可检出A组溶血性链球菌。

（3）脑脊液常规及生化正常，蛋白电泳谱显示前血清蛋白明显增加。

（4）脑电图　有55%~75%的患者脑电图异常，为非特异性轻度弥漫性慢活动。

（5）影像学检查　多数脑CT显示基底节区病灶呈低密度改变，MRI显示基底节区神经核团增大，T2高信号。

（二）辨证诊断

风湿热临床中常见的表现为小舞蹈病，该病可单独存在，亦可与其他症状并存。但很少见于关节炎患儿，从其临床表现来看，本病与中医学文献所载"颤振""瘛疭"相似。

望诊：颜面及四肢不自主运动，乍作乍止，面部表情异常，吐舌、皱眉，舌红或淡，苔黄腻或少苔。

闻诊：或有喉间痰鸣，或有语言不清，气味无异常。

问诊：或咽痛，或关节痛，或握物不牢，或头晕目眩，或纳差乏力，或夜寐盗汗，五心烦热。

切诊：或肌肤发热，或关节红肿焮热，脉弦数或细数，或脉沉无力。

1. 风湿痹阻，引动肝风

证候：发热，咽痛，关节疼痛、局部灼热红肿，得冷稍舒，颜面潮红，四肢不自主运动，言语不清，握物不牢，面部抽动，挤眉弄眼、努嘴吐舌，舌质红，苔薄黄或黄腻，脉弦滑数。

辨证要点：发热，关节疼痛，局部灼热红肿，四肢不自主运动，面部表情异常，舌质红，苔薄黄或黄腻，脉弦滑或数。

2. 肝肾阴虚，虚风内动

证候：低热缠绵，夜寐多汗，肢体瘦削，头晕目眩，五心烦热、腰膝酸软，不自主运动，挤眉弄眼、扭头转颈，坐立不宁，握物不牢，言语不清，舌边尖红，苔少，脉弦细或细数。

辨证要点：低热缠绵，夜寐多汗，头晕目眩，腰膝酸软，五心烦热，不自主运动，握物不牢，舌边尖红，苔少或无苔，脉弦或细数。

3. 痰湿中阻，筋脉失养

证候：纳呆腹胀、大便溏薄，体胖乏力，喉间痰鸣，肌肉松弛，不自主运动，手舞足蹈，挤眉弄眼、努嘴吐舌，握物不牢，言语不清，舌质淡，苔白腻，脉沉缓无力。

辨证要点：不自主运动，纳呆腹胀，大便溏，喉中痰鸣，体胖乏力，舌质淡，苔白腻，脉沉缓无力。

三、鉴别诊断

（一）西医学鉴别诊断

1. 儿童习惯性痉挛

两者均可见不自主运动，本病为刻板式、重复式面肌震颤抽搐，耸肩等不自主运动，往往有模仿习惯，长时间注视等，不伴有肌张力减低和情绪改变。而小舞蹈病可见于快速、不规则、无目的、不自主的舞蹈样动作，肌张力普遍降低，多有情绪改变。从临床表现上两者不难鉴别。

2. 肝豆状核变性

两者的病因不同，肝豆状核变性为常染色体隐性遗传病，为铜代谢障碍所致；小舞蹈病多由风湿热或链球菌感染史所致。

两者临床表现均可见舞蹈样动作，多伴有精神症状，但肝豆状核变性多见肌张力增高，伴肝硬化、肾损害及角膜色素环（K-F环），影像学可见基底节病变较突出的弥漫性脑部损害；小舞蹈病表现为肌张力普遍降低、肌力减退，严重者似瘫痪，多数脑CT显示基底节区病灶呈低密度改变，MRI显示基底节区神经核团增大，T2高信号。

3. 抽动-秽语综合征

本病多在2~15岁间起病，平均为7岁，男多于女；小舞蹈病一般发生于学龄前和学龄儿童，好发于5~15岁女性。两者均可见舞蹈样动作，本病主要是多组肌群同时或相继刻板抽动，即发生在身体任何部位的反复、不自主的肌肉抽动和发声抽动，MRI有时可见双侧尾状核、豆状核的平均体积较正常者缩小；而小舞蹈病为常起于单肢，逐渐扩及一侧，再蔓延至对侧的快速、不规则、无目的、不自主的动作，一般不出现发声性抽动，MRI显示基底节区神经核团增大，T2高信号。治疗上，本病除药物治疗外，需行心理疏导。两者不难鉴别。

4. 高尿酸血症

两者病因、发病人群不同，本病为X性连锁隐性遗传的嘌呤代谢障碍性疾病，多发于男性儿童、青少年；小舞蹈病多为链球菌感染所致，多发于5~15岁女性。均可见舞蹈样动作，本病多伴痛风发作，小舞蹈病多有肌张力降低、肌力减退，伴精神症状。高尿酸血症血尿酸明显升高，红细胞中缺乏次黄嘌呤磷酸核糖基转移酶；小舞蹈病血清学检测可见白细胞升高、血沉增快，抗"O"增加，CRP升高，咽拭子培养可检出A组溶血性链球菌。

5. 亨廷顿病

亨廷顿病，又称大舞蹈病，是一种常染色体显性遗传病，一般在中老年发病，多在30岁后起病；小舞蹈病又叫风湿性舞蹈病，多发生于链球菌感染病变，一般发生于学龄前和学龄儿童，好发于5~15岁女性。两者临床表现均会出现舞蹈样动作，亨廷顿病会伴有进行性痴呆、精神障碍、吞咽及言语功能障碍等。两者预后完全不同，大舞蹈病因跟遗传有关，对患者的寿命有一定影响；小舞蹈病是因感染性因素所致，治愈后不影响寿命。

6. 舞蹈-棘红细胞增多症

两者的发病人群不同，本病多发于青中年人，是一种罕见的常染色体遗传性疾病，疾病不断进展最终引起肢体残疾影响寿命；小舞蹈病好发于学龄前和学龄儿童，多由链球菌感染所致，治愈后不影响寿命。两者均可见肢体舞蹈样动作及精神障碍、肌力减退及肌张力降低，本病约2/3患者可见抑郁、情绪淡漠等，小舞蹈病多见失眠、易激动、焦虑不安等精神症状。本病MRI可看到尾状核和全脑萎缩，周围血电镜下发现棘红细胞数5%以上即可诊断。小舞蹈病MRI显示基底节区神经核团增大，T2高信号。

（二）中医学鉴别诊断

小舞蹈病在中医学中属"瘛疭""颤证"范畴。当与"痉病"相鉴别。现从病因病机及主症上相鉴别。

1. 病因病机

"瘛疭""颤证"之证皆由肝风内动所致。主要是由于素体禀赋不足，或后天失养，风邪乘虚而入，使经络流通不畅，肝气失于条达，引动肝风；或素体阴虚，复感风湿之邪，郁而化热，灼伤阴液，筋脉失养，肝风内动。

"痉病"的发生，多因素体阴津亏虚，复感六淫之邪，致经络运行不畅，筋脉失荣拘急所致。此外，误汗、误下、产后亡血均可伤及津液而致痉病发生。

2. 主症

"瘛疭"，瘛乃筋脉急也，疭乃筋脉缓也，急则缩，缓而伸，伸缩交替也，俗谓之搐是也。"颤证"是以头部或四肢摇动颤抖、不能自制为主要临床表现。"痉病"以项背强直、四肢抽搐、角弓反张为主要临床表现，其中四肢抽搐即为"瘛疭"。

四、临床治疗

（一）提高临床疗效的要素

1. 标本同治，祛风勿忘寒热虚实

小舞蹈病是风湿热的主要表现之一，可单独存在，也可与其他风湿热症状同时并存，故临证时需辨证与辨病相结合。因为，有些症状可以通过体检发现，但有些症状则需通过仪器检查方能知晓，如心脏是否受累需彩超及心电图、血液检查，病情是否稳定或痊愈也须结合实验、器械检查指标才可判断，治疗时不但要治舞蹈症，而且还要考虑风湿热的存在，治疗风湿热的其他临床症状，如发热、关节疼痛、心脏损害等。小舞蹈病以祛风为主要治法，因"风能胜湿""风主动"，但也要进行中医辨证，不可受病名的约束。认清寒热虚实之侧重，从而确定治法孰主孰辅。

2. 息风勿忘活血，通络勿忘化痰

从中医来认识小舞蹈病，主要是由于人体禀赋不足，或后天失养，风邪乘虚而入，令脉络运行不畅，肝失条达，引动肝风所致；或加之气虚可生痰浊，风挟痰上蒙清窍所致。同时"久病多瘀""怪病多痰"。且又有"治风先治血，血行风自灭"之古训，故治疗中，在息风通络养血之基础上，勿忘活血化痰之运用，可取得较显著疗效。

3. 中西汇通，综合治疗

对于该病的治疗，西医治疗有根据病因、病症进行治疗，免疫疗法及消除病灶等；中医根据辨证论治、运用相应的中药进行治疗，同时结合针刺辅助治疗，达到事半功倍的效果；结合中药辨证论治、针刺疗法，可取得较显著疗效，同时减少西药的毒副作用。

（二）辨病治疗

1. 一般治疗

卧床休息为主，避免强光、嘈杂及精神刺激。

2. 病因治疗

抗链球菌治疗，选用青霉素 80 万 U 肌内注射 2 次 / 日，疗程：1~2 周；之后给予长效青霉素 120 万 U 肌内注射，1 次 / 月。青霉素过敏者，可给予头孢类、大环内酯类等其他敏感的抗生素。

3. 对症治疗

针对舞蹈样动作，治疗上首选丁苯那嗪 25mg 日 3 次；亦可选用利培酮 0.5~1mg 2~3 次 / 日；氟哌啶醇起始剂量 0.5mg 2~3 次 / 日，最大量可增至每次 2mg；氯丙嗪 12.5~50mg/d，日 4 次，因后两种药物易诱发锥体外系不良反应，需严密观察，以便随时减少剂量或停药，必要时可联合口服苯海索每日 3 次，每次 1~2mg。严重躁动不安等精神症状者，可予地西泮、苯巴比妥等镇静剂以减轻精神焦虑、安定情绪。

4. 免疫疗法

免疫疗法可作用于患儿体内抗神经元抗体，以延缓病情。常用的免疫疗法为静脉注射糖皮质激素、免疫球蛋白及血浆置换。

5. 消除病灶

如慢性扁桃体炎反复发作者应及时摘除扁桃体，口腔内有龋齿应及时修复等。

（三）辨证治疗

1. 辨证论治

（1）风湿痹阻，引动肝风

治法：散风除湿，清热息风。

方药：大秦艽汤加减。

药用：独活 10g，秦艽 10g，川芎 10g，制龟甲 15g，茵陈 10g，羌活 10g，黄芩 10g，生地 10g，生龙骨 15g，生牡蛎 15g，炙甘草 3g。

加减：若发热甚者加羚羊角粉 3g；若头摇甚加生石决明 30g，珍珠母 18g。

（2）肝肾阴虚，虚风内动

治法：柔肝息风，育阴潜阳。

方药：三甲散加减。

药用：制龟甲 15g，制鳖甲 15g，穿山甲（现已禁用，需以他药替代）15g，鸡内金 10g，厚朴 10g，番泻叶 1.5g，大砂仁 6g。

加减：若食滞加焦山楂、炒麦芽；若痰涎偏盛加菖蒲、郁金、白芥子；若双目上视加天麻、钩藤等。

（3）痰湿中阻，筋脉失养

治法：燥湿化痰，和营止搐。

方药：二陈汤合桂枝加龙骨牡蛎汤加减。

药用：陈皮 10g，半夏 10g，茯苓 10g，桂枝 6g，白芍 15g，生龙骨 15g，生牡蛎 15g，钩藤 15g，白僵蚕 15g。

加减：若湿重加苍术 15g；若多动加生石决明 30g；若发热加羚羊角粉 3g 等。

2. 外治疗法

（1）针刺治疗

①赵亮等针刺治疗本病取得显著疗效。

体针取内关、水沟、三阴交、风池、完骨、天柱、合谷、太冲及手足阳明经排刺。肝肾阴虚配涌泉、太溪；气血不足配关元、血海；痰热风动配足三里、阳陵泉。

头皮针取运动区、舞蹈震颤控制区。患者取俯卧位，选用 0.25mm×40mm 毫针直刺 15~30mm，内关施捻转提插泻法 1 分钟；水沟采用雀啄法，眼球湿润即可；三阴交采用提插法，以泻为主；天柱、风池、完骨采用撚转法、以补为主；合谷、太冲

施以平补平泻；手足阳明经施以平补平泻；配穴涌泉、太溪、关元、血海施以补法；足三里、阳陵泉施以泻法；头皮针施以平补平泻，留针 30 分钟，每日 1 次，10 天为 1 疗程，治疗 3 个疗程后进行疗效评定。

②陈氏选取两组穴位：仰卧位取曲池、合谷、后溪、神门、悬钟透三阴交、太冲、阴陵泉、阳陵泉穴；俯卧位取四神聪、风池、大椎、心俞、肝俞、膈俞穴。两组穴位交替使用，针刺穴位得气后加用电针仪，选用连续波，电流量以患者能耐受为度，治疗时间 30 分钟，每日 1 次，10 天为 1 疗程。

③王娟等配合运用体针、头皮针、耳针治疗本病，疗效显著。

体针：治疗原则重在调神醒脑、养血柔肝、息风通络、舒筋活血。主穴：风池、内关、人中、印堂、上星、百会、合谷、太冲、督脉盘龙刺。配穴：肝肾阴虚者加太溪穴、三阴交穴；气血不足者加足三里穴、气海穴、关元穴；痰热风动者加三阴交穴、丰隆穴。操作：内关直刺 1 寸，施提插捻转泻法 1 分钟；人中斜刺 0.3 寸，用重雀啄手法，至眼球湿润为度；风池进针 1 寸补法，印堂针尖向下进针 0.5 寸捻转法。上星、百会施补法，合谷、太冲平补平泻，盘龙刺平补平泻、快针不留针。采用补法的配穴有：关元穴、三阴交穴、足三里穴、气海穴，采用泻法的穴位有阴陵泉穴、丰隆穴。

头皮针：运动区、舞蹈震颤控制区，操作选用平刺法，交替使用，可间隔 1 寸施针排刺，采用小幅度高频率捻转手法，或用低频脉冲电 20 分钟。

耳针：选神门、肾、脾、心、肝穴。将金属耳贴直接对准穴位，放置中央粘贴到耳穴上，建议患者时常刺激耳穴 2 天更换一次。12~14 天为一疗程。

3.成药应用

（1）知柏地黄丸　滋阴清热。用于阴虚火旺，潮热盗汗，口干咽痛，耳鸣遗精，小便短赤。用法用量：每次 3g，每日 3 次，口服。

（2）清热解毒口服液　用于热毒壅盛所致发热面赤，烦躁口渴，咽喉肿痛等症；流感、上呼吸道感染。用法用量：每次 3g，每日 3 次，口服。

（3）双黄连口服液　清热解毒。用于风热感冒发热，咳嗽，咽痛。用法用量：每次 3g，每日 3 次，口服。

（4）三甲散　软坚化积。用于食积，乳积，痞块。用法用量：每次 3g，每日 3 次，冲服。

4.单验方

（1）蛇蜕一条，蝉蜕 10g，共研细末，水冲服，分 3 次。功效：祛风湿、息风定惊，主要用于风湿痹阻型小舞蹈病。

（2）息风散　全蝎、僵蚕、天麻、石菖蒲、钩藤、蝉蜕、麝香、牛黄。研极细末，入胶囊。功效：息风化痰、清热镇惊、活血通络，主治适用于各型舞蹈病。

（四）名医治疗特色

1.许亚兵

许亚兵认为本病因风邪入络，经气失于宣通，津液停留成痰，痰风内动，痰瘀阻络所致。治宜搜风化痰，宣窍通络，镇惊安神。风痰深入肌肉筋骨，非一般汤方能及，依据清代徐灵胎"透经入络"的老痰要用"峻厉制练之方"，叶天士"病初气结在经，久病血伤入络""新邪宜急散，宿邪宜缓攻"之说，故用牵正散为基础，加安神定志等药物炼蜜为丸。

2.郭俊田

郭俊田多因风湿为主要因素，若肝肾阴虚，又复感风寒，湿热相兼，风热相互为虐，热伤阴津，肝风骤起，内风外风相互搏结，致筋脉挛急。治宜养血清热，平肝息风。可用养血平肝息风汤治疗。

3.陈瑞华

陈瑞华认为小舞蹈病属中医"痹证""颤证"的范畴，治疗以祛风、清热、除湿为主，兼益脑髓、安心神。方用秦艽 10g，藿香 12g，防风 6g，佩兰 10g，石菖蒲 12g，墨旱莲 20g，女贞子 20g，防风 12g，当归 10g，熟地黄 15g，川芎 6g，白芍 15g，炒酸枣仁 15g，菊花 10g，甘草 6g。气虚者加黄芪、太子参；食滞腹胀者加神曲、山楂、鸡内金；瘀血甚者加桃仁、红花；痰盛者加半夏、厚朴、胆南星等。日 1 剂，水煎，早晚分服，10 天为 1 个疗程。并配合针刺治疗，疗效确切。

4.齐向华

齐向华治疗本病注重辨证论治，见其证施其治，不拘泥于经书，以清热解毒、活血凉血通络为治则，四妙勇安汤加减。

五、预后转归

无心脏病并发症的小舞蹈病预后良好，舞蹈症状大多数于 1~2 个月内明显减轻，轻度不自主运动常可持续数月才缓慢消失。约半数患者舞蹈症状消失后，经数月或数年后复发，女性患者易于孕期或服用避孕药首发或复发。故舞蹈症状完全缓解者，应定期随访观察。并发风湿性心内膜炎、心肌炎及心包炎等心脏病者预后较差，少数患者可死于心力衰竭或继发感染等并发症。

六、预防调护

对风湿性舞蹈病的预防，首先是控制传染源、避免与患者密切接触，在学校、单位发现有 β- 溶血性链球菌感染患者时，应及时予以治疗，以控制链球菌感染流行；居住拥挤、免疫力低下是引起链球菌感染的重要原因，因此，改善居住卫生情况，积极锻炼身体、劳逸结合是预防风湿性舞蹈病的重要环节；饮食宜清淡、营养均衡，忌用辛辣刺激、热性食物，如干姜、胡椒等。

主要参考文献

[1]林果为，王吉耀，葛均波. 实用内科学（第15版）[M]. 上海：人民卫生出版社，2017.07.

[2]罗玲玲，石学敏. 小舞蹈病病因病机浅析[J]. 湖南中医杂志，2013，29（12）：115-116.

[3]赵亮，赵建国. 针刺治疗舞蹈病19例[J]. 上海针灸杂志，2014，33（07）：670.

[4]陈瑞华. 针刺配合中药内服治疗小舞蹈病30例[J]. 河南中医，2010，30（06）：606.

[5]王娟，赵仓序，郭永忠，等. 针刺治疗舞蹈病50例的疗效观察[J]. 中华针灸刺络疗法杂志，2008，5：175.

[6]许亚兵，陈有明. 加减牵正散治疗小舞蹈病临床举隅[J]. 中医药导报，2014，20（13）：102.

[7]郭俊田. 小舞蹈病治验[J]. 中国中医药报，2013，4：1.

[8]王雪娟. 齐向华教授诊治小舞蹈病验案1例[J]. 云南中医中药杂志，2009，30（08）：71.

[9]孙佳兴主编，中国人民解放军总后勤卫生部编. 临床疾病诊断依据治愈好转标准（第二版）[M]. 北京：人民军医出版社出版. 1992.

[10] Special Writing group of the Committee on Rheumatic Fever, Endocarditis, and Kawasaki Disease of the Council on Cardiovascular Disease in the Young of the American Heart Association.guidelines for the diagnosis of rheumatic fever: Jones Criteria, 1992 update. JAMA, 1992, 268: 2069–2073.

第十九章　病毒性脑炎

病毒性脑炎（irusencephalitis，VE）是中枢神经系统感染性疾病，凡造成脑实质炎症的病原体，也时常侵犯脑膜，造成脑膜炎，合并脑膜受累者称之为脑膜脑炎。病毒性脑炎和病毒性脑膜炎难以截然分开。一般脑膜炎时脑和脊髓的损害多继发于脑膜，而且较轻，而脑炎时脑膜也可相继或同时受累，对此，亦常以病毒性脑膜脑炎命名。

该病患者以头痛、发热、呕吐、脑膜刺激征为主要临床表现，在中医暑温、暑风、暑厥、痫证等病证中对其有相应描述和证治。

一、病因病机

（一）西医学认识

据报道，由病毒感染引起的急性脑炎见于世界各地，其发病率为（3.5~7.4）/10万，儿童常超过16/10万。

造成急性病毒性脑炎的病毒主要为虫媒病毒，疱疹病毒和肠道病毒，此外，还有新发现的博尔纳病毒以及版纳病毒等；原发性人类免疫缺陷性病毒（HIV）感染表现为亚急性脑炎，偶有呈急性脑炎者。

病毒性脑炎的发病机制迄今尚未最后确定，但是分子病毒学的发展，随着分子生物技术的不断发展。尤其是分子病毒学的研究，使神经系统病毒感染性疾病发病机制的研究取得了丰硕的成果，尤其是病毒核酸检测为 VE 的诊断提供了病原学依据，具有广阔的应用前景。为揭示其机制提供了许多新观点。一般认为，正常情况下，中枢神经系统的血－脑屏障能阻止外源性抗原的入侵。同时，因中枢神经系统不含淋巴组织（B 或 T 淋巴细胞）、巨噬细胞或潜伏免疫的活性细胞，所以即使有外源性抗原入侵，其免疫应对能力亦低下。实际上包括病毒在内的很多病原体都可以侵入中枢神经系统而发病。因此，嗜神经病毒进入中枢神经系统的途径，以及如何传播是病毒性脑炎发病机制研究中的一个重要课题。目前认为病毒选择性感染和损害中枢神经系统的特定部位，甚至是特定这些部位的细胞群，这些亲嗜性取决于病毒基因和蛋白质与宿主若干因素之间一系列复杂的相互作用，另外决定因素是靶细胞上受体的效力和病毒的吸附性蛋白。

迄今，对病毒性脑炎尚无较完善的分类方法。按病毒不同可分为 DNA 病毒感染性脑炎和 RNA 病毒感染性脑炎；按流行情况可分为流行性及散发性等；按病程可分为急性病毒感染和慢性病毒感染等。依据其病毒、发病机制和病理改变不同，目前将其分为两类不同的疾病。

1. 急性病毒性脑炎

该病毒直接感染神经细胞所致，虫媒病毒、埃可病毒、脊髓灰质炎病毒及柯萨奇病毒等引起的脑炎呈流行性发病；而单纯疱疹病毒、水痘－带状疱疹病毒、腮腺炎病毒和狂犬病毒等引起的脑炎则呈散发性。本病病理改变主要在大脑半球、脑干和小脑灰质，偶可累及脊髓。除有水肿、充血表现外，还有散在点状出血。镜下可见病灶中心正常结构消失，神经细胞变性、坏死，核内或胞质内有病毒包涵体，并伴有噬神经元现象和胶质细胞增生，小血管充血、渗出，血管周围淋巴细胞及浆细胞浸润等。

2. 急性播散性脑脊髓炎

本病亦称感染后脑脊髓炎，多在某些

病毒感染或疫苗注射后 5~10 天发病，如麻疹、水痘、风疹或疫苗接种等。其发病机制可能与病毒或异种蛋白启动初的免疫反应有关。病理改变除脑水肿外，主要表现为白质中的急性脱髓鞘病变，伴有中、小静脉周围袖套状淋巴细胞和浆细胞浸润。

以上两类病毒性脑炎，除非在发病前有明显的病毒感染或疫苗接种史，否则在临床上难以区别。以往病理资料证实，脑炎死亡者约 2/3 为急性病毒性脑炎，1/3 为急性播散性脑脊髓炎。近年来，随着儿童发疹性疾病的减少及免疫制剂的改进，急性播散性脑脊髓炎的发病率日趋下降，而由病毒直接入侵中枢引起的急性病毒性脑炎则明显升高。

（二）中医学认识

1.病因

（1）温热毒邪　温热类毒邪包括风热、暑热、燥热等毒邪，是本病的主要致病要素，一年四季皆可致病。其特点为发病急、热势高、变化快、易耗气伤阴。若热毒内隐，常迅速危及生命。

（2）湿热毒邪　湿热类毒邪包括暑湿、湿热、伏热等邪，致病多见夏秋季。毒邪易犯脾胃，且在气分逗留。患者表现为身热不扬，热势缠绵。若湿热酿痰，蒙蔽清窍，患者出现嗜睡、神识昏蒙等症。

2.病机

（1）病性病位　温热毒邪致病，多起病急骤，变化迅速；湿热毒邪致病，多起病较缓，热势不高。但二者均多为实热证，亦可见虚实夹杂证。急性期以标实为主；恢复期以正虚为主。病在脑髓，心、肝、心包常同时受病，并可涉及脾肾。

（2）病机转化　若感受温热毒邪，一旦发病，即表现为一派里热炽盛之象，热极化火生风，可转化为内风动越之象；火热煎液成痰，可成风痰或痰热之证。若感受湿热毒邪，缠绵难解，易化湿生痰。故

本病的病机转化过程主要为热、痰、风的相互转化，而热是生风、生痰的原始动因，即热盛生风，风盛痰阻致风痰、热痰蒙蔽清窍。疾病后期则转化为邪恋、正虚、耗津伤阴，病及肝肾。

二、临床诊断

（一）辨病诊断

病毒性脑炎临床表现由于致病病毒不同，其病情表现严重程度相差悬殊。柯萨奇病毒 A 和 B、腺病毒、EB 病毒、巨细胞病毒、腮腺炎病毒和淋巴细胞脉络丛脑膜炎病毒等引起的脑炎，一般病情较轻，临床治疗效果良好，除新生儿、婴儿外，病死率极低。由虫媒病毒引起的脑炎，在我国属于此类者主要为流行性乙型脑炎。而单纯疱疹病毒性脑炎（herpes simplex encephalitis，HSE）是最常见的中枢神经系统感染性疾病，占所有脑炎的 5%~20%，占病毒性脑炎的 20%~80%，该病病情严重，若不及早给予有效的抗病毒制剂，其病死率多超过 70%。而由狂犬病病毒引起的脑炎，一经发病，幸存者极少。因此，本书特以单纯疱疹病毒脑炎为例进行诊断。

1.临床诊断

（1）临床诊断　符合脑炎表现。

（2）脑电图异常　HSE 患者脑电图的异常率为 81%，多于中枢神经受累后 2~15 天出现异常改变。表现为弥散性周期性高波幅慢活动，以颞叶为主，单、双侧皆可出现。

（3）脑脊液检查　查不到细菌、霉菌，常规及生化检查符合病毒性感染特点。如有大量红细胞则支持本病。

（4）影像学诊断　HSE 患者具有特征性的 CT 改变，阳性率为 50%~59%。多于病后 5~10 天出现。主要特征如下。

①低密度改变：约在中枢神经系统症状出现 6 天后 CT 显示颞叶或以颞叶为中心

累及额、顶叶实质、边界不清的低密度区。②占位效应：出现于中枢神经系统症状和体征发生后的1~3天，为CT最早所见，CT示中线移位及脑室受压。③对比增高：强化后可见不规则高密度呈条状影，分布在低密度周围，或围绕大脑外侧裂及岛区。④少数病例可呈出血改变：在低密度灶中出现高密度灶，提示有出血。

在HSE症状出现的最初4~5天，头颅CT的检查可能是正常的，此时头颅MRI对早期诊断和显示病变区域帮助较大。

典型表现为颞叶、颞叶内侧、额叶眶面、岛叶皮质和扣带回出现局灶性水肿，T1加权像为低信号，T2加权像为高信号，在FLAIR像上更为明显。HSE患者在发病1周后，90%以上会出现上述改变。

2. 病原学诊断

（1）病毒分离 咽拭子、口唇疱疹液中分离出病毒对HSE有间接意义，如能从脑脊液中直接分离出HSV，对HSE的诊断具有很高的价值，但其阴性仅占4%。脑组织活检发现神经细胞核内嗜酸性包涵体，或电镜下发现HSV病毒颗粒，是诊断单纯疱疹病毒性脑炎的金标准，但脑活检为有创性检查，耗时长，对早期临床诊断意义不大。

（2）免疫学检查 采用酶联免疫吸附试验动态检测双份血清、脑脊液标本中特异性抗体（IgG、IgM），符合下述三种情况之一均提示中枢神经系统近期感染HSV：脑脊液HSV-IgM抗体阳性者，或血与脑脊液HSV-IgG抗体滴度比值＜40，或者双份脑脊液HSV-IgG抗体滴度比值大于4倍。

（3）基因诊断 聚合酶链反应（PCR）技术能准确地检测出HSE患者CSF中的单纯疱疹病毒（HSV），此法具有高度特异性与敏感性。

（二）辨证诊断

望诊：头痛、项强、嗜睡，烦躁恍惚，语无伦次，行走不稳或瘫痪，舌红或绛，苔黄腻或无苔。

闻诊：声高气粗、谵语。

问诊：发热、头痛、恶心呕吐、颈项强直，或烦躁不宁。

切诊：脉滑数或细数无力或洪大。

1. 邪袭卫表型

证候：发热或微恶风寒，无汗、头痛、项强、嗜睡，舌苔白或黄，脉浮数。

辨证要点：以发热、恶寒、头痛、项强、嗜睡为要点。

2. 卫气同病型

证候：发热或伴微恶寒，面红、头痛、项强、嗜睡，烦躁恍惚，恶心呕吐，口渴汗出，舌红、苔薄黄或黄厚腻，脉浮数或滑数。

辨证要点：以发热面赤、微恶风、项强、嗜睡或烦躁不安、口干渴为要点。

3. 气营两燔型

证候：高热、头痛、项强直、呕吐、口渴、多汗、烦躁惊厥、神识昏蒙，舌质红绛而干，苔黄或无苔、少津，脉滑数或洪大。

辨证要点：以壮热、头剧痛、项强肢硬、呕吐、烦躁惊厥为要点。

4. 痰火上扰型

证候：狂躁不安，似哭似笑，语无伦次，行走不稳或瘫痪，舌胖、苔白腻，脉滑数。

辨证要点：以语无伦次、烦躁、似哭似笑为要点。

5. 风痰闭阻型

证候：低热或无热，时有发作性猝然昏仆，两目上视，抽搐口噤，磨牙流涎，发作后但见嗜睡或神情呆滞，舌淡胖、苔白腻，脉滑。

辨证要点：以发作性昏仆、磨牙、流涎为要点。

6. 瘀血阻滞型

证候：低热缠绵或无热，头痛如刺而

痛有定处，恶心呕吐，视物不清，或见肢体瘫痪，舌质紫暗或有瘀点，苔白，脉涩。

辨证要点：以头痛如刺、肢瘫为要点。

7. 余热未清型

证候：低热汗出，纳呆乏力，神情呆滞，舌红、少苔，脉细数。

辨证要点：以低热汗出、身倦纳呆为要点。

8. 肝肾阴亏型

证候：四肢僵硬，手足拘挛，肌痿震颤或瘫痪，耳鸣、雀盲或眼干而视物昏花，低热或五心烦热，舌红、少苔，脉细数。

辨证要点：以颈项强拘挛、雀盲、耳鸣为要点。

9. 痰浊闭窍型

证候：神情呆滞，吞咽困难，言语謇涩，喉有痰鸣而流涎，舌红、苔腻，脉滑。

辨证要点：以神情呆滞、语言困难、喉间痰鸣为要点。

三、鉴别诊断

（一）西医学鉴别诊断

病毒性脑炎需与化脓性脑膜炎（简称化脓性脑膜炎）、结核性脑膜炎（简称结核性脑膜炎）、脑脓肿、隐球菌脑膜炎等相鉴别。

1. 化脓性脑膜炎

多呈暴发性或急性起病，全身感染中毒症状重，颅内压增高症状和脑膜刺激征明显，可有脑实质受累表现，如意识障碍、精神症状。化脓性脑膜炎腰椎穿刺压力多明显增高，脑脊液外观浑浊或呈"米汤样"，白细胞明显增高，多大于 100×10^6/L，以中性粒细胞为主；蛋白含量高，糖含量很低，而病毒性脑膜炎多无此严重变化。

2. 结核性脑膜炎

多起病隐匿，也可亚急性起病，慢性病程，病程常延续数月，可有低热、盗汗等结核中毒症状，脑膜刺激征症状和颅内

压明显增高，可伴有脑神经损害，发病 4~8 周后常出现交通性脑积水和脑实质损害症状。腰椎穿刺常提示脑脊液白细胞轻到中度增多，淋巴细胞增多，蛋白增高明显，糖及氯化物下降，特别是氯化物下降明显。而病毒性脑膜炎脑脊液检查显示脑脊液淋巴细胞轻度增高，蛋白含量轻度增高，糖和氯化物含量正常，可以此鉴别。

3. 巨细胞病毒脑炎

多为胎儿及新生儿感染，偶见于儿童和成人。本病大多表现脑发育不良，小头畸形，脑室周围及脑内钙化，脑积水。成人则可表现急性多发性神经炎。任何小头畸形婴幼儿，特别是伴有眼脉络膜炎、网膜钙化、白内障、视神经萎缩时均应疑为本病。

4. 隐球菌脑膜炎

本病多发生于长期应用抗生素及免疫制剂的患儿。其起病缓慢，开始为阵发性轻度头痛，以后逐渐加重，但可缓解，时轻时重，脑脊液改变与结核性脑膜炎相似，经墨汁染色可检出隐球菌，经霉菌培养可以培养出霉菌。

（二）中医病证鉴别诊断

病毒性脑炎为湿热、温热毒邪为患，发热抽搐为本病主要症状。可从此入手认辨病机之不同阶段。

1. 发热

应从发热之缓急，每日热峰时间，伴随症状及舌象、脉象着手。起病急骤，热势增高，伴剧烈头痛、面赤、舌红、苔黄而干，大汗而烦渴欲饮，则多属温热毒邪犯病；若起病较缓、热势缠绵，身热不扬，日晡潮热，头痛如裹，面色苍白，舌红而胖，苔黄腻，伴渴不欲饮，身困倦，脘闷腹胀，纳呆等；多为湿热毒邪为患。如发热恶寒或憎寒高热，为邪在卫表；寒热往来为邪郁少阳；壮热不寒，多汗烦渴为邪

在阳明之经，日晡潮热，腹满拒按为阳明腑证；身热夜甚，灼热无汗，为邪传营血之象；若壮热稽留或骤退汗淋，则预后不良。

2. 抽搐

肢体抽搐而见角弓反张，颈项强硬，则心肝与心包络受病，病情重笃；如手足、足趾、肌肤时而眴动瘈疭，多属肝肾阴血不足，病情较缓。

四、临床治疗

（一）辨病治疗

1. 一般治疗

（1）卧床休息，避免精神刺激。

（2）注意饮食，给予充分营养，对昏迷者应及时鼻饲流质饮食。

（3）保持水、电解质平衡，应用脱水剂者，应记录出入量。定时查血清电解质成分，防止液体过多或不足及电解质紊乱。

（4）昏迷患者保持侧卧位，每2小时翻身、拍背、吸痰1次。有尿滞留者，可行手法排尿，即用手指揉压关元穴，多能成功。

（5）必要时少量输血，白蛋白及复方氨基酸，以提高机体抵抗力。

（6）注意口腔卫生及皮肤护理，防止发生肺炎、泌尿系感染、压疮等。

2. 抗病毒治疗

目前，尚无治疗病毒性脑炎的特效抗病毒药物，常用以下几种。

（1）阿昔洛韦：是治疗HSE的首选药物，可阻止病毒DNA合成，为广谱抗病毒药物，用量15~30mg/（kg·d），稀释后静脉滴注，分3次静脉滴注，连用14~21天，可根据病情延长治疗时间；当临床提示HSE或不能排除HSE时，应立即给予阿昔洛韦治疗，不应因等待病毒学结果而延误用药。阿昔洛韦不良反应较少，主要有血

清转氨酶升高、皮疹、恶心、呕吐、谵妄、震颤等。

（2）更昔洛韦 化学结构与阿昔洛韦相似，在侧链上多一个羟基，增强了抑制病毒DNA合成的作用。抗病毒谱与阿昔洛韦相似，更昔洛韦对阿昔洛韦耐药的HSV突变株敏感，对巨细胞病毒有强烈的抑制作用。临床上主要用于阿昔洛韦治疗无效HSE及巨细胞病毒感染，用量是5~10mg/（kg·d），每12小时1次，静脉滴注，疗程14~21天。主要不良反应：肾功能损害和骨髓抑制（中性粒细胞、血小板减少），并与剂量相关，停药后可恢复。

3. 肾上腺皮质激素

糖皮质激素治疗本病尚有争议，但肾上腺皮质激素控制HSE炎症反应和减轻水肿，对病情危重、头颅CT见出血性坏死灶以及脑脊液白细胞和红细胞增多者可酌情使用。多采用早起、大量和短程给药原则，具体用法：地塞米松10~15mg，静脉滴注，每日一次，10~14天，而后改为口服泼尼松30~50mg，每日一次，病情稳定后每3天减5~10mg，直至停止；或甲泼尼龙800~1000mg，静脉滴注，每日一次，连用3~5天后改用泼尼松口服，每日60mg清晨顿服，以后逐渐减量。

4. 静脉注射免疫球蛋白

在病毒性脑炎中治疗效果尚未证实。人免疫球蛋白制剂中含有某些抗病毒抗体，对肠病毒与流行性乙型脑炎病毒具有一定的中和作用。对于重症和免疫功能低下的患者，在缺少特异性抗病毒药物的情况下可以试用（2g/kg，分3~5天静脉滴注）。

5. 对症治疗

（1）对高热患者 宜将室温降至27~30℃，可以布洛芬、阿司匹林等退热药，亦可用冷敷降温。

（2）对发生惊厥者 应从高热、缺氧、呼吸道梗阻、脑水肿、低钠血症等方面分

析原因，采取针对性措施。抗惊厥药物常用地西泮 10~20mg 静脉注射，也可用水合氯醛、苯巴比妥等。

（3）对昏迷无咳嗽吞咽反射或呼吸道分泌物增多者　应考虑行气管切开，对呼吸衰竭尚有自主呼吸者，可用呼吸兴奋剂；呼吸停止或明显通气不足者则需用人工呼吸器。

（4）头痛严重适当应用止痛药　癫痫发作可首选卡马西平或苯妥英钠；脑水肿并不常见，若出现可适当应用甘露醇。

（5）疑为急性炎性脱髓鞘脑病者　可静脉滴注地塞米松 10~20mg/d，待症状好转后改服醋酸泼尼松片，并逐渐减量。

6. 高压氧治疗

急性期及恢复期均可采用高压氧治疗。

（二）辨证治疗

1. 辨证施治

（1）邪袭卫表

治法：清热解毒透邪。

方药：银翘散加减。

药用：金银花 24g，连翘壳 18g，淡竹叶 16g，薄荷 10g，淡豆豉 12g，牛蒡子 24g，粉葛根 16g，石菖蒲 24g。

加减：若腹痛便秘者，加大黄、芒硝；头重脘痛，纳呆呕恶兼湿邪者，去牛蒡子、豆豉，加藿香、苡仁、茯苓等。

（2）卫气同病

治法：清气泄热解毒。

方药：银翘散合白虎汤加减。

药用：金银花 25g，连翘壳 18g，淡竹叶 12g，芦根 20g，知母 16g，生石膏 40g，生甘草 12g，苦桔梗 18g，牛蒡子 16g，石菖蒲 18g，薄荷 9g。

加减：若腹痛拒按者，加大黄；腹胀呕恶者加藿香、蔻仁、竹茹以祛湿浊；神昏惊厥者，加羚羊角、钩藤。

（3）气营两燔

治法：清气凉营、泻热解毒。

方药：白虎汤合清营汤加减。

药用：生石膏 40g，知母 15g，水牛角 15g，生地 15g，紫丹参 15g，金银花 30g，紫草 15g，竹叶心 15g，玄参 15g，石菖蒲 15g，板蓝根 15g，甘草 5g。

加减：若神昏抽搐者，加钩藤、僵蚕或安宫牛黄丸等；呕吐者加姜半夏、竹茹；舌绛苔光剥者或干裂者，加麦冬、石斛；喉有痰鸣，昏谵息促者，鲜竹沥、天竺黄、礞石或六神丸等。

（4）痰火上扰

治法：清热涤痰开窍。

方药：涤痰汤加减。

药用：橘红 15g，制半夏 10g，茯苓 15g，胆南星 9g，枳实 10g，淡竹茹 30g，石菖蒲 15g，广郁金 30g，明天麻 24g，钩藤 20g，板蓝根 30g，白僵蚕 15g。

加减：若神识恍惚，无故悲伤，时作呵欠者，加甘草、浮小麦、大枣；若口眼歪斜时加白附子、全蝎；肢体瘫痪者，加蜈蚣、鸡血藤；若大小便失禁时加桑螵蛸、益智仁。

（5）风痰闭阻

治法：化痰止痉。

方药：礞石滚痰丸加减。

药用：青礞石 30g，淡黄芩 15g，生大黄 15g，广郁金 15g，全蝎 15g，白僵蚕 15g，天麻 15g，钩藤 30g。

加减：若肢体瘫痪者，加地龙、鸡血藤、白花蛇、炙马钱子；头痛如刺者，加川芎、当归、蜈蚣。

（6）瘀血阻滞

治法：活血化瘀开窍。

方药：通窍活血汤加减。

药用：人工麝香 0.6g，赤芍 20g，川芎 25g，桃仁 16g，红花 15g，延胡索 24g，全蝎 10g，蜈蚣 2 条，明天麻 20g，钩藤 30g，丝瓜络 30g，石菖蒲 20g。

加减：若肢体瘫痪者，加黄芪、地龙、

鸡血藤；精神错乱，语无伦次时，加郁金、远志、珍珠母；指趾或肌肤抽动者，加醋龟甲、鳖甲、生龙骨。

（7）余热未清

治法：益气养阴清热。

方药：竹叶石膏汤加减。

药用：生石膏20g，竹叶15g，西洋参10g，麦冬15g，生甘草10g，生地黄15g，丹皮20g，青蒿30g，粳米15g。

加减：若肌肉眴动者加僵蚕、钩藤；言语謇涩、吞咽困难者加石菖蒲、郁金；肢体瘫痪者加天麻、地龙、鸡血藤、丝瓜络；小腿抽筋者加木瓜、芍药、牛膝。

（8）肝肾阴亏

治法：滋补肝肾。

方药：大定风珠加减。

药用：白芍30g，生龟甲30g，生牡蛎30g，生鳖甲15g，阿胶15g，火麻仁15g，广地龙15g，炙甘草15g，五味子30g，生地15g，麦冬15g，防风12g，钩藤18g，天麻15g。

加减：若五心烦热者，加青蒿、丹皮、栀子；目昏耳鸣者，加菊花、密蒙花、夜明砂、蝉蜕；语不利肢瘫者，加郁金、石菖蒲、鸡血藤。

（9）痰浊闭窍

治法：清心开窍化痰。

方药：导痰汤加减。

药用：法半夏20g，茯苓15g，橘红12g，炙甘草9g，广郁金15g，天南星12g，枳实12g，淡竹叶10g，炙远志10g，莲子心12g，石菖蒲15g。

加减：若无故哭笑、语无伦次时，加小麦、炒枣仁、大枣；肢体瘫痪者，加丝瓜络、桑枝、乌梢蛇。

2.外治疗法

（1）针灸按摩　可用于本病康复阶段。选用穴位：失语者选哑门、廉泉、涌泉；智力障碍者选内关、心俞、百会、风府；

频繁呕吐者加中脘、内关、足三里；精神兴奋者选神门、三阴交、内关；口眼歪斜者选合谷、颊车、太阳、人中；吞咽困难者选天突、内庭、颊车、廉泉、金津、玉液、合谷；精神呆滞者加百会、风池、哑门、大椎。

（2）中药外敷　生石膏45g，知母9g，连翘、竹叶各10g，地龙5条，大青叶、板蓝根、七叶一枝花各30g。制法：上药共研细捣烂，混合均匀，并加入适量白酒调和成软膏状，备用。功能：清热解毒、清心透热。用法：外用，用时取药膏适量，贴敷于两手心（劳宫穴）和肚脐上，外以纱布包扎固定。每日换药1次。

3.成药应用

（1）清开灵软胶囊　本品乃安宫牛黄丸化裁而成。功能主治：具有清热解毒、镇静安神作用，用于热病、颅内感染、脑出血、脑血栓等。用法用量：口服每次，3~6g，每日3次。

（2）清热解毒口服液　石膏，金银花，玄参，地黄，连翘，栀子，地丁，黄芩，龙胆，板蓝根，知母，麦冬。功能主治：用于热毒壅盛所致面赤发热、烦躁口渴、咽喉肿痛等症。制剂规格：口服液20ml/支。用法用量：每次20~60ml，每日3次，口服。

（3）醒脑静注射液　由安宫牛黄丸处方改制而成的水溶性注射液，醒脑静具有开窍醒脑、安神定志、清热解毒、镇惊止痛、凉血行气之功效。用法用量：肌内注射或静脉滴注。成人每次4~20ml，每日1~2次；小儿一般每次2~4ml，每日1~2次。一次10~20ml静脉滴注，用5%~10%葡萄糖注射液或氯化钠注射液250~500ml稀释后滴注，或遵医嘱。

4.单方验方

（1）大青叶或板蓝根30g，加水500ml，煎至200ml，分2次服。功能：清热解毒，主治：病毒性脑炎，连用5~7天。

（2）鲜荷叶30g，冬瓜皮30g，菊花5g。加水煎至200ml，冲服六一散，每次一剂，连用3~5天，功能：清热利湿、凉血解毒，主治病毒性脑炎。

（3）大青叶30g，贯众30g，大蒜30g，生石膏30g，龙胆草15g，钩藤15g，连翘15g，知母15g，明雄黄3g，甘草6g。用法：加水1200m，文火煎成600ml，6岁以下每次服100ml，日2次，治疗1~2天减轻，功能：清热息风解毒，主治：病毒性脑炎。个别药物有一定毒性勿服过久。

（三）名医治疗特色

1. 刘弼臣

不同病毒引起的脑炎，各有其特点，但其根本点是颅内组织受到损伤，出现许多共有和类似的症状，根据"异病同治"的原则，治求其本。小儿病毒性脑炎后遗症多系邪热久羁、损及肝肾所致。肝藏血、主筋，肝血不足，筋脉失养则肢体痿软，筋脉拘挛，肾藏精、主骨生髓，通于脑，肾精不足，脑髓空虚则骨骼软弱无力，智力低下，反应迟钝，口不知言。因此，刘弼臣教授认为治疗的根本在于补肾健脑益智，养血柔肝舒筋，并研制了健脑散。方中狡兔之脑随乃血肉有情之品，可大补脑髓，健脑益智，配以熟地、山药、山萸肉、茯苓、丹皮、泽泻补肾填精，为方中之主药。再辅以通窍之菖蒲、郁金，刚神窍通而能言，佐以丹参、赤芍活血化瘀，当归、黄武益气养血，共奏补益肝肾、填精补髓、健脑增智之功。

2. 严世英

病毒性脑炎属中医"温毒"范围；发病由于人体正气不足，温毒之邪乘虚侵袭。初起邪在卫分或气分，出现一系列表热证，但病邪传变迅速，迅即化火生痰，闭窍动风，逆传心包，亦或热盛动风，亦或瘀滞经脉，筋脉失养。治疗当以清热解毒，化痰开窍为基本原则。以银翘散、导痰汤、菖蒲郁金汤、羚角钩藤汤加减。

3. 侯芳

侯芳认为，病毒性脑炎属"温病"的范畴，其病因乃风热毒邪内侵。风热为阳邪，风善上行，头在上为阳位，故风热之邪上行易袭头位，头之清阳被扰，故发热、头痛、头晕。小儿肝常有余，脾常不足，热盛肝旺，肝旺克脾，易使脾胃升降失常而出现呕吐。重者热毒内陷心肝可出现昏迷、抽风。侯氏认为，治疗的关键在于疏风清热，泻火解毒，清肝和胃，清利头目。自拟病脑饮，药物组成：柴胡12~20g，黄芩6~9g，金银花15~30g，板蓝根10~30g，川芎6~9g，蔓荆子6~9g，石膏10~30g，竹茹6~9g，生地20~30g，薄荷6~9g，石决明20~30g，钩藤10~20g，菊花6~9g。水煎服。方中柴胡、石膏清卫气分之热，黄芩清里热，柴胡、黄芩两者又有和解少阳之意。《伤寒论》言病从太阳转入少阳，可表现为发热、恶心欲吐，与病毒性脑炎症状相似，因此柴胡、黄芩有效仿小柴胡汤之意。竹茹、石膏清胃热、止呕吐。石决明、钩藤平肝潜阳，一防肝旺克脾，二防肝热生风。蔓荆子、薄荷、川芎为治头痛必用之品，蔓荆子走少阳，治少阳头痛，该病发热、恶心呕吐、头痛，辨证为病在少阳，故用之。金银花、生地清热解毒凉血，甘草调和诸药。如昏迷、意识障碍则加菖蒲、远志开窍，鼻饲给药。

4. 戚刚

病毒性脑炎属中医学"温病"范畴。以季节而言，本病发于立夏之后、夏至之前，当为温病（春温）。历代医家根据《素问·热论篇》"凡病伤寒而成温者，先夏至日者为病温，后夏至日者为病暑"之说，多把春温作为伏气温病看待。认为其发生多因冬季调摄不慎，耗伤真阴，同时外感时令寒邪，伏于体内，到春季则发为温病。发病初期里热兼见表证（即所谓"新感引动伏邪"）。病毒性脑炎多肺卫不足、肾精亏虚、肝气郁结、脾胃不健、卫外不固、脑海空虚，外来邪毒乘虚入侵致病。即《素问·刺法论》说："正气存内，邪不可干，邪之所凑，其气必虚。"乙癸同源，精血互化，肾虚肝亦虚，肝体阴而用阳，肝虚则易怒，怒伤肝，横逆克脾土，出现肝脾不调、肝胃不和。脾胃为后天之本，气血生化之源，脾胃不健，则上输肺卫不足、下养先天不充，相互影响，互为因果。

五、预后转归

病毒性脑炎为自限性疾病，确诊后若能严密观察，精心护理及对症治疗，多数患者能康复。但若持久高热不退，昏迷及并发呼衰者，预后不佳，病死率高。病程超过一年常留后遗症。

六、预防调护

（一）预防

消毒灭蚊、预防接种。

（二）调护

严密观察体温、脉搏、血压、大小便、意识、瞳孔等变化。控制高热，预防压疮，密切观察病情变化。室内通风，用醋或苍术熏蒸，消毒室内空气。不可食肥甘厚腻，生冷干硬食物，以免碍胃消化。

七、专方选要

普济消毒饮：玄参25g，黄芩12g，黄连6g，牛蒡子15g，橘红10g，生甘草6g，连翘15g，板蓝根20g，马勃15g，僵蚕6g，升麻6g，柴胡15g，桔梗15g。主治风热疫毒上攻之大头瘟，具有清热解毒、疏风散邪之功用。

白虎汤加味：生石膏20g，黄连6g，黄芩9g，郁金9g，知母9g，金银花、连翘各9g，石菖蒲5g，甘草3g，板蓝根15g，水牛角6g，薄荷6g（后下）。共奏清热生津、止渴除烦之功。水煎服。

宣清解郁汤：藿香12g，佩兰12g，法半夏12g，瓜蒌18g，黄连9g，黄芩12g，栀子12g，天竺黄10g，郁金12g，石菖蒲9g，竹茹12g，六一散30g。当以化痰、利湿、清热、息风、开窍为基本法则辨证论治。宣清解郁汤有清热利湿化痰开窍之功用。

息风解痉醒脑汤：钩藤8g，羚羊角4g，石膏8g，石菖蒲8g，菊花5g，郁金6g，白芍5g，知母6g，鲜竹茹8g，黄芩4g，茯神5g，甘草5g，桑叶10g，并随症加减。每日1剂，用水煎煮2遍，共取药汁150ml，喂服或鼻饲。连续治疗7天为1疗程。全方共收清热解毒、平肝息风、解郁化浊、豁痰除烦、宁心安神之效。

龙胆汤：龙胆草25g，钩藤25g，柴胡25g，黄芩25g，桔梗25g，芍药25g，茯苓25g，甘草25g，蜣螂2枚，大黄10g，以水煎煮，全方清肝经湿热，止痉开窍为主。1剂/天，分4次口服。

八、研究进展

病毒性脑炎属中医热病、脑病范畴。临床中多以卫气营血辨证论治，抗病毒等对症处理，综合治疗，现就近年来中医文献报道总结如下。

张伟等应用菖蒲郁金汤联合大剂量丙种球蛋白治疗小儿重症病毒性脑炎，将122例重症病毒性脑炎患儿随机分为对照组与观察组，两组均为61例。所有患者均接受常规抗病毒、营养支持及抗感染等常规治疗，对照组患者在常规治疗基础上给予大剂量丙种球蛋白治疗，观察组患者在对照组治疗基础上给予菖蒲郁金汤。比较两组患者治疗前后脑脊液中 S100B 蛋白、神经元特异性烯醇化酶水平及各项临床症状、体征、中医证候消失时间，并评价两组患者临床疗效。结果：观察组有率为 95.08%（58/61），明显高于对照组的 80.33%（49/61），差异有统计学意义（$P < 0.05$）。观察组发热、头晕头痛、神志障碍、抽搐、肌力下降、呕吐消失时间及四肢懈怠、纳呆恶心、头晕目眩、神识昏蒙、身热不退消失时间明显少于对照组，差异均有统计学意义（$P < 0.05$）。结论：菖蒲郁金汤联合大剂量丙种球蛋白治疗小儿重症病毒性脑炎，可显著提高临床疗效，缓解患儿临床症状，促进患儿身体恢复，提高生存质量，且无不良反应。

贾婷将 100 例急性病毒性脑炎患者西医给予对症支持处理，降颅压，抗病毒，营养脑细胞等。中医辨证施治。属于"春温""冬温"用银翘散加菖蒲、郁金等，属于"暑温"用新加香薷饮、郁金或清暑汤加味等。临床治愈 89 例，好转 10 例，死亡 1 例。临床治愈率 98% 以上。疗程：轻中度病毒性脑炎在 7~10 天，重度 15~20 天。认为本病"气营同病""痰闭心窍"为主要见证，准确选用清热解毒、涤痰开窍等药物，常可获效。

主要参考文献

［1］戚刚. 从肺肾肝脾论治病毒性脑炎［J］. 中国中医药现代远程教育, 2010, 8（11）: 70–71.

［2］孙巧. 普济消毒饮新用［J］. 新中医, 2008, 40（11）: 89–90.

［3］李以菊. 白虎汤加味治疗北京地区儿童病毒性脑炎的临床研究［J］. 中国中医基础医学杂志, 2013, 19（12）: 1443–1444.

［4］王成祥. 宣清解郁汤治疗小儿病毒性脑炎 36 例［J］. 河南中医, 2009, 29（5）: 479–480.

［5］齐向征. 醒脑静在治疗重症病毒性脑炎中的应用［J］. 光明中医杂志, 2015, 22（10）: 2147–2148.

［6］乔晓辉, 黄明海, 林翔, 等. 息风解痉醒脑汤联合西医常规治疗儿童重症病毒性脑炎的疗效观察［J］. 中国中医药科技, 2018, 25（6）, 856–857.

［7］张伟, 胡玉莲, 袁征, 等. 菖蒲郁金汤联合大剂量丙种球蛋白治疗小儿重症病毒性脑炎临床研究［J］. 中医学报. 2017, 24（7）, 1305–1308.

［8］毛媛媛. 热毒宁注射液治疗以癫痫为主要表现的病毒性脑炎患儿的疗效观察［J］. 吉林医学, 2015, 36（4）: 698–699.

［9］沈月红, 汪娅蓓, 汪永胜. 符为民教授开窍化痰通瘀法治疗病毒性脑炎后遗症经验［J］. 浙江中医药大学学报, 2017, 41（8）: 682–683.

［10］唐传锋. 白虎汤加味治疗小儿病毒性脑炎 36 例［J］. 山东中医杂志, 2012, 31: 329–337.

［11］李以菊. 白虎汤加味治疗北京地区儿童病毒性脑炎的临床研究［J］. 中国中医基础医学杂志, 2013（12）: 1443–1444.

［12］唐宇红, 刘佳等. 龙胆汤治疗病毒性脑炎临床疗效分析［J］. 中医药临床杂志, 2016, 12, 1729–1731.

［13］许沛虎. 中医脑病学［M］. 北京. 中国医药科技出版社, 1998, 09.

［14］王永炎, 张伯礼. 中医脑病学［M］. 北京. 人民卫生出版社, 2007.608–612.

［15］谢永玉, 中医效验方荟萃［M］. 北京. 中国中医药出版社, 2012.258–260.

［16］郭艳芹, 郭晓玲. 神经病学［M］. 北京. 中国医药科技出版社, 2016.184–186.

第二十章　流行性乙型脑炎

流行性乙型脑炎，简称"乙脑"，是由乙型脑炎病毒经蚊虫叮咬后引起的急性中枢神经系统感染，人兽共患，为自然疫源性疾病。本病发病急骤，病变主要在中枢神经系统，临床以高热、意识障碍、抽搐等为主要表现。目前对该病无特异的治疗手段，尤其是重型、极重型，死亡率极高。

本病类似于中医学"暑温""伏暑""暑厥""暑风""暑痫""疫痉"一类病症，属于中医外感性脑病范畴。

一、病因病机

（一）西医学研究

1.流行病学

乙脑重要传染源是家猪，尤其是仔猪，其次是涉水鸟。猪－蚊－人是乙脑主要传播模式，无人与人之间传播的报道。流行特征：主要流行于热带、亚热带及温带地区；夏秋季节为发病高峰，我国乙脑高峰期集中于7~9月，发病多为10岁以下儿童，以2~6岁为主，感染1周后可获得持久免疫。

2.发病机制

本病通过蚊虫叮咬而传播，蚊虫吸血后，病毒首先在其肠道增殖，然后移至唾液腺增殖，而后传播给人或猪。病毒不仅能通过蚊子传播，还可长期寄宿于其体内。人或动物受感染后出现病毒血症，处于该期的患者或动物均可成为本病的传染源；隐性感染的患者亦有可能成为传染源。

人感染乙脑病毒后，多数呈隐性感染，在流行地区，隐性感染和轻型患者较多，患者大多数为儿童。感染后可获得较持久的免疫力。人被感染的蚊虫叮咬后，病毒侵入人体，在单核－吞噬细胞系统内繁殖，继而进入血循环，形成病毒血症。感染病毒后是否发病以及病毒侵入中枢神经系统的程度，一方面决定于病毒的毒力和数量，另一方面取决于人体反应性与防御功能，特别是血－脑屏障健全与否。当机体反应性与防御功能强、血－脑屏障功能健全时，病毒血症短暂，感染者不发生或少发生中枢神经系统症状而表现为隐性感染或轻型病例，并可获得持久的免疫力；当机体反应性与防御功能弱、血－脑屏障功能受损而病毒的毒力强、数量多时，乙脑病毒通过血－脑屏障进入神经细胞内在高尔基体及粗面内质网内复制、成熟，终致细胞破坏而发病。

本病的主要病变在中枢神经系统，由大脑至脊髓，而以大脑皮质、基底核、视丘、间脑、中脑最为严重；其次为小脑、延髓及脑桥。脊髓病变最轻。乙脑脑组织损伤机制与病毒直接侵袭脑组织有关，而细胞凋亡则是神经细胞死亡的主要机制。此外，NO引起的脂质过氧化、免疫损伤主要是病毒与特异性IgM结合后对血管的损害也是乙脑脑损伤的重要机制。肉眼可观察到脑膜与脑组织均充血、水肿、出血，严重者可见出血及大小不等的软化灶。镜检可见神经细胞变性或坏死、软化灶形成、血管变化、胶质细胞增生等病理改变。

由于上述病变的程度与分布部位各有不同，因此神经系统症状表现也不尽相同。在感染同时激起免疫反应，临床症状的轻重即可表明免疫反应的强弱。

（二）中医学认识

中医学认为，本病系暑热毒邪，经上

侵犯人体,或正气不充,抗邪无力而引发本病。尤以小儿脏腑娇嫩,形气未充,更易感邪发病。暑热毒邪化火,犯及卫、气、营、血,并以气、营、血为重点,相互传变。其病变脏腑以心、胃、肝、肾为主。暑热毒邪侵犯人体,来势急、病势凶,卫气营血各个阶段的症状,界限多不明显,往往相互交错,是本病的病机特点之一。其次,本病以暑热邪(或兼湿邪)为主导,而暑邪热盛,化火为毒,伤津耗液,遂成亡阴亡阳之势,病变多循卫气营血的顺传或逆传规律发展,一般可分为三个阶段,首先正不胜邪而发病,继而正邪相争而见正邪俱盛之实证,最后转化为邪盛正虚的本虚标实证或阴虚之证。再次,由于暑热挟湿,化火化燥,因此在转化之中其卫分症状常不明显,甚至没有卫分之症状;而进入气分证者,常有暑邪挟湿,故在气分阶段表现有偏湿或化燥的特点;入营者营阴受灼,心神受损,而邪陷心包;深入血分则耗血动血,导致亡阴亡阳。在少数患者,病至后期暑热未尽而肝肾阴亏,心营受灼而出现筋脉失养,神志异常的后遗诸症。现将各证病机分述于下。

1. 卫气同病

暑邪侵犯卫表,卫气与之抗争而突然发热、恶寒、头痛。由于暑邪挟湿,卫分证候短暂,迅速化热进入气分,其表现又有偏热、偏湿之不同。偏于湿者,一方面清阳受阻,卫气不宣;另一方面,湿阻脾胃,升降失司。偏于热者,一方面里热蒸迫,阳明热盛;另一方面,暑热伤津,化燥伤阴,结热于肠,从而表现一系列症状。

2. 气营两燔

邪入气营,则高热不退;热极生风,头痛如劈,项背强直;营分受灼,心神受扰,则心烦不寐,狂躁谵妄,神昏抽搐;热灼营血则舌质红绛,脉象细数。

3. 邪陷营血

邪入营血,高热持续不退;暑热化火,炼液为痰,蒙蔽清窍,或见热极生风,或见迫血妄行之症。

4. 阴阳衰竭

毒热鸱张,正不敌邪,往往正气急速溃败,则出现亡阴、亡阳之证或者喘脱危证。

5. 阴血亏损

邪热久羁,心营受灼,心、肝、肾三脏阴血亏损,其表现多样,或余热未尽,气阴不足;或暑热熏灼,煎熬津液成痰,痰阻经络,气血不畅,筋脉失养;或心神被扰,或虚风内动或纯然一派阴血亏耗之症。

二、临床诊断

(一)辨病诊断

流行病学资料、临床表现、实验室检查是诊断本病的主要依据。

1. 流行病学资料

本病多集中于7~9月份多蚊的夏秋季节,主要传播方式为猪–蚊–人,10岁以下儿童易感,尤以2~6岁儿童多发。

2. 临床表现

本病潜伏期5~15日,可长达2周,病情轻重不一。分以下四期。

(1)初热期 病程第1~3日为病毒血症期,体温迅速上升,持续在39℃,精神差,食欲不振,头痛及轻度嗜睡,神经系统症状不明显。

(2)极期 病程第4~10日,主要临床表现有。

①高热:体温持续上升,达高峰,维持在40℃以上,直至极期结束。

②神经系统症状及体征:渐由嗜睡、昏睡转入昏迷,并出现惊厥,昏迷的深浅、长短体现病情的严重程度,意识障碍大多

持续1周；患者均有不同程度的脑水肿、颅高压，昏迷加重者，伴反复惊厥、抽搐，出现锥体束征、深浅反射消失、脑膜刺激征阳性明显，提示病情严重；深度昏迷患者易出现呼吸衰竭，主要表现为中枢性呼衰，甚至发生脑疝，是死亡的主要原因。

③其他神经系统症状和体征：根据病变部位不同，可出现延髓麻痹，同时亦可有暂时性瘫痪，伴意识障碍。全瘫、偏瘫多见，大部分张力增高，且属非对称性。本病的神经系统病状多在病程第1周内达高峰。

④并发症：发生率约在10%。乙脑最常见的并发症是支气管肺炎，易出现在深昏迷痰液不易排出时，或发生于气管切开后。此外，易并发肺不张、金黄色葡萄球菌败血症、大肠埃希菌所致的尿路感染等，少数尚可并发压疮、角膜炎和口腔炎等。

（3）恢复期　体温多在2~5日内退至正常，神志逐渐清醒，大多于2周完全恢复。部分患者需要1~3个月以上方可恢复。个别患者可有去大脑强直状态。积极治疗可于6个月内恢复。

（4）后遗症期　5%~20%的患者在发病后6个月，仍留有神经系统症状，主要表现为肢体强直性瘫痪、痫样发作、认知障碍等。

3. 临床类型
按病情轻重，分为四型，如下。

（1）轻型　体温38~39℃，病程1周，嗜睡，轻度脑膜刺激症状，多无惊厥发生。

（2）普通型　最常见。体温39~40℃，病程10~14天，表现为昏睡、头痛、呕吐，至浅昏迷，偶有短暂惊厥出现，伴明显脑膜刺激症状，深浅反射消失。

（3）重型　体温40℃以上，中毒症状重，昏迷、抽搐，可见神经系统定位体征，亦可有肢体瘫痪或呼吸衰竭出血和严重的肾脏受损。病程多在2周以上。恢复期可

有精神神经症状，少数留有后遗症。

（4）极重型　又称暴发型。起病急骤，进展迅速，体温1~2天内可升至40℃以上，反复发作并复杂持续的惊厥，迅速出现深昏迷，发生呼吸衰竭或脑疝，多在该期死亡或留有严重后遗症。

其中，轻型、普通型占约2/3。

4. 实验室检查

（1）血常规　白细胞总数升高，在（10~20）×10⁹/L范围波动，早期，中性粒细胞比大于80%。部分患者血常规无异常。

（2）脑脊液　颜色为无色透明，压力无明显增高，白细胞数多在（50~500）×10⁶/L，个别可高达1000×10⁶/L，但亦有少数正常者。疾病前1~2天内以中性粒细胞为主，以后则以单核细胞增多为主。蛋白轻度增高，糖量正常或稍增高，氯化物正常。病初1~3天，部分病例的脑脊液检查可呈阴性。

（3）影像学检查　急性期头颅CT基底核和丘脑部位可见典型的低密度影；核磁平扫可见基底核、丘脑、脑干、大脑皮质等部位T1低密度影，T2高密度影；乙脑患者90%以上可见双侧丘脑损害。

（4）脑电图　可见弥漫性、非特异性慢波及痫样放电等。

（5）病原学及血清学诊断

①病毒分离：采用免疫荧光（IFI）技术在脑组织或脑脊液中找到病毒抗原，从脑脊液或血液不易分离到病毒。

②补体结合试验：补体结合抗体一般在第2周出现，于4周达到高峰，大于4：1有诊断价值，具有较高的灵敏度和特异性，但由于阳性出现较迟，一般只能用于回顾性诊断或流行病学检查。

③中和试验：此试验特异性较高，但早期阳性率较低，病程第2周始出现阳性，2个月效价最高。

④血凝抑制试验：抗体出现较早，持

续时间长，阳性率高于补体结合试验，但有假阳性反应。操作简便，适用于临床诊断和流行病学调查。

⑤特异性IgM抗体测定：感染第3~4天，特异性IgM抗体即开始出现，大量出现为2~3周。70%~90%患者于3周内均可测得IGM抗体，于第4日即可检出，可作早期诊断用。以微量免疫荧光法检测特异性IgM的阳性率最高97%。白细胞黏附抑制试验的阳性率为69.4%，但操作简便、快速、敏感、特异性高。

（二）辨证诊断

流行性乙型脑炎在中医学虽有"暑温""伏暑""暑厥""暑风""暑痫""疫痉"之不同病名，但均为依据其不同阶段表现而命名，临床诊断仍需依据其病机而进行。

望诊：面红汗出，或嗜睡，或昏迷、抽搐、喘促，或见肢体瘫痪不用，舌红或绛，苔黄腻或无苔。

闻诊：或声高气粗、谵语或语言及气味无明显异常。

问诊：发热、头痛、恶心呕吐、颈项强直，身热不扬，乏力，或烦躁不宁。

切诊：脘腹灼热，脉洪大而数或细数无力。

1. 卫气同病

证候：发热（体温在38~39℃），微恶寒或不恶寒，有轻度头痛、嗜睡，颈部稍强，恶心呕吐，舌红、苔白或微黄，脉浮数或洪数。

辨证要点：发热、微恶寒或不恶寒、轻度头痛、颈稍强、舌红、脉浮或洪数。

2. 气营两燔

证候：高热（体温在39~40℃），偶发或短时抽搐，惊悸不安、头痛、颈项强直、恶心呕吐、口渴或胸闷，舌红苔黄或腻，脉数，甚而烦躁不寐或嗜睡、舌红绛。

辨证要点：高热、头痛、颈强、口渴、恶心呕吐、心神不宁，甚则嗜睡、抽搐、舌红苔黄、脉洪数。

3. 邪陷营血

证候：发病急骤，高热（体温常在40℃以上），剧烈头痛、颈项强直、频频呕吐、躁动不安或狂躁，或嗜睡，随即转为昏迷，反复全身抽搐或强直性痉挛，或强直性瘫痪，舌质红绛，苔黄或厚腻，脉弦数或细数，严重者出现痰阻气道，喘促、厥脱。

辨证要点：高热、剧烈头痛、颈项强直、呕吐、烦躁、昏迷，全身抽搐，甚则喘促、厥脱。

4. 阴阳衰竭

证候：持续高热（体温在41℃以上），迅速陷入深昏迷，持续强烈抽搐，若抢救不力，正气溃败，可呈现亡阴、亡阳之症，如颜面苍白，大汗淋漓，呼吸急促无力，舌燥绛而干或淡白胖嫩，脉虚大或微细欲绝。

辨证要点：来势凶猛，病势险恶，持续高热，深昏迷，持续强烈抽搐，进一步出现亡阴、亡阳之证。

5. 阴血亏损

多出现在恢复期后遗症期。少数患者因昏迷较深，清醒后常需经过1~6个月的恢复期。若6个月后仍不能完全恢复，则留下后遗症，可分为4个证型。

（1）余热未尽，气阴不足　低热不退，心烦口渴，食欲不振，气短乏力，舌绛无苔，脉细数。

（2）痰浊留阻，清窍失灵　神识不清，智力减退，精神错乱，哭笑无常，言语謇涩，双耳失聪，眼目失明，肢体痉挛，震颤抽搐，或咳嗽痰多，喉中痰鸣，呼吸不畅，甚则四肢瘫痪，舌干绛而苔腻，脉滑数。

（3）肝肾阴虚，虚风内动　舌强语謇，

口唇震颤，四肢强直痉挛或有异常体位，或有癫痫样抽搐，兼有心悸、盗汗潮热、五心烦热等，舌绛无苔，脉弦细。

（4）瘀血阻络，筋脉失养　形体消瘦，肌肤甲错，肢体拘急，瘫痪失用，舌质干晦，脉沉细涩。

三、鉴别诊断

（一）西医学鉴别诊断

1. 中毒性菌痢

两者均多发生于夏秋季节。中毒性菌痢进展更快，多在发病一天内出现高热、抽搐、休克、昏迷，常有循环衰竭的表现，一般无脑膜刺激征，脑脊液无变化。粪培养、镜检可明确诊断。乙脑潜伏期5~15日，可长达2周，除暴发型外很少出现休克和循环衰竭的表现，脑脊液多有改变，蛋白质升高、糖及氯化物降低。两者不难鉴别。

2. 化脓性脑膜炎

流行性乙型脑炎多集中于夏秋季节，潜伏期5~15日，可长达2周，感染源为乙脑病毒，病情轻重不一，轻者仅出现嗜睡，重者可出现深昏迷，发生呼吸衰竭或脑疝，蛋白轻度增高，糖量正常或稍增高，氯化物正常；化脓性脑膜炎，以冬春季多发，多由细菌感染导致，病情发展迅速，重症患者在发病1~2天内即进入昏迷。蛋白质升高、糖及氯化物降低，通过脑脊液涂片或培养等检查手段可发现致病菌。两者不难鉴别。

3. 脊髓灰质炎

流行季节亦为夏、秋季，症状较轻，起病缓慢。有时有双峰热，无惊厥、昏迷等症状与轻型乙脑不易鉴别。脑脊液检查二者无明显区别，但反复检查可发现细胞与蛋白分离现象。如出现下运动神经元性弛缓性瘫痪，则有助于鉴别，最后确诊有赖于粪便和脑脊液的病毒分离以及血清补体结合试验。

4. 其他病毒性脑炎

由单纯疱疹病毒、腮腺炎病毒、肠道病毒等引发，部分病毒性脑炎流行于夏、秋季节，其症状及体征与乙脑相似，最后确诊有赖于血清免疫学检查和病毒分离。

（二）中医鉴别诊断

1. 中暑

发病季节与暑温同，但发病前有高温环境或烈日下劳作史，主要临床症状为高热伴汗出、皮肤干燥不出汗，口渴烦躁或恶心欲呕、头痛、腹痛，脑脊液检查正常。

2. 疫毒痢

以夏秋为多，发病及其传变较暑温更急，里急后重，便下脓血，肛拭或以1%~2%的生理盐水灌肠可有脓血便，镜检可见大量红细胞及脓细胞，细菌培养可见痢疾杆菌，无脑膜刺激征，脑脊液无改变。

3. 春温

多发于冬春，皮肤黏膜有斑疹，脑脊液压力明显增高，外观浑浊，脑脊液及斑疹取血涂片检查可见革兰阳性双球菌。

四、临床治疗

（一）提高临床疗效的基本要素

1. 及早诊断，截断传变

乙脑为发病急骤，传变迅速的传染性疾病，因此必须对特定流行季节、患病人群、可疑患者高度重视，连续观察，及早诊断。确诊患者的治疗过程中，对卫、气、营、血四个发展阶段，药先于病，及早截断。以防毒邪入里、邪陷心包、热极生风、耗血动血，以至亡阴亡阳。临床中要早期应用清热解毒药物，同时也要根据患者特点，辨清湿、热之轻重，除热之外，风、痰亦为重要病理因素，祛之得当，则可缩短病程，改善预后。

2. 中西综合，安度三关

所谓三关，是指病程中的高热、痉厥、昏迷三大凶险证候，处理得当与否，直接影响患者的生存和预后。临床中必须密切观察病情变化，中西综合，各种用药途径和方法结合。治疗高热，关键在明辨邪在卫、气、营、血；在经、在脏、在腑；湿重、热重，有无兼感时邪及兼夹他证；立法遣方，丝丝入扣。痉厥之证治，以清热宣闭，开窍豁痰，凉肝息风或养阴柔肝息风法为主。昏迷则分辨其或属暑热逆传心包，或属湿热痰浊蒙蔽心包以及里热腑实上乘心包，皆用开窍之法。三关之中迅速有效地控制高热是中心环节，把好这一关，可控制或减轻昏迷、痉厥的发生与发展。

（二）辨病治疗

目前无特异性的抗病毒治疗，以支持及对症治疗为主。

1. 支持治疗

保证充足营养。脱水者应静脉补液，注意控制进液量，维持体内水、电解质平衡，重症昏迷患者可考虑鼻饲饮食及注意观察生命体征及意识、痛苦变化。

2. 对症治疗

（1）控制高热　因高热易导致脑水肿，加重意识障碍，甚至出现惊厥，力争体温控制在 38.5℃ 以下，重在物理降温，可用降低室温、冰帽、温水拭浴、酒精擦浴、冷盐水灌肠等方法。物理降温不理想时可考虑药物降温和用亚冬眠疗法。降温不可过快、过猛。禁用冰水擦浴以防发生寒战和虚脱；药物降温不可过量使患者汗出过多而导致循环衰竭；亚冬眠疗法主要适用于高热伴抽搐的患者。由于此类药物有抑制呼吸及咳嗽反射的作用，因此，治疗过程中应保持呼吸道通畅，密切观察患者呼吸、心率、血压、氧饱和度的变化。

（2）控制颅内压　降低颅内压常用的脱水剂：20% 甘露醇 0.5~1g/kg，30 分钟内快速静脉滴注，必要时 6~8 小时一次，考虑甘露醇的短效性，可联合呋塞米脱水治疗。应用脱水剂时，应监测肾功能、电解质。

（3）控制惊厥　分析惊厥的原因，采取针对性处理。由于高热、缺氧或脑水肿所致者可予降温、吸痰或气管插管、切开及脱水等治疗，同时使用止痉药物，如地西泮、苯巴比妥、水合氯醛等。

（4）防止呼吸衰竭　深昏迷患者易出现呼吸衰竭，首先应及时吸氧，针对呼衰的原因痰液多者加强吸痰、排痰，脑水肿者脱水降颅压。呼吸浅弱不齐者酌用呼吸兴奋剂，如经积极处理，呼吸衰竭逐渐加重或自主呼吸停止，应立即行气管插管或气管切开，机械通气辅助呼吸。

（5）救治循环衰竭　可酌情补充血容量、升高系统血压、应用强心剂及利尿剂等，注意治疗过程中应维持水、电解质平衡。

（6）重症治疗　重症患者可早期短程使用肾上腺皮质激素，但不宜超过 3~5 天。同时可加三磷腺苷、辅酶 A 等以保护脑细胞。

（7）提高细胞免疫力　可使用丙种球蛋白、转移因子、免疫核糖核酸、利巴韦林、干扰素或其诱导剂等。干扰素每天 50 万 ~500 万 u，疗程 5 天。有研究表明丙种球蛋白联合甲强泼尼能够有效改善患者症状，缩短治疗时间，降低病死率，减轻后遗症等。

（三）辨证治疗

1. 辨证施治

（1）卫气同病

治法：辛凉透邪，清热解毒。

方药：银翘散合白虎汤加减。

药用：金银花15~30g，连翘15g，薄荷10g，淡豆豉10g，淡竹叶10g，芦根15g，生石膏24~45g，炒知母10g，大青叶30g，板蓝根30g，淡竹茹10g。

加减：偏湿者，可酌加鲜藿香、鲜佩兰、鲜荷叶、薏苡仁、淡竹叶、香薷、厚朴、法半夏、六一散等；偏热者，可酌加黄连、山栀、大黄等；若嗜睡较重或神识恍惚，或显躁动，或时有惊跳而入营动风之先兆者，加鲜菖蒲、郁金或钩藤、地龙等。

（2）气营两燔

治法：清热解毒，气营两清。

方药：清营汤加减。

药用：水牛角15g，金银花30g，牡丹皮15g，大玄参15g，鲜佩兰15g，生地黄15g，板蓝根30g，生石膏30g，连翘20g，黄连15g。

加减：偏湿而舌苔厚腻者，加鲜藿香、薏苡仁、通草、六一散以芳香化湿；腹胀便秘，加大黄以通腑泄热；昏迷较深而热重者，加鲜菖蒲、郁金及安宫牛黄丸以清心开窍；舌苔厚腻者加用至宝丹；有抽搐者，加地龙、全蝎、钩藤，并送服紫雪丹或羚角粉以平肝息风；痰盛阻塞气道者，加胆南星、鲜竹沥、天竺黄并进服苏合香丸、猴枣散以涤痰平喘。

（3）邪陷营血

治法：清热解毒，凉血息风。

方药：清瘟败毒饮加减。

药用：生地黄30g，大玄参15g，京赤芍15g，黄连15g，金银花30g，连翘壳25g，钩藤30g，全蝎15g，蜈蚣15g，紫丹皮15g，板蓝根30g，生石膏30g，水牛角30g。

加减：昏迷深重者，加石菖蒲、郁金、安宫牛黄丸或至宝丹以清心开窍；抽风频繁者，加紫雪丹或羚羊角粉以平肝息风；痰浊盛而气道阻、呼吸急促者，加胆南星、

天竺黄、鲜竹沥，并服用苏合香丸以涤痰平喘；阴竭气脱者，加人参、麦冬、五味子，或用生脉注射液静脉滴注，以益气养阴固脱；阳气衰亡者，加人参、附子或参附注射液以回阳救逆固脱。

（4）阴阳衰竭

治法：清热解毒，清营凉血，亡阴亡阳者宜救阴固摄或回阳救逆。

方药：亡阴者，生脉散加减。亡阳者，四逆汤加减。

药用：①亡阴者用人参20g，大麦冬15g，五味子30g，生地黄15g，山萸肉15g，生白芍30g，生甘草15g，生龙骨30g，生牡蛎30g。

②亡阳者用人参15g，熟附片20g，干姜30g，甘草15g。若昏迷、抽搐者，可参见邪陷营血的方法处理。由于本证凶险危急，应采用中西结合的方法抢救患者。

（5）余热未尽，气阴不足

治法：清泄余热，益气养阴。

药用：党参15g，大玄参20g，大麦冬30g，连翘心15g，竹叶心15g，黄连15g，甘草10g，莲子心15g，鲜荷叶15g。

加减：胃热未尽，口渴，多汗，烦躁者，加石膏以清胃热；热痰阻滞者，加鲜菖蒲、郁金、天竺黄以清心化痰；气阴两虚者，加黄芪、西洋参以益气养阴。

（6）痰浊留阻，清窍失灵

治法：化痰通络，开窍醒神。

药用：胆南星15g，法半夏15g，丝瓜络30g，广陈皮15g，茯苓15g，广郁金12g，天竺黄20g，石菖蒲20g，宣木瓜30g，鸡血藤30g。

加减：低热咳嗽者加沙参、枇杷叶以养阴止咳；喉中痰鸣，呼吸不畅者加鲜竹沥、猴枣散以涤痰平喘；四肢痉挛、震颤、瘫痪者加全蝎、地龙以搜风通络。

（7）肝肾阴虚，虚风内动

治法：滋养肝肾，潜阴息风。

方药：大定风珠汤。

药用：生龟甲 30g，生鳖甲 30g，生牡蛎 30g，生地 15g，大麦冬 15g，大白芍 30g，阿胶（烊化）15g，火麻仁 15g，炙甘草 10g，五味子 30g。

加减：面红赤、口干唇裂、手足多动者，加磁石、石决明以增镇潜之力；神识模糊、昏迷者，加竹沥水、天竺黄以涤痰开窍；若面色萎黄，精神不振，四肢萎软者，加当归、黄芪以益气养血。

（8）瘀血阻络，筋脉失养

治法：祛瘀通络，补益气血。

药用：黄芪 30g，党参 15g，赤芍 15g，红花 12g，桃仁 15g，全当归 12g，广地龙 15g，川牛膝 30g，宣木瓜 30g，杜仲 15g，熟地 15g，桑寄生 15g。

加减：病程长、肢体干枯、皮肤萎黄者，加穿山甲（现已禁用，需以他药替代）、全蝎、五灵脂以化瘀搜风通络。

2.外治疗法

（1）体针

处方一：主穴取前顶、后顶穴及络却穴（四穴均透刺至百会）；配穴取失语取哑门、通里、廉泉；失明配睛明、阳白、四白、合谷；智力障碍、痴呆配哑门、内关、合谷、通里；肢体拘挛瘫痪配曲池透少海，阳陵泉透阴陵泉。治法：实则泻之，虚则补之。进针得气后给予徐疾补泻法，留针 2~5 分钟，缓慢出针。主穴开始每日 1 次，连续 4~6 次，改为隔日 1 次，配穴酌用 10 次为一疗程。

处方二：主穴取肾俞、三阴交、脾俞、中脘、气海、悬钟、神门。阴亏阳亢、虚风内动型加太冲；气血不足，筋脉失养型，上方加神阙、足三里、血海；痰浊闭窍，余邪不清型加心俞、脾俞、中脘、丰隆、阴陵泉、劳宫等。治法：采用常规针刺治法。

（2）头针　面瘫、失语者针颞前线；偏瘫者针顶中线、顶旁二线和顶颞后斜线。治法：每日一次，10 次为一疗程。

（3）灸法　选百会、大椎、关元、肾俞穴。持艾灸器或艾灸盒，燃一寸长艾炷一段。上述四穴，交替灸之，每穴灸 1~2 段，每日灸一次。

（4）刮背疗法　取苎麻约 30g，煮沸置于温开水中保温。让患者解开衣扣，取俯卧位，医者手持苎麻，自上而下，连续在患者脊椎两侧刮 40~60 下（上起第一胸椎侧，下至第四腰椎侧）。刮时须掌握指力与肘力，使之不轻不重，时时蘸水，保持润滑。

刮背疗法具有宣通透邪、发散解表、促进发汗、舒筋活血、调整脾胃等脏腑功能的作用。

（5）中药灌肠

① 乙脑灌肠方：羚羊角 1.5g（或用山羊角 20g 代），钩藤 10g，金银花 20g，连翘 15g，鲜芦根 30g，生石膏 30~45g，大青叶 30g，生薏仁 15g，甘草 3.5g。操作方法：每剂中药浓煎至 50ml，加生理盐水 50ml 稀释后，用导尿管经肛门滴入直肠，肛管插入深度为 25~35cm，点滴法灌肠，速度 30 滴 / 分钟，保留 10~15 分钟，每日 1 剂。适应证：乙脑重症。注意事项：注意肠道保留，使得肠道吸收汤药达到药效。

② 乙脑合剂：生石膏 120g，肥知母 10g，大生地 15g，京赤芍、粉丹皮各 10g，双钩藤 12g，炙僵蚕 15g，炙全蝎 3g，九节菖蒲、生大黄（后下）各 10g。操作方法：开放式输液法，将针头换成导尿管即可。3 岁以上病孩每日一剂（3 岁以下酌减），均分 2 次直肠点滴。重型患者一日 2 剂，分 3~4 次滴入。患者取左侧卧位，双膝稍屈曲，臀部稍垫高。液状石蜡油润滑导尿管后，插入肛门 15~20cm，胶布交叉固定，调节滴速在 30~50 滴 / 分。点滴完毕后适当更换体位，使药液充分吸收。适应证：乙

脑重症。注意事项：将每剂浓煎成500ml装入灭菌空瓶内，并加入10ml混合防腐剂，置于冰箱或冰库备用。

3. 成药与单验方

（1）成药

①小儿羚羊散：清热解毒，透疹止咳。用法用量：每服0.3~0.5g，日服3次。

②小儿牛黄散：清热镇惊，散风化痰。用法用量：每服3g，日服3次。注意事项：本品处方中含朱砂，不宜过量久服，肝肾功能不全者慎用。

③芩翘口服液：疏风清热，解毒利咽，消肿止痛。用法用量：每次20ml，日3次。

④安宫牛黄丸（胶囊）：清热解毒，镇惊开窍。用法用量：每次1丸，日1次。胶囊，2粒/次，日3次。

⑤清开灵注射液：用于外感风热时毒，火毒内盛所致的高热不退，烦躁不安，咽喉肿痛，舌质红绛，苔黄，脉数者；上呼吸道感染，病毒性感冒，急性化脓性扁桃体炎，急性咽炎，急性气管炎，高热。用法用量：每次20~40ml，加入适量液体滴注，1日1次，10天为一疗程。

⑥醒脑静注射液：清热解毒，凉血活血，开窍醒脑。用法用量：每次2~4ml，肌内注射，每天1~2次；重症患者每次10~20ml，溶于5%葡萄糖注射液或0.9%氯化钠注射液250~500ml中静脉滴注，日1次。

（2）经验方

①新鲜桃叶500~1000g煮水擦身。主治：乙脑高热邪居卫分证。若邪传气分，可用新鲜溪黄草、生香附，相须而治。

②鲜地龙汤：淡红色活地龙（冷水洗净不剖开）100g。制用：加水50ml，炖汤内服，重服炖2次，30天为一疗程，小儿用量100~200g/次，成人150~250g/次。主治：6个月内的乙脑后遗症。（福建省清流县医院罗汉中方）

③生石膏60g，紫笋茶末3g。制用法：先将石膏捣为末，加水适量煎取药汁，过滤去渣，冲泡紫笋茶末。主治：流行性乙型脑炎、流感、中暑、胃火牙痛等。（《太平圣惠方》）

④新鲜大青叶400g。制用法：洗净捣烂，纱布过滤，绞汁内服（不得煎煮），昏迷者用鼻饲法。主治：乙脑高热不退，神昏抽搐者（本方对解除血热有显著作用），对辨证属暑温挟湿，舌苔白或略显白腻者仍可应用。如挟湿而兼有痰声辘辘，痰涎壅盛者不宜用，偏虚寒者禁用。

（五）名医治疗特色

1. 王永炎

疫痉以高热、昏迷、抽风等为主症。在治疗上通常参照卫气营血的理论来辨证论治，但由于本病的"邪之来也，势如奔马。其传变也，急如掣电"，一经发病，特别是急重病例，其卫、气、营、血之间的界限，很难严格区分，常卫气同病、气营同病、营血同病或卫气营血合并同病，如初见头痛、畏风的卫分症状，旋即出现高热、昏迷、抽风的气营病证，缘于毒热内侵膜原、玄府，气液运转失于常达，病络贯穿病证时空之间，乃至传变迅速，疾病阶段混沌不清，故在临床上很难掌握。暑湿热毒为本病的主要致病因素，故清暑泄热、解毒通络乃本病的基本治则。病初邪在卫气者，须解表清气；暑热夹湿者，应清暑化湿。病中气营两燔者，当清气凉营；热陷营血及正气外脱者，分别治以清营凉血、息风开窍和益气滋阴、温阳固脱，后期正虚邪恋者宜滋阴清热；痰瘀阻滞者，予化痰祛瘀。总之，本病临床以高热、神昏、热厥症状为主、为重、为急，故应尽早控制。其中高热能否控制又是消除和防止昏迷、抽风的关键，也是预后好坏及后遗症轻重有无的关键。临床主症可分类如下。①疫毒浸淫肺胃证：症见发热、微恶风寒、头痛或头痛如裂、项稍强、神倦嗜睡、恶心呕吐、舌质红、苔薄白或微黄、脉浮数或弦数。常用药：金银花、连翘、薄荷、大青叶、莲子芯、芦根、葛根、板蓝根、夏枯草、淡竹叶等。②暑热蕴毒夹湿证：症见壮热烦渴、汗多溺短、脘痞身重、苔黄腻或苔灰腻中心黄腻、脉洪大或弦滑数，常用药：生石膏、知母、甘草、粳米、苍术、滑石、寒水石、薏苡仁、杏仁、竹茹、金银花等。③邪毒燔灼气营证：症见高热灼手、汗多气粗、口渴引饮、头痛呕吐、烦躁不安、嗜睡或昏迷、时有谵语甚或痉厥抽搐、舌红绛、苔黄或黑腻而干、脉洪数或细数，常用药：生石膏、知母、玄参、生地、连翘、金银花、黄连、大青叶、竹叶心等。④毒热内陷营血证：症见高热稽留、入夜尤甚，神昏谵语，舌謇肢凉，反复惊厥，抽搐不止，或呼吸不畅、喉间痰鸣如曳锯，舌红绛，苔黑而干，脉细数。常用药：生地、石膏、石菖蒲、丹皮、羚羊角、钩藤、大青叶、板蓝根、莲子芯、丹皮、丹参、阿胶等，同时送服安宫牛黄丸或紫雪丹。⑤气脱阴损风动证：症见高热骤降或低热、午后较著，烦躁或神昏、时有抽搐，突然喘欲脱、呼吸不规则或双吸气样呼吸，舌红少津或舌光红、苔剥脱，脉细数或微细欲绝，甚则出现面色苍白、四肢厥逆、冷汗淋漓。常用药：人参、麦冬、五味子、炙黄芪、附子、白芍、阿胶、干姜、知母、丹皮、炙甘草等。⑥痰瘀阻滞窍络证：症见神志呆钝、失语、精神异常、肢体瘫痪、面色苍白、舌淡或紫、脉细涩。常用药：黄芪、当归、赤芍、桃仁、红花、石菖蒲、郁金、贝母、桑枝等。

诊疗心得：①诸般证治，宜分轻重。以上证型，由轻到重，由卫气而及营血，无明显界限。其治疗亦应相互参照，不能拘泥不变。②审因论治，解毒为要。认为辨证是关键，解毒泻火、育阴柔肝、益气敛阴、凉血活络、解痉宣窍、扶阳救逆是治疗常法。中医药的疗效优势在于早期介入—清解毒热，临床上不能墨守卫、气、营、血四个阶段的陈规来辨证论治，应从本病的特殊情况出发，不论在卫、在气或在营血均应以解毒为总则，在解毒的基础上进行辨证论治。③气机升降，毋忘祛湿。认为在治疗时，随证伍入辛温芳香化湿之药，是必不可少的。在本病的早期伍入藿香、佩兰、白蔻、滑石粉等芳香化湿药，以取暑热与湿邪同去之佳效。在本病的中期伍入石菖蒲、郁金、滑石、苍术等化湿开窍药，以取湿去闭开之效。在本病的后期虽阴湿不盛，但湿滞筋脉，致使肢体关节功能障碍，此时必须利湿通络之法与养阴清热同用，才能使肢体关节功能逐步走向康复。此时，常将桑枝、木瓜、威灵仙、丝瓜络等利湿通络伍入养阴清热的竹叶石膏汤中使用。④毒热内郁，注重下法。清除温邪热毒为第一要务。清除热邪当以清、下两法为主，恰当地运用清热、通腑两法是治疗本病的关键所在。在清热药物应用中，当重用生石膏。石膏甘寒，为清里热之要药，能达到里热清、痰浊除、惊风止的目的；而通腑泻下，首推生大黄、芒硝。特别是生大黄，具有泄热通腑作用，使热毒从肠道排出，以速降热毒之势。⑤因时因地因人制宜。

2. 涂晋文

在查阅文献及其借鉴前人的经验，涂晋文依据其临床研究实践认为本病为暑热毒邪侵入人体，迅速里传，气营两燔为主。根据叶天士"夏暑发自阳明"，暑温病，以暑邪为患，暑性炎热，暑邪致病，多见火热之证；外邪旋即化热入里而成里热炽盛，甚或邪入阳明而成热炽阳明之象。暑季潮湿，常有暑中夹湿之候；暑热耗气伤阴，故后期又有气阴两亏之状。既有温病传变的共性，又有自身演变的特殊性。在此基础上将乙脑的病机特点概括为暑热毒，常夹湿、喜内陷、易动风、伤气阴、亡阴阳。临床特点主要表现为卫分症状常不明显、气分阶段有偏热偏湿的不同表现，易化燥伤阴、营分阶段心神受损表现突出、血分阶段的特点在于耗血。进而提出乙脑的治疗原则是截断扭转，治疗法则是清热解毒。①毒壅肺胃宜辛寒清气，应用白虎汤合银翘散加减；②毒损脑络宜清热解毒、凉营醒脑，应用清营汤加减；③毒陷心包宜清热凉血醒脑，方用清瘟败毒饮和止痉散加减。

治疗过程中强调应因"证"而治之，提出乙脑治疗"五忌"。即"忌发汗""忌温补燥热""忌利小便""忌饮食不当""忌湿腻壅补""忌发汗"。

五、预后转归

（一）转归

较轻的患者，病在卫、气分，可不再传里而痊愈。绝大多数患者起病之后，病邪迅速传里，而见气营两燔或营血同病的脉证；发热与意识障碍逐步加重，是由卫气分进入营血分的重要表现。昏迷与高热、抽搐关系密切，大多出现于发病后第3~4日，少数于发病后第1日出现。昏迷出现愈早，病情愈重。抽搐为热盛动风之表现，多在1~3天之内逐渐停止，反复而严重的抽搐，使患者陷入深度昏迷而导致亡阴、亡阳等危象。

极少数患者卫分、气分阶段甚为短暂，病邪很快逆传心包，甚至起病即见气营两燔或热陷营血的证候，多属病情危重。部分昏迷深重的患者，在清醒之后还需经过1~6个月的恢复期；6个月以后症状和体征还不能完全消失者，则进入后遗症期。

（二）预后

乙脑患者经过急性期，多数可在两周内顺利痊愈。昏迷患者也常可经过一段精神呆滞阶段而清醒治愈。重症患者遗留后遗症的占5%~20%，以失语、瘫痪及精神失常最为常见。邪气直中营血逆传心者，其死亡率甚高，可达10%。

六、预防调护

（一）预防

（1）注意防蚊灭蚊。

（2）控制和管理传染源 对幼猪及母猪进行免疫接种，以减少猪毒血症，保持养猪场所的清洁卫生，人畜分离，从而控制人群的乙脑流行。

（3）预防接种 6岁以下儿童及非流行地区进入流行地区人员等易感人群，需接种国内自主研制的乙脑疫苗，接种2剂后可获得持久免疫。

（二）调护

（1）乙脑患者应进行内科一级护理或特别护理，严密观察病情变化。如精神及意识状态、体温、呼吸、舌苔、脉象以及血压的变化等，一旦发现异常，立刻分析原因，采取措施。

（2）病房宜阴凉、通风、安静，装置纱门、纱窗，以防蚊虫。患者饮食，在急性期宜用流质饮食，后期可酌情改为半流质饮食或软食。后遗症期和恢复期的患者应给予高热量、高蛋白饮食。忌食滋腻辛辣煎炸等不易消化之品。

七、专方选介

夺痰定惊散：炙全蝎3只，巴豆霜0.45g，犀牛黄0.6g，朱砂1.5g，雄精2g，胆星6g，川贝、天竺黄各3g，麝香0.3g

（后入）共碾极细面，瓶装备用。主治：乙脑极期。见痰浊阻塞气机，蒙闭心窍，高热稽留，神昏惊厥，痰鸣如嘶，舌苔厚腻，便秘或便通而不泄泻者。

清暑化湿汤：藿香10g，佩兰10g，六一散12g，生石膏30g，金银花10g，连翘10g，竹叶10g。制用法：水煎服。主治：乙型脑炎（湖北省程珍掸方）。

乙脑急性期方：①金银花12g，连翘9g，荆芥9g，薄荷6g，桔梗3g，竹叶芯9g，鲜芦根15g，生甘草6g。②金银花15g，连翘10g，鲜竹叶10g，荆芥10g，大青叶30g，生石膏（先煎）120g，知母10g，生甘草3g，粳米15g，地龙15g；B：鲜藿香12g，佩兰12g，香薷9g，菖蒲5g，川连5g，滑石12g，寒水石12g，豆豉12g，生石膏（先煎）120g。③大青叶30g，金银花24g，连翘12g，生石膏（先煎）120g，鲜生地60g，川连8g，黄芩12g，炙知母9g，玄参12g，京赤芍9g，粉丹皮9g，竹叶9g，生地9g，大地龙18g。制用法：水煎服。主治：乙脑急性期各类患者。①用于轻型脑炎；②A用中型偏热；②B用于中型乙脑偏湿，③用于重型乙脑，可加用安宫牛黄丸或紫雪丹、牛黄粉、羚羊角粉、鲜竹沥（上海传染病医院孟宪益方）。

主要参考文献

[1] 林果为，王吉耀，葛均波. 实用内科学（第15版）[M]. 上海：人民卫生出版社，2017.07.

[2] 邱志济，朱建平. 朱良春治疗温热病经验和特色 [J]. 辽宁中医杂志. 2001.28（2）：78-79.

[3] 李蕴华. 钟明远治学和临床经验简介 [J]. 中医药临床杂志，2006；18（2）：110-111.

[4] 王永炎，王志国，张志斌. 当代中医诊治疫病范例——疫痉 [J]. 北京中医药大学学报，2005，28（5）：66-71.

[5] 张晨曦，贡联兵，咸瑞亮. 流行性乙型脑炎中成药的合理应用 [J]. 人民军医，2019.62（4）：378-380

[6] 董梦久，刘志勇，牟艳杰. 涂晋文教授谈流行性乙型脑炎病机传变特点 [J]. 中华医药杂志（原中国医药学报），2012，27（09）：2380-2383.

[7] 刘志勇，周小莉，牟艳杰. 涂晋文教授关于流行性乙型脑炎治疗"五忌"的观点 [J]. 中国中医急症，2012，21（03）：371-385.

第二十一章 化脓性脑膜炎

化脓性脑膜炎是由多种细菌引起的脑膜化脓性炎症，是一种严重的颅内感染性疾病。本病多数起病急，病情重，容易出现惊风、昏迷，死亡率较高，容易遗留后遗症。化脓性脑膜炎可以由不同病原菌引起，临床表现以发热、呕吐、头痛、烦躁为共同特点，神经系统查体脑膜刺激征阳性，检验方面脑膜脊液有改变。病情重者有瞳孔不等大、对光反射迟钝、呼吸不规则等脑疝症状，或血压下降、脉搏细弱等休克症状。患儿小于2岁时，其临床表现不典型，脑膜刺激征可不明显，脑脊液检查对本病的诊断有决定性意义。患儿大于2岁时，多以头痛、背痛及关节肌肉疼痛等不适为主症，脑膜刺激征阳性。中医学虽无化脓性脑膜炎的命名，但按发病季节和不同的病理阶段的主要临床表现，可归入"春温、风温、瘟疫"的范畴。

一、病因病机

（一）西医学研究

引起化脓性脑膜炎的病原菌有很多，以脑膜炎双球菌、溶血性链球菌、肺炎双球菌和流感杆菌、铜绿假单胞菌、葡萄球菌及肠道革兰阴性杆菌最为常见。

化脓性脑膜炎的发病机制是上呼吸道炎症、局部感染灶（如肺炎或皮肤疖肿等），经增殖后进入血液循环，发生菌血症或败血症，血液循环过程中，致病菌通过血-脑屏障进入脑膜，该病的前驱感染灶以上呼吸道炎症最为常见，大多数局灶感染病例的病情、证候较轻，甚至缺如；少数化脓性脑膜炎亦可因周围组织感染、扩散所致，如头面部软组织感染、乳突炎、鼻窦炎、中耳炎等可直接侵犯脑膜而发生。

现已公认，体液免疫是抵抗病菌发生全身性感染的主要因素，细胞免疫、鼻咽部局部抵抗力以及补体等亦起一定的作用，如机体免疫功能正常或细菌数量少、毒力弱时，入侵的细菌迅速被消灭或细菌仅寄生繁殖于局部而呈带菌状态，此类情况一般由于获得免疫而自愈。如机体免疫功能明显低下或细菌数量多、毒力强时，此时不一定产生临床症状，或仅有轻微症状，成为暂时性菌血症，多经治疗可以治愈。仅少数患者因治疗不及时等原因发展为败血症，细菌穿过血-脑屏障侵入脑膜而致病。

引起脑膜炎的化脓菌种类有很多。在我国，以脑膜炎双球菌、肺炎链球菌和流感嗜血杆菌脑膜炎较为常见，比例超过半数。该病的致病菌种类因患儿年龄不同，其差异亦较大。对于新生儿以及出生2~3个月以内的婴儿，其致病菌以大肠埃希菌、葡萄球菌和B组溶血性链球菌最为常见。出生2~3个月后的患儿以B型流感嗜血杆菌、脑膜炎双球菌和肺炎链球菌较为常见。年长患儿则以脑膜炎双球菌及肺炎链球菌为主要致病菌。

机体的免疫与解剖缺陷小儿机体各部的防御、免疫力较弱，血-脑屏障功能也较差，故小儿化脓性脑膜炎的患病率高。如果患有原发性免疫缺陷或长期应用肾上腺皮质激素或免疫抑制剂则更易感染，甚至平时少见的致病菌或条件致病菌也可引起化脓性脑膜炎，如表皮葡萄球菌、铜绿假单胞菌等。另外颅脑外伤、手术、脑室引流等，均易继发感染而引起化脓性脑膜炎。

脑膜炎双球菌侵袭皮肤血管内皮引起栓塞、坏死、出血及细胞浸润，瘀点、瘀斑由此形成，败血症及内毒素血症（致病菌多为脑膜炎双球菌），引起弥散性血管内凝血，全身小血管可有血栓形式，血小板减少，内脏可广泛出血，肾上腺可有出血、坏死等严重病变，形成暴发型脑膜炎双球菌败血症。

化脓性脑膜炎中的流行性脑脊髓膜炎，简称流脑，有明显的流行病学特征，概述如下：流脑的传染源是带菌者和患者，流脑患者从潜伏期开始至病后 10 天内具有传染性。由于典型病例易被发现且数量较少。易于隔离治疗，流行期间一家有 2 人或 2 人以上的患者，仅占 1%~4%，故作为传染源，患者远不如带菌者的意义重要，带菌者多为短期或间歇带菌，慢性长期带菌者极少，非流行期带菌率较低。在国内，以 B 群和 C 群较为常见，带菌仅占 1%~3%，当比例大于 20% 时，则有可能发生流行。流行期人群带菌率可高达 50%。A 群带菌率可达 30%~50%，病后带菌者为 10%~20%，超过 3 个月为慢性带菌，病原菌存在于带菌者鼻咽部深层淋巴组织中，且多为耐药菌株。

脑膜炎球菌以飞沫经空气传播（如咳嗽、说话、喷嚏时），进而引起呼吸道感染为主要传播方式，因病原体在体外难以继续生存，故通过间接接触玩具及日常生活用品等方式引起传染的概率很低，但对于 2 岁以下婴幼儿，同睡、喂乳、接吻、怀抱等密切接触方式亦可增加其传播概率。

人群易感性与体内抗体水平密切相关，新生儿出生后 2~3 个月有来自母体的抗体，所以确诊流脑的新生儿很少，但是对于 6 个月 ~2 岁的婴幼儿，因其抗体水平逐渐下降，该病的发病率最高，对于 2 岁以上的患儿，其发病率与年龄增长成反比例。

（二）中医学认识

中医学认为本病病机多是瘟疫毒邪侵袭机体。邪之所凑，其气必虚，所以，当机体正气下降后，瘟邪趁机侵袭机体，该病即可发生。

二、临床诊断

（一）辨病诊断

1. 临床表现

（1）起病 化脓性脑膜炎起病方式主要有两种。①急骤起病，常见于脑膜炎双球菌脑膜炎的暴发型，发病突然，迅速出现进行性休克、皮肤紫癜或瘀斑及中枢神经系统证候，可在 24 小时内死亡；②急性起病，是多数患儿起病方式，病前数日可有上呼吸道或胃肠道感染症状。

（2）非特异性表现 即全身感染中毒症状，包括发热、头痛、呕吐、精神萎靡、食欲下降、烦躁不安、关节酸痛、皮肤紫癜或瘀斑等。

（3）中枢神经系统表现

①颅内压增高：头痛和喷射性呕吐，可伴血压升高、心动过缓。婴儿可出现前囟紧张及隆起，颅缝增宽。重症患儿可出现去皮层和去大脑强直、谵妄、昏迷，甚至出脑疝征象。

②惊厥：20%~30% 的患儿可出现全身性或部分性惊厥，以 B 型流感嗜血杆菌及肺炎链球菌脑膜炎为主。其与脑实质的炎症、脑梗死及电解质紊乱有关。

③意识障碍：颅内压增高、脑实质病变均可引起。表现为嗜睡、谵妄、迟钝和昏迷。

④脑膜刺激征：表现为颈项强直、克氏征和布氏征阳性。

⑤局灶体征：部分患儿可出现Ⅱ、Ⅲ、Ⅵ、Ⅶ、Ⅷ脑神经受累或肢体瘫痪症状。

（4）婴儿化脓性脑膜炎的临床特点　确诊化脓性脑膜炎的3个月以下婴儿的症状、体征不典型，发热可有可无，主要表现为少动、反应差、目光呆滞、嗜睡、哭声小或尖叫、拒乳、呕吐、黄疸、惊厥（或仅有面肌抽动）、面色发绀、呼吸不规则、休克、昏迷等，查体前囟紧张及隆起，而少有脑膜刺激征。

（5）并发症

① 硬膜下积液（subdural effusion）：10%~30%患儿出现硬膜下积液，但其中85%~90%的患儿可无明显症状，1岁以内的婴儿及流感嗜血杆菌、肺炎链球菌脑膜炎较多见。多在化脓性脑膜炎起病后数日内发生，其临床特征是化脓性脑膜炎在积极的治疗过程中体温持续不退或热退数日后复升；病程中出现进行性前囟隆起、颅缝分离、头围增大呕吐、惊厥等。该病须作头颅CT检查，必要时做硬膜下穿刺。

② 脑室管膜炎（pyocephalus）：多见于诊治不及时的新生儿及小婴儿脑膜炎。表现为发热持续不退、频繁惊厥，甚至呼吸衰竭。查体前囟紧张及隆起，头颅CT扫描显示脑室扩大。

③ 脑积水（hydrocephalus）：表现为颅骨骨缝扩大，甚至裂开，额大面小，眼呈落日状，严重时产生颅高压。多见于未能早期正确治疗或小于6个月的婴儿。

④ 脑性低钠血症：下丘脑或垂体后叶受累致抗利尿激素分泌过多，引起低钠血症和渗透压降低，可加重脑水肿。

⑤ 其他：脑神经受损时，可有耳聋、失明、斜视；脑实质受损时可继发癫痫、脑瘫、智力低下等。

3. 实验室诊断

（1）血常规　白细胞总数明显增高，可达（20~40）×10^9/L，分类以中性粒细胞为主，可高达80%~90%。

（2）脑脊液检查　典型特点是外观浑浊或呈脓样，压力增高；白细胞数量增多，集中在（500~1000）×10^6/L以上，分类以中性粒细胞为主；蛋白定量显著增高，多在1g/L以上；糖定量明显降低，常在1.1mmol/L以下。脑脊液涂片可找到病原菌，细菌培养阳性。

（3）特异性细菌抗原测定　该方法特异性较高，能够快速确定致病菌。常用方法：对流免疫电泳法（counter electrophoresis，CIE）可快速确定脑脊液中的流感嗜血杆菌、肺炎链球菌和脑膜炎双球菌等；乳胶凝集试验较CIE更敏感，可检测B组溶血性链球菌、流感嗜血杆菌和脑膜炎双球菌，对肺炎链球菌敏感性较差；免疫荧光试验，可用于多种致病菌抗原检测，特异性及敏感性均较高，在已用抗生素的数天内，即使细菌培养阴性，仍可得到阳性结果。

（4）其他检查

① 血培养早期未用抗生素者检查结果有可能阳性，新生儿染病率较高。

② 局部病灶分泌物培养：如咽培养、皮肤脓疱液或新生儿脐炎分泌物培养等。

③ 皮肤瘀点涂片：是诊断脑膜炎双球菌脑膜炎的重要方法，阳性率多超过50%。

④ 脑脊液乳酸脱氢酶、乳酸、C-反应蛋白测定：化脓性脑膜炎多明显增高，但缺乏特异性。

⑤ 影像学检查：必要时行头颅CT以早期诊断局限性脑脓肿、脑室积水等。

（二）辨证诊断

中医认为本病主要是外感温疫之邪，体内正气较虚，温邪首犯肺卫而见恶寒、发热、咳嗽、咽痛，若正不胜邪，毒邪入里犯及气分、营分、血分，其传变符合温病传变规律，但其传变迅速，极易邪犯心包，热极生风，内返营血，而出现惊厥，斑疹等症。如发病突然，传变急速，疾病进展过程中卫气营血界限多不明显，多以卫气同病、气血同病或气营同病等为主要表现。

望诊：高热，频频呕吐、呈喷射状，手足抽搐，烦躁不安；或流鼻涕，皮下斑疹隐隐。

闻诊：唇燥、咳嗽。

问诊：头痛剧烈，口渴或鼻衄吐血，频繁抽搐；口干而渴，尿黄而少，大便干。

切诊：肌肤灼热，脉细数。

1. 邪犯肺卫

证候：发热、微恶寒、周身不适、头痛、咽喉肿痛、鼻塞流涕、舌边尖红、苔薄白、脉浮数。

辨证要点：发热、微恶寒、鼻塞流涕、头痛、脉浮数。

2. 卫气同病

证候：发热、恶寒或寒战、有汗或无汗、头痛项强、全身酸痛、恶心呕吐、口微渴，或见咳嗽，嗜睡，或精神不振，或烦躁不安，神志尚清，皮下斑疹隐隐，舌质正常或略红，苔黄白相兼或微黄，脉弦数或滑数。

辨证要点：发热、恶寒、头项强痛、口微渴，恶心呕吐，皮下斑疹隐隐，脉弦数或滑数。

3. 气营两燔

证候：持续高热，烦躁不安，头痛剧烈，其势如劈，频频呕吐，呈喷射状，甚则出现神昏谵语、手足抽搐，颈项强直，甚至角弓反张，全身斑疹密布，口渴唇干，尿黄而少，大便干燥或秘结不通，舌红绛、苔黄燥，脉细数或滑数，婴儿可见前囟凸起，指纹红紫。

辨证要点：持续高热，头痛剧烈，频频呕吐、呈喷射状，烦躁不安，全身斑疹密布，口渴，舌红绛。

4. 热入营血

证候：肌肤灼热，神识昏迷，躁扰不宁，时有谵语，频频抽搐，角弓反张，皮肤大片斑疹、色紫红，或唇燥口干，鼻衄吐血，舌紫绛、少苔，脉细数或细弦。

辨证要点：肌肤灼热、躁扰不宁、时有谵语、角弓反张、斑疹，或鼻衄唇干。

5. 热陷厥阴

证候：高热，头痛剧烈，呕吐频繁呈喷射状，躁扰不安，四肢抽搐，甚则角弓反张，谵语妄言，神志昏迷，病情严重者可见气息微弱，呼吸不匀，以至呼吸停止，舌质红绛、苔黄腻或黄燥，脉弦数。

辨证要点：高热、头痛剧热、呕吐频繁、四肢抽搐、神昏、脉弦数。

6. 毒陷正脱

证候：起病急暴，高热神昏，惊厥，皮下瘀斑紫暗，迅速融合成片，体温迅速下降，周身大汗淋漓，面色苍白，四肢厥冷，唇甲发绀或青紫，呼吸不匀，血压下降，或初起神志尚清，旋即神迷而昏，烦扰躁动无力，舌质暗淡，苔灰滑而黑，脉散乱无根或伏而数，或脉微欲绝。

辨证要点：高热神昏、皮下瘀斑紫暗、突然体温下降、大汗淋漓、面色苍白、烦躁无力、脉微欲绝。

7. 肝肾阴虚

证候：热势已退，或持续低热，手足心热，形体消瘦，神情倦怠，口唇干燥，或见手足瘛疭、拘急、颤抖，瘀斑消退或消失，尿黄便干，舌红绛不鲜或干痿，脉虚细。

辨证要点：手足心热、形体消瘦、神倦、口唇干燥、脉虚细。

8. 气血不足，痰瘀阻络

证候：肢体瘫痪，神情呆钝，目直神呆，耳聋、失明、失语，苔白腻，舌萎而缩，或吐舌弄舌，或舌萎，色淡红或紫暗。

辨证要点：肢体瘫痪、神情呆钝、目直神呆、舌謇而缩。

三、鉴别诊断

（一）西医学鉴别诊断

1. 病毒性脑膜炎

根据流行病学资料，脑脊液中白细胞 $< 0.5 \times 10^9/L$，单核细胞增高，糖和氯化物正常，蛋白正常或轻度升高，涂片革兰染色及细菌培养阴性，血清学试验及病毒分离可鉴别。

2. 结核性脑膜炎

脑脊液中白细胞 $< 10 \times 10^9/L$，分类以单核细胞为主，糖降低或消失，氯化物降低，蛋白增高，涂片抗酸杆菌阳性，培养结核菌阳性。

3. 真菌性脑膜炎

脑脊液白细胞增高 $< 10 \times 10^9/L$，以单核细胞为主，糖量降低，氯化物降低，蛋白增高；沉淀涂片墨汁染色可检出新型隐球菌，真菌培养阳性。

4. 脑脓肿

任何年龄均可以发生，但以儿童及青少年为多，临床表现特点为全身性感染症状，颅内压增高征及局限性脑部占位性体征；症状有发热、畏寒、持续进行性头痛、眩晕，当颅内炎症逐渐形成脓肿后，全身感染症状已不明显，但出现颅内高压，可有视神经盘水肿，脉搏缓慢及瞳孔改变等。随后出现脑部占位性体征，根据脓肿的部位不同而异，如位于颞叶则有不同程度瘫痪或仅有轻度锥体束征：位于小脑可有眼球震颤、平衡障碍、共济失调及同侧肌张力减低等；部分患者可出现局限性癫痫发作，精神症状如淡漠、嗜睡及反应迟钝，感染来源最常见为耳源性，其次为血源性。血白细胞及中性粒细胞增高，脑脊液亦为化脓性改变；通过头颅 CT 扫描或者脑血管造影可鉴别。

5. 虚性脑膜炎

某些急性传染患者有严重毒血症时，查体脑膜刺激征阳性，常见于小儿，脑脊液除压力稍高外，其余均正常。

6. 流行性乙型脑炎

有明显季节性，多集中于 7~9 月，脑实质损害严重，多见于昏迷惊厥，皮肤往往无瘀点，脑脊液外观清亮或微浑，白细胞数多小于 $0.5 \times 10^9/L$，以单核细胞为主，糖和氯化物正常，细菌阴性，血清乙脑 IgM 抗体阳性，有助确诊。

7. 中毒性菌痢

发病在夏秋季，主要见于儿童；起病急、高热、惊厥、昏迷，很快发生休克或呼吸衰竭，而肠道症状轻，甚至无腹泻；皮肤无瘀点，脑脊液检查正常，用生理盐水灌汤可排出黏液便，大便镜检见多数白细胞，大便培养可有痢疾杆菌。

8. 脑肿瘤

慢性发病，进展慢，有一般性脑部症状和体征，如颅内压增高，患者头痛、呕吐、视神经盘水肿、神经系统局限性占位性症状和体征，视肿瘤所在部位而异，脑脊液检查压力常增高，外观清亮，白细胞数通常正常，个别病例偏高时也多小于 $0.2 \times 10^9/L$。以单核细胞为主，蛋白质可增高，糖及氯化物正常，细菌涂片及培养均阴性，可发现肿瘤细胞，头颅 B 超及脑 CT 扫描可鉴别。

9. 其他化脓性脑膜炎

其他化脓性脑膜炎发病无流行性及明显的季节性，瘀点或瘀斑少见，DIC 更是罕见，鉴别主要取决于脑脊液和血液的细菌学培养。

（二）中医病症鉴别

本病早期先与感冒进行鉴别，因温病早期，病邪袭肺，临床症状多与感冒类似，所以在各种温热病的流行季节，应提高警惕。通常来说，感冒多不发热，即使发热，温度也不高，然而温热病必有发热，甚至高热，感冒患者服解表药后，大多可汗出身凉脉静，温热病虽可汗出热退，但脉数不静，随即反复身热，且伴随有传变入里的证候。

四、临床治疗

（一）提高临床疗效的基本要素

1. 预防为主

化脓性脑膜炎，尤其是其中的流行性脑脊髓膜炎，起病急、病情重，发展快，预后差，故在临床中以预防为主。因脑膜炎球菌抵抗力很弱，在室温和干燥条件下，几小时内即死亡，55℃，5分钟内被杀灭，1%碳酸1分钟，0.1% $HgCl_2$ 立即被杀死，一般低于30℃不能生长，发病有明显的季节性和周期性，多以冬春季发病，每8~10年一次大流行。我国历史上已有4次流行高峰，即1937~1938年、1948~1949年、1958~1959年和1966~1967年。这些因素对预防本病的发生提供了理论依据，由于广泛开展群众性的预防工作，流脑的发生率已明显下降，近二十多年未发生过大范围流行。

2. 及早治疗以防传变

防治化脓性脑膜炎，降低病死率，重点在于早发现、早诊断和早治疗。对待肺炎球菌及流感杆菌引起的呼吸系统炎症要及时治疗，以防转变为化脓性脑膜炎；对早期发现疑似流脑的病例，要及时隔离，并投以全程足量的药物，以控制病情的发展。

3. 控制感染纠正休克

在治疗化脓性脑膜炎的临床过程中，抗生素的应用必须符合菌谱范围，量必须给足，若有休克的发生，则应使用扩充血容量，纠正酸中毒，选用血管活性药物，以及强心药、肾上腺皮质激素类药物、抗凝等途径给予抗休克治疗。

（二）辨病治疗

治疗原则为根据病原菌的不同种类，选择相应的抗生素治疗及对症处理。

1. 用药原则

早期、足量、静脉用药，所选药物应对病原菌敏感，又能透过血-脑屏障，在脑脊液中达到有效的血药浓度。疗程要规范，治疗过程中需要联合用药时，应当考虑到药物之间的相互作用，尤其要关注每种药物的毒副作用。

2. 药物选择

（1）病原菌未明者　可选用头孢曲松（ceftriaxone）100mg/（kg·d）；或头孢噻肟（cefotaxime）200mg/（kg·d）；或青霉素30万~80万U/（kg·d）加氨苄西林150~300mg/（kg·d）。

（2）病原菌已明者　应参照药物敏感试验选药。

①流感杆菌脑膜炎：选用氨苄西林、头孢曲松、氯霉素。

②肺炎链球菌脑膜炎：对青霉素敏感可加大青霉素剂量，对于青霉素耐药者，可选用万古霉素、头孢噻肟、头孢曲松。

③大肠埃希菌脑膜炎：对氨苄西林敏感可继续应用。耐药者可换用头孢曲松或加用氨基糖苷类。

④金黄色葡萄球菌脑膜炎：乙氧奈青霉素、氨基糖苷类、头孢噻肟、万古霉素等。

⑤脑膜炎双球菌脑膜炎：对青霉素敏感可继续加大青霉素剂量，青霉素耐药者可选用头孢噻肟、头孢曲松。

3. 疗程

流感杆菌脑膜炎和肺炎链球菌脑膜炎治疗不少于2~3周，大肠埃希菌脑膜炎和金黄色葡萄球菌脑膜炎疗程应达3~4周以上。如出现并发症或耐药，要酌情更换抗生素和延长疗程。

4. 对症和支持疗法

（1）保证足够热量和水分供给 发病早期液体应限制在每日 40~50ml/kg，生理盐水占 1/4，以后渐增至每日 60~70ml/kg。病重者输新鲜全血，血浆或静脉注射人血丙种球蛋白。

（2）应用肾上腺皮质激素 静脉滴注地塞米松每日 0.2~0.5mg/kg，可缓解脑膜粘连，减轻颅内水肿。

（3）及时使用脱水剂 减轻颅内高压，20% 甘露醇 0.5~1g/kg，静脉快速滴注。

（4）及时处理高热、惊厥，纠正呼吸、循环衰竭。

（5）治疗并发症 硬膜下积液多时，可行穿刺放液，每日或隔日 1 次，每次不超过 10~20ml。

（三）辨证治疗

1. 内治法

化脓性脑膜炎急性期属实热证，疾病后期，正气耗伤或余邪留恋，则有气阴亏虚或虚实夹杂之证。故应以实则泻之，虚者补之为原则。

（1）卫气同病

治法：清热解毒，疏表祛邪。

方药：银翘散合白虎汤加减。

药用：银花 10g，连翘 10g，生石膏 15g，知母 8g，黄芩 6g，竹叶 6g，葛根 15g，板蓝根 15g，薄荷 3g，钩藤 10g。

（2）气营两燔

治法：清气凉营，泄热解毒。

方药：清瘟败毒散加减。

药用：生石膏 15g，板蓝根 15g，知母 8g，银花 10g，黄芩 6g，黄连 5g，玄参 8g，石菖蒲 6g，山栀 6g，丹皮 6g，钩藤 10g，石决明 10g。

（3）毒邪内闭

治法：清热解毒，开窍息风。

方药：清瘟败毒饮合羚角钩藤汤加减。

药用：生石膏 15g，知母 8g，黄芩 6g，黄连 5g，山栀 6g，钩藤 10g，丹皮 6g，郁金 6g，僵蚕 6g，石菖蒲 6g。

（4）气阴两虚

治法：益气养阴，清解余热。

方药：生脉散合大补阴丸。

药用：西洋参 5g，麦冬 10g，五味子 5g，生地 10g，白芍 8g，龟甲 10g，鳖甲 10g，当归 6g，甘草 3g，青蒿 6g，鸡血藤 10g，银柴胡 8g。

（5）风痰阻络

治法：化痰息风，活血通络。

方药：导痰汤合牵正散加减。

药用：半夏 12g，陈皮 10g，茯苓 10g，丹参 15g，胆南星 10g，桃仁 10g，地龙 10g，枳壳 6g，全蝎 10g，蜈蚣 2 条，甘草 6g。

2. 外治法

针灸疗法 惊厥针刺人中、百会、印堂、内关、合谷、曲池、少商、太冲、涌泉；高热针刺风池、大椎、曲池、合谷，十宣放血；呕吐针刺中脘穴、上脘穴、内关穴、足三里穴、公孙穴；昏迷针刺人中、涌泉、太冲、合谷、内关、十宣；上肢瘫痪针刺肩俞、曲池、手三里、手五里、内关、合谷，下肢瘫痪针刺风市、血海、梁丘、足三里、三阴交、太冲、太溪，1 日 1 次。

五、预后转归

（一）脑膜炎球菌性脑膜炎

抗生素药物发明以前，该病死亡率高达 75% 以上，磺胺药应用后，该病死亡率下降到 10%，随着大剂量青霉素和氨苄西林的应用，使病死率始终保持在同样低的水平，但暴发性脑膜炎球菌败血症和暴发性脑膜炎球菌脑膜脑炎患者，病死率较高。

下列某些特征（特别是同时存在时）提示预后较差：住院前 12 小时内瘀点、瘀斑迅速发展；休克；体温在 40℃以上，无脑膜炎体征；白细胞减少，血小板减少或存在弥散性血管内凝血（disseminated intravascular coagulation，DIC）证据；婴儿和老年人。

影响暴发性脑膜炎球菌败血症的预后不良的因素有：年龄 < 2 岁，尤其是 < 6 个月；体温不升者；凝血常规多项指标异常；入院时呼吸，脉搏极度增快不能用体温升高解释，又除外肺部炎症者；多脏器功能障碍者；白细胞减少，嗜血红细胞增多（或不减少）；血沉 < 10mm/h 等表示病情危重。

（二）肺炎球菌脑膜炎

患者的年龄与病死率关系密切，病死率在儿童年龄组为 7%，70 岁以上患者为 90%，肺炎球菌脑膜炎伴菌血症病死率大约增加年龄相关病死率的 2 倍。意识障碍与病死率直接有关，神志清楚者病死率低于 10%，嗜睡和精神错乱病死率增加不到 30%~40%，而昏迷者病死率超过 70%；临床症状出现的时间，以每小时来计算的话，病程越短其预后越差，神经系统后遗症发生率大约为 25%。

（三）流感杆菌脑膜炎

影响流感杆菌脑膜炎预后的因素有：未认识细菌对氨苄西林及偶尔对氯霉素的耐药性；持续昏迷和严重抽搐；广泛皮质静脉血栓形成，特别是伴有去皮层状态时；硬膜下积脓；由无荚膜未定型菌株（可对多种抗生素耐药）引起的疾病。

六、预防调护

（一）预防

1. 小儿预防

（1）早期发现患者需要尽快治疗，提高小机体的抵抗力，正确的喂养，合理的生活制度和坚持的计划免疫，提高身体抵抗力，和减少急性传染病；流行期间要做好卫生宣传教育工作，开展卫生防病宣传活动，搞好环境个人卫生，保持室内的空气流通，避免儿童去一些公共场所，外出要戴上口罩。及时给予菌苗预防。

（2）新生儿脑膜炎的预防则与围生期保健关系密切，当产妇患者病毒或者细菌感染时，一定要给予及时、有效的治疗。在生产时，接产人员应该对器械及双手严格消毒。宝宝出生后，家长应注意宝宝皮肤的护理，注意保护好孩子的脐部，防止被水或是尿液浸湿后引起感染。如果发现脐部被浸湿，应帮宝宝及时吸干水分，并进行消毒处理。防止孩子的皮肤黏膜受损，降低感染概率。孩子啼哭时，如果有眼泪流出，应及时帮孩子擦干，防止流入外耳道造成耳道感染。

2. 成人预防

（1）锻炼身体，增强体质，防止病邪的侵入。

（2）预防各种传染病，流行期前做好预防接种。

（3）早发现、早治疗。

（4）与患儿密切接触的儿童可服用预防药。如每天食用生大蒜 2~5 瓣，连食 1 周；或以蒲公英、板蓝根、金银花各 30g，煎服，连服 5 日；或利福平，每日 20mg/kg，服用 4 天。

（5）流行期间要加强预防宣传工作，少到公共场所，外出时要戴口罩，并用淡盐水漱口。

（二）护理

（1）发热降温　包括物理降温和退热药物。

（2）饮食护理　建议高热量、高蛋白、高维生素饮食。对于呕吐、意识障碍，不能进食者，给予静脉补充热量。

（3）密切观察病情变化　包括神志、瞳孔、生命体征变化。

（4）药物护理　掌握并熟悉各种药物的作用、不良反应，以及使用要求，保证药物发挥最大的治疗效果。

（5）心理护理　鼓励患者和家属充满信心，取得配合和信任。

（6）康复训练　病情允许情况下，积极进行神经功能康复训练，减少或减轻后遗症。

七、专方选要

清热息风汤：生石膏 25g，龙胆草10g，天竺黄 10g，菖蒲 10g，僵蚕 10g，知母 10g，黄柏 6g，忍冬藤 10g，竹茹 6g，酒大黄 10g，连翘 12g，滑石 12g。水煎服，每日 1 剂，分 4 次服。适应证：本病属热入心营者。

醒脑通络方：生龙骨、生牡蛎各 15g，石决明 6g，菖蒲 10g，远志 10g，清半夏6g，威灵仙 15g，桑寄生 10，茯神 12g，竹茹 6g，知母 10g，黄柏 6g，朱砂 0.5g（分 2次冲服）。水煎服，每日 1 剂。适应证：本病属清窍失灵，络脉闭塞者。

复方四黄汤：黄连 6g，银花 10g，连翘 10g，甘草 3g，山栀 6g，黄柏 10g，大黄 3g，黄芩 10g，石膏 10g。水煎服，每日 1 剂。适应证：本病温毒炽烈，高热神昏者。

清热解毒汤加减：黄连 10g，黄柏、黄芩、连翘各 45g，大黄 30g，生栀子 18g，银花 60g，知母、厚朴、石斛各 12g。水煎服，每日 1 剂。适应证：热毒内盛者。

八、研究进展

因为化脓性脑膜炎的病因复杂，起病快，病势进展迅速，病情重，死亡率高，历来医家都高度重视对本病的研究，取得了不少进展，综合有关资料，对本病的治疗，应该坚持中西医结合治疗思路。中医方面，应该坚持以清热解毒为主要治则，急性期可以西药治疗为主，中医药辅助治疗，而恢复期的治疗，中医药对于恢复期出现瘫痪、痴呆等症状的治疗，中药、针灸、按摩推拿等已经显示出西医无可代替的作用。

20 世纪 60 年代、70 年代，由于中药剂型的改革，各地在积累大量临床经验的同时，总结出不少的效验方，并研制成片剂、针剂等，治疗了大批患者，取得了满意疗效。近些年来，国家相关部门在本病的防治方面采取了有效的措施，本病的流行已经得到了有效的控制，其发病率明显降低，故近年来有关本病的研究报道较少，仅见散在个案报道。

第二十二章　结核性脑膜炎

结核性脑膜炎是结核杆菌侵入脑膜所引起的一种严重的脑膜非化脓性炎性疾病，病变主要在软脑膜。病理上可见到软脑膜与蛛网膜有结核性炎症或结核结节，蛛网膜下腔大量纤维素性渗出物。本病起病隐匿，可发生于任何年龄，儿童高于成年人，农村高于城市，北方高于南方。病死率和致残率均较高。

临床上以发热、盗汗、消瘦、头痛、呕吐、意识障碍、偏瘫等为主要表现，中医学虽无此病名，但按其临床表现可散见在中医"痿证""惊风""头痛"等病证中。中医认为病因病机为素体正气虚弱，阴液亏损，瘵虫乘虚侵犯，致痰热交阻于脑部而成，或阴虚阳亢，肝风内动，蒙闭心窍所致。其病位在脑，与心、肝脏器关系密切，整个病变过程可见到虚证，亦可有实证表现。

一、病因病机

（一）西医学研究

感染人体的结核杆菌为人型或牛型，其致病作用是有毒菌株在易感机体内的顽强增殖和与机体相互作用的结果。当结核菌通过血液循环播散到脑膜或脑表面时形成结核结节，结节破溃后大量结核菌进入蛛网膜下腔发病。成年人结核性脑膜炎来源于颅内外，身体其他部位的活动性或粟粒性结核病灶均可借助淋巴系统和血行播散而发病。

初期主要的病理改变为脑膜广泛性慢性炎症反应，形成结核结节，蛛网膜下腔有大量炎症和纤维蛋白性渗出，尤其在脑底脑膜处。中期渗出物增多，脑膜增厚并出现肉芽组织和干酪样坏死，而晚期以干酪样纤维性病变为主，脑膜极度增厚，其中多为纤维组织、瘢痕组织及肉芽组织等。晚期的炎症主要存在于软脑膜与脑实质浅层。此时的脑实质浅层会出现不同程度的脑水肿及肿胀、脑回变平、干酪样结节、静脉充血、颅内压增高。渗出性结核性脑膜炎的脑血管亦会发现闭塞性动脉炎，出现脑实质的血液循环障碍，引发管腔狭窄、血栓形成及脑供血区的梗死等。此外，由于结核性渗出物阻塞导水管或影响蛛网膜颗粒，从而阻碍脑脊液重吸收导致脑积水的形成。

结核性脑膜炎的病理改变有三种：脑膜脑炎、结核性血管内膜炎、脑积水。

（二）中医学认识

本病的发生主要因素体虚弱，瘵虫内袭，引动邪热，风痰所致。其主要病机为风、痰、热、虚四个方面。

瘵虫内袭机体，正邪交争则发热；素体阴虚，内火炽盛，灼津成痰，痰热互结，加之外邪入侵，引动肝风，上扰心神则神昏谵语，或头痛不语、四肢抽搐、痉厥等。

总之，本病以阴虚为本，风、痰、热为标。且风痰与痰热又为病理产物，反过来又作用于机体导致本病的发生。

二、临床诊断

（一）辨病诊断

1.临床表现

开始可有不规则低热、盗汗、精神不振，继而出现头痛、呕吐、颈项强直等颅内压增高征象。部分患者有意识障碍如嗜睡、谵妄、昏迷等，尚可有局限性或全身性癫痫发作。脑实质内结核灶形成或继发于脑血管病时，可引起脑组织缺血、水肿、软化，甚至脑出血，从而出现单瘫、偏瘫、交叉瘫或类似肿瘤的慢性瘫痪等症状，亦可出现部分性和全面性发作、手足徐动、震颤、舞蹈样动作等。老年结核性脑膜炎患者也可以偏瘫或单瘫就诊，易误诊为脑出血。神经体征可见到视力障碍、视盘水肿、眼肌麻痹及脑膜刺激征。在炎症扩散到脊髓蛛网膜，引起脊髓神经根病变或脊髓腔阻塞时可出现神经根性疼痛，受损平面以下感觉和运动障碍，马尾神经损害患者可出现尿潴留、尿失禁和大便秘结、失禁。

2. 实验室检查

（1）外周血检查 周围白细胞多数正常，或轻度增高，血沉增快。结核菌素试验阳性。

（2）脑脊液检查 无色或微黄色，外观清晰或毛玻璃样，静置数小时后出现纤维薄膜。呈"三高二低"，即脑脊液压力常升高，高达 20cmH$_2$O 或以上；细胞计数增高〔（100~500）×10^6/L〕尤以淋巴细胞比例升高明显；蛋白定量（1~2g/L）升高（发生椎管堵塞患者蛋白定量更高达 20~30g/L，且呈现黄色变）；葡萄糖含量与氯化物的同时降低。

（3）脑脊液涂片和细菌培养 脑脊液抗酸染色涂片、脑脊液培养可增加病原诊断机会，但因检出阳性率低、要求高、周期长，不能及时指导临床制定治疗方案。

（4）脑脊液的 γ- 干扰素释放试验 被广泛应用于结核感染的免疫诊断。其缺点是，难以区分结核的潜伏性感染和活动性，且敏感性较低，需要脑脊液量较大，不适用于严重免疫缺陷者的检测。

（5）CT 与核磁共振 有助于结核性脑膜炎并发症的诊断，如脑积水与高颅压时的透亮区。

（二）辨证诊断

本病以头痛、发热、抽搐，甚则意识不清、肢体瘫痪等为主症，临床上有风痰热虚的不同病机，当详细审辨。

望诊：精神差，或谵语，或不省人事，烦躁，肢体抽动，甚则角弓反张、盗汗、舌红、苔黄。

问诊：头痛剧烈、倦怠乏力、嗜睡、低热、口干、咽燥、肢体瘫痪。

闻诊：呕吐频繁、语言不清。

切诊：脉弦细数。

1. 痰火化风

证候：头痛剧烈、呕吐、发热、烦躁不安、抽搐，严重者角弓反张，舌红苔黄，脉弦数。

辨证要点：头痛剧烈、发热、烦躁、抽搐，舌红苔黄。

2. 风痰上扰

证候：头痛、呕吐、嗜睡、抽搐、语言不清，或神志呆滞，舌质淡红、苔白腻，脉弦滑。

辨证要点：头痛、呕吐、抽搐，舌质红、苔白腻，脉弦滑。

3. 阴虚风动

证候：昏迷或神倦懒言，抽搐阵作，低热盗汗，舌红口干，舌红、苔少而干，脉细数。

辨证要点：昏迷或神倦，时时抽动，低热、盗汗，脉细数。

三、鉴别诊断

（一）西医学鉴别诊断

1. 化脓性脑膜炎

两者均是发病概率较高的脑膜炎，但两者发病原因不同，结核性脑膜炎主要由于大脑脑膜、脑脊液及蛛网膜等组织受到结核杆菌感染所致，疾病进展缓慢，而化脓性脑膜炎是因为革兰阳性菌、脑膜炎双球菌等化脓性细菌感染到软脑膜而引起的急性炎症反应，且大脑及脊髓表面均可能受累，具有爆发性及急剧性的发病特点。两者临床表现不同，结核性脑膜炎主要会出现结核中毒症状，如低热、夜间出汗、消瘦等，可逐渐出现脑膜刺激征及颅高压反应；化脓性脑膜炎主要表现为高热、头痛、恶心呕吐，大部分患者可发生排尿困难、尿潴留。治疗不同，结核性脑膜炎以抗结核药物应用为主，化脓性脑膜炎则需给予足量的抗生素药物。

2. 新型隐球菌性脑膜炎

起病隐袭缓慢，起病较急，多为亚急性起病，多见于青壮年，头痛剧烈，视力下降最为常见，脑膜刺激征与头痛和呕吐常不平行或较轻，显著的颅内压增高是本病的关键，精神症状比较多见。在脑脊液标本墨汁染色镜检及培养中发现隐球菌。而结核性脑膜炎，起病缓慢，好发于儿童和老年人，间断头痛、多能忍受，患者可能会出现意识障碍、肢体瘫痪等症状，进行结核菌素实验往往阳性，头颅影像会发现脑实质的结核病灶。不难鉴别。

3. 病毒性脑膜炎

两者均属于脑膜炎，均可出现发热、恶心呕吐等症状。但仍有许多不同点。致病菌不同，病毒性脑膜炎是由病毒感染引起，起病较急，病程较短，一般2~3周，有典型脑膜刺激征，脑脊液压力正常或升高，外观清亮，潘氏试验阴性；结核性脑膜炎，是由结核杆菌感染引起，起病较缓慢，病程长，一般10个月，也可能要2年甚至更长时间，脑膜刺激征不明显，脑脊液压力升高，外观呈现毛玻璃样，潘氏试验常为阳性。根据临床表现、血液、脑脊液的特征性改变，较易鉴别。

4. 脑囊虫病脑膜炎

两者均可见头痛、乏力，脑囊虫病脑膜炎也可表现为肢体运动障碍、视物不清、继发癫痫等；脑囊虫病脑膜炎常有绦虫病史，CT扫描见多发性囊虫结节，而结核性脑膜炎主要是结核菌通过血循环播散到脑膜或脑表面时形成结核结节，结节破溃后大量结核菌进入蛛网膜下腔发病，CT与核磁共振有助于结核性脑膜炎并发症的诊断，如脑积水与高颅压时的透亮区。

（二）中医学鉴别诊断

因头为"诸阳之会""清阳之府"。五脏六腑气血皆上注于脑，外感邪气，内伤、情志均影响头部。

本病为内伤头痛范畴，当与外感头痛相鉴别，外感头痛起病急、病程短，多伴有风、寒、热等表证；痛势剧烈，痛无休止，属实，以重痛、跳痛、灼痛、胀痛、刺痛或掣痛为主，治当祛风散邪。内伤头痛起病缓慢、病程长，反复发作、时轻时重，多属虚实夹杂，以昏痛、隐痛、空痛为主，遇情志刺激或劳累易发作或加重，治当扶正祛邪为主。

四、临床治疗

（一）提高临床疗效的要素

结核性脑膜炎主要是结核杆菌感染人体侵犯脑膜所致，最主要的是增强体质、避免接触感染源，临床诊疗重点是抗结核化疗，治疗彻底、预防继发感染。同时结合中药、针刺疗法减少化疗的毒副作用，提高疗效。

（二）辨病治疗

结核性脑膜炎的治疗应采用以抗结核化疗为主的综合治疗措施。

（1）一般联合给予异烟肼（成人600mg静脉滴注，症状改善后300~600mg/d，口服）、利福平（450~600mg/d）、吡嗪酰胺

（1.5~2g/d，日3次）和乙胺丁醇（750~1000mg/d顿服）四种药物治疗。强化可用链霉素替代乙胺丁醇。

（2）早期应用泼尼松40mg/d或地塞米松5mg/d静脉滴注十分必要，症状改善后逐渐减量、停药。

（3）给予降颅压、防治癫痫发作、脑积水引流及分流、外科去除结核球的对症治疗。

（4）耐药结核性脑膜炎治疗可根据药敏选择二线药物，左氧氟沙星和莫西沙星为二线抗结核药物首选。

（二）辨证治疗

1. 辨证施治

（1）痰火化风

治法：清热化痰，平肝息风。

方药：羚角钩藤汤（《重订通俗伤寒论》）。

药用：羚羊角5g，生地30g，钩藤15g，知母10g，白芍10g，葛根30g，菖蒲10g，郁金10g，僵蚕10g，全蝎10g。

加减：若惊厥加琥珀10g，龙齿20g；半身不遂加桑枝30g，牛膝20g；舌暗加丹参20g，红花12g。

（2）风痰上扰

治法：化痰、息风、开窍。

方药：涤痰汤。

药用：僵蚕10g，全蝎10g，胆南星10g，茯苓15g，菖蒲10g，郁金10g，竹茹10g，枳实10g，地龙10g，远志10g。

加减：若痰湿多者，加半夏12g，陈皮12g；腹胀纳差者，加厚朴12g，砂仁12g，白术12g。

（3）阴虚风动

治法：滋阴潜阳，息风开窍。

方药：三甲复脉汤（《温病条辨》）。

药用：龟甲15g，鳖甲15g，牡蛎15g，白芍15g，麦冬10g，生地15g，蝉蜕10g。

加减：若抽搐者，加钩藤12g，全蝎10g；舌苔腻者，加菖蒲12g，郁金12g，远志12g。

2. 外治疗法

针刺治疗：印堂、风池、合谷、太冲、内关、风府、曲池、承山、下关。

耳穴：心、肝、肺、神门、皮质下、交感等穴。

3. 成药应用

（1）安宫牛黄丸　清热解毒，镇惊开窍。用于热病，邪入心包，高热惊厥，神昏谵语。中风昏迷及脑炎、脑膜炎、中毒性脑病、脑出血、败血症见上述证候者。用法用量：每服1丸，日2次。

（2）牛黄清心丸　清心化痰，镇惊祛风。用于风痰阻窍所致的头晕目眩，痰涎壅盛，神志混乱，言语不清及惊风抽搐、癫痫。用法用量：每服1丸，日2次。

（3）至宝丹　痰热内闭心包证。神昏谵语，身热烦躁，痰盛气粗，舌绛苔黄垢腻，脉滑数。亦治中风、中暑、小儿惊厥属于痰热内闭者。用法用量：每服半粒至1粒，每日2~3次。

五、预后转归

本病的预后取决于人体的反应性、病情的轻重程度、结核菌的药敏性、治疗是否及时和彻底。婴幼儿、年老体质差的患者，出现后遗症，如耳聋、眼肌麻痹、失明、瘫痪等概率较大，治疗宜彻底，治疗1年至1年半复发率6.6%，小于1年复发率25%。

六、预防调护

结核性脑膜炎的发生基于两个方面。一是结核杆菌的感染；二是素体虚弱。因此，预防本病的发生，就要强调体质因素的重要性，要增强体质，提高抵御外邪侵袭的能力，加强体育锻炼，加强营养，保持乐观心态等；还要树立预防疾病的观点，减少接触该类疾病的患者。对于存在着其他部位的结核病灶，应加强治疗，彻底治愈，以防继发感染。

对于患者本人亦应加强护理，饮食清淡、营养均衡，注意保暖，保持体力，及时疏解心理压力。

七、专方选要

结核性脑膜炎方：乌梢蛇 15g，穿山龙 15g，蜈蚣 5g，全蝎 5g，功劳叶 50g，百部 15g，猫爪草 15g，丹参 15g，僵蚕 15g，壁虎 5g。水煎服，日 1 剂。适用于各型结核性脑膜炎。

抗痨清脑汤：蜈蚣 2 条，全蝎 10g，丹参 15g，百部 10g，金银花 12g，黄芩 15g，栀子 10g，水牛角 20g，甘草 6g。水煎服，日一剂。用于结核性脑膜炎缓解期。

自拟益神醒脑开窍方：太子参 15g，鳖甲 20g，夏枯草 30g，龙骨 30g，牡蛎 30g，石菖蒲 10g，全蝎 3g，川芎 10g，地龙 10g，甘草 3g。操作方法：水煎服，日 1 付，强化治疗 2 个月。适应证：结核性脑膜炎属肝肾阴虚、痰热内扰证。注意事项：实证者慎用。

桃红四物汤：全当归 30g，赤芍 12g，川芎 12g，生地 12g，桃仁 12g，红花 9g。操作方法：水煎服，日 1 剂。适应证：结核性脑膜炎证属血瘀头痛者。注意事项：久病入络，不通则痛者可选用该方，禁用于虚证。

桂枝加葛根汤：葛根 15g，桂枝 6g，白芍 6g，生姜 6g，炙甘草 5g，大枣 10g。操作方法：水煎服，日 1 剂。适应证：结核性脑膜炎属太阳中风表证者。注意事项：禁用结核性脑膜炎属里证者。

主要参考文献

[1] 林果为，王吉耀，葛均波. 实用内科学（第 15 版）[M]. 上海：人民卫生出版社，2017.07.

[2] 贾建平. 神经病学，第 7 版 [M]. 北京：人民卫生出版社，2013.

[3] 莫晨玲. 六味地黄丸辅助辨治结核性脑膜炎的临床研究 [J]. 中国中医基础医学杂志，2014，20（04）：505-506.

[4] 杨晓云. 自拟益神醒脑开窍方联合西药化疗治疗结核性脑膜炎 36 例临床研究 [J]. 中医药导报，2013，19（05）：56-57.

第二十三章　脑脓肿

脑脓肿绝大多数继发于体内某处的化脓性病灶，少数继发于颅底开放性骨折和脑部手术后，也可偶发脓肿。是脑实质因化脓菌感染，产生化脓性脑炎后形成脓肿，是颅内感染的一种特殊形式。

健康的脑组织具有一定的抗菌能力，实验证明，把致病的病菌接种在健康脑内，亦很难造成脑脓肿的发生。但是对于开放性颅脑损伤，早期清创不彻底或延迟清创、细菌、骨碎片和异物进入脑内，亦可形成脓肿。脓肿多在外伤早期形成，但也有数月乃至数年后形成，此类脑脓肿多为单发，往往发生在创面和有碎骨、异物处。

本病中医认为属火热毒邪侵及气血，热毒蕴结燔灼心肝所致。与疔疮——"走黄证"相似；若出现意识障碍时，又可根据"昏迷"进行辨治。

一、病因病机

（一）西医学研究

1.病因

（1）感染　中耳炎、鼻窦炎、乳突炎、颅骨骨髓炎及颅内静脉窦炎等化脓性感染病灶可直接向脑内蔓延，形成脑脓肿。其中以慢性中耳炎、乳突炎导致的脑脓肿最为多见，称为耳源性脑脓肿，占全部脑脓肿的50%~66%。但由于近年来不少中耳炎、乳突炎得到及时的根治，耳源性脑脓肿的比例已明显减少。可单发，亦可多发。额窦或筛窦炎可引起同侧额叶突面或底面的脓肿，称鼻源性脑脓肿。

（2）血源性脑脓肿　主要是由于来自远隔身体其他部位的感染灶流经动脉的炎性栓子传入而形成的，亦可逆行经胸腔、腹腔及盆腔的器官如肝、胆、膈下及泌尿生殖系统等的感染，由脊柱周围的无瓣静脉丛与椎管内相吻合的静脉进入椎管内静脉转移到颅内。面部三角区的感染灶由静脉回流至颅内也可能形成颅内感染。感染来源为胸部各种化脓性感染，如肺炎、肺脓肿、脓胸、支气管扩张等的脑脓肿，称为胸源性脑脓肿；因细菌性心内膜炎、先天性心脏病，特别是发绀型心脏病等引起的脑脓肿，称为心源性脑脓肿。另外，尚可有皮肤疖肿、骨髓炎、牙周脓肿、膈下脓肿、胆道感染、盆腔感染等感染源引发的脓肿。外伤性脑脓肿：在开放的颅脑外伤中，因异物或碎片将细菌带入脑内，或因颅底骨折、鼻窦部损伤，细菌从此处侵入脑内。

（3）外伤性脑脓肿　在开放的颅脑外伤中，因异物或碎片将细菌带入脑内，或因颅底骨折、鼻窦部损伤，细菌从此处侵入脑内。脓肿好发部位多在伤道或异物存在处。

（4）医源性脑脓肿　因颅脑手术感染所致，常发生于开颅经蝶或筛窦手术、立体导向术后感染。

（5）隐源性脑脓肿　指病因不明，临床上无法确定其感染源。可能原发感染灶和脑内继发病灶均较轻微或机体抵抗力强，炎症得到控制，未被发现，但细菌仍潜伏于脑内，一旦机体抵抗力下降，即可发病。因此，这类脑脓肿实质上为血源性脑脓肿，此类脑脓肿在全部脑脓肿中所占的比率有逐渐增高的趋势。在无CT检查之前诊断困难，常易误诊。

2.发病机制与病理变化

细菌先感染机体，最后导致脑脓肿一

般有几个阶段。

（1）急性化脓性脑炎或脑膜脑炎期 病变部位有炎性细胞浸润，局部脑组织发生软化坏死，随后出现很多小的液化区，病灶周围有炎性细胞和巨噬细胞形成的区域所围绕，此时病灶与周围正常脑组织没有明显界限，周围脑组织水肿明显。

（2）化脓期 局部液化区扩大相互形成脓腔，开始有少量脓液，周围由不规则的薄层炎性肉芽组织围绕，有利于将炎症局限在局部，但脓肿壁尚未完全形成。

（3）包膜形成 脓腔外周的肉芽组织，血管周围结缔组织和神经胶质细胞增生，逐步形成包膜，包膜内层主要为脓细胞，中层为增生的肉芽组织和纤维结缔组织，外层为胶质细胞和胶原纤维。脑脓肿包膜形成，至少需要两周的时间，完全形成，需要4~8周时间。个别患者因抵抗力差，化脓病灶持续时间长而不易被控制，从而造成感染的范围扩大，加重脑水肿的变化，称为暴发性脑脓肿，预后不良。

在化脓性脑膜炎阶段，其中心可见到软化区；无明显的壁层，软化区内为脓细胞，外为肉芽组织，浆细胞、淋巴细胞、新生血管，最外层为脑组织水肿带。

当脓腔壁形成之后，其壁内层为炎症细胞反应带，外层是胶原纤维构成的包膜。充满脓液的脓肿壁亦可破裂，造成脑脓肿破入脑室。

此外，国外亦有学者根据脑脓肿病理组织学特点提出4个分期的观点。即早期脑炎期（1~3天）、晚期脑炎期（4~9天）、早期包膜形成期（10~14天）、晚期包膜形成期（14天以上）。

（二）中医学认识

在化脓性脑膜炎及形成脑脓肿的阶段中，与中医疔疮走黄相类似。中医学认为，由于火热毒邪侵及人体，造成气血逆乱，气血瘀积又被毒邪所蒸，遂生痈脓；若火热毒邪炽盛，扰动神明、燔灼气血就会出现发热、寒战、头痛，甚则抽搐、谵语、昏迷等症。如病久，邪热不祛，则气阴两伤，出现意识淡漠或昏迷，低热、颧红、肢体颤动等症。

二、临床诊断

（一）辨病诊断

1. 临床表现

全身症状：近期有感染病史，在2~3周内出现恶寒、发热、头痛、呕吐、意识障碍及脑膜刺激征。周围血常规高，无神经系统定位征。

局部症状：头痛消失后再次出现，呈持续性阵发性加重，剧烈呕吐，亦可有血压升高、视盘水肿及意识障碍。此为颅内压增高所致。当脓肿在某一局部产生后，即对该部位其他脑组织产生挤压作用，出现脑部定位体征。

当病情进一步加重时，可继发脓肿破裂和脑疝。当脓肿接近脑室或脑表面，因用力、咳嗽、腰椎穿刺、脑室造影、不恰当的脓肿穿刺等，使脓肿突然溃破，引起化脓性脑膜炎或脑室管膜炎并发症。常表现突然高热、头痛、昏迷、脑膜刺激征、角弓反张、癫痫等。其脑脊液可呈脓性，颇似急性化脓性脑膜炎，但其病情更凶险，且多有局灶性神经系统体征。

2. 辅助检查

（1）腰椎穿刺和脑脊液检查 在炎症期，颅内压稍高，脑脊液中可见到增高的白细胞，可达20×10^9/L，蛋白质增高，糖和氯化物降低。脓肿形成后，颅内压明显增高，白细胞可正常或稍高。

（2）钻孔穿刺 对于诊断、治疗均有价值。

需要注意的是，因腰穿、钻孔穿刺不当的可使脓肿破裂，形成急性化脓性脑膜炎，出现原有症状突然加重并伴有局灶性神经系统体征；或脑疝形成。故选择本法应慎重。

（3）CT　①急性化脓性脑炎或脑膜脑炎期可见病灶边缘模糊的低密度区，增强扫描不强化或斑片状脑回状强化；②化脓期可见增强扫描后可见环状强化；③包膜形成期呈典型的脓肿CT表现，即等密度或略低密度脓肿壁，增强扫描可见环状强化。

（4）MRI　①急性脑炎期脑内白质区可见长 T_1、长 T_2 信号影，边界欠清；②脓肿形成初期可见边缘不规则、边界模糊的长 T_1、长 T_2 信号，但增强扫描可在病灶周围可出现轻度强化，即不规则的环状强化；③脓肿壁形成期，呈 T_1 高信号，偶可出现形点状血管流空影增强扫描可见异常强化，延迟扫描后强化范围可进一步扩大，系脓肿血-脑脊液屏障的破坏所致。此外，脓肿壁周围常伴有脑水肿和占位效应。随着磁共振技术的进步，磁共振灌注成像、弥散成像以及波谱成像技术在脑脓肿的诊断、治疗中均显示出了其独特的优势。

（二）辨证诊断

早期有头面五官的疔疮疖肿，或受挤压或有头部外伤，因火热毒邪未能控制入里，扰动心神，出现各种临床症状。

望诊：面红目赤，烦躁，甚或谵语，口干，肢体抽动或蠕动，大便干，尿黄赤，严重者昏不知人，舌质红、苔黄糙，或舌红、苔薄。

闻诊：语声洪亮气粗或气短息微，呕哕气味腥臭。

问诊：有疖肿及挤压或头部外伤史。头痛剧烈，潮热盗汗。

切诊：身大热、腹胀或拒按，脉洪大有力或细数。

1. 火毒炽盛

头痛剧烈，烦躁或谵语，肢体抽动，甚则神昏，口干渴，大便干，小便黄赤，呕吐气味腥臭，恶寒或不恶寒高热，脉洪大有力，舌质红，苔黄糙。

辨证要点：身大热，烦渴，神昏，便秘、尿黄，脉洪大有力，苔黄糙。

2. 气阴两虚

低热或盗汗潮热，气短息微，头痛呕哕，意识倦怠或不清，肢体蠕动，口渴不欲饮，或喜冷饮，有长期发热病史或素体阴亏，舌质红，苔薄或无苔如镜，脉细数。

辨证要点：身热盗汗，气短息微，神倦，肢体蠕动，苔光，脉细数。

三、鉴别诊断

（一）西医学鉴别诊断

1. 化脓性脑膜炎

体温较高，中毒症状及脑膜刺激征明显，无脑部定位征，脑脊液检验呈现化脓性炎症改变。借助颅脑CT或磁共振可对脑脓肿伴化脓性脑膜炎进行鉴别诊断。

2. 耳源性脑积水

可由中耳炎、乳突炎发展而来。临床特点是颅内压增高明显而缺少脑部定位体征，病程较长，可行颅脑CT进行鉴别诊断。

3. 化脓性迷路炎

可有眼震、共济失调和强迫头位等症状，类似小脑脓肿，但化脓性迷路炎是中耳炎的并发症，其头痛症状轻，眩晕重，视盘无水肿，颈软，无病理体征出现。

（二）中医病症鉴别诊断

本病以头痛、高热、抽搐，甚至昏迷为主要特征，临床须与癫痫、痉证相鉴别。

1. 癫痫

二者都有意识不清、抽搐，但是癫痫病临床以肢体抽动为特征，伴有口吐涎沫，如做猪羊叫声，牙关紧闭及既往有类似发作病史，不似本证之恶寒发热伴抽搐。

2. 痉证

二者都有项背强直、四肢抽搐，但是痉证为外感风寒湿邪，邪壅经络气血不畅，或热盛动风致痉，以项背强直、四肢抽搐，甚则角弓反张为特征，而本证从病因讲是由脑部邻近组织疔疮疖肿引发，火热毒邪入里，神明被扰所致，虽症状有类似之处，实病因又各不相同。

四、临床治疗

（一）提高临床疗效的基本要素

1. 用药要足量及时

在化脓性脑膜炎期，应选用有效抗生素配合脱水治疗。

2. 早期用药

脑脓肿的治疗应根据病程和不同的病理阶段、部位、单发或多发，以及机体的反应和抵抗力、致病菌的类型、毒力和耐药性、原发病灶的情况等因素综合分析来制定合理有效的治疗方案，一般治疗原则是：当脓肿尚未形成之前，应以内科综合治疗为主。一旦脓肿形成，则应行外科手术治疗。急性化脓性脑炎和化脓阶段在此阶段，主要是抗感染和降低颅内压等对症治疗，合理选择抗生素及应用脱水药物，辅以支持疗法和对症处理。经过一段时间的治疗，少数病例可以治愈，多数患者急性炎症可以得到缓解，病灶可迅速局限，为手术创造良好条件，但有少数严重患者脓肿尚未形成，即已出现脑疝，甚至呈脑疝危象，则应采取紧急手术处理，以挽救生命。

抗生素的选择：应根据致病菌的种类，对细菌的敏感性和该药对血 - 脑脊液屏障通透性来选择，原则上应选用对致病菌敏感的，容易通过血 - 脑脊液屏障的药物，在细菌尚未检出之前，可按病情选用易于通过血 - 脑脊液屏障的广谱抗生素，待细菌培养和药敏试验出来结果后，予以适当地调整。一般静脉给药，必要时根据病情亦可采用鞘内、脑室和脓腔内注射。

3. 用药时间要足够长

须在炎症完全控制、脑脊液检验正常的情况下逐渐停药。而在脑脓肿术后使用抗生素要坚持 2~4 周。抗菌药物治疗的疗程至少持续 1~2 个月，单一抗菌药物总疗程为 2~4 个月，平均疗程为 3 个月。

4. 联合用药

有研究提示虽然炎症时大多抗菌药物的血 - 脑屏障通过性增强，但脑脊液中的药物浓度仍较低，所以，鞘内与静脉联合用药疗效较单独静脉给药为著，尤其是脓肿破入脑室的患者效果更显著。

5. 个体化治疗

根据患者年龄，全身状况，有无并发症，脑脓肿大小、部位、形态以及是否多发，来制定个体化的治疗方案。

6. 中西医结合治疗

在中医辨治方面，应抓住本证的主要病机，即火热毒邪内陷，使用大剂量清热解毒药物，要当清则清，当下则下，使热毒与腑实之邪顺利解除。

从现代临床研究发现细菌感染人体后，人们不但面临抗菌消炎的问题，还要面临病菌作用于机体后产生的内毒素对人体的再次打击问题。新的研究结果表明，运用中医理法方药，正确使用清热解毒药物，可使菌毒两清，迅速控制临床感染情况。

（二）辨病治疗

1. 保守治疗

脑脓肿保守治疗的范围包括：脓肿直径 < 2cm、多发性脑脓肿、脑炎期脑脓肿、脓肿位于重要功能区以及临床表现平稳暂未现恶化的患者。

抗生素的使用：青霉素 800~1000 万 U/d，

分 2 次静脉滴注；或苯唑西林 3.0g 静脉滴注 q6h；头孢曲松每次 2.0~3.0g，每日 2 次；甲硝唑 0.5g 静脉滴注 q12h。

鞘内给药：根据药敏结果，给予万古霉素 0.5~1.0g 或者亚胺培南西司他丁钠 250~500mg 等鞘内注射。庆大霉素 4 万 U/ 次，加入适量生理盐水冲洗。

可根据情况选择 1~2 种药，生理盐水稀释，进行鞘内注射。注射时要缓慢推药，减少药液对神经组织的毒性和刺激及使药物充分弥散。当脓肿已经形成，使用单一药物治疗效果不佳时，必须采用手术治疗。

脑脓肿的激素疗法虽然存在争议，但激素对于提高机体应激能力，改善全身中毒症状的作用突出，故当脑脓肿破入脑室出现严重中毒症状时，在足量抗菌药物的基础上采用大剂量、短疗程激素突击疗法，多效果显著。

药物治疗的有效指征主要包括临床症状改善，头颅 CT 或者 MRI 显示水肿带减轻或消失和病灶缩小或消失。

2. 外科手术

（1）脑脓肿穿刺引流术　适用于年龄大、体质差，不能耐受手术者；脓肿较小（特别是直径 > 2.5cm 者）、壁薄；部位较深；位于重要功能区者；常规开颅或小骨窗手术不能到达部位或即使能到达但有可能引起严重并发症者。该方法创伤面积小，疗效明显，病残率和死亡率均较低，所以，很多学者认为，脑脓肿穿刺引流术可作为治疗脑脓肿的首选治疗。

（2）开颅脑脓肿切除术　适用于脓肿位于脑非功能区、直径 ≤ 4cm、位置表浅、脓肿壁厚、多房、穿刺排脓效果不理想；可耐受开颅手术或突发昏迷、脑疝形成者。该手术方法可在直视下一次性完整切除脓肿及坏死组织，且术后高治愈率、低复发率。但是手术创伤大及功能区的损伤使其病残率大大提升，且并发症多、费用相对

较高。

（3）小骨窗开颅引流术　适用于脓肿单发或多房、位置深，脓肿壁薄、体积 > 4cm；邻近重要功能区者；脑脓肿复发者；老年体弱及小儿患者，开颅手术切除风险较大者，或有其他严重疾病不能耐受开颅手术者。该手术方法符合现代微创理念，能快速解除脑脓肿对组织的压迫，减轻中毒症状，大大降低死亡率及致残率，提高患者的生存质量。

无论采用何种手术方式，术前和术后均应接受必要的抗菌药物治疗，若能配合局部抗菌药物冲洗脓腔，则可显著提高疗效。

（三）辨证治疗

1. 辨证施治

（1）火毒炽盛

治法：清热解毒，泻火凉血。

方药：清瘟败毒饮（《温病条辨》）。

药用：水牛角 10g，生石膏（先煎）60g，黄连 12g，栀子 12g，黄芩 12g，桔梗 12g，知母 12g，赤芍 12g，玄参 12g，连翘 15g，丹皮 12g，鲜竹叶 10g。

加减：若大便干或数日不行可加大黄 12g，厚朴 12g，芒硝 20g；如神昏不语，肢体痉厥，亦可灌服安宫牛黄丸或牛黄清心丸。

（2）气阴两虚

治法：养阴凉血，益气安神。

方药：清营汤合清暑益气汤（《温病条辨》《脾胃论》）。

药用：犀角 2g（水牛角代，冲服），生地 15g，玄参 12g，竹叶 12g，金银花 20g，连翘 12g，黄连 12g，丹参 15g，麦冬 12g，黄芪 12g，人参 9g，苍术 12g，神曲 12g，橘皮 12g，白术 10g，当归 12g，黄柏 12g，五味子 12g，葛根 12g，炙甘草 9g，泽泻 10g。

加减：上方可去泽泻、苍术、陈皮；如肢体抽动明显可加钩藤12g，生石决明20g；苔腻脉滑数加半夏12g，云苓15g。

2. 外治疗法

针刺疗法：高热可选大椎、风池、曲池、合谷，平补平泻法；抽搐神昏取风池、人中、合谷、内关；痰多苔腻加取丰隆、足三里。

3. 成药及单验方

（1）醒脑静注射液 麝香、郁金、冰片、栀子，辅料为聚山梨酯80、氯化钠。功能主治：清热解毒，凉血活血，开窍醒脑。用于气血逆乱，脑脉瘀阻所致中风昏迷，偏瘫口歪；外伤头痛，神志昏迷；酒毒攻心，头痛呕恶，昏迷抽搐。脑栓塞、脑出血急性期、颅脑外伤、急性酒精中毒见上述证候者。规格：注射液10ml/支。用法用量：肌内注射，一次2~4ml，一日1~2次。静脉滴注，一次10~20ml，用5%~10%葡萄糖注射液或氯化钠注射液250~500ml稀释后滴注，或遵医嘱。

（2）清开灵注射液 胆酸、珍珠母、猪去氧胆酸、栀子、水牛角、板蓝根、黄芩苷、金银花。功能主治：用于外感风热时毒，火毒内盛所致的高热不退，烦躁不安，咽喉肿痛，舌质红绛，苔黄，脉数者；上呼吸道感染，病毒性感冒，急性化脓性扁桃体炎，急性咽炎，急性气管炎，高热。

（3）安宫牛黄丸 牛黄、水牛角浓缩粉、人工麝香、珍珠、朱砂、雄黄、黄连、黄芩、栀子、郁金、冰片。功能主治：清热解毒，镇惊开窍。用于热病，邪入心包，高热惊厥，神昏谵语；中风昏迷及脑炎、脑膜炎、中毒性脑病、脑出血、败血症见上述证候者。

（四）名医治疗特色

宗修英

宗氏认为本病属于中医"疽毒内陷证"，指出患者由于正气内虚，毒热内盛，加之治疗不及时及治疗不当，致使正不胜邪，毒不外泄，反陷入里，客于营血，内犯脏腑而发病。其治疗法则是扶正祛邪，但要随证灵活应变。治疗应分期论治如下。①早期紧抓住发热、疮疡红肿流脓及舌脉的特点，四诊合参，从毒热成痈辨证施治，清热解毒，化腐生新，积极治疗痈疽，以防传变。②毒热内陷期，为毒邪内陷入里，痰血蕴郁，凝注脑络，扰及神明的危重证候，应立即用化痰活血、凉血解毒、醒脑开窍之法。③疾病稳定期应及时应用化痰活血通络药物，促进炎症的吸收，减少和预防后遗症的发生。④疾病恢复期，病情虽有明显改善，要守法守方巩固疗效，防止病情反复。⑤此外，针对并发症应以扶正祛邪为准则，根据其正虚的程度和病邪的特性灵活用药。

五、预后转归

脑脓肿治疗时应注意对本病早诊断、早发现，在化脓性脑膜炎期选用有效的抗生素，足量用药，联合用药，病情得到充分控制后方可撤下。一旦脓肿形成，因脓肿壁的形成，使抗菌药物不能发挥作用，应积极考虑手术治疗。

目前，脑脓肿的总体发病率有所下降，但隐源性脑脓肿却呈现出上升趋势，显著增加了脑脓肿诊疗难度及病残率。此外，本病常伴有癫痫、偏瘫、失语、精神意识的变化等后遗症。

中医药疗法在对细菌及其毒素的清除、控制产生方面，效果较好。

六、预防调护

要高度重视面部五官的感染性病灶，积极治疗，不要进行挤压，防患于未然。

在化脓性脑膜炎期要加强对高热的护理，给予足够的水分及营养物质；注意水电解质的平衡及观察患者的病情变化，预防脑病及脓肿破裂等并发症的出现。

饮食宜高热量、高营养，宜清淡，忌过食肥甘之味。尤其是年老体弱及小儿患者。禁烟、酒、辛辣、鱼虾之食，以免内生邪毒。

七、研究进展

随着医疗技术的提高，脑脓肿的流行病学发生了明显改观，但是有研究发现，隐源性脑脓肿的比重在逐渐增多，病原菌中链球菌、葡萄球菌的阳性率有呈现出上升的趋势，同时也应高度重视厌氧菌感染和多种细菌混合感染引发的脑脓肿。

吴东辉将脑脓肿患者40例，分别进行CT扫描检查和MRI扫描检查，研究提示，MRI扫描检查诊断率95.00%、特异度80.00%，均明显优越于CT检查诊断率75.00%、特异度72.50%。随着磁共振技术的进步，磁共振灌注成像、弥散成像以及波谱成像技术在脑脓肿的诊断、治疗中均显示出了其独特的优势。

主要参考文献

［1］刘永辉，曹雅琼. 中西医结合治疗包膜期脑脓肿1例［J］. 河南中医，2013，33：1359.

［2］韩冠先. 抗炎消瘤丹治疗脑内小脓肿300例［J］. 河南中医，2002，16：48-49.

［3］赵喜俊，谢燕芳. 宗修英治疗多发性脑脓肿的经验［J］. 北京中医，2000，12：3-4.

［4］张建宁，杨树源，胡震. 脑脓肿的细菌学研究［J］. 中华神经外科杂志，2000，16：379-381.

［5］吴东辉. 磁共振检查在脑脓肿诊断中的作用分析［J］. 中国医药指南，2014，12：120-121.

［6］翟性友，陶学勇，董亚斌，等. 中西医结合治疗耳源性脑脓肿［J］. 临床研究，2011，10：21-23.

第二十四章 高血压脑病

一、病因病机

（一）西医学研究

1.病因

本病的基本病因是高血压，尤其是高血压病史较长，脑血管明显硬化者。常见于急进型高血压、缓进型高血压较严重者，亦可发生于急慢性肾炎、肾盂肾炎、肾血管性高血压、先兆子痫、嗜铬细胞瘤、醛固酮增多症、主动脉狭窄、铅中毒。

2.诱因

常见的诱因有精神紧张，过度疲劳，情绪激动，气候变化，内分泌失调，严重的颈动脉狭窄术后，巨大的颅内动静脉畸形术后，高山反应；手术时麻醉不足，缺氧，二氧化碳潴留，胃镜检查，气管插管；突然停用抗高血压药物，特别是可乐定者；使用促肾上腺皮质激素过量或中毒；食用过量含酪胺的食物（如啤酒、奶酪、扁豆、红葡萄酒、巧克力等）也可使儿茶酚胺大量释放，诱发本病。另外，免疫抑制剂如环孢霉素的神经毒性可表现为高血压脑病，使用时如有头痛、抽搐、视觉异常等症状发生，应警惕本病的发生，进一步做头颅 CT 或 MRI 检查。

3.发病机制

发病机制尚未完全阐明，较多的观点认为与以下机制关系密切。

（1）脑血流的自动调节功能崩溃学说，该学说目前越来越得到广泛支持。

（2）脑血管自动调节过度或小动脉痉挛学说，该学说至今仍未能证实在高血压脑病发作时存在广泛的小动脉"痉挛"。

（3）通过近年来对神经递质的研究发现，高血压脑病患者的血液中乙酰胆碱含量呈急剧增高，肾上腺素、组胺、胆碱酯酶含量明显增高或处于正常高限。证实本病与自主神经功能状态及神经体液有一定的关系。

4.病理特征

高血压脑病主要以脑水肿、小动脉血管壁病变、管腔狭窄等为病理特点。严重者可出现脑瘀点状出血或多发性梗死。

（二）中医学认识

中医认为高血压脑病属于"头痛、眩晕、中风"和"痫证"范畴。高血压是产生高血压脑病的基础，其病因病机，一是先天禀赋，高血压患者常有家族史，其体质多呈肝阳亢盛类型；二是情志因素，人的情志变化超过其脏腑的调节能力时就会发病，如人在盛怒之下，肝气上逆，血随气升，又如大喜、过度悲伤、极度忧愁、受到惊恐等，则可致肝气郁结、肝气上逆、肝火上炎、肝阳上亢，或可见心火亢盛、心肝火盛；三是过食肥甘厚味，伤脾碍胃，生湿酿痰，痰湿阻滞，夹风上扰，或酗酒助湿留热，或过食辛辣等物，伤阴化火，肝火上炎；四是中年以后，肾精渐亏，加之房事无度，耗损肾精，阴亏不能恋阳，内风暗动；凡此均会导致血压上升并引发高血压脑病。

总之，高血压患者由于机体阴阳失调，阴虚于下，阳亢于上，风扰火壅，脑络不和，气血不利，神机运转不灵，最终导致高血压脑病的发生。发病之后，脑络受损，影响血液正常运行而引起血液外渗为水，或瘀血直接化水，水邪既生，蓄积增多，变生为水浊、浊毒，而使病情危重。

二、临床诊断

（一）辨病诊断

1. 临床诊断

高血压脑病症状特殊，一般诊断不困难，当具备以下条件时，应考虑本病：有原发或继发性高血压病史，血压突然显著升高，尤以舒张压为主，常超过130mmHg；有精神紧张，过度疲劳，情绪激动或停服降压药等诱发因素；急性或亚急性起病，严重头痛，恶心呕吐，抽搐，意识障碍及精神障碍；眼底检查可见高血压视网膜病理改变；脑电图有弥漫性慢性波或癫痫样放电的改变；头颅CT或MRI显示特征性的顶枕叶水肿；经积极降压治疗后，症状和体征可迅速好转或大部分缓解，不遗留脑损害后遗症；排除高血压性脑出血、蛛网膜下腔出血及颅内占位性病变等。其中血压突然升高、严重头痛与意识障碍是确定诊断的重要证据。试验性降压治疗能否迅速改善患者症状是高血压脑病的唯一确诊途径。

（1）动脉压升高　动脉压升高是本病主要表现。原有高血压患者，通常在高血压的基础上突然出现血压急剧升高，舒张压高于130mmHg，平均动脉压高于150~200mmHg，少数血压正常者（如急性肾炎、妊娠高血压综合征、药物性）血压稍高于正常即可发病。

（2）颅内血压增高症状　表现为严重的头痛，恶心，喷射性呕吐，颈项强直和视盘水肿等。脑脊液压力明显升高，其中头痛最早出现，常与舒张压和视盘水肿相平行。头痛过后可出现恶心呕吐，呕吐为喷射状。眼底检查可见视盘水肿或点状出血，视网膜小动脉痉挛。

（3）神经精神症状　症状包括视力障碍（视物模糊、黑蒙、偏盲或暂时性失明）、偏瘫、失语、癫痫、肌强直、意识障碍等。

（4）眼底改变　除原有高血压眼底变化外，几乎所有的患者均可见视网膜小动脉呈弥漫或局限性强烈痉挛，甚至视网膜出血，渗出和视盘水肿。眼底检查可作为早期诊断的方法之一。

2. 实验室诊断

（1）脑脊液检查　脑脊液压力显著增高，少数可正常。细胞数正常，个别患者有少量红细胞或白细胞、蛋白轻度增高，可达1~2g/L。但如诊断已明确，若做此项检查，除非未排除诊断必须做的，最好先脱水后再进行腰穿检查。

（2）影像学检查　特征性改变为脑白质水肿，头颅CT可见脑组织结构饱满，脑沟变窄或消失，脑室缩小，因脑水肿而出现弥漫性脑白质低密度影。MRI显示脑水肿比CT更敏感，呈长T1、长T2信号，T2加权像显示为白色信号。

（3）脑电图检查　急性期可见局灶性异常或两侧同步的尖波、慢波，以枕叶的节律性尖波和慢波活动常见。癫痫发作者有同步的棘慢波、尖慢波或棘慢综合征。有时出现弥漫性慢波，提示脑组织水肿，意识障碍越重，脑电图异常越明显，但异常的脑电图对疾病的诊断无特异性价值。

（二）辨证诊断

高血压脑病为中医急症、重症。一旦发病，若不及时救治，往往骤变为中风、痫证、晕厥而使病情进一步恶化，甚至发生生命危险。因此，临证时必须辨明疾病证候。

中医学理论中，根据本病发展的不同阶段，将其归属于头痛、中风、痫证、厥证、神昏等证中，在辨证诊断时，要注意导致本病的诸多病理因素，如风、火、痰、瘀。注意它们之间的转化与兼夹。如风性多变，火性炎上。风痰、痰热、痰瘀的兼夹证等。临床上本证当以实证居多。本病在临床上可分为急性期和恢复期，急性期主要分为肝阳上亢、脑络气壅，气火上逆、脑络血壅，脑络弛缓、津水外渗，毒滞脑络、脑神受损四个证型；恢复期主要分为肝肾阴虚、脑络不和，痰瘀互结、脑络结滞两个证型。病机属性总以内生诸邪，邪实壅盛为标，肝脾肾亏虚，尤以肝肾阴虚为本。

1. 急性期

（1）肝阳上亢，脑络气壅

证候：头胀痛而眩，遇劳累、恼怒加重，心烦易怒，失眠多梦，胁痛，口苦，或颜面潮红，舌红苔薄黄，脉沉弦有力或弦细数。

辨证要点：头胀痛而眩，恼怒加重，心烦易怒，胁痛，口苦，舌红苔薄黄。

（2）气火上逆，脑络血壅

证候：头痛且胀，可因情绪因素加重，面红目赤，口苦咽干，心中烦热，急躁易怒，失眠多梦，耳鸣嗡响或耳内如窒，或胸闷胁痛，便干尿黄，舌红苔黄，脉弦数有力。

辨证要点：头痛且胀，面红目赤，心中烦热，便干尿黄，舌红苔黄，脉弦数有力。

（3）脑络弛缓，津水外渗

证候：起病急骤，头痛头晕，持续不减，自觉头大头沉，重滞不舒，时有耳鸣，恶心欲吐，视物模糊，黑矇，或有嗜睡，或谵妄，精神错乱，躁动不安，或抽搐，或有口舌不清，言语不利，半身不遂，舌质黯淡、黑滑，舌苔厚或腻，脉沉弦、弦紧有力。

辨证要点：头痛头晕，持续不减，头大头沉，重滞不舒，苔厚腻。

（4）毒滞脑络，脑神受损

证候：头痛较重，面红目赤，躁扰不安，甚则手足厥冷，神昏或昏聩，半身不遂，鼻鼾痰鸣，肢体强痉拘急，项背身热，频繁抽搐，舌质红绛，舌苔黄腻或干腻，脉弦滑数。

辨证要点：头痛较重，大多神昏，肢体强痉拘急，舌质红绛，脉弦滑数。

2. 恢复期

（1）痰瘀互结，脑络结滞

证候：头痛如蒙如刺，经久不愈，时有眩晕，黑矇，胸脘满闷，时有呕恶，兼见健忘，失眠，心悸，精神不振，耳鸣耳聋，面唇紫黯，舌黯淡或紫或有瘀斑、瘀点，苔白腻，脉弦滑、沉细或细涩。

辨证要点：头痛如蒙，胸脘满闷，舌暗，苔白腻。

（2）肝肾阴虚，脑络不和

证候：头痛且眩，隐隐不舒，绵绵不愈，两目干涩，视物昏花，黑矇，耳鸣，少寐健忘，心烦口干，神疲乏力，腰酸腿软，舌红苔薄或少苔，脉弦细或沉细无力。

辨证要点：头痛且眩，隐隐不舒，两目干涩，腰酸腿软，舌红，脉沉细。

三、鉴别诊断

（一）西医学鉴别诊断

HTE患者经用速效降压药后，症状和体征一般在数小时内消失，不遗留任何脑损害后遗症。若不消失或病情继续恶化或出现新的神经系统体征，应考虑其他疾病可能。本病多与以下疾病相鉴别。

1. 高血压脑出血

查体多有明确的神经系统定位体征。头颅CT扫描可见高密度出血灶，腰穿脑脊液压力高呈血性改变。

2. 蛛网膜下腔出血

临床也可见突发的高颅压症状和脑膜刺激征阳性体征。头痛多为后枕部及颈项部痛伴腰痛；脑脊液呈均匀血性；眼底检查可有视盘水肿；头颅CT扫描可见蛛网膜下腔高密度影。

3. 脑梗死

多见于伴有脑血管危险因素的老年人，多有明确的定位症状及体征，可在数小时或3天内逐渐加重。早期行头颅MRI及DWI检查有助于发现病灶。

4. 短暂性脑缺血发作

短暂性脑缺血发作好发于伴有脑血管危险因素的中老年人，常反复发作，出现一过性局灶性神经功能缺损症状，可持续数分钟或数小时，且常在24小时内完全恢复正常。

5. 偏头痛

二者同属于血管性头痛，但偏头痛多见于青年女性，易反复发作，血压多正常，无意识障碍，入睡休息后可减轻。

6. 癫痫

高血压脑病时的抽搐是症状性癫痫，需要与其他原因导致的癫痫发作鉴别。可根据病史、血压升高的表现及降血压、降颅压治疗的疗效、脑电图等方面明确诊断。

7. 青光眼

常为单侧剧烈头痛，无意识障碍，无抽搐，多见高血压。眼底检查可见眼压升高。

（二）中医病症鉴别诊断

本病中医辨证首先应与癫痫相鉴别。二者都会引起意识障碍、抽搐，但是痫证为内有宿痰停留，外受情志因素影响，气机不畅，并走于上，痰浊蒙窍所致，其病有痫证病史，发作时昏不识人，口吐白沫，两目上视，抽搐或口中有猪羊叫声；重者抽搐，短时间抽搐为其特征，并且经治疗很快恢复，而高血压脑病为机体阴阳失调，阴虚于下，阳亢于上，风扰火壅，脑络不和，气血不利，神机运转不灵，最终导致高血压脑病的发生，发病之后，若不及时救治，容易发展为中风、痫证、晕厥，甚至有生命危险。

四、临床治疗

（一）提高临床疗效的基本要素

（1）本病临床症状多变，可以出现多重症状，其范围涵盖中医诸多病证，包括头痛、眩晕、痫证、中风、癫证等，所以要多种病症综合治疗。并且本病发病骤然，若不及时救治，往往骤变为中风、痫证而使病情进一步加重。因此，对于确诊的患者，应紧急采用中西医救治措施。

（2）高血压脑病的主要病因为血压的急速升高，所以治疗时应以快速准确地降低血压为首要原则，适当选用使用方便、作用快捷、相对安全的药物，如硝普钠、钙通道阻滞剂等。

（3）血压下降程度应有个体差异，不可下降过低、过快；应掌握不低于其本人原有血压水平或稍高，以免发生心、脑、肾缺血。尤其对长期血压高患者更应注意。

（4）孕妇、儿童合并尿毒症患者，其血压增高幅度可能较小，但临床表现及病理改变即可出现高血压脑病，所以诊断与治疗时应区别对待。

（二）辨病治疗

高血压脑病的治疗原则是：争分夺秒尽快降低血压、控制抽搐、减轻脑水肿、降低颅高压和防止严重并发症。

1. 一般治疗

立即使患者平卧，抬高床头15~30度，以促进颅内静脉回流，降低颅内压；松解衣领纽扣、腰带，头偏向一侧，及时清除呼吸道及口腔分泌物，保持气道通畅；患者发生躁动不安、抽搐时，置牙垫于上下磨牙之间，以免舌咬伤。

2. 迅速降低血压

紧急降压的原则是先用静脉给药方法，特别是危重患者；待血压控制2天~3天后，改为口服维持，注意不要突然换药。紧急降压的幅度视患者原有血压水平而定。一般以血压降低原血压的 25%~30% 为宜，若下降超过 40%，则可出现脑血流低灌注，因此血压降至 160~170mmHg/100~110mmHg 为宜。对以往血压正常者，血压降至 140~160mmHg/90~100mmHg。高血压脑病急性期应在 1 小时以内使血压下降，当血压下降至理想水平应维持 1~2 周，以恢复脑血管自动调节机制。常用的降压药有以下几种。

（1）硝普钠　为目前最强的外周血管扩张剂，能减轻心脏前后负荷，不增加心率和心排出量，不良反应易导致低血压和脑组织低灌注，另外妊娠妇女禁用。一般 50~100mg 加入 5% 葡萄糖注射液 500ml 内静脉滴注，开始剂量为 20μg/min，视血压情况及病情可逐渐增至 200~300μg/min，通过调节滴速来控制血压，使血压维持于合适水平。注意此药超过 4 小时应重新配置，持续静脉滴注不超过 48 小时，以免氰化物中毒。

（2）硝酸甘油　主要以扩张静脉为主，大剂量时也可扩张小动脉，作用迅速、不良反应少，对合并冠心病、心肌供血不足和心功能不全、肺水肿者尤宜。一般剂量：25mg 加入 5% 葡萄糖注射液 500ml 中静脉滴注。

（3）二氮嗪　适用于高血压危象的急救。本药有抗利尿作用，可与呋塞米 40~80mg 静脉注射联用，以防止水钠潴留。另外本药可抑制胰岛素分泌，糖尿病患者禁用。主动脉夹层的高血压患者、哺乳期妇女及妊高征者忌用。用法：首次可用 200~300mg，快速静脉注射，10~20 秒注射完毕，通常在 30 秒内血压开始下降，3~5 分钟内大部分患者可降至正常，作用时间持续 6~18 小时。若血压下降不理想，可于 1~2 小时后重复注射 1 次。

（4）酚妥拉明　主要用于由儿茶酚胺引起的高血压危象。不良反应包括：反射性心动过速、心律失常、胃肠道症状，应注意心率增加和低血压的发生。用法：一次肌内注射或静脉滴注 5~10mg，其降压作用分别在肌内注射后 20 分钟及静脉滴注后 2 分钟产生，静脉滴注后降压作用时间短暂，故常用 5~10mg。首剂静脉注射使高血压得到控制后，继续以 20~50μg 静脉滴注，当血压降至 180/110mmHg 后可逐渐减量。

（5）盐酸乌拉地尔　为 α 受体阻滞剂，具有外周和中枢的双重降压作用。用法：首次剂量 10~50mg 加入生理盐水或 5% 葡萄糖注射液中缓慢静脉注射，观察 5~10min，必要时再追加一次。如果有效可用 250mg 乌拉地尔加入到合适的液体中静脉滴注，如生理盐水、5% 或 10% 的葡萄糖，连续使用不超过一周。

（6）拉贝洛尔　为 α 和 β 受体阻滞剂，剂量 20~50mg 加入 50% 葡萄糖注射液中缓慢静脉注射，必要时可每隔 40 分钟注射 1 次，最大剂量不超过 200mg/d。孕妇、哮喘者禁用。

（7）硫酸镁　有镇静、缓解血管痉挛等作用，适用于各种原因所致的高血压脑病，妊高征者首选。用法：25% 硫酸镁 5~10mg 加入 25%~50% 葡萄糖注射液 40ml 中缓慢静脉注射，每 2 小时 1 次或用 25% 硫酸镁肌内注射。本品有抑制呼吸的不良反应。

（8）肼屈嗪　降压迅速能有效松弛血管平滑肌，降低周围血管阻力，使血压下降，同时心排出量增加，心率增快。主要用于肾性高血压及舒张压较高患者，亦可用于妊高征和急慢性肾小球肾炎所致高血压。用法：肌内注射或静脉注射，初始剂量 5mg，随后可用 5mg 或 10mg，每 20 分钟可重复给药一次。因本品能增加心脏工作量，故动脉粥样硬化、心动过缓、脑梗死及心衰患者禁用。

3. 降低颅内压，控制脑水肿

为防止造成中枢不可逆损害，降压药应用同时要注重降低颅内压。可用20%的甘露醇125~250ml快速静脉滴注，视病情轻重可用3~4小时/6~8小时；呋塞米20~40mg，每日2~3次静脉注射或肌内注射；甘油果糖250ml，每日1~2次静脉滴注；应用过程中密切观察尿量及血压变化。此外，亦可使用人血白蛋白、地塞米松、氢氯噻嗪等药物。

4. 控制抽搐

首选地西泮，成人首次剂量10~20mg，按1~5mg/min缓慢静脉注射，同时肌内注射苯巴比妥0.1~0.2g，每隔8~12小时一次。若惊厥仍发作或呈癫痫持续状态，地西泮可在用后20~30分钟重新考虑使用，直至症状控制后用60~100mg加入10%葡萄糖注射液250~500ml中缓慢滴注，每小时10~20mg。视发作情况调整滴速及剂量。或用水合氯醛灌肠。

5. 并发症治疗

（1）心功能不全　降压同时应尽快降低心脏前后负荷，在降压和应用西地兰同时，可选用利尿剂以达到降低前后负荷目的。

（2）肾功能不全　临床选用增加或不明显减少肾血流量的药物，避免使用肾毒性药物，降压不宜过低，以免肾血流量减少，影响肾小球滤过功能。常选用利尿剂、酚妥拉明、拉贝洛尔。

（3）脑卒中　高血压脑病降压治疗过程中注意在不影响脑灌注压的情况下逐渐降压，当降至140~160/90~100mmHg时，要以维护该血压水平为主，对伴有脑血管痉挛者，可选用钙通道阻滞剂。

6. 支持疗法

卧床、镇静、吸氧、避免情绪激动及紧张，限制钠盐摄入并避免服用含酪胺及麻黄碱的食物，治疗和控制并发症，注意水电解质平衡。

（三）辨证治疗

中医学理论中，根据本病发展的不同阶段，将其归属于头痛、中风、癫痫、厥证、神昏等证中，在辨证诊断时，要注意导致本病的诸多病理因素。高血压脑病的主要病理因素是气火、痰浊、瘀血。这些病理因素一旦在某些诱因作用下，便贻害有加，众邪互结，脑络受损，络损生水，水积为浊，浊酿成毒。本病在临床上可分为急性期和恢复期，急性期主要分为肝阳上亢、脑络气壅，气火上逆、脑络血壅，脑络弛缓、津水外渗，毒滞脑络、脑神受损四个证型；恢复期主要分为肝肾阴虚、脑络不和，痰瘀互结、脑络瘀滞两个证型。病机属性总以内生诸邪，邪实壅盛为标，肝脾肾亏虚，尤以肝肾阴虚为本。治疗上，前者重在祛邪，后者重在扶正，并兼顾通络、利络、护络等。

高血压脑病的急性期虽然强调对"水浊、浊毒"的治疗，但病情一旦缓解，尤其是进入恢复期后，应在祛邪上重点针对气火、痰浊、瘀血进行治疗。待病情明显缓解后，方可调理肝脾肾，杜绝邪生之源。中医学在防治本病上积累了丰富的经验，尤其是在恢复期，对于预防疾病发作，具有肯定的疗效。

1. 急性期

（1）肝阳上亢，脑络气壅

治法：平肝潜阳，降气疏络。

方剂：天麻钩藤饮加减。

药用：天麻10g，牛膝10g，杜仲10g，益母草10g，钩藤12g，石决明15g，代赭石15g，桑寄生15g，茯神15g，夜交藤15g，黄芩9g，栀子9g。

加减：若见肝火亢盛，眩晕、头痛较甚，耳鸣、耳聋易作，目赤，口苦，舌红苔黄燥，脉弦数，可选加龙胆草、丹皮、菊花、青葙子、夏枯草，并重用黄芩清肝泻火；便秘者可选加大黄、芒硝或当归芦荟丸以通腑泄热；眩晕剧烈，呕恶，手足麻木或震颤者，有阳动化风之势，加生龙骨、生牡蛎、珍珠母、羚羊角等镇肝息风。

（2）气火上逆，脑络血壅

治法：平肝顺气，降火宣壅。

方剂：龙胆泻肝汤加减。

药用：龙胆草10g，黄芩10g，玄参10g，赤芍10g，丹皮10g，栀子12g，车前子9g，泽泻9g，生地9g，当归6g，柴胡6g，甘草6g。

加减：头痛甚者可酌加天麻、钩藤平肝气，潜肝阳，止头痛；烦躁明显者，可酌加石决明镇肝潜阳，重坠肝气，降逆平冲；重用黄芩、栀子清肝泻火，直折气火上逆；面红目赤，终日不减者，系气火壅盛，脑络血壅，宜重用咸寒凉血，如玄参、赤芍、丹皮，并酌加银花、连翘、竹叶以透热转气，开壅宣络；头胀欲裂且痛者，可酌加益母草清热活血，通利脑络。

（3）脑络弛缓，津水外渗

治法：利水泄浊，解毒通络。

方剂：利水解毒汤加减。

药用：泽泻15g，半边莲15g，益母草15g，茯苓15g，石菖蒲9g，猪苓10g，栀子12g，桂枝6g，甘草6g。

加减：气火窜扰中焦，并浊毒犯胃引起恶心欲吐明显者，可适当加用代赭石、黄连、吴茱萸以辛开苦降，调理中气，降逆解毒；抽搐明显者，系风火窜扰之象，宜选加钩藤、地龙、石决明、天麻以平肝息风；视物模糊，眼花黑矇者，系浊毒上犯，脑络壅滞，目系不利所致，可适当选用夏枯草、青葙子、竹叶以清肝泻火，解毒明目。

（4）毒滞脑络，脑神受损

治法：清热解毒，豁痰开窍。

方剂：羚羊角汤合黄连解毒汤加减。

药用：羚羊角3g，珍珠母12g，夏枯草12g，黄连9g，黄芩9g，栀子9g，石菖蒲9g，牡丹皮9g，竹茹10g，天竺黄10g，远志10g。

加减：若鼻鼾痰鸣持续不减，系火热灼津成痰所致，可加竹沥、胆南星、全瓜蒌以增强豁痰之力；神昏重者加郁金，以加强开窍醒神之效。

2. 恢复期

（1）痰瘀互结，脑络结滞

治法：通窍活络，祛痰化瘀。

方剂：通窍活血汤合半夏白术天麻汤加减。

药用：当归9g，桃仁9g，红花9g，半夏9g，天麻9g，茯苓12g，赤芍、川芎各6g，郁金6g，红枣6g，老葱6g，生姜3g，甘草3g，黄酒20ml。

加减：病程较长，头痛经久不愈者，系痰瘀阻络，脑络结滞之象，可加入全蝎、蜈蚣等虫类药搜剔络道，活络止痛。痰湿阻遏中气而现脘闷、纳呆、腹胀者，宜加白术、砂仁等理气化湿健脾；若痰湿犯胃，胃气不和而呕吐频繁者，宜加代赭石、竹茹和胃降逆止呕；痰湿著于四肢而现肢体沉重，苔腻者，可加木瓜、石菖蒲等醒脾化湿；待病缓，可以四君子汤善后调服，以健脾益气，阻断痰生之源。

（2）肝肾阴虚，脑络不和

治法：滋养肝肾，养阴填精。

方剂：左归丸加减。

药用：熟地12g，枸杞子12g，菟丝子12g，山萸肉9g，山药15g，鹿角霜15g，牛膝10g，龟甲胶10g。

加减：若阴虚生内热，表现五心烦热，舌红，脉弦细数者，可加醋鳖甲、知母、盐黄柏、牡丹皮以滋阴降火；若心肾不交，失眠，多梦，健忘者，加阿胶、鸡子黄、炒酸枣仁、柏子仁等交通心肾，养心安神；若子盗母气，肺肾阴虚，而见形体消瘦，时有干咳、心烦盗汗者，可加沙参、麦冬、玉竹等滋养肺肾；若肝阳上亢者，可加清肝、镇肝的石决明、钩藤、地龙；待病情好转，可常服杞菊地黄丸或六味地黄丸补肾阴、潜肝阳，以巩固疗效。

3. 外治疗法

（1）针刺疗法　血压增高可选风池、百会、三阴交、太冲、合谷、内关透外关、曲池透少海；伴有昏迷时取百会、水沟、涌泉、承浆、四神聪等穴。

（2）头皮针　取穴：血管舒缩区、晕听区。血管舒缩区：即运动区向向前3cm作一平行运动区的线段，上自正中线下至发际。晕听区：在耳尖直上1.5cm处平行眉枕线向前后各伸延1.5cm，共3cm的线段，由后向前沿皮下进针1寸。操作：用28号2寸毫针在双侧血管舒缩区的中点，由上到下沿皮下进针1寸，然后针刺双侧晕听区，沿皮下由后向前进针1寸，以200次/分交替捻转各针（最低不低于120次/分），同时测血压，待血压降至理想水平时停止捻转，留针20分钟，血压如有回升时再次行针，无回升可出针。

（3）耳针　取心、肝、肾、降压点等穴。

（4）穴位注射　取曲池，以2ml或5ml注射器抽取阿尼利定2ml，选准双侧曲池穴，常规消毒，以7号注射针头刺入穴位，得气后抽吸无回血，每穴以中速注入阿尼利定1ml。

（5）浴足方　怀牛膝30g，川芎30g，天麻10g，钩藤10g，夏枯草10g，吴茱萸10g，肉桂10g。水煎后，温热浴足30分钟，上、下午各1次，2~3周为1个疗程，可有效降低血压。

（6）刺血疗法　主穴取头维。配穴：眩晕兼前额闷痛不适加攒竹；剧痛加四神聪；眩晕欲倒加太阳；眩晕伴额顶痛加百会。以三棱针点刺各穴2~3mm深，每穴出血6~7滴，每日或隔日一次。适应证：高血压病导致头晕、头痛不适。

（7）刺血加拔罐　取大椎、百会、十宣、委中、太阳，耳尖、耳背降压沟。治法：将三棱针和欲刺部位常规消毒，押手按压欲刺部位两旁，使皮肤绷紧，刺手拇食中三指持针，呈握笔状，露出针尖，刺手用腕力迅速、平稳、准确地点刺穴位，深度1~2mm。先取大椎穴，三棱针迅速点刺出血，用大号罐拔大椎穴，以力大抽紧为度，出血量10~20ml。继点刺太阳出血加拔小号罐。再用三棱针点刺耳尖、耳背降压沟，出血数滴。十宣、降压沟点刺挤压出血，委中点刺静脉缓慢放血，放血量10~15ml。隔日1次，3次为1疗程。适应证：高血压病导致头晕、头痛不适。

（8）滚刺筒皮针　以皮刺患者背部督脉和足太阳膀胱经为主，肘、膝以下手足三阴经为辅，自上而下，缓慢轻浅地反复针刺15~20分钟，至局部皮肤轻度充血红疹样即可。适应证：高血压病导致头晕、头痛不适。

4. 中成药

醒脑静针：20ml，加入5%葡萄糖或糖盐水中，静脉滴注。功效：清热泻火，凉血解毒，开窍醒脑。主治：气血逆乱，脑脉瘀阻所致中风昏迷。

清开灵针：40~60ml，加入5%葡萄糖或糖盐水中静脉滴注。功效：清热解毒，化痰通络，醒神开窍。主治：神昏，中风偏瘫，神志不清，热病。

安宫牛黄丸：每服1丸。功效：清热解毒、镇惊开窍。主治：神昏谵语，中风昏迷。

牛黄清心丸：每服1丸，日2~3次。功效：清心化痰，镇惊祛风。主治：风痰阻窍所致的头晕目眩、痰涎壅盛、神志混乱、言语不清及惊风抽搐、癫痫。

安脑丸：每服1丸，日3次。功效：

清热解毒，醒脑安神，豁痰开窍，镇惊息风。主治：神昏谵语，抽搐惊厥，中风窍闭，头痛眩晕，高热。

脑立清胶囊：每服5粒，日3次。功效：平肝潜阳，醒脑安神。主治：肝阳上亢，头晕目眩。

鲜竹沥口服液：30g，佐姜汁半匙，口服。功效：清热化痰止咳。主治：痰热昏迷。

（四）名家治疗经验

1. 朱良春

高血压脑病临床多见头胀痛剧烈，视物模糊，目赤，抽搐，呕吐，烦躁，甚则神志不清，舌质红，苔黄，脉弦。治宜平肝潜阳、降逆息风。朱良春常用僵蚕、菊花、枸杞子、石斛、天麻、地龙各15g，钩藤、怀牛膝各20g，当归、白芍各10g，全蝎、蜈蚣各3g（研末分2次冲服），生牡蛎、代赭石、生石膏各30g，甘草5g，每日1剂，水煎2次，分2次服用。平肝潜阳，化瘀通络；肝阳上亢，瘀阻脑络型高血压引起中风偏瘫、高热。

2. 李少松

李少松根据邓铁涛教授用石决牡蛎汤治疗高血压的经验，以石决牡蛎汤（石决明30g，生牡蛎30g，白芍15g，牛膝15g，钩藤15g，莲子心6g，莲须10g）为主加减。苔黄、脉数有力者加黄芩12g；头痛明显者加菊花10g。每日1剂，水煎2次取汁300ml，早晚分服，1周为1疗程，治疗2个疗程。主治：肝阳上亢之高血压病。

五、预后转归

本病发病时虽然病情危急，但若能及时迅速降压，大部分患者可以痊愈而无神经功能受损等后遗症。但若处理不当，可造成严重的心脑肾并发症或脑部不可逆损害，甚至危及生命，伴有意识障碍及抽搐者多提示预后不良。由于该病易反复发作，在高血压危象解除后必须结合综合性的防治措施，以防复发。

六、预防调护

有效预防高血压脑病的前提是有效治疗原发性高血压及各种继发性高血压，前者应长期服用降压药物，后者在对因治疗同时应注意控制和降低血压。高血压患者应尽量避免各种可诱发血压升高的因素，如控制体重，限制食盐及胆固醇的摄入量，适当体育运动，戒烟限酒。避免突然中断降压药物治疗，避免服用酪胺类、麻黄碱药物或过多摄入含酪胺类食物。

七、研究进展

高血压脑病的发病机制尚不清楚，多认为当血压急剧升高时，脑小动脉持续而强烈收缩后，继而出现被动而强制性舒张，血压升高超过脑动脉自动调节功能，脑部过度灌注而发生脑水肿，颅内压升高而产生一系列症状。高血压脑病引起可逆性的神经功能改变，症状包括头痛、神志不清及视觉受损。高血压脑病是排除性诊断，需要排除出血性和缺血性脑卒中及蛛网膜下腔出血。

高血压脑病临床处理的关键是降低血压的同时保证脑血流灌注，尽量减少对颅内压的影响，在治疗时要同时兼顾减轻脑水肿、降低颅内压，避免使用减少脑血流量的药物。

主要参考文献

[1] 罗祖明. 缺血性脑血管病学 [M]. 北京：人民卫生出版社，2011：765-770.

[2] 谢良地，林志鸿. 高血压与脑 [M]. 北京：科学出版社，2013：230-235.

[3] 王文，高玖鸣，马丽媛. 高血压手册 [M]. 第四版. 北京：人民军医出版社，2011：

248–250.

[4] 黄振文, 张菲斐. 中华心血管病丛书高血压[M]. 上海: 上海交通大学出版社, 2011: 112.

[5] 曹非. 高血压与脑卒中[M]. 辽宁: 辽宁科学技术出版社, 2010: 294–299.

[6] 李少松, 张英丽. 石决牡蛎汤治疗高血压脑病56例临床观察[J]. 中国中医急症, 2012, 21: 1662.

[7] 杨铭, 付海强. 朱良春教授妙用僵蚕经验[J]. 中医研究, 2014, 27: 46–48.

[8] 中国医师协会急诊医师分会. 中国急诊高血压诊疗专家共识[J]. 中国急救医学, 2010, 30(10): 865–876.

第二十五章　肺性脑病

肺性脑病是指由慢性肺功能不全及各种原因引起的肺通气、换气功能严重障碍，导致低氧血症和高碳酸血症，引起脑弥散损害的临床综合征。主要表现为头晕、头痛、言语不清、烦躁不安，严重者出现精神错乱、扑翼样震颤、嗜睡，甚至发生抽搐、昏迷、呼吸抑制等。肺性脑病在早期往往有失眠、兴奋、烦躁不安等临床症状，除上述神经精神症状外，患者还会出现木僵、视力障碍、眼球结膜水肿及发绀等。

根据其特点，中医将其归于"肺胀""喘证""昏谵""痉证""厥证""闭证""脱证""昏愦""昏躁"的范畴。主要病位在肺与脑，病属"本虚标实"，多以肺、心、脾、肾多脏器虚损为本，瘀热痰浊阻肺、上蒙头窍为其标。肺性脑病常常因为肺脏本身疾患长久失治，损耗正气、痰浊内生、瘀血阻滞、痰热腑结，渐及脑窍，致清阳不升，清窍被蒙，元神失用，发为本病。

一、病因病机

（一）西医学研究

1. 发病诱因

肺性脑病常由下述因素而诱发。

（1）一些慢性肺部疾病（如肺气肿、慢性支气管炎、肺结核等），或者急性呼吸道感染、严重支气管痉挛、呼吸道痰液阻塞等使肺通气、换气功能减低，另外脊柱侧弯、后弯，肌萎缩侧索硬化，重症肌无力等同样影响呼吸功能。

（2）治疗不当　镇静剂的使用不当，特别是患者出现中枢抑制前的兴奋症状时应用吗啡、苯二氮䓬类、苯巴比妥、异丙嗪、氯丙嗪等，大流量高浓度氧气吸入，抑制呼吸中枢。

（3）肺源性心脏病、利尿过速、上消化道出血、休克等因素。

2. 发病机制

当呼吸衰竭发生时，体内 CO_2 潴留，脑脊液内的 H^+ 浓度增加，脑细胞代谢出现异常，抑制了大脑皮层活动，是该病发生的主要病理生理基础。潴留的 CO_2 弥散到大脑，与水结合形成 H^+ 和 HCO_3^-，脑组织内 pH 的降低导致血管壁通透性增加、脑血管扩张，大量液体渗入组织间隙，诱发间质性脑水肿。肺性脑病的神经精神症状与动脉血 $PaCO_2$，尤其脑内 $PaCO_2$ 密切相关，可使 CNS 处于麻醉状态。

严重低氧抑制三羧酸循环、氧化磷酸化及相关酶活动，产生乳酸和无机磷，引起代谢性酸中毒。由于能量不足及钠泵功能障碍可造成细胞内酸中毒、高钾血症及低钠血症等。

呼吸功能衰竭可导致心、肝、肾多脏器功能损害，可不同程度参与肺性脑病的发病和发展。

（二）中医学认识

本病属本虚标实之证，以肺、脾、肾、心多脏虚损为本，痰浊、热阻、血瘀为标；其病位在肺、脑，同时累及心、肝、脾、肾。

咳喘者，经久不愈，肺气被伤，宣降无权，既不能固卫以御邪，又不能辅心而主治节。若表气不固，则易为外邪侵袭。邪客则肺易伤，肺伤则外邪易客，痰饮内聚，肺气易虚；子盗母气，母病及子，肺病日久则累及脾肾，脾虚则水湿运化不及，肾虚则水邪无制，水湿停聚，而为痰饮。痰饮上涌，肺气壅滞，如此肺脾肾相互影响，咳痰喘息愈演愈甚；日久肺病既深，耗伤气血，气虚则不能运血，血脉瘀阻于心，心不能"治节"，心主营运过劳，以致心气不足，鼓动无力，心脉运行不畅，瘀血内停，痰浊、瘀血交错杂织，清阳不升，清窍被蒙、元神失用，则神明失所，发为诸症。心气不足则心悸、气短遂见。血脉瘀滞，水道不通则水肿、发绀，甚则痰浊上蒙、心窍郁闭，而见神昏。痰郁化热，热动风生，加之阴血不足，血虚阴虚亦可生风，三者合而为抽搐、震颤等。

二、临床诊断

（一）辨病诊断

1.临床表现

除呼吸衰竭症状外并有精神症状与体征，如神志恍惚、嗜睡、多言、谵妄、烦躁、四肢搐搦、癫痫样发作、扑翼样震颤、昏迷等；皮肤表现血管扩张、多汗；眼部表现眼球微突，球结膜充血、水肿，眼底静脉迂曲、扩张，视盘水肿；脑膜刺激征阳性、颅内高压及脑疝表现。

2.血气及电解质改变

血气分析 $PaO_2 < 8kPa$（60mmHg）、$PaCO_2$ 升高大于 6.67kPa（50mmHg），并可伴有 pH 异常和（或）电解质紊乱（HCO_3^- 增高、血 K^+ 增高、血 Cl^- 下降）等。基层单位可依据 CO_2CP 增高，血 K^+ 增高，血 Cl^- 下降，同时结合临床表现做出诊断。

（二）辨证诊断

肺性脑病在临床上所表现的症状复杂多变，按中医症状诊断不好归类。但辨证分型均以病机为据，故辨证诊断合而论之。

望诊：烦躁不安或嗜睡，昏不识人，捻衣摸床，四肢颤动，项强直，舌质红、绛或青紫、紫黯，苔白腻浊，或黄腻浊，或少苔。

闻诊：咳嗽、呕吐、喘逆多痰、气粗痰阻。

问诊：神志不清、语无伦次或昏迷，呼之不应。

切诊：脉弱，或虚大或细滑或数。

1.胆虚痰热上扰

证候：虚烦不得眠，心虚而胆怯，口苦，夜眠差，或梦中易醒，神志模糊，或谵妄，舌质红、苔黄，脉细数。

辨证要点：虚烦不得眠、脉细数。

2.痰迷心窍

证候：头痛头胀，烦躁不安，咳吐痰涎，呼吸急促，胸膈痞塞，神志似清若蒙，舌强、语言謇涩，昼轻夜重，多伴见脘痞腹胀，食少便溏，舌质紫、苔白腻浊，脉多滑或虚大。

辨证要点：神志似清若蒙，胸膈痞塞，脉滑或虚大。

3.阴虚痰湿内盛

证候：咳嗽呕恶，咳逆多痰，面部肌束颤动或四肢颤抖，胸闷不舒，嗜睡、心烦、神志恍惚，昏迷抽搐，谵妄躁动，夜汗黄腻浊，午后潮热，双目少神，舌红少津、苔黄腻浊，脉细数或数。

辨证要点：午后潮热、咳逆多痰、苔黄腻浊，脉细数或数。

4.热灼真阴

证候：神倦疲惫，捻衣摸床，神昏时躁，郑声错语，面红如妆，呼吸气弱，或者呼吸不规则、叹气样，昏迷、不省人事，或出现四肢厥冷、大汗淋漓，舌绛红苔少，脉弱尺虚。

辨证要点：神倦疲惫、郑声、脉弱尺虚。

5.肝风内动

证候：烦躁不安，昏不识人，气粗痰多，抽搐不宁，颈项强直，舌紫黯，脉弦细数。

辨证要点：烦躁不安、气粗、抽搐、脉弦细数。

三、鉴别诊断

（一）西医学鉴别诊断

肺性脑病患者在发病前有明显的慢性肺胸疾患病史，并出现继发性呼吸衰竭，出现低氧血症、高碳酸血症引起的精神障碍、神经疾患。同时结合实验室检查，如血 pH < 7.35，血 K^+ 增高，血 Cl^- 下降，故此病不难诊断。临床上应注意与下列疾病相鉴别。

1. 代谢性碱中毒

根据病史，有引起体液 H^+ 缺失及（或）HCO_3^- 含量增多的原因，如酸及氯丢失过多、缺钾、碱摄入过多、肾小管重吸收 HCO_3^- 过多等。临床表现为呼吸浅慢，面部及四肢肌肉抽动以及手足抽搐，口周及手足麻木，亦可见头昏、躁动、谵妄等精神症状。实验室检查：血 pH 值升高或血 H^+ 浓度降低，CO_2 结合力大于 29mmol/L，标准碳酸氢盐（SB）、碱剩余（BE）、缓冲碱（BB）值均增高。

2. 尿毒症

患者既往肾脏病史，临床以肾功能减退，代谢产物潴留，酸碱平衡、水、电解质紊乱为主要表现。可累及全身各个脏器和组织并出现相应的症状，如恶心、谵语、血压升高、贫血等。实验室检查：血红蛋白在 80g/L 以下，尿蛋白 2+，总蛋白在 60g/L 以下，肾肌酐清除率下降。

3. 肝性脑病

肝性脑病是由于严重的肝病引起代谢紊乱，出现以中枢神经系统症状为主要表现的综合病征。多存在大量排钾利尿剂使用、上消化道出血、放腹水、高蛋白饮食、应用安眠镇静药物等诱因。临床表现：初

见轻度精神错乱，渐至昏迷，有扑击样震颤。实验室检查出现血氨升高；从昏迷前期到昏迷期，脑电图检查表现明显异常。

4. 感染中毒性脑病

感染中毒性脑病，发病年龄以青少年为主，发病较急，临床见高热，使用降温药物效果不佳，昏迷、四肢抽搐、角弓反张，病理征阳性。血常规，脑脊液检查及脑 MRI 对此病有诊断意义。

（二）中医病证鉴别诊断

本病在临床上应与厥证从病因病机上作如下鉴别。肺性脑病引起的昏迷是由于患者久病体虚素食肥甘或肺气本虚而致正虚邪恋，致使化痰化湿，痰蒙心窍、虚风内扰而发为本病。厥证是由于暴怒、恼怒惊骇、饮食不节、嗜食酒酪而致气机突然逆乱，气血运行失常而导致的。二者皆以虚实夹杂为多见，然而肺性脑病以虚为主，而厥证以实为主。在临床症状上肺性脑病以神志恍惚、嗜睡、四肢抽搐为主，症状出现较缓，随痰热、化风、阴虚的不同病理演变而出现不同的兼症。厥证以突然昏倒、不省人事、四肢厥冷为主，症状出现急，轻者昏厥时间较短，可自行逐渐苏醒。

四、临床治疗

（一）提高临床疗效的基本要素

1. 知常达变，清温并用

无论肺性脑病在临床症状上表现的多么复杂，其病因与痰热关系甚为密切，其症多见咳吐黄痰、咯吐不利、舌红苔黄腻、脉滑数，故清热化痰自当为治疗大法。然而痰热的清除却非易事，因热为阳邪，痰为阴邪，二者在性质上是对立的，在治疗上必将存在矛盾。清热药味苦寒，清热虽佳，但损脾胃，阻遏气机，于化痰不利。再则痰为阴邪，在治疗上当以温化为原则，

然此类药多辛温淡渗，虽化痰有利，但有助热伤阴之虞。因此虽两种药对清热、化痰有功，但存在着不少顾忌。如何处理此中矛盾，临床中当温清并用，根据痰热的具体临床表现而调整双方的比例，从而热清痰祛。

2. 恪守病机，攻补兼施

肺性脑病是一种慢性疾病，久病体弱，气血不足，在治疗上遵虚补实泻，治当以补法，使脏腑功能恢复；然肺为贮痰之器，肺主治节，长期肺病，肺虚失宣肃，肺津可凝集而成痰；久病入络，血滞络脉而为瘀血。痰与瘀存于人体内非攻不去。气血阴阳不足，治以当补，然而对有形之邪，补则有闭门留寇之忌；对于痰瘀当以攻为主，然攻多损正气，故在治疗上应采用攻补兼施，使扶正以攻邪，攻邪而不能伤正。故在治疗肺性脑病时活血化瘀治疗亦是很必要的。

3. 中西合璧，分清标本缓急

肺性脑病为慢性呼吸衰竭失代偿期而致的中枢神经障碍，病情到此阶段多较重，在西医治疗上强调早期预防、早期诊断及早期治疗，采用综合治疗，如吸氧、抗炎、气管插管及使用呼吸兴奋剂。通过临床观察，西药在此阶段的治疗有明显的优势，故在治疗上当分清标本缓急，中西合璧，亦可待病情稳定后再行固本治疗。

4. 见微知著，巩固防变

肺性脑病症较凶险，死亡率极高，故应严密观察病情。此病即使到恢复期，因患者长期与疾病的抗争，体质很弱，邪气易乘虚而入为病，故在治疗上应充分发挥中医的长处，以固本为主，外益心、肾，增强抗病能力，使疾病朝好的方向发展。

（二）辨病治疗

1. 吸氧

持续低浓度吸氧，流量1~1.5L/min，氧浓度保持在25%~30%。

2. 气管插管和气管切开

对嗜睡、昏迷、痰多而无力咳嗽，或有肺部感染而无力咳嗽患者，经上述多种积极治疗1~6天，动脉血气未见明显改善，应考虑气管插管及切开。

3. 呼吸兴奋剂

在保持呼吸道通畅的前提下，可用洛贝林持续静脉滴注。

4. 支气管解痉剂

（1）雾化吸入短效支气管扩张剂 首选为β受体激动剂。若效果不明显，可联合异丙托溴铵等抗胆碱能药物。

（2）甲基黄嘌呤类药物（茶碱或氨茶碱） 该类药物为二线用药，静脉使用，在β受体激动剂、抗胆碱能药物治疗12~24小时后，病情无明显改善则可加用茶碱。使用期间需监测血药浓度。

5. 抗生素

初始抗菌治疗可根据铜绿假单胞菌感染危险因素是否存在分为两组。A组：无危险因素；选择主要依据急性加重的严重程度、当地耐药状况、费用和潜在的依从性。推荐阿莫西林、克拉维酸钾，也可选用左氧氟沙星或者莫西沙星。B组：有危险因素。①近期有住院史；②近期（近3个月内）或经常（＞4次/年）抗菌药物使用史；③应用糖皮质激素（近2周服用泼尼松＞10mg/d）④病情严重（FEV_1%pred＜30%）；如出现以上4项中的1项，此类患者可选用左旋氧氟沙星、环丙沙星或（和）抗铜绿假单胞菌的β内酰胺类，也可加用氨基糖苷类抗菌药物。

6. 脑水肿的治疗

应用利尿剂、脱水剂，宜采用轻度或中度以缓泻为主，在利尿出现后，宜及时预防性补钾治疗，每日3g。

7. 镇静剂的应用

肺性脑病患者出现兴奋烦躁或搐

搦。可在观察下，酌用镇静剂，如使用10%水合氯醛10~20ml保留灌肠，或安定5~10mg，肌内注射或静脉注射。

8.促进脑细胞功能恢复药物的应用

（1）胞磷胆碱注射液 0.5~0.75g加入5%GS500ml中，静脉滴注。

（2）奥拉西坦注射液 4~6g加入0.9%NS250~500ml或5%GS中静脉滴注，一日1次，疗程7~14天。

（3）单唾液酸四己糖神经节苷脂钠注射液 60~100mg加入0.9%NS250~500ml或5%GS中静脉滴注，一日1次，疗程7~14天。

（4）注射用鼠神经生长因子 每瓶用2ml灭菌注射用水溶解，肌内注射，一日1次，疗程7~14天。

（5）脑活素注射液 10~30ml加入0.9%NS250ml中静脉滴注，一日1次，约60~120分钟滴完，疗程10~14天。

（6）盐酸赖氨酸氯化钠注射液 3g加入0.9%NS250~500ml或5%GS中静脉滴注，一日1次，疗程7~14天。

（7）注射用盐酸甲氯芬酯 静脉注射或静脉滴注，成人一次0.1~0.25g，一日3次；儿童一次60~100mg，一日2次。

（三）辨证治疗

1.辨证施治

（1）胆虚痰热上扰

治法：化湿祛痰，清热除烦。

方药：温胆汤合三子养心汤加减。

药用：枳实12g，黄连6g，陈皮、半夏各15g，云苓25g，竹茹12g，炒莱菔子15g，白芥子12g，石菖蒲、郁金各12g，甘草6g。

（2）痰迷心窍

治法：清心利窍，涤痰祛浊。

方药：涤痰汤加减。

药用：半夏12g，南星12g，陈皮12g，

枳实、玄参各15g，菖蒲15g，人参6g，竹茹15g，生姜、甘草各5g。

（3）阴虚痰湿内盛

治法：滋养肺肾，祛痰定志。

方药：金水六君子汤加减。

药用：沙参、陈皮、白术、半夏各15g，礞石30g，枸杞20g，生龙牡各30g。

（4）热灼真阴，虚风扰动

治法：滋液填阴，柔肝息风。

方药：大定风珠加减。

药用：白芍、生地、麦冬各30g，生龟甲、生龙牡、阿胶各15g，五味子、鸡子黄、鳖甲、火麻仁各12g，甘草6g。

（5）肝风内动

治法：平肝息风，豁痰开窍。

方药：天麻钩藤饮加减。

药用：天麻、黄芩各12g，石决明、益母草、夜交藤各30g，钩藤、杜仲、川牛膝、栀子、寄生各15g，茯神30g，甘草6g。

2.外治法

（1）针刺治疗 取足三里、肺俞、肾俞、脾俞、气海、内关、神门、人中穴，平补平泻手法，留针15~30分钟。

（2）耳针 取心、神门、交感、肾、肺、肾上腺穴。

（3）中药灌肠法 活血涤痰方，由厚朴、瓜蒌、葶苈子、茯苓各35g，丹参50g，生大黄25g，黄芪50g组成。水煎至250ml，灌肠。疗程1周。适应证：痰蒙神窍型肺性脑病。

3.成药与单验方

（1）成药

①安宫牛黄丸：高热烦躁，神昏谵语，口干舌燥，舌红绛，脉数。

②清开灵注射液：40ml，加5%GS250ml，日1次，静脉滴注。主治：热病导致的神昏、神志不清等。

③参麦注射液：20ml，加5%GS250ml，

日 1 次，静脉滴注。主治：慢性肺源性心脏病属气阴两虚型，或昏迷休克患者。

（2）单方验方

①藏红花 20g，银花 20g，开水冲，代茶饮。主治：热入血分的发斑、热郁血瘀等。

②葶苈子 15g，胖大海 20g，水煎服。主治：胸胁胀满、咳喘咽痛、慢性肺源性心脏病。

③蛤蚧 1 只，苏合香 20g，琥珀 20g，混合辗粉，每次 2g，日 3 次。主治：肺源性心脏病见神昏、气喘、喘声低微，舌暗紫，苔白或腻，脉滑。

④蛤蚧四子汤：蛤蚧 1 对，女贞子 12g，枸杞 12g，菟丝子 12g，沙苑子 12g，前胡 9g，紫菀 9g，沉香末（冲服）2g。用于肺源性心脏病喘咳日久。肺气严重耗伤，损及肾之纳气功能。

（四）名医治疗特色

1. 奚凤霖

肺性脑病由于正虚邪恋，致使痰蒙心窍，虚风扰攘。治疗绝非通关开窍，镇肝解痉可治，应予清心化痰，定志安神，增液养阴，祛痰化浊等法。

2. 郭振球

气虚有心气亏虚，虚阳上亢而喘者，必兼心悸、怔忡、唇紫、脉结而微弱，宜养心复脉，用养心汤加减，心阳失于温煦，水盛于下而为喘者，常伴有浮肿、身重，为脾虚不能制水，或肾虚不能化气，伴有脾虚者，必懊侬、惊悸，或恶心，或不寐。

五、预后转归

肺性脑病是呼吸衰竭失代偿期后期而引起的以神经系统症状为主的综合征。病情发展到了此阶段将时刻危及患者的生命，故在临床治疗中死亡率很高，特别是出现并发症后，死亡率则更高。有部分患者可发展为永久性脑病，部分患者可望治愈，但如在一定诱因下仍可复发。

六、预防调护

（一）预防

戒烟，加强体育锻炼，做呼吸操和太极拳，增强体质，预防感冒，积极防治慢性支气管炎。对肺源性心脏病急性发作患者，密切观察病情变化，帮助患者翻身，拍胸以利排痰。鼓励患者多饮水，进食营养丰富而易于消化的食品，昏迷患者应鼻饲，保证热量，记出入水量，以调整补液量。

（二）调护

（1）建立监护室，专人负责，观察及记录体温、脉搏、呼吸、血压、血气、神志及发绀情况，做好气管插管、切开护理、呼吸器的使用及各种用具、器械的消毒和准备工作。

（2）多转换体位、拍背、体位引流，做好吸痰、喷药滴药、蒸气吸入、超声雾化吸入等基础护理。注意无菌操作。

（3）对突然窒息的患者，应想到痰阻气道，要迅速采取排痰措施。

（4）对病情稳定的恢复期患者，鼓励多进食，并作床旁、室内或推车室外活动。

七、专方选要

（1）清热化痰开窍方　黄芩 15g，石菖蒲 15g，竹茹 15g，胆南星 12g，葶苈子 20g，桑白皮 12g，化橘红 12g，清半夏 18g，枳实 15g，白茯苓 20g，水牛角 15g，冰片 6g，甘草 6g，上方水煎 400ml，人工麝香 0.1g（冲服），分 2 次温服。功效：清热化痰，醒神开窍。主治：肺性脑病之咳喘气急、高热、面色红赤、烦躁不安。

（2）清肺醒脑汤　石菖蒲 12g，当归

12g，黄芩 9g，茯苓 12g，半夏 9g，桂枝 9g，杏仁 6g。痰浊壅盛者加贝母 12g，瓜蒌 15g；肺肾虚弱者加五味子 9g，蛤蚧 3g。上方水煎 400ml，分 2 次温服。功效：化痰开窍平喘。主治：肺性脑病之咳声低微，呼吸浅快，面色无华，神昏不语。

八、研究进展

（一）病因病机

肺性脑病在病因上有两种：一是风、寒、湿、温等外感致病因素；二是脏腑功能改变而产生的内在致病因素，如水饮、痰、瘀、风。二者相互为用，互为因果，而致正虚邪恋，痰蒙心窍，虚风扰攘。它的病理演变涉及多脏器，包括肺、心、脾、肾、肝五脏。当代医家通过"审证求因"，对其病机的研究进展日趋深刻。程门雪认为虚喘之本在于肺肾，虚中仍有实在，"治实必顾虚，治虚必顾头"。奚凤霖认为肺源性心脏病的外感致病因素中与寒最为密切。王正风认为老年人肺肾精气衰，卫外阳气不固，六经之邪易侵，感邪之后，又失于宣达，邪郁肺系，清肃失行，再加肺肾虚弱，生活失调而致老年慢性支气管炎的发生。鲍亚莉等认为本病病位在肺，多累及心、肝及脾、肾，证属标实本虚。以痰浊、血瘀为主要病理机制。痰浊壅盛或痰热内扰蒙蔽心窍、热灼营阴，以致肝风内动，热盛动血诱发临床诸证。当病情进一步进展，出现阴损及阳，导致亡阳欲脱。宋康认为该病病因多为先天禀赋不足、劳倦内伤，抑或体虚、年迈、久病等，其心之气、血、阴、阳不足，血脉运行无力，心脉痹阻，痰浊壅塞肺脏，痰瘀互结于肺，郁久化热，痰热腑结，而致热扰神明、蒙蔽心窍；其病理主要为痰浊、燥屎、血瘀等交结而成。

综上所述，其病机概括为：脏腑功能虚弱导致水、痰、饮、瘀停内，外邪入侵，正虚邪恋，痰蒙心窍，虚风扰攘。

（二）辨证思路

本病在临床上为正虚邪实。邪实多为痰、饮、瘀，其中痰为本病的主要病理因素之一，故祛痰为本病治疗的关键。关幼波认为痰为湿化，而湿为脾胃运化失职所生，脾为生痰之源，肺为贮痰之器，痰有湿痰和燥痰之分。西医学讲究未病先防。有医生认为咳喘患者多因感邪后复发，发作时以祛邪为主，邪气退却之后，体质多虚，虚者补之，脾为肺母，肾为肺子，子病及母宜培土生金；母病及子应金水相生，凡慢性呼吸系疾患因体虚而常发病者，均须在未发病时防治之。王爱珍依据病情辨证将本病分为兴奋型和抑制型两型，前者为痰火扰心、瘀阻清窍；后者为痰迷清窍、瘀血阻络，治宜涤痰祛瘀、开窍醒神为总则。前者以泻火为重，后者以祛痰为主。

（三）治法探讨

奚凤霖根据自己多年的经验提出清心化痰，定志宁神，增液养阴，祛痰化浊之法，并指出此时非通关开窍，镇肝解痉可治。宋康认为其病理主要为痰浊、燥屎、血瘀等错杂交结而成。治宜涤痰祛瘀，通腑开窍，以菖蒲郁金汤合温胆汤加减治疗。张一琳等将本病分为：痰湿阻肺、痰浊闭窍证，给予宣肺渗湿健脾、涤痰化浊开窍，选用六君子汤合涤痰汤加减；痰热壅肺、热扰心神证，治宜清热、泻火、宁心、化瘀、涤痰、开窍，方选清金化痰汤加减；肝肾阴虚、痰热动风证，治宜滋水涵木，平肝潜阳，开窍化痰，方选镇肝熄风汤加减；肾气亏虚、元阳欲绝证，治宜扶阳固脱、镇纳肾气，方选参附龙牡汤加减。

（四）评价与瞻望

目前肺性脑病的西医呼吸支持疗法疗效较确切。中医治疗肺性脑病主要针对继发病毒感染、免疫功能低下者反复感染、抗生素耐药等问题，发挥其扶正祛邪的优势。中西医结合治疗肺性脑病是未来的发展趋势和研究方向，随着中西医结合点和方案的不断完善和发展，将会为肺性脑病的治疗提供更好的疗效。

主要参考文献

[1] 鲍亚莉，石克华. 肺性脑病 28 例中药治疗及调护 [J]. 中医药学报，2002，30（4）：25.

[2] 陈素珍，夏永良. 宋康治疗肺性脑病经验浅谈 [J]. 浙江中医杂志，2008，43（2）：79-80.

[3] 王爱珍. 中医辨治肺性脑病临床疗效观察 [J]. 辽宁中医杂志，2007，34（11）：1563.

[4] 张一琳，金虹，张耀. 肺性脑病中医治疗体会 [J]. 中国临床医生杂志，2007，35（6）：58-59.

第二十六章　肝性脑病

肝性脑病，临床又称肝性昏迷，是由于严重肝病所诱发的代谢紊乱导致的中枢神经系统功能失调的综合征，以意识障碍或行为改变为主要临床表现。在我国半数以上的病例是由门脉硬化引起的，少部分是由病毒性肝炎及严重的胆道感染、肝癌和血吸虫病引起。

本病的主要症状，在中医昏迷、急黄、瘟黄、血证等病证中有相应的描述与论治。一般认为其病机为湿热毒邪、痰热等蒙蔽心窍或邪盛正衰，气阴两竭所致。其病位在脑、心，与肝、脾有关，病性为里热实证，后期多为虚证。

一、病因病机

（一）西医学研究

肝性脑病的常见原发病因是各种原发性的肝病，如急性重症肝炎、亚急性与慢性重症肝炎、坏死后肝硬化、血吸虫性肝硬化、肝癌、门–腔静脉吻合手术后等。各种慢性肝硬化失代偿时亦可出现慢性肝性脑病。目前的一个共识是：当存在肝功能异常或者存在门–体静脉分流情况，门、腔静脉间侧支循环使胃肠道氨等有害物质未经肝脏代谢直接经体循环入脑所致。在其发病过程中，起主要作用可能是含氨物质的代谢障碍和抑制性神经递质的积累。糖、水、电解质代谢紊乱，缺氧影响大脑的能量代谢进而导致脑病加重。脂类代谢的异常，短链脂肪酸的增多也起到主要作用。另外慢性肝病患者的大脑，对机体有害物质耐受性的降低也是重要因素。

常见诱因：进食高蛋白的饮食、胃肠道的大出血、过量利尿剂与镇静剂、放腹水及手术、感染等。急性肝脑的病理表现有弥漫性神经细胞变性坏死、胞体肿胀及星形胶质细胞的出现。慢性则表现出弥漫性片状皮质坏死，皮质、髓质的交界处出现腔隙状态。

有关该病确切的发病机制目前有以下几种学说。

1. 氨中毒学说

是肝性脑病尤其是门–体分流性脑病的重要发病机制，严重肝病时，肝脏将体内氨转化成尿素的能力衰退；存在门–体分流时，肠道的氨未经肝脏代谢，进入体循环，导致血氨升高，进而干扰脑内三羧酸循环，导致高能磷酸化合物水平降低。

2. 假性神经递质和氨基酸代谢失衡学说

肝衰时肝脏对食物中芳香族氨基酸（AAA）的清除出现障碍，使其过多进入脑组织，经过颅内β–羟化酶的作用形成苯乙醇胺以及羟苯乙醇胺，这两者的化学结构和去甲肾上腺素相似，因此成为假性神经递质，能够取代突触中的正常递质，被脑细胞摄取后，导致神经传导发生障碍，不能正常传导兴奋冲动至大脑皮质，从而产生抑制，出现意识障碍。

3. γ–氨基丁酸/苯二氮䓬（GABA/BZ）复合受体学说

γ–氨基丁酸是对大脑具有抑制性的主要神经递质，颅脑神经元表面GABA受体与苯二氮䓬受体及巴比妥受体紧密相连，组成复合体，共同调节氯离子通道。复合体中的任何一个受体被激活均可促使氯离子内流而抑制神经传导。临床可见，肝功能衰竭的患者对巴比妥类安眠药及苯二氮䓬类镇静药极为敏感，而氟马西尼（BZ拮抗剂）对肝性脑病患者具有苏醒作用，支持这一假说。

4.锰沉积或锰中毒学说

锰中毒与肝性脑病的临床锥体外系症状相似，锰主要通过肝脏排泄，肝脏功能受到影响或存在分流及胆汁排泄减少时均可导致血锰浓度升高。研究证明，通过MRI的T1加权象发现肝性脑病患者在基底节区特别是苍白球区呈对称性的高信号，组织学证实了为锰沉积所致。锰沉积直接对脑组织造成损失，同时还会影响去甲肾上腺素、GABA、5-HT等神经递质的功能，引起星形细胞功能障碍，且与氨存在协同作用。

5.星形细胞异常学说

肝性脑病时主要影响星形细胞，特征性变化是呈 Alzheimer Ⅱ 型改变，即核变小且淡染，体积增大，染色质向核膜周边分布，这种变化源于细胞肿胀。研究证实谷氨酰胺在脑脊液中的含量和肝性脑病的发生具有一定相关性。

6.其他因素

（1）酸碱及电解质紊乱　低钾血症或低钾性碱中毒能使血氨增高，诱发肝性脑病的发生及加重肾功能的损害。

（2）低血糖　肝功能衰竭时糖原合成与分解都减少，使低血糖现象不易纠正。

（3）短链脂肪酸增多　从而抑制中脑的网状激活系统。

（4）氨基丁酸的增多　对大脑有抑制作用。

（二）中医学认识

本病的病因为外感湿热之邪或湿邪入里化热，湿邪与热邪搏结于里，郁蒸不解，邪热入血或蒙闭心窍所致。若湿热入血则发黄、发热。若湿偏盛则痰湿蒙蔽心窍而见嗜睡，抑郁寡欢；若热邪偏盛，则痰热扰心而见狂躁兴奋之症；如热入营血，动血则见神昏身热、衄血、便血，皮肤紫斑；本病后期，因热伤阴血，肝血被灼亦可见到气阴两竭之证。

总之，本病中医认为湿热为患，扰心、动血，痰热互结于里，气阴耗伤之证。

二、临床诊断

（一）辨病诊断

1.临床表现

（1）精神症状　意识障碍是本病的早期症状，先有睡眠的改变，如昼眠夜醒或反复思睡，注意力、记忆力下降，定向力障碍，呈无欲状态，逐渐发展至昏迷。行为异常与意识障碍不同时出现，患者终日不能安静，无目的徘徊，动作重复，兴奋不安；有的行为冲动，哭叫，大量幻觉、错觉，思维、语言破碎，呈谵妄状态。行为异常，夜间尤重；有的患者呈抑郁悲观状态；有的患者呈躁狂状态。上述症状可以是可逆的。慢性型患者可呈反复发作，并在间歇期有持续的精神症状。

（2）神经症状　在昏迷期间出现扑翼样震颤、随意运动，兴奋、焦虑时加重，尚可出现多发性肌阵挛、意向性震颤，甚至抽搐发作，共济失调、手舞足蹈等亦可见到；肌张力增高呈铅管样强直；急性期可出现去大脑强直或去皮层姿态；足阵挛、腱反射亢进、巴宾斯基征阳性；慢性型可有构音困难、语言徐缓等。

（3）脑水肿症状　临床与病理发现，当重症肝炎时会有脑水肿的并发症出现。患者以剧烈头痛、呕吐为主诉，可有表情淡漠、智力减退、痴呆、嗜睡、颈部抵抗感及锥体束征阳性。腰穿时压力增高，但脑脊液正常。

（4）慢性症状　昏迷苏醒后，可以不遗留神经症状。亦可有智能障碍、健忘、流涎、动作笨拙、共济失调、头及躯干颤动。

2. 实验室检查

（1）血氨 正常人空腹情况下静脉血氨为 11.2~72μmol/dL，动脉血含量为静脉的 0.5~2 倍，后者更为稳定可靠。慢性肝性脑病特别是存在门体分流性脑病的患者多伴有血氨增高。急性肝衰竭所导致的脑病，血氨水平多正常。

血氨的增高反映肝细胞有严重的损伤，若血氨增高，均可出现肝性脑病。

（2）血清氨基酸的测定 由于严重的肝功能损害，支链氨基酸/芳香类氨基酸比值明显降低，如降至 1：（1~1.5）以下，提示病情严重。

3. 脑电图检查

脑电图不仅有诊断价值，并且有对预后有一定的意义。典型的改变为节律变慢，主要以普遍性每秒 4~7 次的 θ 波出现，也会出现每秒 1~3 次的 δ 波。与患者的意识状态有关。昏迷前期常为阵发性两侧对称性高压慢波；昏迷时则两侧一起出现对称的高波幅 δ 波。部分病例波形不规则。

4. 诱发电位

包括听觉诱发电位、视觉诱发电位以及躯体诱发电位。根据肝性脑病患者受刺激使所诱发电位的改变，来判定肝性脑病及亚临床脑病的程度，但其缺乏敏感性、特异性，相对来说简单的心理或智力测试更有效。

5. 简易智力测验

目前认为智力测验对于早期诊断肝性脑病及亚临床脑病最有用。测验内容包括：书写、画图、搭积木、构词、用火柴杆搭五角星等，常规使用的是数字连接试验，结果上容易计量、便于随访。

6. 影像学检查

急性肝病患者头部 MRI 和 CT 检查时可发现脑水肿，慢性肝病患者则会出现不同程度的脑萎缩。另外，肝硬化患者核磁呈像显示 T1 加权像在双侧苍白球存在增加的信号，提示着锰的局部沉积。

7. 临界视觉闪烁频率监测

可用于发现和监测轻微肝性脑病。

（二）辨证诊断

本病总以湿热毒邪蒙蔽心神为病，发病急性期或初期以邪实为主，后期会出现气阴衰竭的征象，临床诊断时应分清邪气的虚实与正气的盛衰。

1. 湿浊闭窍

证候：身目发黄而不亮，面色晦滞，语言错乱或意识不清，甚则昏睡不醒，静而不烦，苔白腻，脉濡缓或弦滑。

辨证要点：身目发黄而晦，神志不清，静而不烦，苔白腻。

2. 湿浊交蒸

证候：身目发黄光亮，发热口渴，不喜饮，或饮水不多，心烦欲呕，或身热不扬，头重身困，嗜睡或神志昏蒙，小便不通或黄、少，舌红、苔黄腻，脉滑数。

辨证要点：身目发黄而光亮，口渴不喜饮，心烦欲呕，身困、头昏沉，尿少而黄。

3. 热毒炽盛

证候：黄疸急起，迅速加深，高热烦渴，烦躁不安，脘腹满胀，疼痛拒按，神昏不识人，谵语狂妄，撮空理线，大便秘结，小便短少，舌边尖红，苔黄糙，脉弦数或洪大。

辨证要点：起病迅速，发展较快，黄疸、高热烦渴，躁扰不宁，腹胀拒按，神昏谵语，舌边尖红，苔黄糙。

4. 热入营血

证候：高热神昏，烦躁不安，衄血，皮肤紫斑，甚则呕血、便血，舌红绛、苔少，脉细数。

辨证要点：高热神昏、烦躁，有出血征。

5. 瘀热互结

证候：周身灼热，神昏深重，或谵语昏狂，少腹硬满，腹胀如鼓，青筋暴露，口渴，漱水难咽，便秘或自利酱色粪便，舌紫绛，脉沉涩。

辨证要点：身热神昏，少腹硬满，青筋暴露，口渴、漱水不欲咽，舌紫绛。

6. 气阴衰竭

证候：神昏不语，目黄、身黄，汗出不止，呼吸微弱，二便失禁，舌干红、少津、无苔，脉细数。

辨证要点：神昏不语，身目发黄，呼吸微弱，舌红、少苔，脉细数。

三、鉴别诊断

（一）西医学鉴别诊断

西医学鉴别见表 26-1-1。

表 26-1-1 肝性脑病、慢性肝脑变性、肝豆状核变性的鉴别

	慢性肝脑变性	肝性脑病	肝豆状核变性
年龄	成年	成年	儿童或青年
家族倾向	无	无	有
肝脏症状	有	常有	不明显
门体循环分流	有	常有	不明显
角膜 K·F 环	无	无	有
血氨	增高	增高	不增高
神经症状可否恢复	不恢复	可以恢复	不恢复
其他代谢障碍	可能有	有	有
病理变化	相对的皮质与皮质下灰白质处较重	皮质坏死，白质及纹状体有空泡形成	主要犯及基底节皮质较轻

（二）中医病症鉴别诊断

因本病属湿热毒邪入里致病，可以出现急黄的症状，所以须分清湿邪发黄中湿邪与热邪孰轻孰重。

湿偏盛：身黄、目黄、尿黄，黄色不鲜亮，皮色晦暗，口不渴或渴不欲饮，身困倦怠，喜静，舌苔腻。

热偏盛：身目发黄如橘皮，色泽亮，发热重，口渴喜饮，便干或溏而不爽，烦躁，舌苔黄腻。

除此之外，还应注意与痫证、厥证患者的鉴别，痫证既往有类似发作病史，发作时四肢抽搐、口吐白沫，口中如猪羊叫声，醒后如常人；而本证多有肝系疾病病史。

厥证发作时多见面色苍白、四肢厥冷，短时间内逐渐苏醒，多因情志因素引发，有明显的郁怒、生气病史，无明显的其他脏腑功能失调变化。

四、临床治疗

（一）提高临床疗效的基本要素

本病从病因病机方面分析，是由于热毒、痰湿蕴积体内，熏扰心窍所致。如能尽早将热毒与痰湿之邪清除，则能较好地防止肝性昏迷的发生，如热与湿相合，则热难祛，湿难除。从现代病理分析，胃肠道内的出血或细菌等分解代谢产物会被不断吸收，增加机体的毒素，所以清除胃肠道内毒素亦关系到能否阻止或减轻昏迷的发生与发展程度。对本病来讲"下不嫌早"，如能使肠道内细菌尽早清除或使湿热毒邪从肠道尽早排除，则可预防肝性昏迷的发生。

另一方面，应分清湿与热邪哪一方偏盛。如热偏盛，应加强清热解毒之力，如湿偏盛，应加强健脾、利水痰湿之力。

（二）辨病治疗

1. 消除诱因及预防

避免及消除诱因，如应用安眠、镇静药，及时控制感染和上消化道出血，避免大量或快速的放腹水或排钾利尿，及时纠正水、电解质和酸碱平衡失调。

2. 减少肠内氨的生成和吸收

（1）开始数日内禁食蛋白质。每日供给热量 1200~1600 大卡和足量维生素，以碳水化合物为主，不能进食的昏迷患者可经鼻胃管供食。脂肪会导致胃的排空延长，宜少用。鼻饲液可选用 25% 的蔗糖或葡萄糖溶液，每日可进 3~6g 必需氨基酸。胃不能排空时应停止鼻饲，用 25%GS 溶液通过深静脉插管滴注维持营养。但需警惕低钾血症、脑水肿、心力衰竭。神志清楚后，蛋白质可逐步增加至 40~60g/d。纠正负氨平衡，以用植物蛋白为最好，其含芳香族氨基酸较少，可增高 BCAA/AAA 比值，含非吸收性纤维，肠菌酵解产酸后有利于体内氨的排除，且有利通便。

（2）通过导泻或灌肠清除肠道内积食、积血以及其他含氨物质，可用弱酸性溶液（如 1% 白醋）或生理盐水灌肠，1 次 / 日，保留灌肠，肠道弱酸环境利于血液中 NH_3 从肠黏膜逸入肠腔，形成 NH_4^+ 排出。便秘可用硫酸镁 20g 口服或 50% 甘油 60ml 灌肠。

（3）调整肠道菌群状态　肝性脑病常发生肠道菌群失调，双歧杆菌明显减少，大肠埃希菌明显增多，使氨生成增加。口服乳酶生等嗜酸性杆菌或双歧杆菌活菌制剂可调整肠道内菌群生态平衡，减少氨生成和吸收。也常用口服新霉素 2~4g/d，分次口服，或 1% 新霉素溶液 100ml 保留灌肠，但不宜超过一周。

3. 促进有毒物质的代谢，纠正氨基酸代谢的紊乱

（1）降氨药物

① 谷氨酸钾注射液（每支 6.3g/20ml，含钾 34mmol）和谷氨酸钠注射液（每支 5.75g/20ml，含钠 34mmol），每次用 4 支，加入葡萄糖液中静脉滴注，每日 1~2 次。两者比例视血清钾、钠浓度和病情而定。

② 盐酸精氨酸注射液 10~20g 加入葡萄糖液中静脉滴注，每日一次，此药呈酸性，适用于 pH 偏高的患者。临床对慢性反复发作引起的门体分流性脑病有较好的疗效，对由重症肝炎所引起的急性肝性昏迷无效。

③ 鸟氨酸门冬氨酸、鸟氨酸 -α- 酮戊二酸两者均有显著的降氨作用。

（2）支链氨基酸　在理论上，相对一般食用蛋白质，支链氨基酸的致昏迷作用较小，静脉输注或口服以支链氨基酸为主的氨基酸混合液，能够纠正氨基酸代谢的不平衡，抑制假神经递质形成，但对门体分流性脑病的疗效尚不明确。目前，摄入足量的富含支链氨基酸混合液对恢复不能耐受蛋白食物摄入患者的正氨平衡是安全有效的。

（3）GABA/BZ 复合受体拮抗药　荷包牡丹碱（GABA 受体的拮抗剂），不良反应大，不适用于临床；氟马西尼（弱安定类药受体的拮抗剂），1~2mg 静脉注射，可迅速改善肝性脑病昏睡、昏迷，但作用时间短。

（4）左旋多巴及卡比多巴的应用　后者可在血中抑制多巴脱羧酶的代谢，使前

者的血中剂量增加，进入血－脑屏障，代替假性神经递质。用左旋多巴150ml加入液体中静脉滴注。

4. 肝移植

目前，肝移植对于无其他治疗方法可以逆转的慢性肝病来说，是一种公认的有效疗法。随着技术上的不断进步，移植后患者的生存率明显提高。

5. 对症治疗

（1）纠正水、电解质和酸碱平衡失调。

（2）保护颅脑细胞的功能。应用冰帽，降低颅内温度，减少脑细胞能量消耗。

（3）保持呼吸道通畅 深昏迷患者，应及时气管切开给氧。

（4）防治大脑水肿 静脉滴注甘露醇、高渗葡萄糖等以防治脑水肿。

（5）防止出血与休克 有出血倾向者，予以维生素 K₁ 静脉滴注或输注血浆、悬浮红细胞等，纠正缺氧、休克、肾前性尿毒症。

（6）腹膜或肾脏透析 患者伴有明显氮质血症的，可以采用腹膜或血液透析。

（三）辨证治疗

1. 辨证论治

（1）湿浊闭窍

治法：化浊利湿，涤痰开窍。

方药：茵陈五苓散。

药用：茵陈30g，猪苓10g，茯苓15g，泽泻15g，藿香10g，砂仁3g，苍术10g，石菖蒲10g，玉枢丹1.5g。

加减：若恶心呕吐，加法半夏12g，生姜4片；腹胀加大腹皮30g，槟榔12g。

（2）湿热交蒸

治法：清热利湿，醒脑开窍。

方药：茵陈蒿汤加味。

药用：茵陈30g，栀子20g，郁金10g，大黄10g，猪苓10g，泽泻15g，黄连6g，黄芩10g，石菖蒲10g。

加减：若躁动不安加羚羊角1.5g，钩藤12g；恶心呕吐加竹茹12g，法半夏12g；便秘者加芒硝10g，枳实10g。

（3）热毒炽盛

治法：清热解毒，泻火开窍。

方药：栀子金花汤（《景岳全书》）。

药用：黄连6g，栀子10g，大黄10g，黄柏10g，黄芩10g，金银花24g，茵陈30g，蒲公英20g，牛黄10g，石菖蒲14g。

加减：若四肢抽搐或震抖，肌肉强直加羚羊角粉1.5g，钩藤12g；呕多者加竹茹15g，生姜汁10g。

（4）热入营血

治法：清营凉血，醒脑开窍。

方药：犀角地黄汤加味（《备急千金要方》）。

药用：犀角2g，生地15g，丹皮10g，黄连6g，茵陈20g，栀子10g，大黄10g，石菖蒲10g，赤芍10g，玄参15g。

加减：若黄疸急起、尿少、便秘者加虎杖12g，芒硝10g，枳实12g；发斑加紫草12g，丹皮10g。

（5）瘀热互结

治法：清热凉血，化瘀开窍。

方药：桃仁承气汤合凉血四物汤（《伤寒论》《医宗金鉴》）。

药用：大黄10g，桃仁10g，芒硝10g，枳实10g，当归10g，赤芍10g，生地15g，丹参15g，牛黄10g，石菖蒲10g。

加减：若身目黄加茵陈30g，泽泻12g，黄连20g；吐血发斑加玄参12g，紫草15g。

（6）气阴衰竭

治法：益气养阴固脱。

方药：生脉散加味（《内外伤辨惑论》）。

药用：人参10g，麦冬15g，石菖蒲10g，五味子12g，龙骨15g，牡蛎30g，山茱萸10g，黄连6g。

加减：若恶呕者加法半夏 10g，竹茹 10g；四肢厥冷加附子 6g。

2.外治疗法

（1）针刺疗法　选穴脑户、大敦（双侧），每日 2 次，强刺激，持续 10 分钟。

（2）中药贴敷法　生栀子、滑石各等分，研末。菜油或蜂蜜调和，贴肝区 8~12 小时，外用油纸，纱布包扎。如肝区刺痛用桃仁、红花、三棱、莪术、没药各 12g，乳香 10g，煎煮后入布袋热敷肝区。

（3）针刺十三鬼穴　主穴取十三鬼穴，首先针刺水沟，左入右出（进时顺时针捻转，出针时逆时针捻转）；次针选少商穴，直刺进针 6mm；三针隐白穴，进针 4mm；四针大陵穴，进针 10mm；五针刺申脉，火针三下；六针刺风府，针尖对准喉结方向进针 20mm；七针颊车，温针刺入；八针承浆穴，横针进针 10mm；九针间使穴，直刺进针 20mm；十针上星穴，向上平刺进针 20mm；十一针会阴穴，直刺进针 20mm；十二针曲池穴，中粗火针点刺；十三刺选舌下中缝（海泉）。单穴单取，双侧有穴者同时取穴针刺。着重强调手法操作，除火针及点刺穴位外，余穴位给予捻转泻法，左侧穴位逆时针捻转，右侧穴位顺时针捻转，刺激强度要大，捻转频率 80 次/分以上，持续时间宜长（每次 1 min），留针时间宜短（＜5 分钟）或不留针，选用直径 0.30mm，长 20~40mm 不锈钢毫针，每天 2 次，7 天为 1 疗程。适应证：肝性脑病患者，改善肝功能，降低血氨。

（4）中药保留灌肠　①生大黄 60g，乌梅 30g，芒硝 20g，加水 800ml，浸泡后急煎 5min，温置药液 500~700ml，用 30cm 肛管灌达结肠，尽量保留，5~10 分钟后排泄。主治：重症肝炎、肝性昏迷见低热腹胀、湿热蕴结。

②益木脑液：生大黄 30g，芒硝 20g，蒲公英 30g，煅牡蛎 20g，石菖蒲 30g，乌梅 30g，煎药 400ml，取 200ml，保留灌肠。主治：肝性脑病、肝硬化、重症肝炎导致的腹胀、神昏、大便干结。

3.成药应用

（1）紫雪丹　鼻饲，主治热入心包、热动肝风见高热烦躁、神昏谵语、惊风抽搐等。

（2）安宫牛黄丸　每服 1 丸，或鼻饲；主治：邪入心包、高热惊厥、神昏谵语等中毒性脑病、脑膜炎。

（3）醒脑静注射液　20~40ml 加入 5%GS 或 0.9%NS 中，静脉滴注，一日 1 次，疗程 7~10 天。主治：气血逆乱、脑脉瘀阻所见神志昏迷、抽搐呕吐等。

（4）清开灵注射液　20~40ml 加入 5%GS 或 0.9%NS250~500ml 中，静脉滴注，一日 1 次，疗程 7~14 天。主治：热病、神昏、神志不清等。

（四）名家治疗经验

关幼波

关幼波认为本病为湿热内结证，痰热蕴毒，毒火攻心，以致内闭所致。治当清热解毒，开窍醒神或芳化除痰，醒神开窍。常用方药：黄连、黄柏、栀子、蒲公英、紫河车、黄芩、栝楼、橘红、杏仁、半夏、天竺黄；芳香化浊用麝香、佩兰、玫瑰花；开窍用石菖蒲、远志。慢性肝昏迷为气血不足，阴阳俱损，肝阴不足，血不养肝，肝风内动。治宜补虚扶正，醒神开窍为主，兼清余邪。

五、预后转归

肝性脑病的发生多由于严重的肝病引发中枢神经系统疾病。它以机体神经系统代谢紊乱、意识行为的改变为特征。严重者可很快出现昏迷及死亡，是一种发展较快，病情较重病死率较高的疾病。中医认为本病为湿热毒邪。痰热蒙闭清窍所致。

而本病的后期会出现阴阳俱虚的病理变化。在治疗上需清热解毒，开窍祛痰。因变化进展较快，需十分迅速地控制病情。本病的预后转归与其机体的功能状态、感邪的轻重及治疗是否及时有密切关系。若机体脏腑功能较差，素体阴虚阳亢，则湿热之邪蕴积体内，更伤正气，正不抗邪则邪气必定弛张，造成正气愈竭而邪气愈旺，预后不良。较早期的治疗，能使机体脏器功能较快恢复，使肝脏功能得以代偿，机体内有害物质能顺利排出并解除其毒性。如失治误治，肝失代偿，出现肝性脑病则预后不良。

六、预防调护

本病的发生多因急、慢性病毒性肝炎所致。故临床上首要的问题是预防肝炎的发生。要注意饮食卫生，注意血液传播的途径，采用注射乙肝疫苗的方式较为可靠。在发生肝炎时，要积极治疗，彻底治愈。在肝性昏迷之前，要注意饮食，减少蛋白摄入，防止胃肠道出血，保持大便通畅及情绪稳定，尽量不服用引起肝脏损害的药物。配以中药预防肝炎流行如：茵栀甘草汤：茵陈30g，栀子10g，甘草5g。水煎服，日一剂，连服3天。贯众浸泡地黄汤：贯众500g，浸泡于能容两担水的水缸内，饮服其水，连服一周。

七、专方选介

清热开窍退黄汤：茵陈30g，生石膏30g，川黄连10g，大黄10g，栀子10g，犀角6g，板蓝根30g，金银花30g，丹参15g，丹皮10g，郁金10g，连翘10g。用法：先煮生石膏、川黄连、犀角、丹参50分钟后，再下诸药去滓取汁多次少量一昼夜服完。功效：清热解毒，利胆退黄。主治：重型肝炎之壮热身黄，烦躁不安，恶心呕吐、便干。

清热开窍退黄汤：茵陈60g，生石膏30g，川黄连10g，栀子10g，板蓝根10g，丹皮10g，连翘20g，郁金10g，石菖蒲10g，犀角6g，羚羊角1g，丹参15g。功效：清热开窍、利胆退黄。主治：重型肝炎之壮热发黄、躁动不安、牙关紧闭、昏迷、衄血或便血。

气阴两补退黄汤：西洋参10g，沙参20g，金石斛30g，生地黄30g，生石膏30g，丹参20g，郁金10g，茵陈30g，连翘15g，犀角5g，羚羊角10g，石菖蒲10g。功效：补气养阴，清热开窍。主治：重型肝炎之身黄、神倦、嗜睡或昏迷，低热，口鼻气臭，舌绛、无苔。

益气回阳开窍汤：人参6g，制附子6g，干姜6g，石菖蒲10g，郁金10g，当归10g，茵陈30g。用法：水煎50分钟，取汁频服。功效：益气回阳、开窍醒神。主治：肝性昏迷之嗜睡转昏迷、黄疸，腹胀大，小便短少，息微肢厥，舌淡、苔白，脉沉细欲绝。

八、研究进展

（一）病因病机

周大桥教授认为肝性脑病多属湿热蕴蒸，中焦阻滞。腑气不通，以致湿浊蒙蔽心窍。神明无主。其中腑气不通与脑窍被蒙闭是本病的两个关键病机。脑窍被蒙闭和腑气不通二者相互影响，相互促进，形成恶性循环，使病情不断加重。所以，要打破这种恶性循环，单用通腑法泻下浊气是不够的，要合用开窍法，双管齐下，使脑主元神之职能复常，自然病情容易恢复。常战杰教授根据"肝-肠-脑"轴系统理论，认为肝性脑病是基于痰浊、湿热、瘀毒积于大肠，大肠传导失常、浊毒上逆扰乱神明的病理机制。薛博瑜认为肝性脑病病机主要包含肝体不舒，阳郁生风；火热炽盛，内闭心包；痰湿内盛，蒙蔽神窍；

肝肾阴亏，虚阳上扰；肠毒内生，神明瞀乱五个方面。钱英提出轻微型肝性脑病基本病机是肝肾不足，痰瘀阻络，肝肾不足贯穿本病的始终。

（二）辨证思路

根据其临床表现，可将其归属为"神昏""黄疸""积聚""鼓胀"等范畴。初期多为疫毒、痰浊、湿热、瘀血内盛，壅阻脉络，蒙蔽清窍，扰乱神明；后期，多为脏腑虚损，阳虚阴竭，甚至明阳离绝、阴微阳脱等导致病情加重。其病机多为邪毒内蕴脏腑，郁久化热、灼伤阴津，日久肝阴内耗，肝火上炎，肝风内动、扰乱神明；或肝失疏泄，脾失健运，以致瘀血痰浊壅阻，上蒙清窍；甚或久病及肾，脏腑虚损，阴虚阳亏，阴阳离决，神明失其主，导致神昏、痉厥。

（三）治法探讨

赵文霞教授提出"通腑泄浊，开窍醒神"的中医理论，药用"生大黄、石菖蒲、郁金、乌梅"之醒脑汤，用以灌肠起到通下治上、开窍醒神之效，起到降低肠道内毒素水平、缩短苏醒时间的作用。卢秉久教授认为，其病机特点为本虚标实。须标本兼顾，早期以攻邪为主，后期以补虚扶正为主。过早补益，则易滋腻碍脾，助长痰湿之邪。汤建光教授则针对该病邪毒内蕴、痰热上扰的病机特点，自拟通腑醒脑汤，以奏通腑泄热、醒脑开窍之效。

（四）评价与展望

肝性脑病发病机制较为复杂，应早发现、早治疗，延缓慢性肝病发展进程。西药在降氨和调节肠道菌群方面具有确切效果，在解毒护肝、醒神开窍方面作用尚不明显。中医学在治疗上注重"整体观"和"辨证论治"，在降血氨、解毒护肝、调节肠道环境、通腑开窍等方面均取得了一定的进展。因此，发挥中西医结合在治疗肝性脑病的优势，具有广阔的前景和未来。

主要参考文献

［1］韦新，程万里，张荣臻. 大黄煎剂治疗轻微肝性脑病的临床研究［J］. 长春中医药大学学报，2011，27（01）：26-27.

［2］虞茹娅，詹乐强. 中西医结合治疗肝性脑病临床疗效观察［J］. 中国中医药科技，2014，21（05）：568.

［3］方冬梅. 安宫牛黄丸联合门冬氨酸鸟氨酸治疗肝硬化合并肝性脑病疗效观察［J］. 现代诊断与治疗，2014，25（15）：3398-3400.

［4］靳伟，汤建光. 汤建光教授治疗肝性脑病经验［J］. 中医临床研究，2014，6（02）：94-95.

［5］王飞. 大黄醒神汤灌肠治疗肝性脑病54例临床观察［J］. 中国中医急症，2014，23（03）：522-523.

［6］杨国红，张红蕾，王晓，等. 解毒醒脑液治疗肝硬变早期肝性脑病疗效评价［J］. 中医学报，2014，29（04）：577-579.

［7］沈全鱼. 中医对肝炎肝硬化的辨证论治（第七版）［M］. 山西人民出版社，1983.9.

［8］朱世增. 关幼波论肝病［M］. 上海：上海中医药大学出版社，2009：67-84.

［9］龚志贤. 老中医龚志贤经验［M］. 北京：人民卫生出版社，1984.

第二十七章　胰性脑病

胰性脑病（Pancreatic encephalopathy，PE）是胰腺炎发生时的中毒性脑病，见于急性胰腺炎或慢性复发性胰腺炎急性加剧期，化脓性胰腺炎及增生再发性胰腺炎多见。其主要有意识模糊、定向力低下、幻觉以及激动伴妄想等临床表现，它是由于蛋白水解酶和磷脂酶 A 等通过血-脑屏障损伤脑组织和血管引起中枢神经损伤的脑病，其早期诊断较难、死亡率较高且预后较差。

中医将重症急性胰腺炎大体归于"结胸""腹痛""呕吐""腹满""脾心痛"，胰性脑病则归于"狂证""癫证"的范畴。

一、病因病机

（一）西医学研究

胰性脑病（PE）的产生主要是因胰蛋白酶、胰腺脂酶、弹力蛋白酶、磷脂酶 A（PLA）及糜蛋白酶等进入血液循环，引起脑组织的代谢障碍，进而诱发一系列的中枢神经精神症状。此外在患上重症急性胰腺炎（SAP）时，患者常由于真菌及细菌感染、营养缺乏、电解质紊乱等原因，而引发 PE。其发病发生机制大致总结如下。

1. 胰酶作用

目前，广泛认同的是胰酶在 PE 发病机制中的作用，AP 发生时，大量胰蛋白酶、磷脂酶 A、弹力纤维酶、血管舒张素以及激肽等入血，引起神经细胞中毒、水肿、代谢障碍以及静脉淤血、小出血灶、脑软化等，从而引发形式多样的精神神经症状。

2. 电解质紊乱及低氧血症

脑组织血液供应非常丰富，每分钟约有 750~1000ml 血液流经脑组织，脑细胞容易受血氧、水、电解质以及渗透压等变化的影响。AP 时常常会出现血液钾、钠、钙、镁等电解质的降低，诱发脑细胞出现代谢障碍和脑水肿，出现颅内高压、脑膜刺激征等表现。同时 SAP 患者血液中 PLA 可导致肺泡表面活性物质被破坏，引起肺通气/血流比值发生变化，诱发低氧血症；AP 时的急性肺损伤等原因也会导致低氧血症，进而引发脑组织代谢紊乱。

3. 感染因素

SAP 常合并出现严重细菌感染、真菌感染。病原体毒素可直接影响脑细胞，破坏线粒体，使三磷腺苷合成减少，脑细胞代谢发生障碍，出现细胞性脑水肿；真菌导致的中枢神经系统感染会出现精神异常，甚至昏迷。

4. 维生素缺乏

在 AP 发病及治疗过程中，患者长期禁食，消化、吸收功能出现障碍，导致多种维生素缺乏。维生素 B_1 缺乏会引起 Wernicke 脑病，出现丘脑背核以及乳头体的损害，导致部分认知功能出现丧失。

5. 低蛋白血症

AP 时，机体处于高分解状态。SAP 时，大量蛋白质及组织液渗入腹腔。治疗时只补晶体液，诱发低蛋白血症，促使胶体渗透压下降，进而导致或加重脑水肿，脑组织出现微循环障碍。

6. 其他因素

酗酒、酒精中毒、胰腺坏死，手术创伤，大量肌红蛋白、肌酐、肌酸等毒性物质吸收进入脑组织，肾功能不全、胰岛功能障碍时，导致血糖浓度逐渐升高，出现高渗性昏迷等，加重脑损伤。

（二）中医学认识

中医认为脾胃受损以致气滞湿阻血瘀，郁而化热，上扰清窍，故见神志不清、谵妄等。其根本不外乎湿、热、瘀。纵观本病，病机转化由气分至血分，由实转虚，再至虚实夹杂，治疗上主要以清热通腑化瘀。《神农本草经》记载大黄"味苦寒，主下瘀血，血闭，寒热，破癥瘕积聚，留饮，宿食，荡涤肠胃，推陈致新"，故清热通腑化瘀可达到去邪实、清神志之功效。

二、临床诊断

（一）辨病诊断

1. 临床表现

多为精神神经症状，呈一过性精神错乱、意识障碍和神经衰弱样等症状群。AP发病后1周和重症胰腺炎术后1~4周内或疾病恢复期发生率高，持续1天到数周。表现为迫害性幻觉、精神错乱状态、定向力丧失，渐至嗜睡、木僵直至昏迷。病情越严重，精神障碍持续时间就越长。AP如无恶化，则仅出现神经衰弱样证候群，表现为全身衰弱、头痛不安、疲倦无力及睡眠障碍等症状；多伴有多汗、心动过速、血压不稳等自主神经功能障碍表现。故据此临床上可分为3型：①以头痛多语、烦躁失眠、谵妄，甚至躁狂等为主要表现的兴奋型；②以淡漠、痴呆、木僵、嗜睡甚至昏迷为主要表现的抑制型；③混合型，兼有以上两型的表现。

2. 脑膜刺激征

颈项强直，Babinski征和Chaddock征阳性等，同时出现脑脊髓病证候群与精神障碍和脑膜刺激征，包括角膜反射迟钝、水平性眼球震颤、肌肉疼痛、吞咽困难、耳聋、面瘫、运动或感觉性失语、痉挛性瘫痪、四肢强直、腹壁反射消失、反射亢进或消失、锥体束征和局灶性神经损害等。有时可有去皮层状态、共济失调、癫痫样发作和复视等。有人认为伴眼球震颤者，预示脑病为不可逆性，几乎全部死亡。

3. 生化指标

除部分患者有血糖升高外，脑脊液、淀粉酶等检查多无异常或缺乏特异性。目前，血清髓鞘碱性蛋白（MBP）是有望成为早期诊断PE的可靠的生化学指标。MBP是神经组织特有的蛋白质，是髓鞘的主要构成成分之一。血清MBP水平可视为判断SAP有无脑损害及其严重程度的一种高特异性且简便的指标。

4. 特殊检查

（1）脑电图　主要表现为轻、中度广泛性慢波，同步性θ及δ波爆发等，多见于慢性胰腺炎（CP）并发PE者，但非特异性，病愈后脑电图恢复正常。

（2）头部CT　多为阴性，少数可出现大脑呈局灶性坏死或类脑炎改变。

（3）MRI　可见脑室周围及基底核区水肿、小灶性出血以及脱髓鞘改变和类脑炎改变。

（二）辨证诊断

胰性脑病因毒邪气入脑窍，导致脏腑功能失调、气血运行不畅，痰湿内阻，上蒙清窍致神志改变，在临床上所表现的症状复杂多变，按中医症状诊断不好归类。但辨证分型均以病机为据，故辨证诊断合而论之。

望诊：神倦或时清时昧，或烦躁不安，或嗜睡，昏不识人，撮衣摸床，四肢颤动，项强直，舌质红、绛或青紫、紫黯，苔白腻浊，或黄腻浊，或少苔。

闻诊：恶心呕吐、哕声阵阵，或悲伤欲哭，舌强言謇，或躁扰狂叫不止。

问诊：神志不清、语无伦次或昏迷，呼之不应。

切诊：脉弱，或虚大或细滑或数。

1. 腑实熏蒸

证候：神昏谵语，躁扰不宁，循衣摸床，日晡潮热，腹痛、腹部胀满，大便秘结，舌质深红，苔黄燥起芒刺，脉沉实有力。

辨证要点：神昏谵语，躁扰不宁，日晡潮热，便秘、腹胀，苔黄糙。

2. 湿浊蒙窍

证候：神志昏蒙，或昏而时醒、躁扰不宁，身热不扬，胸闷恶心，时有腹痛，舌苔白或黄而腻垢浊，脉濡。

辨证要点：神志昏蒙，身热不扬，时有腹痛，苔腻垢。

3. 胰毒入脑，脑神受损

证候：头痛较重，面红目赤，躁扰不安，甚则手足厥冷，神昏或昏聩，半身不遂，鼻鼾痰鸣，肢体强痉拘急，项背身热，频繁抽搐，舌质红绛，舌苔黄腻或干腻，脉弦滑数。

4. 气阴两虚，气滞血瘀

证候：神疲乏力，气短汗出，头痛，头晕耳鸣，面色晦暗，腹部隐痛，大便溏泄，舌质紫，暗淡或有瘀斑，脉细涩。

辨证要点：神疲乏力，气短汗出，舌质紫或有瘀斑。

5. 阴脱阳亡

证候：面色苍白，自汗不止，四肢厥冷，呼吸低微，舌质淡无津，脉微细欲绝。

辨证要点：四肢厥冷，自汗不止，脉微细欲绝。

三、鉴别诊断

（一）西医学鉴别诊断

首先需与神经精神疾病鉴别，要注意低氧血症或急性呼吸窘迫综合征致脑缺氧所引起的精神症状；低血糖和高血糖导致的昏迷，高渗性或酮症酸中毒性昏迷；严重感染、败血症引起高热、头痛、谵妄、嗜睡等症状；炎性介质致大量液体渗出导致低血容量性休克，进而出现脑循环障碍，表现为淡漠、嗜睡、反应迟钝等，因未能及时提高胶体渗透压，液体渗透入脑组织，引起的脑水肿；转移性脑瘤、维生素缺乏等引起的脑部症状等。对胰腺炎表现不典型、AP 恢复期及慢性复发性胰腺炎出现意识和精神障碍者，应考虑到 PE 的可能，以免误诊。近年来发现，在病程后期，甚至在恢复期也会发生脑病症状，称为韦尼克脑病，韦尼克脑病多为乙醇依赖者，表现为眼震、眼肌麻痹、共济失调、意识障碍，经 B 族维生素治疗后可迅速恢复正常。SAP 患者治疗过程中长期禁食静脉营养不均衡，以致 B 族维生素的缺乏，近年来，国内有作者用维生素 B，治疗部分 DPE，患者能快速的恢复，因此也将 DPE 称为韦尼克脑病。

（二）中医病证鉴别诊断

本证因有昏迷、抽搐及发黄的表现，故应与痫证、厥证及黄疸相鉴别。

1. 痫证

痫证患者既往有类似发作病史，发作时四肢抽搐、口吐白沫、口中如猪羊叫声，醒后如常人；而本证因胰毒所致，一旦昏迷，多难救治，经抢救治疗即使苏醒者，亦多异于平常。且胰脑患者多有慢性胰腺炎病史，或因腹痛为首发症状，既往多无类似病史。

2. 厥证

厥证发作时多见面色苍白、四肢厥冷，短时间内逐渐苏醒，多因情志因素引发，有明显的郁怒、生气病史，无明显的其他脏腑功能失调变化。

3. 黄疸

黄疸患者因属湿热毒邪入里致病，可以出现急黄的症状，分湿偏盛：身黄、目黄、尿黄，黄色不鲜亮，皮色晦暗，口不渴或渴不欲饮，身困倦怠，喜静，舌苔腻。热偏盛：身目发黄如橘皮，色泽亮，发热重，口渴喜饮，便干或黏而不爽，烦躁，舌苔黄腻。且黄疸患者多有慢性肝病病史。

四、临床治疗

（一）提高临床疗效的基本要素

由于 PE 是 SAP 病程中伴随出现的一组综合证候群，故积极治疗胰腺炎是预防 PE 的基础。预防腹腔和胰腺感染等是治疗的关键步骤。抑制腺体的分泌，保持引流管通畅，腹腔灌洗去除腹水中毒性强烈有害物质，纠正贫血、低蛋白血症和水电解质紊乱，全胃肠外支持治疗，改善患者营养状态。另外在早期，严密地观察病情的变化，行动态评分，评估 SAP 的严重程度，积极液体复苏。临床上出现急性呼吸窘迫综合征早期患者，在面罩给氧不能改善症状时，应及时给予插管行呼吸机辅助呼吸，少尿或无尿的患者，应根据血压以及中心静脉压来决定补液的总量和速度。对上述内科治疗无效者，及时采用 CRRT 血滤治疗。检测血糖变化，使其 < 15mmol/L。进入感染期后，须预防出现各种可能的感染，可酌情给予免疫增强剂。在疾病 3~4 周时行 CT 增强检查，明确胰腺坏死部位、范围，确定手术时机。术后合理应用抗生素预防感染，长期使用第三代头孢类患者，常规应用抗真菌药物 1~2 周，预防真菌感染，当引流管周围形成完整窦道时，给予抗生素液冲管或退管等治疗。通过以上综合治疗，可将 PE 的各种诱发因素降到最低范围内，对出现 PE 者，需积极分析、寻找并去除原发诱因，及时纠正内环境紊乱，适当给予营养神经细胞药物，如胞磷胆碱、甲氯芬酯和 β 内啡肽拮抗剂纳洛酮等促使脑复苏。早期出现有中毒性脑水肿、脑损伤时，可给予甘露醇脱水，或给予冰帽、冬眠疗法，以减轻脑耗氧、保护脑细胞治疗；或给予短效苯二氮䓬类镇静治疗，消除症状。

研究认为 PE 的发生与胰酶对中枢神经系统的损伤密切相关，其中 PL 是引起 SAP 时胰腺坏死的一种主要物质，也是促发 PE 的主要物质，所以抗胰酶治疗是一种关键的 PE 治疗手段。

（二）辨病治疗

1. 抗胰酶治疗

（1）抑肽酶　对抗胰血管舒缓素，抑制蛋白酶、血清素和糜蛋白酶，阻碍缓激肽原变成缓激肽。

（2）质子泵抑制剂及 H_2 受体拮抗剂　二者均可通过抑制胃酸的分泌，进而抑制胰腺的分泌，此外还能很好地预防应激性溃疡引起上消化道出血，其中奥美拉唑有着较好的疗效。

（3）注射用甲磺酸加贝酯（FOY）　FOY 具有因子 X、纤溶酶与抗凝血酶作用，其能快速地缓解临床征象、防止病情恶化、缩短病程并降低死亡率，疗效较抑肽酶高 20%。

（4）蛋白分解阻断剂　此类物质中的 FUT-175 与 FOY 有着相同的作用，但其疗效却比 FOY 高 9 倍。其用法是每次 10mg，一日 2 次，静脉滴注。

（5）注射用乌司他丁　广谱酶抑制剂，具有抑制纤溶酶、胰蛋白酶、弹性蛋白酶的作用，还具有稳定溶酶体酶与拮抗白细胞弹力酶的作用。目前乌司他丁治疗急性胰腺炎疗效确切、费用低廉，因此其为治疗急性胰腺炎的不二之选。

（6）注射用生长抑素　其化学结构与作用和天然生长抑制素相同，能有效地抑制胰腺的内外分泌以及血小板中的激活因子所具有的活性，因此具有很好的细胞保护功能。临床常与乌司他丁联合应用，效果远比单用效果好。

2. 对症治疗

（1）胃肠降压　对患者进行常规的进食通常会引起其肠梗阻、呼吸困难与腹胀，肠胃降压能很好缓解以上症状，同时减少胰酶分泌。

（2）维持患者的水电解质平衡　SAP时患者的胰腺周围与腹膜后将会出现很多渗出液，加上禁食，必然会引起 Na、K、Ca、Mg 与各种维生素的缺失。学者在对 53 例低钠血症患者进行研究中发现不合并低氧血症的 SAP 时患者均能得以痊愈，合并有低氧血症的 SAP 患者则出现死亡或者遗留不同程度的永久性脑损害，维生素在脑细胞的代谢过程中起着重要的作用，但是维生素 A、E、C 等抗氧化剂在医疗方面的应用仍未得以确定。同时，在 SAP 的治疗中，维生素等抗氧化剂对脏器功能紊乱的改善无显著意义。目前，在 SAP 早期治疗中，一般会采用全肠胃外营养，当患者病情稳定后，当尽快过渡至肠内营养，以防肠内细菌移位导致胰腺坏死。此外，早期积极补液治疗能在一定程度上降低病死率，也能防止胰腺坏死。但是，补液的时机与液量仍未明确，在临床治疗中医护人员需要对伴发因素、患者的补液反应以及体重指数进行充分的考虑，及时观察患者的血压、心率、中心静脉压及尿量，及时调整补液速度。另外，由于 SAP 时常会并发维生素缺乏、低氧血症、电解质紊乱等，上述诸多因素易引起患者的脑细胞代谢障碍，出现脑水肿，从而引起脑膜刺激征、颅内高压等症状，因此，在积极的补液降胰酶的基础上，患者出现神经症状之时，应给予甘露醇、甘油果糖等脱水降颅压。可用冰帽疗法、冬眠等降低脑耗氧、保护脑细胞。

（3）钙通道阻滞剂　研究表明，胰腺泡细胞钙超载在 SAP 病发中具有中心地位，是 SAP 引发的关键环节，还是促进 SAP 发展的主要因素。周新泽等用维拉帕米抑制 PLA2 的活化现象以实现较好的 SAP 治疗效果，为医学界提供了新的 SAP 治疗思路。

（4）抗菌药物治疗　SAP 常并发严重的细菌感染，约三分之一的患者会并发胰腺感染坏死。选择抗生素时需充分考虑革兰阴性菌、厌氧菌等诸多的肠道常驻菌，须与抗菌谱配对，同时具有较好的渗透性，如美罗培南、亚胺培南、哌拉西林、头孢菌素、喹诺酮等已被证实具有足够强渗透力的抗生素。研究表明，相比对静脉给药，动脉给药可提高 5~10 倍药物浓度，而且能很好地降低病死率以及感染发生率。

3. 外科治疗

（1）腹腔灌洗　腹腔灌洗能够很好地清除患者腹腔内的细菌、胰酶、内毒素、炎性因子等，减少其进入血液循环，以及损害其他组织器官。

（2）手术治疗　多数学者皆认为早期是手术治疗 PE 的关键所在。不过近年来的临床实践表明，早期的大面积清创对提高 PE 的治愈率无明显作用，反而会造成患者病情的加重，引起其他脏器损伤。因此，应当制定差异化、个体化方案，根据患者具体情况、选择合适时机，进行手术治疗，同时坚持简洁及范围小的原则。由于 PE 病程长与消耗大，患者多有营养不良的现象，因此空肠造瘘对患者术后的营养支持与体力恢复有着积极的作用。

4. 高压氧治疗

高压氧能很好地增强吞噬细胞的吞噬功能，改善胰腺组织细胞免疫功能，降低胰腺感染及组织损伤。同时降低白细胞和血管内皮细胞刺激与损伤、减少血细胞的聚集、抑制微血栓的形成。

5. 其他治疗

PE 预后和 SAP 的严重程度密切相关，除上述治疗方式外，还应选择其他合适的全面治疗。对有急性呼吸窘迫综合征的早期患者，面罩给氧仍未能缓解病情时，及时插管行呼吸机辅助呼吸；对少尿或无尿的患者，根据其血压与静脉压决定补液量及速度。及时地监测患者血糖，及时地调整胰岛素的用量，防止出现高血糖与高渗性昏迷。

（三）辨证治疗

中医治疗主要选用黄芩、黄连、柴胡等，水煎制剂，进行分次保留灌肠，具有清热解毒与通里攻下的疗效，将毒素由肠道排出，减轻患者症状。实验表明，中药灌肠治疗联合应用地塞米松，能够很好地抑制 SAP 患者并发急性呼吸窘迫综合征，缩短其住院时间。

1. 辨证施治

（1）腑实熏蒸

治法：通腑泄热。

方法：柴芩承气汤加减。

药用：大黄 12g，枳实 12g，芒硝 12g（冲服），厚朴 10g，柴胡 12g，黄芩 12g，半夏 9g，胆南星 12g，延胡索 15g，郁金 15g，丹参 15g。

加减：如高热发狂可加生石膏（先煎）30g，知母 12g，栀子 12g；如神倦少气，口舌干燥加玄参 12g，生地 12g，人参 10g，甘草 10g。

（2）湿浊蒙窍

治法：清化湿浊，豁痰开窍。

方药：菖蒲郁金汤。

药用：石菖蒲 15g，郁金 12g，栀子 10g，连翘 12g，牛蒡子 10g，鲜竹沥 14g，姜汁（冲服），玉枢丹（冲服），延胡索 12g，茵陈 15g，郁金 15g，滑石 12g（包煎），竹叶 12g，丹皮 12g，菊花 10g。

加减：偏于热者加服至宝丹 1 丸。

（3）胰毒入脑，脑神受损

治法：清热解毒，豁痰开窍。

方剂：羚羊角汤合黄连解毒汤加减。

药物：羚羊角 3g，黄连 9g，珍珠母 12g，夏枯草 12g，黄芩 9g，栀子 9g，石菖蒲 15g，牡丹皮 9g，竹茹 10g，天竺黄 10g，茵陈 15g，郁金 15g，丹参 15g，川芎 15g，远志 15g。

加减：若鼻鼾痰鸣持续不减，系火热灼津成痰所致，可加竹沥、胆南星、全瓜蒌以增强豁痰之力；神昏重者加郁金，以加强开窍醒神之效。

（4）气阴两虚，毒入脑络

治法：益气养阴，解毒醒脑。

方药：八珍汤合安宫牛黄丸加减。

药用：黄芪 30g，党参 30g，生白术 30g，茯苓 30g，熟地 15g，当归 15g，赤芍 15g，川芎 15g，甘草 6g，茵陈 15g，九节菖蒲 15g，远志 15g，郁金 15g。

加减：寒偏重者加苏合香丸口服；热偏重者加安宫牛黄丸或至宝丹口服。

（5）阴脱阳亡

治法：益气养阴，回阳固脱。

方药：参附汤合生脉散加味。

药用：人参（另炖）20g，麦冬 12g，五味子 12g，山萸肉 30g，制附子 10g，生龙牡（先煎）各 30g。

2. 外治法

针刺治疗：足三里、上巨虚、下巨虚、丰隆、梁丘、上脘、中脘、下脘、地机、脾俞、胃俞、胆俞。神昏者加人中、内关、素髎、十宣、合谷、太冲，平补平泻手法，留针 15~30 分钟。

耳穴：胰区、胆区、内分泌、神门、交感。

3. 成药

（1）醒脑静注射液　20~40ml 加入 5%GS 或 0.9%NS 中，静脉滴注，一日 1

次，疗程 7~10 天；主治：气血逆乱、脑脉瘀阻所见神志昏迷、抽搐呕吐等。

（2）清开灵注射液 20~40ml 加入 0.9%NS250~500ml 或 5%GS 中，静脉滴注，一日 1 次，疗程 7~14 天。主治：热病、神昏、神志不清等。

（3）苏合香丸 鼻饲，一次 1 丸，一日 2~3 次；主治：胰性脑病见牙关紧闭、不省人事、苔白，脉迟者。

（4）安宫牛黄丸 鼻饲或灌服，一次 1 丸，每 6~8 小时 1 次；主治：胰性脑病、胰腺炎见高热烦躁，神昏谵语，口干舌燥，舌红或绛，脉数。

五、预后转归

重症胰腺炎患者出现意识障碍，尤其是兴奋性症状时，要高度警惕出现胰性脑病，胰性脑病是影响重症胰腺炎患者预后的不良因素。高甘油三酯血症和高 APACHE Ⅱ 是胰性脑病发生的预警因素，对于高甘油三酯血症的患者要积极降脂，动态评估 APACHE Ⅱ 评分，结合临床症状、脑电图检查、颅脑影像学检查、血清髓鞘碱性蛋白等指标综合分析，及时发现胰性脑病。

六、预防调护

（一）预防

患者平素饮食以清淡、规律，忌暴饮暴食、酗酒、饱食后剧烈运动，对于甘油三酯过高者，及早地给予药物及饮食控制，力避急性胰腺炎的发生。对于急性胰腺炎患者，予以及早地治疗，如抑制胰腺的分泌药物的应用，手术者保持各种引流管通畅，腹腔灌洗祛除水中毒性强烈的胰酶、激肽等有害物质，改善患者的营养状态，纠正贫血、低蛋白血症和水电解质紊乱，全胃肠外支持治疗，预防胰腺和腹腔感染，从而防止发展为胰腺脑病。

（二）调护

饮食宜清淡易消化；急性重症者应禁食；昏迷的患者要加强调护，严密观察生命指征的变化，做好记录。注意患者伴发症的变化，如高热、抽搐、黄疸、呕吐、脉象等；患者应取平卧位，如有痰涎及呕吐情况者应头向一侧偏斜，以利于分泌物的排出，防止窒息；抽搐者将其舌向前提出或以舌钳拉出，预防舌后坠；定时吸痰、翻身；注意二便情况，导尿管的通畅、大便通畅等，防止尿路感染；昏迷前 1~2 天，可暂禁食，由静脉输入营养。

七、专方选要

通腑清胰汤：桃仁、大黄（后下）、大枣、川芎、蒲公英各 15g，枳实、厚朴、黄连、葛根各 12g，芒硝 10g（冲服）。每日 1 剂，水煎鼻饲，每 8 小时 1 次，治疗持续 1 周。功效：通腑泄热、活血解毒。主治：重症胰腺炎见神昏谵语、躁扰不宁、便秘、腹胀、舌暗红，苔黄腻。

胰必清：大黄（后下）30g，芒硝（另包）30g，鱼腥草 30g，蒲公英 30g，柴胡、厚朴、枳实、茵陈、黄芩各 15g，木香 10g，煎制提取 300ml，患者口服或胃管注射 150ml/ 次，3 次 / 天，灌肠 2 次 / 天，功效：通腑泻下。主治：胰腺炎见腹痛拒按，大便不通，脘腹胀满者。

八、评价及瞻望

胰性脑病多由急性重症胰腺炎诱发，其死亡率高，预后不良，已引起社会上越来越多的重视。目前主要侧重于原发病的治疗，中医与西医都在各自的领域拥有不同的优点，西医在治疗中多强调控制胰酶的分泌和活化程度、进行液体复苏等方法，在对症治疗方面具有较高的意义，但有其局限性。而中医则在治疗中根据病因辨证施治、依照病程分期论治、对患者个体化辨别、综合采用内服方剂，外用中药灌肠、药物外敷、针刺等多种给药途径干预等方面的诊疗理念，随着研究的进一步深入，中医药在胰性脑病临床治疗的应用上会更广泛。

主要参考文献

［1］汤志刚，陈炯，邵成颂，等. 重症急性胰腺炎合并胰源性脑病的诊断及治疗［C］. 中华医学会外科学分会胰腺外科学组. 中华医学会第十一届全国胰腺外科学术研讨会论文汇编. 中华医学会外科学分会胰腺外科学组：中华医学会外科学分会，2006：156-157.

［2］许州，王春友. 胰性脑病发病机制及诊治研究进展［J］. 医学综述，2007（14）：1087-1089.

［3］马代全，黄桂蛟，田道蓉，等. 急性重症胰腺炎合并胰性脑病的临床诊治［J］. 西部医学，2012，24（07）：1320~1321.

［4］王凤莲. 胰性脑病发病机制及诊治进展［J］. 医学理论与实践，2012，25（16）：1982-1984.

［5］张建平，倪家连. 胰性脑病诊治研究进展［J］. 肝胆胰外科杂志，2011，23（05）：439-441.

［6］范晓华，朱科明，邓小明. 胰性脑病和韦尼克脑病［J］. 临床麻醉学杂志，2003（04）：256.

［7］刘补报，李得溪. 重症急性胰腺炎并发胰腺脑病的发病机制研究进展［J］. 中华临床医师杂志（电子版），2015，9（02）：304-308.

［8］张鸿彦，夏庆. 胰性脑病的中文文献15年回顾［J］. 中国循证医学杂志，2005（01）：71-74.

［9］周新泽. 异搏定对急性胰腺炎大鼠磷脂酶A2影响的研究［J］. 中国普通外科杂志，2001.（04）：317-319.

第二十八章　肾性脑病

肾性脑病，是指尿毒症患者在肾衰竭终末阶段，出现的神经、精神等中枢神经系统方面的病变。临床主要表现为倦怠，动作迟缓，记忆力下降，或有欣快、幻觉、抑郁等精神症状。严重者可出现嗜睡，震颤，抽搐，意识模糊，甚至昏迷等现象。

本病证候见于中医"多寐""颤证""关格"证中，主要病因病机为脾肾阴阳衰败，湿浊毒邪内蕴。

一、病因病机

（一）西医学研究

1. 病因

肾小球滤过率和肾小管的再吸收率下降等可致肾单位正常功能的丧失而导致代谢产物排泄障碍，因此诱发肾脏对水电解质、酸碱平衡的调节功能障碍，可引起体内代谢产物、毒素的潴留，多种营养物质缺乏，酶活性受抑等。酸中毒、渗透压改变、电解质紊乱以及贫血、高血压等均可引起肾性脑病的相关神经系统症状。

2. 诱因

发热、感染、腹泻或失水、严重呕吐、精神紧张、严重创伤、尿路梗阻、大手术等都是肾性脑病的诱因。此外，一些基础疾病如高血压、高血脂、糖尿病、心功能不全等也是尿毒症患者发生肾性脑病的重要原因。

3. 发病机制

目前，肾性脑病的确切发生机制尚不明确，研究表明可能有以下几种致病机制。

代谢产物排泄障碍尿毒症期因代谢产物排泄障碍，肾脏对水盐、电解质酸碱平衡调节功能障碍，进而引起体内代谢产物

潴留。脑内 ATP 酶活性降低，脑对 ATP 的利用发生障碍。磷酸果酸激酶的活性受到抑制，进而阻断糖的酵解并影响氧的消耗，脑的代谢率也降低，突触的传递被干扰，神经元之间的相互作用减弱，脑功能减退。

内分泌功能改变尿毒症期继发的甲状腺功能亢进，可使血中甲状旁腺激素（PTH）水平升高。PTH 可使钙内流进而影响组织正常功能、抑制线粒体的氧化磷酸化过程从而影响能量代谢，而且 PTH 可能加重铝的毒性，从而导致尿毒症患者出现透析性脑病。

（1）电解质代谢紊乱和离子转运异常　尿毒症患者体内生物膜上钙泵和 Na^+-K^+-ATP 酶发生了异常的变化，其中电解质代谢紊乱的改变部分是由 PTH 通过非 cAMP 途径作用的结果，而离子转运异常会干扰神经信息在神经突触部位的传递和处理，进而影响患者的脑功能。

（2）各种生长因子、细胞介质对肾脏病的作用。

4. 病理特征

肾性脑病患者脑组织的外观轻度苍白，脑膜稍增厚，脑和脑膜有小出血点，脑实质内渗血。病理改变多表现为代谢性的改变，比如白质瘢痕形成、弥漫性脑水肿等。尿毒症的两个特征性病理改变表现为皮质和基底神经节的血管神经原性水肿，另有研究示，尿毒症脑病早期出现的主要病理改变有微血管病。

（二）中医学认识

中医理论认为，慢性肾衰竭的形成是在反复感邪、饮食劳倦等因素作用下，或失治误治，使其反复发作，迁延不愈。肾

气由虚及损，由损及劳，致脾肾阴阳衰惫，气化不行，湿浊毒邪内蕴。其病机为脏腑功能衰惫，病理因素为水湿、浊毒、瘀血等。尿毒症脑病是正气虚极，邪毒内炽所生之变证。其病机包括两个方面：其一是肾气虚损所致的正气虚极，因肾为一身阴阳之根本，故又有五脏六腑功能衰惫，病变累及中焦，则气血生化乏源，加之邪毒内蕴，攻伐耗损，日久则可见正气大亏，气血两虚，营阴不足，心神失养；或见心肾精血亏损，髓海空虚，脑失所养；或见元气大伤，清阳不升，神明失养，或由气血阴阳不足，筋脉失于濡养，而见虚风内动。其二为邪毒内炽，水湿、浊毒和瘀血是脏腑功能衰惫的病理产物，蓄积于体内，阻碍气机，气血运行不畅，则可见气郁化火，扰动心神，或见酿生痰热，上扰清空，或见气郁痰结，阻塞心窍，或见瘀血阻络，脑脉痹阻，或见气逆上冲，清窍壅塞，或见痰浊郁火，挟风走窜，冲心犯脑，而令神明无主。尿毒症脑病多是正虚邪实并见，早期以正虚为主，后期则邪实较著，总体而言为本虚标实之证。

二、临床诊断

（一）辨病诊断

1. 临床诊断

患者既往有慢性肾病病史，临床上早期患者出现记忆力减退，情绪不佳，继而出现精神、神经症状，如定向力障碍，意识紊乱，谵妄，幻觉等症状。如病情进一步发展可表现为肌肉抽搐、痉挛，肌张力增高，甚至昏迷、惊厥。

2. 实验室诊断

（1）脑电图　脑电图改变出现率高达80%~100%，但其改变是非特异的，与临床症状有关，主要表现为弥漫性慢波，失常的 α 节律，θ 及 δ 波增多，尿毒症脑病的程度愈严重，则脑波的背景频率愈缓慢，波幅愈高。

（2）CT 或 MRI：可见弥漫性脑回变窄，脑沟增宽，脑室脑池扩大，且以额叶颞叶为主。可见低密度病灶和长 T2，T2 异常信号，病灶较集中累及锥体外系核团。

（3）血清尿素氮、肌酐、血钾升高及代谢性酸中毒，但其严重程度与尿毒症脑病的症状不相关。

（二）辨证诊断

肾性脑病可归于中医"颤证""关格"范畴，基本病机是本虚标实，寒热错杂，脾肾阴阳衰惫，气化不利，湿浊毒邪上逆犯胃。

望诊：倦怠乏力，神情淡漠，嗜睡，或狂躁不安，谵语，甚则神昏，或伴水肿，舌质淡胖，苔厚腻或黄腻而干燥，花剥苔。

闻诊：语声低微或声高气粗，恶心，呕吐频作，口中有异味。

问诊：头痛不寐，食欲不振，四肢不温，尿量明显减少，大便干。

切诊：手足搐搦，脉沉细或结代。

1. 脾肾亏虚，湿热内蕴

证候：小便量极少，色黄赤，面色暗滞，倦怠乏力，不思饮食，偶有呕吐，腰膝酸软，舌苔薄黄腻而干燥，脉细数或濡数。

辨证要点：面色暗滞，倦怠乏力，腰膝酸软，舌苔黄腻，脉细数。

2. 脾肾阳虚，寒浊上犯

证候：小便量极少而色清，面色苍白或暗滞，因寒怕冷，下肢欠温，泄泻或大便稀溏，呕吐清水，苔白滑，脉沉细。

辨证要点：面色苍白，下肢欠温，泄泻，苔白滑，脉沉细。

3. 肝肾阴虚，肝风内动

证候：小便量极少，呕恶频作，面部烘热，头晕头痛，目眩，手足搐搦，舌暗红有裂纹，苔黄腻或焦黑而干，脉弦细数。

辨证要点：头晕目眩，手足搐搦，舌暗红有裂纹，脉弦细数。

4. 肾病及心，邪陷心包

证候：小便量极少甚无尿，胸闷，心悸，神识昏蒙，循衣摸床，或神昏谵语，恶心呕吐，面白唇暗，四肢欠温，痰涎壅盛，苔白腻，脉沉缓。

辨证要点：四肢欠温，胸闷，心悸，神识昏蒙，苔白腻，脉迟缓。

三、鉴别诊断

（一）西医学鉴别诊断

1. 出血性脑卒中与缺血性脑卒中

（1）出血性脑卒中 包括硬脑膜下血肿、蛛网膜下腔出血及颅内出血。尿毒症患者发生硬脑膜下血肿的主要原因有头部外伤、高血压及在血液透析中使用抗凝药物。发生蛛网膜下腔出血及颅内出血的原因有多囊性肾病、血液透析中使用抗凝药物、血小板凝集异常、高血压。

（2）缺血性脑卒中 包括脑梗死和短暂性脑缺血发作。尿毒症患者发生缺血性脑卒中主要与血栓栓子、血液透析性低血压、动脉粥样硬化有关。血栓栓子多由尿毒症伴随的扩张型心肌病、动脉的栓子、心律不齐所造成。尿毒症自主神经病变是低血压的重要原因，低血压严重时会导致脑灌流下降和缺血性脑卒中。

2. 癫痫、精神病

此类患者血尿素氮、肌酐正常，不具备引起肾性脑病的基础疾病，故不难鉴别。

3. Werneck 脑病

Werneck 脑病多因慢性酒精中毒，严重营养不良，反复呕吐等致 VitB 缺乏而引起，以精神障碍，眼肌麻痹和共济失调性步态为主要症状。给予 VitB 后病情可得到迅速缓解，二者不难鉴别。

4. 透析性脑病

透析性脑病是一种进展迅速且常致命的疾病，常发生于长期接受血液透析治疗的患者。当血液透析患者出现精神神经症状超过 3 个月，如痴呆、行为错乱、思维错乱、言语障碍、肌阵挛性抽搐等症状，可考虑为透析性脑病，肾性脑病则无既往长期透析史，据此可予以鉴别。

5. 药物性脑病

许多药物如异烟肼、甲硝唑、阿昔洛韦、伪麻黄碱、X 线片对比剂和头孢唑林等由肾脏代谢或排泄，尿毒症患者使用这些药物会出现药物性脑病。药物性脑病常见的表现为颤抖、头痛、小脑或锥体外系症状，停用或剂量减低，患者的临床症状和影像学的异常就会得到改善。

6. 肺性脑病

有慢性阻塞性肺疾病（COPD）史，呼吸衰竭的表现，肺动脉高压，体循环淤血，右心增大等，可使二者区分开来。

7. 肝性脑病

此类患者常有肝炎，肝硬化或长期酗酒史，有脾大、蜘蛛痣、腹壁静脉曲张、上消化道出血、腹水等肝硬化失代偿期表现。有引起肝性脑病的诱发因素，血氨升高，据此可以与肾性脑病相鉴别。

（二）中医学鉴别诊断

淋证以小便频急、滴沥不尽、尿道涩痛、小腹拘急、痛引腰腹等为主要症状的一类病症，其主要病机为肾虚、膀胱湿热、气化失司等。本证则因脏腑功能衰惫，水湿、浊毒、瘀血内停，最后出现阴阳俱虚，阴虚风动的病症。早期有小便量减少或无尿，且本病虽有尿少但兼有浮肿，神志改变症状，故不难鉴别。

四、临床治疗

（一）提高临床疗效的基本要素

本病的病机特点是正虚与邪实互为因果，治疗中祛邪与扶正关系到疾病的预后，因此应当遵循提出的"治主当缓，治客当急"的原则。治主当缓，也就是治疗脾肾阴阳衰败应坚持长期调理，调补脾肾之阳。治客当急，也就是对湿浊毒邪要尽快祛除。

（二）辨病治疗

（1）一般支持治疗　给予优质蛋白、低磷饮食，补充必需氨基酸、维生素等以改善营养不良状况，纠正酸碱电解质紊乱，以减少肾性脑病的发生。

（2）透析治疗　透析是最有效的措施，我国常用的血液净化有血液透析及腹膜透析。对于高分解的患者及快速需要纠正电解质平衡的患者来讲，应首选血液透析。

（3）肾移植　原则上，凡是不可逆的尿毒症患者已经透析或尚未透析，但已达到透析标准的患者均可进行肾移植。

（4）特殊处理

①精神异常的处理：使用镇静安定药，如患者出现精神压抑、情绪低落或自杀倾向者，可用丙米嗪 50~75mg/d，并应进行心理治疗和其他药物治疗。

②抽搐及癫痫发作：可给予镇静药物。有谵妄或兴奋躁动者，可静脉注射安定10~20mg。

（三）辨证治疗

1. 辨证施治

（1）脾肾亏虚，湿热内蕴

治法：健脾益肾，清热化浊。

方药：无比山药丸合黄连温胆汤加减。

药用：山药、泽泻、茯苓、山茱萸、巴戟天、菟丝子、熟地、杜仲、五味子、牛膝、肉苁蓉、半夏、陈皮、枳实等。

（2）脾肾阳虚，寒浊上犯

治法：温补脾肾，化湿降浊。

方药：温脾汤合吴茱萸汤。

药用：附子、干姜、人参、大枣、生姜。

（3）肝肾阴虚，肝风内动

治法：补肾养阴，息风定惊。

方药：左归饮合羚角钩藤汤。

药用：熟地、山药、枸杞、山茱萸、茯苓、炙甘草、钩藤、羚羊角粉、龟甲、鳖甲。

加减：如尿少可去甘草，加泽泻、木通。

（4）肾病及心，邪陷心包

治法：豁痰降浊，辛温开窍。

方药：涤痰汤合苏合香丸。

药用：半夏、陈皮、茯苓、竹茹、生姜、菖蒲、制南星、枳实、人参、甘草，加苏合香丸。

2. 外治疗法

（1）针刺疗法　闭证者取人中、合谷、十宣、十二井穴、太冲、太溪、丰隆、涌泉穴采用泻法，强刺激。脱证可灸百会、神阙、丹田、关元、足三里。

（2）耳针　肾、内分泌、交感、肾上腺、皮质下等穴位为主穴。

（3）外敷法　用生大蒜125g，捣烂，敷于两腰部或两膝眼。若敷后发泡则可涂上凡士林后再敷，每日一次。

（4）中药保留灌肠　①生大黄煎剂保留灌肠，可用于肾衰竭或肾性脑病意识障碍伴大便排出困难者。

②大黄30g，蒲公英30g，煅龙牡各30g，黑顺片10g。操作方法：将中药煎成150ml药液高位灌肠。适应证：肾衰竭或肾性脑病意识障碍伴大便排出困难者；注意事项：严重心肺功能障碍、重度贫血等全身功能差者禁用。

（5）中药药浴法　桂枝50g，大黄100g，皂角刺50g，当归100g，地肤子500g操作方法：煎汤取汁500ml及 NaCl

50g，NaHCO₃250g，倒入盛有 50L 温水的浴缸中，配成药浴外用液，然后让患者头外露浸泡 30min，每日 1 次，1 个月为 1 个疗程。适应证：肾性脑病伴周身瘙痒、水肿等患者；注意事项：严重心肺功能障碍、重度贫血等全身功能差者及皮肤有破溃患者禁用。

（6）中药热敷法　桃仁、桂枝、生附子、乳香、没药等，水浸 1 小时后用沙袋装好蒸熟后热敷双肾区。适应证：慢性肾衰伴血瘀症状者；热敷部位皮肤有破溃患者禁用。

3. 成药应用

丹参注射液：丹参注射液 16ml 加入 5% 葡萄糖溶液 250~500ml 静脉滴注，1 日 1 次。

醒脑静注射液：醒脑静注射液 20ml 加入 5%~10% 葡萄糖注射液或氯化钠注射液 250~500ml 稀释后静脉滴注，每天 1 次，14 天一个疗程。

安宫牛黄丸：清热开窍，每服 1 丸。

（五）名医治疗特色

1. 吴翰香

吴翰香认为肾衰尿毒症期，是一种虚实对垒现象。本虚与标实是治病的关键，故治宜标本兼顾，补虚泄浊。治本宜清滋，忌温补；治标宜缓图，忌攻伐。此外，患者需注意饮食的忌宜，忌荤腥，宜清素。吴氏据自己多年临床经验总结，凡用黄芪、熟地、白芍、当归、枸杞子等偏清滋的药物，多有促进红细胞上升的作用。氮质潴留是氮质血症期的主要矛盾，水肿则为次要矛盾。因此，此期不宜温阳利水，否则利水太过反伤肾阳。若患者出现呕恶、纳差、脘膈痞满等症状，可选用四磨汤、平胃散、左金丸、小半夏汤等方加减，半夏以制半夏为宜。

2. 张镜

张镜主任医师主张湿和热是治疗本病的关键，病位为脾和肾。"一方面湿热蕴阻，脾肾受累，气阴俱损，影响了营血的化生与肾阳的蒸腾；另一方面脾肾衰弱，湿热困聚，清浊蒙混，阴阳乖乱，开阖失序。"认为尿毒症出现精神症状为浊邪内盛，上格下关，治宜益气养营、化湿清热、和胃泄浊，以黄连温胆汤加减治疗。

五、预后转归

肾性脑病患者通过透析治疗后，体内毒素得以清除，短时间内症状可得到缓解，延缓病情发展。但因肾脏本身未得到彻底治疗，故临床上仍有较高死亡率。肾移植由于选择性高且价格昂贵，故在临床上普遍开展有一定难度。

六、预防调护

（一）预防

早诊早治肾脏疾病，正确选用降压药物。预防外感并及时积极治疗感染性疾病，避免使用对肾脏有损害的药物或对肾毒性大的药物。临床上一旦出现肾衰时，应立即给予保护性措施，避免病情进一步发展为肾性脑病。

（二）调护

（1）观察神志肾性脑病患者早期症状不明显，易漏诊，需密切关注患者的神志、行为等异常改变。

（2）注意安全，防意外尿毒症患者会有抽搐，精神异常等表现，易伤人或自伤。

（3）严密观察患者生命体征的变化。

（4）做好基础护理，预防并发症。

（5）合理饮食，及时给予必要的心理疏导。

（6）准确记录 24 小时液体出入量。

七、专方选要

肾衰汤：黄芪 15g，半边莲 15g，益母草 15g，法半夏 10g，枳实 10g，生大黄 10g，茯苓 10g，制附子 6g，陈皮 5g，甘草 3g。水肿加泽泻、车前子；肝肾阴虚，肝阳上亢眩晕加怀牛膝、杜仲、石决明；大便干结加大黄（后下）；咽痛加连翘、玄参；皮肤瘙痒加蝉蜕。主治证候：肝肾阴虚、浊毒内蕴，肾虚血瘀之关格。

降浊汤：干姜 6g，大黄 10g，附子 10g，人参 10g，茯苓 10g，大黄炭 20g，地榆炭 20g，海藻炭 30g。阳虚加附子药量，同时配肉桂、巴戟天；气虚加冬虫夏草、生晒参；瘀血酌用丹皮、益母草、红花、五灵脂。主治证候：脾肾阳虚，水气泛滥，浊邪内盛上逆所致之关格证。

主要参考文献

［1］饶明俐，林世和. 脑血管疾病. 第 2 版［M］. 北京：人民卫生出版社，2012：246-267.

［2］刘中霖，王丽敏，刘军. 临床脑病会诊与治疗［M］. 北京：人民卫生出版社，2012：557-560.

［3］袁文生，周盾. 尿毒症脑病诊治进展［J］. 现代医药卫生杂志，2008（16）：2459-2460.

［4］许春国，纪永毅，蒋立峰. 潘龙主任医师诊治尿毒症脑病经验［J］. 河南中医，2008（03）：32-33.

［5］孙劲秋. 尿毒症脑病中医辨证与治疗［J］. 实用中医内科杂志，2011，25（06）：95-96.

［6］钟建，黎凤仪，史伟，等. 从痰瘀浊毒论治尿毒症脑病［J］. 辽宁中医杂志，2013，40（08）：1552-1554.

第二十九章　血液病性脑病

白血病是源于造血或淋巴系统的恶性增生性疾病。由于白血病细胞的弥漫性浸润、淤积、血管壁的破坏、血液成分改变、血小板减少、绿色瘤压迫神经，以及继发颅内感染等原因可引起脑膜、脑组织病变，进而引起神经与精神异常。又称中枢神经系统白血病（central nervous system leukemia, CNSL）。近年来，CNSL 的发病率有增高趋势，尤以急性淋巴细胞白血病较多见，因此在临床上越来越受到人们重视。目前随着人们对白血病脑病认识的逐步加深，诊断水平有了显著提高。

白血病的神经损害大多发生在后期，血液学缓解阶段。其神经损害可呈广泛性或局限性。急性白血病以脑损害为主，慢性白血病以周围神经损害为主。儿童的损害以颅内和脊髓更为常见。

本病多属于中医"瘟毒""急劳"的范畴。中医认为本病为外感温热毒邪入里，热毒内陷，毒热痰瘀互结所致。

一、病因病机

（一）西医学研究

CNSL 是髓外白血病，随着化疗药物的进步，白血病的疗效逐渐改善，患者的生存时间得以延长。但因化疗药物不能透过血-脑屏障，白血病细胞在中枢神经系统不断繁殖导致 CNSL 的发生率增高。病理所见主要表现为脑膜及脑实质内白血病细胞局灶性或弥漫性浸润，可伴出血、血肿、硬膜外肿块形成等。

（二）中医学认识

中医学认为白血病性脑病的病因为先天胎毒内伏，复感瘟毒之邪，毒热入里，熏蒸所致。病之初期毒热入里，熏蒸脏腑，燔灼气阴，气阴两伤；邪热入营，则致血热妄行易出血；若阴血败伤，则见高热不退而谓之急劳；邪热扰心则神昏谵语；热灼津液，煎灼为痰，因痰而致瘀。最后致毒热痰瘀互结之证而见瘫痪，胸骨压痛，邪热久恋，阴血亏败，最后的发展结果则为气血阴阳俱虚。

二、临床诊断

（一）辨病诊断

1.临床诊断

白血病性脑病的症状轻重不一，部分患者可无症状或仅表现为食欲减少、乏力懒言等非特异症状。多数患者表现为颅内压增高及脑膜刺激征。在白血病脑病中，蛛网膜下腔及硬脑膜浸润分别为 82% 及 78.5%，脑实质占 62%，脉络丛占 42%。

（1）一般症状　①出血和贫血。在中枢神经系统白血病中，因血小板数量的减少和功能异常、血液凝血功能的异常、白细胞对血管壁的浸润引起血管损伤等原因都可能引起出血。同时，溶血和出血，无效红细胞生成增多，白血病细胞对红系的抑制，放疗和化疗的损伤等都可能导致贫血。②发热。白血病性脑病本可引起非炎症性发热，但当体温超过 38.5℃时常提示感染的存在，细菌以革兰阴性和革兰阳性杆菌为主。

（2）颅内出血　是白血病脑病的主要表现。血小板减少、高白细胞血症为主要病因。其中，脑出血最多见，蛛网膜下腔出血次之，硬脑膜下出血及蛛网膜下腔出血为颅内出血的特征。白细胞（WBC）> $100 \times 10^6/L$ 和血小板（PLT）< $25 \times 10^9/L$ 是发生颅内出血的临界点。

白血病性脑出血的主要特点：出血部位散在多变，局灶性定位体征相对不明显，常表现为慢性进行性的头痛，伴恶心、呕吐、烦躁不安等症状；头痛与意识障碍发生率高；进行性多灶性渗血性出血。

（3）脑实质浸润　白血病细胞可弥漫性浸润脑实质，其中浸润白质多于灰质。临床上表现为进行性大脑功能障碍，最后可出现痴呆。白血病细胞也可浸润颅内的特殊结构，出现继发性症状。

急性非淋巴细胞白血病的白血病细胞，亦可在脑实质形成局部性肿块，称为"绿色瘤"。绿色瘤是一种具有肿瘤样增生的特殊类型，多发于小儿，男女比例约为3：1，常表现为发热、出血及贫血。多见于急性粒细胞白血病。典型表现为骨膜下绿色肿瘤，最常见于眼眶骨膜下引起突眼，好发于头颅骨膜、硬脑膜及其他扁平骨。绿色瘤中含有绿色素。早期绿色瘤可无白血病血常规及骨髓象改变，但在肿瘤组织中能够见到原始粒细胞。电镜观察及组织化学染色有助于诊断。

（4）眼底改变　约70%患者有眼底改变，最常见于急性非淋巴细胞（ANLL）白血病。眼底改变多见双侧性改变。检眼镜检查时可见视盘水肿，视网膜渗血、出血。视网膜斑点样出血常常预示着白血病患者将会出现颅内出血。

（5）脑神经和脊髓损害　白血病细胞在神经根周围浸润可造成脑神经麻痹。在脑神经损害中，以面神经及动眼神经麻痹最多见，其次为视神经与展神经。脑膜浸润常发生在急性粒细胞白血病中。

脊髓损害较少见，白血病细胞浸润脊椎骨造成塌陷，硬脑膜被浸润致脊髓受压部位出现过敏带，其平面下深浅感觉减退或消失、大小便失禁或者截瘫等。

2.实验室检查

（1）生化及常规检查　腰穿可发现脑脊液压力增高、糖含量减少、蛋白质含量增高、细胞数增多。脑脊液细胞形态学检查是诊断白血病脑病比较敏感的方法，脑脊液中的 β_2 微球蛋白、铁蛋白含量增加。聚合酶链反应技术（PCR）检测脑脊液中白血病细胞基因重排，可以早期诊断中枢神经系统白血病的敏感性和特异性。脑脊液细胞学检查是早期诊断中枢神经系统白血病的唯一方法。

（2）影像学检查　弥漫性脑膜浸润是CNSL的常见表现方式，CT增强扫描表现为脑沟、脑池及硬脑膜明显强化，可呈现脑回样或斑片样强化。脑出血时，CT表现为脑膜和脑实质以渗出为主进行性、多灶性高密度病变。脑出血时MRI表现为T1WI呈等或稍高信号，T2WI呈稍低信号，增强则明显强化。ƒ脑电图：多呈弥漫性节律紊乱，非特异性 θ 波、δ 波活动，其阳性为39.2%，颅内浸润的局灶性病变可出现癫痫样异常放电，脑电图出现典型的癫痫波。

（二）辨证诊断

1.热毒内陷

证候：壮热烦躁，甚则神昏谵语，鼻衄，皮肤黏膜瘀点瘀斑，唇焦便秘，舌质红绛，苔黄，脉数。

辨证要点：壮热躁扰、齿衄或皮肤瘀斑，舌红绛。

2.痰热互结

证候：午后潮热，汗出热不解，烦躁，甚则谵语，腹胀便秘，纳差，舌暗红、苔黄糙，脉弦滑。

辨证要点：午后潮热，烦躁谵语，便干，舌红，苔黄糙。

3.气阴两虚

证候：面色㿠白、头晕心悸，嗜睡，或

气短懒言，食欲不振，失眠多梦，自汗口渴，舌淡红、少苔，脉细数。

辨证要点：面色㿠白，头晕心悸，嗜睡，自汗，脉细数。

4. 肝肾阴虚

证候：消瘦，低热盗汗，咽干，头晕、耳鸣、目眩，或昏不知人，齿衄，五心烦热，舌红无苔，脉细数。

辨证要点：低热盗汗，头晕耳鸣，舌红，脉细数。

三、鉴别诊断

（一）西医学鉴别诊断

1. 结核性脑膜炎

起病缓慢，有结核的中毒症状，脑脊液细胞学分析以淋巴细胞增高为主，血沉、抗结核抗体、结核菌素试验对诊断有帮助，抗结核治疗有效。

2. 真菌性脑膜炎

起病缓慢，常合并有免疫缺陷，神经系统检查表现为不同程度的意识障碍，高颅压和局灶性神经功能受损。脑脊液细胞学分析以淋巴细胞增高为主。

3. 病毒性脑膜炎或脑炎

急性或亚急性起病有前驱期和全身中毒的症状，脑脊液细胞分析学以淋巴细胞增高为主，病程常表现为自限性，抗病毒治疗有效。

4. 脑转移瘤

急性或亚急性起病，脑脊液压力增高，细胞数增多，血糖下降，蛋白增高，头颅CT或MRI可见颅内占位效应。

（二）中医病症鉴别诊断

本证属瘟毒之邪侵及人体所致，应与瘟热疫毒之证相鉴别。二者虽都可以有发热、乏力，但是瘟热疫毒之疾多发病迅速，变化快，传变多，传染性较强，热毒炽盛症状明显；而本证虽热毒炽盛，但无传染性，无明显的发病季节。

四、临床治疗

（一）提高临床疗效的基本要素

本证的临床特点为瘟热毒邪内蕴，造成痰瘀的病理变化，并同时机体的气阴亏损。故治疗上要分清热毒之邪的盛衰，还要明辨气阴的损伤程度，探查痰瘀互结的情况，分清邪正盛衰，祛除邪气，扶助正气，清理病理产物，才能使疾病康复。

（二）辨病治疗

一方面应根据不同类型的白血病选用全身药物治疗，另一方面针对神经系统采取相应措施。如及时给予鞘内联合化疗，和（或）头颅加全脊髓放疗，并给予糖皮质激素和神经营养剂，可以取得较为满意的疗效。在挽救了患者的生命，改善生存质量的同时为白血病的进一步根治赢得时间。

（三）辨证治疗

（1）热毒内陷

治法：清营凉血解毒。

方药：犀角地黄汤加减。

药用：犀牛角2g（冲），生地12g，丹皮12g，赤芍12g，玄参15g，大青叶20g，白花蛇舌草30g，栀子12g，银花15g，连翘12g。

加减：惊厥者加钩藤12g，全蝎10g；谵语神昏加菖蒲12g，郁金12g，安宫牛黄丸。

（2）痰热互结

治法：清热除湿，化痰开结。

方药：龙胆泻肝丸加减。

药用：龙胆草12g，黄芩12g，山栀12g，柴胡10g，当归12g，生地12g，泽泻

10g，菖蒲 12g，郁金 12g，天竺黄 10g，胆星 6g。

加减：湿偏盛加茯苓 12g，苍术 10g；热邪偏盛加服至宝丹 1 丸。

（3）气阴两虚

治法：养阴益气。

方药：清暑益气汤加减。

药用：西洋参 10g，南、北沙参各 12g，知母 12g，麦冬 12g，石斛 12g，白术 12g，茯苓 12g，黄芪 12g，枣仁 20g，远志 12g。

加减：如神志不清加人参 10g；低热盗汗加生地 12g，玄参 12g。

（4）肝肾阴虚

治法：滋补肝肾。

方药：一贯煎加减。

药用：生地 12g，山萸肉 12g，丹皮 12g，沙参 15g，麦冬 12g，当归 12g，枸杞 10g，制首乌 10g，女贞子 10g，白花蛇舌草 20g。

加减：如低热加青蒿、鳖甲各 12g；鼻衄者加茅根 12g，茜草 12g。

五、预后转归

本病的病因主要为白血病进展引发脑组织浸润造成。在出现脑神经症状时，其病已到后期阶段，其病势较重，一般预后不良。如能在病变早期给予积极预防措施，如有人主张早期作头颅和脊柱深部的深度 X 线、^{60}钴的 δ 线或中子照射，可以预防和减少白血病的神经系统损害。

若热毒已深，痰瘀已结，其肝肾亏损已成必然，欲再使其恢复则较难。

六、预防调护

中医学认为本病的发生与先天因素有关，故强调优生优育，调理先天，避免出现先天遗传的缺陷与不足。尽量减少后天外界环境对人体的污染与损害，尤其是药物对机体的损害。已确诊的白血病者要加强治疗，防止并发神经系统的损伤。

生活中，应注意饮食起居，不贪食辛香燥烈之物，勿使心神处于浮动狂躁的状态，做到心平气和，心神安定，使气机调畅，机体阴精不被暗耗而亏损，达到阴阳平衡。

主要参考文献

［1］饶明俐，林世和. 脑血管疾病［M］. 第二版. 北京：人民卫生出版社，2012：331-336.

［2］王维治. 神经病学［M］. 第二版. 北京：人民卫生出版社，2013：2038-2039.

［3］王伟，卜碧涛，朱遂强. 神经内科疾病诊疗指南［M］. 第二版. 北京：科学出版社，2013：793-795.

［4］周小平，张永宁. 3 例急性白血病并发中枢神经系统损害患者的临床特征分析及文献复习［J］. 临床神经科学，2013，21：418-422.

［5］郑昌成，吴竞生，工祖贻. 中枢神经系统白细胞与造血 I 细胞移植治疗现状与进展［J］. 中华血液学杂志，2007，28：499-502.

［6］冯洒然，陈子兴，岑建农，等. 中枢神经系统白血病小鼠白血病细胞对血－脑屏障的破坏作用［J］. 中华血液学杂志，2011，32：289-293.

第三十章　糖尿病性脑病

糖尿病神经病变是由高血糖诱导的中枢和周围神经广泛受累的病变，是糖尿病的常见并发症之一，其中糖尿病脑病属于中枢神经受累的病变。"糖尿病脑病"的概念在 1965 年由 Nielon 首次提出。临床主要表现为理解能力、学习记忆力及语言表达能力下降，可伴有行动迟缓、神情淡漠、意识障碍，甚至昏迷或死亡。糖尿病的并发症多种多样，不胜枚举，本节主要探讨糖尿病酮症酸中毒、糖尿病脑血管病、非酮症性高渗性糖尿病昏迷及糖尿病认知功能障碍。

一、病因病机

（一）西医学认识

1. 流行病学

统计表明，目前我国约有 5000 万糖尿病患者，且每年还在以 120 万人的数目递增。糖尿病脑病常见于中老年人，未合理控制血糖或糖尿病未经治疗，病程较长的轻症糖尿病患者，且无明显性别差异。症状程度与病程的长短，血糖控制水平，糖尿病的治疗等情况相关。

2. 发病机制

（1）血管性因素

①高胰岛素血症和胰岛素抵抗：高胰岛素血症和胰岛素抵抗对致动脉硬化因子（如肿瘤坏死因子、血管紧张素等）的抑制作用减弱，同时可导致脂质、糖代谢异常，微量白蛋白尿及高纤维蛋白原血症等，从而直接或间接引起脑动脉粥样硬化的形成，增加脑血管疾病的发生率。

②血流动力学改变：糖尿病时大脑血管内皮增殖，内皮细胞功能紊乱，且血小板凝集功能异常致血液高凝状态，使发生脑梗死及脑血栓等并发症的风险增加。

（2）非血管因素

①代谢异常学说：山梨醇、果糖蓄积：当体内胰岛素减少，葡萄糖增多时，在醛糖还原醇的作用下葡萄糖转化成山梨醇、果糖。但神经组织内缺少果糖激酶，不能将果糖进一步分解，致山梨醇和果糖大量蓄积，使神经纤维内渗透压升高，进而水肿、变性和坏死。

肌醇合成减少：磷酸肌醇能够影响 Na^+–K^+–ATP 酶的活性，而肌醇是合成磷酸肌醇的底物，当其合成减少时，脑组织中钠离子依赖性氨基酸的转运功能异常，产生钠潴留性水肿，致神经髓鞘肿胀及轴索断裂。

②免疫机制异常学说：在糖尿病脑病患者的血清中可检出抗磷脂抗体，这种抗体能与神经组织的磷脂发生免疫反应，从而损伤神经，并影响供应神经的血管，促进血管内血栓形成。

③神经营养因子缺乏学说：研究表明，胰岛素样生长因子（IGFs）能促进神经细胞的生长，修复神经损伤。糖尿病脑病患者血浆中 IGFs 减少，且因胰岛素抵抗致胰岛素和 IGFs 作用降低，使其对神经营养支持作用减少，神经再生发生障碍。

（3）氧化应激损伤　因糖、脂肪代谢紊乱，糖尿病患者体内氧自由基生成增加，过量的活性氧簇（ROS）蓄积，促进氧化应激的发生。徐敏等研究发现 ROS 不但可直接损伤胰岛细胞，还能减弱组织细胞对葡萄糖的摄取和利用。此外，激活自身免疫和各种细胞因子，加重胰岛 β 细胞的凋亡，但其具体病理机制尚不清楚。

（4）钙离子稳态的改变　体内长期脂质、蛋白质和糖代谢紊乱会破坏脑组织内 Ca^{2+} 稳态，致神经细胞发生退行性改变，最终诱发细胞凋亡和坏死。一些研究表明，糖尿病主要通过影响 Ca^{2+}–Mg^{2+}–ATP 酶活性和增强钙通道兴奋性来诱导钙离子大量内流。

（5）血-脑屏障的破坏　糖尿病能够影响血-脑屏障，表现为：①破坏血-脑屏障的连续性和完整性。血-脑屏障的屏障作用由紧密相连的细胞屏障和其表面的离子屏障形成，糖尿病及其并发症可以破坏这种稳定性，进而破坏血-脑屏障。②使血-脑屏障的通透性增加。有文献指出，血-脑屏障通透性的增加主要体现在短期糖尿病动物模型中，但是经胰岛素治疗后，长期糖尿病大鼠模型的血-脑屏障对白蛋白的通透性可以恢复正常。

3. 病理特征

糖尿病脑病的主要病理生理改变表现在电生理学和神经病理学方面，包括轻中度脑萎缩、弥散的脑实质及脑血管病变和神经诱发电位的改变，但其具体发病机制尚不明确。有学者研究发现，糖尿病患者的脑组织改变主要为脑沟增宽，脑室增大，脑萎缩明显；杏仁核和海马萎缩，且此萎缩与脑血管病变不相关。其中枢神经系统的电生理学改变主要为延长神经诱发电位的潜伏期，其中视觉和听觉的改变较为明显。另外，脑神经细胞在糖尿病动物模型研究发现亦有分子水平的改变。

4. 并发症

（1）糖尿病酮症酸中毒　糖尿病酮症酸中毒是因升糖激素不适当升高及胰岛素缺乏，导致糖、蛋白质、脂肪的代谢紊乱，以高血糖、高血酮和代谢性酸中毒为主要表现的糖尿病的严重并发症，如病情进一步发展，可发生昏迷。

本病的发病基础是胰岛素缺乏。最常见的诱因是急性感染，其他包括胰岛素不适当减量或突然中断治疗，饮食不当，呕吐，腹泻，创伤，手术等。胰岛素缺乏时，升糖激素不恰当的升高，使葡萄糖丧失对胰岛素的抑制作用，胰高血糖素对刺激的分泌反应也增加，导致葡萄糖产生增加和利用障碍。血糖进一步升高，同时肝脏产生的酮体显著增加，出现酮症或酮症酸中毒。

临床表现：早期患者烦渴，尿量增多，乏力明显。症状加重后可出现恶心、呕吐、表情淡漠、嗜睡、呼吸深慢，且带有烂苹果味。患者脉搏细弱，体温、血压、肌张力均降低，腱反射减弱或消失，可烦躁不安，最后完全昏迷，呈衰竭状态。

（2）非酮症性高渗性糖尿病昏迷　非酮症性高渗性糖尿病昏迷，即糖尿病高渗性昏迷，以严重高血糖，血浆渗透压增高，失水而无明显酮症酸中毒和意识障碍为特征。

本病的病机是胰岛素绝对或相对不足，使原糖代谢紊乱加重，血糖升高伴渗透性利尿。常见的诱因有感染，胰腺炎，急性胃肠炎，血透或腹透，水摄入不足，大量摄入含糖饮料等；此外，应用糖皮质激素，氯丙嗪，利尿剂，输入大量葡萄糖，长期静脉营养支持等也可诱发。在这些诱因的应激反应下，糖皮质激素及儿茶酚胺分泌增多，进一步加重胰岛素抵抗，并抑制胰岛素的分泌，使血糖升高显著。严重高血糖时可引起高渗性利尿，低容量又致醛固酮分泌增多，尤其是肾功能减退者，使尿钠排出进一步减少。以上病变导致高血钠、高血糖、低血容量、高血浆渗透压及细胞内失水。

临床表现：早期可见烦渴多饮，多尿，精神烦躁，食欲减退，恶心，呕吐，脱水及体重减轻，后可出现意识障碍，且意识障碍与高血糖及高渗透压有明显关系；癫痫，其发作可能与高渗透压或高糖的毒性作用相关，因此抗癫痫药对其疗效不佳，应用胰岛素等病因治疗才能迅速控制其发作。脑血管病变表现：可出现失语、偏瘫、偏身感觉障碍、同侧偏盲、肌张力异常、脑膜刺激征、手套袜套样感觉异常、眼球震颤等。

（3）糖尿病认知功能障碍　目前认为，糖尿病是诱发认知功能障碍的一个重要危险因素。由糖尿病诱发的认知功能障碍主要表现为：学习能力、记忆能力、解决问题能力下降。此外，也可表现为表情淡漠、呆滞，严重者生活不能自理。但糖尿病导致认知能力缺陷的机制至今未明。目前认为可能与遗传、年龄、环境、病毒感染、肥胖、营养代谢和内分泌失调等因素有关。

（二）中医学认识

中医将该病归于"消渴病"范畴，其病机主要是阴液亏虚，燥热偏胜，而以阴虚为本，燥热为标。消渴病脑病是消渴病的并发症，其病位在脑窍，病及心、肝、脾、肾。阴虚与燥热是本病的发病基础，燥热入血，燔灼津血，扰及神明；阴虚可致气虚，气虚精微不运，聚而成痰，痰浊内蕴，犯于神明；或动风伤肝，肝风夹痰闭阻经络，上犯脑窍；或痰瘀闭阻日久，酿浊生毒，浊毒损伤脑脉；或阴虚内热，耗伤津液，血行不畅而致血液瘀滞；阴虚阳盛，日久阴阳不能相互维系而阴脱阳亡。

二、临床诊断

（一）辨病诊断

糖尿病脑病通过临床表现及实验室检查相结合，可以明确诊断。

1.应注意糖尿病

虽易发生脑血管病，但糖尿病的各项代谢异常也易产生意识障碍和神经系统的局限性体征。大多数糖尿病患者的脑部已有中、小梗死，这些病灶一般无明显局限性症状，但需考虑各种代谢障碍时出现脑部症状的可能性并加以鉴别。结合尿糖测定、血糖测定、葡萄糖耐量试验、多普勒超声、核素脑血流测定、CT 或 MRA/DSA 等做出诊断。

2.糖尿病酮症酸中毒（DKA）

血糖多为 16.0mmol/L 以上，明显升高，血酮、尿酮、血尿素氮普遍升高，CO_2 结合力及 pH 值下降，脑脊液可有糖量增高，昏迷前脑脊液中可有酮体，严重昏迷者脑脊液中可有丙酮酸。实验室检查结合临床表现不难诊断。

3.非酮症性高渗性糖尿病昏迷（NHDC）

（1）血液、尿液检查　血糖多为 33.3~66.6mmol/L，明显升高，血浆渗透压明显升高，可高达 330~460mmol/L，是 NHDC 的重要诊断依据，血酮正常或略高，尿糖强阳性，尿酮阴性或弱阳性。

（2）脑电图检查　大多数表现为广泛性慢波化，但在并发脑血管损害者可出现局灶性持续性慢波化，包括广泛同步高电压 α 波，局限性棘波或棘慢波合波。

（3）临床诊断　结合临床表现，血糖大于 33.3mmol/L，血酮大于 150mmol/L（也可正常或偏低），总血浆渗透压大于 350mmol/L 以及血酮 CO_2 结合力一般正常等，即可做出诊断。

4.糖尿病认知功能障碍

目前，糖尿病认知功能障碍的诊断尚无确切标准，临床多借助医学仪器辅助诊断。已有研究对糖尿病脑病患者的认知障碍程度进行评估，目前主要有延迟文字回忆实验以及改良的缩微心理状态检测法。

（二）辨证诊断

糖尿病脑病的辨证分型以病机为依据，诊断以望、闻、问、切四诊合参而论。

望诊：神疲乏力，肢体消瘦，皮肤干燥，面色萎黄或黧黑，精神烦躁不安，甚意识障碍，舌红苔黄或少苔。

闻诊：声低语微，可闻及烂苹果味或口臭味。

问诊：口渴多饮，或纳差犯恶，或大便秘结，小便短赤，多尿或少尿，或头晕，头痛，耳鸣。

切诊：脉细数或涩、滑。

1. 肺热津伤

证候：烦躁不安，口渴多饮，口舌干燥，体倦乏力，大便干结，尿频数量多，舌边尖红，苔薄黄乏津，脉洪数。

辨证要点：烦渴多饮，乏力，舌边尖红。

2. 痰浊蒙窍

证候：表情呆滞，反应迟钝，智力下降，或喜怒无常，喃喃独语，或终日不语，头重如裹，不欲饮食，脘腹胀满不适，口多涎沫，舌质淡，苔白腻，脉滑。

辨证要点：头重如裹，不思饮食，脘痞纳呆，苔腻。

3. 热入心包

证候：神识昏蒙，或有谵语，甚则昏迷，发热夜甚，大便干结，小便短赤，舌红绛，苔干黄，脉细数。

辨证要点：神识昏蒙，或谵语，舌红绛，苔干黄。

4. 阴虚风动

证候：头晕耳鸣，手足蠕动或口噤不开，躁动不安，便秘，舌红少苔，脉弦细数。

辨证要点：头晕耳鸣，手足蠕动，舌红少苔，脉细数。

5. 气阴两虚，气滞血瘀

证候：神疲乏力，气短汗出，头痛，头晕耳鸣，面色晦暗，舌质紫，暗淡或有瘀斑，脉细涩。

辨证要点：神疲乏力，气短汗出，舌质紫或有瘀斑。

6. 阴脱阳亡

证候：面色苍白，自汗不止，四肢厥冷，呼吸低微，舌质淡无津，脉微细欲绝。

辨证要点：四肢厥冷，自汗不止，脉微细欲绝。

三、鉴别诊断

（一）西医学鉴别诊断

1. 乳酸性酸中毒

糖尿病发生酮症酸中毒的诱因很多，常见有胰岛素应用不当，严重感染，急性应激状态，手术，妊娠，创伤等。而乳酸性酸中毒多数与服用双胍类降糖药特别是苯乙双胍有关，在老年、高龄、肝肾功能不全、患缺氧性疾病（肺源性心脏病，肺气肿，慢性支气管炎，心衰）的情况下更易诱发。二者临床症状比较相似，都具有共同的酸中毒的症状，如恶心、呕吐、乏力、头痛、嗜睡、烦躁、尿量减少、呼吸深大等，但酮症酸中毒可有烂苹果味。实验室检测可发现，酮症酸中毒尿糖、尿酮体是阳性甚至强阳性，血糖明显增高，CO_2结合力降低，轻者在 13.5~18mmol/L，重者可在 9.0mmol/L 以下，pH 值 < 7.35，肾功可以无或有不同程度的改变；乳酸性酸中毒有酸中毒和肾功能不全同时存在的实验室检测结果，而且血乳酸水平持续增高，> 5mmol/L，和 pH 值 < 7.35 的异常生化表现。排除其他酸中毒原因，两者不难鉴别。

2. 低血糖昏迷

非酮症性高渗性糖尿病昏迷与低血糖昏迷的主要区别是病因不同。前者也可以称为糖尿病高渗性高血糖状态，是由于糖代谢严重障碍导致的急性并发症，主要是以严重失水、高血糖、高血浆渗透压、无酮症或酮症较轻、伴不同程度的神经系统异常为临床特征。低血糖昏迷是临床常见的内分泌急症之一，是指由于低血糖持续时间过长，导致脑部缺氧，并且引起脑细胞发生不可逆转的形态学改变，而发生的精神障碍疾病。根据病因及实验室检查两者不难鉴别。

3.各种急腹症

酮症酸中毒时可伴有急腹症，可通过病史、体征及化验资料分析与各种急腹症相鉴别。

（二）中医学鉴别诊断

1.瘿病

瘿病中阴虚火旺、气郁化火的类型，以多食善饥，体形消瘦，心悸，眼球突出，颈前一侧或两侧肿大为主要表现，无消渴病的多饮，多尿等症。消渴病的中消也可见多食善饥，消瘦，但无眼突、颈前瘿肿。

2.厥证

厥证以突然昏倒不省人事或伴四肢逆冷为主要临床表现。发病后多可在短时间内苏醒，重者也可一厥不复，常以精神因素多见。本病后期阴脱阳亡证可见神昏、四肢厥逆等，但同时可见阴虚至脱，阴阳不相维系之象，如面色苍白，自汗不止，呼吸低微等，二者可以鉴别。

3.温病后期

温病后期与本病之阴虚风动型均可见到神倦欲寐、耳聋失聪、眼花目暗、手足蠕动，甚则抽搐，舌红绛、少苔，脉虚而细数等症。而温病后期见有身热面赤等特征。本病见有口干唇焦，烦渴多饮，肌肤缺乏弹性等特征，二者可以相鉴别。

四、临床治疗

（一）提高临床疗效的基本要素

1.节制饮食，调畅情志

《儒门事亲·三消之说当从火断》说："不减滋味，不戒嗜欲，不节喜怒，病已而复作，能从此三者，消渴亦不足忧矣。"在保证个体合理需求的条件下，应限制粮食的摄入，每日摄入适量的杂粮、米、面，同时减少油脂的摄入，配以鸡蛋、蔬菜、豆类制品、瘦肉等，应少食多餐，定时定量进餐。调畅情志，保持心情平和，对延缓病情发展具有重要意义。

2.强化肾阴时宜注意保护肾阳

肾主蒸腾，肾阳在人体代谢中起主导作用。肾阳虚可见于消渴病的任何阶段，临床治疗时应随时注意保护肾阳。阴虚热盛明显，在滋阴清热时，也应稍佐温补肾阳之品。

3.培植后天脾胃

脾胃为后天之本，气血生化之源。脾虚是消渴病产生痰浊、瘀血的基础。中医学认为尿糖是由于脾肾不足，中气不升，固摄失常，精微下泄所致。因此，培植脾胃则脾气健，肾气固。

4.调整血脂，控制血压，纠正体内高凝状态

糖尿病伴高血压患者较非高血压患者心脑血管事件危险性高4倍，临床应个体化选择降压药，以更好地控制血压。血脂紊乱是糖尿病大血管病变的重要因素之一，长期有目的地进行调脂治疗，可显著降低脑血管意外事件的发生。2型糖尿病常伴内源性纤溶酶活性减弱易致血栓形成和大血管病变。临床选用阿司匹林、华法林、降纤酶等抗凝药时，应密切监测凝血功能和纤溶系统的变化，防止发生严重大出血。

（二）辨病治疗

1.糖尿病合并脑血管病变

（1）其治疗与一般脑血管疾病的治疗基本相同，在脱水、降压等防治过程中要注意观察电解质、血糖、血浆渗透压，以免诱发非酮症性高渗性昏迷。

（2）清除氧自由基

①用维生素 E 和维生素 C，维生素 E 胶丸每粒 50mg，1~2 粒 / 次，3 次 / 日；维生素 C 片每片 0.1g，每次 1~3 片，3 次 / 日。②辅酶 Q10 胶囊，1 粒 / 次，3 次 / 日。③依达拉奉注射液，一次 30mg（1 支），临用前加入适量生理盐水稀释后静脉滴注，30 分钟内滴完，2 次 / 日，14 日为一个疗程，尽可能在发病后 24 小时内开始给药。

（3）避免出现低血糖 低血糖可引起神经细胞缺氧、水肿、坏死而产生软化灶，可出现神经系统局限性体征。

（4）预防各种并发症 因输高渗液、脱水治疗、鼻饲蛋白饮食，易产生酮血症和高渗性昏迷，因而纠正血糖和血容量异常以及适当输液十分重要。

2. 糖尿病酮症酸中毒

（1）补液 糖尿病酮症酸中毒治疗的第一步是尽快补充生理盐水，其目的在于扩充血容量。血容量恢复即可降低血糖，同时可使升糖激素水平下降，胰岛素的敏感性得到改善。起始补液速度取决于患者的脱水程度及心功能，最初的补液量在 2~4L。如 1h 后，患者仍有低血容量性休克，续以 0.9% 生理盐水和（或）给予胶体性扩容剂。当患者血糖低于 13.9mmol/L 时，应予含胰岛素的 5% 葡萄糖溶液或葡萄糖盐水补液以防低血糖的发生，使血糖维持在 7.8~10mmol/L。应注意的是，在糖尿病酮症酸中毒的治疗中，随着血糖、血酮的降低，渗透性利尿作用减弱，尿量会减少。此时，应减慢补液速度，避免诱发脑水肿。

（2）胰岛素治疗 目前，大多是医院采用"小剂量"胰岛素持续静脉滴注的方法治疗糖尿病酮症酸中毒，胰岛素 5~7U/h 静脉给予可使血糖下降 2.8~4.2mmol/h，并足以抑制脂肪分解、酮体生成和肝糖异生。胰岛素治疗多与补液同时进行。首先基于 0.15U/kg（成人一般 10U）体重的静脉胰岛素负荷量，然后以 0.1U/（kg·h）（成人通常为 5~7U/h）的静脉持续滴注。如患者合并休克或血钾低于 3.3mmol/L，在胰岛素治疗之前即需补液或补钾。在治疗过程中，应监测血糖水平以调整胰岛素的用量。在排除其他可致治疗无效的原因后，如血糖每小时下降小于 2.8mmol/L，则需适当增加胰岛素的用量。当血糖降至 13.9mmol/L 以下时，胰岛素给药速度可减少至 0.05~0.1U/（kg·h），直至患者可以进食，此时可以开始皮下注射。

（3）纠正电解质平衡

①补钾：K^+ 是细胞内的主要阳性离子，酸中毒及细胞失水可致细胞内丢钾，纠正酸中毒、补充血容量和应用胰岛素治疗均促使 K^+ 向细胞内转移，则血钾含量更低。因此，当患者血钾小于 5.5mmol/L 时，可在开始治疗时即补钾，以防低血钾。如血钾低于 3.5mmol/L，在使用胰岛素之前需补钾，在血钾升至 3.5mmol/L 以上后，再开始使用胰岛素。

②补碱：大多数情况下，胰岛素治疗即可纠正酸碱平衡紊乱。然而严重酸中毒常合并一些不良心血管反应，如心动过缓、心律失常、低血压等，也可致脑血管扩张，肾脏和肠系膜缺血，使缓冲碱剩余大大减少，也可引起胰岛素抵抗。但补碱治疗有可能引起低钾血症，碱中毒，容量负荷过量，脑脊液 pH 值反而降低，组织氧化作用改变和酮体生成过多等不良反应。因此，补碱需慎重。如果临床判断需要补碱，且 pH 值小于 7.0，予 $100mlNaHCO_3$ 溶液 45 分钟内输完，30 分钟后复查血气分析，如 pH 值仍小于 7.0，再次补充 $NaHCO_3$ 溶液。

③本病患者磷缺乏也十分常见，但静脉补磷易致低血钙，因此，补磷治疗的剂量和方法还存在争议。只有当血磷严重下降，低于 0.48mmol/L 且血钙正常时才考虑补磷。小剂量静脉应用磷酸钾合并氯化钾

较为安全和有效。一旦患者可以进食，则推荐口服补磷。

（4）防治并发症　糖尿病酮症酸中毒常见的并发症有休克、心律失常、心力衰竭、脑水肿、肾衰竭和胃肠道症状等，具体治疗详见相关内科书籍。

3.非酮症性高渗性昏迷

非酮症性高渗性昏迷病情危重，病死率较高，故特别强调要早诊断、早治疗。具体治疗与糖尿病酮症酸中毒相似，其原则亦为补液、小剂量胰岛素治疗、纠正电解质紊乱和防治并发症。

（1）补液　补液量应据失水情况而定，如失水较重，超过原体重 1/10 以上者［可用下式估计：发病前体重（kg）×0.12］，应分批于 2~3 天补足，早期应快给，第 1 小时可静脉滴注 1~1.5L，初 4 小时内可给 1000~3000ml。对于老年人及有冠心病者可根据中心静脉压补液，不宜太多太快。目前国内外学者一般认为无休克而渗透压明显升高者应给 0.45%~0.6% 低渗液（NaCl），但如有休克应补 0.9% 氧化钠等渗液，如初用等渗液，当血糖下降到 13.86~16.65mmol/L 而血渗透压仍较高者，开始补 2.5% 葡萄糖溶液和 0.45% 氧化钠溶液或 5% 葡萄糖溶液。第一天补液总量一般 3~8L。

（2）应用胰岛素　采用小剂量的原则与糖尿病酮症相仿。一般每增高血糖 5.55mmol/L 予正规胰岛素 10U，如失水严重，循环衰竭可静脉滴注或每 1~2 小时静推，或先用较大剂量静推（1~20U），继以肌内注射或皮下注射。在应用胰岛素降糖过程中要注意见监测血浆渗透压、血糖变化、血钾浓度等。若血糖下降至 13.9mmol/L 且下降较快者，可减小胰岛素的剂量，或暂停使用胰岛素，以平稳降糖，逐渐达到常规胰岛素治疗。

（3）补钾　血钾未必降低，但失水必然失钾。给钾原则同治疗酮症酸中毒，应与胰岛素及氯化钠液同时开始，初用每小时 10~20ml 氯化钾液，加入补液中静脉滴注。若有尿闭，肾衰竭，而血钾大于 6mmol/L 时应暂停使用。

（4）治疗诱因及伴随症　本症如因感染引起者必须控制感染，亦为争取康复关键之一。不少患者于上述抢救后苏醒，但又因继发呼吸系统及尿路感染而死亡。

（5）治疗并发症

①感染，已如前述；②胃扩张插胃管；③无尿少尿：大多属于肾前性，因严重失水，肾循环不足所致，应快速补液。其他如血栓形成，心脑血管并发症，应积极处理。

4.糖尿病认知功能障碍

糖尿病认知功能障碍的治疗原则有积极控制血糖，加强心理支持治疗，并有针对性地加强学习记忆的练习，减慢认知功能减退进程。目前临床用于改善学习记忆的药物如多奈哌齐、石杉碱甲、吡拉西坦、茴拉西坦等。此外，如依那普利可改善糖尿病性脑血管损害，尼莫地平可改善钙离子依赖性突触可塑性改变，具有肯定的疗效。有研究表明，对于糖尿病认知功能障碍可应用一些治疗老年痴呆的药物治疗。

（三）辨证治疗

1.辨证论治

（1）肺热津伤

治法：益气养阴，生津止渴。

方药：白虎汤合消渴方加减。

药用：生石膏 30g，黄芩、知母各 10g，麦冬、生地、天花粉各 15g，甘草 6g，藕汁 50~100ml。

（2）痰浊蒙窍

治法：豁痰开窍，健脾化浊。

方药：涤痰汤或半夏白术天麻汤。

药用：半夏、枳实各 10g，南星、石菖蒲、竹茹各 12g，茯苓、橘红各 15g，人参

（3）热入心包

治法：清热凉营，芳香开窍。

方药：清营汤加味。

药用：水牛角（先煎）30g，生地、茯苓各30g，麦冬、金银花各12g，竹叶心6g，丹参15g，连翘、石菖蒲各10g。

（4）阴虚动风

治法：清热滋阴，凉肝息风。

方药：羚角钩藤汤合黄连阿胶汤加减。

药用：山羊角（先煎）30g，钩藤、白芍各12g，生地15g，甘草、黄连各6g，阿胶（烊）10g。

（5）气阴两虚，气滞血瘀

治法：益气养阴活血。

方药：降糖方合益气活血汤加减。

药用：黄芪、丹参、玄参、益母草各30g，山药、熟地、苍术、葛根、生地各15g，当归、川芎、赤芍各10g，木香8g。

（6）阴脱阳亡

治法：益气养阴，回阳固脱。

方药：参附汤合生脉散加味。

药用：人参（另炖）10g，麦冬15g，制附子（先煎）10g，五味子12g，生龙骨、生牡蛎（先煎）30g，山萸肉9g。

2. 外治疗法

（1）糖尿病脑血管病

①中风先兆（短暂性脑缺血发作）：百会、上星、印堂、曲池、肩髃、阳陵泉、足三里。夜眠差者加神门、四神聪，眩晕者加头维、大椎、风池，烦躁不安者加行间、合谷、太冲。

②中风中经络：人中、尺泽、内关、委中、三阴交。上肢活动不利者可加手三里、手五里、曲池、合谷、太冲。

③中风中脏腑：分闭证与脱证。闭证：取人中、内关、十宣进行针刺放血。脱证：取人中、内关用泻法，取关元、气海、神阙施灸法，持续4~8小时，取内庭、太冲

施补法。

（2）酮症酸中毒

①针刺：取膈俞、脾俞、足三里。烦渴多饮者加肺俞、承浆，多食易饥者加胃俞、丰隆，昏迷者可加人中、合谷等。

②耳针：取肝、胆、肾、胰、交感、屏间、下屏尖、缘中为主穴，饥点、三焦、渴点为配穴，5~7个穴位/每次，每2日一次。

③贴敷疗法：吴茱萸适量，打碎加黄酒和匀浸泡后蒸热或炒热，用布包热熨背部6~8胸椎处以及前额部，用于亡阳欲脱。

3. 成药应用

（1）安宫牛黄丸或紫雪丹　每次1丸，昏迷时灌服。

（2）复方丹参注射液　20ml加入0.9%生理盐水注射液500ml中，静脉滴注，日1次。

（3）清开灵注射液　40ml加入0.9%生理盐水注射液500ml，静脉滴注，日1次。

（4）生脉针或参附注射液　用于患者出现阴脱阳亡时，可任选。一般用10~20ml针剂加入0.9%生理盐水250~500ml中，静脉滴注。

（5）华佗再造丸　每次1丸，一日3次，适用于中风后遗症。

（四）名医诊疗特色

王永炎

王永炎院士提出"毒损脑络"学说。毒损络脉是疾病发展到一定阶段，病情骤然改变的转折点，提示病情加重。脑病浊毒的产生，是由消渴病日久致气阴两虚，痰浊、瘀血等病理产物内生，久则痰浊内停，瘀血阻滞，最终可致消渴病脑病的中风、郁证及痴呆等发生。临床应用黄连解毒汤有一定效果。由王永炎院士经验处方制成的聪圣胶囊对糖尿病脑病也有一定的治疗意义。

五、预后转归

糖尿病脑病合并心、肾微血管病变者治疗较困难，伴延髓性麻痹者预后不佳。对于酮症酸中毒及非酮症高渗性脑病这两种糖尿病的严重并发症，应尽量早诊断，早治疗，同时积极防治并发症，治疗并发症，使患者向康复转化。

六、预防调护

（一）预防

（1）及早发现和严格控制糖尿病，预防脑动脉硬化，保护脑血管功能。

（2）1型糖尿病患者要严格遵循胰岛素治疗制度，不能随意减停胰岛素用量；2型糖尿病患者要防止诸如感染、外伤等诱因发生。

（3）应用利尿剂、降糖药物等药时要注意各种原因的失水以避免非酮症高渗性昏迷的发生。

（二）调护

（1）病情观察　严密监测患者神志、生命体征及瞳孔变化，监测并记录血糖变化。预防感染需做好口腔、皮肤、会阴护理，同时要注意预防压疮和继发感染的发生。

（2）饮食　糖尿病昏迷患者应禁食，昏迷缓解后可予糖尿病流质或半流质饮食，清醒患者予糖尿病饮食。

（3）心理　糖尿病的治疗首先要做好宣教，向使患者及其家属普及有关糖尿病的诊疗知识，从而更好帮助更好的控制血糖，树立克服病魔的信心。

七、专方选要

祝谌予降糖活血方：木香、当归、川芎各10g，赤芍、苍术、葛根各15g，益母草、玄参、丹参、生地、生黄芪各30g。功效：益气滋阴，活血化瘀。主治：糖尿病，证属气阴两伤，气滞血瘀。症见口渴多饮，体形消瘦，尿量频多，舌质紫暗或有瘀斑，或面色暗滞，或有刺痛，固定不移，入夜加重等血瘀征象。

刘启庭芪术蛭黄汤（自拟）：黄芪、山药、丹参各30g，苍术12g，白术、茯苓各30g，太子参、大黄各15g，葛根20g，水蛭10g。功效：健运中宫，降浊化瘀。主治：高胰岛素血症。症见神倦乏力，形体肥胖，饥不欲食，渴不欲饮等脾虚之象。

张琪活血涤痰方：生地、丹参、葛根、黄芪各20g，桃仁、红花、枳壳、赤芍、柴胡、川芎、石菖蒲、太子参、半夏、苍术、玄参各15g，胆南星、黄连各10g。功效：清浊化痰，活血化瘀，辅以少量益气养阴。主治：糖尿病。肺脾功能失调，日久则生成痰浊、瘀血等病理产物。症见患者多体格肥胖，头晕，气短乏力，舌质暗紫或有瘀斑，舌下脉络迂曲青紫，脉象弦滑有力。多见于糖尿病合并心脑肾及周围肢端血管病变者。

八、研究进展

目前，糖尿病脑病的发病机制尚不清楚，但已有研究发现其发病机制可能与老化的发病机制有很大的相似性。因此，可以通过研究老化的发病机制来进一步了解糖尿病脑病的发病机制，并将其应用于临床诊断和治疗，或将成为今后研究的突破口。临床治疗糖尿病脑病，方法多种多样，药物五花八门，现将治疗本病的药物研究论述如下。

（一）中药研究

1. 单药研究

知母既降尿酮又降血糖，葛根既降血糖又活血化瘀，桑叶能显著降低四氧嘧啶和肾上腺素高糖。另外，地骨皮、石榴皮、仙鹤草、玄参、苍耳、玉米须、虎杖等均有降糖作用。

2. 复方研究

安宫牛黄丸、紫雪丹、清开灵注射液、生脉针及参附注射液等中药制剂对本病有一定效果。近年有研究表明：白虎加人参汤能抑制四氧嘧啶性糖尿病和抗胰岛素血清性糖尿病的酮体产生，且其降糖和抑制酮体的效用是方中人参、石膏、粳米、知母、甘草共同作用的结果。

（二）西药研究

糖尿病脑病的发病机制复杂，现今尚无治疗本病的特效药。目前治疗糖尿病脑病的药物如下。

1. 促进脑循环药物

钙通道阻滞剂如尼莫地平可通过扩张脑血管来增加脑血流量，血管紧张素转换酶抑制剂如依那普利可改善糖尿病性脑血管损害，麦角生物碱类如尼麦角林片可扩张脑血管，提高脑部供氧。这些药物在临床上应用广泛，均具有肯定的疗效。

2. 改善脑代谢药物

吡咯烷酮类可提高腺苷酸激酶活性和激活皮层细胞代谢，从而保护神经元，改善学习记忆能力。如吡拉西坦，常用剂量为 0.8~1.6g，3 次 / 日，一般 6 周为 1 个疗程；茴拉西坦与吡拉西坦相比其药理作用强、起效快，常用剂量为 200mg，3 次 / 日，1~2 个月为 1 个疗程。

3. 乙酰胆碱酯酶（AChE）抑制剂类药物

乙酰胆碱酯酶抑制剂可抑制 AChE 的活性，从而减慢突触间隙中乙酰胆碱（ACh）的降解，使 ACh 的含量升高，以改善糖尿病脑病患者的认知功能。如多奈哌齐，常用剂量为每次 5mg 或 10mg，1 次 / 日，睡前服用，3~6 个月为 1 个疗程；石杉碱甲，能穿透血 - 脑屏障，口服药效强，作用时间较长，常用剂量为每次 100~200μg，2 次 / 日，每日量最多不超过 450μg。

4. 神经营养药物

β- 淀粉样前体蛋白 17 肽（APP17 肽）能促进轴突神经生长和 β 淀粉样蛋白（Aβ）前体蛋白中突触的形成，并能使糖尿病小鼠体内的 Tau 蛋白保持正常磷酸化，APP 及微管蛋白表达接近正常，在防止神经元变性方面有重要意义。神经营养类药如神经节苷脂和复方曲肽注射液均具有促进神经细胞发育和再生、修复损伤神经细胞的作用，并能改善糖尿病脑病患者的认知功能障碍，疗效确切。

5. 胰岛素样生长因子与肠促胰岛素

胰岛素样生长因子（IGF）是胰岛素反应性基因，能与特异性靶细胞表面的 GLP 受体相结合，从而促进细胞增殖，加速细胞分化。在糖尿病状态下，循环中的 IGF 水平较低，给予 IGF-1 或 IGF-2 可防治某些神经病变，如神经轴突性营养不良、神经原性创伤愈合、神经再生受损、认知功能障碍等。胰高血糖素样肽 -1（GLP-1）是一种肠促胰岛素，能通过血 - 脑屏障，阻止氧化应激诱导的神经细胞凋亡，改善并可逆转认知功能受损，对糖尿病脑病患者有很好的治疗前景。

6. 抗氧化药物

抗氧化剂对糖尿病脑病的治疗多有一定疗效，如维生素 E 能抑制脂质过氧化，长期应用可降低糖尿病脑病发生的风险；褪黑素可提高多种抗氧化酶的活性，阻止 APP 生成，减少 Aβ 沉积；依达拉奉可清除组织中的氧自由基，抑制脂质过氧化，从而减轻神经细胞、血管内皮细胞、脑细胞氧化损伤。

7. 其他药物

辅酶 Q10 对 Aβ 诱导的线粒体功能损

伤具有保护作用，对几种包括亨廷顿病和帕金森病等神经变性动物模型，均有一定的治疗作用。酸性黄是一种多酚黄酮类化合物，具有抗氧化、抗炎、抗蛋白酶活性、抗癌等作用。动物实验表明，酸性黄能够显著降低糖尿病大鼠的血糖水平，减轻认知功能障碍和胆碱能功能异常，对糖尿病性脑病具有一定的治疗作用。

主要参考文献

[1] 贾建平. 神经内科疾病临床诊疗规范教程 [M]. 北京：北京大学医学出版社，2010：811-816.

[2] 王维治. 神经病学 [M]. 第二版. 北京：人民卫生出版社，2013：2032-2033.

[3] 刘中霖，王丽敏，刘军. 临床脑病会诊与治疗 [M]. 北京：人民卫生出版社，2012：557-560.

[4] C. Ronald Kahn 等原著；潘长玉主译. Joslin 糖尿病学 [M]. 北京：人民卫生出版社，2007.05：920~930.

[5] 肖莹，郑洪. 糖尿病 [M]. 北京：中国医药科技出版社，2012：88-89.

[6] 徐敏，杨红英. 氧化应激与糖尿病脑病 [J]. 国际检验医学杂志，2008，29（08）：729-730.

[7] 孙海鸥，殷玉华，姬秋和. 糖尿病脑病 [J]. 国外医学. 内分泌学分册，2004（02）：79-81.

[8] 张世平，蒲小平. 糖尿病性脑病的发生机制及其药物研究现状 [J]. 中国新药杂志，2009，18（04）：297-301+317.

[9] 杨晓晖，田文杨. 糖尿病脑病的诊断及处理 [J]. 中华全科医学，2017，15（02）：186-187.

[10] 张梅. 中西医药物治疗糖尿病脑病的研究进展 [J]. 中医药导报，2014，20（01）：109-111.

第三十一章　心源性脑病

心源性脑病，又称脑心综合征，是指因各类心脏病引起心排血量减少、机体血压下降、心脏栓子脱落，导致脑部缺血、缺氧、栓塞，临床主要表现为抽搐、局灶性神经功能缺损、精神智力障碍、突发性晕厥、昏迷等脑部症状者。常见的基础疾病为冠心病急性冠脉综合征、各种严重心律失常、风湿性心脏病、心导管检查及治疗、人工瓣膜置换手术、心力衰竭等。中医学根据其临床表现把该病归于"厥证""脱证""昏迷"等范畴。

一、病因病机

（一）西医学认识

正常人脑局部血流量若减少达70%以上，则颅脑CT平扫可提示有低密度梗死灶。因此，各种原因导致心脏排血量障碍，大脑供血急剧下降时，均可出现突发性意识障碍、晕厥、昏迷等表现。以下从3个方面阐述其病因病理变化。

1. 急性心脏排血或充盈受阻

（1）严重的肺动脉瓣或主动脉瓣狭窄　严重的心脏瓣膜狭窄，使回心血量或心脏搏出量减少，致心排血量长期处在一较低水平，当患者运动或情绪激动时，心排血量不能适应组织需要，使脑部缺血发为晕厥或休克。

（2）心室流出道梗阻　患者主动脉瓣下室间隔显著肥厚，在剧烈运动时交感神经兴奋，心脏收缩加强，心室流出道梗阻加重，引起晕厥或休克。多见于梗阻性心肌病。

（3）心房黏液瘤或球瓣样血栓　当突然起立或体位由卧位变为坐位时，瘤体或血栓易嵌顿在房室瓣口，使心排血量急剧减少或暂时性中断，可致昏厥或休克。

（4）心脏压塞　心脏压塞时，吸气所致右心室充盈增加，使包内压更为升高，致使左心室充盈减低和心搏量下降，血压下降，脑灌注不足，从而引发心源性脑病。

（5）急性广泛性心肌梗死　若心肌急性广泛性（40%以上）坏死，心排血量就会急剧下降，致使脑部缺血、缺氧、栓塞，而出现神志迟钝、昏厥等中枢神经系统障碍表现。

2. 心律失常

各种心律失常均可引起脑症状，如病窦综合征可有失神、眩晕发作；室性或室上性心动过速，可致一过性意识障碍、抽搐和局灶性神经症，室性颤动更是引起脑卒中的病因之一。另外，Peterson1990年指出心律由正常节律转为房颤或反之时，都易引起心内栓子脱落而致脑栓塞。此外，Q-T间期延长综合征亦可引起本病。

3. 先天性心脏病

（1）法洛四联症　在体力劳动或运动时，外周血管阻力减低而右室流出道（漏斗部）反射性痉挛，引起右向左分流量增加，使动脉血氧分压进一步降低和脑缺血加重。

（2）原发性肺动脉高压征　活动时，肺动脉扩张，刺激迷走神经末梢，从而反射性地引起肺动脉痉挛，致右心室排血量急剧减少，左心排血量也骤降，造成晕厥或休克。

（二）中医学认识

中医学认为，患者先天禀赋不足或平素体虚多病、久病，心脏气血阴阳受损，脏腑功能薄弱。此时，若饮食不节，寒热不调，则气机紊乱，气血运行失常，精明失养；或由于劳累过度，忧思恼怒，耗气伤津致使阴津衰竭或阳气虚脱，甚者阴阳俱脱，最终导致死亡。本病病位在心，旁涉肝、肾、脾、肺四脏，病情危重。

二、临床诊断

（一）辨病诊断

1. 临床诊断

心源性脑病大部分有严重的心脏病的病史或病变的证据（如心脏杂音、奔马律、充盈压升高等）。结合相应的临床表现，理化检查及影像检查等，即可做出诊断。

（1）症状和体征　神志淡漠或昏迷，脉搏细数（> 100 次 / 分钟或不能触及），四肢厥冷，皮肤出现花纹，呼吸急促，黏膜苍白或发绀等。

（2）实验室检查　①动脉压测定：可有收缩压 < 80mmHg；脉压减小，< 20mmHg；有高血压者，收缩压较原水平下降 30% 以上。②尿量测定：尿量减少，甚至 < 30ml/h 或尿闭。③血清酶测定：急性心肌梗死患者谷草转氨酶（SGOT）、乳酸脱氢酶（LDH）、肌酸磷酸肌酶（CPK）均有升高。

2. 现代仪器诊断

包括合适的脑影像（MRI 或重复 CT）及脑血管影像（MRA，CD+TCD 或血管造影）；电生理研究，来确定某些不明原因的晕厥。动态心电图（Holter 监护），能准确判断症状和心电之间的关系。超声心动图，以证实有无二尖瓣狭窄、肺动脉瓣狭窄、主动脉瓣狭窄等。

2010 年欧洲超声心动图指南提出了 7 条提示心源性卒中的临床表现和影像。

①突然发作的卒中症状，尤其是无 TIA 病史、严重首次卒中的房颤患者；

②年长严重卒中（NIHSS 评分 ≥ 10 分，年龄 ≥ 70 岁）；

③既往不同动脉分布区栓塞：空间多发（前后循环同时梗死，双侧梗死）；时间多发（不同年龄的梗死灶）；

④其他系统性血栓栓塞的征象（Oslersplits、肾脾两脏的楔形梗死、Bluetoe-syndrome）；

⑤梗死血管主要分布在皮层，或皮层下大灶豆纹动脉区梗死；

⑥大脑中动脉高密度影（无同侧颈内动脉严重狭窄）；

⑦闭塞大血管快速再通（反复神经超声评价）。

以上是心源性卒中 7 个重要的临床表现和影像学特点。了解临床特点之后，临床医生在诊断过程中还有一个辅助工具（STAF 评分）以鉴别患者是否是心源性卒中。STAF 评分有四个评分项目：年龄（> 62 岁：2 分）、基础 NIHSS 评分（≥ 8：1 分）、左房扩大（超过 35mm：2 分）、血管原因（找不到血管狭窄：3 分），总分为 8 分。如果患者得分超过 5 分，90% 的可能是心脏来源而不是血管来源；反之，则 90% 的可能是血管来源，这样可以用简单的评分来区分是不是心脏原因。

（二）辨证诊断

心源性脑病的发生，常有明显的诱因，所以辨证过程中对病史的了解极为重要。其辨证分型常依据病因病机，结合四诊来论。

望诊：神志萎靡，或烦躁坐立不安，甚至神昏，面色苍白或潮红，唇舌发绀，或有四肢抽搐，舌质淡暗或红绛，苔白或无苔。

闻诊：息促或鼻鼾，或息微，喉间痰鸣。

问诊：素有胸闷，心悸等心系证候，发病前有劳累、情绪激动等诱因。

切诊：四肢及皮肤湿冷，脉细数或沉微。

1. 阴脱

临床证候：神志模糊、面色潮红、肢体躁动或抽搐，汗多，舌质红绛、少津，脉细数无力。

辨证要点：面红，肢体躁动，舌红绛、少津，脉细数无力。

2. 阳脱

临床证候：神志昏迷，气促而弱，四肢厥冷，面色苍白，舌质淡嫩或淡暗，苔白滑，脉沉细欲绝。

辨证要点：面白、四肢湿冷，舌淡嫩或淡暗、苔白滑，脉沉细欲绝。

3. 阴阳俱脱

临床证候：神昏肢冷，鼻鼾息微，喉中痰鸣，目合口张，汗出如油，唇舌发绀，二便失禁，舌质暗淡，脉微弱或不能触及。

辨证要点：鼻鼾息微，目合口张，二便自遗，舌质暗淡，脉微细或不可触及。

三、鉴别诊断

（一）西医学鉴别诊断

1. 脑源性晕厥

脑源性晕厥主要是由脑动脉或者是供应脑血管血液循环的动脉，发生病变使脑供血不足而发生的晕厥。而心源性晕厥是由于心脏发生器质性病变，而引起的晕厥。两者的发病原因和症状都有所不同，脑源性晕厥因为脑动脉突然供血不足出现晕厥，可能会随之出现局部神经功能缺损症状，包括一过性肢体麻木、无力、言语不清等问题，晕厥持续时间相对较长。心源性晕厥发作更突然，常无头晕、头昏等前驱症状，持续时间相对较短，多无局部神经功能缺损症状，意识恢复后常仅余基础心脏病症状：如心律失常等。

2. 感染性休克

感染性休克患者往往有感染的病灶和感染的征象，表现为体温升高、外周血白细胞计数升高，具有局部感染的体征，如肺部感染可以出现感染侧肺部啰音，有胸部影像学资料支持，外周血培养可能有阳性提示。除了心动过速外，患者一般没有心脏的阳性体征，也没有心脏疾病的特殊表现（如心电图、心肌酶的特异性表现）。感染性休克的发病一般比心源性休克略缓和，血流动力学主要表现为"高排低阻"，早期应用外周血管活性药物（如去甲肾上腺素），而心源性休克则表现为"低排高阻"，必要时需要应用正性肌力药物（如多巴酚丁胺）。但是，有时候心源性休克可以与感染性休克合并存在，如感染性心内膜炎，或者慢性心力衰竭患者出现重症感染。

（二）中医学鉴别诊断

本病当与中风之脱证相鉴别。相同之处是二者均可表现为突然昏迷、面色苍白、肢冷汗出、气息微弱、唇舌发绀等阴竭阳脱的证候。不同之处是：本病平素有胸闷、心悸等心系证候的病史；而中风患者则可无此类病史，且神志清醒后，多留有半身不遂，口眼歪斜，语言不利等后遗症。

四、临床治疗

（一）提高临床疗效的基本要素

1. 酌情轻重，阴阳同济

心源性脑病出现时，或以阴脱为主，或以阳脱为主。但由于阴阳的互根互用，故在临床诊疗时，应分清轻重，阴阳俱补。如为亡阳证，可在温阳补气的基础上酌加少量补阴药；若为亡阴证，可在应用大量养阴益气之剂的同时，酌加少许补阳药。

2. 注重脾胃，培补后天

脾胃乃后天之本，气血生化之源。脾

胃损伤则运化失司，气机失调，气血生化乏源，致使气血亏虚不能滋养脏腑形体、四肢百骸，百病迭起。李东垣谓："百病皆由脾胃衰而生也。"张介宾谓："凡欲察者，必须先察胃气，凡欲治病者，必须常顾胃气，胃气无损，诸可无虑。"

3. 中西结合，优势互补

近年来现代检测仪器和手段日趋完备，西药制剂品种齐全，给药途径多样，能迅速改善脑循环，纠正脑部缺血、缺氧。但由于化学制品的毒副作用，加上其深一步的疗效不确切，而中医中药正具有这方面独特的优势和特点，因此，临床上常采用中西医结合疗法。

4. 内外同治

在药物内服不便或内服药物的同时，可采用针刺、灸法、耳针疗法等外治法以提高临床疗效。

（二）辨病治疗

1. 一般紧急处理

（1）患者宜平卧，并给予氧气吸入，严密观察生命体征。如有条件，宜将患者安排在重症监护病房（ICU）内。

（2）动态心电图监测，了解心率变化和识别心律失常类型。

（3）动脉压测定，经动脉导管直接监测血压。一般宜将动脉收缩压维持在90mmHg，平均压维持80mmHg。

（4）肺毛细血管楔嵌压（PCWP）、心排出量（CO）、中心静脉压（CVP）及心脏指数（CI）测定。

（5）留置导尿管，定时观察并记录尿量。维持尿量＞30ml/h，如＜20ml/h提示肾灌流不足。

（6）动脉血气分析和pH测定，以发现低氧血症和酸中毒，评估治疗效果。

（7）其他，如电解质、乳酸浓度、肾功能测定等。

2. 对症治疗

（1）镇痛 急性心肌梗死所致的休克，宜用吗啡、哌替啶等止痛。

（2）纠正心律失常 有症状的室上性心动过速，可用洋地黄、普萘洛尔、维拉帕米治疗；室性心律失常可选用氟卡尼、莫卡胺等药物；特发性Q-T间期延长综合征可采用心得安和苯妥英钠。亦可针对病情进行电复律和人工心脏起搏。

（3）补充血容量 心源性脑病患者，凡无肺淤血征象者均应适当扩容，一般使PCWP维持在15~18mmHg。如患者发病过程中有大量出汗、呕吐、使用利尿剂等，则更宜扩容。一般选用低分子右旋糖酐，然后用乳酸林格液，维持用10%葡萄糖液。若初始PCWP≥20mmHg或初始CVP≥20cmH$_2$O不易再扩容。

（4）应用血管活性药物

①硝普钠：50mg/支，粉剂，生理盐水50ml+硝普钠50mg，常用速度：3~9ml/h（不超过24ml/h）[50kg体重，相当于1~3μg/（min·kg），其关系系数为3倍]，一般从0.5ml/h开始，如血压平稳，每5分钟酌情再加量。

②硝酸甘油：5mg/支，每支1ml，生理盐水36ml+硝酸甘油20mg（1ml=0.5mg），50kg体重常用速度：0.6~6ml/h[相当于5~50μg/（min·kg）]。

③多巴胺：20mg/支，2ml/支，多巴胺量=体重（kg）×3，生理盐水量=50-（多巴胺量/10），泵速度的ml/h与μg/（min·kg）完全一致，如5ml/h等同于5μg/（min·kg），常用速度：5~15ml/h[相当于5~15μg/（min·kg），不超过20μg/（min·kg）]。

④多巴酚丁胺：（20mg/支，2ml/支），使用同多巴胺。

⑤肝素：（100mg/支，12500U/支，2ml/支），生理盐水48ml+肝素12500U，常用速度：3~4ml/h（相当于750~1000U/h），监测APTT，

维在持在正常值（23~26s）的2.5倍，或INR为2~3。

⑥可达龙:（胺碘酮）（150mg/支，1ml/支）负荷量，静脉滴注:5mg/kg，于20分钟~2小时内滴完，24小时内可重复2~3次。静脉注射:5mg/kg，加入20ml的N.S./G.N.S.中缓慢静脉注射，注射时间要大于3分钟，第一次注射后15分钟内不得重复注射，需心电血压监护。维持量静脉滴注:10~20mg/（kg·d），如可能在第一天开始口服治疗。（静脉最高剂量不超过1200mg/d）。口服:负荷量200mg/次，3次/日，连续8~10天；维持量100~400mg/d。

⑦重酒石酸去甲肾上腺素:（2mg/支，或1mg/支，1ml/支）生理盐水250ml+重酒石酸去甲肾上腺素4mg常用速度:15~45ml/h（相当于4~12μg/min，极量为25μg/min）。

⑧酚妥拉明:既能扩张全身小动脉，又能扩张小静脉，使心脏前后负荷降低，心排出量增加。常用50~100mg加入10%葡萄糖500ml中以10~100μg/min静脉滴注。

（5）纠正水电解质紊乱和酸碱平衡失调 主要是纠正高钾或低钾血症和代谢性酸中毒等。

（6）主动脉内气囊泵反搏（IABP）IABP既能增加冠脉血流量，又能减少心肌耗氧量，使血流动力学状态明显改善。应用指征为常规治疗1小时后，动脉收缩压仍 < 80mmHg，尿量 < 20ml/h，外周循环衰竭无改善，PCWP > 18mmHg，CVP > 14.7kPa（15cmH$_2$O）。

3.紧急介入治疗

在静脉补液和血管活性药物治疗无效时，可紧急施行冠状动脉旁路移植术（CABG）、经皮冠状动脉腔内成形术（PTGA）等血运重建治疗术，或行急诊溶栓治疗。

4.手术

适用于严重瓣膜狭窄和梗阻性心肌病者。

5.其他

埋藏式除颤器（AICD）具有抗心动过速、调节心动过缓、除颤等多种功能，为危重性心律失常提供了一项更新的手段。

（三）辨证治疗

1.辨证论治

（1）阴脱型

治法:养阴益气固脱。

方药:生脉散加减。

药用:人参15g，五味子10g，麦冬15g。

加减:若汗多，可加白芍、山萸肉敛阴止汗；若口舌干燥，可加玉竹、北沙参养胃生津。

（2）阳脱型

治法:补气回阳救逆。

方药:四味回阳饮加减。

药用:人参10g，附子9g，干姜、炙甘草各6g。

加减:表虚自汗者，可加黄芪等益气固表；汗出不止者，可加龙骨、牡蛎等固涩止汗；四肢厥冷，可增加附子、干姜等。

（3）阴阳俱脱型

治法:阴阳双补，救逆固脱。

方药:人参四逆汤合生脉散加减。

药用:西洋参、红参各15g，五味子10g，麦冬15g，附子10g，干姜10g。

加减:汗多不止者，可加黄芪、龙骨、牡蛎、山萸肉以敛汗固脱；口唇发绀，舌紫暗者，可加丹参、赤芍等以活血化瘀，疏经通脉；鼻煽气促，喉中痰鸣者，可加紫石英、胡桃肉以补肾纳气。

2.外治疗法

（1）针刺治疗 取百会、人中、中脘、气海、内关、神阙、足三里等穴。人中用雀啄手法，内关用泻法，余穴平补平泻。四肢厥冷者配环跳、委中、承山、肩井、曲池、合谷等穴。呼吸短促者配气海穴。

（2）灸法　取百会、足三里、内关、气海、关元、神阙、涌泉为主穴。足三里、内关可针、灸同用，灸气海、关元、神阙可不拘壮数，以汗止，脉回，肢温为度；小便失禁者加膀胱俞。

（3）耳针　取肾上腺、皮质下、心、枕为主穴。小便失禁者加膀胱、尿道区。方法：强刺激，留针时间不定，以清醒为度。

五、预防调护

（一）预防

调畅情志，保持情绪稳定。劳逸结合，起居饮食有常。加强体质锻炼，增强抗病能力。积极防治原发病，做到早发现、早治疗、防止传变。

（二）调护

（1）注意精神调护，帮助患者克服和消除烦躁、忧郁、焦虑、恐惧、悲观等不良情绪。

（2）加强营养，供给足够能量，予高蛋白、低脂、富含维生素、流质或半流质饮食。必要时可鼻饲或静脉高营养。

（3）充分吸氧。

（4）严密监护病情，仔细观察患者心电图、脉象、心律、呼吸、尿量、汗出及神色等变化，做好记录。

（5）准备好急救所必需的器械和药品。

（6）病情若异常及时报告医生并配合抢救。

主要参考文献

[1] 关怀敏，解金红. 心脑综合征新概念 [M]. 北京：科学技术文献出版社，2014：270-276.

[2] 王拥军. 心源性脑卒中的诊断和防治策略 [M]. 2014，4：24.

[3] 李姝雅. 伴房颤的缺血性脑血管病患者的临床特点及预后的研究 [D]. 北京：首都医科大学，2013.

[4] 刘中霖. 临床脑病会诊与治疗 [M]. 北京：人民卫生出版社，2012：316-330.

[5] 翁维良. 郭士魁临床经验选集：杂病证治. 现代著名老中医著重刊丛书 [M]. 北京：人民卫生出版社，2005：84-88.

[6] 苗阳，吴梦玮，荆鲁，等. 赵锡武治疗慢性心力衰竭经验 [J]. 中国全科医学，2010，223：37-38.

第三十二章　中毒性脑病

中毒性脑病，又称中毒性精神病，是指某些有毒物质进入体内，引起机体中毒导致脑功能失调而产生的一种精神障碍。临床以意识模糊、谵妄，甚则昏迷为主要特征。本病常见的有工业中毒、农药中毒、医用药物中毒、食物中毒等引起的精神障碍。

中医学对各种中毒所引发的脑病证候认识较早，可散见于对"中恶""发狂""暴厥"诸病证的描述中。

一、病因病机

（一）西医学认识

1. CO 中毒

当空气中一氧化碳的浓度超过 $30mg/m^3$ 时，人类可发生中毒。一氧化碳通过肺泡进入血液中，然后与血红蛋白结合形成碳氧血红蛋白，使血中氧基血红蛋白迅速减少，进而导致组织缺氧。CO 对机体的毒性作用迅速而广泛，脑细胞对缺氧最敏感，因此，其损害也较其他组织严重。

2. 巴比妥类药物中毒

中枢神经系统各部位对这类药物均敏感，其中丘脑和中脑的网状结构最易受到这类药物的影响与损害，巴比妥类药物能抑制神经细胞的兴奋性。

3. 有机磷农药中毒

有机磷类农药能经皮肤与消化道吸收，其在全身的分布以肝脏浓度最高。其在体内能与中枢神经系统的灰质、红细胞、胆碱能神经末梢的胆碱酯酶结合，生成较为稳定的磷酰化胆碱酯酶。进而造成体内的乙酰胆碱含量在体内积累，引起横纹肌、平滑肌和腺体的兴奋而活动增强，最后转入抑制出现中毒症状。

（二）中医学认识

中医学将各种中毒因素归为外来秽浊、瘴气、邪气，认为各种有毒物质就像邪气一样会对机体造成损害。机体的脏腑功能，气血津液会因此而功能失调，气血运行受阻，最后酿生痰湿；如邪气入里又加素体阳盛，邪热相合则痰热互结，上扰神明则出现神志改变；若阳热过盛，阴液亏耗或病久血瘀，痰瘀互结，肢体筋脉不畅或失养又将出现肢体不利、震颤、肌肉麻木等症状。

总之，中医学将各种有毒物质归为邪气外袭，入里有化热或痰热互结，上扰神明的变化。

二、临床诊断

（一）辨病诊断

1. CO 中毒

临床症状的轻重与血中碳氧血红蛋白的多少成正比。碳氧血红蛋白 < 10%，一般无症状；在 10%~40% 之间，有头晕、头痛、恶心、乏力等症状；> 40% 而 < 50% 时，有中毒症状，面红、心跳加快、共济失调、烦躁不安、昏睡或昏迷；> 50% 时，昏迷加深，多汗。体温下降，呼吸慢，肢体阵发性痉挛或癫痫样抽搐发作，瞳孔散大，对光反射减弱或消失，病理征阳性，如不抢救，会迅速死亡；如 > 80% 即可死亡。

少数患者亦可有后遗症并逐渐恢复。部分患者在数天至数周，或数月后再次出现神经损害症状，如精神症状、痴呆、言语障碍、震颤麻痹综合征、肢体瘫痪及癫痫等。血液检查碳氧血红蛋白升高。

2. 巴比妥类药物中毒

轻度中毒则可有嗜睡、思维迟钝、定向力障碍、语言不清。较重中毒可出现神志不清、昏迷，甚至发生呼吸停止、死亡或病情加重。重则有昏迷、呼吸变浅而慢、四肢松弛、腱反射消失、病理反射阳性。在昏迷的早期有一阶段表现肢体僵直、反射亢进、去大脑强直的表现。严重中毒患者可出现类似死亡表现，反射消失，甚至无脑电波活动。苯巴比妥的血清浓度 > $80\sim100mg/L$ 时，通常已引起昏迷。

3. 有机磷农药中毒

本病发病时间可从数分钟至数小时，一般视中毒途径与中毒轻重而定。皮肤中毒者仅出现不安，共济失调、出汗，肌张力减低等；吸入中毒者先出现呼吸困难和视力障碍；口眼中毒者首先出现胃肠症状；重度中毒常以中枢神经系统抑制症状为主。呼吸衰竭是常见的致死原因，主要由呼吸中枢抑制及呼吸肌无力所引起，支气管痉挛及大量分泌物和肺水肿等使之加剧。

（1）急性中毒 毒性广泛地影响胆碱能神经末梢，出现副交感神经兴奋（瞳孔缩小）及胃肠道、呼吸道、泌尿道和平滑肌痉挛（恶心、呕吐、腹痛、腹泻、唾液增加、呼吸困难、口唇青紫、肺水肿、大小便失禁）及心血管系统的抑制。神经肌肉系统的兴奋可致普遍性肌束颤动，衰竭时又发生瘫痪。中枢神经系统症状有头昏、头痛、烦躁、错觉、幻觉、言语不清、共济失调、抽搐、昏迷、中枢性循环和呼吸障碍等。

（2）慢性中毒 突出表现为血中胆碱酯酶活力明显下降，而症状较轻。主要有头晕、乏力、多汗及震颤等症状。

（3）后遗症状 见于严重中毒者，表现为头痛、耳鸣、眼球震颤、手指震颤、肢体麻木无力等；精神症状有失眠、记忆减退、躁狂、抑郁或精神分裂症等。

上述中毒表现的患者具有身上特殊蒜味、瞳孔缩小、大汗及肌束颤动为主要特征；并结合病史中有毒物接触史，血中胆碱酯酶活力改变进行诊断。

（二）辨证诊断

本证因邪气入里，导致脏腑功能失调、气血运行不畅，痰湿内阻，上蒙清窍致神志改变。痰瘀互结，经脉不利致肢体疼痛、抽搐、偏瘫；心脾两虚则心神不安、烦躁多梦；肝肾阴虚，筋脉失养而肢体震颤。

望诊：神倦或时清时昧，甚者不省人事，或口吐白沫，手足抽动、震颤，行走不稳，自汗，反应迟钝。

闻诊：恶心呕吐、哕声阵阵，或有特殊气味，气怯声低，或悲伤欲哭，舌强言謇，或躁扰狂叫不止。

问诊：有特殊毒物接触史，胸闷痰多，记忆减退，肢体麻木，腰膝酸软，头晕耳鸣，二便失禁。

切诊：脉弦滑或细数。

1. 痰蒙清窍

证候：神志时清时昧，倦怠嗜睡，淡漠，反应迟钝，或昏不知人，或悲伤欲哭，舌强言謇，胸闷痰多，行走不利，舌苔厚腻，脉弦滑。

辨证要点：神倦嗜睡或昏迷，反应迟钝，胸闷痰多，舌苔厚腻。

2. 痰瘀阻络

证候：神志呆傻、健忘，肢体麻木或多动或刺痛，行动不利，甚则瘫痪，语言不利，舌质暗，边有瘀斑瘀点，脉弦细涩。

辨证要点：神呆、肢体麻木刺痛、行动不利、舌质暗有瘀斑。

3. 心脾两虚

证候：痴呆少语、自汗声低、乏力、面色少华、心悸胆怯、梦多，或有不自主舔舌、吸吮动作，甚则吞咽困难、涎水多、脘胀食少，舌质淡苔白，脉细弱。

辨证要点：神呆少语，乏力懒言，自汗，心悸胆怯，舌淡脉细。

4. 阴伤风动

证候：神志不清，面红如妆，语言不利，四肢抽搐，咽干口燥，头晕，双目干涩，舌质红、少苔，脉弦细。

辨证要点：肢体颤动或抽搐，头晕，语言不利或神昏，脉弦细。

三、鉴别诊断

（一）西医学鉴别诊断

中毒性脑病在临床诊断时需对中毒原因进行分析，即各种中毒性脑病之间要进行鉴别，最可靠的诊断依据是可靠的病史及血液毒素的检测。

（二）中医病症鉴别诊断

本证因有昏迷与抽搐的表现，故应与痫证、厥证相鉴别。

痫证患者既往有类似发作病史，发作时四肢抽搐、口吐白沫、口中如猪羊叫声，醒后如常人；厥证者多因情志因素引发，有明显的郁怒、生气病史，无明显的其他脏腑功能失调变化。而本证系中毒，有毒物接触史，昏迷者须进行抢救治疗才能苏醒。既往无类似病史。

四、临床治疗

（一）提高临床疗效的要素

中毒性脑病是因多种毒素物质对机体损害引起的，所以，临床诊疗的首要任务是对中毒原因的判断与处理。在治疗中抓住时机，采用多种方法解除毒物对机体的损害，如洗胃、探吐、解毒药物的选择使用。尽快控制毒素对机体损害的进一步加深。

（二）辨病治疗

1. 呼吸、循环的支持

对口唇有青紫者给氧气吸入，呼吸微弱者给予呼吸兴奋剂。

2. 去除未吸收的毒物或脱离中毒现场

对 CO 中毒者应迅速脱离现场；有机磷农药中毒者脱去衣物，清洗患者皮肤，反复洗胃；对药物中毒、农药中毒者给予洗胃，反复进行，做到彻底，完全清除其胃肠道内毒物。

（1）CO 中毒　给予高压氧治疗，对症处理药物可选糖皮质激素、脱水药物、抗血小板聚集药物等、神经节苷脂等神经细胞营养剂。

（2）有机磷中毒　阿托品皮下注射或静脉注射，用量视病情而定，从 1~5mg，15~30 分钟后，可重复给药，达到阿托品化，不可药物过量和停药过早；呼吸抑制或昏迷患者可应用纳洛酮静脉滴注。

（3）巴比妥类药物中毒

①急救及支持措施应用洗胃术尽快将胃内排空并反复使用活性炭清除苯巴比妥。

②特殊治疗氟马西尼（flumazenil）属苯二氮䓬类受体特异性拮抗剂，该药可以 0.2mg 剂量缓慢静脉注射（30~60 秒），需要时剂量可增至 0.5mg 重复用药，总剂量可至 3~5mg。

③严重病例可给予透析治疗。

（三）辨证治疗

1. 辨证施治

（1）痰蒙清窍

治法：理气化痰开窍。

方药：涤痰汤加味。

药用：法半夏 10g，陈皮 12g，茯苓 15g，枳实 14g，制南星 8g，木香 6g，砂仁 10g，制香附 10g，石菖蒲 10g，郁金 10g，炙远志 10g，竹茹 10g。

加减：胸闷痰多加瓜蒌12g，白芥子10g；如痰郁化热、热邪炽盛可加黄连12g，黄芪10g，如热甚便秘加大黄10g，芒硝10g。

（2）痰瘀阻络

治法：益气活血通络。

方药：补阳还五汤合牵正散加减。

药用：黄芪30g，丹参30g，赤芍10g，芍药10g，当归10g，地龙10g，僵蚕10g，全蝎5g，木蝴蝶5g。

加减：气虚者加党参、炒白术；阴虚者加女贞子、墨旱莲；兼阳虚加桂枝、细辛，肾虚加淫羊藿、枸杞。

（3）心脾两虚

治法：健脾益气，养心安神。

方药：归脾汤加减。

药用：黄芪20g，当归6g，丹参6g，党参12g，白术6g，茯苓12g，枣仁30g，龙眼肉30g，木香10g，焦三仙各20g。

加减：挟湿者加苍术12g，薏苡仁12g；失眠者加夜交藤30g，煅龙牡各12g。

（4）阴虚风动

治法：滋阴增液，平肝息风。

方药：三甲复脉汤加减。

药用：生地15g，麦冬12g，石斛10g，龟甲15g，牡蛎30g，鳖甲15g，钩藤15g，石菖蒲12g，炙远志10g，生白芍10g，炙甘草5g。

加减：抽搐加全蝎10g，僵蚕10g；便干结加柏子仁10g，麻子仁10g。

2.外治疗法

（1）针刺治疗 取人中、百会、合谷、风池、曲池、哑门、廉泉、阳陵泉、足三里、太冲、外关、后溪、涌泉穴。

（2）灌肠法 若口服导泻药仍不能使毒物排出者，可给予大黄适量，水煎200ml，灌肠。

（3）涌吐法 三圣散（藜芦6g，防风10g，瓜蒌6g，或胆矾6g），水两碗，煮取一碗半，去渣顿服。

（4）洗胃法 用盐水、绿豆汤反复多次洗胃。

（5）通下法 ①厚朴10g，大黄6g，加水100ml，煎至60ml顿服。

②当归90g，大黄30g，明矾10g，甘草15g，煎水顿服。

3.成药应用

醒脑静注射液：醒脑静注射液20~40ml静脉滴注，日1次，10~14天一疗程。

清开灵注射液：清开灵注射液20~40ml静脉滴注，日1次，10~14天一疗程。

安宫牛黄丸：每服半丸至1丸，每日3次。

4.单方验方

黄芪25g，赤芍10g，桃仁10g，红花10g，熟地12g，山药30g，山萸肉12g，地龙12g，五味子15g，桑螵蛸9g，松节15g，石菖蒲10g，牛膝9g，白术9g，川续断15g，浮萍10g。水煎服，日一剂，每剂药煎2~3次，每次20~30分钟，每日服2~3次。此方适用于一氧化碳中毒性脑病后遗症患者。

绿豆甘草解毒汤：绿豆120g，生甘草30g，丹参30g，连翘30g，石斛30g，大黄15g，水煎服，1日2~4次。茶叶15g，水煎1茶杯，灌服。此方适用于多种食物或药物及其他中毒后，见发热、口干舌燥、心烦呕吐，甚则神志恍惚、小便浑浊等症。

人造牛黄6g，羚羊角粉6g，全蝎粉10g，蜈蚣6条。上药研粉和匀，每次3g，冲服，日2次。适应证：中毒性脑病发热惊厥、抽搐患者；注意事项：严重心肺功能障碍、重度贫血等全身功能差者禁用。

白术、当归、茯苓、黄芪、远志、龙眼肉、酸枣仁、人参、木香、炙甘草。上药水煎服，日1剂。适应证：中毒性脑病患病日久，并见面色无华、倦怠乏力者；注意事项：如面色无华、四肢乏力、头晕心悸甚者，加熟地黄、醋龟甲、阿胶等补益阴血者，失眠较重者，加柏子仁、龙骨、牡蛎等养心安神，若兼脘闷纳呆者，可去白术、黄芪，加陈皮、砂仁以健脾化湿。

（五）名医诊疗特色

李春林应用涤痰承气汤（大黄、石菖蒲、芒硝、枳实、厚朴、半夏、水牛角、竹茹、黄柏等）治疗脓毒性脑病患者，结果发现涤痰承气汤对拮抗炎症因子、抑制过度炎症反应、改善意识障碍有较好的疗效，早期干预可以控制病情，改善预后、减少住院费用。

五、预后转归

中毒性脑病是由于有害物质对神经系统损害引发的一种疾病，其预后与其中毒的轻重，中毒的种类，抢救地及时与否有着十分重要的关系。如中毒轻者其损害亦小，或可自己恢复；如中毒较深，又没有及时诊治，其对机体的损害均会较重，甚者迅速死亡。

六、预防调护

（一）预防

认真贯彻预防为主的方针，加强工业生产及生活环境的防护工作，及时排除有毒气体，保护空气，维护环境的良好状态，对于淘汰农药、药品做好保管及发放工作，不可让任何人随意接触；喷洒农药时要注意防护措施，注意风向，及时清洗皮肤及工具；严格用药守则，避免误用过量，从而引发中毒；注意食品卫生，外出时避免毒虫毒蛇的伤害。

（二）调护

对于发现有中毒迹象的人要立即送医院就诊，了解生活或工作环境的可疑之处，详细了解中毒的原因、种类、服用剂量、时间。对患者思想顾虑给予关心和帮助，做好细致的思想工作，树立乐观向上的生活观念；饮食宜清淡，以富含营养的食品为主。

七、评价与瞻望

从目前临床报道情况看，由于中毒性脑病的病因为受到各种毒素损伤，发病后病情较急重，患者多有生命危险，所以治疗时均以西医为主，但在急性期时亦可配合中医药的治疗，并可收到良好的效果。在稳定期中医药的治疗优势方显现，并且手段较多，如药物、按摩、针刺等方法的选用。在迟发性脑病方面也有治疗优势，但其作用机制与提高临床疗效方面尚须努力。

主要参考文献

[1] 宋维, 姚津剑, 朱江, 等. 海南急性中毒诊断与治疗共识 [J]. 海南医学, 2011, 22 (10): 134-140.

[2] 林鸿儒. 醒脑静联合纳洛酮治疗急性有机磷中毒的疗效观察 [J]. 当代医学, 2014, 20 (28): 133-134.

[3] 王文岚, 张瑜, 李娅, 等. 一氧化碳中毒与一氧化碳中毒迟发性脑病的研究进展 [J]. 中国急救医学, 2012, 32: 1041-1045.

[4] 王维, 杨白燕. 针刺治疗一氧化碳中毒后遗症 2 例 [J]. 上海针灸杂志, 2008 (10): 39.

[5] 王玉花. 中药解毒三联序贯疗法治疗急性有机磷农药中毒 30 例 [J]. 中医急症, 2011, 20 (09): 1502.

[6] 肖桂林, 张春虎, 覃双全, 等. 大黄素对急性氧化乐果中毒血浆 ChE、GSH-PX、MDA 影响及肺保护作用的研究 [J]. 湖南中医药大学学报, 2008, 28 (06): 49-52.

第三十三章　脑功能衰竭

脑功能衰竭简称脑衰，指脑部病变发展到严重阶段或由其他器官、系统的原发病损伤累及脑部，致使脑部组织受到严重损害，从而使脑功能发生障碍，并逐渐失去代偿能力，最后发展到功能衰竭。

本病中医历代文献名称较多，有神昏、昏愦、昏蒙、昏仆等，均为意识完全丧失之证，可见于急性热病与内伤杂病的严重阶段。中医认为脑为髓海，元神之府；心藏神，主血脉，如因外感五疫之邪，热毒内攻，或痰瘀火毒，浊邪上扰，阴阳气血逆乱，皆可导致心脏受邪，窍络闭塞，神失所司，而发生神昏。

一、病因病机

（一）西医学认识

按照脑衰竭发生与发展的速度不同，可将脑衰竭分为急性脑衰竭和慢性脑衰竭。慢性脑衰竭往往表现为逐渐发展的痴呆，最后进入昏迷状态，而急性脑衰竭则以急性昏迷为主要表现。临床上所谓的脑衰竭多指急性脑衰竭。

引起脑功能衰竭的原因较多，亦较复杂，可大致分为两类。一类为颅内病变，如脑膜、脑血管疾病等。另一类是全身性疾病或颅外等脏器病变，通过其他机制影响到脑功能而引起，如心脏停搏、肾衰等（见表 33-1-1）。

表 33-1-1　引起脑功能衰竭的各种颅内病变

弥漫性颅内病变	感染性脑病 - 脑炎、脑膜炎	
	脱髓鞘性疾病 - 急性播散性脑膜炎	
	颅脑损伤	
	蛛网膜下腔出血	
	癫痫	
	颅内高压症	
局限性颅内病变	颅内占位性病变，包括幕上和幕下各种肿瘤（赘生物）、脓肿、囊肿、血肿等	
	脑卒中	a. 出血性脑卒中 - 高血压、血管畸形及出血性疾病所致脑出血
		b. 缺血性脑卒中 - 动脉粥样硬化性血栓性脑梗死（大脑半球、小脑半球或脑干）、心源性脑栓塞、静脉与静脉窦血栓
全身性、代谢性疾病	缺血、缺氧性脑病	
	低血糖昏迷	
	肝性脑病	
	肺性脑病	

全身性、代谢性疾病	尿毒症
	糖尿病酮症酸中毒、糖尿病高渗性昏迷
	二氧化碳中毒、酒精中毒、有机磷农药中毒、安定等药物中毒
	温度影响：低热与高温
	多器官功能障碍综合征
	狼疮性脑病
	严重低钠血症
	心源性脑缺血综合征
	各种原因引起的休克

引起机体严重意识障碍的原因，从解剖生理学上讲是机体的意识系统结构出现了异常，从脑的神经生化基础来分析昏迷发生的机制。

（1）脑细胞对能量需求特别高，如发生低血糖、各种脑循环障碍、中枢神经系统感染、维生素缺乏、各种中毒，都会以能量代谢障碍为主因，引起昏迷。

（2）正常意识的维持，需要兴奋性和抑制性两大类神经递质的平衡，而在肝昏迷、低血糖、脑缺血、缺氧时，则会造成脑内乙酰胆碱、多巴胺等兴奋性递质的合成减少和5-羟色胺类抑制性递质的增多。

（3）假神经递质的增多，又使脑内正常神经递质不能发挥正常作用。

（4）环磷酸腺苷的减少又使脑内突触传递的障碍。

（5）脑组织在缺血、缺氧的状态下，脑内贮备的能量会在数分钟内耗尽，大量的乳酸积聚又致脑组织乳酸中毒，造成大脑细胞严重损伤。

（二）中医学认识

1. 热陷心包

外感时热疫毒，热盛火毒，燔灼营血，内陷心包、扰及神明而发。

2. 痰浊蒙窍

感受温热之邪，郁阻气分不解，水津不行，酿成痰浊、蒙蔽心窍；或素体脾虚湿盛，湿聚成痰，蒙受邪热蒸灼，痰热互结，上蒙清窍，神失所用而发神昏。

3. 腑热熏蒸

热邪入里，与积滞相结而成阳明腑实，燥热之气挟浊气上冲，熏蒸于上，扰乱神明，故发神昏。

4. 风痰内闭

情感过极，肝失疏泄，木失条达之性，郁而化火，攻冲激烈，升之不熄为风阳。风阳挟痰上犯，蒙闭清窍而成神昏。

5. 瘀血阻窍

热入营血，血热互结，瘀塞于心，或产后感受邪毒，邪血相搏，瘀血不散，血瘀气逆，扰乱神明。或死血留于心孔，神机失灵。瘀热阻窍，热入血室，真心痛的神昏均属此类。

6. 阴竭阳脱

失血过多，气随血脱；或泻下频作，脾气衰败；或大汗之后，津液内竭；或热邪久羁，伤津耗液，阴竭阳亡，心神失养，脑髓失荣，神无所倚，皆可致神昏。

二、临床诊断

（一）辨病诊断

1.临床诊断

（1）脑衰意识障碍的分级

嗜睡：意识水平轻度下降，表现为淡漠、爱睡觉，易被唤醒；能回答简单问题，但反应迟钝，定向力障碍。

昏睡：深睡状态，难于唤醒，昏睡时随意运动消失，疼痛刺激时，有皱眉和手足活动，深反射存在。

浅昏迷：患者对呼唤无反应，无随意运动。仅对疼痛刺激有肢体的简单防御性动作，反射功能尚保持，生命特征无明显改变，可有大、小便失禁。

深昏迷：患者对外界的一切刺激，包括疼痛均无反应，无随意运动，瞳孔散大，对光反射消失，吞咽反射与咳嗽反射消失，深浅反射消失。大小便失禁，生命体征存在，但有异常表现。

（2）特殊类型的意识障碍

去大脑皮质状态：有觉醒和睡眠周期，貌似清醒，其实毫无意识。有时尚保留有对疼痛、温度刺激的反应，无意识地哭叫、强笑，存在某些反射活动，如角膜反射、光反射。有病理反射，呈去皮质强直：上肢屈曲、内收，前臂紧贴胸前，下肢强直性伸展。

无动性缄默：无自发性语言，无肢体运动，对疼痛刺激有逃避反应，睁眼视物，甚至可有追物动作。

持续性植物状态：呈睁眼、无智能活动，肢体对疼痛有逃避动作，无听说语言功能，无主动性进食能力。

脑功能衰竭时除有意识障碍外，尚可伴有脑神经损害症状、运动障碍、不随意运动、反射异常及颅内压增高及脑膜刺激症状。

（3）病因学的诊断

①根据病史诊断（见表33-1-2）。

表 33-1-2　病史与昏迷病因的关系

病史特点	昏迷的病因
（1）起病情况 ①外伤 ②中毒	脑震荡、脑挫裂伤、颅内伤、脑干损伤等 药物、酒精、一氧化碳等
（2）起病方式 ①突然 ②缓慢	脑血管意外、心肌梗死等
（3）前驱症状 ①剧烈疼痛 ②发热	蛛网膜下腔出血、脑出血、脑膜炎、高血压性脑病等 脑膜炎、脑炎、脑脓肿等
（4）伴随症状	癫痫、脑血管病、脑肿瘤、脑血管畸形、脑脓肿等
（5）过去有类似发作	癫痫、脑肿瘤、脑梗死、低血糖、肝性脑病、阿-斯综合征等
（6）有明确的原发病因	原发病
（7）原因不明	脑肿瘤、慢性硬膜下血肿、脱髓鞘疾病等

②根据既往史诊断（见表 33-1-3）。

表 33-1-3　既往史与昏迷病因的关系

既往史	昏迷的病因
（1）外伤史 外伤当即发生昏迷 外伤后有中间清醒期 数天至数月后发生昏迷	脑震荡、脑挫裂伤、脑干损伤等 硬膜外血肿等 慢性硬膜下血肿等 高血压脑病等
（2）高血压史	脑出血、脑梗死、脑梗死等
（3）糖尿病史	糖尿病性昏迷、低血糖性昏迷等
（4）肾脏病史	尿毒症性昏迷、低盐综合征（应用利尿剂时）等
（5）心脏病史	心脑卒中、脑栓塞、阿－斯综合征等
（6）肝脏病史	肝昏迷、门脉性脑病等
（7）慢性肺病史	肺性脑病、二氧化碳麻醉等
（8）癌症病史	脑转移癌、癌性神经病等
（9）前期感染史	脑膜炎、脑炎、脑脓肿等
（10）内分泌病史	肾上腺危象、甲状腺危象等

2. 相关检查

脑功能衰竭的临床表现，除原发疾病的各种临床表现外，主要表现为急性意识障碍、脑部局限性或弥漫性损害的症状和体征及颅内压增高症等，可伴有癫痫发作和呼吸功能的紊乱等。脑电图及脑诱发电位在脑功能障碍时可发生电位变化，对诊断及判断预后有重要意义。病因常可通过 CT 和 MRI 检查来明确。

（二）辨证诊断

望诊：烦躁不安，面无表情，神呆昏睡，呼之不应，或面赤汗多；或手撒遗尿，大汗淋漓，舌紫暗、苔黄糙或腻。

问诊：突然仆倒，不省人事或逐渐出现；有无外感、急黄、内伤病史；或寒战、高热、头痛、腹痛、腹泻；或面色萎黄，腹大如鼓；或皮肤斑疹，舌红绛或暗淡。

闻诊：谵语，喉中痰鸣，部分患者呼吸深快有烂苹果味。

切诊：皮肤灼热或肢冷，肝脾肿大，脉滑数、弦大或细弱。

1. 热陷心包

临床证候：神昏谵语，高热烦躁，甚则昏聩不语、身热夜甚，心烦不寐，舌质红绛少津、苔黄干，脉滑数或细数。

辨证要点：神昏谵语、高热烦躁、舌质红绛少津、苔黄干。

2. 腑实熏蒸

临床证候：神昏谵语，躁扰不宁，循衣摸床，日晡潮热，大便秘结，腹部胀满，舌质深红，苔黄燥起芒刺，脉沉实有力。

辨证要点：神昏谵语，躁扰不宁，日晡潮热，便秘、腹胀，苔黄糙。

3. 湿浊蒙窍

临床证候：神志昏蒙，或昏而时醒，身热不扬，胸闷恶心，舌苔白或黄而腻垢浊，脉濡。

辨证要点：神志昏蒙，身热不扬，苔腻垢。

4. 痰热扰心

临床证候：神昏谵语，壮热不退，咳逆喘促，痰涎壅盛，小便量少或无，面色暗晦，胸闷烦躁，恶心呕吐，口中秽臭，舌质红，苔黄腻，脉滑数。

辨证要点：谵语，壮热不退，痰涎壅盛，面暗，舌苔黄腻。

5. 瘀血阻窍

临床证候：昏迷谵语，或发热，口唇、爪甲青紫，舌质深绛、紫暗，脉弦数。

辨证要点：昏迷，口唇爪甲青紫，舌色暗。

6. 亡阴

临床证候：神志昏迷，皮肤干燥、口唇无华、干燥，面色苍白，或面红身热，目陷睛迷，自汗肤冷，气息低微，舌淡或绛、少苔，脉无力，或细数，或结代。

辨证要点：神昏，皮肤干燥，口唇无华，目陷睛迷，气息低微，脉无力或细数。

7. 亡阳

临床证候：昏愦不语，面色苍白，口唇青紫，呼吸微弱，冷汗淋漓，四肢厥冷，二便失禁，唇舌淡润，脉微细欲绝。

辨证要点；昏愦不语，面色苍白，冷汗淋漓，四肢厥冷，二便失禁，脉微欲绝。

三、鉴别诊断

（一）西医学鉴别诊断

1. 休克

以血压下降为主，由多种原因引起。共同之处为微循环功能障碍，出现循环衰竭现象。在休克的早期会出现意识淡漠或模糊，休克可以造成昏迷，而昏迷患者不一定有休克。

2. 惊厥

突然短暂的意识丧失，发作时双眼上翻，四肢及躯干强直性或阵挛性抽搐，每次数秒至数分钟，后可自行恢复，常反复发作。脑功能衰竭则很难自行恢复，据此可予以鉴别。

3. 癔病性昏睡

青壮年女性多发，常因精神刺激诱发。患者卧床不动，呈深睡状态，或可有屏气，过度喘气，双眼紧闭、瞳孔等大，光反射存在，生理反射存在，对痛觉反应可迟钝。脑功能衰竭主要表现为颅内压增高、脑水肿及脑疝，两者不难鉴别。

（二）中医学鉴别诊断

本病应与厥证相鉴别。厥证发作时多见面色苍白、四肢厥冷，短时间内逐渐苏醒，醒后无偏瘫、失语、口舌歪斜等证。而本病重，昏迷时间长，醒后有原发病或偏瘫症状等。

四、临床治疗

（一）提高临床疗效的基本要素

1. 明辨病因之异，分外感内伤之别

神昏有热扰神明与邪闭清窍的区别。前者因热毒炽盛，瘀阻窍路，卒冒秽浊，属外感昏迷。其中温病昏迷多由热扰神明所致；而风痰上扰，湿浊蒙闭，浊阴上逆则属内伤昏迷，多因邪闭清窍而发生。治疗则以清热解毒或祛痰开窍为主。亡阴与亡阳均可发生于外感与内伤，均为病情发展到终末期的表现。

2. 察昏迷特点，明标本缓急

本病的辨治不仅要掌握各种证型的特点，还要通过其他兼症，尤其是舌质、舌苔、脉象，以明辨阴阳、虚实、邪正的盛衰，以便决定救治的先后逆从。

（二）辨病治疗

脑功能衰竭的治疗是多方面的，主要包括积极治疗原发疾病、降低颅内压，高压氧疗法、冬眠疗法、对症治疗和并发症

的处理，同时应用脑保护剂和营养支持疗法。在诊断明确之前须同时给予开放气道、吸氧、迅速建立静脉通道等早期有效处理，早期纠正危及生命的不稳定生命体征，防止在原有损害的基础上附加全身或脑缺血缺氧、颅内压增高、血压过高或过低、呼吸道阻塞等。

1. 病因治疗

针对引发脑衰的各种病因进行治疗，如脑组织损伤轻者，可随原发病的好转而回转。

2. 对症治疗

对于临床出现的症状对症处理，如纠正呼吸衰竭、循环衰竭，降低颅内压，减轻脑水肿，抗感染及各种并发症的处理。

3. 一般性治疗

如保持呼吸道通畅，吸痰，头置冰帽以降低脑部代谢。

4. 营养支持疗法

对昏迷患者应采用鼻饲或静脉营养支持疗法，保持水电解质平衡和酸碱平衡。

5. 肾上腺皮质激素

可预防脑水肿、抗感染、保护脑细胞等，多使用地塞米松、氢化可的松，如有胃溃疡、糖尿病及活动性肺结核者禁止使用。

6. 改善脑代谢

胞磷胆碱、奥拉西坦针、神经节苷脂针、鼠神经生长因子、脑活素注射液、注射用盐酸甲氯芬酯等。

（三）辨证治疗

1. 辨证施治

（1）热陷心包

治法：清心开窍。

方药：清宫汤（《温病条辨》）。

药用：玄参 15g，莲子心 12g，竹叶卷心 12g，连翘心 12g，水牛角 2g（冲服），麦冬 12g。

加减：如烦热上方可加栀子 12g，知母 12g；如口干渴喜冷饮加生石膏 30g，石斛 12g。

（2）腑实熏蒸

治法：通腑泄热。

方药：大承气汤（《伤寒论》）。

药用：大黄 10g，芒硝 10g（冲），枳实 10g，厚朴 6g。

加减：如高热发狂可加生石膏 30g，知母 12g，栀子 12g；如神倦少气，口舌干燥加玄参 12g，生地 12g，人参 10g，甘草 10g。

（3）湿浊蒙窍

治法：清化湿浊，豁痰开窍。

方药：菖蒲郁金汤（《温病全书》）。

药用：石菖蒲 15g，郁金 12g，栀子 10g，连翘 12g，牛蒡子 10g，鲜竹沥 14g，姜汁（冲），玉枢丹（冲），滑石 12g（包煎），竹叶 12g，丹皮 12g，菊花 10g。

加减：偏于热者加服至宝丹 1 丸。

（4）痰热扰心

治法：清热化痰，开窍醒神。

方药：黄连温胆汤（《备急千金要方》）合安宫牛黄丸（《温病条辨》）。

药用：黄连 12g，半夏 10g，陈皮 10g，茯苓 12g，甘草 10g，枳实 10g，竹茹 12g，大枣 3 枚，生姜 3 片。

加减：方中可加车前子 12g，白茅根 20g，木通 10g。

（5）瘀血阻窍

治法：活血通窍。

方药：通窍活血汤（《医林改错》）。

药用：麝香 0.2g（冲），赤芍 12g，桃仁 10g，红花 10g，川芎 12g。

加减：方中可加石菖蒲 12g，郁金 12g；或加紫雪丹或安宫牛黄丸。

（6）亡阴

治法：救阴益气固脱。

方药：冯氏全真一气汤（《冯氏

锦囊》)。

药用：人参 10g，麦冬 12g，五味子 12g，熟地 12g，白术 10g，附子 6g，牛膝 12g。

加减：口干少津去附子、白术，加沙参 12g，黄精 12g，石斛 10g。

（7）亡阳

治法：回阳固脱。

方药：陶氏回阳急救汤（《重订广温热论》）。

药用：附子 10g，肉桂 10g，人参 10g，麦冬 12g，陈皮 12g，干姜 12g，半夏 12g，白术 12g，五味子 12g，麝香 0.2g（冲），炙甘草 10g，桂枝 10g。

2. 外治疗法

（1）针刺　实证者可取人中、合谷、十宣、十二井穴、太冲、丰隆、涌泉，采用泻法，强刺激。

（2）灸法　重症者灸百会、神阙、丹田、关元、足三里、三阴交。

（3）中药保留灌肠　大黄 3g，人工麝香（后下）0.1g，茯苓 10g，陈皮 10g，胆南星 10g，半夏 15g，竹茹 10g，礞石 10g，菖蒲 10g，郁金 10g，甘草 6g。操作方法：煎药取汁 100ml，保留灌肠，日 1 次。适应证：脑出血导致脑功能衰竭出现意识障碍患者。注意事项：严重心肺功能障碍、重度贫血等全身功能差者禁用。

（五）名医治疗特色

沈宝藩

沈宝藩名老中医认为对出血性中风昏迷患者主张应用三七粉灌服化瘀止血生大黄通腑泄热，并及早地应用安宫牛黄丸、苏合香丸。

五、预后转归

脑功能衰竭的发生，是由多种原因引起的，脑部病理损害的最后阶段，脑部功

能的衰竭使机体生命受到了严重的威胁。由于致病原因的不同，预后差别也较大，因此要提高对某些能够造成脑功能衰竭的病因的警惕，及时治疗原发病，这样对于预防本病的发生会取得显著的效果。一旦发生脑衰，其预后与转归是和诊断与治疗是否及时有密切关系的。中医认为，其临床兼症的不同，决定了其不同的转归。由温热病所导致的神昏，因其热毒炽盛、变化迅速，如治疗不当或不及时，热毒内陷，往往转变为抽搐、痰闭、喘促等危重急症，常危及生命，又因热甚伤阴，由实转虚、部分病例可留有痴呆、失语、肢体强直、瘫痪等。急黄神昏，多伴有大出血及癃闭，病死率高，预后不良。而中风神昏，多见于老年，伴有口眼歪斜，半身不遂，或鼻起鼾声，预后极差，清醒后多数有半身不遂等症。

六、预防调护

主要是做到未病先防，注意传染病的流行与隔离。如流脑、乙脑等。积极预防和治疗原发病，防止疾病的进一步恶化。病后要防止复发，加强锻炼，增强机体抵抗力，肝功能减退、肾功能减退者要限制蛋白质的摄入量，水钠的摄入等；要调畅情志，以避免血压的波动；工作与生活中注意有毒物质的污染与接触。

昏迷的患者要加强调护，严密观察生命指征的变化，做好记录，包括患者的出入水量。注意患者伴发症的变化，如高热、抽搐、黄疸呕吐、脉象等；定时吸痰、翻身；注意二便情况，导尿管的通畅、大便通畅等，防止尿路感染；昏迷患者采用鼻饲的办法，保证患者足够营养。

七、专方选要

续命汤合麻黄附子细辛汤治：生石膏 30g，杏仁、葛根、菖蒲、郁金各 12g，麻

黄、川芎、赤芍、黑附片（先煎）、地龙各10g，干姜5g，细辛3g。疗阳气闭阻型脑功能衰竭患者。

通腑泄毒方：全瓜蒌30g，大青叶、石菖蒲、生大黄（后下）各15g，竹茹、栀子、胆南星、天麻、芒硝（冲服）各10g，冰片（冲服）3g。治疗腑气不通型脑功能衰竭患者。

复苏饮：人工牛黄、人参、人工麝香、三七、甘草、大黄等，操作方法：研末分装胶囊，每粒0.4g，每次4粒。适应证：脑功能衰竭伴意识障碍患者。注意事项：严重心肺功能障碍、重度贫血等全身功能差者禁用。

（八）评价与瞻望

脑功能衰竭是一个高发病率、高致残率、高死亡率的疾病，及早改善神昏患者症状能明显降低患者的致残率和死亡率。西医学基本治则为脱水降颅压、抗感染、营养脑细胞等治疗方法，相对于西医治疗，中医治疗则表现出多途径、多作用位点的优点。除可静脉滴注中药针剂外，还有胃管导入中药、鼻疗法、灌肠、直肠滴注、针灸、穴位注射等多种促醒方法，且在临床试验中取得了一定疗效。但仍然面临着难以量化、规范化、实验机制研究不充分等问题。

主要参考文献

[1] 吴江. 神经病学. 第2版 [M]. 北京：人民卫生出版社，2010：457-490.

[2] 李树生，占成业. 重症医学临床诊疗指南 [M]. 上海：科学出版社，2013：213-251.

[3] 中华医学会. 临床诊疗指南 [M]. 北京：人民卫生出版社，2009：6-53

[4] 胡晓灵，王静，刘远新. 沈宝藩教授证治脑中风经验挈要 [C] // 国家中医药管理局科技司，中华中医药学会（China Association of Chinese Medicine）. 国家中医药管理局脑病重点研究室建设研讨会暨中风病科研成果推广交流会论文汇编. [出版者不详]. 2010：479-484.

[5] 傅明光. 赵绍琴教授对高热昏迷证治的经验谈 [J]. 内蒙古中医药，2011，30（21）：60-61.

第三十四章　脊髓亚急性联合变性

脊髓亚急性联合变性（subacute combined degeneration of spinal cord，SCD）又称合并变性，多在中年以后起病，是维生素 B_{12} 缺乏导致的中枢和周围神经系统变性的疾病。国内多见于胃大部切除术后、慢性萎缩性胃炎导致胃黏膜内因子缺乏，胃肠道内维生素 B_{12} 吸收不良造成的。本病通常合并恶性贫血，但神经症状与贫血之间无依赖关系。其特征性的病理变化是周围神经以及脊髓后索与侧索的脱髓鞘与轴突变性。临床表现为肌肉强直、共济失调、周围神经障碍。

根据亚急性联合变性的临床症状，将其归属于中医学"痿证"病证。脾胃为后天之本，气血生化之源，生化乏源，则肢体营养及运动异常，肾为先天之本，肝主疏泄，主筋，其又为肝肾所主。脾胃亏虚，无力生化气血，不能濡养四肢百骸，则会出现四肢麻木、无力甚至肌肉萎缩等周围神经受累的表现；肝肾精血亏虚，肝藏血作用减弱，筋无所养，髓海得充出现肢体强直、无力及共济失调等中枢神经系统受累的表现。

一、病因病机

（一）西医学研究

本病发生的原因是维生素 B_{12} 缺乏所造成。维生素 B_{12} 是核蛋白合成及髓鞘形成必需的辅酶，但具体发生原理尚不明了。叶酸和维生素 B_{12} 的代谢相互影响，叶酸不足也可以产生神经系统症状。少数情况下也见于糖尿病、小细胞低色素性贫血的老年患者，脂肪性腹泻患者等。极少数的患者存在脊髓后索、侧索损害典型症状，但血清 B_{12} 水平正常，称为不伴 B_{12} 缺乏的亚急性联合变性。

本病的病理变化发生在脊髓、周围神经，严重时累及视神经与大脑白质。脊髓切面可见白质脱髓鞘改变，镜下髓鞘肿胀、空泡形成及轴突变性、破碎，被巨噬细胞吞食。初期病灶散在分布，后期可融合成海绵状坏死灶，伴不同程度的胶质增生。脊髓内的变性主要在后索和皮质脊髓束中，前者引起感觉性共济失调，后者造成强直。周围神经的髓鞘肿胀、断裂，轴突变性，可伴有脊髓前角细胞的继发性改变。脑内的变性较少见，白质可见到小的脱髓鞘改变。骨髓呈现出增生变化，周围血常规表现为巨幼细胞贫血。

（二）中医学认识

中医学认为"中焦受气取汁，变化而赤，是谓血"。脾主生血、主统血、主肌肉；肝主藏血、主筋；肾主封藏、主骨。脾胃运化滋生血液，并统摄血液运行在经脉之中，营养周身；肝可将多余的血液贮存起来，血液充足，筋脉得养，肝主筋功能正常，肢体则屈伸自如；肾藏精血，精与血可相互转化；而肾又主骨，肾精充足则骨髓得养，筋骨强健。如肝、脾、肾脏功能失常，气血不足或肝肾亏损则肌肉筋骨不得充养，出现肢体软弱无力、动作笨拙、行动不稳、僵硬、麻木，甚至肌肉消瘦。

二、临床诊断

（一）辨病诊断

1.临床诊断

症状与体征：渐进性发病，早期出

现双下肢无力，发硬，行走不稳，踩棉花感，手动作笨拙，可见步态蹒跚、基底增宽；四肢末端可出现刺痛、麻木、烧灼感等。神经系统检查双下肢运动觉、位置觉、震动觉障碍，远端明显，闭目难立征阳性，四肢末端痛、温、触觉多正常，少数出现手套、袜套样感觉障碍。部分患者出现下肢抽搐疼痛，胸腹部束带感；并可伴有恶性贫血症状，如苍白、倦怠、消化不良。

神经体征据病变不同而异。周围神经变性为主时，出现肌张力降低，轻度肌肉萎缩，腱反射减弱，足部震动与关节位置觉减退、消失，并可随病情进展而扩散到踝关节、膝部、手部等，腿部肌肉压痛。后索与侧索变性为主时，两下肢强直、无力、共济失调、腱反射亢进、腹壁反射消失、巴氏征阳性。晚期可出现括约肌功能障碍。

大脑白质变性时出现精神症状，如易激惹、混乱、遗忘、抑郁、智能减退等。

2. 实验室检查

血清维生素 B_{12} 低于 148pmol/L，能诊断绝大部分维生素 B_{12} 缺乏症患者，如果有临床症状但浓度正常也不能完全排除，仍然需要视为其缺乏。血清甲基丙二酸和血清同型半胱氨酸的测定也具有敏感性，两者升高可间接反映维生素 B_{12} 不足。血常规及骨髓涂片提示不同程度的巨幼细胞贫血；临床上完善相关抗体检测，亦可采取治疗性试验，使用维生素 B_{12} 治疗此病。

（二）辨证诊断

望诊：面白，声低气怯，行动笨拙或肌肉消瘦，或关节发硬，苔薄白或黄，神倦，面色无华。治疗上可在益气、滋补肝肾的法则上灵活加减活血通络之品。

闻诊：语音低弱。

问诊：心悸、头晕、无力，肢体麻木，胸腹束带感，纳少、便溏、急躁，尿频或失禁。

切诊：下肢压痛，关节屈伸不利，脉细无力。

1. 气血两虚

证候：面色苍白，心悸气短，肢麻，两手笨拙，倦怠乏力，头晕眼花，胸腹束带感，下肢抽搐或肌肉消瘦，纳差便溏，舌胖大、苔薄，脉细。

辨证要点：面白气短、纳差，脉细。

2. 肝肾两虚

证候：四肢麻木，手笨，腰膝酸软，走路不稳，束带感，项背痛，急躁易怒，尿急或失禁，便溏，舌淡红，苔薄黄，脉细无力或细数。

辨证要点：肢麻、腰膝疲软、走路不稳，急躁易怒，舌红，脉细数。

三、鉴别诊断

具备了神经与血液两方面症状与体征时，本病的诊断并不困难，但如不具备血液征象时须与脊髓肿瘤、多发性硬化、神经梅毒相鉴别。

（一）脊髓肿瘤

脊髓压迫症会出现明显的神经根痛与感觉平面，明显的肌肉萎缩以及脑脊液的异常改变，这些与亚急性合并变性不同。必要时作脊髓的特殊成像检查。

（二）多发性硬化

多发性硬化的特征是 40 岁以前发病，反复发生的肢体无力或活动笨拙，以及脑神经障碍。发病较迟的多发性硬化可表现为进行性、较为对称的双下肢强直性无力，强直的程度通常较亚急性联合变性为重。脑神经障碍有助于区别亚急性联合变性，如视神经萎缩、眼球震颤、意向性震颤及脑脊液改变。

（三）神经梅毒

梅毒性脑膜脊髓炎也可以造成共济失调与截瘫，但阿－罗瞳孔、脑脊液变化与梅毒血清反应均能提示该病的诊断，而亚急性联合变性则无以上变化。

四、临床治疗

（一）提高临床疗效的基本要素

本病的发生主要因气血精液生化乏源所致。所以临床治疗时应抓住重点，健脾益气、养血，使气血旺盛，则肌肉得养，肢体轻健；在病的后期应注意因虚致瘀的可能性。因久病入络，因虚致瘀，而瘀又对气血的运行造成影响。治疗上可在益气、滋补肝肾的基础上酌加活血通络之品。

（二）辨病治疗

（1）维生素 B_{12} 针，每天 200~500μg，肌内注射，2 周至 1 个月。以后每周 1 次，每次 100μg。

（2）若没有维生素 B_{12}，可以肝制剂治疗。辅以铁剂，用硫酸亚铁片，1~2 片/次，每日 3 次。10% 枸橼酸铁溶液，每次 10ml，每日 3 次。右旋糖酐铁针，50~100mg/次，肌内注射，1~3 天注射 1 次。

（3）可配服维生素 C、B 族等。

（4）叶酸可参与氨基酸与核酸的合成，故恶性贫血者可长期服用。

（三）辨证治疗

1.辨证施治

（1）气血两虚

治法：益气健脾，养血柔肝。

方药：八珍汤（《正体类要》）。

药用：白术 15g，茯苓 12g，甘草 10g，人参 3g，熟地 15g，白芍 12g，当归 15g，川芎 12g。

加减：可加黄芪 20g，丹参 15g，鸡血藤 20g；如心悸面白，失眠、多梦，可加阿胶 10g，酸枣仁 30g，柏子仁 10g；如纳差腹胀，可加神曲 15g，麦芽 15g。

（2）肝肾两虚

治法：养血柔肝，滋补肝肾，强筋壮骨。

方药：虎骨木瓜丸合四物汤（《太平惠民和剂局方》）。药用：木瓜 12g，天麻 10g，肉苁蓉 12g，怀牛膝 12g，当归 12g，熟地 30g，白芍 12g，川芎 12g，制附子 10g。

加减：上方可加川续断 30g，炒杜仲 12g，全蝎 6g，葛根 30g；若心烦、舌红，可去附子，加玄参 12g，龟甲 21g，黄柏 12g，知母 10g；尿频加车前子 10g，泽泻 10g；遗尿者加覆盆子 12g，益智仁 10g，桑螵蛸 10g。

2.外治疗法

可参考急性多发性神经根炎的外治疗法。

3.成药及单验方

（1）十全大补丸　当归、川芎、白芍（酒炒）、熟地黄、茯苓、白术（炒）、党参、炙黄芪、肉桂、炙甘草。以蜂蜜为辅料。功能：气血双补。主治：气血两虚，体倦乏力，气短心悸，面色苍白，头晕自汗，四肢不温，月经量多。剂型：大蜜丸每丸重 9g；水丸每 10 丸重 0.6g。用法：口服，水蜜丸一次 30 粒（6g），大蜜丸一次一丸，一日 2 次。分次温水送服。

（2）八珍丸　当归、川芎、白芍、党参、茯苓、白术（炒）、熟地黄、甘草。功能：养血补气。主治：气血两虚，四肢乏力，食欲不振，面色萎黄，月经过多。剂型：大蜜丸每丸重 9g。用法：口服，一次 6g，一日 2 次，分次温水送服。

（3）人参鹿茸丸　人参、鹿茸（去毛，酥油制）、巴戟天（甘草水制）、补骨脂（盐炒）、牛膝、杜仲、菟丝子（盐炒）、当归、黄芪（蜜炙）、香附（醋制）、茯苓、龙眼肉、五味子（醋蒸）、黄柏、冬虫夏草。辅料为赋形剂蜂蜜。功能：滋肾生精，益气补血。主治：用于肾精不足，气血两亏，目暗耳聋，腰腿酸软。剂型：大蜜丸每丸重9g。用法：口服，一次1丸，一日1~2次。

（4）金匮肾气丸　附子（制）、桂枝、泽泻、地黄、牡丹皮、山药、山茱萸（酒炙）、茯苓、牛膝（去头）、车前子（盐炙）。以蜂蜜为辅料。功能：温补肾阳，化气行水。主治：用于肾虚水肿，腰膝酸软，畏寒肢冷，小便不利。剂型：黑褐色的水蜜丸；味酸、微甘、苦。用法：口服，一次20粒（4g）~25粒（5g），一日2次。

五、预后转归

亚急性联合变性是由于胃肠内 B_{12} 吸收障碍引起的病症，临床上与恶性贫血常伴发，严重者出现精神症状。治疗上加强对维生素 B_{12} 缺乏的病因治疗，补充治疗维生素 B_{12}，并且对并发症积极处理。

中医治疗上要立足于气血不足与肝肾两亏。若气血得旺，则筋脉得养，诸症缓解。此外缓解贫血情况，也有利于改善症状。

六、预防调护

本病是由于部分营养物质的吸收障碍所致，所以平素及治疗中应加强脾胃功能，可常服香砂六君子丸或参苓白术散。恢复脾胃受纳食物，腐熟水谷精微的功能，气血生化有源，筋脉得养，肌肉得丰。

在饮食方面亦应规律化，不能暴饮暴食，损伤脾胃。病后应进食易消化之物，要量力而行，并加强营养。

对肢体功能障碍者要强调活动，锻炼肢体，进行必要的康复训练，按摩、理疗

等；加强生活护理，注意二便失禁给患者带来的不利影响。

主要参考文献

［1］中华医学会. 临床诊疗指南·神经病学分册，第1版［M］. 北京：人民卫生出版社，2006.

［2］中华中医药学会. 中医内科常见病诊疗指南，第1版［M］. 北京：中国中医药出版社，2008.

［3］王维治. 神经病学，第5版［M］. 北京：人民卫生出版社，2005.

［4］吴江. 神经病学，第2版［M］. 北京：人民卫生出版社，2005.

［5］史玉泉，周孝达. 实用神经病学，第3版［M］. 上海：上海科学技术出版社，2004.

［6］王永炎. 今日中医内科［M］. 北京：人民卫生出版社，2011.

［7］汪亚华，倪娜. 更昔洛韦联合弥可保治疗带状疱疹神经痛疗效观察［J］. 中华全科医学，2008，6（12）：1242-1243.

［8］孙妍，张飞飞. 2例脊髓亚急性联合变性临床分析［J］. 中国老年保健医学杂志，2009，7（6）：47-48.

［9］Misra UK, Kalita J, Das A. Vitamin B_{12} deficiency neurological syndromes：a clinical MRI and electrodiagnostic study［J］. Electromyogr ClinNeurophysiol，2003，43（1）：57-64.

［10］赵克强，李冰. 脊髓亚急性联合变性MRI诊断（附6例报告）［J］. 齐鲁医学杂志，2009，24（6）：543-544.

［11］王振幅，彭进才，王炜，等. 脊髓亚急性联合变性的MRI特点及循证医学分析：3例报告并文献复习［J］. 中国临床康复，2005，9（37）：72-74.

［12］Misra UK Kalita J. Comparison of clinical and electrodiagnostic features in B_{12} deficiency neurological syndromes with and without antiparietal cell antibodies [J]. PostgradMed, 2007, 83（976）: 124–127.

[13] 刘英，邹艺，李素荣，等. 脊髓亚急性联合变性 20 例患者的临床与神经电生理特点分析 [J]. 临床神经电生理学杂志，2008，17（4）: 230–232.

[14] 王凤耀，李淑红，王永强. 针药并用治疗脊髓亚急性联合变性病 25 例 [J]. 2008，22（6），97–98.

[15] 郭晓艳，马玉琛. 脊穴点段针刺治疗亚急性联合变性 38 例疗效观察 [J]. 河北中医，2013，35（5）: 725–726.

第三十五章　急性脊髓炎

急性脊髓炎（acute transverse myelitis，ATM）亦称急性非特异性脊髓炎、急性横贯性脊髓炎。目前对于该疾病的病因不明。临床表现为病损平面以下的肢体瘫痪，传导束性感觉障碍和以膀胱、直肠功能障碍为主的自主神经功能损害。各年龄组均可罹患本病，青壮年较常见，一年四季均有发病，以冬末春初或秋末冬初常见。多数在发病前 1~4 周有感染病史。

本病属中医"痿证"范畴。由于感受湿热毒邪，邪热伤阴、津液亏耗，肢体筋脉失于濡润；或肝阴亏损筋脉失养；或久居湿地、感受湿邪、湿留不去、郁久化热所致。

一、病因病机

（一）西医学认识

本病病因尚未明确。大多数患者在出现脊髓损伤症状之前，都曾有上呼吸道感染或胃肠道感染病史，但脑脊液未检出抗体，脊髓和脑脊液中未分离出病毒。推测本病可能是一种病毒感染后所诱发的自身免疫性疾病。过度的疲劳与外伤可能是其诱发因素。

病理损害可累及脊髓的各个节段，但以胸段（T_3-T_5）多见，病灶多为横贯性的，也可以是局灶性的或散在性的。

（二）中医学认识

本病的主要病因是肺、脾、肾三脏功能受损，筋脉、肌肉失养所致。病位以肺、脾、肾为主，涉及肝、胃。病理性质为外邪伤正，或正虚邪实。邪实为湿、为热毒。正虚为肺津不足，脾胃虚弱，肝肾不足。

病变过程常为外邪伤正，因虚致实，虚实夹杂。早期为邪实伤正，中晚期为正虚内伤为主，因虚又可出现夹湿、夹瘀的证候。本病表证为邪实，里证为正虚，所以治疗上要注意表证是否存在，用药上要分轻重缓急。久病多瘀，所以病变后期要注意因气血虚弱、肝肾不足导致血瘀、痰聚的病理变化。治疗时应注意无论是否有瘀的存在，均可适当选用活血、除痰之品。

1. 湿热浸淫

久居湿地，或冒雨露宿，感受湿邪，湿留不去，郁久化热，致气血运行不畅，筋脉肌肉失去濡养而发病。

2. 肝肾亏损

素来肾虚；或房劳过度，精损难复；或劳损太过，阴精亏损，肝肾亏虚，筋脉失养而致肢体瘫痪，麻木不仁。

3. 肺肾两虚

外感发热后津气两伤，或肺肾素虚，以致四肢筋脉失养而发本病。

二、临床诊断

（一）辨病诊断

1. 临床诊断

散在发病，多数在脊髓症状出现前数天至数周有发热、腹泻、全身不适等呼吸道、胃肠道感染症状，或有负重、扭伤等诱因。脊髓症状出现急骤，常在数小时至 2~3 天发展至完全性截瘫。各段受损的典型症状与体征为运动，感觉、自主神经三大功能障碍。

（1）运动障碍　常出现下肢运动障碍。若病变累及颈段，则出现四肢瘫痪；病变累及高颈段还可以出现呼吸困难、呼吸肌麻痹等；局限于腰段可出现持久的下肢下运动神经元瘫痪。急性期表现为瘫痪肢体肌张力降低、腱反射消失、病理反射不能引出，称为脊髓休克现象。休克期后，受损脊髓节段以下的肢体逐渐出现上运动神经元损害的体征。如病变累及腰骶段，脊髓休克期后，下肢仍表现为下运动神经元瘫痪。

（2）感觉障碍　出现受损平面以下各种感觉减退或消失，以痛、温觉消失为明显。消失区上缘有一感觉过敏带，此区多表现为神经根的刺激症状，即疼痛或束带感。随病情的好转，感觉障碍水平可逐步下降，直至恢复，但恢复较慢。

（3）自主神经功能障碍　如脊髓炎损害在腰骶段以上，急性期表现为尿潴留或充盈性尿失禁，脊髓休克期后，出现反射性排尿。此外，可见损害平面以下的皮肤少汗或无汗，皮肤干燥脱屑，指（趾）甲松脆易裂，有时出现水肿。

2.实验室检查

（1）周围白细胞计数　正常或稍高。

（2）腰椎穿刺　脑脊液压力正常，脑脊液中白细胞以淋巴细胞为主，白细胞数正常或稍高，蛋白含量可轻度增高。一般情况下椎管内无梗阻，如果脊髓水肿严重，可出现部分梗阻，脑脊液蛋白含量可明显增高。

（3）视觉诱发电位　脑干诱发电位检查有助于排除脑干和视神经早期损害证据。

（4）磁共振　MRI典型表现显示病变部分脊髓增粗，病变节段髓内多发片状或斑点状病灶，呈T_1低信号，T_2高信号，强度不均，可融合，部分病理可始终无异常。

（二）辨证诊断

望诊：肢体瘫痪，活动不利，肌肉瘦削，舌质红或淡红，苔薄或腻。

闻诊：语音低微细弱，咳唾无力。

问诊：久居湿地或冒雨涉水，肌肤麻木不仁，胸脘痞闷，心悸。

切诊：肌肤干枯无华，无汗或少汗，脉象滑或细数。

1.湿热浸淫

证候：低热，肢体瘫痪，筋脉迟缓，麻木不仁，胸闷纳呆，泛恶，皮肤干燥、无汗，足胫水肿，二便潴留或失禁，舌尖边红，苔黄腻，脉滑数。

辨证要点：低热、肢体瘫痪或迟缓、肌肤麻木，胸闷泛恶，舌红，苔黄腻。

2.肝肾亏损

证候：肢体瘫痪，筋脉拘急、麻木不仁，头晕耳鸣，皮肤干燥，趾甲枯萎，无汗或少汗，遗尿，大便干，舌红、少苔，脉细数。

辨证要点：肢体瘫痪，肌肤麻木，头晕耳鸣，趾甲枯萎，舌红，少苔，脉细数。

3.肺肾两虚

证候：下肢瘫软向上扩散，出现四肢瘫痪，呼吸困难、闷气，语音低微，心悸，唇色暗，二便潴留或失禁，舌质淡红或暗红，脉细数。

辨证要点：肢体瘫痪，闷气，语音低微，心悸，舌淡红，脉细数。

三、鉴别诊断

（一）西医学鉴别诊断

根据起病急，有前期感染病史，出现脊髓横贯性损害，结合腰穿脑脊液变化及磁共振变化，诊断并不困难。但需与下列疾病相鉴别。

1.急性硬膜外脓肿

两者初期或可均有下肢瘫痪的症状，但急性硬膜外脓肿起病稍急，伴有全身中毒、高热症状，发病前有化脓病史及病灶，相应部位有脊柱疼痛和压痛、叩击痛。其首发症状是剧烈神经根痛，后出现截瘫，硬膜外穿刺可见脓液。

2. 急性感染性多发性神经炎

两者均可见四肢瘫痪，急性感染性多发性神经炎四肢呈对称性弛缓性瘫痪，呈末梢型感觉障碍，麻木感，多伴有脑神经损害，二便障碍少见，脑脊液有蛋白 - 细胞分离现象。而急性脊髓炎则可使双下肢瘫痪。

3. 脊髓出血

两者均可见病损平面下的肢体瘫痪。出血多由脊髓外伤或血管畸形引起，起病急骤，迅速出现剧烈背痛、截瘫和括约肌功能障碍。脊髓 CT 可见出血部位高密度影，腰穿 CSF 为血性，脊髓 DSA 可发现脊髓血管畸形，而急性脊髓炎少见血管畸形。

四、临床治疗

（一）辨病治疗

1. 药物治疗

（1）糖皮质激素　能够抗炎、减轻水肿及免疫抑制，是急性脊髓炎的主要治疗手段。针对可能与自身免疫有关的非特异性炎症，急性期可应用大剂量甲基泼尼松龙短程疗法。大剂量皮质固醇药连续使用超过 1 个月，病情无任何改善者，可逐渐减量、停用。

（2）免疫球蛋白　免疫球蛋白可以封闭免疫细胞表面的 Fc 受体，通过对受体的调节阻止 T 细胞激活，可干扰调控细胞生长和死亡基因表达，抑制免疫反应，促进少突胶质细胞、神经髓鞘修复增生，帮助恢复脑功能。

（3）单唾液酸四己糖神经节苷酯　单唾液酸神经节苷酯（ganglioside M1，GM1）的作用机制在于保护细胞膜 Na^+-K^+-ATP 酶和 Ca^{2+}-Mg^{2+}-ATP 酶活性，防止钙离子内流和细胞内钙超载，进一步抑制神经细胞水肿。另一方面，GM1 能抗自由基，切断

兴奋性氨基酸毒性作用，防止乳酸性酸中毒，在早期抑制继发性病理改变，阻断神经细胞凋亡。GM1 能够直接嵌入受损神经细胞膜中，增强内源性神经生长因子功能，促进神经细胞修复再生。

（4）维生素　甲基辅酶维生素 B_{12}、盐酸呋喃硫胺或盐酸硫胺（B_1）、B_6 混合应用可能有助神经功能恢复。

（5）其他　烟酸、尼莫地平等血管扩张药物，右旋糖酐 40 等降低红细胞聚合力和改善微循环的药物均可使用。

本病早期脊髓明显水肿，可结合西药脱水剂与糖皮质激素类药使用。后期或进展快的患者会出现呼吸麻痹、肠麻痹、尿潴留、压疮等，应根据情况及时采用多种手段预防和处理上述并发症的发生发展。

（二）辨证治疗

1. 辨证施治

（1）湿热浸淫

治法：清热利湿。

方药：加味二妙丸（《证治准绳》）。

药用：苍术 12g，黄柏 9g，川牛膝 9g，当归 9g，川萆薢 9g，防己 9g，龟甲 6g。

加减：湿邪偏盛加厚朴 10g，茯苓 15g，泽泻 12g；心烦口苦者加栀子 12g，黄芩 12g；肢体麻木不仁加赤芍 12g，桃仁 10g，红花 10g。

（2）肝肾亏损

治法：滋补肝肾，养阴清热。

方药：虎潜丸（《丹溪心法》）。

药用：黄柏 12g，龟甲 12g，陈皮 9g，知母 9g，熟地 9g，白芍 12g，锁阳 9g，炙虎骨 9g，干姜 9g。

加减：可去干姜加猪骨髓 20g，牛骨髓 20g；大便秘结加火麻仁 30g，肉苁蓉 15g；小便失禁加益智仁 15g，海螵蛸 15g。

（3）肺肾两虚

治法：滋补肺肾，强壮筋骨。

方药：大补阴丸（《丹溪心法》）。

药用：黄柏9g，知母9g，熟地黄12g，龟甲12g，猪骨髓20g。

加减：本方可加怀牛膝30g，鹿骨胶10g，麦冬12g，五味子12g；如气短声低者加党参15g，黄芪20g；唇舌发绀者加丹参20g，赤芍15g。

2.外治疗法

（1）针刺治疗　取肾俞、伏兔、环跳、风市、阳陵泉、足三里、承山、悬钟。有排尿障碍者，加关元、气海、膀胱俞、三阴交、中极等穴。功能：益气通络，养血舒筋。用于急性脊髓炎患者。

（2）耳针　脾、胃、内分泌、肝、肾、肾上腺、四肢等。功能：益气通络，养血舒筋。用于急性脊髓炎患者。

（3）穴位注射　足三里、三阴交、阳陵泉，或相应夹脊穴。硝酸一叶秋碱8~16mg，隔日1次，或两组穴交替注射。功能：益气通络，补血舒筋。用于急性脊髓炎患者。

（4）灸法　相应部位夹脊穴。如有小便失禁者可灸关元、气海、中极。功可益气通络，用于急性脊髓炎患者。

（5）按摩疗法　多采用揉捏法、点按法，每次30分钟，每日1次，15天为一疗程，可增进肢体血液循环，活动肢体肌肉，预防肌肉萎缩。益气通络，补血舒筋。用于急性脊髓炎患者。

（6）直流电离子导入疗法　120cm²衬垫电极浸入10%氯化钙液后，取出置于患部脊髓节段，同阳极相连；另一150cm²衬垫电极，置于胸腹部接阴极（电力线避开心脏），6~15mA，每次20分钟，每日1次，12次为1疗程。适用于痉挛性瘫痪者，对降低组织细胞的通透性和感觉神经的兴奋性，消炎、脱敏、解痉有较好作用。

（7）低频脉冲电疗法　脊髓患处放置电极片120cm²，双侧腓骨小头后下缘各60cm²，双向波形，60次/分钟，以肌肉收缩为限，每次25~30分钟，每日1次，15次为一疗程。本法对缓解疼痛、增强神经传导、促进脊髓功能恢复有良好的作用。

（8）体育疗法　对瘫痪肢体应尽早采用向心性按摩，逐渐进行被动运动。坚持一定量的肌肉运动，可维持对运动器的刺激，防治肌肉萎缩、关节挛缩和骨质脱钙，预防压疮、尿路感染、肺炎。

（三）名医治疗特色

田玉美，全国老中医药专家学术经验继承工作指导老师，享受国务院政府特殊津贴专家，根据本病临床表现，将之归属于中医"痿证""血痹"范畴，故采用黄芪桂枝五物汤、虎潜丸为主方加减化裁治之。他认为本病为气血俱虚，肝肾不足，邪滞血脉之证。故用黄芪桂枝五物汤益气和营通痹。虎潜丸滋阴降火，强壮筋骨。减去温燥、苦寒药物如干姜、黄柏、知母类。怀牛膝补肝肾，同时引药下行；当归养血和血；太子参气阴双补，为清补之品；山药补脾平补三焦，薏苡仁健脾利湿除痹，共扶中土，补而不滞湿为患；千年健、五加皮补肝肾强筋骨。共奏益气养阴除痹强筋骨之效。近年来，部分学者从血痹、血瘀等立论治疗急性脊髓炎恢复期，均取得了良好的临床效果。

五、预后转归

急性脊髓炎亦称为非特异性脊髓炎，急性横贯性脊髓炎。治疗方面多采用中西结合的方法，急性期配合西药皮质固醇类激素、免疫球蛋白治疗，维生素及血管扩张剂亦可配合使用。据报道在接受激素治疗的患者中有2/3可望很快恢复，与不使用激素者差异显著。中医认为急性期多为湿热浸淫，治疗法则为清热利湿、通筋活络。缓解后出现肝肾肺阴虚征象，宜滋肺养肾，强筋壮骨，并配以针灸、按摩等方法。加强功能锻炼，多数可使病情好转，生活自理。

脊髓部分受损或单一横贯性损害者预后较好。如合并有压疮感染、尿路及肺部感染，预后较差。

六、预防调护

因本病是由病毒感染后诱发，所以应加强体质锻炼，预防感冒。可采用身体活动及药物预防，增强体质。中药玉屏风散可固表强卫，起到增强机体免疫的功效；香砂六君子丸可以补中益气，增强体质。

疾病早期阶段，宜清淡饮食，避免油腻肥甘之品，杜绝痰湿滋生；中后期可多进食益气健脾助消化之品，如红枣、山药、银耳、山楂等；百合、黄花菜、黑木耳、黑芝麻对肺肾亦有补益作用。并可利用药粥的形式，达到治疗的目的。

对伴有呼吸麻痹、膀胱功能障碍者，要加强护理，防止各种并发症的出现（参前）。可早期加强肢体被动活动，防止肢体的痿废。

七、专方选要

补阳还五汤加减：黄芪60g，当归尾6g，赤芍4.5g，地龙3g，川芎3g，红花3g，桃仁3g。早期湿热邪实者，加黄柏、苍术、金银花；肝阳上亢者，加钩藤、石决明；痰湿阻滞者，加二陈汤；后期肝肾亏虚者加杜仲、淫羊藿、牛膝等（具体用量根据辨证情况而定）。此方以生黄芪为君药，大补脾胃之元气，补气益血；臣药当归尾，长于活血，兼能养血，因而有化瘀而不伤血之妙；佐药赤芍、川芎、桃仁、红花，助当归尾活血祛瘀，辅以地龙通经活络。本方运用大量补气药与少量活血药相配，气行则血行，活血而不伤正，共奏补气活血通络之功。

八、研究进展

急性脊髓炎病因目前尚不清楚，多数学者认为可能是病毒感染后诱发的一种自身免疫性疾病。据谈会等收集ATM临床病例发现，病前4周内或有发热或上呼吸道感染、腹泻等诱因。多为急性起病，少部分为亚急性起病。从发病到疾病高峰时间平均为（3.01±4.73）天，出现症状至入院时间平均5.6天。首发症状多为神经根痛、肢体麻木、肢体无力、排尿困难。全部病例均在疾病高峰期表现为损伤平面以下不同程度的运动、深浅感觉及自主神经功能障碍。

急性脊髓炎，以瘫痪、麻木为主要表现，关于急性脊髓炎的治疗，常用的激素冲击，根据文献显示，其中甲基泼尼松龙的效果优于地塞米松。中医药依据其发病多与感受湿热邪毒，病初多表现为湿热浸淫之象，随着病变发展，出现脾、肝、肾受损之症，故多分二期治疗。在初期治疗中，各家报道大多以清热利湿、抗病毒之剂。如杨任民选用黄柏、苍术、黄芩、板蓝根、虎杖、金银花等药；恢复期，因邪毒渐去，正气已伤，治疗补虚为主，并酌加血肉有情之品以填精生髓，强壮筋骨。

针灸疗法是中医常用治法。管遵惠采用脊椎九宫穴、管氏过梁针治疗恢复期急性脊髓炎。脊椎九宫穴：根据病变节段，顺序定取中宫，沿督脉在中宫上下棘突间定取乾宫、坤宫，然后夹乾宫、中宫、坤宫旁开1~1.5寸，依次取巽、兑、坎、离、艮、震六宫穴。进针顺序为：先针中宫，次针乾宫、坤宫，直刺或略向上斜刺0.8~1.2寸，然后按巽、兑、坎、离、艮、震六宫穴依次进针，针尖斜向椎体，进针1.5~2寸，获得针感后，行捻转补泻手法，九宫穴的行针顺序与次数，按"洛书九宫数"施行，即"戴九履一，左三右七，二四为肩，六八为足，而五居中"，留针 30 分钟，行针 3 次，配穴取夹脊穴。管氏过梁针：主穴取平顶、阳委二、外伏兔；配穴：迈步、阳委一、阳委三、中平、肾根。

主要参考文献

[1] 中华医学会. 临床诊疗指南·神经病学分册，第 1 版 [M]. 北京：人民卫生出版社，2006.

[2] 中华中医药学会. 中医内科常见病诊疗指南，第 1 版 [M]. 北京：中国中医药出版社，2008.

[3] 王维治. 神经病学，第 5 版 [M]. 北京：人民卫生出版社，2005.

[4] 吴江. 神经病学，第 2 版 [M]. 北京：人民卫生出版社，2005.

[5] 史玉泉，周孝达. 实用神经病学，第 3 版 [M]. 上海：上海科学技术出版社，2004.

[6] 王永炎. 今日中医内科 [M]. 北京：人民卫生出版社，2011.

[7] 谈会，杨琴. 65 例急性横贯性脊髓炎的临床分析 [J]. 重庆医学，2014，43（4）：476-477.

[8] 林力峰. 甲基泼尼松龙冲击治疗急性脊髓炎的临床效果分析 [J]. 当代医学，2012，18（4）：16-17.

[9] 刘琼尧. 田玉美经方治疗脊髓炎案 [N]. 中国中医药报，2014，04：1-2.

[10] 张亚，饶耀剑，贾春霞，等. 补阳还五汤加减辅助治疗急性脊髓炎 20 例临床观察 [J]. 中医药导报，2014，20（5）：57-59.

[10] 管傲然，丁丽玲，李群，等. 管遵惠老师治疗急性脊髓炎恢复期经验 [J]. 云南中医中药杂志，2013，34（2）：5-7.

[11] 梁世鹏. VitB$_1$ 与 VitB$_{12}$ 穴位注射治疗小儿急性脊髓炎疗效观察 [J]. 中国现代医药杂志，2008，10（6）：64-65.

[12] 宋晓征，张天照. 急性脊髓炎的治疗进展 [J]. 医学综述，2012，18（14）：2213-2215.

第三十六章 脊髓空洞症

脊髓空洞症是一种发展缓慢的进行性脊髓变性疾病。脊髓中央部形成空洞，病变多位于颈髓、胸髓，向上可至延髓，向下可至腰髓。其病理特征是髓内空洞形成及胶质增生。引起受损阶段疼痛、温觉缺失（分离性感觉障碍）、肢体瘫痪（颈、腰膨大处）和营养障碍。

根据不同的病理阶段，中医将其归入不同的病症。如有疼痛、关节活动障碍时将其归于"痹证"范畴；出现肌肉萎缩时，又可按"痿证"进行分析治疗。因肝主筋，肾主骨，脾主四末，胃为水谷之海，所以从脏腑来讲本病与脾、胃、肝、肾关系尤为密切。

一、病因病机

（一）西医学研究

脊髓空洞症的病因尚未明确。可为两类，其中非交通型脊髓空洞症，亦称为症状性或继发性脊髓空洞症，通常为损伤性脊髓病、脊髓肿瘤的囊性变、脊髓内出血、坏死性脊髓炎等所致。关于原发性脊髓空洞症的形成原理有以下几种学说。

1. 先天发育异常

脊髓空洞症或是一种先天性发育异常，由于胚胎期神经管关闭不全或脊髓内先天性神经胶质增生导致脊髓中心变性所造成。

2. 脊髓血液循环异常

脊髓血液循环异常引起的脊髓缺血、坏死、软化形成空洞和脊髓积水。

3. 脑脊液冲击

这是由 Gardner 提出的，认为脊髓内空洞的形成完全是由机械因素造成的。枕大孔区存在梗阻时，使脑脊液不能从第四脑室流出或流出减少，迫使脊髓中央管开放；

而且，脑脊液在脉络丛动脉源性波动的作用下，不断冲击脊髓中央管，导致脊髓中央管逐渐扩大，最终形成空洞。

新近有人提出，脑脊液在压力的作用下从蛛网膜下腔沿着血管周围间隙进入脊髓内，从而形成空洞。

（二）中医学认识

中医认为脊髓空洞症是由于脾、肾虚衰，精血不足，肌肉、筋脉、骨失于充养所致。

1. 脾胃损伤

素体脾胃虚弱或因病致虚，脾胃受纳运化功能失常，气血生化乏源，导致肌肉、筋脉、骨骼失于濡养而发病。

2. 肾精亏虚

先天禀赋不足，肾气虚；或后天失养，精血亏耗，以致精血不能生髓充骨；由于肝肾同源，肾精亏则肝阴虚，筋脉失养，故可出现四肢屈伸不利，指甲变脆、色泽枯槁，甚至形成畸形。

二、临床诊断

（一）辨病诊断

1. 临床诊断

（1）发病年龄 20~30 岁发病，亦偶有儿童发生，男女比例为 3∶1。

（2）病程 本病病程缓慢，早期症状呈节段性分布，多为相应支配区自发性疼痛（空洞始于中央管背侧灰质后角底部），出现阶段性分离性感觉障碍，先影响上肢，随着空洞的扩大，脊髓白质内的长传导束被累及，出现空洞水平以下的传导束功能障碍。两个阶段之间可间隔数年。

（3）感觉障碍　最早症状是单侧的痛觉、温觉障碍；侵及前连合时出现双侧手、臂部尺侧或一侧颈、胸部痛、温觉丧失。而触觉及深感觉完整或相对地正常，称为分离性感觉障碍。随着病情发展，可扩展至两侧上肢、背、胸部，呈短上衣样分布；延展到三叉丘脑束交叉处，可造成面部痛、温觉减退或消失；当病变累及后角的胶状质时，在痛温觉障碍区内出现自发性剧痛或其他感觉异常；晚期后柱及脊髓丘脑束也被累及，造成病变水平以下痛、温、触觉的感觉异常及深感觉的障碍。

（4）运动障碍　前角细胞受累后，手部小肌肉及前臂尺侧肌肉萎缩、软弱无力，且出现肌束颤动，逐渐波及上肢其他肌肉、肩胛带肌以及一部分肋间肌，出现腱反射及肌张力降低。在空洞水平以下可出现锥体束征，Babinski征阳性，肌张力增高及腱反射亢进腹壁反射消失。

（5）自发性疼痛　痛觉缺失区出现刀割样、烧灼样等难以忍受的自发性疼痛或感觉异常，这是由于后角胶质受病变刺激所致。

（6）营养性障碍及其他症状　关节的痛觉缺失引起关节磨损、萎缩和畸形，关节肿大，活动度增加，运动时有摩擦音而无痛觉，称为夏科关节。颈胸段病变，损害交感神经通路时，可产生颈交感神经麻痹综合征。病损节段可有出汗功能障碍，出汗过多或出汗减少。晚期有神经原性大、小便失禁现象。其他病变如脊柱侧凸、弓形足、脊柱后凸畸形、脊柱裂等亦常见。

（7）并发症　脊髓空洞症常合并其他先天性畸形，如脊柱侧弯或后突畸形，隐性脊柱裂、颈枕区畸形，小脑扁桃体下疝和弓形足等。

2. 实验室诊断

（1）放射学检查　头颅平片有时可助诊断。

（2）CT检查　可查出脑积水、肿瘤或

蛛网膜炎。鞘内造影则可发现小脑疝或脊髓内空腔（每隔1.5mm连续切面拍片）。

（3）磁共振成像　可以对空洞的形态、部位、长度、范围及伴同的病变能详细地展示。同时，也可看到空洞内如网状的部分隔膜。磁共振成像是目前诊断本病最有效直接的工具。

（二）辨证诊断

望诊：面色萎黄，皮肤粗糙，形体瘦弱，肢体肌肉萎缩，肢体活动不灵，步态不稳，关节肿大，脊柱畸形，指甲枯瘪，舌质淡、体胖或舌质红，苔薄或无苔。

问诊：腰膝酸软，腹胀便溏，头晕目眩，畏寒肢冷，五心烦热。

切诊：肌肤干枯、肿痛，脉弦细或数，或沉细无力。

1. 脾肾阳虚

证候：倦怠气短，四肢无力，可有疼痛、腰膝酸软、关节肿大，肌肤不红，痛觉减退或消失，畏寒肢冷，肌肉萎缩；可有吞咽困难，言语不利或舌肌萎缩，多汗、腹胀便溏，排尿不畅或尿失禁，舌体胖嫩、质淡，苔薄白，脉微弱。

辨证要点：倦怠气短，四肢无力，腰膝酸软，畏寒肢冷，便溏，舌胖，苔薄。

2. 肝肾两虚

证候：腰膝酸软，四肢无力，肌肉消瘦，痛温觉减退或消失，肌肤甲错，两手拘急呈鹰爪样，指甲枯槁、骨脆易折，小便不利或失禁，舌红或淡，脉弦细。

辨证要点：腰膝酸软，消瘦，肌肤甲错，手指拘挛，舌红，脉细。

三、鉴别诊断

（一）西医学鉴别诊断

1. 脊髓肿瘤

两者均可见感觉障碍，但脊髓内外肿

瘤均可造成局限性肌肉萎缩以及节段性感觉障碍，肿瘤病变节段短，病程进展较快，根痛常见，括约肌功能障碍出现较早，多为双侧锥体束征，营养障碍少见，早期脑脊液中蛋白有所增高，可与本病相区别。而脊髓空洞症常伴有营养障碍。

2. 颈椎骨关节病

两者均可见感觉障碍，而颈椎骨关节病中老年人多见，可以造成上肢肌肉萎缩及长束征象，但根痛常见，感觉障碍呈根性分布，节段性感觉障碍少见。颈椎摄片，必要时脊髓造影、颈椎 CT 及磁共振可助诊断。而脊髓空洞症多为节段性的感觉障碍，甚则肢体瘫痪。

3. 肌萎缩性侧索硬化症

两者均可见肢体瘫痪，肌萎缩性侧索硬化症大多中年起病，上下运动神经元同时受累，严重肌无力、肌萎缩与腱反射亢进、病理征阳性，但无感觉异常或感觉缺失。而脊髓空洞症多有感觉障碍的缺失。

4. 颈髓血管畸形

两者均可见感觉障碍，而血管畸形多突发起病，MRI 上可显示血管流空征象和出血征象，一般不伴有脊髓空洞。阳性对比剂脊髓造影可显示条索状充盈缺损。而脊髓空洞症影像学上可见脊髓中央空洞形成。

四、临床治疗

（一）辨病治疗

1. 药物治疗

一般对症处理，给予维生素 B 族、维生素 E 及 ATP 等神经营养药，血管扩张剂。

2. 放射治疗

对脊髓病变部位进行照射，可缓解疼痛，如用深部 X 线疗法或放射性同位素 [131] 碘疗法，对局部病变效果较好。

3. 脊髓空洞引流术

用导管将空洞内的液体引流到蛛网膜下腔或脊膜外如腹腔内，后者成功率较高。多发性空洞不适用本法。

（二）辨证治疗

1. 辨证施治

（1）脾肾阳虚

治法：健脾温肾。

方药：四君子汤合右归丸（《太平惠民和剂局方》《景岳全书》）。

药用：人参 6g，茯苓 6g，白术 9g，炙甘草 6g，熟地 20g，山药 15g，山茱萸 12g，枸杞 12g，鹿角胶 6g，菟丝子 12g，杜仲 12g，当归 9g，肉桂 6g，制附子 6g。

加减：大便稀溏者加扁豆 30g，炒薏米 30g；腹胀者加厚朴 12g，枳壳 10g；尿失禁加覆盆子 12g，桑螵蛸 12g；肢冷畏寒者加淫羊藿 20g。

（2）肝肾两虚

治法：柔肝养血，滋补肝肾。

方药：四物汤合金匮肾气丸（《太平惠民和剂局方》《金匮要略》）。

药用：当归 10g，白芍 10g，川芎 6g，熟地 15g，桂枝 10g，炮附子 10g，山药 15g，山萸肉 20g，泽泻 12g，茯苓 12g，丹皮 12g。

加减：手指拘挛加僵蚕 12g，全蝎 10g。

2. 辨证治疗要素

本病目前病因不明，治疗上无特效办法。采用中医治疗对缓解症状有独特效果，而临床疗效的提高在于辨证准确，不失病机。

（1）感觉障碍　其发生是由于肾气不足，精髓不充，气血不荣肌肤所致。肾藏精，主骨生髓。肾虚则精损，精乏则髓亦减；精亏髓少，气血不足，血行涩滞，筋脉失养，肌肤失润，久之，则肌肤麻木不仁，不知痛温。

（2）运动障碍　病机在脾，因脾主肌肉四肢，为气血生化之源。脾虚则气血不足，四肢百骸、筋骨肌肉久失气血灌注，则渐至肌肉萎缩，甚或瘫痪。

（3）营养障碍　表现为皮肤增厚或关节肿大等。系肝、脾、肾三脏不足，气血俱虚所致。脾虚肌肤失养则皮肤增厚，甚或溃疡；肝血不足，不能荣其四末则爪甲枯瘪；肝肾精血亏损，筋骨关节失其濡养则关节肿大。

（4）脊柱侧弯等畸形　由肝肾两虚日久所致。肝主筋，肾主骨。肾虚则髓少，骨失所养；肝血不足则宗筋失调，日久骨枯髓减，筋脉不利，渐至形成畸形。本病系肝、脾、肾三脉受损所致疾患。临床上与气血关系密切，注意治疗当中血肉有形之品的选用，后期加强活血行气补虚的剂量。

3. 外治疗法

（1）针刺　治以健脾补肾，养血柔肝。取穴脾俞、肾俞、命门、肝俞、肩髃、曲池、外关、手三里、合谷、足三里、阳陵泉、内关。功能：益气通络，补血舒筋。用于脊髓空洞症患者。

（2）耳针　取穴肝、脾、肾、命门。功能：益气通络，补血舒筋。用于脊髓空洞症患者。

（3）头针　运动区中部或上部，感觉区。功能：通窍活络。主治：脊髓空洞症。

（4）按摩疗法　常采用揉捏法及抖动法，每次30分钟，每日1次，18次为一疗程。对改善病灶，肢体血液循环，增强组织营养，防治肌萎缩有较好作用。功能：益气通络，补血舒筋。主治：脊髓空洞症。

（5）贴敷疗法　可选用温经活血的膏药贴敷于病损的关节处或夹脊穴，功能：增强活血功能，主治：脊髓空洞症。

（6）超短波疗法　采用中号电极在脊髓患部并置或对置，微温，每次15~20分钟，每日1次，12次为一疗程，功能：舒筋活络。主治：适用于早期病损，对改善病灶及患肢循环，缓解症状有一定帮助。

（7）超声波疗法　脊髓病灶处移动法，声强 0.75~1.25W/CM^2，每次 15~20 分钟，每日 1 次，12 次为一疗程。功能：舒筋活络。用于脊髓空洞症患者，可缓解症状，改善肢体血液循环。

（三）名医治疗特色

1. 严世芸

国医大师严世芸，认为该病病位在精髓，为督脉循行部位，根据症状以痿证范畴，肾精不足论治，给予整方如下：生黄芪 30g，桃仁 15g，川芎 12g，土鳖虫 12g，当归 15g，柴胡 12g，升麻 15g，陈皮 9g，白术 15g，炙甘草 9g，桂枝 12g，生晒参 7g，熟地黄 20g，山茱萸 15g，鹿角片 9g，骨碎补 15g，淫羊藿 20g，黄精 15g，杜仲 15g，川续断 15g，牛膝 15g，狗脊 15g，千年健 20g，白芥子 15g，全蝎 4g，蜈蚣 3条，乌梢蛇 20g。方中用大量补肾精、补骨生髓通督之品，如熟地黄、鹿角片、骨碎补、山茱萸、黄精、淫羊藿、杜仲、牛膝、枸杞、川续断等；并用补阳还五汤、土鳖虫补气养血以通脉络。肌肉萎缩、无力等当属"痿证"，以补中益气汤培补中气、化生气血以养后天；此外，肢体的麻木不仁、后背板滞等为痰瘀阻滞、脉络不通，故予全蝎、蜈蚣、白芥子、乌梢蛇等搜剔筋骨之痰瘀。

2. 王付

王付应用温经汤与二陈汤合方治疗脊髓空洞症疗效满意，吴茱萸 10g，当归 6g，川芎 6g，白芍 6g，人参 6g，桂枝 6g，阿胶 6g，生姜 18g，牡丹皮 6g，甘草 6g，姜半夏 15g，麦冬 24g，陈皮 15g，茯苓 9g，乌梅 2g。6 剂，水煎服。该方治疗以寒痰滞脉，瘀血交阻为病机的疗效甚佳。整方为温经汤温经散寒，通经化瘀合并二陈汤醒脾燥湿，温阳化痰。方药相互为用，以奏其效。

五、预后转归

脊髓空洞症是一种原因不明的，缓慢进展退行性的疾病，髓内空洞及胶质增生是其主要病理特征。本病的病因尚无统一的认识，诊断方面核磁共振对本病的诊断有较高帮助。治疗方面手术减压与引流术报道较多，疗效较好。

中医药对本病治疗效果具有一定的优势，补益肝肾、壮骨强筋增髓的方药会取得较满意的疗效。如配合针灸、按摩等手段，会对患者临床症状的改善起到促进作用。

六、预防调护

从先天发育异常的观点看待本病，应注意优生优育的问题，这是防止本病发生的最好办法。

因本病发展缓慢，所以当发现患者有其他先天性发育不正常，如脊柱侧弯、脊柱裂时，应进行 CT 扫描或磁共振成像，以排除或确诊本病的存在，进行早期治疗，并结合多种手段，促其早日康复。

饮食方法可采用以髓养髓的食疗措施，食用猪脊髓、脊骨炖汤或入药。

护理上要注意患肢的活动与保护，避免因痛、温觉的减退而被烫伤、烧伤。并保持溃烂面的整洁，预防继发感染。

主要参考文献

[1] 中华医学会. 临床诊疗指南·神经病学分册，第 1 版 [M]. 北京：人民卫生出版社，2006.

[2] 中华中医药学会. 中医内科常见病诊疗指南，第 1 版 [M]. 北京：中国中医药出版社，2008.

[3] 王维治. 神经病学，第 5 版 [M]. 北京：人民卫生出版社，2005.

[4] 吴江. 神经病学，第 2 版 [M]. 北京：人民卫生出版社，2005.

[5] 史玉泉，周孝达. 实用神经病学，第 3 版 [M]. 上海：上海科学技术出版社，2004.

[6] 王永炎. 今日中医内科 [M]. 北京：人民卫生出版社，2011.

[7] 何小刚. 从脾肾阳虚论治痿证 [J]. 中医药学报，2014，42（3）：129-130.

[8] 李鹏强，邱会斌，仇振巍，等. 脊髓空洞症的发病机制和外科治疗 [J]. 中国医学工程，2013，21（6）：50-51.

[9] 李巨奇，李东海，沈创鹏. 张横柳教授经方治疗脊髓空洞症经验介绍 [J]. 新中医，2011，43（6）：169-170.

[10] 关芳芳，李亮，王付. 王付运用经方合方辨治神经疾病举隅 [J]. 河南中医，2014，34（5）：811-812.

[11] 毕宝日，高旸. 针刺治疗脊髓空洞症验案 [J]. 河南中医，2012，32（12）：1701-1702.

[12] 吴雨蒙，郑健刚. 针刺治疗脊髓空洞症 [J]. 长春中医药大学学报，2012，28（2）：296-297.

[13] 陈金亮，王殿华. 中医药综合治疗脊髓空洞症 86 例临床观察 [J]. 四川中医，2011，29（10）：108-109.

[14] 方珉. 脊髓空洞症外科治疗进展 [J]. 疑难病杂志，2003（03）：177-179.

第三十七章　脊髓动脉血栓形成

脊髓动脉血栓形成属缺血性脊髓疾病，包括脊髓前动脉综合征、脊髓后动脉综合征两种疾病，目前中、西医相关病例的文献报道都相对偏少，临床诊疗多参考脑梗死治疗方案，需进一步规范化、标准化。

脊髓的前动脉和后动脉均起自椎动脉的颅内部分，然后下行。因多数动脉很细，故脊髓血液供应相对处于勉强维持状态，并且脊髓内结构紧密，所以，较小的血管损害能够产生较大的危害。

临床根据疾病的不同阶段与表现，进行辨证治疗。并可参考中医"中风""痹证""痿证"进行辨证论治。

一、病因病机

（一）西医学研究

凡能引起脑缺血的病因，外伤或手术均可引起脊髓缺血性疾病的发生。脊髓动脉血栓形成的重要病因是动脉硬化，多发于老年人。年轻患者多与感染有关，病毒和细菌毒素引起管壁损害，引起血栓。诱发因素较多，如颈部过伸、外伤可导致或促发此病。个别患者因打哈欠、伸懒腰而发病。亦有因血液凝固性增高、主动脉缩窄等引起。此外手术过程中严重低血压、蛛网膜炎等也可引起。

（二）中医学认识

中医认为气为血之帅，气虚则血不能行，瘀滞不通，脉络痹阻或其他原因造成血瘀于脊部，引发本病；久病多瘀、多虚，气血不荣筋脉，则肢体出现萎缩，通则不痛，痛则不通或久病入络进行分析辨治，治当以益气养血通络。

二、临床诊断

（一）辨病诊断

1.脊髓前动脉综合征

起病突然，亦有数小时或数日内逐渐起病者。剧烈的根痛为最早出现的症状，少数病例为轻微的酸痛。多发生于脊髓中胸段或下颈段，病灶水平下在短时间内出现瘫痪，进行性加重，多为不完全性瘫痪，双侧均受累，偶有单侧性，脊髓休克可在早期出现。病变水平以下的痛觉、温觉丧失而深感觉正常，触觉有轻度障碍。由于脊髓冠状动脉的侧支循环，使感觉障碍较轻，时间较短。早期可出现尿便障碍，早期为尿潴留，后期出现尿失禁。椎管通畅，CSF蛋白含量增高。

2.脊髓后动脉综合征

由于脊髓后动脉具有丰富的吻合及侧支循环，因此脊髓后动脉血栓形成不一定有严重的脊髓损害。有时出现共济失调、腱反射消失、尿潴留、束带样疼痛和病变水平以下深感觉障碍。

3.CT和MRI

可显示脊髓局部增粗、出血、梗死，增强后可以发现畸形血管。

4.脊髓造影

明确血肿部位，能够显示脊髓表面血管畸形的位置和范围，但不能区别病变类型，选择性脊髓动脉造影对诊断脊髓血管畸形最有价值。

（二）辨证诊断

中医认为气为血之帅，血随气行，如气虚不能行血，则血瘀不畅，脉络痹阻或其他原因造成血瘀于脊部，引发本病；若病久，气血不荣筋脉，肢体出现萎缩，可归痿证范畴。所以，本病的中医治疗，要根据临床症状，病期久渐，通则不痛，痛则不通或久病入络进行分析辨治。

望诊：面色萎黄，舌质淡紫或有瘀斑，苔薄白。

问诊：疼痛、肢体活动无力。

切诊：脉细涩或细弱。

脉络瘀阻证

证候：肢体无力伴麻木，间歇性跛行，重则瘫痪，下肢多见，颈、肩、肢体疼痛，二便障碍，舌质暗、苔白或黄，脉弦紧或涩。

治法：活血养血，补肾强筋通络。

三、鉴别诊断

（一）西医学鉴别诊断

本病的诊断较困难，多结合脑脊液和脊髓影像才可做出诊断。

1. 急性感染性脊髓炎

表现急性起病的脊髓横贯性损害，感觉损害是完全的，无感觉分离现象，病前多有前驱感染史或接种史，起病不如血管病快，CSF 细胞计数可增加。

2. 脊髓空洞症

若为自发且限于中央灰质或脊髓前区，则临床上无法与脊髓前动脉血栓形成相鉴别，除非有血性脑脊液或蛛网膜下梗阻，MRI 检查能较好鉴别。

3. 脊髓出血性疾病

脊髓内出血多有外伤史，大量出血可穿破软脊膜而使脑脊液检查呈血性。硬膜下、硬膜外出血都会突然出现剧烈的背痛、截瘫以及括约肌功能障碍，病变水平以下感觉缺失等横贯性脊髓损害表现。脊髓蛛网膜下隙出血表现急骤的颈背痛、脑膜刺激征和截瘫等。脊髓表面血管破裂出血可

能只有背痛，无脊髓受压表现。脊椎影像学检查、脊髓造影协助明确诊断。

（二）中医学鉴别诊断

需与痉证、痹证相鉴别：痉证以四肢抽搐、项背强直，甚至角弓反张为主症，发病时可伴有神昏，抽搐时间长；痹症是由风寒湿热之邪流注肌腠经络，痹阻关节所致，关节疼痛，日久废而不用可导致肌肉萎缩。

四、临床治疗

（一）提高临床疗效的基本要素

恪守病机，攻补兼施：久病入络，血滞络脉而为瘀血。痰或瘀存于人体内非攻不去。气血阴阳不足，治以当补，然而对有形之邪，补则有闭门留寇之忌；对于痰瘀当以攻为主，然攻多损正气，故在治疗上应采用攻补兼施，使扶正以攻邪，攻邪而不能伤正。

（二）辨病治疗

脊髓动脉血栓形成的治疗同脑缺血性血管病相同。可以使用血管扩张剂、脱水剂、激素和促神经功能恢复的营养剂（参阅脑梗死治疗）。对伴有截瘫的患者应注意防止压疮及尿路感染的发生，定时翻身，加强护理。

（三）辨证治疗

1. 辨证论治

脉络瘀阻证

治法：活血养血，补肾强筋通络。

方药：补阳还五汤（《医林改错》）。

药用：生黄芪 30g，当归 12g，川芎 12g，赤芍 12g，红花 12g，地龙 12g，桃仁 12g，生地 10g。

加减：可加川牛膝 20g，炒杜仲 20g，

川断 30g，寄生 20g；肩背疼加制乳没各 10g；尿失禁者加覆盆子 10g，益智仁 12g；大便失禁加党参 12g，白术 12g，山药 15g。

2. 外治疗法

（1）针灸治疗　肾俞、肝俞、环跳、风市、足三里、阳陵泉、悬钟、承山。手法：平针平泻手法，留针 15~30 分钟。

（2）耳针　肾、肝、脾、内分泌、下肢。

（3）针刺取穴　病变感觉受损平面以下督脉穴位及夹脊穴，合谷、后溪、伏兔、风市、梁丘、血海、足三里、阳陵泉、阴陵泉、解溪、申脉、照海、太冲、八风。操作：患者取坐位，先针督脉穴位、再针左侧夹脊穴、后针右侧夹脊穴，针刺顺序由上向下，采用点刺法，不留针。然后患者取仰卧位，针刺合谷、后溪、风市、伏兔、梁丘、血海、足三里、阳陵泉、阴陵泉、解溪、申脉、照海、太冲、八风穴，针刺完毕后合谷、后溪、伏兔、风市、梁丘、血海、足三里、阳陵泉、阴陵泉穴行配合呼吸的捻转针刺手法，解溪、申脉、照海、太冲、八风行提插手法，诱发病人足部及下肢出现抽动为得气，得气后留针 30 分钟，每日治疗 1 次。

3. 成药应用

小活络丹：具有祛风除湿，化痰通络，活血止痛之效。主治：①风寒湿痹证。肢体筋脉疼痛，麻木拘挛，关节屈伸不利，疼痛游走不定，舌淡紫，苔白，脉沉弦或涩。②中风。手足不仁，日久不愈，腰腿沉重，或腿臂间作痛。剂型：蜜丸，每丸重 3g。用法：每次 1 丸，每日 2 次，空腹时用陈酒或温开水送服。

大活络丹：具有调理气血，祛风除湿，活络止痛，化痰息风之功。主治：气血亏虚，肝肾不足，内蕴痰热，外受风邪等。剂型：蜜丸，每丸重 3g。用法：口服每次 1 丸，每日 2 次，温开水或温黄酒送服。

五、预后转归

该病治疗上应中西医结合，采用活血化瘀，益气通络，强筋壮骨之品，配合神经营养剂及理疗方法；一般预后尚可。

六、预防调护

在积极减少各种诱发因素影响的同时，对患者积极护理，尤其是截瘫患者，要定时翻身，拍打背部，注意二便的通畅，防治尿潴留与尿失禁等，以及各种并发症如尿路感染、压疮的发生。

七、评价与展望

脊髓动脉血栓形成目前治疗主要参照脑梗死治疗方案。辅以康复治疗，护理方面防止压疮、尿路和肺部的感染以及其他并发症，中医针对此病可以通过辨证论治，因人而治，给予活血通络化瘀强筋健骨的方剂如补阳还五汤加减等，临床发现，对此类疾病患者肌肉的感觉运动进行电针刺激治疗，能够改善神经功能的恢复，值得进一步探讨。

主要参考文献

［1］中华医学会. 临床诊疗指南·神经病学分册，第 1 版［M］. 北京：人民卫生出版社，2006.

［2］中华中医药学会. 中医内科常见病诊疗指南，第 1 版［M］. 北京：中国中医药出版社，2008.

［3］王维治. 神经病学，第 5 版［M］. 北京：人民卫生出版社，2005.

［4］吴江. 神经病学，第 2 版［M］. 北京：人民卫生出版社，2005.

［5］史玉泉，周孝达. 实用神经病学，第 3 版［M］. 上海：上海科学技术出版社，2004.

［6］王永炎. 今日中医内科［M］. 北京：人民卫生出版社，2011.

［7］齐连生. 脊髓梗死的临床和 MRI 特点分析 ［J］. 中国实用神经疾病杂志 2010, 13（04）: 30~32.

［8］韩杰，武志勇，米英红，等. 脊髓卒中的临床特点和影像诊断 ［J］. 河北医药, 2014, 36（18）: 2795-2797.

［9］钟福刚. 讨论治疗脊髓缺血性血管病 ［J］. 中国现代药物应用, 2014, 8（10）: 216-217.

第三十八章　急性多发性神经根神经炎

本病又称为急性炎症性脱髓鞘性多发性神经病（acute inflammatory demyelinating polyradiculo-neuropathy，AIDP），吉兰-巴雷综合征（Guillain-Barré syndrome，GBS），格林-巴利综合征（GBS）。临床表现为亚急性（少数急性）进展而大多数可恢复的四肢对称性弛缓性瘫痪，可累及脑神经和呼吸肌。任何年龄均可发病，以青少年为多见，男女之比为 2.5 : 1。农村发病较城市为多。一年四季均有发病，国外无明显季节倾向，我国夏秋季节多发。其中，河南河北交界区农村夏、秋季节有数年一次的流行趋势。

本病中医归属于"痿证"范畴，如《素问·痿论》中指出本病的主要病理为"肺热叶焦"，肺燥不能输精于五脏，因而肢体失养，产生痿软证候，并提出"治痿独取阳明"的治疗大法，并在《素问·生气通天论》中论述了湿热致痿的病因病理。后世医家在此基础上又不断丰富了对痿证的认识，如张子和《儒门事亲》载"痿病无寒"，朱丹溪提出"泻南方，补北方"的治疗原则。

一、病因病机

（一）西医学认识

本病的确切病因尚不明确，可继发于感染性疾病，亦或外伤等外科处理后，也可无明显诱因。大致有以下几种学说。

1. 病毒感染

多数患者在发病前有上呼吸道或胃肠道感染症状。近年来，有人发现在本病和一些其他周围神经病中都伴有人类免疫缺陷病毒的感染。在这些患者中，无论其有无免疫变化，均发现有抗 EB 病毒和抗巨细胞病毒抗体增高。

2. 自身免疫学说

许多理由支持本病是一种自体免疫性疾病，即由免疫介导的迟发性超敏反应。发病前有前驱症状，并且从感染至出现神经系统症状有一潜伏期；本病的循环淋巴母细胞数增高，急性期的患者血中淋巴细胞可以诱发鼠的后根神经节脱髓鞘改变；某些本病患者血清在培养或神经内注射后，能引起周围神经脱髓鞘，在血清中有循环免疫复合物及抗周围神经髓鞘抗体；本病的特征之一是脑脊液蛋白增高，包括免疫球蛋白 G、M、A 及出现寡克隆 IgG；实验性动物模型研究中，用免疫方法注射粗制的同种周围神经 P2 碱性蛋白或半乳糖脑苷脂能造成实验动物的变性反应性神经炎。

3. 支原体和细菌感染

病前可有肺支原体感染，特别是空肠弯曲菌感染，此外可因伤寒杆菌、副伤寒杆菌、布鲁士菌等感染引起。

4. 外科手术后

有 10% 的患者发生在手术后 1~4 周期间，这些患者大多数有手术后感染并发症。

8. 其他

疫苗接种后，如天花疫苗、狂犬病疫苗、破伤风、流感疫苗、伤寒疫苗。恶性病变患有肿瘤、霍奇金病、淋巴瘤。酒精中毒所致神经炎、桥本甲状腺炎、SLE、甲状腺功能亢进、酒精性肝病、妊娠后期或产后等。

（二）中医学认识

中医学认为肝主藏血、主筋。肾主藏精、生髓。精髓足则筋骨强健，肢体矫健有力；若精髓不足则筋骨不能充养，足痿不能用。肺与胃位于上、中二焦，主生津液与敷布精微物质于四肢百骸，如津液不生或精微不布，则全身肌肉、关节不能得到充养，亦可造成功能障碍。又脾胃为水谷之海，水谷的受纳腐熟，气血的生化全在此。肌体各脏器、组织的物质基础全靠气血的供养，故又有治痿独取阳明的说法。

《素问·生气通天论》有论："因于湿，首如裹；湿热不攘，大筋软短，小筋弛长，软短为拘，弛长为痿。"指出湿热的病因在痿证中亦可见到。

综合各论，本病的病因病机与病位重在肝、肾、肺、胃四脏腑及湿热。但临床各脏腑的病理机制又常相互传变，如肺热叶焦，津失敷布，久之内热及下，伤及肾水，水亏则火旺，火旺烁金；湿热之邪蕴于中焦，又可下注于肾，伤及肾阴。诸多方面均须根据临床证候，四诊合参，详尽辨证。

二、临床诊断

（一）辨病诊断

1. 临床诊断

（1）发病前 1~3 周常有非特异性感染史。多为呼吸道，胃肠道感染及血清病，传染性单核细胞增多症等。

（2）本病可发生于任何年龄的男女两性，入院时无发热（除并发症外）。

（3）亚急性或急性快速发生的对称性四肢弛缓性瘫痪，常见下肢近端肌先受累，上肢近端也常见。肢体瘫痪常在发病后几天内发展，2 周达到高峰。瘫痪一般近端较重，四肢肌张力低下，腱反射减弱或消失，腹壁、提睾反射多正常，少数可因锥体束受累而出现病理反射征。起病 2~3 周后逐渐出现肌萎缩。

（4）感觉障碍以主观感觉明显，四肢远端麻木、疼痛等，多从四肢末端的麻木、针刺感开始。受到牵拉可使疼痛加剧，同时可伴有肌肉明显压痛（双侧腓肠肌尤著）。但客观感觉缺失很轻且短暂。感觉障碍远较运动障碍为轻，是本病特点之一。

（5）膀胱括约肌功能完好，但可有暂时性排尿困难。

（6）腱反射减弱或消失。少数可因锥体束受累而出现病理反射征，但不持久。

（7）脑神经常受累，尤其是Ⅶ、Ⅸ、Ⅹ发生一侧或两侧麻痹多见。

（8）末梢神经传导速度减慢，远端潜伏期延长，F 波延迟。

（9）自主神经障碍，交感神经受累，在疾病初期或恢复期可有多汗且有臭味。少数患者初期可有短期尿潴留，可能因支配膀胱的自主神经功能暂时失调或支配外括约肌的脊神经受损所致。部分患者可出现血压不稳、心动过速和心电图异常等心血管功能障碍。

2. 实验室检查

（1）脑脊液中蛋白、细胞分离现象　多数脑脊液中蛋白含量增高而细胞数不增高。蛋白增高多为 1~5g/L。发病初期可正常，症状出现后 1 周末开始升高，第 3 周达到最高，以后逐渐下降，脑脊液中糖与氯化物含量正常。

（2）肌电诊断检查　约 80% 患者在发病过程中有神经传导速度减慢，以运动传导速度下降更为明显（腓神经 < 30m/s，正中神经 < 40m/s）。

（二）辨证诊断

本病多属痿证范畴，可根据不同的病理阶段与发病原因，以四诊合参，分析病在何脏，有无兼夹证及传变。

望诊：烦躁口渴，神疲无力，面白无华，发落，肌肉瘦削，舌红、苔黄或苔白。

闻诊：咳呛少痰，气短无力。

问诊：发热或低热，身困乏力，肢体麻木，纳差，腰膝酸软，目眩耳鸣。

切诊：肌肉渐脱，身热足胫热，脉细数。

1. 肺热伤津

证候：发热后出现肢体软弱不用，或肢体某部肌肉松弛，逐渐瘦削，伴心烦口渴，咳呛咽干，小便黄少，舌质红，苔黄，脉细数。

辨证要点：肢体痿软不用，咳呛咽干，尿黄，舌红，脉细数。

2. 湿热浸淫

证候：下肢痿软沉重，时有温热感，扪之微热，喜放凉处，或有肌肉萎缩，伴胸脘满闷、烦热身困、尿黄、大便不爽、舌质红、苔黄腻、脉濡数或滑数。

辨证要点：肢体沉困或有温热感，喜凉，胸脘满闷，苔腻而黄。

3. 脾气亏虚

证候：肢体痿软，甚则肌肉萎缩，或有眼睑下垂，伴有身倦乏力，纳差食少，气短懒言，舌质淡、少苔，脉细弱。

辨证要点：肢体痿软，身体乏力，少气懒言，纳少便溏，舌淡。

4. 肝肾亏损

证候：起病缓慢，下肢痿软无力，腰酸膝软，伴目眩发落，耳鸣盗汗，咽干、遗精或遗尿，甚则身冷恶寒、滑精，舌质红或淡红，苔少，脉细数或沉细。

三、鉴别诊断

（一）西医学鉴别诊断

急性多发性神经根神经炎病程早期或在临床表现不典型时，需与以下疾病相鉴别。

1. 多发性神经炎

两者均可见肌肉萎缩，感觉障碍，但多发性神经炎起病缓慢，肢体远端受损较重，可感觉运动症状并重或以感觉障碍为主，常可找到相关原发病因，感染、中毒、营养问题如维生素缺乏，脑脊液检查可正常。而急性多发性神经根神经炎可由远端往近端延伸，亦可由近端往远端延伸，并且病情进展迅速，可在2周内出现肌肉萎缩。

2. 脊髓灰质炎

两者均可见肌肉萎缩，肢体瘫痪，但脊髓灰质炎起病时多有发热，瘫痪多累及一侧下肢，肌肉瘫痪多呈节段性，且不对称，无感觉障碍和脑神经损害，脑脊液白细胞计数常增多。而急性多发性神经根神经炎多为四肢受累，并常伴有感觉障碍。

3. 急性脊髓炎

两者均可见四肢瘫痪，急性脊髓炎多见截瘫，少见四肢瘫，病变损害以下传导束型感觉障碍，锥体束征阳性。早期出现括约肌功能障碍。脑脊液蛋白、细胞稍增多或正常。而急性多发性神经根神经炎多为四肢远端感觉障碍，病情进展迅速，可在2周内出现肌肉萎缩。

4. 全身性重症肌无力

两者均可见肌肉萎缩，肢体瘫痪，但起重症肌无力病缓慢，肌无力呈波动性，呈"晨轻暮重"现象，无感觉障碍，新斯的明试验阳性。而急性多发性神经根神经炎伴有感觉障碍，并且病情进展迅速，可在2周内出现肌肉萎缩。

（二）中医学鉴别诊断

痿证需与痹证鉴别，两者均可见肢体萎软无力，但痿证肢体多见瘦削枯萎，而痹证后期亦可见肢体废用，由于肢体关节不能运动。

在病因病机方面，痹证为风寒湿三邪侵袭机体或外受风热之邪入里与湿相合为病，日久不愈，导致气血运行不畅，瘀血痰浊阻痹经络，从而出现皮肤瘀斑，关节周围结节、屈伸不利，日久肢体废用造成肌肉萎缩。从其进一步发展看，会造成气血亏耗，出现气血虚亏的证候，并且痹证日久不愈，复感外邪，邪气入里与脏腑相合，损伤脏腑功能，是谓脏痹。

痿证则为外感化热，伤及肺津，或肝肾亏损，筋脉失于濡养，造成肢体关节无力，日久失用而肌肉萎缩，一般无疼痛。

四、临床治疗

（一）提高临床疗效的基本要素

在本病治疗中，首先应区分邪实与正虚。在急性期患者治疗时，先以清热解毒、养阴润肺，或化湿清热为主，2~4周以后，随着湿邪及热毒的渐消，患者正气不足的征象会日渐明朗，治法上应改为健脾养胃，滋补肝肾，养阴清热；病程后期可单用中药治疗。注意急性期部分患者出现的呼吸肌麻痹，此将直接危及患者生命，必要时应用呼吸机辅助呼吸。

对于慢性复发型或慢性进行型患者可采用中医药手段进行治疗。

（二）辨病治疗

1. 对症治疗

急性起病者常在1~2周内继续进展，若影响到吞咽肌及呼吸肌可危及生命，故应针对出现呼吸麻痹患者进行人工辅助呼吸、定时吸痰、预防肺部感染。

2. 激素治疗

疗效不确切，部分人主张大剂量短程使用甲泼尼龙冲击治疗。总疗程在一个月内，并注意预防其不良反应。

3. 血浆置换疗法

可清除血浆中的抗体和免疫复合物等有害物质，以减轻神经髓鞘的中毒性损伤，促进髓鞘的修复和再生。由于本疗法尚存在一定缺陷，有被安全性较好的血浆吸附疗法替代的趋势。

4. 大剂量人体免疫球蛋白

每天剂量0.3~0.4g/kg，连用3~5次。治疗机制与调节免疫功能有关。

5. 维持呼吸功能

呼吸肌麻痹是GBS的主要危险，对可能发展为呼吸肌瘫痪者，宜早行气管切开和机械通气。

6. 神经营养剂

可给予辅酶A、三磷腺苷、细胞色素C等药物及维生素B族。

（三）辨证治疗

1. 肺热津伤

治法：清热润肺，甘寒养阴。

方药：清燥救肺汤（《医门法律》）。

药用：石膏15g，桑叶10g，杏仁10g，枇杷叶10g，人参6g，甘草9g，阿胶12g，麦冬15g，胡麻仁10g，水煎服。

加减：上肢瘫加秦艽12g，灵仙12g，羌活12g；下肢加牛膝15g，木瓜15g；肢体麻木加川芎12g，赤芍12g，鸡血藤30g；汗多加生黄芪30g，煅牡蛎30g。

2. 湿热浸淫

治法：清热利湿。

方药：三妙丸（《医学正传》）。

药用：黄柏12g，苍术12g，牛膝12g，水煎服。

加减：本方可加白术12g，云苓15g，薏苡仁30g，木瓜15g，鸡血藤30g；肌肉疼痛加乳香、没药各10g；胸脘痞闷加厚朴12g，枳壳12g。

3. 脾胃气虚

治法：益气健脾。

方药：参苓白术散（《太平惠民和剂局方》）。

药用：党参15g，茯苓15g，白术15g，山药15g，炙甘草10g，扁豆20g，莲子肉12g，苡仁20g，桔梗10g，砂仁12g，陈皮

12g，水煎服。

加减：手足肿胀加络石藤 12g，川草薢 12g；舌红少苔加生地 12g，寸冬 12g，沙参 12g，生石膏 15g。

4. 肝肾两虚

治法：补益肝肾，滋阴清热。

方药：虎潜丸（《丹溪心法》）。

药用：黄柏 12g，龟甲 12g，陈皮 9g，知母 9g，熟地 12g，白芍 10g，锁阳 12g，干姜 10g，炙虎骨 12g，水煎服。

加减：肢冷舌淡加补骨脂 12g，淫羊藿 20g，肉桂 10g；面白心悸加黄芪 20g，党参 15g。

（四）外治疗法

1. 体针治疗

取肩髃、肩贞、曲池、外关、合谷、环跳、阳陵泉、足三里、悬钟、三阴交等穴。每日一次，每次取穴 4~5 穴。另外取大椎，华佗夹脊穴及十七椎下穴。功能：行气养血，舒筋活络，主治：用于急性多发性神经根神经炎患者。

2. 耳针

选穴脾、胃、肺、肝、肾、内分泌及相应肢体部分。行气养血，舒筋活络，用于治疗急性多发性神经根神经炎患者。

3. 按摩疗法

按摩脊背及四肢。可行气养血，舒筋活络，用于治疗急性多发性神经根神经炎患者，可帮助肌肉收缩，行气活血，预防肌肉萎缩的发生。

4. 超短波电疗法

采用两个中号电极，一个置于颈膨大（C_4-T_1），另一个放在腰膨大（T_{12}-S_2）或病灶区，微温量，12~15 分钟，每日 1 次，15 天为一疗程。功能：行气养血，舒筋活络。主治：用于急性多发性神经根神经炎患者，可增强局部血液循环，对抗炎、镇痛、消除局部病变有作用。

5. 短波透热疗法

电缆放置于相应脊髓节段的神经根部，或以两个中号电极对置或并置在病灶区，温热量，每次 20 分钟，每日 1 次，15 天为一疗程。功能：行气养血，舒筋活络。主治：用于急性多发性神经根神经炎患者，对改善局部血液循环、解痉、止痛有显著疗效，常用于亚急性期。

6. 紫外线疗法

照射病变的脊髓节段神经根，Ⅱ～Ⅲ级红斑量（4~10 个生物量），待红斑消退再照射一次，每次递增 1~2 个生物量，6 次一疗程。功能：舒筋活络，主治：用于急性多发性神经根神经炎患者，对消炎、止痛、清除病灶、刺激再生有效。

7. 直流电离子导入疗法

用 10% 氯化钙和 10% 碘化钾药液，衬垫电极 $200cm^2 \times 2$，置于颈、腰膨大部，每日 1 次，15 天为一疗程。功能：行气养血，舒筋活络。主治：用于急性多发性神经根神经炎患者，降低毛细血管通透性、调节组织代谢、促进炎症吸收、提高神经传导功能。

8. 低频脉冲电疗法

选用指数波或交替波，频率在 1~4Hz，每次 30 分钟，日 1 次，15 天为一疗程。功能：行气养血，舒筋活络。主治：用于急性多发性神经根神经炎患者，据临床情况，选择相应的肌肉或穴位，兴奋神经，提高肌张力，防治挛缩和萎缩，恢复神经功能。

9. 音频电疗法

用两个 $200cm^2$ 衬垫电极，对置或并置在脊神经根病区，40~50mA 量，每次 30 分钟，日 1 次，15 天为一疗程。功能：行气养血，舒筋活络，主治：用于急性多发性神经根神经炎患者，可以改善局部血液循环。

五、预后转归

本病预后大部良好，70%~75%的患者完全恢复，25%的患者遗留轻微神经功能缺损，5%患者死亡，通常死于呼吸衰竭。

在早期，患者的本虚证象不甚明显，多以标实为主，为湿邪侵袭。临床工作中，当辨其湿、湿热、寒湿，给予正确治疗。若病久湿邪已去，正气日衰，可出现脾胃虚弱或肝肾精亏的证象。在脾肾亏虚之际如又复外感，或食物噎塞，肺热积蕴，可致肺脾肾阳气虚惫，湿痰阻滞舌底脉络而现吞咽发呛，呼吸急促，唇甲青紫。进一步发展出现汗出息微、肢冷、意识不清或气脱阳亡。本病患者死亡率，据报道在10.9%~47.8%之间，且在3周内发生。采用中西结合治疗，可大大降低死亡率。

六、预防调护

本病的发病与感染有一定关系。因此，增强体质提高健康水平是防治的根本。平素要慎防外感湿邪侵袭，避免诱因。可以针对体质因素进行药物预防，如脾气虚弱者，可给予香砂六君子丸；阳气不足者，附子理中汤；暑湿季节，以藿香正气散以防暑湿。亦可配合饮食疗法，增强体质，进食易消化，避辛辣、油腻之品。

七、研究进展

急性多发性神经根神经炎发病季节以冬春为多，但我国不少资料均提示以夏秋季节为多发季，并集中在7、8、9月三个月。本病发病前有呼吸道感染及腹泻，其次为疫苗注射或手术治疗。据报道，该病与以下病原感染有关，巨细胞病毒、E-B病毒、肺炎支原体、肠弯曲杆菌。

在疾病机制方面，有大量材料提示本病是一种自身免疫性周围神经病。发病可能具有体液与细胞双重免疫的特点。如将患者的血清注入鼠的坐骨神经，可引发血管周围的淋巴细胞浸润与神经脱髓鞘改变；在患者的脑脊液中发现有免疫球蛋白的增高；患者的血培养中，可见淋巴细胞的持续性增殖倾向，以及患者血清中较高的免疫复合物。病理资料显示本病不仅涉及脊神经根的运动前支，影响运动功能，亦会损伤后支与脊神经节，亦可见到合并心肌炎的改变。

急性感染性多发性神经根炎的治疗运用免疫球蛋白及血浆置换疗效较好，但两种疗法花费较高，且具有其他局限性。中医药在症状改善方面有其独到的疗效。

常采用针药并用的方式，南柏红采用中药配合针刺治疗格林－巴利综合征，予黄芪桂枝五物汤配合针刺治疗，以阳明经穴及其邻穴为主，疗效显著。邹宏军亦运用针药并用，对比西医常规应用抗生素、糖皮质激素、辅酶及维生素等治疗的。配合针刺背部夹脊穴及肩髃、远端取穴曲池、内关、合谷、手三里、委中、风池、阳陵泉、足三里、八风、八邪、髀关等，并加以电针刺激，均取得不错疗效。尤以在改善肌肉萎缩、提高肢体肌力方面突出。

针刺治疗：韩景献等治以益气调血，扶本培元，通调三焦，重调脾胃，辅以温补肝肾。针刺选穴主穴：膻中、中脘、气海、足三里、血海、外关；配穴：合谷、梁丘、阳陵泉、太冲、昆仑、解溪、双下肢足阳明胃经、足太阴脾经、足少阳胆经排刺治疗；黎舒敏等采用醒脑开窍针刺法取穴：上星、内关；关元、气海、中脘、足三里、三阴交；委中、尺泽；华佗夹脊穴，足阳明经排刺治疗，均取得显著疗效。杨艳杰等采用针刺夹脊穴治疗，取穴从第六颈椎棘突下旁开0.5寸，至第二腰椎棘突下旁开0.5寸，针刺16对夹脊穴，改善GBS的神经肌肉功能障碍。

艾灸治疗：纪庆采用艾灸治疗再发型

极重型格林－巴利综合征，先后取穴关元、气海、足三里、地五会、手三里等穴，命门、腰俞、合谷、三阴交、外关、阳池、解溪等穴，疗效满意。

急性感染性多发性神经根炎以肢体的瘫痪为主要表现，在急性期以邪实为主，以风、暑、湿、寒、热为患，并以湿邪为主，病机以湿热侵袭为主，进入恢复期后以脾胃肝肾损伤为重；治疗急则祛风除湿、清热养阴，恢复期以补肝肾、强筋通络为法。本病的急重症可出现呼吸肌麻痹或合并心肌炎，所以加强对急性期患者的观察，控制其病情的发生与发展，配合各种急救措施，是提高治愈率、减少病死率的关键。在治疗方面应中西并用，并适当配合其他疗法，如针刺、按摩、理疗等方法，以提高疗效并通过被动活动，加强肢体的锻炼，减少肢体痿废的发生。

主要参考文献

[1] 中华医学会. 临床诊疗指南·神经病学分册，第1版 [M]. 北京：人民卫生出版社，2006.

[2] 中华中医药学会. 中医内科常见病诊疗指南，第1版 [M]. 北京：中国中医药出版社，2008.

[3] 王维治. 神经病学，第5版 [M]. 北京：人民卫生出版社，2005.

[4] 吴江. 神经病学，第2版 [M]. 北京：人民卫生出版社，2005.

[5] 史玉泉，周孝达. 实用神经病学，第3版 [M]. 上海：上海科学技术出版社，2004.

[6] 王永炎. 今日中医内科 [M]. 北京：人民卫生出版社，2011.

[7] 张朝霞. 补阳还五汤加减治疗格林－巴利综合征恢复期50例 [J]. 光明中医，2013，28（7）：1391-1392.

[8] 黎明全，赵建军，王庆伟. 益髓通经方治疗格林－巴利综合征恢复期36例临床观察 [J]. 社区中医药，2009，11（11）：43-43.

[9] 代铁良，徐衍华，况时祥. 况时祥教授治疗痿证的经验 [J]. 贵阳中医学院学报，2012，34（2）：8-9.

[10] 南柏红. 针药并用治疗格林－巴利综合征46例 [J]. 中国中医药科技，2009，16（4）：326-326.

[11] 邹宏军. 针药并用治疗格林－巴利综合征38例临床观察 [J]. 山东中医药大学学报，2010，34（3）：221-222.

[12] 韩虎，郑成瑶，陈玲，等. 三焦针法治疗格林－巴利综合征1例 [J]. 针灸临床杂志，2012，28（7）：32-33.

[13] 黎舒敏，许军峰. 醒脑开窍针刺法治疗慢性格林－巴利综合征1例 [J]. 针灸临床杂志，2012，28（3）：27-27.

[14] 杨艳杰，张丽娟，魏斌. 针刺夹脊穴治疗格林－巴利综合征20例 [J]. 上海针灸杂志，2010，29（1）：54-54.

[15] 王成银，黄坚红，叶榆，等. 电针配合免疫球蛋白冲击治疗格林－巴利综合征32例 [J]. 陕西中医，2009，30（3）：334-335.

[16] 纪庆，王涛. 艾灸治疗再发型极重型格林－巴利综合征1例 [J]. 针灸临床杂志，2010，26（9）：33-34.

[17] 曹锐. 中医治疗格林－巴利综合征的研究进展 [J]. 内蒙古中医药，2014，16（6）：101-102.

第三十九章 脑性瘫痪

脑性瘫痪（Cerebral Palsy）主要是围生期获得性非进行性脑病导致的先天性运动障碍及姿势异常疾病或综合征。也称婴儿脑性瘫痪（infantile cerebral palsy），是先天性运动功能障碍及姿势异常临床综合征，目前也采用先天性运动障碍综合征（syndromes of congenital motor disorder）一词。严重病例还可伴有语言及视听功能异常，智力低下，癫痫等。其他原因导致的脑进行性疾病、短暂性运动障碍及脊髓病变等，不属本病的范围。

脑性瘫痪的发生率，在一些发达国家，占新生儿的 0.1%~0.3%。我国发生率为 0.18%~0.4%，是儿童时期一种主要的致残性疾病，迄今尚无特效的治疗方法。因此，对于小儿脑瘫的预防治疗和康复锻炼越发显示出其重要性。早期发现、早期诊断、早期治疗，是提高疗效的重要环节。该病属中医"胎弱""胎怯""五迟""五软"等范畴。

一、病因病机

（一）西医学研究

脑瘫的病因很多，既可以在出生前发生，各种孕妇疾病导致的胎儿大脑发育异常；也可发生于出生时，如脐绕颈所致的窒息，产钳所致的颅脑血肿，胎盘老化，延期产的幼儿也多因缺氧引起脑损伤；还可发生于新生儿期，如新生儿缺氧缺血性脑病、脑膜炎、新生儿脑炎、胆红素脑病（核黄疸）、先天性心脏病、新生儿败血症等。从 1843 年 Little 首先提出新生儿窒息与脑瘫有关，之后很长时间都认为脑瘫的主要病因是围生期窒息。但随着医学技术的进步，科学技术的提高，对脑瘫发生的

危险因素也有新的认识，归纳起来有以下几种。

1. 低体重儿

低体重儿（< 2500g）包括早产儿、足月小样儿。Mande（1992）报告低体重儿 13.7% 有严重残疾，25.1% 轻度残疾，极低重儿（< 1500g）则残疾率更高，可达 60%~70%。

2. 脑发育异常

脑发育异常由出生前引起的脑损害，病变以脑发育异常为主，可能合并脑积水，脑穿通畸形等变化，还有因脑泡演化发育障碍所致的全前脑；神经细胞移行障碍所致的平脑畸形、巨脑畸形，以及小脑畸形等。

3. 新生儿缺氧缺血性脑病

新生儿缺氧缺血性脑病（hypoxic ischemic encephalopathy，HIE）是指在围生期窒息导致脑的缺氧缺血性损害，发病机制迄今尚未明确，近年认为缺氧缺血后再灌注可导致脂质过氧化物（LPO）损伤，而使自由基生成增多，以及中枢神经细胞内钙浓度过高，参与并加重了脑部损伤。据美国国立卫生研究所报道，全国 75 万脑瘫中，约 20% 是由窒息及产伤所致。故凡能造成母体与胎儿间血液循环及气体交换障碍者，均可引起脑部缺氧缺血，造成大脑损伤而成脑瘫。

（二）中医学认识

中医学认为本病的发生和先后天有关，先天禀赋不足和后天调护失养都是其病因。先天不足多因母体虚弱，使胎儿在母体内未能得到气血充养，以致髓海不充；或因母孕之初，服药不当，药毒损伤胎气所致；

后天调护失养多因外感六邪或出生时吸入浊物，以致痰浊毒邪阻塞脑窍，瘀阻经络，致使气机运行不畅，脑窍不开，经络不通，筋脉失养而发病。因此，先天禀赋不足，后天失养是本病主要病机，而脏腑气血虚损则为其主要病理变化，病变累及脏腑以脾、肾为主，涉及肝、心、脑等脏腑。

二、临床分型及表现

主要临床类型的具体表现如下。

（一）早产儿基质（室管膜下）出血

孕龄 20~35 周低体重早产儿生后数日可出现呼吸窘迫，伴发绀、吸吮不能，可见囟门膨出及血性脑脊液。CT 可确诊，剖检可见两侧半球室管膜下细胞母基质各有一小血泊，为豆纹、脉络膜及 Heubner 回返动脉供血区。轻症存活患儿出现脑性双侧瘫痪及智能障碍，约 1/3 的病例发生脑室旁（皮层支与深穿支分水岭区）白质软化，如出现阻塞性脑积水需作脑室分流术；吲哚美辛、酚磺乙胺及生后 3 日内肌内注射维生素 E 可减少脑室旁出血发病率。

（二）脑性痉挛性双侧瘫（Litter 病）

本病由 Ingram（1964）首先提出，而 Litter（1862）首先提出缺氧 - 缺血性产伤概念，故而亦称 Litter 病。脑性痉挛性双侧瘫（cerebral spasticdiplegia）可累及四肢，下肢较重，可独立存在，或伴室管膜下出血或侧脑室旁白质软化。发病率与早产程度密切相关，自从采用新生儿监护后，发病率显著下降，此外，遗传因素不可忽视。

脑性瘫痪包括截瘫、双侧瘫、四肢瘫、偏瘫和假性延髓性麻痹等类型，双侧瘫是下肢较重的四肢瘫，脑性痉挛性双侧瘫病儿扶立时用双侧足尖着地伴内收痉挛，呈剪刀步态和内翻马蹄足，几岁后才能行走；轻者可见腱反射亢进及病理征。

（三）进展性运动异常

1. 婴儿偏瘫、截瘫和四肢瘫

（1）先天性婴儿偏瘫（congenital infantile hemiplegia） 通常生后父母就观察到患儿两侧肢体活动不同，如只用一侧手取物或抓东西，往往未引起重视，直至 4~6 个月才意识到问题的严重性。下肢受损通常在婴儿学习站立或走步时发现，患儿可自行坐起和行走，但较正常婴儿晚数月；检查可见患儿腱反射明显亢进，通常 Babinski 征（＋），上肢呈屈曲、内收及旋前位，足部呈马蹄内翻足。某些患儿可有感觉障碍及视觉缺损，伴精神障碍者较少见。可有语言缓慢，应注意有无精神发育迟滞及双侧运动异常。35%~50% 的患儿可发生抽搐，部分患儿持续终生，可为全身性发作，常见偏瘫侧局灶性发作，发作后可有 Todd 麻痹。Gastaut 等曾描述半身抽搐 - 偏瘫综合征，数月或数年后患者因偏瘫侧肢体骨和肌肉发育迟滞导致偏身肌萎缩和进行性麻痹。

（2）后天性婴儿偏瘫（acquired infantile hemiplegia） 常为 3~18 个月正常婴儿在数小时内发生的偏瘫，常以痫性发作起病，发作后出现严重偏瘫，伴或不伴失语。发病年龄较小者语言恢复较完全，接受教育的能力可不同程度地减低，运动功能的恢复程度不尽相同。

（3）婴儿截瘫（infantile paraplegia） 表现为下肢肌无力和感觉障碍，出现括约肌功能障碍及躯干某水平以下感觉缺失。多因脑或脊柱病变，如先天性囊肿、肿瘤和脊柱纵裂等。

（4）婴儿四肢瘫（infantile quadriplegia） 较少见，多为双侧脑病变。

2. 先天性锥体外系综合征

先天性锥体外系综合征（congenital extra pyramidal syndrome）可由脑性痉挛性双侧瘫逐渐演变而来，可因产期严重缺氧及胆红素脑病（核黄疸）所致。

（1）先天性舞蹈手足徐动症　常见双侧手足徐动症，可于生后数月或数年出现，还可有舞蹈、肌张力障碍、共济失调性震颤、肌阵挛和半身颤搐等。轻症患儿可被误认为多动症。

（2）胆红素脑病（核黄疸）（kernic-terrus）　继发于 Rh 与 ABO 血型不相容或肝脏葡萄糖醛酸转移酶缺乏的红细胞增多症，血清胆红素高于 250mg/L 时可产生中枢神经毒性作用引起神经症状。酸中毒、缺氧和低体重婴儿易患。轻症生后 24~36 小时出现黄疸和肝脾肿大，4 日后黄疸渐退，不产生明显神经症状。重症生后或数小时后出现黄疸并急骤加重，肝脾肿大及心脏肥大，黏膜和皮肤点状出血；第 3~5 日婴儿变得倦怠、吸吮无力、呼吸困难、呕吐、昏睡、肌强直及抽搐发作，可伴有舞蹈、手足徐动和肌张力障碍等，部分可有痉挛性瘫，多在数日至 2 周内死亡；存活者遗有智能发育迟滞、耳聋和肌张力减低，不能坐、立和行走。

3.先天性共济失调（共济失调型脑性瘫痪）

患者无瘫痪，因小脑功能缺损而坐姿及动作不稳，步态笨拙，经常跌倒。CT 和 MRI 可见小脑萎缩。

4.先天性弛缓性瘫痪

表现肌张力松弛，运动障碍，扶起不能维持体位及竖颈。

5.先天性延髓麻痹

表现吞咽和构音困难，下颌反射亢进，不自主哭笑，伴有肢体痉挛性瘫、面瘫和核上性眼肌麻痹等。

三、临床诊断

（一）辨病诊断

1.临床诊断

（1）中枢性运动障碍，主要表现为运动功能发育落后，如患儿抬头、翻身、坐、立、行走等落后。自主运动困难，动作不协调。

（2）姿势异常及肌张力异常，表现为肌张力增高，低下或高低不定，姿势异常，如角弓反张，四肢痉挛，肩关节内收，拇指内收，剪刀样步态等。

（3）合并有精神发育迟缓、视力障碍，或听力障碍，语言障碍及癫痫、情绪、行为障碍，椎体外系症状伴双侧耳聋和上视麻痹。

（4）需除外进行性疾病所致的中枢性瘫痪及正常小儿一过性运动发育落后。

（5）有导致脑瘫的危险因素，如早产儿、低体重儿、出生时及新生儿期有严重缺氧、惊厥、颅内出血、胆红素脑病（核黄疸）、脑炎、脑膜炎、败血症等。

2.现代仪器诊断

（1）脑电图检查　约80%脑瘫患儿脑电图异常，其中合并癫痫者脑电图异常率更高。

（2）脑干听觉诱发电位测定　有些脑瘫患儿结果异常，常见的为潜伏期Ⅰ、Ⅲ、Ⅴ波及峰间潜伏期延长，手足徐动型患儿的异常率较高。

（3）影像学检查　头部B超可探查脑室有无扩大。头颅CT可显示某些病变部位，其中以脑萎缩发现率最高，有的可见软化灶及脑结构异常。头颅磁振对脑结构异常灵敏度更高。

（4）其他检查　如查巨细胞病毒、弓形体、EB病毒、免疫功能等。

（二）辨证诊断

脑性瘫痪属中医"胎弱""胎怯""五软""五迟"范畴。

望诊：目无神采或失明，或摇头弄舌，或张口流涎，或囟门宽大，或面黄形瘦，舌淡、苔白，或角弓反张，或癫痫抽搐。

闻诊：语言不利，或时作惊叫，或言语不清。

问诊：智能低下，反应迟钝，吞咽困难，或呆傻愚钝，或胆小易惊，或夜寐欠安。

切诊：关节屈伸不利，手紧项强，或肌肉痿软不实，脉细弱或弦细、细数。

1. 先天不足，肝肾虚损

证候：智能低下，反应迟钝，形体笨拙，动作发育落后，抬头、翻身、坐、爬、立、行均明显落后于同龄儿，生齿、言语落后，张口流涎，舌淡，苔少，脉细无力。

辨证要点：反应迟钝，形体笨拙，动作发育落后，智能低下，舌淡苔少，脉细无力。

2. 后天失养，脾肾亏虚

证候：柱骨软弱，头项无力，腰脊无力，坐立不稳，口软唇弛，咀嚼困难，反应迟钝，言语不清，肌肉萎软，喜卧少动，神情淡漠，舌淡苔薄，脉沉无力。

辨证要点：天柱骨软，坐立不稳，口唇软弛，肌肉痿软，咀嚼困难，神情淡漠，舌淡苔薄，脉沉无力。

3. 痰瘀互阻，脑窍闭塞

证候：肢体拘急，关节不利，动作迟缓，脚尖着地，角弓反张，语言不利，失聪失语，或四肢抽搐，行为异常，智力低下，舌淡苔腻，脉弦滑。

辨证要点：肢体拘急，动作迟缓，脚尖着地，语言不利，失聪失语，行为异常，舌淡苔腻，脉弦滑。

4. 肝肾阴虚，虚风内动

证候：步态不稳，动作笨拙，手足震颤或痉挛，烦躁多动，言语不清，姿势异常，肌肉瘦削，盗汗，五心烦热，舌红苔少或剥苔，脉细。

辨证要点：手足震颤，烦躁多动，手足痉挛，姿势异常，肌肉瘦削，盗汗，五心烦热，舌红苔少或剥苔，脉细。

四、鉴别诊断

（一）西医学鉴别诊断

1. 智力低下

本病常有运动发育落后、动作不协调，原始反射、Vojta 姿势反射、调正反应和平衡反应异常，但其智力落后的症状较突出，肌张力正常，无姿势异常。

2. 运动发育迟缓

小儿的运动发育稍比正常同龄儿落后，但无肌张力及姿势异常，无异常的运动模式，随年龄增长和运动训练后，可在短期内使症状消失，与脑性瘫痪长期存在症状相鉴别。

3. 进行性脊髓肌萎缩症

多于婴儿期发病，肌无力呈进行性加重，肌萎缩明显，腱反射减退。肌肉活组织检查可助确诊。

4. 遗传性痉挛性截瘫

单纯型儿童期起病，双下肢肌张力增高、腱反射亢进、病理征及弓形足，缓慢进展病程，此病多为有家族史，为遗传性与脑性瘫痪鉴别。

5. 共济失调毛细血管扩张症（Louis-Barr 综合征）

常染色体隐性遗传病，呈进展性，表现共济失调、锥体外系症状、眼结合膜毛细血管扩张和甲胎蛋白显著增高等，因免疫功能低下常见支气管炎和肺炎等，脑性瘫痪多无眼结合膜毛细血管扩张和甲胎蛋白显著增高。

（二）中医病证鉴别诊断

脑性瘫痪属中医学"五迟""五软"的范畴。临床均以运动功能障碍为主要症状，但根据临床所见，"五迟"是以立、行、发、齿、语的发育迟于正常儿为特征；"五软"是以头颈、口、手、足和肌肉软弱无力为特征。现从病因病机及主症上作如下鉴别。

病因病机："五迟"的发生多由父精母血虚弱所致，胎元不足，先天肾气失充，则小儿生后可见五脏不坚之候；后天因素多与脾胃失调有关。"五软"的发病与先天胎禀不足，发育失常及外感六淫邪毒，或因久泻久吐及疳积失养而致。"五迟"可以累及五脏，也可一脏二脏以及数脏亏虚为主；"五软"病变重要在脾，进而累及肝、肾。

主症："五迟"在临床症状有五迟之候俱见，也可仅见数迟不等，同时尚可伴有五脏病变的其他反应；"五软"以四肢及头颈软而无力为主症，尚可有脾、肝、肾虚亏的其他兼症。

五、临床治疗

（一）提高临床疗效的基本要素

1.早期发现，早期诊断

脑性瘫痪大多于婴儿期有所临床表现，呈非进行性，若未能引起家长的重视及合理治疗干预，可使患儿运动功能障碍加重，运动模式固定，故早期发现、早期诊断十分重要。下列症状有助于脑瘫的早期诊断。

（1）小儿出生不久经常少哭、少动、哭声低或多哭、易激惹、易惊吓。

（2）生后喂养困难，如吸吮无力，吞咽困难，口唇闭合不全。

（3）动作不协调，不对称，随意运动少。

（4）经常出现肌张力异常，姿势异常等。

（5）运动发育落后。

2.早期治疗，综合治疗

中枢神经细胞在出生后不再分裂、增殖。因此，脑瘫患儿的大脑病损是静止的，但所造成的神经缺陷可通过综合康复治疗，获得不同程度的改善。因为小儿的中枢神经系统尚未发育成熟，可塑性较大，代偿能力较强，因此早期治疗是脑瘫康复成功的先决条件。

自从人们对脑瘫有一定的认识之后，就开始研究并创立了许多康复治疗体系。Vojra治疗法在德国、日本广泛应用，对治疗早期脑瘫患儿收效明显。21世纪60年代后，Peto创立的引导疗法在不少国家应用，疗效显著。运动疗法是比较有效的方法，主要是根据生物力学和运动学的原理，促进四肢、肌肉活动和改善肌肉营养状态；根据神经心理学的原理和神经发育的规律，采用促进和强化的治疗方法；中医治疗脑瘫的方法很多，如药物、食疗、点穴、按摩、针刺等。这些方法可以综合应用，脑瘫属于难治之病，故单一的治疗方法难见奇效，需要多种方法综合治疗，故综合治疗是脑瘫的康复重要手段。

（二）辨病治疗

根据脑瘫的程度，病儿大致可分三组：智力正常，瘫痪轻度；智力不足，瘫痪较重；智力不足，瘫痪严重。不论哪一组，都需要综合治疗。因此，对脑瘫的康复治疗宜采用各种科学技术和手段，着重以运动康复为主的综合治疗。

1.运动康复治疗原则

（1）对脑瘫患儿的运动障碍宜尽早进行恰当的治疗，采用运动康复为主的综合措施。

（2）根据生物力学及运动学原理以及神经生理学的原理和神经发育规律，改变肌张力及运动模式异常，促进肌肉、关节自主运动。

（3）按照婴幼儿运动发育规律，即自上而下，由近而远，从简单到复杂的程序，逐项训练。

（4）根据患儿的临床分型、病残程度

制定康复计划，定期复查和修改计划。

（5）康复训练是一个长期、复杂的过程，要持之以恒，切勿中断。

2. 小儿脑瘫手术治疗的指征

手术治疗仅适用于痉挛型脑瘫，目的是矫正畸形，恢复肌力平衡，其指征如下。

（1）年龄　下肢手术在4岁以上，上肢手术在7岁以上。

（2）智力状况　要求智力较好，体现在患儿能懂人意，会讲话，对周围事物有反应，能主动控制大小便。

（3）术前瘫痪程度　痉挛程度相对较强，能获得满意的手术效果。

3. 药物治疗

早期可运用改善脑细胞营养代谢的药物，如脑活素、胞磷胆碱、α-氨酪酸等；对于肌张力偏高患儿可予以巴氯芬、安定等，以降低肌张力；对手足徐动症可用苯海索或甲丙氨酯；智力低下及运动障碍者可服用谷氨酸等。

（三）辨证治疗

1. 辨证施治

（1）先天不足，肝肾虚损

治法：滋补肝肾，强筋壮骨。

方药：六味地黄汤加减。

药用：熟地30g，茯苓15g，山药20g，山萸肉10g，菟丝子10g，牛膝10g，龟甲胶10g，猪脊髓1条。

加减：若智力低下加益智仁10g，桑寄生15g；若夜眠不宁者加丹参15g，牡蛎30g，朱砂3g。

（2）后天失养，脾肾亏虚

治法：益气健脾，补肾壮骨。

方药：补中益气汤加减。

药用：黄芪12g，党参10g，当归10g，陈皮10g，白术6g，补骨脂10g，鸡血藤15g，狗脊15g，石菖蒲20g，桑寄生15g。

加减：若智力明显低下，加益智仁10g，鹿茸3g，枸杞子10g；若四肢无力明显，加重黄芪、白术的用量；若烦躁或惊者加生龙骨15g，生牡蛎15g，珍珠母15g。

（3）痰瘀互阻，脑窍闭塞

治法：祛瘀化痰，通络开窍。

方药：通窍活血汤加减。

药用：桃仁12g，赤芍10g，红花6g，川芎12g，丹参15g，菖蒲15g，乌梢蛇10g，全蝎10g，麝香0.3g。

加减：若惊痫者加生龙骨，生牡蛎各15g，石决明15g，珍珠母15g；若痰涎偏多加胆星10g，白芥子10g，白附子10g；若前囟饱满，烦躁惊叫者加木通6g，琥珀10g，蜈蚣2条。

（4）肝肾阴虚，虚风内动

治法：滋养肝肾，柔肝息风。

方药：镇肝熄风汤加减。

药用：生龙骨15g，生牡蛎15g，生龟甲10g，珍珠母15g，怀牛膝10g，全蝎10g，乌梢蛇10g，白僵蚕10g，鸡血藤15g，生白芍10g，全当归12g。

加减：若智力低下加山萸肉10g，益智仁10g，桑寄生12g；若盗汗，五心烦热甚者加生地15g，丹皮10g；若肢体活动屈伸不利加炒杜仲12g，五加皮12g，丝瓜络6g，地骨皮12g。

2. 外治疗法

（1）针刺疗法

①头针：选运动区、感觉区、平衡区、足运感区、语言区，百会透神聪，交替，每日1次，留针30分钟，30天为一疗程。

②体针：选穴肩髃、臂臑、曲池、手三里、合谷、髀关、伏兔、风市、足三里、委中、环跳、夹脊、肾俞、腰阳关、悬钟、太冲透涌泉，若抽搐加入中；若惊吓加神门，交替，每次取10穴，隔日一次，不留针，30天为一疗程。

③耳针：选穴神门、皮质下、脑干、肾、肾上腺、心肝、小肠、肾穴、用揿针，

留针胶布固定，留针 48 小时，耳交替，30 次为一疗程。

④穴位封闭：头穴选四神聪、百会、双侧顶旁 1 线，顶颞前斜线的上 1/3、哑门、风池、大椎，智力低下加神庭、本神。体穴选曲池、肩髃、外关或内关、合谷、风市、悬钟、秩边、足三里、跟平。用药：选乙酰谷酰胺（或脑活素）和复方丹参注射液（或脉络宁）。

用法：乙酰谷酰胺每次 200mg，注于头穴，每穴 0.3ml，每日 1 次，14 次为一疗程；复方丹参注射液每次 6ml，取体穴 6 个，每穴 1ml，每日 1 次，14 次为一疗程。

（2）推拿治疗

头颈部基本手法：平推大椎至神庭按、揉、摩，点风池、哑门、大椎、脑户、百会、后项、强间。施术时要意守、注气，有健脑益精、壮骨强筋、益智开窍的作用。

腰背部基本手法：以按揉足太阳膀胱经诸腧穴及至阳到命门的督脉诸穴，有补肾健脾强筋壮骨的作用。

四肢基本手法：以捏、拿、揉、搓四肢阳经循行部位，以指法为主，柔和均匀，每次 30 分钟，隔日 1 次，30 次为 1 疗程。

上肢：在点、按中府穴、肩井穴、曲池穴的基础上，拿、揉上臂前、后肌群及前臂的前后肌群。

下肢：在点阳陵泉、委中、环跳的基础上，拿揉腿外侧、后部肌群至跟腱及内收肌群。

加减手法：痉挛型，多用揉法、摩法、使内收肌屈肌肌群放松；剪刀步态者揉解剪穴（血海后 1.5 寸，上 4.5 寸）；迟缓型，多用拿法、提法、按法，以刺激肌群，提高肌张力。

通过按摩，以达舒筋活络、强筋壮骨的作用。

（3）气功疗法　对于婴幼儿在其睡眠时发功，对于较大儿童令其侧卧，意念背部或全身放松，均发放外气点穴按摩，对头颈、脊柱、四肢特定穴发功。治疗大法：轻点穴，重放气，每次 30 分钟，30 次为 1 疗程。

（五）名医治疗特色

1. 史方奇

史方奇认为该病因多由先天禀赋不足，肾精亏损，后天脾胃失调，气血虚衰，髓海失充所致，故治疗多从补肾平肝调脾，调理气血着手论治，立"脑瘫方""补肾益脑汤""调气和血汤"等系列方药治疗脑瘫，用之临床，收到了显著疗效。

2. 张荣显

张荣显认为小儿脑瘫，多为小儿素体衰弱，发育不良，父母精血亏损，孕期母体虚弱或因其他损伤胎元，以致出生后气血不充所致，故治疗应以补气为主，先补先天精气，继补后天脾气，使其气血充实后，才能逐渐恢复健康。

3. 冯彦臣

冯彦臣教授认为脑性瘫痪，因后天致病者多为气血虚弱，脑失濡养，治之重在健脾益气，养血荣脑，善用人参归脾汤，使气血化源充足，脑神得濡而脑瘫自愈。

4. 黄明志

黄明志教授认为脑性瘫痪，多因先天肾精不足，脑失所充，或因产伤、外伤，使清灵之处受损或因后天脾胃失调，气血乏源，髓海失养所致，故拟"三甲鹿茸散"以治疗脑瘫属肝肾亏虚型。方中三甲以滋补肝肾，鸡内金、槟榔以消积和胃，鹿茸以补肾长骨生髓。拟"起痿散"以活血通络治疗经络瘀阻所致的脑瘫，方中妙用制马钱子，该药既有开通经络之功，又有透达关节之力，同时，黄老认为该药入督脉，能上行于脑，督脉总督周身之阳气，司人体之功能活动，故认为该药是治疗小儿脑瘫之要药。

六、预后转归

脑性瘫痪是儿童时期一种主要的致残性疾病，至今无有效的治疗方法。但该病也并非全部都是"不治之症"，因该病是非进行性脑损伤，因此，经过较长时间康复治疗多能获得不同程度的功能恢复，轻者可以基本治愈，言语的恢复较显著，因此，对该病早诊、早治，预后较好。

七、预防调护

（一）预防

该病在国内外都有一定的发病率，因此对家庭和社会影响较大。故必须将小儿脑瘫的预防工作列入妇幼保健工作的日程上来。主要措施有以下几个方面。

1. 产前保健

胎儿时期脑发育较迅速，如果母体感染有风疹病毒（妊娠早期）或弓形体，利斯特菌（妊娠晚期），巨细胞病毒等都可致胎儿发生脑性瘫痪，因此在产前必须加强防范。同时出生时低体重儿脑性瘫痪的发病率较高，应注意避免早产。

2. 新生儿期的预防

新生儿期，脑发育很快，但易受到以下几种疾病的损伤：新生儿缺氧缺血性脑病；新生儿低血糖症胆红素脑病（核黄疸）；新生儿期的脑炎、脑膜炎、败血症。故新生儿期，应积极预防和治疗上述疾病，避免神经系统的损伤。

3. 早期发现，早期诊断

若患儿有导致脑瘫的危险因素存在，同时又出现了婴幼儿时期脑瘫的早期表现，家长们应引起重视，应及时就医，达到早期发现，早期诊断，早期治疗的目的，避免疾病的进一步发展。

（二）护理

在护理中应特别注意对脑瘫患儿的运动功能的康复。由于脑瘫患者都有体力活动的限制，出现感染的机会又较多，因而大多有一定的困难，常常影响其情绪和精神的发育，为了防止行为异常，需进行耐心特殊教育，对于病情严重和不能保持坐位的患儿要帮助患儿翻身，移动体位。白天应尽量减少卧床时间；同时注意正确的抱儿姿势，以防止异常姿势的形成。饮食要注意营养均衡，膳食合理搭配，补充富含维生素、微量元素和蛋白质的食物。

八、专方选介

三甲鹿茸散：制鳖甲 15g，制龟甲 15g，炮山甲（现已禁用，以他药代替）15g，鸡内金 15g，炒槟榔 15g，大砂仁 3g，番泻叶 0.5g，鹿茸末 3g。功能：健脾补肾，益髓健脑。主治：柱骨软弱、头项无力、腰脊无力、坐立不稳、口软唇弛，咀嚼困难，反应迟钝、言语不清、肌肉痿软、喜卧少动、神情淡漠、舌淡苔薄、脉沉无力。共研细面，每服 1g，一日 3 次。

九、研究进展

过去认为脑瘫无法治愈，没有特效的方法，但近年来学者研究发现：此病如能早发现、早诊断、早治疗，大部分能到达到临床治愈。

中医学认为脑瘫多是先后天的不足导致。中医学有很多治疗脑瘫的方法：针灸、中药疗法及穴位注射、推拿按摩、穴位埋线、隔药灸法、药浴、拔罐、熏蒸、水疗等。隔药灸法是灸法的一种，有药物和灸的双重作用，根据经络腧穴，经络所过，选取腧穴能够调整阴阳、疏通经络，缓解肌紧张，改善痉挛，促进供血，改善代谢，兴奋神经末梢，治疗运动障碍症状。推拿按摩根据手法不可分为经络、腧穴、特定部位等，施以不同手法，刺激作用于大脑皮层，改善神经突触功能，改善患儿前角细胞和骨骼肌的功能，同时松解肌紧张，纠正肌肉痉挛导致的姿势异常。药浴水疗通过活血通络的药物配合水的温热、流动等作用，促进血液循环，缓解痉挛，改善运动。

中医治疗小儿脑性瘫痪有着较丰富的理论和临床治疗方法，使这一伤残率较高的疾病得以有效地治疗。但是，目前对该病尚无特效疗法，只有经过综合治疗，且坚持不懈，才能收到较好的治疗效果，任何一种想一蹴而就或者健如常人的想法，都是不现实的。

主要参考文献

［1］中华医学会. 临床诊疗指南·神经病学分册，第 1 版［M］. 北京：人民卫生出版社，2006.

［2］中华中医药学会. 中医内科常见病诊疗指南，第 1 版［M］. 北京：中国中医药出版社，2008.

［3］王维治. 神经病学，第 5 版［M］. 北京：人民卫生出版社，2005.

［4］吴江. 神经病学，第 2 版［M］. 北京：人民卫生出版社，2005.

［5］史玉泉，周孝达. 实用神经病学，第 3 版［M］. 上海：上海科学技术出版社，2004.

［6］王永炎. 今日中医内科［M］. 北京：人民卫生出版社，2011.

［7］李晓菊，薛卫艳，孟君丽，等. 小儿脑瘫治疗新进展［J］. 河北医药，2013，35（23）：3622-3624.

［8］朱慧军. 中西医结合治疗小儿痉挛型脑瘫 120 例疗效观察［J］. 河北中医，2009，31（7）：1022-1024.

［9］王玉芬，刘娟. 康复护理与高压氧联合干预对小儿脑瘫患儿运动功能及生活自理能力的影响［J］. 山西医药杂志，2020，49（3）：351-353.

［10］BiomsonKF, BelzaB, KartinD, etal. The relationship of physical activity to heal the status and quality of life incerebralpalsy［J］. Pediat Physther, 2008, 20: 247-253.

第四十章 儿童注意缺陷多动障碍

儿童注意缺陷多动障碍（Attention Deficit and Hyperactivity Disorder，ADHD）是一种慢性神经精神行为障碍性疾病，亦称儿童多动症。属于中医学"脏躁""失聪"范畴。本病起病于学龄前期，多见于6~14岁的儿童，我国发病率为4.9%~6.6%。可有家族史。其主要临床特点为与发育不相对称的注意缺陷、多动、冲动任性，常伴学习或者工作困难、情绪以及行为方面障碍，但患儿智力正常。

一、病因病机

（一）西医学研究

可能与遗传因素、轻微脑损伤如分娩异常（异常分娩、窒息）等引起脑损害，或在中枢神经系统最初发育的几年期间患如脑炎、脑膜炎、外伤等疾病，或环境不良因素如教养方式不当，上述病因可导致中枢神经系统的永久性损害，脑部病变可呈弥漫性或局限于网状结构、间脑、颞叶等。早产儿，尤其是体重小于1500g以下者发病率更高。

脑内神经元儿茶酚胺神经递质（去甲肾上腺素）的不足为本病的病理生理机制，从而引起自我控制力的降低而产生有关的临床症状，临床上凡能促使突触间隙中的去甲肾上腺素浓度增高的药物对本病都有治疗作用。

（二）中医学认识

中医学认为本病是由于先天禀赋不足或后天调护不当，脏腑功能不足、阴阳平衡失调所致，病位主要在肝，涉及心、脾、肾。幼儿阳气未充，阴阳不能互依，致虚阳外浮，心无所依，神无所归而多动；又因稚阴未长，形质柔脆，且生机蓬勃，所需阴津物质甚多，若先天不足则致阴虚阳亢，可致心、肝、脾、肾四脏功能失调。小儿心常有余，心火易亢，可致心神不宁，不安多动；如久病伤阴，阴虚肝阳偏亢，可致性情偏执，注意力涣散；如脾土虚弱，运化失职，脾失濡养，失于静谧，则言语莽撞，兴趣多移；肾主骨生髓，脑为髓海，如肾阴亏虚可见健忘、笨拙不灵、遗尿等症，或阴不制火而心火有余诸症。

二、临床诊断

（一）辨病诊断

发病时间：7岁前起病。病程：至少持续6个月。

1. 多动冲动

下列症状经常存在，至少6项（或更多）：①多动难静，无法自控；②坐立不安，常离座位；③不分场合，跑来跑去；④玩耍时过于兴奋，无法安静；⑤经常忙个不停；⑥多言多语，自说自话；⑦问话未完，抢着回答；⑧很难按序排队；⑨干扰别人，擅拿他人物品。

2. 注意缺陷

下列症状经常存在，至少6项（或更多）：①粗心大意，做事马虎、不重细节，时常出错；②神思涣散，难以集中；③心不在焉，似听非听；④兴趣多变，难按要求完成任务；⑤工作凌乱，没有条理，做事拖拉；⑥懒散懈怠，缺乏恒力；⑦丢三落四，有头无尾；⑧不耐干扰，易于分神；⑨记忆力差，容易忘事。

3. 多动冲动、注意缺陷的症状

不符合同龄儿童发育情况，且存在于例如在家里、学校和工作场所，与朋友或亲戚相处时，从事其他活动时等2种或2种以上的场合。有明确的证据显示，症状干扰或是损害了患儿的学业、职业或社会功能。排除精神分裂症、情感性精神病，或重度、极度智力发育不全。

（二）辨证诊断

1. 心肝火旺证

证候：多动多言，喜惹扰人，急躁易怒，冲动任性，注意力不集中，目赤面红，语声高亢，大便干结，小便偏黄，舌质红、苔薄黄，脉弦或弦数。

辨证要点：烦躁易激动，目赤面红，语声高亢，舌质红，苔黄，脉数。

2. 痰火扰心证

证候：多语难静，狂躁不安，任性冲动，兴趣多变，坐卧不安，心烦口苦，入睡困难，便干尿黄，舌红、苔黄腻，脉滑数。

辨证要点：狂躁不宁，任性冲动，痰多，口苦便干，苔黄腻。

3. 肝肾阴虚证

证候：多动难静，容易冲动，易激惹，神思涣散，记忆力下降，做作业拖拉，学习成绩落后，五心烦热，盗汗，少寐多梦，舌质红、苔薄或少，脉细数或弦细。

辨证要点：成绩落后，记忆力差，盗汗，五心烦热，舌红苔少。

4. 心脾两虚证

证候：注意力不集中，记忆力欠佳，作业拖拉，成绩落后，多动但不暴躁，做事容易分心，自汗，形体消瘦或虚胖，面色欠华，神疲乏力，纳差挑食，睡眠不安稳，舌质淡、苔薄白，脉细弱。

辨证要点：神疲乏力，纳差形瘦，舌淡、苔薄。

5. 脾虚肝亢证

证候：多动多语，小动作多，注意力难以集中，兴趣多变，情绪不稳，烦躁不宁，易激惹，食欲不振，睡眠欠安稳，大便不调，舌淡红、苔薄白，脉弦细。

辨证要点：烦躁不宁，情绪不稳，易激惹，食欲不振，大便不调，舌淡红、苔薄白。

三、鉴别诊断

1. 儿童精神分裂症

二者均有注意涣散，情绪不稳，冲动行为等症，儿童多动症主要表现为出现注意力不集中，或动作比较多等。而儿童精神分裂症主要有思维不连贯、内容离奇、情感淡漠，感知障碍，幻听或幻觉，行为怪异等。

2. 抽动 - 秽语综合征

二者可均有多动症状。但儿童多动症无抽动的表现，这是鉴别的关键点。抽动 - 秽语综合征表现为控制不住的局部（一组）肌群的抽动，学习成绩下降，伴有阵发性秽语、吼叫、模仿言语、模仿动作，用硫必利、氟哌啶醇等治疗有效。

四、临床治疗

（一）提高临床疗效的基本要素

本病的主要病因病机是先天不足、后天失调，导致机体脏腑功能失调，阴阳不相平衡，阴虚不能制阳，阳气浮越所致。总的表现为阳亢或阴虚不能制阳之症。临床治疗上应抓住患者喜动不喜静的病机特点，平其亢奋之阳，滋其不足之阴，使阴阳相互平衡，动静相谐。在脏腑辨证上要抓住心神浮动则烦躁不安，多言多语；肝阴不足则多动多虚热；肾阴不足则行动不利，手足笨拙。育阴即是制阳，因儿童多为稚阴稚阳之体，故只宜补其不足，不宜克伐太过。

（二）辨病治疗

1. 药物治疗

（1）选择性去甲肾上腺素再摄取抑制剂

盐酸托莫西汀：起始剂量，0.5mg/（kg·d），3 天后逐步增加给药量至每日目标剂量［约 1.2mg/（kg·d）］，儿童和青少年最大剂量不应超过 1.4mg/（kg·d）或 100mg/d。服用方法：每日单次早晨服药或均分早晚 2 次服用。

（2）中枢神经兴奋剂

盐酸哌甲酯：口服，5mg/ 次，一日 2 次，然后按需递增 5~10mg，日总剂量不宜超过 40mg。

2. 教育疗法

通过教育手段，减少管教方式，培养多动患儿减少活动，增加注意力。

3. 心理及行为疗法

如认知行为训练、感觉统合训练、心理治疗、脑电生物反馈治疗、沙盘治疗等。

（三）辨证治疗

1. 辨证施治

（1）心肝火旺证

治法：清心平肝，安神定志。

方药：安神定志汤加减。

药用：柴胡、黄芩、决明子、连翘、天竺黄、天麻、石菖蒲、郁金、当归、益智仁、远志。

加减：急躁易怒者，加珍珠母、钩藤；冲动任性、烦躁不安者，加夏枯草、石决明、炙远志；大便秘结者，加生大黄、枳实。

（2）痰火内扰证

治法：清热泻火，豁痰宁心。

方药：黄连温胆汤加减。

药用：法半夏、竹茹、枳实、茯苓、天竺黄、陈皮、石菖蒲、黄连、甘草、炙远志。

加减：烦躁易怒者，加钩藤、夏枯草、青礞石；便干秘结者，加决明子、生大黄；纳差食滞者，加莱菔子、槟榔、炒谷芽；喉中有痰者加天竺黄、胆南星、僵蚕。

（3）肝肾阴虚证

治法：滋阴潜阳，宁神益智。

方药：杞菊地黄丸加减。

药用：枸杞子、山药、熟地黄、菊花、牡丹皮、山茱萸、泽泻、茯苓、炙龟甲。

加减：盗汗者，加煅牡蛎、浮小麦、五味子；失眠多梦者，加酸枣仁、炙远志、夜交藤；便干秘结者，加火麻仁、桑椹、当归；烦躁易怒者，加夏枯草、知母。

（4）心脾两虚证

治法：养心安神，健脾益智。

方药：归脾汤合甘麦大枣汤。

药用：党参、白术、茯苓、当归、龙眼肉、黄芪、木香、炙远志、酸枣仁、小麦、大枣、炙甘草。

加减：注意缺陷症状重者，加益智仁、煅龙骨；少寐者，加五味子、夜交藤；记忆力差、动作笨拙者，加郁金、何首乌、石菖蒲。

（5）脾虚肝亢证

治法：健脾和中，平肝定志。

方药：逍遥散加减。

药用：醋柴胡、白芍、当归、郁金、夏枯草、茯苓、白术、枳壳、薄荷、甘草。

加减：睡眠不安者，加酸枣仁、五味子；情绪不稳、抑郁寡欢者，加醋香附、合欢皮。

2. 外治疗法

（1）针刺治疗　百会、四神聪、神门、大椎、合谷、内关、阳陵泉、三阴交。配穴：注意力涣散加配大陵；烦躁不宁甚者加神庭、照海、膻中；心肝火旺者，加劳宫、太冲；行为动作过多加安神、心俞、安眠；脾虚肝旺者，加足三里、行间。每次留针 20~30 分钟，隔日 1 次，15 次为一疗程。

（2）耳穴埋豆法 取神门、心、肝、肾、脾、皮质下、交感、肾上腺、三焦、脑干、缘中、枕、额。上述耳穴用王不留籽或用揿针贴压，辨证取穴，隔日 1 次，15 次为一疗程。

（3）推拿疗法

①滋肾阴、潜肝阳：取小指末节、食指末节螺纹面。手法：医者以拇指直推小指螺纹面，方向为由指根向指尖直推，由指尖向指根方向直推食指螺纹面，反复100~500 次。通过此法达到育阴潜阳之功。

②健脾养心法：以拇指向掌根方向直推拇指末节螺纹面，旋推中指末节螺纹面。

3. 成药

（1）孔圣枕中丹 1 丸 / 次，2 次 / 日，口服。补益心肾，安神益智。用于心肾不交型。

（2）小儿智力糖浆 一次 10~15ml，一日 3 次，口服。开窍益智，调补阴阳。用于小儿轻中度注意缺陷多动障碍属阴阳两虚型。

（四）名医治疗特色

1. 丁惠玲

丁惠玲采用泻心宁神汤（黄连、竹沥半夏、黄芩、石菖蒲、远志、百合、生地黄、白蒺藜、竹叶、龙齿、珍珠母、赤芍）治疗心肝火旺型儿童多动症的临床效果显著。

2. 宋启劳

宋启劳提出"善行、多变"等风邪致病特点为本病表现，临床多从"风"论治，自拟"多动停方"（辛夷花 10g、天麻 10g、炒白芍 30g、板蓝根 15g、玄参 15g）以疏散外风，清息内风，宁神止动，临床疗效良好。

3. 张家维

张家维认为本病起病"发于髓海，源于阴阳"，以肝阴不足、肝郁气滞常见，治宜调神、安动，应用体针加梅花针疗法或耳针疗法，临床观察多例效果显著。

4. 宣桂琪

宣桂琪教授提出本病主要病机为肾精亏虚、肝阳上亢，治疗从平调肝肾之阴阳入手，以益肾开窍、滋阴潜阳为本，宁神益智为辅，同时佐以清热、化痰等治法，自拟宣氏归宁汤（制何首乌、益智、白芍、茯神、龟甲、龙齿、郁金、石菖蒲），在此基础上随症加减，临床疗效满意。

五、预后转归

本病一般预后良好，随着年龄的增长，多动症减少，即使尚有注意力不集中和情绪不稳定，但也不影响他们对学习和生活的适应。也有部分学者认为多动症是一种慢性状态的疾病，时间可达数年或数十年之久，甚至产生认知障碍、强迫症不良行为。

六、预防调护

（一）预防

孕妇应心情愉快，注意健康生活方式，营养均衡，避免难产、早产、新生儿窒息；注意防止中毒、小儿脑外伤、中枢神经系统感染；采取良好教育方式。

（二）调护

体谅关心患儿，训练要耐心，注意循序渐进；注重个性化教育，多激励，配合心理疏导，对有感统失调的儿童可配合感觉统合训练；保证患儿合理营养，避免食用富含添加剂及刺激性的食物及饮料；保证有足够睡眠。

主要参考文献

[1] 中华医学会. 临床诊疗指南·神经病学分册, 第1版. 北京：人民卫生出版社, 2006.

[2] 韩新民, 马融, 雷爽, 钱章玉. 中医儿科临床诊疗指南·儿童多动症（修订）[J]. 中医儿科杂志, 2017, 05：1-6.

[3] 王维治. 神经病学, 第5版 [M]. 北京：人民卫生出版社, 2005.

[4] 吴江. 神经病学, 第2版 [M]. 北京：人民卫生出版社, 2005.

[5] 史玉泉, 周孝达. 实用神经病学, 第3版 [M]. 上海：上海科学技术出版社, 2004.

[6] 叶蓓, 张赟, 方拴锋. 沙盘治疗对注意缺陷与多动障碍患儿症状及其母子依恋水平的影响 [J]. 国际精神病学杂志, 2020, 01：89-91.

[7] 丁惠玲, 叶伟成, 陆容. 泻心宁神汤治疗心肝火旺型儿童多动症的临床观察 [J]. 上海中医药杂志, 2019, 11：57-60.

[8] 裴文娅, 林国华, 张家维. 张家维教授治疗小儿多动症临床经验述要 [J]. 上海针灸杂志, 2015, 34（3）：192-193.

[9] 张慧婷, 徐诗辉, 沈丹平, 等. 宣桂琪教授治疗儿童多动症经验 [J]. 中医儿科杂志, 2019, 15（05）：9-11.

[10] 周腊梅. 儿童多动症中医诊疗研究进展 [J]. 世界最新医学信息文摘, 2019, 59：132-133.

[11] 倪新强, 韩新民, 尹东奇, 等. 基于数据挖掘的注意缺陷多动障碍中医用药规律研究 [J]. 中国中药杂志, 2015, 40（6）：1185-1191.

[12] 李霁. 应用地黄饮子从肾论治儿童多动症的体悟 [J]. 河北中医药学报, 2018, 33（2）：16-18.

[13] 邵晶晶, 于峥, 翟志光. 儿童多动症从疳论治探讨 [J]. 中国中医基础医学杂志, 2018, 24（2）：272-273.

第四十一章　抽动－秽语综合征

抽动－秽语综合征（tics-coprolalia syndrome）又称Gillesdela Tourelte综合征（GTS）或Tourette综合征（Tourette's syndrome, TS）、慢性多发性抽动（chronic multipletic）等。是指一组以头部、肢体和躯干等多部位肌肉的突发性不自主多发抽动，同时伴有暴发性发声和秽语为特征的锥体外系疾病。典型表现为多发性抽动、不自主发声，言语及行为障碍；可伴有强迫观念、人格障碍，也可伴有注意力缺陷多动症。

GTS以行为障碍最常见，其中又以强迫症（obsessive-compulsive disorder, OCD）和注意力缺乏多动障碍（attention deficit hyperactivity disorder, ADHD）多见。某些患者其行为障碍比抽动症状更突出。发病机制尚未阐明，可能为一种神经递质（如多巴胺）代谢障碍疾病，多数呈常染色体显性遗传，有可变的外显率，至今仍未有准确的基因定位。GTS的危险因素是男性、年轻人、有家族史。病理表现为皮质－纹状体－丘脑环路的去抑制状态，同时伴随尾状核功能的过度活跃，导致不自主抽动与行为紊乱。也有人认为GTS可能由链球菌感染后所产生的抗体与中枢神经元发生交叉免疫反应所致。TS常缓慢进展，可持续至成年，药物治疗能控制或缓解一半患者，仍有许多患者的症状波动，长期不愈，其智力和寿命一般不受影响。

本综合征临床以多发性抽动、爆发性发声及猥秽语言、模仿言语伴奇癖生活方式为特征。呈复杂的慢性神经精神疾病表现，系慢性病。中医学虽无此病名，但按其不同的病理阶段和主要临床表现，可分别归入"瘛疭""慢惊风""抽搐""筋惕肉瞤""肝风证"等范畴。但也有学者，持不同意见，主张将其归属于"振掉""痉风""心悸""怔忡""胸痹""梅核气""郁证"范畴。目前，对于本综合征的归属尚无统一的病名。

一、病因病机

（一）西医学研究

1. 流行病学

本综合征是一种罕见病，GTS的发病率为0.5~1/10万，患病率0.005‰~0.8‰。近年有增多的趋势，男性多见，男女发病之比为（3~4）∶1，90%以上于2~12岁之间起病。病程在1年以上，常有起伏波动的特点。

2. 发病机制

对本病的确切病因目前尚不十分清楚。既往认为精神因素、遗传因素、中枢神经递质代谢异常。本病和"神经递质失衡"可能有关，并被大多数学者接受，尤其是多巴胺（dapamin, DA）为主相关。DA的高低表达导致TS的发生，学者发现不同的结果，故提出了"倒U型效应"即DA必须维持在一定的水平浓度才能发挥最大的效应，并且基于多方位的研究，提出了多种假说解释发病机制：①突触前膜功能异常假说；②DA能神经纤维过度支配假说；③DR超敏感假说。研究发现5-羟色胺、NE、氨基酸类神经递质等都与本病相关。目前尽管对本病在病因病理及生化方面有着不少研究，但确切的病因尚不十分清楚，还需进一步探讨。

（二）中医学认识

中医学对抽动－秽语综合征的认识是

以发病过程及临床表现为依据的。从文献中寻找和该综合征相关的记载，如明·王肯堂《证治准绳·幼科·慢惊》载："水生肝木，木为风化，木克脾土，胃为脾之腑，故胃中有风，瘛疭渐生，共瘛疭症状，两肩微耸，两手下垂，时腹动摇不已。"一般认为有4个方面的因素：肝郁气滞、情志所伤或五志化火；风痰鼓动、痰火内扰或六淫引发；肝肾阴虚，心肝血虚或气虚血瘀，肝失所养，肝风内动；脾虚痰聚、肝脉失调所致。

五志化火或火淫引发，以致风阳暴张，肝亢风动；肝火暴涨，鼓动阳明痰热以致痰火扰神或久病体质虚弱，脾虚生痰，风痰恋肺，上扰清窍所致；或肝心血虚，肝风内动，木旺生风，肝脉失调，火盛伤阴；或阴血内耗，以致水不涵木而致阴虚风动。或由于小儿气血未盛，神气未充，易喜易怒，若加之外因风邪惊恐，内伤饮食，损及脾胃而致。

二、临床诊断

（一）辨病诊断

1.主要症状

有两方面，多发性抽动以及行为障碍。

（1）多发性抽动　临床上抽动分为四类　①单纯运动性抽动：累及一条或一组肌群，表现为短暂的肌肉阵挛性抽动，缓慢的运动或姿势维持（张力障碍性抽搐）或肌群紧张（强直性抽动）；②复杂运动性抽动：累及多组肌群，运动抽动常合并精神行为紊乱，表现为半目的性动作；③单纯声音抽动；④复杂声音抽动伴随语言表达障碍。GTS的主要临床表现为多部位、不自主、突发性肌肉抽动。通常头面部先累及，如眨眼、撅嘴、喷鼻、点头、耸肩，逐渐发展到四肢和躯干，可出现一侧投掷运动、转圈、踢腿、腹肌收缩等。抽动发作频繁，一日十几次至数百次。30%~40%患者抽动时伴爆发性异常喉音，如犬吠声、吼叫声、喉鸣声、嘿嘿声等，或刻板地发出咒骂和淫秽词句，并有强迫性意向。85%患者可有轻至中度行为紊乱，如躁动不安、易激惹和行为退缩、注意力缺乏、破坏行为、过分敏感、多动症、学习差等。上述症状在睡眠时消失，精神松弛时减轻，精神紧张、疲劳或压力增大时加重。患儿可有一定的自控能力（半自主），例如在上学期间压制抽动的欲望和不舒服感觉，放学回家后则通过抽动来释放自己的情绪和精神压力。因此，自我控制能力、与抽动相关的情感和冲动释放，明显的暗示性是本病区别于其他运动过渡性疾病的临床特点。神经系统检查一般无阳性体征。

（2）行为障碍　最常见是强迫症（OCD）和注意力缺陷多动障碍（ADHD）　OCD发生率20%~60%，一级亲属中常见，表现为不自主地反复出现而持续存在的不切实际的想法、冲动行为，或者是重复行为，如不停洗手、计数、默诵等，或脑中不断出现一些曾经见过的影像。这些症状不自主地反复出现，造成思维中断，患儿因而极度痛苦和烦恼。ADHD发生率40%~70%，一级亲属的发病率并不比普通人群高。患儿很难长时间集中注意力在某些相关的事情上，尽管没有干扰，患儿也容易被其他无关的事情分散注意力，导致难以完成学习任务。ADHD症状常早期出现，中枢性兴奋药虽可控制ADHD，但可诱发潜在的抽动并加重病情。此外，GTS还常合并其他情绪和行为异常，表现为易怒、焦虑、抑郁、惊恐、袭击、性骚扰和反社会行为等。比较少见为自我截肢行为，患者常诉因一股不可抗拒的力量而需用抓、咬、撞、切等行为伤害自己。

2.辅助检查

实验室检查无特异性；电生理检查在

少数病例可有非特异性脑电图异常；神经影像检查在某些患者的头颅 MRI 可显示双侧尾状核、豆状核较正常对照组小，且双侧基底节不对称。

3. 诊断要点

发病年龄；临床表现的特征性，且有明显的共病性；一般无神经系统阳性体征；电生理以及神经影像学检查排除脑部其他器质性疾病。

4. 参考诊断标准

参考美国精神疾病诊断和统计手册第四版（DSM-IV-TR for Tourette syndrome）以及 Tourette's Syndrome 分类研究小组的诊断标准综合如下。

（1）多数 18 岁前起病（2~21 岁）；

（2）重复不自主快速无目的的动作，涉及多组肌肉，抽动在 1 天内发作多次（或间歇性发作），可受意志控制达数分钟至数小时；

（3）病程中同时或先后存在多发性运动以及频率≥1 次的声音抽动；

（4）临床表现不能用其他直接的生理效应（如服用兴奋药）或其他疾病（Huntington 舞蹈病或病毒感染后脑炎等）解释；

（5）数周至数月内症状可有波动，间歇期连续＜3 个月，总病程超过 1 年。

（二）辨证诊断

目前，中医界对本综合征的认识尚无统一标准。有从病因论治，有从脏腑气血辨证，故临床上应根据四诊合参，临床诊断合而论之。

望诊：症见一组或数组肌群反复不随意地快速无目的重复刻板性运动，自己不易控制。有时勉强克制片刻，但不久再发。

闻诊：喉中时有吭吭作响声，或口苦，或气味无异常。

问诊：或心烦易怒，或神疲倦怠，食欲不振，形态消瘦。

切诊：或有手足心热，脉弦或滑数或细数。

1. 风痰上扰型或痰水内扰型

证候：点头、眨眼、努嘴、耸肩，肢体抽动，口出嘿哈声，口苦、眩晕，夜惊梦呓，舌质红，苔白腻或黄腻，脉滑或滑数。

辨证要点：口苦眩晕，点头、眨眼、耸肩、口出嘿哈声，苔白腻或黄腻，脉滑或滑数。

2. 肝风内动型或肝亢风动型

证候：摇头瞬眼，肢体抽动，性情急躁，心烦易怒，舌质红，苔薄黄，脉弦或弦数。

辨证要点：肢体抽动，性情急躁，脉弦或弦数。

3. 心脾不足型或脾虚肝亢型

证候：不自主抽动，时发时止，时轻时重，神疲倦怠，夜卧不宁，食欲不振，睡卧露睛，形瘦性急，喉中时有吭吭作响，舌淡嫩，脉细弱或细数。

辨证要点：不自主抽动，神疲倦怠，食欲不振，性情急躁，喉中有吭吭作响声。

4. 阴虚风动型

证候：形体憔悴，精神萎弱，手足心热，挤眉眨眼，摇头耸肩，头晕眼花，肢体震颤，汗出便干，口渴唇红，时有喉中吭吭作响，舌体光而少津，弦细数、微弦。

辨证要点：手足心热，汗出便干，口渴唇红，舌体光而少津，脉细数微弦。

三、鉴别诊断

抽动－秽语综合征可根据突然发生的多发性抽动，常始于头面部，如眨眼、皱额、努嘴、面肌抽搐、摇头、耸肩等，继后可逐渐出现甩动上肢、握拳伸指、挺胸、弯腰、伸膝、屈膝、蹬足，甚至全身惊跳、躯体旋转等。抽动的特点总是突发、短暂、可略加控制，入睡后消失。另外，还有爆破状不自主发声，部分患者模仿语言，模仿动作和模仿表情，约半数患者有轻度异常的神经系统病征；也有半数患者脑电图异常，病程多长年绵延，时轻时重，时发时停而进行诊断。主要与习惯性抽搐相鉴别，后者一般不发声，动作始终较刻板和单调，对氟哌啶醇无显效。

本综合征与小舞蹈病的鉴别是后者女性较多见，舞蹈动作不规则、不重复，也不发声、肌张力低、多有血沉、抗"O"及心脏的改变。

GTS 主要与 Huntington 病、肝豆状核变性、小舞蹈症、棘红细胞增多症、精神发育迟缓、头部外伤等鉴别。应强调 GTS 的自我控制能力与抽动相关的情感和冲动释放、明显的暗示性是区别于其他运动过渡性疾病的临床特点。神经系统检查无阳性体征也是帮助 GTS 与其他器质性疾病鉴别的要点。

四、临床治疗

（一）提高临床疗效的基本要素

目前，中医对治疗抽动－秽语综合征虽取得了一些进展，尤其是近 10 年来进展较大。多数学者认为该综合征与风、痰有关，且虚中有实，或虚实夹杂。其主要涉及的脏腑有肝、脾、心、肾。所以在临床治疗上应谨守病机，重用镇肝息风药物。亦有学者从风痰立论，对实证则应用清泻肝火，镇静息风，或清火涤痰，平肝安神；对虚实夹杂者，则治以缓肝理脾，强土制木或潜阳息风，养血柔肝。另外，从肺论治，祛风除痰，消除病因，是治疗本综合征的关键。尚且有学者提出，从气血论治，治以养血活血，益气养血，活血化瘀，相得益彰，互相补充。常用的药物有：钩藤、白芍、全蝎、半夏、陈皮等。

（二）辨病治疗

临床上重点在于对症处理。正确选择用药时机：具有较好社会适应能力的轻症患儿一般不需药物治疗，通过健康教育及心理治疗，患儿完全能够适应正常的学习和生活。当症状明显影响患儿的学习和日常生活，通过健康教育及心理治疗无法控制时，才考虑使用药物治疗。

1. 传统多巴胺受体阻滞剂

多发性抽动症的发病与神经递质的失衡及受体异常有关联，其基底神经节纹状体多巴胺受体超敏感是多数学者比较公认的观点。

（1）氟哌啶醇（haloperidol）治疗宜从小剂量开始，逐渐增加。儿童每日 0.05mg/kg，分 2 次口服，成人每次 0.5~2mg，每日 3 次；一般成人的需要量在 1.5~12mg/d。不良反应为嗜睡、视力模糊、疲乏、恶心。

（2）匹莫齐特 从 0.5~1.0mg，1 次 / 日开始，逐渐加量至 2~8mg，1 次 / 日，较少引起镇静和锥体外系反应，可引起心电图改变，尤其是导致 Q-T 间期延长。建议使用前查心电图，用药后定期复查。

（3）哌咪清 剂量范围为 4~60mg/d，平均每天为 8mg，由 2mg/d 开始，渐增量，约 2 周达治疗剂量。对氟哌啶醇疗效差或不能耐受，以及需长期服用者，宜选用此药。

（4）硫必利（tiapride）该药系一种精神安定剂。开始宜小剂量 75~150mg/d，分 3 次服用，以后渐增量至每天 150~300mg/d，维持量为 150~300mg/d。治疗期为 1.5~3 个月。不良反应小，无明显锥体外系不良反应，仅大剂量时对少数病例可引起头晕、嗜睡。

（5）左旋千金藤啶碱（L-stepholidine，L-SPD）剂量从 25mg/d 开始，视病情需要每周递增 25~75mg。儿童常用量 50~125mg，成人为 50~225mg，分 2~3 次饭后服用。待病情稳定后减至维持量 50~125mg/d。

2. 选择性多巴胺 D_2 受体和 5-羟色胺 2 受体双重抑制剂

此类治疗儿童多发性抽动症药物中我国应用最多的药物是利培酮。利培酮为选择性多巴胺 D_2 受体和 5-羟色胺 2 受体双重抑制剂，同时其能与 α_1 和 α_2 肾上腺素受体相结合，能抑制中枢去甲肾上腺素的功能，从而减少锥体外系的反应。临床研究证实：应用利培酮治疗多发性抽动症的临床疗效与氟哌啶醇相当，且可以改善患儿的认知功能，较少发生锥体外系反应。奥氮平为噻嗯并苯二氮类的衍生物，与 5-羟色胺和多巴胺 D_2 受体均有较强的结合力，在控制抽动症疗效上与氟哌啶醇无明显差异，且可改善抽动症状及部分患者的抑郁症状。其具有明显的镇静作用，从而改善睡眠和抑制兴奋症状。

3. 肾上腺素能 α_2 受体兴奋剂

可乐定可减弱中枢去甲肾上腺素能的活性，尤其对伴有行为问题、焦虑症状的多动障碍患儿可作为首选药物。口服开始每日 0.15~0.3mg，分 2 次，5~10 天后可加至 0.6~2mg/d。不良反应为体位性低血压、早醒、头痛、腹痛及鼻出血，高血压患者可伴发反跳性高血压而危及生命，逐渐缓慢撤药可避免。

4. 5-HT 摄取抑制剂

氯米帕明是治疗强迫症状最有效的药物（A 类证据）。25~50mg，1 次 / 日开始，逐渐加量至 100~250mg/d，分次服用。主要不良反应是 Q-T 间期延长、室性心动过速、疲劳、头昏眼花、口干、出汗、震颤、便秘、尿潴留、体重增加等。不推荐作为首选，当分别用两种 SSRIs 类药物无效时，才考虑使用。

5. 作用于 GABA 系统的药物

如氯硝西泮（clonazepam）、巴氯芬（baclofen）、托吡酯（topiramate）和乙拉西坦（levetiracetam）等，尼古丁初步结果令人鼓舞，目前限于数量较少的开放性研究，其有效性尚不能确定。

6. 丁苯那嗪（tetrabenzine）

通过抑制中枢性囊泡单胺转运蛋白 2（vesicular mono amine transporter2，VMAT2）耗竭突触前多巴胺的储存。疗效与氟哌啶醇相当，但不引起迟发性运动障碍（C 类证据）。治疗量为 25mg/d，分 2~3 次口服，渐增量至 100mg/d 或至出现不良反应为止，然后撤减药量至最佳维持量。不良反应同上，但较轻。

7. 抗癫痫药的应用

可选用托吡酯，另有氯硝西泮、丙戊酸钠对本病的治疗报道，疗效确切。

8. 其他药物

肌苷（inosinum）主要用于改善代谢的辅助治疗。每日 50~90mg/kg，分 3 次口服，2 周后有效者可逐渐减量。疗效不满意者可加服小剂量的氟哌啶醇（< 2mg/d）。该药无氟哌啶醇的不良反应，适合于对氟哌啶醇等药物不能耐受而又需长期服药的患者。

9. 根据目标症状选择治疗药物

控制抽动症状选择中枢性 α_2 肾上腺素受体激动剂和多巴胺 D_2 受体阻滞剂；控制强迫症状选择 5-羟色胺再摄取抑制剂（SSRIs）；控制 ADHD 可以选择 α_2 肾上腺素受体激动剂，也可选用中枢兴奋剂，但后者有加重抽动的风险。如果患儿以抽动合并 ADHD 为目标症状，可以合用中枢兴奋剂与多巴胺 D_2 受体阻滞剂。

10. 非药物治疗

（1）健康教育　教育目标应包括患儿、患儿父母、老师以及其他与患儿有较多接触的人员。应告知抽动以及行为障碍是一种病态，是患儿自己无法控制的，并非品质问题。健康教育方式包括个体指导、口头讲解、书面卡片提示、电话咨询、科普宣传、专门网站等。要因人而异，根据不同的原生家庭、生长环境、心理状态实施不同的方法。

（2）心理行为治疗　消除患者的消极因素、不良情绪，提高患者信心、缓解患者情绪。帮助患儿认识自己的病是可以治疗改善的，不要紧张，消除自卑感，增强战胜疾病的信心；同时鼓励孩子多与人交往，多参加活动，帮助患儿获得同学的接纳。在行为训练中，习惯逆转训练、正性强化、松弛训练、消极练习法等对治疗该障碍也有一定帮助。

（三）辨证治疗

1. 辨证施治

（1）风痰上扰型或痰火内扰型

治法：清火涤痰，平肝安神。

方药：礞石滚痰丸加减。

药用：青礞石、沉香、全蝎、菖蒲、黄芩、制大黄、郁金、陈皮、钩藤、半夏、竹沥等。

（2）肝风内动型或肝亢风动型

治法：清肝泻火，息风镇惊。

方药：泻青丸加减。

药用：龙胆草、钩藤、蜈蚣、全蝎、制大黄、菊花、防风、羌活、栀子、当归、川芎、白芍等。

（3）心脾不足型或脾虚肝亢型

治法：扶土抑木，平肝潜阳。

方药：钩藤异功散加减。

药用：钩藤、半夏、太子参、全蝎、白术、云苓、陈皮、白芍、甘草、焦三仙、鸡内金、香稻芽、生姜、大枣等。

（4）阴虚风动型

治法：滋水涵木，降火息风。

方药：三甲复脉汤加减。

药用：阿胶、鸡子黄、牡蛎、炙鳖甲、龟甲、钩藤、全蝎、白芍、甘草、茯神等。

2. 外治疗法

（1）针刺治疗　取阴陵泉、廉泉、中脘、大陵、膻中、肝俞、章门、筋缩。痰火内扰加风府、大椎、丰隆、阴陵泉；肝风内动加中封、期门、行间、太冲；心脾不足加内关、巨阙、神门、脾俞。

（2）耳压疗法　取心、脑点、丘脑、肾上腺、肝、脾、皮质下、内分泌等。痰火内扰加交感、肺、神门、耳尖放血；肝风内动加结耳中、节下、艇中；心脾不足加脑干、三焦、胰胆。用王不留行籽贴压，每穴每日按压数次，每次以耐受为度，隔日再贴，15次为一疗程。

（四）名医治疗特色

1. 汪受传

汪受传教授认为本病病机为风痰内蕴，阴阳失衡，为本虚标实证。汪教授认为病位在肝、脾、肾，三脏亏虚为本，而风、火、痰为标，谨守豁痰息风之法，辅以祛痰宁心、平肝泻火、养肝滋肾、健脾养心四法加减用药，自拟风宁汤（钩藤10g，蜈蚣1条，天麻10g，僵蚕6g，郁金6g，茯苓10g，白蒺藜10g，胆南星6g，石菖蒲10g，甘草3g）加减治疗，收效甚广。

2. 胡天成

胡天成教授，提出从血论治，运用四物汤（熟地黄、当归、白芍、川芎）和止痉散（全蝎、蜈蚣）为基础方加减，通过养血活血、息风止痉为法治疗该病，遵循"治风先治血，血行风自灭"的治则，临床取得较好的疗效。

五、预后转归

多在学龄早期发病且在青春期有自愈倾向，极少迁延至成年或终身带有症状。

六、预防调护

1. 注意生活调理

同时注意营养均衡。少食寒凉厚味食品，以免戕伤脾胃。减少食用辛燥之品，以防止复发。

2. 注意心理治疗

开展心理咨询，行为教育，调整好情绪，避免过度兴奋、紧张、疲劳，减轻思想压力的神经心理学的治疗，预防精神过度紧张。

七、专方选介

芍药甘草汤合苍耳子散加僵蚕、全蝎。组成：白芍30g，甘草、辛夷（包煎）、薄荷（后下）、白芷、僵蚕各10g，炒苍耳子12g，全蝎6g。功能：柔肝止痉、息风通窍。主治：肝风内动、肺失清肃。水煎服，每日一剂，分3次口服。治法：点头、眨眼、努嘴、耸肩、肢体抽动，口出嘿哈声，口苦、眩晕，夜惊梦呓，舌质红，苔白腻或黄腻，脉滑或滑数。

主要参考文献

［1］中华医学会. 临床诊疗指南·神经病学分册，第1版［M］. 北京：人民卫生出版社，2006.

［2］中华中医药学会. 中医内科常见病诊疗指南，第1版［M］. 北京：中国中医药出版社，2008.

［3］王维治. 神经病学，第5版［M］. 北京：人民卫生出版社，2005.

［4］吴江. 神经病学，第2版［M］. 北京：人民卫生出版社，2005.

［5］史玉泉，周孝达. 实用神经病学，第3版［M］. 上海：上海科学技术出版社，2004.

［6］王永炎. 今日中医内科［M］. 北京：人民卫生出版社，2011.

［7］张来英. 多发性抽动症的中西医治疗研究进展［J］. 现代中西医结合杂志，2014，23（29）：3294-3296.

［8］张永春，汪受传. 汪受传从风痰论治儿童多发性抽动症经验［J］. 中华中医药杂志，2010，25（4）：549-550.

［9］吴力群，徐正莉，王素梅，等. 胡天成教授从血论治小儿多发性抽动症经验［J］. 四川中医，2010，28（1）：11-12.

［10］黄丽敏. 自拟定抽止痉汤治疗小儿多发性抽动症的临床研究［D］. 长春中医药大学，2011.

［11］李少春. 自拟静宁汤治疗儿童抽动－秽语综合征临床观察［J］. 中国中医急症，2010，19（8）：1299-1304.

［12］冯娇梅. 强志散治疗小儿多发性抽动症的临床与试验研究［D］. 山东中医药大学，2011.

［13］雷励飞，韩冠先，关东升等. 韩冠先治疗抽动－秽语综合征经验总结［J］. 中国民间疗法，2022，30（06）：34-36.

第四十二章　脑积水

脑积水是指因各种原因导致脑脊液的产生和吸收不平衡所致的脑室、蛛网膜下腔异常积聚扩大，根据脑脊液动力学变化可分为梗阻性脑积水和交通性脑积水。脑积水是临床上神经系统疾病常见病、多发病，儿童、成人均常发生，诊断标准尚不统一。

小儿脑积水多属于中医"解颅""囟填"范畴，是由于先天不足，颅内受损，或热毒壅结，脑络阻滞，水湿停积，以头颅增大、前囟和颅缝开解为特征的一种疾病。

一、病因病机

（一）西医学认识

脑积水（Hydrocephalus）是一种常见但病因复杂的神经系统疾病，是由脑脊液循环障碍、吸收障碍或分泌过多，导致其在脑室内异常增多，即可由于先天性遗传因素所引起，也可由后天脑外伤、脑出血等引起。脑积水是一种常见的神经系统疾病，可发生在任何儿童及成人，发生在儿童多为先天性脑积水，常伴有颅内压的增高，高龄产妇，母亲孕期有先兆流产、感染等病史，出生时早产、低体重、产伤、窒息缺氧、颅内出血等病史，出生后有胆红素脑病、头部外伤、中枢神经系统感染、中毒、先天脑发育畸形、颅内囊肿、肿瘤及其他不明原因病史。

（二）中医学认识

脑积水可在任何年龄出现，多数于生后 6 个月内出现，临床以头颅很大且增长速度很快，叩之呈"破壶声"，目珠下垂犹如"落日状"，智力不足等为主要临床表现。中医学虽无脑积水的病名，但根据其临床表现，可归入"解颅""囟填"等症的范畴。

小儿脑积水，传统中医理论认为，多因先天不足，肾虚髓空所致。近年来，通过临床实践及研究，进一步丰富了该病的病因病机的认识，综合古今文献资料，认为本病病因病机可总结为以下几个方面。

（1）先天不足，肾虚髓空　肾主骨生髓，脑为髓海。肾虚则骨弱，髓海空虚，水湿无以气化，弥散于巅顶而致本病。故在《育婴家秘》中记载："解颅有二，初生后，头骨渐开，此胎气怯弱，肾气不足也。"

（2）后天失调，脾虚水泛　"囟门者系于脾胃""诸湿肿满，皆属于脾"。脾主运化，为气血生化之源。因乳哺不常，饥饱无度；或寒或热，损伤脾胃，致水湿不化，聚而上犯，蒙蔽清窍，脑水受阻，终成此症。

（3）外感时邪，热毒壅结　外感时邪疫毒，里热炽盛，热极生风，上冲于脑，令脑络损伤，升降失和，气血流行不畅，脑络阻塞不通而致此病。

（4）肾精不足，髓热则解　肾为水火之脏，肾精不足，水不济火，虚火蒸于上而解颅。《育婴家秘》："解颅有二……由病后肾虚，水不胜火，火气上蒸，其髓则热，髓热则解，而头骨复分开矣。"

（5）痰浊闭窍，瘀血阻络　脾虚则水湿不化，久积成痰，痰浊上泛，闭塞脑窍而致，或气虚精亏，血行涩滞，阻塞脑络，或外邪上攻于脑阻塞脑络，血瘀不行，水液停聚而致本病。

二、临床诊断

（一）辨病诊断

1. 临床表现

（1）头颅形态改变　头围的增大、头颅增长速度的增加，常常呈现出头颅大、前额突出，面部小，下颌相对尖小等体征，是本病最主要的表现。

（2）颅内压的增高　患儿会抓头、摇头、尖叫哭闹，病情重时会嗜睡、昏睡、呕吐等，体征为：前囟扩大、张力高、头皮静脉扩张、叩诊可见破壶音等。

（3）神经功能障碍　眼肌麻痹，称之为"落日征"，是特有体征，或展神经麻痹，表现为斜视、眼球震颤，晚期可出现视力减退、智力低下、表情呆滞、生长停顿等，严重者表现为痉挛性瘫痪、去脑强直及共济失调等表现。

2. 相关检查

（1）测量头围　头围比正常同龄婴儿要大很多，为正常头围的2~3倍。

（2）脑室穿刺测压　高于正常值（小儿40~110mmH$_2$O），脑室及腰椎双穿刺做脑脊液酚红实验有助于鉴别交通性或梗阻性脑积水。

（3）头颅影像学检查

①头颅CT：脑室扩大，双额角径（Evans指数）＞0.33，额角变锐，脑室边缘模糊，基底池、脑沟受压/消失。

②头颅MRI：脑室扩大程度与蛛网膜下腔大小不成比例，脑室旁和额角膨出或呈圆形，第三脑室形态改变呈气球状，压迫丘脑使其下移，脑室周围长T$_2$高信号带。

（二）辨证诊断

脑积水临床上一般分阻塞性和交通性两种类型，属中医"解颅""囟填"范畴。

①头颅异常增大，颅缝开解，前囟扩大而饱满，头皮光亮、青筋暴露；②落日目、弱视或青盲，或有头痛、烦躁、哭闹、嗜睡、呕吐、惊厥等；③可伴纳差，形体消瘦，面色㿠白，神疲乏力，智力、运动发育落后，精神行为异常。

1. 水瘀互结证

证候：头颅增大，颅缝开裂，囟门逾期不合，落日目，头皮青筋显露，头皮光亮，头胀头痛，烦躁啼哭，智力不聪，言语障碍，视力减退，甚或失明，肢体活动不灵，惊厥或抽搐，呕吐，精神萎靡或嗜睡，生长发育迟缓，皮肤粗糙，肌肤甲错，面色晦暗，发焦干枯少光泽，舌质紫暗或有瘀点，脉涩，指纹青滞。

辨证要点：头颅增大，囟门逾期不合，头皮青筋显露，肌肤甲错，舌质紫暗或有瘀点，脉涩，指纹青滞。

2. 阳虚水泛证

证候：头颅增大而沉重，颅缝开解不合，囟门宽大，前囟紧张饱满，头皮光亮，叩诊破壶音，落日目，视力减退，甚或失明，面色萎黄或㿠白，抬头无力，头发干枯成束，肢体消瘦，运动迟缓，肌肉松弛，食欲不振，神疲乏力，气短懒言，大便稀溏，舌淡，体胖大，苔白滑或白腻，脉濡滑，指纹淡红。

辨证要点：头颅增大而沉重，囟门宽大，面色萎黄或㿠白，抬头无力，舌淡，体胖大，苔白滑或白腻，脉濡滑，指纹淡红。

3. 脾肾亏损证

证候：小儿头颅增大，颅缝开解，囟门逾期不闭，颅骨不坚，神情呆钝，肢体萎软无力，运动发育迟缓，伴面色淡白，食欲不振，大便稀溏。个别可见落日目，头大颈细，头前倾不立，形体瘦弱，舌淡，苔少薄白微腻，脉弱或细无力，指纹淡青。

辨证要点：头颅囟门逾期不闭，颅骨不坚，肢体萎软无力，运动发育迟缓，舌淡，苔少薄白微腻，脉弱或细无力，指纹淡青。

4. 肝肾阴虚证

证候：头颅增大，囟门不合，落日目，目无神采，烦躁易哭，手足心热，夜寐不安，手足震颤，抽搐，生长发育迟缓，筋惕肉瞤，时或惊叫，舌红少苔或无苔，脉沉弦细数，指纹淡紫。

辨证要点：头颅增大，囟门不合，烦躁易哭，手足心热，夜寐不安，舌红少苔或无苔，脉沉弦细数，指纹淡紫。

5. 热毒壅滞证

证候：头颅日见增大，囟门高胀，颅缝开解，囟门迟闭，颅缝合而复开，筋脉青紫怒张，落日目，斜视，发热气促，烦躁哭闹，面赤唇红，头痛，四肢痉挛，小便短赤，大便秘结，舌红，苔黄，脉弦数，指纹紫滞。

辨证要点：头颅囟门高胀，发热气促，烦躁哭闹，小便短赤，大便秘结，舌红，苔黄，脉弦数，指纹紫滞。

三、鉴别诊断

（一）西医学鉴别诊断

1. 巨脑症

是少见的家族性或散发性疾病。头颅增大很快，前囟较大，闭合延迟，但脑室正常，颅内压不高，无脑积水，无眼球下转征象，叩诊无"破壶"声。X线摄片也不呈现颅内压升高征象。CT表现为头颅异常增大，脑皮质增加但密度正常，脑室正常或轻度扩大。

2. 佝偻病

佝偻病的颅骨改变为增厚，并且额骨和枕骨突出呈方形，没有颅内压增高、脑室扩大，却有全身骨骼异常，脑发育不全，但头不大，有神经功能及智力发育障碍。

此外，也需与颅内占位性病变及慢性硬脑膜下血肿等病相鉴别。

（二）中医学鉴别诊断

脑积水属"解颅""囟填"的范畴，临床均以头颅增大，前囟扩大或凸出等为主要症状。但根据临床所见，"解颅"以虚证居多，"囟填"以实证多见。

①需与解颅病鉴别的中医病种：囟填、方颅、头痛、惊风、五迟五软；

②需与小儿脑积水鉴别的西医病种：头大畸形、巨脑症、颅内占位病变（囊肿、肿瘤）、佝偻病、慢性硬膜下血肿、软骨发育不全。

四、临床治疗

（一）提高临床疗效的要素

1. 标本同治，补肾勿忘利水

标本兼顾，注重急则治其标、缓则治其本的原则，补肾勿忘利水；急进性、高颅压性脑积水宜采用外科手术治疗，病情相对稳定的或术后可采用中医药治疗。脑为髓海，肾主骨生髓。若小儿先天禀赋不足，则肾气亏损，不能养骨生髓，髓脑不充，头颅开解而为病。故培元补肾为治本之大法；但就脑积水的临床表现，与水湿有密切关系，《素问·至真要大论》曰："诸湿肿满，皆属于脾。"故治疗中，也当健脾利水以治其标。从临床疗效看，补肾利水疗效显著，可能因利水在脑脊液生成和吸收两方面同时发挥了作用。一是因利水减少了脑脊液的生成；二是因利水增加了脑脊液的吸收，从而降低了颅内压，对脑组织和脑脊液循环恢复正常，都创造了有利条件。

2. 辨证论治，通络勿忘祛瘀

从临床治疗来看，脑积水以水瘀互结较多见，按经络学说，脑积水的病变部位在头部，而"头为诸阳之会"。如水湿上泛，蒙蔽清窍，清阳不升，浊阴未降，阻

塞脑络，血瘀不行，水湿停聚而发本病。故治疗时，予以通络行水活血化瘀通窍为治法，对提高疗效有一定作用。

3. 中西合璧，综合整体治疗

脑积水属疑难病症。目前，西医手术治疗效果亦不能令人十分满意，且有多种并发症。中医中药在治疗本病方面，取得了一定的疗效。因此，中西医结合治疗脑积水日渐显示出其优势，通过手术缓解急症，西药抑制脑脊液分泌，中药以补益肝肾、清热开结、化痰通络、温阳利水、活血化瘀等为治法组方，配合针灸、外敷中药等综合整体治疗，使脑积水的治疗效果明显得以提高。

（二）辨病治疗

针对先天性脑积水的治疗分内科和外科两种，应根据每个婴儿的具体情况酌定方法，采取个体化治疗。

1. 内科疗法

药物治疗只是暂时的，不建议长期应用，若脑积水迅速增加，可给予甘露醇、呋塞米、氢氯噻嗪等脱水降颅压药物。另一种为乙酰唑胺抑制脑脊液的分泌的药物。

2. 外科治疗

（1）病因治疗　最理想的治疗方法是解除梗阻，针对导水管狭窄者可行导水管扩张术，枕大孔区畸形可行上颈椎减压或枕下减压术，针对第四脑室正中孔粘连者可行第四脑室粘连松解及切开成形术。

（2）脑脊液分流术　最常见的是脑室-腹腔分流术，适用于大多数类型脑积水的临床治疗，也可以向右心房分流，主要适用于不适合腹腔分流的患者，如腹腔内感染等。

（3）三脑室底造瘘术　用于各种原因引起的导水管梗阻性脑积水的治疗方法，用神经内镜下在三脑室底部造一瘘口与脚间池相通。

（三）辨证治疗

1. 治疗原则

本病治疗以健脾补肾、开窍通络、化瘀利水为主要原则。根据瘀血阻络、阳虚水泛、脾肾亏损、肝肾阴虚、热毒壅滞等的不同，分别运用化瘀通络、温阳健脾、健脾补肾、补肾养肝、清热解毒等法，佐以利水，同时配合外敷药物、针灸、推拿、康复训练等综合措施，以提高疗效。

2. 辨证论治

（1）水瘀互结证

治法：化瘀利水，通络开窍。

方药：通窍活血汤（《医林改错》）合五苓散（《伤寒论》）加减。

药用：赤芍、川芎、桃仁、红花、丹参、葱白、全蝎、地黄、茯苓、白术、猪苓、泽泻、生姜、甘草。

加减：抽搐者，加钩藤（后下）、僵蚕、天麻；烦躁者，加琥珀粉（冲服）；四肢瘫痪者，加黄芪、杜仲、桑寄生。

（2）阳虚水泛证

治法：温阳利水，通络开窍。

方药：苓桂术甘汤（《金匮要略》）合五苓散（《伤寒论》）加减。

药用：茯苓、桂枝、白术、猪苓、泽泻、黄芪、车前草、甘草。

加减：食欲不振者，加山楂、炒麦芽、六神曲；便溏者，加车前子（包煎）、山药；呕吐者，加半夏、竹茹、生姜。

（3）脾肾亏损证

治法：健脾补肾，填精益髓。

方药：肾气丸（《金匮要略》）合真武汤（《伤寒论》）加减。

药用：熟地黄、山药、山萸肉、茯苓、泽泻、牡丹皮、桂枝、附子（先煎）、白芍、生姜、川芎、生甘草。

加减：眼球震颤、斜视或视力模糊者，加枸杞子、菟丝子、决明子、菊花。

（4）肝肾阴虚证

治法：滋补肝肾，益髓壮骨。

方药：六味地黄丸（《小儿药证直诀》）加味。

药用：熟地黄、山萸肉、山药、泽泻、牡丹皮、茯苓、阿胶（烊化兑服）、鹿角胶（烊化兑服）、枸杞子、菟丝子、牛膝。

加减：阴虚发热者，加玉竹、白薇；心烦不安者，加琥珀粉（冲服）、珍珠母（先煎）；筋惕肉瞤，时或惊叫者，加天麻、钩藤（后下）、僵蚕；肾虚肝亢者亦可用知柏地黄汤（《医方考》）、三甲复脉汤（《温病条辨》）、镇肝熄风汤（《医学衷中参西录》）。

（5）热毒壅滞证

治法：清热解毒，化瘀通窍。

方药：犀地清络饮（《重订通俗伤寒论》）加减。

药用：水牛角（先煎）、牡丹皮、连翘、竹沥（冲服）、地黄、赤芍、桃仁、白茅根。

加减：痰热壅结，胸闷欲吐，舌红苔黄者，可用小陷胸汤（《伤寒论》）加胆南星、石菖蒲、地龙、天竺黄、牛黄（另冲服）等；大便秘结，烦躁不安者，可用凉膈散（《太平惠民和剂局方》）；肝经热盛，惊跳目青者，可用泻青丸（《小儿药证直诀》）或当归芦荟丸（《黄帝素问宣明论方》）；抽搐者，加全蝎、钩藤（后下）、白芍。

3. 外治疗法

（1）贴敷法

① 皂角膏：大皂角 1500g，艾叶 60g，丹参 60g，红花 60g，冰片 10g 等。用法：上药制成膏剂，冷却后密封待用。用于水瘀互结，壅塞脑窍证。

② 活血通水膏贴敷：药取红花、艾叶各 60g，皂角 1500g，麝香 1g。将前三味加水 2500ml，煎 2 小时去渣取汁，浓缩原药液，再入麝香调匀，装瓶内密封。涂敷头颅，颅缝及囟门处适当涂厚，每周换药一次。用于水瘀互结，壅塞脑窍证。

③ 封囟散：通草 24g，白芷 15g，蜂房 15g，青皮 15g，陈皮 15g，僵蚕 15g，红花 6g。共为细末，以酒 15~30ml，童便 40~50ml，水适量，面粉 10g，调成糊状。用于阳虚水泛，脑窍不通证。

（2）外洗法　仙鹤草、赤茯苓、白茅根各 30g，苍术、独活、天麻、荆芥、防风、木通、苍耳子、川牛膝各 9g。水煎后，用两条毛巾浸药液，轮流热敷头部。每日 2~3 次，每次 1 小时，10 日为一疗程。

（3）针刺治疗

主穴：人中、百会、风池、血海、三阴交、肺俞、脾俞、肾俞。配穴：① 伴有恶心、呕吐、耳鸣、耳聋等症者，针刺加用内关、中脘、水分、阴陵泉、听宫、听会等；② 伴有落日目、斜视、视力减退甚至失明者，加用攒竹、印堂、太阳、精明、光明、太溪及视区等穴；③ 伴有下肢肌肉萎缩，筋脉拘挛，关节屈伸不利，坐立行走困难或不稳等症者，加用运动区、足运感区、环跳、阳陵泉、悬钟、足三里、承山等穴；④ 伴有反应迟钝、语言迟缓者，针刺加用语言区、四神聪、智三针、哑门、廉泉等穴。操作：以上穴位可根据症状选择使用，主穴每日均取，根据患儿症状选择配穴，每日 1 次，3 个月为 1 个疗程。

4. 成药

（1）附子理中丸　附子（制）、党参、白术（炒）、干姜、甘草，水蜜丸，每瓶装 30g（300 丸）。建议用法用量：口服，< 1 岁 1g，1~3 岁 2g，3~5 岁 3g，> 5 岁 4g，每日 2 次。用于阳虚水泛，脑窍不通证。

（2）脑得生丸　三七、川芎、红花、葛根、山楂（去核），浓缩丸，2g×10 袋/盒。建议用法用量：口服，1~3 岁 0.5g，3~5 岁 1g，> 5 岁 1.5g，每日 2 次。用于瘀血阻络证。

（3）牛黄抱龙丸 人工牛黄、胆南星、天竺黄、茯苓、琥珀、人工麝香、全蝎、僵蚕（炒）、雄黄、朱砂，大蜜丸。建议用法用量：口服，＜1岁1/2丸、1~3岁1丸，每日1次；＞3岁1丸，每日2次。用于风痰壅盛证。

（4）知柏地黄丸 知母、黄柏、熟地黄、山茱萸（酒制）、牡丹皮、山药、茯苓、泽泻，浓缩丸，200丸/瓶。建议用法用量：口服，＜1岁1~2丸、1~3岁2~3丸、3~5岁3~4丸、＞5岁4~6丸，每日2次。用于肝肾阴虚，髓亏骨弱证。

（四）名医治疗特色

1.黄明志

黄明志教授运用龟龙封囟丹治疗脑积水，20余年来治愈患儿甚多，疗效显著。龟龙封囟丹药物组成：生龟甲、冰片、补骨脂、雄黄等。黄明志教授认为引起该病的原因，主要责于"虚、风、瘀"。虚主要责于脾肾亏损，脾虚则清阳不升，浊阴不降，痰蒙头窍；肾虚则脑髓失养。巅顶之上，唯风可到，颅脑为人身至高之地，只有风邪可到该部位。瘀是指痰瘀阻络，令水道不通。治宜补肾健脾，化瘀通络，升清降浊。临证时遵循"通阳不在温，而在利小便"之说，加用利水渗湿之药。黄老在治疗本病时擅用虫类药和马钱子，善用外治法，重视食疗。

2.王静安

王静安认为脑积水是先天不足肾气亏虚，痰水等有形之物壅滞于上，所以本病上实下虚，治疗应以升清降浊为主，使得气机调畅，生长发育恢复正常。治疗以升降散为主，若有颅内压增高，时发癫痫者，加天竺黄、栀子、石决明、钩藤。

3.刘春圃

刘春圃将脑积水分为耳源性脑积水、先天性脑积水和交通性脑积水和良性颅内压增高证，认为先天性脑积水的患儿大部分属于热证，也有先天不足、脾肾亏虚者，耳源性脑积水认为与耳部感染病灶有关，因此治疗时以清热解毒、通窍利水为主，药物选用金银花、蒲公英、黄芩、漏芦、丹皮、茅根、木通、石菖蒲、路路通等；交通性脑积水认为与热郁或者血瘀阻塞脉络，使其失于通达而导致，治疗以活血化瘀、清热利水为主，药物选用土鳖虫、龙胆草、花蕊石、决明子、王不留行、木通、滑石等；先天性脑积水主要有两种原因，一为阳热郁结，一为先天禀赋不足，实证治疗以通络利水为主，药物选用郁金、菖蒲、决明子、土鳖虫、路路通、决明子、茯苓皮、冬瓜皮等，虚证以调肝肾、益气血为主，选用生地、熟地、山药、山茱萸、茯苓、薏苡仁、莲子、桑椹、枸杞等；良性颅内压增高证以阴虚肝旺和肝郁胃滞为主，治疗以平肝抑火、利水降逆为主，药物选用龙胆草、菖蒲、郁金、川楝子、枳壳、白芍、夏枯草、决明子、木通、苦丁茶等。

五、预后转归

本病预后差别很大，病情也轻重不一，主要由病因及病变程度决定，若能祛除脑脊液循环障碍的原因，有可能完全治愈，智力发育亦良好，约1/3患儿病情可以自然静止，不再发展。若病因不解除或合并其他先天畸形，预后较差。本病中医治疗疗程较长，非一日之功可以获效，须长期治疗，但用药必须注意顾护胃气，保持受纳运化功能旺盛，以便更好发挥药效。

六、预防调护

（一）预防

①提倡适龄结婚生育，宣传优生知识。禁止近亲结婚，开展遗传咨询。开展病因

研究，消灭和改善遗传因素与环境因素；②避免早孕期接触放射线、放射元素、有毒物质等。做好孕前准备、孕期检查，加强产前早期诊断，通过B型超声检查及早发现脑积水，终止妊娠，预防患儿出生；③安全分娩，谨防窒息、产伤、颅内出血，预防婴幼儿外伤。

（二）调护

1.饮食调养

以富含不饱和脂肪酸、蛋白质、糖、维生素C、维生素B族、维生素E、钙、微量元素锌和硒的食物为主。富含不饱和脂肪酸及蛋白质的食物主要有猪、羊、牛、鸡、鸭肉、海鱼类，核桃仁、杏仁、蛋类等。富含维生素B、C、E类的食物主要有大枣、草莓、葡萄、核桃仁、香菇、鳝鱼、动物肝脏、小麦胚芽油、棉籽油、米糠油等。含钙、锌、硒、碘较丰富的食品有海带、虾皮、豆类及其制品、麦芽、蘑菇、精制面粉、蛋类、奶制品、鱼、海盐等。

2.护理

注意观察患儿囟门、颅缝的凹凸及紧张程度的变化，定期测量头围。注意观察生命体征、意识状况及瞳孔变化。落日目的患儿眼球上视时可按压双侧四白穴。头痛时可按揉百会、头维、印堂、风池、太阳、外关，伴恶心者可点按或针刺内关、足三里等。昏迷或有抽搐发作时按相关流程及时处理，应加床档，防止堕床。注意保护头部，防止跌倒摔伤。预防感染，及时治疗新生儿肺炎、败血症、化脓性脑膜炎、高热惊厥等疾病。

主要参考文献

[1] 中华医学会. 临床诊疗指南·神经病学分册 [M]. 北京：人民卫生出版社，2006.

[2] 中华中医药学会. 中医内科常见病诊疗指南 [M]. 北京：中国中医药出版社，2008.

[3] 中国医师协会神经外科医师分会. 中国脑积水规范化治疗专家共识 [J]. 中华神经外科杂志，2013，29(6)：634–637.

[4] 王维治. 神经病学 [M]. 北京：人民卫生出版社，2005.

[5] 吴江，贾建平. 神经病学 [M]. 北京：人民卫生出版社，2015.

[6] 贾建平，陈生弟. 神经病学 [M]. 北京：人民卫生出版社，2013.

[7] 史玉泉，周孝达. 实用神经病学 [M]. 上海：上海科学技术出版社，2004.

[8] 王永炎. 今日中医内科 [M]. 北京：人民卫生出版社，2011.

[9] 赵亮，刘玉堂，宋虎杰，等. 中医儿科临床诊疗指南·解颅病（小儿脑积水）[J]. 中华中医药杂志，2020，35(12)：6215–6219.

[10] 黄甡. 黄明志教授治疗小儿脑积水的临床经验 [J]. 中国中医药现代远程教育，2009，7(69)：47–48.

[11] 刘春圃，张珠凤，刘渺. 中医治疗脑积水的经验体会 [J]. 新医药学杂志，1978(5)：4–7.

[12] 王静安. 中医儿科对于治疗解颅"脑积水"的临床体会 [J]. 成都医药通讯，1977(3)：13–15.

第四十三章　侏儒症

侏儒症又称"矮小症"，指生长发育异常，身材比正常明显矮小。若身高低于同性、同龄、同民族者平均身高的30%以上，或成人男性低于130cm，女性低于117cm者，即为侏儒症。遗传、内分泌、营养等是人体正常生长发育的基础，其中一种或数种因素异常即可导致生长障碍。垂体病变致垂体前叶生长激素分泌不足形成的垂体性侏儒症是最常见的一种。

本病属中医学"五迟""五软""解颅""胎弱"等范畴。早在春秋战国时期就有关于本病的记载，如《左传·襄公四年》："我君小子，朱儒是使；朱儒侏儒，使我败于邾。"

一、病因病机

（一）西医学研究

1. 遗传性侏儒症

（1）家族性矮小体型　表现出整个家族成员身材矮小，但骨和牙齿的发育及性成熟均正常，无任何内分泌功能异常的表现。

（2）原基性侏儒症　足月出生时身材只有30~35cm，体重不足2.4kg。出生后生长缓慢，但骨化中心的出现及骨骺的融合时间正常，性器官发育正常并有生育能力，下代中身材大多正常，也有极少数矮小。其病因不明确，可能是由遗传基因的变异或突变使组织生长能力减退所致。

2. 内分泌病所致的侏儒症

（1）垂体性侏儒症　其病因为脑垂体前叶功能减退，使生长激素缺乏而致。病因分特发性、继发性和遗传性三类。

①特发性垂体侏儒症：围产异常特别是臀位产等引起的脑损伤及窒息，影响了垂体功能而发为本病，表现为垂体先天性发育不全或单一生长激素分泌过少。60%~70%者原因不明，男性多于女性。

②继发性垂体侏儒症：垂体瘤、神经胶质瘤、颅咽管瘤等丘脑和垂体及附近的肿瘤、颅脑外伤、手术损伤垂体、血管病变等致垂体生长激素不足是本型主要病因。

③遗传性垂性侏儒症：表现为单一垂体生长激素不足，呈家族性，可能与染色体隐性遗传有关。

病理变化为脑垂体受机械压迫或脑垂体受感染因素而致发炎，出血，最终脑垂体萎缩。同时表现有性腺、甲状腺、肾上腺皮质的不同程度的萎缩，内脏及骨骼生长停止于幼年阶段。这些病理变化均反映垂体前叶功能低下，主要为生长激素分泌不足，同时伴促性腺激素水平低下。

（2）甲状腺性侏儒症　由甲状腺功能减退导致生长发育障碍称为甲状腺性侏儒症。若见于胎儿或新生儿时期者，称为"呆小症"；若发于儿童期，则称"幼年黏液性水肿"。

3. 全身性营养或代谢紊乱所致的侏儒症

儿童时期的一些慢性疾病，如寄生虫病、结核病、梅毒、先天性心脏病、慢性肝病、慢性肠炎、慢性肾病、脑炎等，可致全身严重营养不足或代谢紊乱，生长发育障碍而成侏儒症。

4. 骨骼疾病所致的侏儒症

（1）软骨发育障碍　因软骨骨化缺乏或不全，而骨膜骨化增加或正常，致上肢长骨不能向长生长而只能横向加宽，长骨短而粗，四肢短小而成为侏儒症。因其主要病理为软骨骨化不足，故又称软骨发育不全症。

此系先天性疾病，有显著的家族史。

（2）佝偻病　多见于婴幼儿。由于婴幼儿饮食中维生素D含量不足或缺少日光照射而致体内维生素D的形成不足，或其他因素影响了维生素D的吸收，致钙磷代谢失常，造成骨骼生长发育障碍。

（二）中医学认识

中医学中有"侏儒"之名，其病因病机不外乎先天不足或后天失养。

1. 先天不足

母胎孕育时胎养不当致气血不足，影响胎儿生长发育。出生后由于禀赋不足，肾精匮乏使生长发育缓慢，形成五软、五迟。正如《诸病源候论·数岁不能行候》曰："骨是髓之所养，若禀生血气不足者。即髓不充强，故其骨不即成，而数岁不能行也。"《幼科心法要诀·五软》篇亦有"五软禀赋不足证，头项手足口肉肌"，系指五软由禀赋不足所致。

2. 后天失养

小儿脏腑娇嫩，形气未充，脾常不足，加之喂养不当，乳食不节，易损伤脾胃，致气血生化乏源，不能充形气，壮筋骨。肝血不足则筋脉失养，出现筋痿而脉虚。后天失养，不养先天，则肾精不足而骨弱髓空，脾胃虚弱，中虚则四旁无以灌注，故四肢、肌肉不丰。总之，五脏需要后天滋养才能坚实，后天失养，易致肝、脾、肾三脏亏损，影响婴幼儿的肌肉、四肢、筋骨的发育，出现以身材矮小为主要特征的侏儒症。

二、临床诊断

（一）辨病诊断

1. 临床诊断

与同族、同性、同龄者相比，身材明显矮小者即为侏儒症。其病因不同，症状亦不尽相同。

（1）遗传性侏儒症　常呈家庭性矮小型，有明显的家族史。与父母身高矮小密切相关，生长速度始终低于第3百分位数，属正常矮人，激素测定正常。

（2）内分泌性侏儒症

①垂体性侏儒症：主要表现为生长迟缓而智力发育正常。多在1~2岁发病，起病后生长的节律逐渐变慢，但生长并未停止，与同龄正常儿童相比，身材明显矮小，面容幼稚，但较苍老。体态似儿童，肌肉不发达，骨骺部未融合，骨龄落后实际年龄。智力发育正常，性格多保持童稚状态。第二性征不明显，性器官萎缩。青春期仍无第二性征。

②甲状腺性侏儒症：表现为身体矮小，四肢短粗，上半身大于下半身，面容见额低，鼻梁下陷，两眼距离增宽，唇厚，头大，皮肤干冷粗糙。甲状腺肿大或萎缩，智力发育障碍。

③先天性肾上腺皮质增生症：虽一度生长较快，但因肾上腺产生的雄激素过多，骨骺提早融合，最终身材较矮。多伴有肾上腺皮质功能不全，性器官发育异常等特殊表现。

（3）全身性营养和代谢紊乱性侏儒症　表现为身材矮小，但有明显的慢性疾病，如结核、寄生虫病、肝病等。

（4）骨骼疾病性侏儒症

①软骨发育不全性侏儒症：大多为先天性，有家族史，智力及生殖力大致正常，但身材矮小，四肢粗短，头稍大，前额突出，马鞍鼻，腹部前凸，臀部后凸等。

②佝偻病性侏儒症：多见于婴幼儿，身材矮小，颅骨软化，囟门大、迟闭，出牙迟，肋骨串珠，鸡胸或漏斗胸，下肢呈"O"或"X"畸形。

（5）原基性侏儒症　病因尚不清楚，患儿生长激素正常，从胎儿期开始发育延迟，因此出生时体格很细小，婴儿期即显侏儒。智力正常。有些病例尚伴有其他畸形，如头、眼，耳、颈及心脏的异常变化。

2. 现代仪器诊断

（1）实验室检查　佝偻病性侏儒症可见血钙、血磷偏低，血钙与血磷乘积低于30，碱性磷酸酶常增高至 20~60 布氏单位。垂体性侏儒症可见低血糖。甲状腺性侏儒症基础代谢率降低。促肾上腺皮质激素不足时，24 小时尿 17- 羟皮质类固醇及 17- 酮类固醇降低。垂体功能减退时，空腹血清中生长激素浓度常低于 5mg/ml。

（2）X 线检查　佝偻病性侏儒症可见骨皮质变薄，甚至模糊消失，骨小梁稀疏、变细、模糊不清，干骺端稍增宽，呈凹陷如杯口状改变，骨骺与干骺端距离常超过3mm。骨骼的骨化中心出现延迟、骨龄落后是垂体性侏儒症的 X 线特征。

（3）生长激素 - 胰岛素样生长因子 -1轴（GH-IGF-1）功能测定　以往曾应用的运动、睡眠等生理性筛查试验目前已很少应用，多数都直接采用药物刺激试验。

（4）胰岛素样生长因子 -1（IGF-1）和胰岛素样生长因子结合蛋白 -3（IGFBP-3）测定　两者的血清浓度随年龄增长和发育进程而增高，且与营养等因素相关，各实验室应建立自己的参比数据。

（5）IGF-1 生成试验　对疑为 GH 抵抗（Laron 综合征）的患儿，可用本试验检测GH 受体功能。

（6）下丘脑、垂体的影像学检查　矮身材儿童均应进行颅部的 MRI 检查，以排除先天发育异常或肿瘤的可能性。

（7）核型分析　对疑有染色体畸变的患儿应进行核型分析。

（二）辨证诊断

望诊：形体矮小，神疲，发稀萎黄，或囟门迟闭，头大而圆，或站立不稳，或呈"O"形或"X"形腿。

闻诊：声音低微，或数岁不能言语，无异常气味。

问诊：纳食较少，腹胀便溏，或智力低下。

切诊：肢体关节软弱，囟门大而软陷。

1. 气血不足

证候：身材瘦小，肢体较弱，四肢关节柔嫩，颜面㿠白，声音低微，发稀萎黄，食少，神情呆滞，唇白舌淡，脉细无力。

辨证要点：身材瘦小，四肢关节柔嫩，面苍声低，发稀唇淡，脉细无力。

2. 脾胃虚弱

证候：形体矮小，神疲乏力，面色无华，肌肉松弛，活动无力，四肢不温，流涎，与同龄儿相比，身高明显低矮，牙齿迟出，皮肤干粗，大便不实，舌淡苔腻，脉沉细，指纹浅淡。

辨证要点：神疲纳少，四肢不温，流涎，大便不实，舌淡苔腻。

3. 肝肾两虚

证候：身材矮小，发育障碍，坐立困难，囟门迟闭，甚至数岁不合，牙齿退出，毛发稀少，面色少华，精神萎靡，舌红，苔薄质细，脉沉细、带数。

辨证要点：矮小，坐立困难，囟门迟闭，齿少发稀，舌红，脉沉细带数。

4. 肾精亏损

证候：身材矮小，发育迟缓，头大且圆，囟门不合，四肢粗短，骨弱无力，智力低下，甚则数岁不能语，苔腻薄，脉细微。

辨证要点：矮小，头大且圆，骨弱无力，智力低下，苔腻，脉细微。

三、鉴别诊断

1. 呆小症

二者都是幼年患病且身材矮小。不同点：呆小症是由于甲状腺先天性发育不全或缺乏某些甲状腺激素合成所必需的酶所致。其母往往有缺碘性地方性甲状腺肿病史，或于妊娠期服用抗甲状腺药物，或发生过自身免疫性甲状腺炎，因而影响胎儿甲状腺的生长发育。表现为婴儿期生长迟缓，坐起、行走、言语的能力开始较晚，一般存在智力问题。侏儒症是由于生长激素分泌不足导致，但智力正常。

2. 早老症

出生时正常，幼年可出现生长发育停止，身材矮小，骨骼比例及骨龄正常。二者都是幼年患病且身材矮小。不同之处在于早老症童年时表现出老人面貌，如颜面皱纹、毛发早落、皮肤松弛、体力衰退，形同"小老头"。可见全身性动脉硬化，病者一般寿命不长。

3. 青春期延迟症（体质性生长延迟症）

即小儿青春期发育迟缓，不但性发育较迟，骨骼发育比正常小儿可落后 2~4 年，但智力正常。与侏儒症明显不同之处在于，青春期延迟症一旦到达青春期后即有很大变化，生长速度加快，最后能达到完全正常的高度。

4. 精神剥夺性侏儒

多因家庭环境影响，如父母离异等，表现为骨龄落后，身材矮小，改变环境可使生长速度明显加快。该疾病有明确的精神因素影响。

5. Turner 综合征

属染色体异常，除最终身材矮小（最终身高在 143~146cm）外，还有颈蹼、肘外翻、第二性征不发育和原发闭经等表现，有的患儿智力低下。

6. Prader–Willi 综合征

俗称小胖威利综合征，是一种罕见的遗传性疾病，染色体 15q11、2-q12 缺失。临床表现复杂多样：生长发育迟缓，身材矮小，手足小，智力低下，肌张力低下。婴儿期喂养困难，语言发育差。儿童期食欲旺盛，嗜睡而导致过度肥胖。特殊外观：双额径窄，杏仁眼，外眼角上斜，斜视，窄鼻梁，上唇薄，嘴角下垂，齿裂异常，小下颌，耳畸形。性腺激素分泌不足，小男婴睾丸未降，

阴茎短小，女生出现小阴唇与阴蒂。部分病例有小头，癫痫，痴呆，指（趾）弯曲，并指（趾），白内障，脊柱侧凸等。

四、临床治疗

（一）提高临床疗效的要素

侏儒症是儿童常见的内分泌疾病，其病因、病机复杂，及早地正确诊断和治疗，是改善临床症状的重要因素。中医治疗中，辨证论治是首要，侏儒症病因不外乎先天禀赋不足和后天失养，病位在肝脾肾，临床可分为气血不足、脾胃虚弱、肝肾两虚、肾精亏损等证型，准确地辨证及用药，可较大的改善临床症状。中医疗法在治疗侏儒症方面有很大优势，针灸、推拿、穴位贴敷等多种治疗手法相结合，可有效提高临床疗效。

（二）辨病治疗

1. 继发性垂体性侏儒症

继发性垂体性侏儒症需进行病因治疗，如颅咽管瘤应尽早手术，同时需补充激素治疗。

2. 人体生长激素（HGH）

用于垂体生长激素缺乏所致的侏儒症。用法：人生长激素 5mg/m^2，每周 1 次，每月 20~45mg（1mg 约有 1.5usp 单位），分 12~15 次肌内注射效果较好，可加快生长，但后期疗效差，可能是产生抗体的缘故。

3. 基因重组人生长激素（rhGH）

国内可供选择的有 rhGH 粉剂和水剂两种，后者的增长效应稍好。生长激素的剂量范围较大，应根据需要和观察到的疗效进行个体化调整。

4. 绒毛膜促性腺激素

在接近发育年龄（＞12 岁）时开始应用，每次 500~1000U，每周 1~2 次，疗程也为 3~6 个月，停药后可反复应用。对性腺及第二性征的发育有刺激作用。

5. 雄激素及人工合成同化类固醇

雄激素在开始治疗初6个月或1年内，效果显著，身高增加5~10cm，相当于正常人青春期的生长速度，但治疗的第二、三年生长速度降低，以后由于骨骺融合使生长停止，最终达到的身高仍低于正常人。人工合成同化类固醇，如苯丙酸诺龙，对蛋白质合成有较强促进作用而对男性性征的影响较小，对垂体性侏儒症的疗效优于雄激素。

6. 甲状腺片

适用于甲状腺性侏儒症。只有在甲状腺功能正常时对生长激素才有反应。近年来，有采用L–甲状腺素钠（T_4）及三碘甲状腺原氨酸25mg约相当于甲状腺片（干制剂）60mg或L–甲状腺素钠0.1mg。联合应用时剂量的3/4为L–甲状腺素钠，1/4为三碘甲状腺原氨酸。

6. 维生素D

适用于佝偻病性侏儒症，每日1~2万U维生素D制剂（包括浓缩鱼肝油和维生素D制剂）。持续1个月后改为预防量，或者肌内注射维生素D30~60万U，根据病情可注射1~2次，在治疗中可同时口服钙剂，当大量注射维生素D时，应于注射前3天大量给予钙剂。

（三）辨证治疗

1. 辨证施治

（1）气血不足

治法：补益气血。

方药：调元散加减。

药用：党参9g，熟地10g，生黄芪15g，山药9g，茯苓9g，白术4g，当归9g，川芎4g，肉桂3g，白芍6g，黄精9g，炙甘草4g。

（2）脾胃虚弱

治法：补益中气，健脾和胃。

方药：补中益气汤加减。

药用：生黄芪15g，茯苓6g，党参9g，当归12g，山药9g，柴胡4g，白术6g，陈皮6g，升麻3g，葛根4g，炙甘草4g。

（3）肝肾两虚

治法：调补肝肾。

方药：六味地黄丸加减。

药用：生地黄、熟地黄、山药各20g，茯苓6g，丹皮4g，山萸肉、枸杞子各12g，白芍9g，泽泻6g，怀牛膝9g，炙甘草4g。

（4）肾精亏损

治法：益肾填精，补脑益智。

方药：左归丸加减。

药用：熟地黄24g，茯苓6g，山药6g，鹿角胶、龟甲胶各6g（烊化），当归身12g，白术6g，陈皮6g，杜仲9g，川牛膝9g，山萸肉12g，枸杞子9g。

2. 外治疗法

（1）针刺疗法

①大椎、太溪、合谷、足三里；②肝俞、膈俞、气海、三阴交、中脘；③脾俞、肾俞、关元、环跳、曲池；④命门、阳陵泉、绝骨、解溪、丘墟。上述四组穴位，每组持续3个疗程，每个疗程10天，每天针刺1次，留针15分钟。第1组穴位3个疗程结束后，停1周，选用第2组穴位，轮流使用。

（2）艾灸

①取大椎、足三里，艾灸3~5次，用于助长发育。

②取关元、三阴交，艾灸3~5壮，1日1次，用于益气养阴。

③取阳陵泉、绝骨，艾灸3~5壮，1日1次，用于下肢筋骨痿弱无力。

（3）推拿疗法　背部正中脊椎、脊椎旁1.5寸处，选用按、揉法，每日1次，每次15分钟。有疏通督脉，益肾强阳，助长发育之功。

手足阳明经及四肢关节处，选用推、拿、捏、点等手法。每日1次，每次20分钟，有促进四肢关节活动及生长的功能。

3. 单验方

（1）牛骨髓粥　牛骨髓1500g，加水在文火中煮，取牛骨髓汤与粳米60g，同煮粥。每日上、下午各食1小碗。有补益骨髓、促进生长发育之效。

（2）紫河车粥　人胎盘1具，洗净漂白，切块入锅中加水煮成黏稠状，每取1汤匙与粳米热粥调匀，加糖少许，温服，1日1次，有补益元气之功。

（四）新疗法选粹

重组人生长激素联合芳香化酶抑制剂，于患儿睡前皮下注射0.15IU/（kg·d）重组人生长激素注射液，并口服来曲唑片1.5~2.5g/次，1次/天，治疗时间为2年，治疗后随访1年。特发性矮小症患儿。肾脏、心脏、肺功能等异常，先天性内分泌疾病，血液及精神疾病。

五、预后转归

侏儒症的致病原因，并不是单方面的。受病因、先天遗传、发育、内分泌等多种因素影响。经积极治疗，有些患者可得到明显改善，有些患者出现中枢性甲状腺功能低下、性腺发育不良、心理畸形，部分会使得男女侏儒症患者，可能失去生育能力。严重者导致心血管疾病，危害侏儒症患者健康。

六、预防与调护

预防先天性侏儒症的发生，重点在于父母的自身保养，增强体质；胎孕时期，注意营养，不要偏食，定期作产前检查，避免外伤以影响胎儿的正常发育。预防后天性侏儒症的发生，婴儿出生后，父母应时刻关心婴儿的成长，掌握育儿知识，注意婴儿的营养卫生，防止慢性寄生虫及其他传染病的发生，一旦发现婴幼儿生长发育迟缓，及早就医，减少本病的发生。

七、专方选介

补肾地黄汤：龟甲20g，紫河车10g，杜仲10g，当归9g，丹皮9g，熟地15g，山药15g，山萸肉15g。每日1剂，清水煎分服。功用：滋肾填精，养血壮骨。方中龟甲、紫河车血肉有情之品，滋阴填精；熟地、山药、山萸肉补肾涩精；杜仲补肾壮骨；当归补血活血；丹皮凉散，寓泻于补。诸药共奏滋肾填精、养血壮骨之功，可用于垂体性侏儒症及小儿软骨病，囟门不合等。

补益散：黄芪20g，当归12g，熟地12g，山萸肉10g，枸杞10g，首乌15g，党参15g，白术12g，茯苓12g，炙甘草3g。上药研末，每服3g，每日2次。中医认为，脾为后天之本，肾为先天之原，此方功用补肾填精、养血滋阴，以健脾益肾为治疗原则，可使身高发育不良患儿平均月实际增长量比自然增长量有明显提高。

双补汤：川芎6g，当归9g，白芍6g，党参6g，白术9g，熟地12g，山茱萸6g，山药6g，茯苓12g，丹皮12g，牛膝6g。每日1剂，清水前分服；或把上药共为细粉，炼蜜为丸，每服3g，每日3次。功用：阴阳并补，强筋壮骨。方中诸药配伍，增补肝肾，健脾益气，填精补血，使阳得阴助，生化无穷，以奏充养肌肉，强筋壮骨之效。

补肾地黄丸：熟地黄12g，山药12g，牡丹皮6g，茯苓12g，杜仲12g，牛膝12g，鹿角胶5g，山茱萸9g，泽泻9g。上药清水煎，共取汁150ml，分2次服，每日1剂。功用滋肾填精，养血壮骨，适用于肾精亏虚、筋骨失养所致小儿禀赋不足，肾气虚弱，骨髓枯竭，囟大，头缝不合，体弱语迟，行步多艰，齿生缓者。

加减保元汤：黄芪20g，党参20g，肉桂3g，炙甘草6g，生姜3g。上药清水煎，共取汁 150ml，分 2 次服，每日 1 剂。功用：补气温阳。黄芪、党参补益肺脾，肉桂温肾助阳，甘草益气和中。适用于肾气亏虚所致之证。

八、研究进展

侏儒症是儿童疾病中常见的疾病之一，也是临床治疗的难题。目前多用西药和手术治疗，但因费用、操作等原因，仍存在较大的安全隐患。因而，探索新的治疗方案和药物，运用中医药治疗本病，改善患者症状，已日益被人们重视。现述如下。

（一）病因病机，辨证分型

西医学认为侏儒症是一种因遗传或疾病因素引起垂体暂时或永久的器质或功能改变，以致生长激素–胰岛素样生长因子、性激素、甲状腺素以及相关生长因子的分泌及结合障碍导致身材矮小。据其病因大体分为遗传性、内分泌性、全身性营养或代谢紊乱性及骨骼疾病所致的侏儒症。

中医学中有"侏儒"之名，但古今医籍专门论及侏儒症的病因病机及论治较少，综合各医家之言，其病因病机不外乎先天不足或后天失养。侏儒症病位在肝脾肾：肾主骨生髓，为先天之本，肾精亏虚，肾气不足，骨髓化生乏源；脾为后天之本，气血生化之源，脾胃受损，化源不足，五脏失养，生长缓慢；肝主筋藏血，肝血亏虚，则筋脉失养。

基于上述病因、病机的认识，本病的辨证分型大致有气血不足证、脾胃虚弱证、肝肾两虚证、肾精亏损证。

（二）临床诊断

对于侏儒症的病因及发病机制是复杂的、多方面的，这给临床诊断带来一定困难。目前临床诊断主要结合临床症状、实验室检查及相关影像检查，综合分析得出。侏儒症患者临床表现相似，多为与同族、同性、同龄者相比，身材明显矮小者，但呆小症、早老症等疾病也有类似侏儒症的临床表现，建议结合内分泌、X 线及头颅 MRI 等相关检查，明确诊断。

（三）治疗

西医学药物治疗已在文中详细叙述，临床依然应用广泛，疗效可观，但仍存在疗效进行性下降、药物不良反应等多种问题。手术治疗：骨骺未闭合的患儿，可采用小腿骨骺牵引延长术；对于骨骺已经闭合的患儿，可采用下肢截骨延长术。但手术治疗风险大、花费高、患儿及家属难以接受，故手术治疗在本病治疗中意义不大。中医中药在辨证论治的基础上治疗本病，有显著的优势，中西医结合治疗侏儒症，是临床一直探索、研究的方向，也是侏儒症治疗的一大趋势。

综上所述，侏儒症属临床难治疗性疾病，近年来中、西医治疗本病取得一定进展，但仍存在许多问题亟待解决。运用中西医结合的方法，进一步探索和解决侏儒症，提高对侏儒症的整体防治水平，仍是临床工作的重点任务。

主要参考文献

[1] 潘思年，杜敏联，李燕虹，马华梅，陈红珊，苏喆. 性腺功能对生长激素缺乏症患儿终身高的影响 [J]. 中华妇幼临床医学杂志（电子版），2010，6（04）：273-276.

[2] 张静. GHD 儿童生长激素治疗时机观察 [J]. 医药论坛杂志，2014，35（07）：61-62.

[3] 杨旭，刘勇毅，阚隆盛. 儿童矮小症的治疗进展 [J]. 现代医药卫生，2011，27（08）：1197-1199.

第四十四章 颅内肿瘤

颅内肿瘤分为原发性和继发性，原发性肿瘤来自颅内各种组织结构如脑、脑膜、血管、脑神经及胚胎残余组织等；继发性肿瘤包括其他身体部位的恶性肿瘤转移或侵入颅内形成的转移瘤。颅内转移瘤（又称脑转移瘤）系指原发于身体其他部位肿瘤细胞转入颅内，其发病率占颅内肿瘤3.5%~10%，国内外均认为以肺癌、脑转移最为多见。

颅内肿瘤临床以头痛、呕吐、视觉障碍为主要症状。其他可见头晕、复视、精神症状、癫痫发作等。颅内肿瘤属中医学"脑岩""厥逆""头晕""真头痛""内风""头风""中风"等范畴。

一、病因病机

（一）西医学认识

1. 流行病学

颅内肿瘤在我国发病率为4~9/10万，个别地区达到10/10万，可发病于任何年龄，以10~40岁之间者较多。男性略高于女性。成年人发病率占全身肿瘤的1%~3%，占全身肿瘤的第11位；儿童约占7%，是儿童恶性肿瘤的第3位，仅次于儿童白血病的儿童恶性肿瘤。由于全身性原发癌发病逐年增加，颅内转移瘤亦由20世纪30年代的4%，20世纪60年代的10%，20世纪80年代和90年代达到23%~25%。

2. 发病机制

肿瘤的发生是环境与遗传共同作用的结果，即机体遗传物质的改变是肿瘤发生的基础，而遗传物质的改变既可能是环境因素引起，也可能是遗传作用。细胞癌变可能通过以下途径发生：遗传因素或环境因子通过对维持细胞基因组稳定的有关基因的影响，导致细胞遗传不稳定。在细胞DNA复制过程中，有关基因（如肿瘤抑制基因和癌基因）发生的复制差错的积累导致细胞的癌变。肿瘤病因概括起来不外乎内因和外因两个方面。

（1）内因方面

①遗传因素：如果一个人生下来就带有一个或多个结构上有缺陷的基因，这就是遗传，或叫自发的基因变种。在此基础上形成的肿瘤称为遗传性肿瘤综合征。带有这些基因的人对某些肿瘤的发生率比一般人高。在颅内肿瘤中视网膜母细胞瘤、脑膜瘤、神经纤维瘤具有这种基因变种的特征。

②精神因素：大脑皮层是人的精神活动的主要器官。大脑皮层的功能状态又对人体各器官的病理过程起着重要影响。若长时期过度刺激中枢神经系统，可导致大脑皮层的兴奋抑制失调，甚至造成人体功能活动失去平衡，可能表现为某一局部器官发生异常的组织增生（肿瘤）。有人用条件反射方法致使小鼠中枢神经过度紧张紊乱，促进了由甲基胆蒽诱发的肉瘤和皮下移植肉瘤的生长。有些资料证明，实验性神经官能症的动物，肿瘤发生的多、发生得早、长得快，还有的资料提到，某些精神病患者的恶性肿瘤发病率比正常人要高。另外，颅内肿瘤还与内分泌、年龄等因素有一定的关系。

（2）外因方面

①物理性因素：辐射包括电离辐射和非电离辐射（紫外线、UV）是我们环境中的正常成分。低水平的本底辐射来自地球和外层空间，而长波长的UV辐射则来自太

阳。电离辐射和 UV 早已用于疾病的诊断治疗。如今，核能的和平利用以及核武器的研制和试验都日益广泛和频繁，核泄漏事故也时有发生，辐射在造福人类的同时也给人类生存带来极大威胁。辐射对人类的近期效应－急性放射病和远期效应－恶性肿瘤，已是确定的事实。

辐射对 DNA 的损伤还可导致染色体畸形。畸变的数目随辐射剂量的加大而增多。一般认为，电离辐射直接引起的 DNA 双链断裂和错误复制，最易引起染色体重组。另外，长期机械和热的刺激也有可能成为致癌的因素。

②化学性因素：很早就有人观察到化学物质和肿瘤发生的关系。迄今人们陆续发现了许多化学性致癌物质。其中了解到与肿瘤发生关系密切的有砒霜（砷）、煤焦油、沥青、粗液状石蜡、杂酚油及蒽油等。在煤焦油及其有关产物中，含有一种碳氢杂环化合物——3,4－苯芘，它具有一定的致癌作用。某些金属如铅、铬、钴、锌、砷及镍等也有程度不同的致癌作用。但是，不论哪种化学因素，都必须经过相当长的时间与人体反复接触，才可能有致癌的作用。

③生物性因素：自 shope 于 1911 年首次确定家兔和野兔的纤维瘤和恶性乳头状瘤系由"滤过性"致病因子引起以来，肿瘤的病毒病因研究有了飞速发展，不但在 DNA（RNA）水平上阐明了病毒致瘤作用的分子机制，而且为原癌基因概念的确立奠定了基础。此外，流行病学（包括血清流行病学和分子流行病学）和分子病毒学的广泛应用，也为人类某些肿瘤病毒病因及发病机制提供重要的依据和线索。

在肿瘤的病因探索上必须明确指出，任何单纯的外因一般都不会引起肿瘤，它必须通过内在的因素发生作用。以往的研究强调的是外来的致癌因素，如果只想单纯从实验室里寻找某些单一的致癌因素，这是不全面的，必须把内因和外因有力地结合起来探索肿瘤的病因，才是正确途径。

（二）中医学认识

中医学对颅内肿瘤的认识是以发病过程和临床表现为依据的，多认为是髓海病变与脏腑清阳之气相关，症状出现主要是由于风、火、痰、湿、瘀及气滞互为作用，加之体质虚弱，血行不畅，痰湿阻滞，髓海受损，痰瘀凝聚成块，阻塞脑络所致。痰湿、邪毒是发病的主要原因。脾肾阳虚或肝肾阴虚是发病的内在条件，邪正相搏，邪之所凑，其气必虚，内外合邪是本病发生的主要机制，病位在肝、脾、肾和髓海，病性虚实夹杂，本虚标实。

二、临床诊断

（一）辨病诊断

根据患者的临床症状、体征及头颅 CT 或 MRI 等检查，诊断为颅内肿瘤并不困难。

1. 症状

头痛、头晕、呕吐、视觉障碍、癫痫发作，精神症状，性格改变，偏瘫，语言障碍等。

2. 体征

主要表现在神经系统方面的变化。如运动、感觉及反射功能的异常。另外，了解视网膜、视神经、视盘有无充血、出血、水肿、突出、凹陷、萎缩、变性等，对了解颅内肿瘤变化具有一定的帮助。

3. 各种检查

（1）脑电生理检查　常规脑电图对大脑半球皮层表浅肿瘤仍有早期诊断定位意义。对 30 岁以上的患者，首次发生癫痫大发作或部分发作。脑电检查作为第一线筛选性检查仍很重要。可提供临床医生进一步检查颅内肿瘤的指征。近年来，临床应用脑电地形图检查，对颅内肿瘤亦具有初级定位诊断价值和意义。

（2）腰椎穿刺、脑脊液检查　在应用CT以来不再作为第一线颅内肿瘤检查。但对具有蛛网膜下腔播种转移扩散的颅内肿瘤，如恶性胶质母细胞瘤、髓母细胞瘤、室管膜瘤、松果体区的生殖细胞瘤和移位的松果体瘤等，应与慢性脑膜炎或脑膜脑炎，如结核性、化脓性、寄生虫性脑囊虫病等鉴别。腰穿、脑脊液常规、生化和免疫方面检查，仍为重要而不可缺少的手段，尤其对脑转移癌和脑膜转移的脑膜癌病的脑脊液细胞学检查可作定性诊断，应列为颅内肿瘤常规检查。但为防止脑疝发生，腰穿前先给降颅压药如甘露醇。

（3）头颅X线平片（即头颅正侧位相）检查　虽然头颅CT应用后其诊断价值大为降低，但某些具有特征性X线所见，对颅内肿瘤诊断仍有重要意义。颅内异常钙化如松果体钙化移位；肿瘤内异常钙化如少突胶质瘤、脑膜瘤的砂样瘤、颅咽腔瘤等钙化影，均有重要诊断价值；肿瘤对颅骨侵蚀破坏或刺激骨质增生如脑膜瘤颅骨内板增厚或破坏，垂体瘤的蝶鞍扩大，听神经瘤的内听道扩大和视神经胶质瘤的视神经孔扩大以及其他脊索瘤、化感瘤、神经纤维瘤等，颈静脉孔等扩大，均有重要临床诊断意义。

（4）头颅CT检查　对颅内肿瘤定位诊断有重大贡献，尤其对半球肿瘤不仅定位准确，而且有一定的定性诊断价值，如囊肿、钙化、出血、坏死和水肿等为诊断提供可靠信息。颅内肿瘤CT诊断的依据如下。①肿瘤局部可显示不同的密度：低密度（即低于脑组织密度）见于星形细胞瘤（Ⅰ、Ⅱ级）、肿瘤囊肿部分（水分）和含脂肪的畸胎瘤等；高密度（即高于脑组织密度）见于淋巴、脑膜瘤、肿瘤钙化和肿瘤内出血等；等密度（与脑组织密度相

同瘤组织）见于脑膜瘤、听神经瘤等；不均匀密度见于肿瘤内有坏死、出血、液化和钙化等如恶性胶质瘤、多形性胶质母细胞瘤和畸胎瘤等。钙化密度极高且边界清楚，CT值为100Hu以上；新鲜出血边缘不如钙化锐利，CT值为60~80Hu；富血管物质密度略高于脑组织，增强后有明显强化；囊液密度与脑脊液密度相当，CT值在0~10Hu；液化坏死表现为肿瘤内不规则低密度影，平扫CT值为0~20Hu，增强后不强化；脂肪密度低于脑脊液，CT值在–50~–100Hu。

②肿瘤周围水肿：也是重要诊断指征，白质肿瘤周围水肿呈指状低密度区。一般脑内肿瘤水肿程度越明显其恶性程度越高。

③占位性改变：肿瘤压迫周围结构特别是压迫脑室系统，使之变形、移位。病变越深在，中线结构移位越明显。浸润性生长的肿瘤其占位效应可不明显。

④对血管丰富、血–脑屏障改变明显的肿瘤：应用静脉注射造影剂，增强肿瘤组织的对比度，可见增强后形态多样化改变，呈均匀或不均匀的团块状、结节状、环形、花冠形和不规形特征性所见，具有重要诊断意义，如恶性胶质瘤、脑膜瘤、转移瘤等均示明显增强，而浸润性血供改变不明的星形细胞癌（Ⅰ、Ⅱ级）则增强效应不显。颅外恶性肿瘤，如鼻咽癌等直接颅内侵犯时，亦可显示有关部位颅内出现团块状或片状增强影。

⑤肿瘤邻近骨质变化：脑膜瘤内板增生增厚，鞍区肿瘤蝶鞍扩大骨质破坏，听神经瘤的内听道扩大等。

造影增强的强化表现如下。a.均匀强化：常见于脑膜瘤、脑动脉瘤、髓母细胞；b.斑状强化：见于脑胶质瘤、血管畸形等；c.环状强化：常见于脑脓肿、胶质瘤、转移瘤、囊性肿瘤和脑瘤术后；d.不规则强化：多见于恶性胶质瘤。

（5）头颅 MRI 检查 MRI 对颅内肿瘤的定位、定性诊断有其优越性，特别是在对脑干、颅后窝肿瘤对比清晰度远远优于CT，而且无放射性，可以清楚地显示出肿瘤范围和脑组织结构互相关系及其压迫移位等改变。肿瘤组织成分，病理改变和恶性程度坏死、液化、出血等不同，MRI 信号强度和形态特征亦有所不同。良性囊肿液体与脑脊液相同，其信号相同，而含脂肪如皮样囊肿、脂肪瘤、胶样囊肿和囊性颅咽管瘤蛋白含量高，在 T_2 加权相显示明显。再如胶质母细胞瘤和转移黑色素瘤瘤内出血、血红蛋白产物或铁蛋白均可显示。钙化在 MRI 显示无信号区，肿瘤内钙化变异多，显示不如 CT 清楚。肿瘤周围水肿特别是恶性程度高或多发性转移瘤，在深部白质脑室旁，有时 MRI 显示不如 CT 清楚，可用静脉注射顺磁性造影剂钆（Gadolinium-DTPA）增强补偿。应用 MRI "流空效应"特点并重建脑血管图像，可清楚地显示肿瘤血供情况，省去一些患者术前作脑血管造影检查。

近年应用 MRI 静脉注射钆 64（^{64}Gd-DTPA）可获得 CT 应用碘剂相同的增强效果。结合应用对比增强剂（^{64}Gd）和高能量 MRI，能更好地分辨出肿瘤组织和非肿瘤组织，可显示脊髓内小的室管膜瘤，甚至可以分辨出脊髓和臂丛神经。但钆（Gadolinium-DTPA）注射偶尔可引起低血压、恶心、呕吐等不良反应，对肝、肾疾病应禁用或慎用。

MRI 对以下几种脑占位病变有较高的定性诊断能力。

①脑动静脉畸形（AVM）所致占位病变：该病变虽属血管性疾患，但"血管流空征"往往在平扫即能显示畸变的血管，MRI 成像时，还能将供血动脉和引流静脉显示。

②脂肪瘤：是由于脂肪在 T1 和 T2 加权上均为高信号，因此在 MRI 影像上不容易被遗漏，运用脂肪抑制成像后，较容易将其与血肿区别，可立即做出定性诊断。

③黑色素瘤：脑内黑色素瘤可原发，大多数为黑色素瘤脑转移，由于黑色素瘤可引起 T1 时间和 T2 时间缩短，因此在 MRI 影像上表现为特征性的短 T1 和短 T2 信号改变，即 T1 加权上为高信号，T2 加权上为低信号，这种信号表现与其他类型肿瘤完全不同，具有十分特征性，定性诊断具有很高的正确率。

（6）脑血管造影 头颅 CT、MRI 临床应用，特别是近年 MRI "流空效应"血管重建成像，替代了部分血管造影，但血管造影技术发展应用插管导管法可选择性颈内动脉、椎动脉和颈外动脉造影，以及应用数字减影技术对某些血管丰富或与血管有关的颅内肿瘤的诊断和治疗，仍然有应用价值。特别是近年开展血管介入治疗，对与血管有关的颅内肿瘤的治疗有着良好的前景。

（二）辨证诊断

颅内肿瘤属中医学"脑岩""厥逆""头晕""真头痛""内风""头风""中风"等范畴。其辨证分型以病机为依据，辨证诊断而论之。

望诊：精神萎靡、嗜睡，或半身不遂，舌红，少苔或苔白、厚腻。

闻诊：口气秽臭，或失语，或气味无明显异常。

问诊：头痛头晕，或恶心呕吐，纳呆食少，或半身不遂，谵妄神昏，或大便干。

切诊：肌肤潮热，脉弦细数或弦滑。

1. 肝阴虚，肝火上扰证

证候：头痛头晕、视力障碍、耳鸣目眩、烦躁易怒、失眠健忘、咽干口渴、大便干、小便黄，舌红少苔，脉弦细数。

辨证要点：头晕目眩，烦躁易怒，大

便干，小便黄，舌红少苔，脉弦细数。

2. 痰湿内阻证

证候：头痛头晕、视力障碍，或恶心呕吐、纳呆食少；或半身不遂，谵妄神昏，喉中痰鸣，身重肢沉，舌体胖大有齿痕，苔白厚腻，脉弦滑。

辨证要点：恶心、呕吐，纳呆、食少，身重肢沉，舌体胖大齿痕，苔白厚腻，脉弦滑。

3. 气滞血瘀证

证候：头胀痛或刺痛、头痛剧烈，视物昏花，恶心呕吐，大便干，舌质暗红或有瘀点瘀斑，舌下脉络迂曲、增宽，脉弦涩。

辨证要点：头胀痛、刺痛，舌质暗红有瘀点瘀斑，脉弦涩。

4. 肝肾亏虚，脑虚髓空证

证候：头痛、头晕，耳鸣、耳聋，腰膝酸软，盗汗潮热，口燥咽干，舌红、少苔或无苔，脉细数。

辨证要点：耳鸣、耳聋，腰膝酸软，口燥咽干，舌红少苔或无苔，脉细数。

5. 肝郁痰浊证

证候：头痛、眩晕，胸闷，纳差、呕恶、食少，视物昏花，舌苔白腻、舌质淡红，脉弦滑。

辨证要点：胸闷，呕恶，视物昏花，舌苔白腻，舌质淡红，脉弦滑。

三、鉴别诊断

（一）西医学鉴别诊断

50%~80% 的颅内肿瘤不同时期出现头痛、呕吐、视盘水肿等颅内压增高症状。以中线、第三、第四脑室和颅后窝肿瘤出现早，而幕上半球肿瘤则出现晚。在临床上脑瘤应与以下脑部疾病相鉴别。

1. 慢性硬膜下血肿

指颅内出血血液积聚于硬脑膜下腔，伤后三周以上出现症状者；临床表现以颅内压增高为主，头痛较为突出，部分有痴呆、淡漠和反应迟钝等精神症状，少数可有偏瘫、失语和局灶性癫痫等局灶性中枢神经系统症状，与脑瘤症状相似。慢性硬膜下血肿有外伤史，也可以是仅有轻度外伤史，甚至无外伤史，CT、MRI 检查能做出鉴别，形状大多呈新月状，可超过颅缝，甚至可占据整个大脑半球的硬脑膜下腔。

2. 癫痫

为颅内肿瘤的常见症状之一，故需与特发性癫痫做鉴别。后者起病较早，很少于 20 岁以后发病，没有颅内压增高症状及局灶性体征。脑电图中可见痫性放电。但对不典型病例应做成象检查来鉴别。因为颅内肿瘤可以导致出现癫痫发作，原发性癫痫做颅脑 CT 和磁共振是没有阳性发现的，而颅内肿瘤可以看到颅内的肿块和位置。

3. 脑脓肿

脑脓肿者常有感染或发热史，血常规中白细胞、中性粒细胞和 CRP 等炎性指标升高，CT、MRI 示圆形或卵圆形异常信号，增强后呈环形强化，厚薄均匀，边界清晰，周围脑组织低密度水肿带明显。

4. 良性颅内压增高

主要见于中年肥胖女性，患者有头痛和视神经盘水肿颅内压增高的表现，无局灶性症状，病程进展缓慢，腰椎穿刺放液后一般好转。经一段时间慢慢缓解，容易复发，复发率高。良性颅内压增高与脑肿瘤还应该通过 CT 检查、磁共振检查加以鉴别。

5. 脑积水

小儿颅内肿瘤会引起继发性脑积水，要和小儿先天性脑积水做鉴别。先天性脑积水起病早，大多数在 2 岁以前出现，自小头颅大，前囟很宽，颅内压增高症状不明显；而颅内肿瘤在 2 岁以前发病很少见。

先天性脑积水病程较长，智力发育障碍，而营养状况良好。

6.脑寄生虫病

患者有颅压增高的症状，还会出现抽搐发作等。患者与感染源有接触史。大便检查、虫卵孵化、痰液检查，会发现有寄生虫卵存在，发现结节者应作活检诊断。血清及脑脊液的补体结合试验、皮肤反应试验在囊虫及肺吸虫病例中可呈阳性结果。

为确定其为原发肿瘤还是转移性肿瘤以及原发癌的部位和性质，必要做全身体格检查和必要的辅助性实验室检查，以便确诊和治疗。

（1）心肺检查　特别是肺部检查，要仔细询问病史、胸片和CT检查，肺癌发生颅内转移最早，发生率亦最高，5%~10%有颅内转移。

（2）腹部检查　B超、内窥镜、胃肠造影。腺癌是胃肠道常见的恶性肿瘤，颅内转移率也相当高，仅次于肺癌。

（3）女性患者　乳腺和盆腔生殖系统肿瘤亦为颅内转移常见者，应作妇科全面检查寻找原发癌。

（4）男性患者　肾、膀胱、前列腺癌亦易发生颅内转移，应作详细检查。

（5）疑有颅内肿瘤患者　须作皮肤和淋巴结检查。皮肤黑色素瘤白种人和紫外线强地区发生率高。环境污染皮肤癌发生率增加，偶见颅内转移。

体格检查注意局部和全身淋巴结，对肿大淋巴结除做活体组织病理检查外，还应进行骨髓穿刺，骨髓血常规检查，以便发现原发癌。

其他静脉窦血栓形成、药物或中毒性等均可导致颅压增高，应与之鉴别。

（二）中医病证鉴别诊断

颅内肿瘤以头痛、头晕、呕吐为常见症状，在临床上可分为肝阴虚、肝火上扰证，痰湿内阻证，气滞血瘀证，肝肾亏虚、脑虚髓空证，肝郁痰结证五种证型。临床上虽同有头痛头晕等症状，但这五种证型尚需从病因病机和主症上作如下鉴别。

病因病机：肝阴虚、肝火上扰证：诸风掉眩，皆属于肝，肝阳偏亢，肝失调达，循经上扰清窍而致；痰湿内阻证是由于平素脾胃虚弱，脾失健运，痰浊中阻，上蒙清窍，痰湿内盛，清阳不升，浊阴不降，清阳不展致痰湿交阻为患，蕴聚于脑而成脑瘤而发病；气滞血瘀则因为七情刺激，致肝郁气滞，气滞则血瘀，风寒湿热诸邪侵入体内，郁而不解，阻滞经络，气血运行不畅，或久病入络，或头部外伤，瘀血内停，脉络不畅而发本病；肝肾亏虚、脑虚髓空证是因七情内伤或酒色过度，伤五脏之真阴。脑为髓海，其主在肾，肝肾同源，赖肝肾精血、脾胃化生的水谷精微以及心肺输布的气血濡养，现肾虚髓不上荣，脑海空虚而致；肝郁痰浊证是平素性格急躁，肝气郁滞，血行不畅，久郁化火，肝火上炎，痰浊阻滞，髓海受损，痰瘀凝聚成块，阻塞脑络而发病。

主症：肝阴虚，肝火上扰证是以头晕目眩、烦躁易怒，失眠健忘为主症；痰湿内阻证以恶心呕吐、纳呆食少、身重肢沉、喉中痰鸣，甚者神昏谵妄为特点；气滞血瘀证以头胀痛或刺痛，头痛剧烈为主症；肝肾亏虚，脑虚髓空证是以头晕、耳鸣耳聋、腰膝酸软为诊断要点；肝郁痰浊证的主症则是眩晕、胸闷呕恶、纳差食少、伴视物昏花。

四、临床治疗

（一）提高临床疗效的基本因素

1.知常达变，活用化痰祛瘀

颅内肿瘤主要病理因素是痰湿、瘀毒，由脾肾两虚、肝郁气滞所致。肾虚则易受邪犯，脾虚则化源不足，升清降浊无权，痰浊内聚；肝主疏泄，肝郁可致气滞血瘀，脾肾两虚，肝郁气滞，则痰浊瘀血积聚而成瘤。因此，化痰祛瘀为其治疗大法，健脾益肾，疏肝理气为化痰祛瘀之关键。用药首选化痰、消肿、软坚之品，使用补益肝肾药时，也要考虑到本病痰浊较重，应用平肝补肾药时，以补而不腻，不助痰湿之品为宜。

2. 谨守病机，注重扶正固本

《黄帝内经》曰"正气存内，邪不可干""邪之所凑，其气必虚"，证明中医非常重视人体正气；气血是人体生命活动物质基础，气血亏虚，抵抗力下降，导致本病发生。颅内肿瘤的发生发展是一个正虚邪实的过程，病灶局部多表现为邪实，而患者整体多表现为正虚；扶正固本法的应用主要是调节人体阴阳、气血、津液和脏腑功能的不平衡，以增强机体的抗病能力。某些扶正固本药还具有双向调节作用。因此，针对颅内肿瘤的病因病机，恰当应用扶正固本药，对提高本病疗效和延长患者生命均有很大的帮助。

3. 中西合璧，权衡祛邪与扶正

手术作为根治肿瘤的首选方法，对于相当多的局限性肿瘤，单用手术有时即可治愈，但手术不能防止肿瘤复发和远处转移；配合中医中药治疗则补充了上述不足。首先采用扶正固本的中草药能调节人体的阴阳、气血、脏腑、经络，同时能改善症状，提高免疫，延长生存期。其次可明显减轻放、化疗毒副作用，正确处理局部与整体，祛邪与扶正之关系。西医在治疗中事实上也包括祛邪与扶正，不应把西医只看成单一祛邪的措施。中西医结合治疗颅内肿瘤，就是要应用中医学和现代科学对肿瘤疾病的认识，根据疾病发生发展的规律，和机体"正""邪"消长情况，用整体观念合理地采用中医和西医的有效"祛邪"

和"扶正"措施去治疗肿瘤疾病。二者可谓异曲同工，殊途同归。

4. 内外结合，双管齐下

颅内肿瘤是颅内占位性病变，头痛，呕吐等是其主要临床症状。手术前内服药物时，易吐出而难充分发挥药效；手术后，由于患者体质虚弱，脾胃功能差，内服药物对其有一定的不良反应，或多或少会加重其负担造成不良影响。而外治疗法，能扬长避短，直达病所，恰到好处地发挥作用。因此，临床上注重内服药物治疗的同时，还要注重外治疗法（包括非药物治疗），把二者有机地结合起来，协同发挥治疗作用，不失为一条提高临床疗效的捷径。

5. 见微知著，巩固防变

颅内肿瘤手术后的患者，大多数体质虚弱，有些会有轻重不同的肢体运动障碍，对这类患者要帮助他们活动肢体，勤翻身，以防压疮发生。另外，还有一些可出现头痛、低热、少尿等症状，对此类患者要密切观察，以防止颅内肿瘤的复发。

（二）辨病治疗

1. 外科手术治疗

目前，手术治疗仍是多数颅内肿瘤的首选方案，特别是显微外科和超声吸引技术的发展，大大提高了肿瘤的全切除率，术后致残率有所下降。对于颅内恶性肿瘤来说，尽管有人报道全切除与肿瘤活检对于延长患者生命没有多大帮助。但是，它既是减少肿瘤细胞生长的有效手段，又能及时降低颅内压，缓解症状，提供及时可靠的病理诊断，有利于下一步综合方案的实施。对于位于特殊部位的脑肿瘤，还要用不同的术式。由于颅内肿瘤多有浸润性生长的特点，手术不易完全切除，术后易于复发，所以脑瘤的术后治疗如放疗、化疗、中医中药治疗等方法仍相当重要，不可掉以轻心。下面重点介绍脑胶质瘤的手术治疗。

（1）手术完全切除

适应证：胶质瘤能否完全切除，主要是按其性质和部位而定。严格地讲，想完全切除肿瘤时，还应包括肿瘤周边部位一些可能侵犯的组织。而实际中，由于脑部结构的复杂性、特殊性，手术时必须保护好周围脑组织的功能区以防止术后出现严重的神经功能障碍。所以，手术难以达到完全切除。一般有以下情况者可以完全切除：①肿瘤仅限于一个脑叶；②肿瘤位于脑的"非功能区"——"哑区"；③肿瘤位置表浅，主要侵犯脑膜和颅骨；④肿瘤分化良好，界限清楚。

方法：位于大脑皮层表面的肿瘤，可沿肿瘤边缘小心分离，一般这样的肿瘤外边有一个水肿带，可沿水肿带将肿瘤分离或完全切除。而位于深部的肿瘤，应位于最接近皮层处手术。手术中千万不能用手剥出肿瘤组织，应小心分块切除。

脑叶切除，一般可以切除的脑叶有额叶、颞叶、枕叶。若病变在左侧大脑时，脑叶切除要慎重，双额叶切除易引起严重的精神障碍，所以均不采用，一般不做顶叶切除。

①额叶切除：电凝切断额叶皮质上汇入矢状窦的静脉，在纵裂中电凝结扎胼周动脉的各分支。在中央沟前方2~3cm处冠状切开额叶皮质，侧面在外侧裂上方切开皮质，而在优势半球一般在侧裂上方3cm处切开皮质，避开语言中枢区。钝性分离白质，向内达大脑镰，向深部时有可能打开侧脑室前角。若怀疑肿瘤已侵及该处，应把其下方脑组织一并切除达前额窝底。

②颞叶切除：切除范围是从颞尖向后5~6cm为界限，在下吻合静脉以前的颞叶。先从外侧裂中把供应颞叶前端的大脑中动脉的分支分别电凝切断，再切断大的静脉达岛叶的下缘，然后切开皮质，分离白质直达颞叶底部，再从大脑侧裂的底部切开，经颞叶内侧的海马沟，将整块颞叶切下。在左侧应保留颞上回的后1/3，以免损伤感觉性语言中枢。

③枕叶切除：从距状裂处切开皮质，分离白质，结扎大脑后动脉的供应分支，电凝切断汇入横窦的静脉，整块的切除掉枕叶。

（2）次全切或部分切除

适应证：①位于功能区的肿瘤；②大脑深部肿瘤；③肿瘤血供丰富，全切确有困难。

方法：根据脑血管造影，或CT、MRI所提供的肿瘤位置，一般很容易定出肿瘤的准确部位。随着先进技术的应用，定位定性准确率愈来愈高。切开颅骨、硬脑膜后可以观察到肿瘤所在部位脑沟变浅，脑回变宽，局部触之其下方有柔韧感。一般采用从皮质最容易达到的径路先穿刺，肿瘤组织一般为灰黄色或灰色，若为囊性，囊液多呈淡黄色或棕黄色，且囊液因含蛋白量高，抽出置于空气中，很快会自行凝固。沿着穿刺方向，向下很易寻找到肿瘤组织，一般肿瘤组织外围均有一水肿带，水肿带较韧不易用吸引器吸引，而吸开水肿带后便是肿瘤组织，在保证生命安全和术后神经系统并发症尽量少的情况下，尽可能多切除肿瘤组织。位于运动区的肿瘤，除非已侵犯相当广泛，一般均从运动区前方或后方入路行肿瘤切除，术中要特别保护好中央沟动脉和静脉，手术适可而止，不要勉强切除，以避免发生严重的神经功能障碍。

（3）姑息性手术

①减少压力手术：包括内减压和外减压，或两者兼有之。

适应证：复发性肿瘤；重要功能区肿瘤；脑深部肿瘤手术无法完全切除者；肿

瘤浸润相当广泛，已达 2 个脑叶以上者。

方法：肿瘤不能全切除时，可将肿瘤周围的脑组织大块切除，以达到内减压的目的。但内减压术一定要遵守以下原则。a. 切除的部位一定在肿瘤周围。b. 切除的范围一定要严格控制在"非功能区"内，减压的范围应足够大。去除颅骨，剪开硬脑膜，使颅骨容积变大缓解颅腔压力，这叫外减压。常用的减压手术有颞肌下减压，枕肌下减压，大骨瓣减压，减压的骨窗应最少扩大在 6cm × 6cm。

②脑脊液分流术

适应证：三脑室肿瘤；导水管及其邻近部位肿瘤引起的梗阻性脑积水，且手术不能全部切除者；后颅窝肿瘤阻塞四脑室，虽然手术能切除部分肿瘤但脑脊液循环仍不通畅者。

方法：侧脑室腹腔分流术，适用于三脑室以上的梗阻；侧脑室 – 枕大池分流术，多用于三脑室后部肿瘤；终板造瘘术及三脑室底部造漏术，适用于三脑室以下梗阻引起的脑积水。

（4）特殊部位胶质瘤的手术治疗

①脑室内肿瘤：脑室肿瘤有两种情况，一是原发于脑室的肿瘤，如脉络丛乳头状瘤，室管膜瘤；另一种是侵入性肿瘤，或移位的胶质瘤。若患者身体条件允许，无手术禁忌的患者均可实施手术。

方法：这类患者，由于肿瘤部位较深，所以手术入路有多种，但都是以入路近且最易切除肿瘤为前提，另外还要求对脑"功能区域"影响不大。在非功能区切开皮质，进入脑室后要注意脑室壁、脉络丛、丘脑等与肿瘤的关系，要注意保护好丘脑、丘纹静脉等重要结构，分块小心切除；供应肿瘤的血管均位于肿瘤蒂部，用瘤体钳或肿瘤镊轻轻转动肿瘤，暴露其根部后，用银夹夹闭血管，然后电凝切断之，把肿瘤分块或完整切除。肿瘤质地脆软者

可用吸引器吸除之，务求打开室间孔，恢复脑脊液的循环通路。对于自丘脑长入侧室的肿瘤，不要勉强切除，仅做活检手术，而对于异位的肿瘤视情况尽量多切除。

②脑干肿瘤：经影像学确诊为囊性病变者；脑干外生性肿瘤；脑干内呈局限性生长的实体瘤。

方法：此种手术成败的关键有以下几点。a. 显微器械的应用；b. 熟练的技巧，细致的操作；c. 准确的手术入路。一般均选择占位性病变在脑干最表浅的部位进入脑干。小心保护周围脑组织，细致观察脑干外形，在异常处纵向切开脑干，从瘤内向外切除肿瘤，一定要分块切除肿瘤，这样可以把脑干肿瘤周围的重要结构的损伤减少到最低限度。如果观察到局限性隆起，局部呈囊性感者，或有色素改变，在这些地方切开脑干可减少脑干的损害，手术成功率高。

2. 放射治疗

目前脑瘤治疗仍以手术切除为主。但手术却往往难以切净，故术后多辅以放射治疗。若肿瘤生长在脑干等重要组织部位，手术危险性大，放射治疗就成为重要的治疗方法。一般认为全脑照射 35~40Gy/4~5 周是安全剂量。另外每次分割剂量不宜过高（≤ 2.2Gy/ 次），否则会降低耐受量。颅脑放射治疗，若总剂量不超过 50~55Gy，每次分割少于 2Gy，则脑放射损伤发生率低于 5%。否则脑损伤发生率增加，所以难以用增高剂量的办法来提高疗效。

（1）放疗适应证 ①手术未能切净，例如胶质瘤多需术后放疗；②肿瘤发生在脑的要害部位如中脑、脑桥等不宜手术者；③术后复发者；④脑转移瘤；⑤垂体瘤。

（2）放疗禁忌证 ①手术能彻底切除的良性肿瘤；②放疗后复发者；③持续性颅内高压而不能解除者。

（3）放疗注意事项 ①必须了解病

史、病理及其分级，手术切除情况及目前病变范围，然后决定放疗部位、剂量及照射野大小，若有 CT 或 MRI 片，根据 CT 或 MRI 显示的肿瘤部位及大小设计照射野较为精确；②尽量保护脑部重要组织，保护眼球；③若有颅压增高，可配合激素及脱水疗法（应用高渗糖及甘露醇）；④全脑照射时，应从小剂量开始（1~1.5Gy/次）逐渐增加单次剂量到 2Gy，总剂量 35~40Gy/4~5 周；⑤术后放疗一般在术后 2~4 周开始。

3. 化学药物治疗

临床能用于脑瘤化疗的药物很少，原因是大多数药物都不能通过血-脑屏障，达不到治疗效果。目前化疗对原发性颅内肿瘤的疗效极有限，对多数常见脑瘤不能延长生存期。全身化疗所用药物以亚硝脲类为主，疗效尚肯定，但不良反应大。应用微导管技术选颈内动脉介入化疗提高肿瘤局部药物浓度，在一定程度上能减少药物在非肿瘤区聚集。但由于没有理想的纯肿瘤区灌注的靶血管，药物对靶血管支配的正常脑组织损害也较严重。由单药化疗有时并不比联合化疗的效果差，所以临床时是选单药还是选联合，需慎重。

（1）适应证

①对不能完全手术切除的浸润性脑胶质瘤及颅内转移瘤，为提高手术及放射治疗的疗效，防止复发，可用化疗。

②反复发作的颅内良性肿瘤，考虑恶性化，可行化学治疗。

③部位较深或长在要害部位的肿瘤。

④对放疗不敏感的肿瘤。

（2）单药化疗

①卡莫司汀（BCNU）：静脉给药，成人每次 125mg 或按 80~120mg/m² 的标准，溶于 5%~25% 的葡萄糖溶液（或生理盐水）250~500ml 中，在避光情况下 30~60 分钟内滴完。每日或隔日 1 次。连用 3 次为 1 疗程。

②洛莫司汀（CCNU）：口服给药，120~160mg/m²，一般一次服药。间歇 6~8 周再服第 2 次，一般可服药 5 次。

③司莫司汀（Me-CCNU）：口服给药，170~225mg/m²，每 4~6 周服 1 次，4~6 次为 1 疗程；静脉给药，每次 130~170mg/m²，每隔 6~8 周静脉注射 1 次。

④丙卡巴肼（PCB）：口服给药，每日剂量 100~150mg/m²，分 1~2 次口服，连续服用 20 天，丙卡巴肼能通过血-脑屏障，对恶性胶质瘤有效，缺点是毒性较大。可与洛莫司汀等药联合应用。

⑤甲氨蝶呤（MTX）鞘内给药，每次 10mg，5~7 日 1 次，3~5 次为 1 疗程。

⑥顺氯氨铂（DDP）：静脉给药，按每次 30~80mg/m²，加入生理盐水中静脉滴注，总量为 300mg，可反复应用。

（3）联合化疗 联合化疗的目的是提高化疗的效果。原则是各药物必须无交叉毒性反应，其作用能覆盖整个细胞周期，有相互协同作用。

①CPV 方案：环己硝脲（CCNU）110mg/m²，口服，第 1 日；丙卡巴肼（PCB）60mg/m²，口服，第 8~21 日；长春新碱（VCR）1.4mg/m²，静脉注射，第 8~29 日。上述药量用完为 1 疗程，每 6 周重复 1 次，可连续应用 3~4 个疗程。

②CVM 方案：洛莫司汀 100mg/m²，口服，每 6 周 1 次，连用 4~5 次；长春新碱 2mg/m²，静脉注射，每周 1 次，连续应用 4 周；甲氨蝶呤 25mg/m²，静脉注射，每周 1 次，连用 4 周，以后每 4 周 1 次。

4. 免疫治疗

脑瘤病进行手术治疗及放疗、化疗以后，或随着病情的发展、恶化，都存在着免疫功能低下的问题。目前，恶性脑肿瘤的免疫治疗以全身用药、癌体内注射及椎管内给药几种途径，选用药物以干扰素、白细胞介素Ⅱ为多，另外还有采用单克隆抗体治疗。

（1）干扰素（IFN） 干扰素是由单核细胞和淋巴细胞被诱导下产生的。它能延长细胞分裂周期所需的时间，减慢细胞增殖的速度；还可增强 NK 细胞的杀伤活性和抑制癌基因的表达，从而最大限度地减少癌细胞在体内的繁殖和生存。

（2）单克隆抗体 单克隆抗体是利用杂交瘤技术，由杂交瘤细胞分泌产生的一种高度特异性抗体成分。单抗能够识别脑瘤组织的相关抗原，这给脑瘤的诊断与治疗提供了有效的方法。

5. 脑瘤的导向治疗

脑瘤的导向治疗多处于临床前实验阶段，其临床应用国内外报道较少。

（三）辨证治疗

1. 辨证论治

（1）肝阴虚，肝火上扰证

治法：滋阴潜阳，镇肝息风。

方药：一贯煎合镇肝熄风汤加减。

药用：当归 18g，生地 12g，沙参 30g，麦冬 21g，枸杞子 20g，川楝子 15g，白芍 24g，代赭石 15g（先煎），生牡蛎 30g（先煎），玄参 20g。

（2）痰湿内阻证

治法：化痰祛湿，涤痰开窍。

方药：涤痰汤加减。

药用：陈皮 12g，半夏 15g，茯苓 30g，姜竹茹 20g，枳实 10g，制南星 10g，瓜蒌 30g，石菖蒲 20g，郁金 15g，防风 12g。

加减：湿重者加砂仁 6g，生苡仁 30g，白术 15g。

（3）气滞血瘀证

治法：理气活血，通窍止痛。

方药：通窍活血汤或血府逐瘀汤加减。

药用：桃仁 18g，红花 12g，赤芍 20g，川芎 15g，麝香 0.5g，加入黄酒，老葱适

量，水煎服；或当归 30g，生地 24g，枳壳 15g，牛膝 24g，柴胡 15g，地龙 18g 加入上方中同煎。

（4）肝肾亏虚，脑虚髓空证

治法：滋补肝肾，补脑填髓。

方药：金匮肾气丸加减。

药用：生、熟地黄各 24g，山药 30g，山萸肉 24g，茯苓 24g，泽泻 18g，丹皮 12g，当归 18g，枸杞子 30g。

（5）肝郁痰浊证

治法：平肝息风，燥湿化痰。

方药：半夏白术天麻汤加减。

药用：半夏 12g，白术 30g，天麻 20g，橘红 15g，茯苓 24g，全蝎 10g，蜈蚣 2 条，甘草 10g。

2. 外治疗法

（1）针灸治疗

①取风池、百会、悬颅、侠溪、行间。毫针刺用泻法，留针 15~20 分钟，每日一次，适应于神经胶质瘤头痛证属肝阳上亢型。

②取百会、气海、肝俞、脾俞、合谷、足三里。毫针刺用补法，并灸。适应于神经腔质瘤头痛证属肝肾阴虚型。

③取肾俞、命门、三阴交、关元。毫针用补法，或针灸并用，留针 15~30 分钟，每日 1 次。适应于脑垂体肿瘤阳痿者。

④取合谷、血海、行间、中极、三阴交，毫针刺用泻法，一般不用灸。适应于脑垂体腺瘤闭经者。

⑤取风池、百会、悬颅、侠溪、行间。毫针刺用泻法，留针 15~30 分钟，每日 1 次。适应于脑垂体肿瘤头痛属肝阳偏亢者。

⑥取睛明、球后、风池、下睛明、太冲、合谷、列缺、内关、三阴交；每次取 3~4 穴，针用泻法，留针 20~30 分钟，每日 1 次。适应于脑血管母细胞瘤。

（2）药物外治

①田螺 250g，明矾 100g，田螺去壳取

油，和明矾捣烂如泥，外敷患处，可1日数次。适用于脑肿瘤出现脑积水。

②鲜仙人掌适量，清水洗净，捣烂，敷于肿瘤相应部位，厚约1.0cm，每日换药1次。

③蜈蚣散：蜈蚣1条，冰片0.6g。功效通窍止痛。主治头颈部肿瘤，部分脑瘤或转移性脑肿瘤患者，出现鼻塞头痛者。用法上两味研成细面和匀备用。鼻塞头痛时由鼻孔吹入少许药面。

3. 单方验方

（1）葵树子10g，鱼脑石15g，白僵蚕15g，共研细末，装入胶囊，每服6g，每日2次。主治脑瘤。

（2）花椒10g，核桃树根白皮30g，煎水代茶饮。主治脑垂体瘤。

（3）白花蛇舌草30g，蛇六谷30g，贯众30g，菝葜30g，野菊花30g，水煎服，每日一剂。主治各种脑瘤。

（4）全蝎100g，磁石100g，蜈蚣50g，共研细末，装入胶囊，每次服7.5g，每日2~3次。主治脑膜瘤。

（5）白僵蚕9g，双钩藤10g，石决明15g，珍珠母30g，蚕沙10g，猪苓12g，车前子12g，泽泻15g，全蝎6g，酸枣仁9g，茯苓皮10g，菊花9g，水煎服。适用于颅内压增高，头痛呕吐，视力障碍者。

（6）二星汤 石菖蒲15g，远志10g，胆南星10g，姜半夏10g，夏枯草20g，白蔻仁10g，蛇六谷10g，蛇莓10g，芙蓉花10g，瓜蒌仁15g。化痰散结止痛。水煎服，日1剂，用于多种颅内肿瘤有效。

（7）夏枯草15g，猪苓15g，七叶一枝花10g，苍耳子12g，石决明25g，车前草20g，木通10g，泽泻10g，蛇六谷30g，茯苓10g，野菊花10g，甘草4g，水煎服。适用于脑瘤颅内压增高症，或手术、放疗、化疗后的巩固治疗。

（8）抗脑瘤汤 夏枯草30g，海藻30g，石见穿30g，野菊花30g，生牡蛎30g，昆布15g，赤芍15g，桃仁9g，白芷9g，生南星9g，蜈蚣9g，王不留行12g，蜂房12g，全蝎6g，地龙12g。清热攻毒，化痰软坚。水煎2次，取汁300ml，每日1剂，分2次服用。适用于各种颅内肿瘤的治疗。

（四）名医治疗特色

1. 吴良村

吴良村在颅内肿瘤的治疗上以扶正祛邪，调整阴阳，以和为贵，以平为期为原则，扶正重在补肝益肾滋补肾精，益气健脾；祛邪重在祛痰、化瘀、散结、解毒、息风；根据患者的病史、主症、舌脉来进行辨证，不忘本虚标实之病机，遵急则治标，缓则治本之法分型论治，功效明了；肝肾不足，治以补肝益肾，滋阴潜阳，方选用六味辈。肝阳上亢，治以清肝泻火，平肝潜阳，方可选用天麻钩藤饮；气滞血瘀，治以行气化瘀，活血通络，方选用通窍活血汤；痰湿内阻，治以燥湿化痰，消肿软坚，方可选用半夏白术天麻汤。

2. 郭文灿

郭文灿治疗脑瘤经验认为本病当责之于风、火、痰，盖风为百病之长，夹诸邪（热毒、痰湿等）上蒙清窍。痰性重着黏腻，所到之处，无不窍闭络阻；火性炎上，灼津生痰，也多致脑部病变。临床用药必当从痰、风、火论治，药用土茯苓、菊花、钩藤、生石膏、川贝母、黄芩、牛膝、夏枯草、陈皮、寒水石、白花蛇舌草、半枝莲等清热、息风、祛痰，并根据不同证型辨证用药，取得较好的疗效。在止痛方面，郭老亦有独特的经验，如用雄黄散外敷穴位止痛，或用鲜仙人掌不拘量，洗净捣烂敷肿瘤部位；或选用全蝎焙干研末服止痛效果明显；亦可用老鹳草30g，水煎服，专治两太阳穴疼痛。

3. 段凤舞

段凤舞治疗脑瘤用龙胆草 30g，清半夏 10g，云茯苓 10g，陈皮 7g，磁石（先煎）30g，蜈蚣 5 条，海浮石 10g，乌梢蛇 10g，天麻 15g，钩藤（后下）15g，夏枯草 15g，昆布 10g，海藻 10g，丝瓜络 10g，浙贝母 10g，焦三仙各 10g，生黄芪 30g，枸杞子 30g。水煎服，每日 1 剂。加减：头痛剧烈，加细辛 3g，花椒 9g；肢体麻木，加桂枝 6g，牛膝 10g；神识不清另加服局方至宝丹，每日 1 丸。主治：脑肿瘤，症见头痛时作，或剧烈疼痛，或肢体麻木不灵，或记忆力减退，甚至神志模糊不清。此方为段凤舞教授临床上常用的经验方。对改善脑肿瘤患者的自觉症状有较好疗效。另有姜雄散，以老生姜、雄黄各等份，制法为取老生姜除叉枝，挖一洞掏空，在姜的四周留约半厘米厚，然后装进雄黄粉末，再用挖出的姜末把洞门封紧，放陈瓦上，炭火慢慢焙干，7~8 小时，焙至金黄色，脆而不焦，一捏就碎时，即可研粉，过 80 目筛后装瓶密闭备用。外敷病灶处头皮部。配合内服汤药，有较好疗效。

4. 周仲瑛

国医大师周仲瑛教授辨治颅内肿瘤的经验该病病机为肝肾亏虚、风痰瘀阻、清阳失用，周老认为，脑瘤初起，多以风、痰、瘀阻、脑窍为标，由于其常易化热、酿毒，故表现为风火上扰、郁热伤阴、瘀热阻窍、风痰瘀毒上蒙清窍等证，皆可致清阳失用。病程既久，肾虚肝旺，内风暗动。若为年老体弱患者，或经手术、放疗、化疗等治疗所伤，则发展为气阴两虚，脾肾两虚；或内风夹痰走窜，风痰瘀滞经络；或风痰瘀阻合并水毒阻窍。恶性脑瘤，尚有癌毒走注，可见饮停胸胁、癌毒袭肺等变证，久病则多见气血阴阳俱损，呈现大虚、大实的状态。周老在临证时，首先依据病机主次进行加减，如以肝肾阴虚为主

者，酌加生地黄、熟地黄、墨旱莲、女贞子、山萸肉；阴虚内热明显者，酌加功劳叶、黄柏、知母、生地黄、炙龟甲、玄参、白薇、牡蛎；风痰上蒙者，酌加天麻、白蒺藜、川芎，重用葛根、石菖蒲；瘀热里结，腑气失调者，酌加大黄、水蛭、桃仁、土鳖虫、全瓜蒌；瘀热互结者，酌加水牛角片、赤芍、丹皮、生地，或加白薇；痰瘀互结，颅内肿块难消者，酌加用炙鳖甲、土鳖虫、牡蛎、海藻等。其次可依据主症加减，以呕吐为主者，配用旋覆花、代赭石、橘皮、竹茹、姜半夏等；头痛明显者，加川芎、片姜黄，甚者加穿山甲（现已禁用，需以他药替代），或加制草乌；肢体麻木，功能障碍者多加鸡血藤、片姜黄、怀牛膝等；痰多者，加竹沥水或猴枣散；邪毒正盛，正气尚旺者，加炙马钱子等。

五、预后转归

颅内肿瘤是一种严重危及患者生命的疾病。由于其生长部位不同，其预后各异。就大脑半球各脑叶而言，额叶、颞叶预后较好，顶叶预后较差。额叶的少支胶质瘤 5 年生存率为 74%，星形细胞瘤为 35%，而多形性胶质母细胞瘤 5 年的生存率为 11%；颞叶的少支胶质细胞瘤 5 年的生存率为 75%~77%，星形细胞瘤 5 年生存率为 28%~32%，多形性胶质母细胞瘤的 5 年生存率为 15%；顶叶的少支胶质细胞瘤 5 年生存率为 42%~51%；星形细胞瘤 5 年生存率为 18.7%~23.2%，多形性胶质母细胞瘤 5 年内的生存率为 3%~6.7%。目前手术治疗仍是多数颅内肿瘤的首选方案。由于颅内肿瘤多有浸润性生长的特点，手术不易完全切除，术后易于复发，所以脑瘤的术后治疗，如放疗、化疗、中医中药治疗等方法仍相当重要。如胶质母细胞瘤，生长迅速，预后不良。单纯手术部分或大部分切除肿瘤平均存活为 14~17 周。极少报告

达到 2 年者。手术切除加放射治疗可延长存活期 40~47 周，手术、放疗和化疗并用平均存活期可达 62 周，有报告应用卡氮芥（BCNW）或洛莫司汀（CCNU）可使存活期延长高达 2 年以上。一般手术多在 6~12 个月复发，死亡达 80%。手术切除肿瘤治疗以小脑肿瘤切除为最佳，存活期延长 20 年，最长可达 30 年。大脑半球部分切除或大部切除，辅以放疗虽然有延长存活期的报告，由于肿瘤边界不清，对放疗不敏感，缺乏前瞻性研究，疗效未定。

六、预防调护

（一）预防

1. 加强自我保护

（1）加强锻炼身体增强体质，尽量避免头部感受寒湿。

（2）尽量避免头部外伤。头部外伤尤其是造成颅骨凹陷性骨折时，瘢痕组织所致的慢性炎症可以诱发本病。

（3）重视职业环境的保护，改善劳动环境条件，尽可能避开与人类有密切关系的化学致癌因子，如多环芳烃类（苯并芘）、芳香胺类（联苯胺、2-奈胺）、霉菌毒素（黄曲霉毒素 B）、亚硝胺（二甲基亚硝胺、甲基苄亚硝胺）、烷基卤（氯乙烯）和铬化合物、镍化合物等。物理致癌因子如 γ 射线、X 射线、UV 等。

（二）调护

（1）在病重期间要注意调整体位；无休克时可抬高床头 15~30°；勿使颈部扭曲或胸部受压以利于颅内静脉回流。

（2）保持呼吸道通畅及时清除分泌物，必要定时给予吸氧。有条件时可给予用高压氧舱给氧，每日 2~3 次，每次 45 分钟。

（3）尽量避免喷嚏、咳嗽、干呕及时治疗大便秘结，保持大便通畅。

（4）饮食宜少食多餐，食物要清淡新鲜、易消化，并含一定蛋白质、碳水化合物和维生素 B、C；营养治疗应强调高蛋白、高碳水化合物、高维生素、低脂肪；宜多食新鲜蔬菜、水果，忌食高脂食物、油炸品、辛辣和海腥发物等。

七、专方选介

脑瘤方：天麻 10g，黄芪 20g，川芎 10g，地龙 12g，僵蚕 8g，土鳖虫 10g，牛膝 10g，蜈蚣 2 条，全蝎 6g，泽泻 12g，大黄 6g，重楼 20g，半枝莲 20g，制附片 10g，壁虎 10g，甘草 5g。共奏健脾化痰祛瘀、软坚散结、解毒之功，水煎服，日一剂，分 2 次温服。

路通葛蒲汤：路路通 20g，丝瓜络 30g，藤梨根 30g，蛇六谷 30g，田三七 10g，白蚤休 15g，车前子 20g，生半夏（先煎）10g，蜈蚣 2 条，全蝎 10g，石菖蒲 10g。以通络开窍、祛痰化饮、活血祛瘀、解毒散结为法则，水煎服，日 1 剂，分 2 次温服。

虫蝎搜瘤煎：僵蚕、胆南星各 9g，全蝎、白芷各 6g，蜈蚣 3 条，黄精、石决明（先煎）、大蓟各 30g，夏枯草 15g，车前子 60g，天麻、蔓荆子各 12g。诸药共奏搜瘤开窍之功。水煎服，日一剂，分 2 次温服。

脑瘤消方：金银花 15g，连翘 15g，蒲公英 15g，地丁 15g，夏枯草 15g，三棱 12g，莪术 12g，半枝莲 15g，白花蛇舌草 15g，全瓜蒌 20g，瓦楞子 15g，礞石 20g，水蛭 15g，蜈蚣 3 条，猪苓 40g，牡蛎 15g 组成。治疗以祛痰软坚、活血通经为主，清热解毒为辅。水煎服，日 1 剂。

消瘤丸：丹参 30g，当归、川芎、乳香、没药、五灵脂、昆布、海藻、藁本各 30g，白芥子、蔓荆子各 25g，牙皂 20g，僵蚕 15g，蜈蚣 10 条，硇砂 10g。共研细末，炼蜜为丸。每次 10g，每日 2 次，15 天为 1 疗程。随症加减：肝肾阴虚者加女贞子 20g，白芍、玄参各 25g；脾肾阳虚者加熟地 25g，菟丝子、益智仁各 20g；湿阻结者加半夏、陈皮、云苓各 25g；热郁毒结者加龙胆草、栀子、黄芩、野菊花各 25g。

自拟益脑化瘤汤：全蝎 5g，龙胆草 6g，半夏、菊花、白术、代赭石、龟甲胶、何首乌各 10g，龙骨、牡蛎、女贞子各 15g，生地、麦冬、枸杞子、山萸肉、当归、黄芪各 20g。以滋阴补肾养肝为主。水煎服，日一剂，分 2 次温服。

脑瘤汤：白附子、牵牛子、白芷、白术、石菖蒲、赤芍、牡丹皮 10g，川芎、莪术、郁金、僵蚕、壁虎各 15g，蜈蚣 3 条，全蝎 5g，黄芪 50g，谷芽、鳖甲、麦芽各 20g，薏苡仁 30g，大黄、桂枝、炮姜各 6g，冰片（另包）0.5g。冰片用法：洗净脐部，冰片加等量面粉以 75% 的乙醇调成饼状置于脐部，上贴塑料薄膜，纱布固定，每天换 1 次。其余药物水煎内服，每天 1 剂。

脑瘤丸：辛夷、麻黄、附子、细辛、山萸肉、人参、甘草、山慈菇、重楼。功能：温热扶阳，消坚化瘀，通利九窍，消散肿块。主治：脑瘤，脑膜瘤，脑脊髓肿瘤，脑瘤术后复发，不适宜手术治疗的脑瘤，如脑干肿瘤。

桂苓消瘤丸：辛夷、麻黄、附子、细辛、山萸肉、人参、甘草、山慈菇、重楼。功能：温热扶阳，消坚化瘀，通利九窍，消散肿块。主治：脑瘤，脑膜瘤，脑脊髓肿瘤，脑瘤术后复发，不适宜手术治疗的脑瘤，如脑干肿瘤。

消癌片：红升丹 300g，琥珀 300g，山药 300g，白及 300g，三七 620g，牛黄 180g，黄连 150g，黄芩 150g，黄柏 150g，陈皮 60g，贝母 60g，郁金 60g，蕲蛇 60g，犀角 90g，桑椹 90g，金银花 90g，黄芪 90g，甘草 90g。功能：活血凉血，解毒消癌。主治：舌癌、鼻咽癌、脑癌、食管癌、胃癌、骨肉瘤、乳腺癌、宫颈癌等。饭后服。1 个月为 1 疗程，4~6 月为 1 个治疗期，每疗程后停药 1 周。

扶正抗癌合剂：党参、黄芪、石菖蒲、车前子、车前草、地龙、龙骨、牡蛎各 15g，玄参 20g，泽泻 12g，土鳖虫、白芷、藁本、陈皮各 9g。扶正固本，消肿排毒抗癌。主治：肿瘤脑转移，症见头昏头痛、肢体障碍、意识障碍、癫痫、面瘫、精神异常、视力改变、失语及共济失调等。用法：每日 1 剂，每剂煎服 3 次，饭后 2 小时服，长期服用。

八、治疗共识

（一）病因病机

颅内肿瘤属中医"真头痛""内风""中风"等范畴。当代名家围绕本病的临床证候及通过审证求因对其病机的研究日趋深刻。李佩文教授认为本病由风、痰、毒、瘀至实，如风火相煽、内动风阳、痰凝湿结、内阻瘀毒等盘旋入脑，时长久而成瘀；或因气血亏虚、平素体弱、病久耗伤、肾精匮乏，脑髓失养，髓海空虚，加之痰浊内生，最终形成肿瘤。概言之，本病病机不离虚实两类，或单一为病，或合而致病。李修五教授勤求古训并结合脑瘤的临床表现，认为脑瘤的发生是在正虚的基础上产生的，脑为髓海，肾生髓通脑，肾虚髓海不足，虚邪贼风乘虚而入，痰、瘀、毒邪凝聚，闭阻脉络，蕴结清窍，形成肿块，同时，瘀火又可化热，热灼津液，引动肝风，上入脑府，合痰浊邪毒，变化成癌。刘永戴等认为本病与气血瘀滞，痰瘀凝结，火毒内蕴，脏腑功能失调有关。许菊秀认为本病病因病机与气滞血瘀，痰凝湿聚有关，气血瘀滞日久，逐渐形成肿块。李兴让等则认为此系正气亏损，真阳耗竭，瘀毒为患；范承宗认为此病属"血瘀头痛"范畴，因感受外邪，使血溢脉外，积于头顶而成。

（二）辨证思路

1. 化痰息风

本病主要病理因素是痰湿之邪，故化痰祛湿仍为基本大法；周岱翰教授认为癌肿发生皆因痰作祟，如朱丹溪谓："凡人身上中下有块者多是痰"。除痰散结是治疗癌症的常用方法。沈敏鹤主任医师从三焦辨治脑瘤，认为上焦多瘀，治以化瘀通络为法；中焦多痰，治以健脾化湿为法；下焦多虚，治以补肾生髓为法。

周容华主任认为痰湿之邪凝聚于脑，脑部气滞血瘀，痰瘀互结导致本病，在病变过程中，痰瘀互结，脑络痹阻，日久化热动风，因此治疗上化痰通络时，也要注意清热息风；于敏等提出了脑瘤属"风痰"的观点，治疗采用温化痰浊，平肝息风，结合临床症状，酌加补益肝肾，健脾养胃之品；周瑞珍认为本病是由于体质虚弱，血行不畅，痰浊阻滞，髓海受损，痰瘀凝聚成块，阻塞脑络所致。主张化痰软坚，通窍息风；王庆才以风痰夹瘀，蒙闭清窍为本病病机，提出了痰瘀同治，采用化痰息风，化瘀通窍法，常用生半夏、生南星、天麻、钩藤等化痰息风；桃仁、川芎、全蝎、蜈蚣等化瘀通窍。

2. 理气活血

瘀毒也是导致本病的一个重要因素。范承宗认为因感受外邪，使血溢脉外，积于头顶而成，瘀阻不去，故头痛如刺。治疗以祛瘀为主，同时注意病者兼症。用药善用三七。许菊秀认为本病病因病机与气滞血瘀、痰凝湿聚有关。治疗以行气活血为主，祛痰化湿为辅。赵冠英根据脾肾两虚，肝郁气滞之病机治疗以健脾益肾、疏理肝气、疏通气血，补先天不足和后天之

虚损，此为治本；活血化瘀、散结抗瘤此为治标。

3. 滋补肝肾

张梦依认为凡肾阴虚损，水不涵木，肝阳上亢，痰瘀互结，侵犯于脑致脑肿瘤者，以滋阴潜阳、化痰逐瘀法治之。常用制首乌、白芍、女贞子、石斛、制龟甲滋补肾阴，磁石粉、牡蛎粉、珍珠母粉、菊花、青葙子平肝潜阳，制鳖甲滋阴潜阳，消肿软坚。柴可群等提出治疗本病以化痰开郁、消肿软坚、滋补肝肾等攻补兼施法治疗。用药首选化痰、消肿、软坚之品，使用补益肝肾药时，也要考虑到本病痰浊较重，应用平肝补肾药时以补而不腻，不助痰湿之品为宜。李兴让等认为本病是由于正气亏损，真阴耗竭，瘀毒为患，宜攻补兼施，标本兼治，提出了补肾化瘀法。

（三）治法探讨

周容华学者认为脑部肿瘤治疗时应以化痰通络、软坚散结、清热息风、滋补肝肾为基本治法。张梦依从痰郁辨治恶性肿瘤，对脑肿瘤提出了滋阴潜阳、化痰逐瘀法。孙桂芝学者认为脑瘤是本虚标实的疾病，与脾、肝、肾密切相关，以痰的作用最为关键，辨证分为4种证型：脾肾亏虚型：治疗以补益脾肾为主，方以四君子汤合六味地黄丸加减；肝风内动型：治疗当以清肝潜阳为法，方以镇肝熄风汤合羚角钩藤汤加减；痰湿内结型，治疗以除湿为主，兼顾搜风清络，方以半夏白术天麻汤合涤痰汤加减；瘀毒互阻型，治疗以温阳散寒、解毒祛瘀为法，方以通窍活血汤加减；张经生教授认为脑瘤的病因为脾胃健运失司，后天失养，郁而生痰，日久化热，痰随风阳上干清窍，故治疗从脾胃入手，代表方为温胆汤，其有豁痰开窍、化湿和胃、宁心益志、清心凉血作用。

（四）分型论治

1. 神经胶质瘤

（1）痰湿内阻型　以涤痰汤合五苓散加减，常用药为胆南星、半夏、制附片、枳实、竹茹、茯苓、猪苓、车前子、陈皮等。

（2）气滞血瘀型　以通窍活血汤合血府逐瘀汤加减，常用药为红花、丹参、川芎、当归、生地、桃仁、赤芍、川牛膝、水蛭、莪术、重楼等。

（3）肝胆实热型　以龙胆泻肝汤加减，常用药为龙胆草、生地、川芎、赤芍、柴胡、黄芩、泽泻、木通、车前子、白花蛇舌草等。

（4）肝阳上亢型　以镇肝熄风汤加减，常用药为姜半夏、生牡蛎、当归、白芍、牛膝、代赭石、生龙骨、玄参、钩藤等。

（5）肝肾阴虚型　以阿胶鸡子黄汤加减，常用药为钩藤、生地、红花、鸡子黄、络石藤、阿胶、白芍、石决明、全蝎、僵蚕等。

2. 脑垂体肿瘤

（1）痰湿内阻型　导痰汤加减，常用药为法半夏、胆南星、茯苓、昆布、枳实、天麻、贝母、全蝎、半枝莲等。

（2）肝肾阴虚型　知柏地黄丸加味，常用药为知母、黄柏、生地、丹皮、泽泻、茯苓、山茱萸、山药、熟地、全蝎、蜈蚣等。

（3）脾肾阳虚型　以金匮肾气丸加减，常用药为黄芪、熟地、山茱萸、枸杞子、山药、泽泻、肉桂、茯苓、淫羊藿等。

3. 颅咽管肿瘤

（1）气滞血瘀型　以通窍活血汤加减，常用药为桃仁、红花、赤芍、川芎、全蝎、地龙、穿山甲（现已禁用，需以他药替代）等。

（2）痰湿内阻型　导痰汤加减，常用

药为半夏、陈皮、胆南星、枳实、石菖蒲、煅牡蛎、瓜蒌等。

（3）肝肾阴虚型　以知柏地黄汤加减，常用药为钩藤、茯苓、熟地、山茱萸、生地、丹皮、泽泻、知母、黄柏等。

（4）脾肾阳虚型　以金匮肾气丸加减，常用药为党参、肉苁蓉、淫羊藿、熟地、山药、泽泻、肉桂、制附片、茯苓、陈皮等。

4. 脑干肿瘤

（1）风痰阻络型　解语丹加减，常用药为天麻、全蝎末、胆南星、白附子、远志、石菖蒲、木香、羌活、半夏、陈皮等。

（2）气滞血瘀型　通窍活血汤加减，常用药为桃仁、川芎、当归、姜半夏、夜明砂、赤芍、全蝎、僵蚕、地龙、水蛭、莪术等。

（3）阴虚阻络型　六味地黄丸合牵正散加减，常用药为生地、丹皮、泽泻、茯苓、山萸肉、山药、制附片、僵蚕、全蝎末、白芷等。

（4）气虚血滞型　补阳还五汤加减，常用药为黄芪、桃仁、红花、当归尾、赤芍、桂枝、地龙、川芎、全蝎末、乌梢蛇等。

5. 颅内脑膜瘤

（1）气血瘀结型：通窍活血汤加减，常用药为桃仁、红花、川芎、生地、当归、赤芍、白芷、穿山甲（现已禁用，需以他药替代）、水蛭、莪术、白花蛇舌草等。

（2）肝胆实热型　龙胆泻肝汤加减，常用药为龙胆草、柴胡、黄芩、当归、生地、泽泻、木通、车前子、香附、郁金、穿山甲（现已禁用，需以他药替代）、重楼等。

（3）痰湿内阻型　涤痰汤加减，常用药为胆南星、半夏、枳实、竹茹、陈皮、茯苓、车前子、石菖蒲、钩藤、生石决明、蜈蚣、半枝莲等。

（4）肝肾阴虚型　六味地黄丸加减，常用药为生地、山茱萸、丹皮、泽泻、茯苓、女贞子、龟甲、重楼等。

（5）脾肾阳虚型　金匮肾气丸加减，常用药为党参、黄芪、重楼、制附片、肉桂、丹皮、泽泻、山药、熟地、陈皮等。

6.脑血管网状细胞瘤

（1）痰湿内阻型　温胆汤加减，常用药为半夏、竹茹、陈皮、茯苓、生姜、全瓜蒌、佩兰、蜈蚣、地龙、僵蚕、乌梢蛇等。

（2）气虚血瘀型　补阳还五汤加减，常用药为黄芪、当归尾、赤芍、地龙、车前子、川芎、桃仁、红花、川木瓜、露蜂房等。

（3）肝风内动型　镇肝熄风汤加减，常用药为玄参、生牡蛎、代赭石、牛膝、龟甲、白芍、天冬、全蝎、僵蚕等。

（五）中药研究

1.单味药的研究

据药理实验及临床研究鲜天南星水提取液经醇沉淀后的浓缩制剂，试管试验 [1：（8~32）浓度] 对 Hela 细胞有抑制作用，使细胞浓缩成团块，破坏正常细胞结构，部分细胞脱落；对小鼠实验性肿瘤，有明显的抑制作用。有报告指出，从中提取的 D- 甘露醇有同样的抑瘤作用，可能为抗癌的有效成分之一。

石菖蒲在动物体内实验证明有抗癌活性的作用，对动物移植性肿瘤有抑制作用。本品对黄曲霉菌抑制率92%，对杂色曲霉菌抑制率为97%，对强致癌毒素黄曲霉素 B_1 和小梗囊孢菌素的抑制率为100%。

大黄素能抑制癌细胞的氧化和脱氢，大黄酸对癌细胞的酵解也有明显的抑制作用；刺五加提取物对动物实验的移植瘤、药物诱发瘤、癌的转移都有一定的抑制作用，还能减轻抗癌药物的毒性。

芦荟醇提取物及从中分离出的芦荟素 A 和 Alomicin 均具有抗肿瘤作用。芦荟素 A 治癌率达 50%~67%，且不良反应很微小，其作用机制可能是芦荟素 A 可增加 NK 细胞，并可扼杀伤害性细胞 T 细胞。芦荟素 A 能抑制小鼠甲基胆蒽诱发的纤维肉瘤。

苦杏仁苷的水解产物氢氰酸和苯甲醛对癌细胞有协同破坏作用，苦杏仁苷能够帮助胰蛋白酶消化癌细胞的透明样黏蛋白被膜，使白细胞能够接近癌细胞，以致吞噬癌细胞，其水解产物氢氰酸及苯甲醛的进一步代谢产物，分别对改善患者的贫血及缓和肿瘤患者的疼痛亦有一定的作用。

动物实验表明，以全蝎提取液 0.2ml（相当于生物 0.04g/ 只）隔天皮下给药连用 5 次后，用药第 11 天和停药第 8 天时，对细胞肉瘤（SRS）实体瘤的抑制率分别为 38.8% 和 55.5%。全蝎提取液对肿瘤细胞的化学影响，可能使上述两种瘤组织的 DNA 明显减少，表明全蝎对带瘤小鼠的肿瘤生长有明显的抑制作用。

有人研究认为，冬虫夏草的虫草水提取物、醇提取物，无论口服或腹腔注射，对小鼠肿瘤的生长有明显的抑制作用。

另外，近年来研究发现一些含多糖类的中草药，像黄芪、党参、沙参、玉竹、麦冬、女贞子、淫羊藿、巴戟天、仙茅、菟丝子、肉苁蓉、白术、黄精、山药等，能提高（或增强）网状内皮细胞的吞噬功能，对机体体液免疫起激活作用。从而也起到了抗肿瘤的作用。

2.复方的研究

复方的研究多在辨证论治的基础上，采用化痰息风为主或行气活血为主。化痰息风基本方：半夏、南星、夏枯草、石菖蒲、僵蚕、生牡蛎、地龙、蜈蚣、猪苓、蟾酥、土鳖虫、天龙组成。头痛剧烈者加川芎、全蝎粉。用本方治疗原发性颅内肿瘤67例。治愈5例，显效16例，有效31

例，总有效率77.6%。经验方：重楼30g，威灵仙30g，木瓜9g，水煎服，治疗脑肿瘤，效果明显。冬凌草素注射液10~20mg，肌内注射，或加入25%~50%葡萄糖注射液中，静脉推注，每日一次，对颅内肿瘤的治疗也有一定的作用。

徐薪等采用川红拔瘤膏外敷治疗60例脑胶质瘤患者，疗效评价采用症状与体征积分改善率，MRI对照改变积分率，病理检查抑瘤率综合评定标准；结果显示总有效47例（78.33%），其中显效病例34例（56.66%），有效病例13例（21.66%）。乔玉山等总结了周昌安20余年来诊治的1156例脑肿瘤患者，治疗方案为消瘤丸合加味昆藻二陈汤并随症加减；全部患者均经过半个月至16个月的治疗并长期随访；结果显示临床总有效率为93.6%。徐复娟等报道了运用辨证论证及六经辨证引经药的运用治疗脑胶质瘤的经验。徐宝秋认为治疗脑瘤应：补益以正本清源，祛邪以防微杜渐，引经以引药达病所。在此治疗原则指导下治疗的脑肿瘤患者取得了较好疗效。

刘宏伟学者等认为放、化疗反应是毒邪侵袭人体，耗伤气血津液，引起脏腑功能衰减，主要表现为脾肾亏虚，应用升白汤对脑瘤放化疗造成的外周血细胞下降的113例患者进行临床观察，明显优于采用鲨肝醇、维生素B$_4$治疗的对照组，说明升白汤可有效地减轻放、化疗对骨髓造血功能的抑制，具有扶正升白作用。

（六）外治疗法

应用针灸疗法作为颅内肿瘤治疗的一种新的手段，是一个值得探索的课题。有人观察表明针灸治疗肿瘤的作用可能在于提高机体免疫功能，增强抗病能力，同时针灸具有平衡阴阳和调节脏腑的功能，对颅内肿瘤的症状及疼痛有较好的缓解作用。另外，瘢痕灸对激发机体免疫功能亦有较

好的作用。

颅内肿瘤食疗与肿瘤治疗效果的好坏以及患者营养情况的关系已引起了近代医学家的重视。饮食能致病，也能治病，能致癌也能治癌。针对颅内肿瘤患者的常量营养、微量营养需求关系，根据中医医食同源的理论，斟酌患者病情、体质、辨证施食，是有作用的。一些科研单位对民间常用的银耳、山楂、蘑菇、海参、芦笋等进行了临床及实验抗肿瘤研究。有人还对癌症患者提出了一些食疗原则。如注意食物性味，保护脾胃的功能；食疗与药疗的相互结合，取长补短；忌口不宜太严，食谱不宜太窄等。

（七）评价与展望

中医药治疗颅内肿瘤的效果是肯定的。一般采用化痰息风治疗，尚有部分医家除化痰息风外，又根据自己的临床体会。加入活血、补肾、健脾、理气、散结、利尿等药物，取得了较为满意的临床疗效。治疗颅内肿瘤单味药及复方的研究也取得了可喜的进展。中草药与一般抗癌药不同，它对正常细胞无损害作用，有的甚至还有促进生长，延长寿命的作用。例如，仙鹤草、败酱草等对癌细胞抑制率达98%以上，对正常细胞有促进增殖作用。非药物治疗的研究，同样取得了较为满意的效果。据临床观察统计，中医药治疗颅内肿瘤有效率最高达86%，最低为64%，平均达77.85%。

西医对颅内肿瘤的治疗除手术、放疗、化疗等方法外，近几年，人们又把希望寄托于干扰素的功用上来。用不同来源、不同纯度和不同类型的干扰素（IFN）来治疗颅内肿瘤。主要是用IFN的"钟摆效应"，即大剂量和小剂量表现相反的作用。如对病毒的增殖、病毒的毒性、细胞的增殖、抗体的产生、移植物的存活和巨噬细胞的

活动等，大剂量干扰素显示抑制作用，小剂量显示刺激作用，但总的来说，IFN 治疗颅内肿瘤尚未取得满意的效果。临床上治疗颅内肿瘤还是根据具体情况将多种方法联合应用为好。现国内实验已有少许实验报道。如 IFN 与放射治疗相结合、与化学治疗相结合、与发热疗法相结合等，也都在摸索阶段。

临床研究表明，中医药对抗颅内肿瘤，调节机体免疫力有着巨大的优势，开发前景广阔。但传统的剂型及给药方式和途径，限制了许多药物的应用，影响了其疗效的发挥，应改革剂型，对那些确有良效而受传统给药方式及途径限制者，进行提炼、加工，制成针剂，采取多渠道给药，以提高疗效。另外，应进一步加强有效药方的筛选，以便更多的药物被发掘利用。非药物疗法是一种无毒无副作用的治疗方法，其前景广阔，今后应加强这方面的开发研究工作。

中医学是一个伟大的宝库，中草药资源极为丰富，如何在防治颅内肿瘤中发掘中医中药优势，搞好中西医结合，彻底征服脑瘤，尚待今后的努力。

主要参考文献

[1] 中华中医药学会. 中医内科常见病诊疗指南 [M]. 第 1 版. 北京：中国中医药出版社，2008.

[2] 贾建平. 陈生弟. 神经病学 [M]. 第 8 版. 北京：人民卫生出版社，2018.

[3] 吴江. 贾建平. 神经病学 [M]. 第 3 版. 北京：人民卫生出版社，2015.

[4] 吕传真，周良辅. 实用神经病学 [M]. 第 4 版. 上海：上海科学技术出版社，2014.

[5] 王永炎. 今日中医内科 [M]. 北京：人民卫生出版社，2011.

[6] 周洁，刘海晔，赵美蓉. 脑瘤散治疗复发性脑胶质瘤的临床研究 [J]. 天津中医药，

2008，25（4）：277–279.

[7] 许沛虎. 中医脑病学 [M]. 北京. 中国医药科技出版社，1998.

[8] 王永炎，张伯礼. 中医脑病学 [M]. 北京. 人民卫生出版社，2007.

[9] 周用，杨祎，周亚娜，等. 路通菖蒲汤联合司莫司汀治疗脑转移瘤的临床研究 [J]. 湖北中医杂志，2010，32：10–12.

[10] 王辉. 孙桂芝治疗成人原发性脑瘤经验 [J]. 北京中医药，2011，30：664–665.

[11] 曾勇辉，曾琨. 张经生临床治疗杂病举隅 [J]. 辽宁中医药大学学报，2011，13：142–143.

[12] 林丽珠. 朱丹溪"从痰辨治"理论思辨及在脑瘤中的应用 [J]. 新中医，2010，42：127–128.

[13] 徐薪，纪小龙，张财，等. 川红拔瘤膏外敷治疗脑胶质瘤的临床研究 [J]. 中国中医药咨讯，2010，2：3–5.

[14] 乔玉山，周岁华. 周昌安治疗脑肿瘤经验 [J]. 中国医药科学，2013，3：99–101.

[15] 徐复娟，徐宝秋. 徐宝秋治疗脑胶质瘤经验 [J]. 浙江中西医结合杂志，2013，23：869–870.

[16] 刘宏伟，卞志远，刘宝琴. 升白汤治疗脑瘤放化疗后血细胞减少症的临床研究 [J]. 中国实用医药，2013，8：195–196.

[17] 周瑞珍. 梁剑波治疗肿瘤经验举隅 [J]. 浙江中医杂志，1996，31（5）：194

[18] 柴可群. 从痰论治肿瘤及临床应用 [J]. 浙江中医学院学报，1996，20（2）：1

[19] 梁冰，孙静云，叶放. 周仲瑛教授病机辨证颅内肿瘤的临床经验 [J]，南京中医药大学学报，2016，32（2）：195–197.

[20] 毛德西. 中西医肿瘤诊疗大全 [M]. 第一版，北京：中国中医药出版社，1996；276–278.

[21] 潘苏白，潘大江. 虫蝎搜瘤煎为主治疗颅内肿瘤 30 例 [J]. 新中医，2001，33（1）：

54.

[22] 李文海, 孟慧英. 脑瘤消方治疗颅内肿瘤36例 [J]. 山东中医药大学学报, 2002, 21 (1): 5.

[23] 樊永平. 中医药治疗脑瘤的思路初探 [J]. 中国中医药信息杂志, 2004, 11 (6): 471-472.

[24] 刘永戡, 王捷敏, 韩明宏. 中枢神经系统恶性肿瘤手术后的中草药治疗 [J]. 上海中医药杂志, 1981 (3): 8-9.

[25] 梁松岳. 脑瘤方加放疗治疗恶性脑胶质瘤的临床疗效观察 [J]. 长沙: 湖南中医药大学, 2013

[26] 李园. 李佩文中医药治疗脑瘤临证经验 [J]. 北京中医药, 2011, 30 (3): 183-185.

[27] 蒋士卿, 孙宏新. 李修五教授治疗脑瘤经验 [J]. 中医研究, 2009, 22 (11): 48-50.

第四十五章 精神分裂症

精神分裂症（schizophrenia，SCZ）是一种精神障碍，其特征是认知障碍，以及阳性和阴性症状其病因尚未阐明。SCZ是全球疾病负担的十大主要原因之一，影响着全球约1%的人口。SCZ临床表现的频繁波动过程和停药后复发的高风险，是造成患者和家属身心压力的重要原因。20世纪瑞士精神病学家布鲁勒（E.Bleuler.1911）首先提出了"精神分裂"这一概念，认为该病的核心是思维松散和人格结构破坏所致的沟通与行为的全面损害，并建议命名为精神分裂症。

中医学虽无此病名，但早在公元前一世纪的《灵枢·癫狂》说："狂始发，少卧不饥，自高贤也，自辩智也，自尊贵也，喜骂詈，日夜不休"，是对精神分裂临床症状的早期记录。此时对癫狂的病因病机描述有因于火热，如《素问·至真要大论》说："诸躁狂越，皆属于火。"有因情志，如《灵枢·癫狂》"得之忧饥""得之大恐""得之有所大喜"。更有提出有遗传因素，如《素问·奇病论》云："人生而有病癫疾者，此得之在母腹中时。"东汉张仲景在其《金匮要略·五脏风寒积聚病脉证并治》中说"阴气衰者为癫，阳气衰者为狂"从阴阳失调论治此病。宋元时期对此病的病机认识更加丰富，如金·刘完素《素问玄机原病式·五运主病》："五志所发，皆为热，故狂者五志间发"，认为此病有情志失调进而引起火热之邪内盛而因此病，而元代朱丹溪认为"癫属阴，狂属阳，癫多喜而狂多怒，脉虚者可治，实则死。大率多因痰结于心胸间"。将此病从阴阳论治，并指出此病的主要病因是痰结于心，提出痰为主要病因，而心为主要病变脏腑。明清时期王清任《医林改错·癫狂有瘀血说》认为："癫狂……乃气血凝滞脑气"，提出因瘀血致病，对此病的发病原因认知进一步完善。根据本病的主要临床表现，可归于"狂证""癫证""郁证"等范畴。

一、病因病机

（一）西医学研究

1. 流行病学

据流行病学调查，全球有2090万人患病，全球患病率是0.28%，每年的经济成本需要有1340万美元，我国精神分裂终身患病率为0.7%。尽管精神分裂症是一种低患病率的疾病，但疾病负担却很大，并且随着人口的大量增长和老龄化精神分裂症带来的经济负担将会进一步加大。

2. 病因和发病机制

精神分裂症病因尚不十分明确。统计资料表明，本病与遗传因素、社会环境因素及躯体生物学因素有密切关系。神经生化病理假说和脑结构研究为本病的病因和病理作了较为合理的阐述，但仍待进一步研究证实。

（1）遗传因素 家系调查表明，本病患者近亲中的患病率比一般居民高数倍。与患者血缘关系越近，预期发病率越高。对精神分裂症孪生子研究报告表明，单卵孪生的同病率比双卵孪生一般高4~6倍。双胞胎研究明确地表明，精神分裂症是一种遗传性疾病，具有遗传风险。研究表明，位于第22号染色体上的COMT基因突变为val158met，通过影响脑内单胺代谢，参与精神分裂的发生。再者如Dysbindin（DTNBP1）基因，它是位于6p24-22区域的，一个保守的 140kb 基因。异常结合蛋白的基因变异与精神分裂症有关，通过影响额颞叶皮质锥体神经元的树突分枝减少，导致精神分裂症患者认知功能减退。通过增加谷氨酸的释放，影响通路的兴奋性。同样神经调节蛋白 1（NRG1）也是精神分裂症易感基因，它位于 8p12–21 区域，NRG1–ErbB 受体的相互作用导致受体二聚化、酪氨酸磷酸化和下游信号通路的激活，影响细胞周期。

（2）社会环境因素　Hortingshead 和 Redtich 在 New Baven 社区调查，统计半年内的发病率，发现在生活贫穷人群中，精神病住院率最高，以精神分裂症最明显，社会最低阶层人群的发病率为高阶层人群的 3 倍。国内 12 个地区精神疾病流行病学协作调查资料亦表明，经济水平低，不在业的人群中的患病率明显高于经济水平高的人群，二者比率为 3∶1。而躁郁症则未见这种分布特点。推测这可能与经济水平低、社会阶层不高、生活环境较差、生活动荡、职业无保障等心理社会应激的负荷大有关，在遗传素质的基础上容易发病。

（3）躯体生物学因素　丹麦 Scbulsinller 对生母患精神分裂症的 166 名子女进行了前瞻性调查，发现这组高危人群长大后是否患精神分裂症与出生时的并发症，如窒息、子痫等有关。追踪其中精神分裂症患者，67% 患者出生时有某种并发症。提示在遗传负荷相类似的情况下，是否患精神分裂症取决于环境因素。Mednick 等对胎儿时 4~6 个月曾暴露于 A2 流感病毒的青年（26.5 岁）进行检查，发现其精神分裂症患病率明显高于胎儿时未受病毒侵犯者，说明病毒感染影响胎儿神经发育可能是精神分裂症的危险因素。

（4）神经生化病理假说　早在克雷丕林提出精神分裂症可能与体内代谢异常产生内生性毒物有关的假设以前，Gjessing

（1932）发现周期性紧张精神病患者的氮代谢有周期性平衡失调。体内氮潴留与精神症状的出现相一致，伴有副交感神经张力占优势，当机体毒物从体内排出后，精神症状也随之消失。以后许多学者发现患者血液、脑脊液、尿内含有毒性物质。而 Buscaino 则发现精神分裂症患者体内胺含量增高。

在精神药理和中枢神经递质的研究中，发现抗精神病药物的治疗作用与脑内儿茶酚胺有关。多巴胺作为重要的儿茶酚胺类神经递质，参与神经分裂症的发病，研究表明多巴胺能亢进能解释刻板行为、妄想、幻觉等产生的机制。谷氨酸被认为是大脑中含量最丰富的兴奋性氨基酸类神经递质，它激活 G 蛋白偶联代谢型谷氨酸受体和离子型谷氨酸受体。谷氨酸与皮层萎缩程度相关，会导致慢性精神分裂症的阴性症状和认知症状相关。另一方面，炎症在精神分裂症中起着中心作用，因为压力可以增加促炎细胞因子释放，甚至可能导致慢性促炎状态。在神经影像学研究中，中枢神经系统体积的丧失和小胶质细胞的激活进一步支持了精神分裂症低水平神经炎过程的相关性。

（5）脑部结构研究　CT 和 MRI 发现，30%~40% 精神分裂症患者有脑室扩大或其他结构异常。脑室扩大也可见于初次发病或高发病家庭发病前的青少年，推测这可能是患者早年罹患中枢神经系统疾病的反映。除脑室扩大外，发现胼胝体有明显的发育异常。此类患者有明显的阴性症状，对治疗不敏感。根据这些资料，Craw 等提出了精神分裂症Ⅰ型和Ⅱ型。Ⅰ型以阳性症状为主，对神经阻滞剂治疗反应好，无智力障碍，推测以 D2 受体增多为病理基础；Ⅱ型以情感淡漠，主动性缺乏等阴性症状为主，对神经阻滞剂反应不良，病程相对不可逆，有时存在智力障碍。

（二）中医学认识

中医对癫狂病的病机论述颇多，其病因多责之于痰、气、火、瘀，病机为痰气上扰、气血失调、阴阳失秘，病位在于肝、胆、心、脾。

1. 痰气上扰

百病皆由痰作祟，而与本证关系尤为密切。情志抑郁，气郁化火，炼津为痰，痰火上扰，蒙扰神明，清窍失聪，故而神志逆乱，狂躁不宁，歌笑骂詈发为癫狂。明代戴元礼在其《证治要诀》说，癫狂是以七情不舒为因，间接导致痰涎产生，最终使心窍被蒙而发病。

2. 气血失调

脑为髓海，与心相应，共同维持神明正常运行。脑藏精明作用的正常发挥需要，脏腑气血上充于脑，而在癫狂病症发生时，气血多凝滞于脑，脑部气血不能与其他脏腑气血互通，神明失守，故而出现癫狂病症。此种脑气与脏气不相连接而发病的理论依据，在《医林改错》中可见。

3. 阴阳失调

恼怒惊恐，损伤肝肾，或喜怒无常，心阴亏耗，肝肾阴虚，心火暴亢，若所欲不遂，思虑过度，损伤心脾，心虚则神耗，脾虚则不能生化气血，心失所养，神无所主，故而默默寡言痴呆，语无伦次。

二、临床诊断

（一）辨病诊断

1. 临床诊断

当前精神分裂症的诊断主要是根据临床特点，即建立在临床学的基础上。诊断的主要依据如下。

（1）有较特征的思维和知觉障碍，情感不协调、平淡及意志活动缺乏症状。

（2）病程有缓慢发展，迁延的趋势。

（3）无特殊阳性体征，绝大多患者无意识及智能障碍。

当特征症状不明显或症状不典型时，常需经过较密切的观察才能确诊。

2. 病原学诊断

由于精神分裂症是一组原因并非十分明了的精神病，其某些实验室指标可出现异常，但目前尚不能从实验室确定特异性指标。

3. 临床类型

由于本病的诊断是建立在症状学基础上，而精神分裂症临床症状复杂，通常划分为不同类型，这些类型划分是根据起病、病程、治疗反应及预后而制定的。通常有以下几型。

（1）单纯型　本型青少年时期发病，起病缓慢，持续进行，病情自动缓解者少，治疗效果较差。早期可出现易疲劳、无力、失眠、工作效率低等类似神经衰弱症状，表现为日益加重的孤僻、被动、生活懒散和情感淡漠。幻觉妄想不明显。

（2）青春型　此型较常见。多发病于青春期，起病较急，发展较快，疗效亦较好。主要症状是思维内容离奇，难以理解，思维破裂。喜怒无常，表情做作，扮鬼脸、傻笑，行为幼稚、愚蠢，常有兴奋冲动行为及本能意向亢进。

（3）紧张型　较少见。本型多在青壮年发病，起病较快，以木僵状态多见。表现为言语运动受抑制，程度不同。从运动缓慢、少语少动的木僵状态到固定于某种姿势，不语不动，不饮不食，对环境变化毫无反应的木僵状态。紧张性木僵可与短暂的紧张性兴奋交替出现，如突然起床，无目的地砸东西，然后仍旧躺下。此型可自动缓解，治疗效果较其他类型好。

（4）偏执型　此型又称妄想型，占本病半数以上。发病于青壮年或中年，起病较缓慢。病初敏感多疑，逐渐发展成妄想，并有泛化趋势。妄想内容日益脱离现实，结构可系统化，亦可零乱，有时伴幻觉和感知综合障碍。患者意识状态多处于幻想或者妄想中，情感和行为不受控，容易伤害自己或伤害别人。但患者精神衰退现象较不明显，故在发病相当长时间内，尚可维持日常工作。本型愈后较好。

（5）混合型　虽然上述四种临床类型各有不同的典型特征，但许多患者可同时表现出不止一种类型的临床症状，或随病程的进展表现出不同类型的临床症状，称为混合型。

（6）其他类型　除上述传统4型外，临床上述各型部分症状同时存在，难以归属，称未分型。按国际疾病分类ICD-11可分为如下几类。

①残留型精神分裂症：在精神分裂症一次或多次发作之后，不再有精神病性症状，而残留有人格改变、严重睡眠障碍及其他社会功能障碍，难以恢复其原来的学习和工作，实际上属于精神分裂症的不完全缓解状态。

②急性精神分裂症：患者短期内迅速发病，出现鲜明的精神病情症状，表现出严重的思维紊乱、情绪激动或兴奋不宁等，并可有片段幻觉、妄想，甚至短暂的意识模糊。许多学者倾向于将其作为一个单独的疾病单元看待。此类发作可能是躁狂发作，也可能是中毒或症状性精神障碍的一种表现。此外，少数精神分裂症患者也可以此类方式突然起病。

③儿童精神分裂症：指儿童期在一些发育和适应障碍的基础上，出现了精神病性症状，如兴奋、抑郁、幻觉及古怪的观念等，此型进一步发展，则成为成年精神分裂症。

4.诊断标准

为使精神分裂症的诊断标准规范化，尽可能避免因诊断标准掌握宽严不一而影响临床和科研资料的可比性。目前常用的诊断标准国内是《中国精神障碍分类及诊断标准》第三版（CCMD-3），国外是美国《精神障碍诊断和统计手册》（DSM-Ⅳ），以及《国际疾病分类》第十一版（ICD-11）中精神与行为障碍的分类和诊断标准。

（二）辨证诊断

精神分裂症在中医辨证上有癫、狂之分，癫证以沉默痴呆，静而多语为特征，狂证以狂躁、打人、多动、多怒为特征，两者在临床中不能完全分开，多合并在一起讨论。

望诊：兴奋不安，面红目赤，或情感淡漠，面色无华，舌质红或淡、苔腻。

闻诊：语无伦次，或寡言少语，或歌或骂。

问诊：言语错乱，不能正常应答。

切诊：身热或肢冷，脉滑数或沉细。

1.肝郁痰结证

证候：情感淡漠，生活懒散，喜静恶动，闷闷不乐，神志呆钝，胸闷叹息，胁肋胀痛，忧虑多疑，自语或不语，渴不喜饮。舌淡红，苔白腻，脉弦滑。

辨证要点：情感淡漠，静而少动，胁肋胀痛，脉滑。

2.心脾两虚证

证候：神志恍惚，言语错乱，心悸易惊，思维贫乏，善悲欲哭，少寐多梦，食少倦怠。舌质淡，苔白，脉细弱。

辨证要点：言语错乱，食少倦怠，喜悲欲哭，苔白，脉细弱。

3.气滞血瘀

证候：情绪不稳，喜静恶动，恶闻人声，妄见妄闻，出言无序，哭笑无常，面色暗滞，表情呆板，胸闷太息，心悸烦乱，头痛如刺，夜不入寐。舌质紫暗，瘀斑，脉沉弦而迟或沉涩。

辨证要点：情绪不稳，面色晦暗，妄见妄闻，舌紫暗，瘀斑，脉沉弦而迟或沉涩。

4. 痰火扰心证

证候：性情急躁，头痛失眠，两目怒视，面红目赤，突然狂暴无知，情感高涨，言语杂乱，逾垣上屋，气力逾常，骂詈呼号，不避亲疏，毁物伤人，哭笑无常，登高而歌，弃衣而走，渴喜冷饮，便秘溲赤，不食不眠。舌质红绛，苔多黄腻，脉弦滑数。

辨证要点：性情急躁，情感高涨、便秘溲赤，不食不眠，舌质红绛，苔黄腻，脉弦滑数。

5. 火盛伤阴证

证候：精神疲惫，时而躁狂，神志焦虑，多言善惊，心悸易惕，烦躁不眠，形瘦面红，五心烦热。舌质红，少苔或无苔，脉细数。

辨证要点：时而躁狂，形瘦面红，五心烦热，舌质红，脉细数。

三、鉴别诊断

（一）西医学鉴别诊断

从本病的症状，根据诊断标准，对精神分裂症做出诊断并不困难。确诊后，必须进行临床分型，同时需与以下疾病进行鉴别诊断。

1. 神经衰弱

部分精神分裂症患者，尤其是单纯型患者，早期可出现失眠、易疲劳，工作能力下降等类似神经衰弱的症状。但神经衰弱患者有完整的自知力。患者完全了解病情，反应强烈，积极要求治疗，甚至过重地评估病情。早期精神分裂症患者则无完整的自知力，无相应的情感反应和迫切治疗的要求。详细追问病史，则可发现这些患者早已有人格改变。

2. 强迫性神经症

某些精神分裂症的早期以强迫症状为主，但内容荒谬离奇。对症状的情感反应不鲜明，甚至平淡，亦无迫切摆脱病态体验的要求。强迫性神经症其特点如下。①患者意识到这种强迫观念、意向和动作是不必要的，但不能控制；②强迫症状造成患者心理困扰；③强迫观念和强迫动作可同时出现于患者，或者仅出现一种，而强迫动作的目的是减轻焦虑和不安感；④患者自我认知能力正常，希望治疗。

3. 抑郁症

木僵状态的患者需与严重抑郁症相鉴别。严重抑郁症患者虽可出现言语思维迟缓，动作迟缓困难，甚至木僵状态，但其情感是低落而不是淡漠。经医生努力仍可得到一些应答性反应，显示出患者与周围人仍有情感上的交流。紧张性木僵患者与周围人没有情感上的交流，医生尽力与其沟通，患者都不会引起情绪共鸣或反应。

4. 躁狂症

急性起病并表现兴奋证多的精神分裂症应与躁狂症相鉴别，情感反应、环境反应的不同是两者鉴别要点。情感活跃、生动，有感染力且与思维内容配合，与周围接触主动，观察和反应敏捷是躁狂症的显著特点。精神分裂症患者言语动作增多，但不伴情绪高涨，动作单调刻板，与周围环境不配合。

5. 反应性精神障碍

在明显精神因素影响下起病的精神分裂症，早期症状可有浓厚的反应性色彩。但这种妄想体验随着病程的发展，在内容和结构上，距精神因素愈来愈远，日益脱离现实，荒谬离奇。患者不主动暴露内心体验，对病态缺乏相应的情感反应。反应性精神障碍的患者则常主动叙述自己的体验，以求得他人的同情和支持，且病态体验在逻辑推理上接近正常人，情感反应强烈，主动要求治疗，症状可随精神因素的解除而逐渐消失。

6.症状性精神病

伴躯体疾病的精神分裂症应与症状性精神分裂症相鉴别。症状性精神病可出现思维不连贯、幻觉、妄想、运动性兴奋或抑制等类似精神分裂症的症状，但这些症状是在意识障碍的背景下出现的。幻觉的恐怖性为主且有昼轻夜重的波动性。当意识障碍消失时，患者与环境接触良好，情感反应保存，特征性精神分裂症症状消失。病程经过与躯体疾病紧密相关。而精神分裂症思维内容与环境脱离，特别是在意识障碍减轻或消失时这类症状更为明显。

7.脑器质性精神病

近年来许多散发性病毒性脑炎常以精神症状为首发症状，约半数患者早期缺乏神经系统阳性体征，易致误诊。通过周密的精神和神经系统检查，常能及时发现患者有定向，记忆和注意障碍，以及反应迟钝，小便失禁等脑器质性损害症状。此外，病毒感染的前驱症状，脑电图弥散性异常，可作为诊断的重要依据。若有脑脊液细胞数和蛋白量增加，可进一步协助诊断。

癫痫朦胧状态也可出现类似精神分裂症的思维障碍，根据病史及癫痫患者特有的思维黏滞性和赘述性，情感反应良好，鉴别诊断并不困难。此外，癫痫特殊的脑电图改变，也是鉴别的重要依据。

有部分脑肿瘤患者以明显的精神症状为主诉，详细体检可鉴别。

（二）中医病证鉴别诊断

癫狂虽均属精神失常，但二者临床特点迥异。癫为阴盛，狂为阳盛，《难经·二十难》云："重阳者狂，重阴者癫。"癫证多沉默呆钝，静而多语，狂证则以喧闹、躁狂、打骂、多动为特征。

另外，癫狂需与痫证相鉴别，痫证虽亦多责于痰邪为患，发作之时则突然仆倒，昏不知人，口吐涎沫，两目上视，四肢抽搐，或口中如做猪羊叫声，移时苏醒，醒后一如常人。根据其发作时症状特点及未发时一如常人的特征，临床不难鉴别。

四、临床治疗

（一）提高临床疗效的基本要素

1.病初泻实，重在气血痰火

癫狂之疾，其因多责之所欲不遂，情志不畅。情志抑郁则气失条达，肝木生发之气，性喜条达，最恶抑郁。气机不畅，肝气郁结，郁而化火，"气有余便是火"。一方面火邪灼津为痰，另一方面肝木乘脾土，脾失健运，津不气化，停而为痰。痰与火结，上扰神明，清窍失聪，则语无伦次，甚则呼号叫骂，躁扰不宁。正如《素问·至真要大论》说：狂躁、激越都是由于火热。气行不畅，也会影响血液的正常运行，气血多凝滞于脑，脑部气血不能与其他脏腑气血互通，神明失守。现代血流变指标，微循环观察均证实精神分裂症患者有不同程度的血瘀。此为活血化瘀法治疗本病提供了有力的证据。由此可见，本病邪在痰、血、火、气，然以气为先，气引动火，火炼津为痰，同时气滞导致血瘀。气为总因，然只有气郁，尚不致发癫狂，必有痰有瘀，才致清窍失聪。本病之治，当务之急为涤痰化瘀，同时勿忘降火理气。

2.中西合璧，权衡治宜

精神分裂症发作之时，呼号叫骂，越垣上屋，打人毁物，力逾于常，且不配合治疗。中药效果虽好，但不容易为患者接受，虽可强制服用，亦多有不便。当患者处于极度亢奋状态时，仅用中药亦不能收全功，必须配用西药，大多数医师临床经验是，症状重时以西药为主，中药为辅；症状减轻，患者能够接受时，以中药为主，辅以西药。

3. 心理治疗贯穿始终

中医认为，情志不畅为本病主源，气不条达不仅可致本病，也是痰、火、瘀血这些病理因素之祸首。气滞贯穿精神分裂症的整个病理过程。临床经验证实，心理社会因素对巩固疗效有重要意义。由于本病有复发的特点，因此，症状缓解后的心理调节尤为重要。

（二）辨病治疗

1. 抗精神病药物

本类药物品种繁多，宜根据病情酌情选用。一般原则是，对急性发病，兴奋不安，阳性症状活跃者，选镇静作用较强的药物，如氯丙嗪400~600mg/d，氟哌啶醇14~20mg/d，氯氮平300~400mg/d，奥氮平2~5mg/d等。对缓慢发病，以思维贫乏、情感淡漠、行为退缩为主要症状者，可选用去抑制作用的药物。此类药物的中枢镇静作用较弱，且具有兴奋和激活作用，但非兴奋剂，常用的如奋乃静20~40mg/d，氟奋乃静10~30mg/d，舒必利400~800mg/d等。对表现既不兴奋也不偏抑制的患者，可选用哌唑嗪20~40mg/d，氯普噻吨300~500mg/d等。

2. 不良反应及其处理

（1）锥体外系症状　最为常见的不良反应。症状有运动不能、肌张力增高、静坐不能及急性肌张力障碍。现在认为是剂量较大的指征，可以减少剂量，必要时服用苯海索、甲磺酸苯扎托品一类抗胆碱能药物。

（2）迟发性运动障碍　这是较为严重的不良反应，多发于治疗后期。处理上较为棘手，可降低药物剂量，但不能停药，否则会加剧不良反应。可试用小剂量利血平或异丙嗪治疗，必要时更换锥体外系不良反应较小的药物，如舒必利等。重点在于预防发生。

（3）对肝脏的不良反应　一般常见肝功能异常，极少数可出现黄疸，应减量或停药并给予对症处理。

（4）造血系统不良反应　可出现白细胞减少，极少数可出现粒细胞缺乏症，应立即停药，给予对症治疗。

（5）心血管方面的不良反应　以体位性低血压较为常见，一般可自行恢复，重者可用升压药物，但禁用肾上腺素。若发生心动过速和心电图改变，应对症处理。

（6）皮肤方面的不良反应　以药疹、皮炎较为常见，可对症处理，必要时停药。

（7）精神矛盾反应　可出现新的精神症状，如抑郁、兴奋、意识障碍等，应与原有精神症状仔细鉴别，可酌情减药。

3. 新一代典型抗精神病药物

其作用机制是同时拮抗多巴胺及5-羟色胺能系统。近年来广泛用于临床的药物有氯氮平、利培酮、奥氮平等，约半数传统抗精神病药物治疗无效的患者采用新一代药物治疗可取得疗效。①氯氮平：由于纹状体多巴胺受体的亲和力低，无锥体外系不良反应，大约1%的患者出现粒细胞降低；②利培酮：与其他抗精神病药物相比，特点对阴性症状有一定作用，治疗剂量较低，一般在6mg/d以内。

抗精神病药物的主要临床作用是：消除幻觉、妄想、思维和行为紊乱等精神病性症状，使患者安静，保持情绪稳定，减少攻击和冲动行为，使认知功能相对保持完整。抗精神病药物对阴性症状的疗效较阳性症状差，10%~20%的患者对药物治疗无效。急性精神障碍理想的日治疗剂量为：氟哌啶醇10~20mg，氯丙嗪400~800mg。急性期症状控制后应继续治疗量，维持至少3个月，3~6个月后将药物减至维持量，维持剂量一般为治疗剂量的2/3~1/2，具体情况因人而异，一般掌握在最低有效治疗量。维持治疗时间第一次发病约2年，第二次发病者建议至少维持5年，第三次或三次以上复发者建议终生维持用药。伴情感障碍的精神分裂症患者，可用抗抑郁药物或锂盐配合治疗。

4. 对症治疗

对于不同形式的锥体外系不良反应的处理可采取不同措施：①急性肌张力增高可即刻肌内注射抗胆碱药物东莨菪碱，往往可以迅速缓解症状；②帕金森综合征及静坐不能可用抗胆碱药物苯海索 2~4mg 口服，2~3 次 / 日，或配合安定及普萘洛尔等药物对症治疗。20%~40% 长期采用药物治疗的患者可出现迟发性运动障碍。

（三）辨证治疗

1. 辨证施治

（1）肝郁痰结证

治法：疏肝理气，化痰开窍。

方药：导痰汤（《校注妇人良方》）加减。

药用：陈皮、半夏、香附、柴胡、枳实、郁金、石菖蒲。

加减：神志呆钝者，加远志、石菖蒲；头目不清者，加菊花、川芎、白蒺藜；不寐者，加炒酸枣仁、琥珀。

（2）心脾两虚证

治法：健脾益气，养心安神。

方药：养心汤（《医方集解》）加减。

药用：党参、黄芪、茯苓、当归、丹参、川芎、柏子仁、酸枣仁、远志、五味子。

加减：心悸者，加太子参、麦冬。

（3）气滞血瘀

治法：理气活血，化瘀醒神。

方药：通窍活血汤（《医林改错》）加减。

药用：桃仁、红花、赤芍、川芎、麝香、郁金、石菖蒲。

加减：胸闷喜太息者，加柴胡、郁金、木香、青皮；头痛如刺者，加三棱、莪术、川芎。

（4）痰火扰心证

治法：镇心涤痰，清泻肝火。

方药：生铁落饮（《医学心悟》）加减。

药用：天冬、麦冬、贝母、胆南星、橘红、石菖蒲、远志、连翘、茯苓、茯神、玄参、钩藤、丹参、生铁落、辰砂（冲服）。

加减：痰火壅盛而舌苔黄腻甚者，可与礞石滚痰丸合用；肝胆火盛者，可与当归龙荟丸合用。

（5）火盛伤阴证

治法：滋阴降火，安神定志。

方药：二阴煎（《景岳全书》）加减。

药用：生地黄、麦冬、酸枣仁、生甘草、玄参、茯苓、黄连、木通、灯心草、淡竹叶。

加减：不寐者，加柏子仁、磁石、珍珠母；便秘者，加火麻仁、大黄。

2. 外治疗法

（1）针刺法　针刺时取穴以任督二脉、心经及心包经为主，行针宜用虚补实泻之法。

（2）穴位注射配合电针疗法　大椎、陶道、身柱、神道、灵台、"一光"（系经外奇穴，位于颈正中线第 5、6 椎棘突间中点）、双侧足三里、丰隆。前 6 穴各用 2% 当归针 1ml，后 2 穴用维生素 B_1 针各 1.5ml 注射，日 1 次。治疗精神分裂阳性症状者。

（3）头针　百会、风池、率谷、头临泣、印堂。操作：患者取仰卧位，准确定穴后常规消毒，以规格为 0.25mm × 40mm 无菌针灸针，刺穴得气，留针 30 分钟，其间每隔 15 分钟行捻转手法 1 分钟。针刺隔日 1 次，每周 3 次，共观察 4 周。治疗精神分裂症并发睡眠质量差、记忆力减退，日常情绪波动，疼痛敏感。

3. 成药及单验方

（1）成药

①礞石滚痰丸：逐痰降火，用于痰火扰心所致的癫狂惊悸，或喘咳痰稠，大便秘结。用法用量：每次1丸，每日2次，口服。

②当归龙荟丸：泻火通便。用于肝胆火旺，心烦不宁，头晕目眩，耳鸣耳聋，胁肋疼痛，脘腹胀痛，大便秘结。用法用量：每次1丸，每日2次，口服。

③舒肝丸：舒肝和胃，理气止痛。用于肝郁气滞，胸胁胀满，胃脘疼痛，嘈杂呕吐，嗳气泛酸。用法用量：每次1丸，每日2次，口服。

④朱砂安神丸：清心养血，镇惊安神。用于胸中烦热，心悸不宁，失眠多梦。用法用量：每次1丸，每日2次，口服。

⑤血府逐瘀口服液：活血祛瘀，行气止痛。用于瘀血内阻，头痛或胸痛，内热瞀闷，失眠多梦，心悸怔忡，急躁善怒。用法用量：每次10ml，每日3次，口服。

⑥天王补心丹：滋阴养血，补心安神。用于心阴不足，心悸健忘，失眠多梦，大便干燥。用法用量：每次1丸，每日2次，口服。

⑦解郁安神颗粒：舒肝解郁，安神定志，用于情志不舒，肝郁气滞等精神刺激所致的心烦，焦虑，失眠健忘等。用法用量：每次5g，一日2次。

（2）单验方

①冰糖120g，白矾120g，加水600ml，煎至200ml。顿服，取剧烈呕吐后，糜粥调养，功能主治：祛湿化痰，适用于痰湿内盛型癫狂。

②取活地龙10余条，盐水漂洗干净，剖除内脏，和白糖捣为泥，一次灌服。服后泻下燥屎后取效，具有活血祛瘀的功效，适用于瘀血内阻型癫狂。

（五）名医治疗特色

张志远

国医大师张志远教授善用脏腑用药式，善用古方化裁新方治疗顽疾。张教授认为此病的发病与肝、脾相关，肝郁脾虚一方面能够使气郁痰结清窍被蒙，另一方面能够气血缺乏，心神不得养，对于SCZ的治疗除了疏肝健脾外，还从喜用相克之法，以悲胜怒、喜胜悲、恐胜喜之法对患者疏导。对于患者自身压力情绪，张教授倡导情绪应该及时宣泄，可采用呼喊、体育锻炼等形式对压抑等不良情绪进行宣泄，药物治疗方面，喜重用大黄、龙骨和茯神此三味药逐瘀泻火。针对不同证型分别创制不同主治的方药，如化痰醒神汤涤痰开窍，具体药物：半夏曲10g，茯神15g，旋覆花9g，橘红15g，胆南星15g，石菖蒲15g。二胡开散汤，疏肝理气，具体药物：柴胡15g，黄芩15g，党参10g，半夏10g，白芍15g，枳壳15g，大黄6g，甘草10g，生姜6片，大枣（劈开）10枚。当归散加味，疏肝健脾，具体药物：当归10g，茯苓10g，白芍10g，川芎10g，白术6g，柴胡15g，甘松10g，砂仁10g。

五、预后转归

精神分裂症病理具有不断发展，逐渐加重的趋势。临床表现的主要形式有持续性和间歇发作两种。前者病程不断发展，精神症状日益加重；间歇发作者的病程在精神症状急剧出现一段时间后，间隔以缓解期。缓解时，患者的精神意识状态可和正常人无差，也可能有一定的病态残留。如不及时治疗部分病例随着病程的进展，会发作次数增加。

精神分裂症患者大部分遗留缺损症状，部分患者以衰退为转归。衰退的出现与病程经过的性质有密切关系。起病缓慢的患者多数出现衰退，而周期性病程者出现衰退只是少数，大部分痊愈或仅遗留缺损。

一般精神分裂症发病愈急者，良好和完全缓解的机会愈多，复发次数愈多，良好缓解的可能性愈小。有明显精神因素起病者，相对预后较好。患者性格属强而均衡型，预后较好；病前性格孤僻，内向属弱型，预后较差。另外，发病年龄愈小，预后也愈差。

不同类型的精神分裂症，预后各异。偏执型和急性紧张型的预后较好，青春型的次之，单纯型预后最差。

六、预防调护

在精神分裂症的一级预防尚未有肯定措施以前，预防的重点应放在早期发现、早期治疗和预防复发上。因此在基层卫生人员中普及精神病防治知识，建立社区精神病防治组织和机构，使精神分裂症患者能及早被发现，及时得到治疗机会和康复措施，十分重要。社区精神病康复机构的建立，为解决患者的社会心理康复和就业，提供了条件，并对预防复发和衰退有积极作用。

主要参考文献

[1] 李凌江，陆林主编. 精神病学 [M]. 北京：人民卫生出版社，2015.06：256.

[2] HuangYQ, WangY, WangH, etal. Prevalence of mental disorders in China：across-section alepidemio logical study [J]. Lancet Psychiatry.2019.6（3）：211-224.

[3] CharlsonFJ, FerrariAJ, SantomauroDF, et al. Global Epidemiology and Burden of Schizophrenia：Findings From the Global Burden of Disease Study2016 [J]. SchizophrBull.2018.44（6）：1195-1203.

[4] 汪瀚. 杨文明从痰火瘀毒辨治癫狂经验 [J]. 安徽中医药大学学报，2019，38（06）：31-33.

[5] 潘琳琳，王淞，孙君艺，等. 国医大师张志远治疗癫狂经验拾萃 [J]. 辽宁中医杂志，2019，46（06）：1150-1153.

第四十六章　抑郁症

抑郁症是一种情绪障碍，主要的临床表现为情绪低落、失去乐趣或兴趣、明显的食欲障碍或体重变化、睡眠障碍、精力减退、运动减少、过度内疚和（或）无价值感、注意力下降以及反复出现死亡或自杀的想法，患者会在相当长的一段时间内导致持续存在悲伤的情绪。发病的平均年龄是 25 岁，女性更容易患病，是男性患病率的 2 倍。

根据抑郁症的临床特点，据中医学记载，相当于中医学"郁证"的范畴。早在春秋战国时期已有对此病的记载，如《素问·六元正纪大论》曰："木郁达之。"汉代张仲景在《金匮要略》记录了容易悲伤、容易哭泣的脏躁病和咽喉中如有异物的梅核气，可归为郁证的两种表现形式。元代朱丹溪提出了气滞、血瘀、火热、食积、湿气、痰浊六种邪气过盛均可致郁。郁证作为一种病名首次出现于《医学正传》。明代是个分界点，在此之后所说的郁证，主要是指由情志因素过极，导致的郁。如《古今医统大全·郁证门》说："郁为七情不舒，遂成郁结，既郁之久，变病多端。"认为郁证是由于情志不舒所致，情绪压抑过久而成，临床症状变化很多。《景岳全书·郁证》着重讲了由于发怒、忧思所致的三种郁证。《临证指南医案·郁》曰"郁证全在病者能移情易性"，认为此种情志之郁的治疗全在于转移患者的注意力。王清任提出了"血瘀致郁论"。综上可知，郁如果代表一种郁积的状态，可以气、血、火、痰、湿、食六种邪气的郁滞，就是一种广义的郁。而单指情绪压抑所致的郁，就是狭义的郁。此种情致之郁是明代至今认为的郁证。

一、病因病机

（一）西医学研究

1. 流行病学

世界范围内，抑郁症的患者数约 3.5 亿人，抑郁症的 12 月患病率是 6%，而终身患病率是 11.1%~14.6%，抑郁症世界上所有国家都普遍存在的疾病，无论国内生产总值（GDP）如何，五分之一的人都将遭受抑郁症的折磨。社会和环境因素在抑郁患者的社会心理发展中起着重要作用，但潜在的生物学和遗传因素也仍然是关键驱动因素，并且两者通过表观遗传机制相互作用。抑郁症一般从青春期中期开始，20 岁是发病的高峰，从 20 岁到 40~50 岁之间一直是抑郁症发病的敏感时期。女性比男性更高发。未经治疗的抑郁症发作通常持续数月甚至数年，即使进行治疗，完全康复也可能需要长达一年的时间。此外，恢复后，复发的可能性仍然很高，多达 50% 的患者在其一生中会经历进一步的抑郁发作。并且随着年龄的增长，有利结局的可能性会降低，并且每次发作都会进一步复发。总体而言，抑郁症患者中约有 50% 在 6 个月内恢复，一年之内增加到近 75%。但是，仍有超过四分之一的人会发生身体不适并发展成慢性抑郁症，部分解释了抑郁症给全球疾病带来的沉重负担

2. 发病机制

抑郁症的发展伴随着各种生理（心律、皮肤电反应、肌肉生物电活动等）的变化和神经化学（激素浓度和神经递质含量）的变化。病变部位涉及边缘系统，它与情绪密切相关。在海马、杏仁核、前额

叶皮质、扣带回和纹状体中也观察到结构变化。抑郁症的发生涉及部位众多、表现也各不相同，发病机制也不是单一致病，是多因素共同致病。①下丘脑－垂体－肾上腺轴受损是抑郁症发病的潜在机制。应激促进下丘脑室旁核细胞释放精氨酸加压素和促肾上腺皮质激素释放因子，到达垂体。垂体受到刺激后诱导促肾上腺皮质激素的产生，促肾上腺皮质激素通过循环输送到肾上腺。肾上腺合成糖皮质激素和盐皮质激素来响应激素。长时间的压力会降低和抑制糖皮质激素受体（GR），削弱反馈机制，并导致行为改变。②大脑结构中单胺类的缺乏被认为是抑郁症发病的基础。5-羟色胺、去甲肾上腺素和多巴胺作为重要的单胺类神经递质，分别与焦虑和恐惧情绪，自主神经功能障碍、觉醒行为和运动奖赏行为相关。同时携带5-羟色胺1A受体（5-HT1A）基因的纯合多态性C-1019G和至少一个在第66位密码子（Val66Met）用Met替代Val的脑源性神经营养因子（BDNF）等位基因会使抑郁症的风险增加3倍。③遗传因素在抑郁症中起着重要作用。在31%~42%的抑郁患者中，发现抑郁症与遗传因素有关。研究表明，在5-羟色胺转运体基因（SLC6A4）启动子中发现的5HTTLP（44bpIns/Del）多态性与更高的风险和更严重的抑郁症症状相关。BDNF的Val66Met等位基因携带者的海马体积较小，杏仁核对负面刺激的反应较高，BDNF分泌也有变化。④神经炎症和氧化应激是抑郁症的发病机制。抑郁患者的血浆和脊髓液显示出较高水平的促炎细胞因子，包括肿瘤坏死因子α（TNF-α）和白细胞介素6和1（IL-6和IL-1），低剂量脂多糖和白介素-1β的给药会使啮齿动物的行为发生扭曲（社交、定向和探索性活动以及性活动减少），并伴随有促炎细胞因子的释放，如干扰素-α、肿瘤坏死因子-α和白介素-6。

此外，抑郁症患者伴有较高的丙二醛（丙二醛）和8-异前列腺素F2的产生，丙二醛是脂质过氧化的标志，8-异前列腺素F2是二十碳四烯酸氧化的标志。

（二）中医学认识

1. 气郁不畅

愤怒、厌恶、憎恨等情绪能够影响肝的疏泄功能，是全身气机运行不畅，气郁不畅是郁证的主要病机。气能行血，气行不利则会影响血液的运行，造成血郁。气郁日久能化火，化火日久则成火郁。体内津液运行于全身，如果运行不畅，凝聚于体内，就会形成痰郁。火郁日久能够耗损阴血，最终会导致肝阴亏虚。

2. 脾气亏虚

忧愁、思虑能够导致脾气亏虚。脾气虚会造成运化水谷能力变弱，导致饮食的积滞，容易形成食郁。同样脾气虚还容易造成水液的停滞，水停为湿，湿盛容易造成湿郁。脾虚还容易造成气血化源少，造成心脾血虚的情况。

3. 心脾两虚

工作压力大，家庭和睦不佳容易造成心脾两虚，心失所养，最终导致心气、心阴等亏虚而发生自汗、心烦易悲伤、哭泣等情况。

情绪的不稳是造成郁病的重要原因，除情绪的影响外，自身体质、性格、思维有诸多关系。正如《杂病源流犀烛·诸郁源流》说"诸郁，脏气病也，其原本于思虑过深，更兼脏气弱，致六郁之病生焉"，认为郁症的发病一方面是情绪的刺激，另一方面与自身脏气本身弱有关系。

由此可见，郁症的发病与情绪刺激有关，同时与肝的疏泄功能、脾的运化功能、心的藏神功能相关，同时与脏腑整体气血阴阳状况相关。在疾病开始阶段，以气郁为主，同时兼并血郁、火热、痰结等。病程日久则容易造成心、脾、肝、肾气血阴阳的亏耗，由实转虚。

二、临床诊断

（一）辨病诊断

抑郁症的病因多因情绪刺激和过度忧思，病程逐步发展，是一个长期的过程。其中气郁所致的各种症状，如情绪的不稳定、胸胁的满闷胀痛，是抑郁症各种型所共有，也是郁病的特征性症状。在气郁的基础上会合并血郁、火郁、痰郁、湿郁、食郁等症。脏躁和梅核气是郁病的两种独特表现。随着得病时间的延长，会出现心脾、肝肾亏虚的情况。

（二）辨证诊断

望诊：精神抑郁，情绪不宁，悲忧善哭。

闻诊：舌质红，苔黄，或薄白。

问诊：胸胁胀满，口苦而干，或头痛、目赤、耳鸣。

切诊：脉弦或涩或细。

1.肝气郁结

情志上以抑郁低落、心绪不宁为主，同时兼有胸胁部的胀满不适，等肝经特征性症状，饮食上出现食欲减退，大便干稀不调，不思饮食，大便不调，薄腻苔，脉弦。

辨证要点：情绪低落、胸胁胀痛，食欲减退，大便干稀不调，薄腻苔，脉弦为主要特征。

2.气郁化火

情志急躁，容易发怒，口中干苦，或者有头痛、耳鸣、便秘等情况，舌红，苔黄，脉弦数。

辨证要点：急躁，口干苦，便秘，舌红，苔黄，脉弦数。

3.血行郁滞

情绪是压抑低落的，兼症众多，如失眠、健忘、身体某部位疼痛或者冷热感觉异常，舌紫暗，或有瘀点斑，脉弦或涩。

辨证要点：精神抑郁，兼症众多，失眠、头痛、健忘等，舌紫暗，或有瘀点、瘀斑，脉弦或涩。

4.痰气郁结

情志以低落为主，伴随有痰气阻滞的表现，如胸胁部的胀满，咽喉部的异物感精神抑郁，苔白腻，脉弦滑。

辨证要点：精神状态以抑郁为主，同时兼有痰症的表现，苔白腻，脉弦滑。

5.心神惑乱

神志恍惚不清，同时有精神易惊善哭等异常表现，甚至有骂人毁物，舌质淡，脉弦。

辨证要点：神志恍惚，伴心神异常的诸多表现，如易惊、善哭、多疑等，舌质淡，脉弦。

6.心脾两虚

平素多思虑，现乏力神疲，并有胆小怕事，善忘，饮食差，面色不荣，舌淡，苔薄白，脉细。

辨证要点：情绪思虑、多思善疑，头晕神疲，心悸胆怯，舌质淡，苔薄白，脉细。

7.心阴亏虚

情绪烦躁不安，同时有心阴亏虚的诸症，如心悸健忘，失眠多梦，伴随有潮热、口干，舌红少津，脉细数。

辨证要点：情绪烦躁不安，心悸健忘，失眠多梦，潮热、口干，舌红少津，脉细数。

8.肝阴亏虚

情绪易怒，同时有肝阴虚的诸症，眩晕耳鸣，眼干，视或头胀痛，面红，舌干红，脉弦细或数。

辨证要点：情绪易怒，眩晕耳鸣，眼

干，面红舌干红，脉弦细或数。

三、鉴别诊断

（一）西医学鉴别诊断

1. 与过度悲伤的鉴别

过度悲伤与抑郁障碍相比，最主要的区别是持续时间不同，过度悲伤是在生活或工作中突然出现的过度应激导致，根据DSM-IV时间一般在两周内，临床表现与抑郁障碍相似，而抑郁障碍则时间要长。

2. 精神分裂症

精神分裂症与抑郁障碍的区别主要为症状不同，精神分裂可有幻觉、妄想等精神性症状，并且情绪障碍以淡漠为主，并不是抑郁。

3. 药物及脑器质性疾病所致精神障碍

甲基多巴、利血平、可乐定、西咪替丁、长春新碱等药物可引起抑郁，通过详细询问用药，不能做出诊断。帕金森病、脑血管病、肿瘤患者亦可伴有抑郁情绪，某些器质性痴呆患者早期也能出现抑郁症状，躯体和神经系统检查，头颅CT及MRI资料有助于鉴别。

4. 与双相情感障碍的鉴别

双相情感障碍与抑郁障碍最大的区别在于，双相情感障碍是狂躁和抑郁交替出现，并且狂躁和抑郁发作的间隙症状能够恢复和正常一样。而抑郁障碍的情绪状态以低落、快感丧失为特征。

（二）中医病症鉴别

1. 梅核气和虚火喉痹相鉴别

首先性别不同，梅核气患者群以青中年女性居多，而虚火喉痹则以青中年男性居多。其次是病因不同，梅核气多因情志因素引起，而虚火喉痹多因外感、烟酒及辛辣食物引起。最后是临床表现不同，梅核气以异物感为主，没有具体体征，而虚火喉痹则有咽部疼痛、吞咽困难的表现。梅核气病情波动主要与情绪变化相关，而虚火喉痹主要与过度劳累和外感有关。

2. 梅核气与噎膈相鉴别

噎膈患者群多以中老年男性居多，典型表现是进行性加重的吞咽困难，经检查有明显病理改变。

3. 脏躁与癫病可相互鉴别

两者的发病年龄不同，脏躁多见于青中年的女性，而癫痫则多见于青壮年，男女无差别。脏躁症状时轻时重，不发作时与正常时相同。而癫痫症状很难完全恢复。

四、临床治疗

（一）治疗目标

抑郁发作的治疗目标主要有三个：①提高临床治愈率，最大限度减少病残率和自杀率，关键在于彻底消除临床症状；②提高生存质量；③预防复发。

（二）治疗原则

①根据每个人的情况，给予不同的治疗；②给药的剂量要一步一步增加，尽量做到使用起效的最小剂量，减少不良反应；③同时应该保证疗程要足够；④如果能用一种药，坚决不多用；⑤在用药之前，要告知患者或者家属病情用药情况；⑥治疗过程中应该密切观察不良反应，如果出现不良反应，应该及时处理；⑦在用药的同时，可以配合心理治疗；⑧在治疗抑郁障碍的同时还应关注抑郁与其他疾病共病的情况，如果有应该及时治疗。

（三）药物治疗

药物治疗是中度以上抑郁发作的主要治疗措施。目前临床上一线的抗抑郁药主要包括选择性5-羟色胺再摄取抑制剂（SSRI，代表药物氟西汀、帕罗西汀、舍曲林、氟伏沙明、西酞普兰和艾司西酞普兰），5-羟色胺和去甲肾上腺素再摄取抑制剂（SNRI，代表药物文拉法辛和度洛西汀），去甲肾上腺素和特异性5-羟色胺抗抑郁药（NaSSA，代表药物米氮平）等。传统的三环类、四环类抗抑郁药和单胺氧化酶抑制剂由于不良反应较大，应用明显减少。

（四）心理治疗

除了药物治疗外，抑郁症患者还应配合心理治疗，主要有心理、认知、人际、婚姻和家庭、精神动力学治疗等，其中认知行为能够有效改善患者抑郁发作时的状态，效果肯定。

（五）物理治疗

除了药物和心理治疗外，还会有物理治疗，如改良电抽搐（MECT）治疗和重复经颅磁刺激（rTMS）。MECT主要适用于有自杀企图的患者。rTMS主要适用于轻到中度抑郁发作。

（六）辨证治疗

1.辨证施治

理气开郁、调畅气机、怡情易性是治疗郁病的基本原则。正如《医方论·越鞠丸》方解中说，凡是治疗郁病，一定要疏理气机，气机流通，则无郁证。虽理气为第一要法，但是对于兼有瘀、痰、湿、食的情况，要兼化瘀、理痰、除湿、消食。同时要根据气血精亏虚的不同情况，采用养心、补脾、滋阴补肾的治疗。

在用药时要注意用药原则，药力不宜过迅猛，实证治疗时应该理气活血而不耗气破血，应该清热祛痰而不败胃伤正。而虚证应该补不能燥，滋养而不能过腻。正如《临证指南医案·郁》指出，治疗郁证时的用药原则，不重攻或重补，重在平和，泄热不能伤胃，理气而不能破气。

同时应该对患者精神心理进行疏导，增强信心、激发潜能，有助于疾病好转。

（1）肝气郁结

治法：疏肝解郁，理气畅中。

方药：柴胡疏肝散。

组成：柴胡、香附、芍药、川芎、枳实、陈皮、甘草。

加减：胁肋胀满疼痛较甚者，可加郁金、青皮、佛手疏肝理气。肝气失于疏泄上犯于胃，使胃气失和者，可加旋覆花、法半夏使胃气和降。如果兼有饮食停滞者，可加神曲、鸡内金。肝气上犯，克伐脾土，可加苍术、豆蔻健脾助运。如有瘀血停滞，可加当归、红花活血祛瘀。

（2）气郁化火

治法：疏肝解郁，清肝泻火。

方药：丹栀逍遥散。

组成：该方以逍遥散中加入丹皮、栀子既能疏肝理气，又能清肝泻火。

加减：如果肝火热势比较严重的话，可以加龙胆草。肝火横逆，侵犯胃府功能可以可加黄连、吴茱萸（即左金丸）使肝火得清，降逆止呕。如肝火向上扰头窍，可加菊花使肝热得平。如阳热过盛，损伤阴分，可按照所需加用生地、麦冬养阴。

（3）血行瘀滞

治法：活血化瘀，理气解郁。

方药：血府逐瘀汤。

组成：当归、川芎、生地、白芍养血活血，柴胡、芍药、枳实疏肝，桔梗、牛膝调节气机升降。

（4）痰气郁结

治法：行气开郁，化痰散结。

方药：半夏厚朴汤。

加减：湿滞较甚，可加用苍术去湿邪；痰郁过久化热时，加竹茹、黄芩使热痰清解；如痰郁日久入络加郁金、丹姜黄行气活血。

（5）心神惑乱

治法：甘润缓急，养心安神。

方药：甘麦大枣汤。

加减：如见手足抽搐，可能是血不能濡养所致者，加当归、珍珠母、钩藤养肝血，息肝风；如见失眠，乃血不养心所致，加酸枣仁、茯神等使心神得养，心绪得安；如见气促上逆者，可合用乌药，使气降喘停。

（6）心脾两虚

治法：健脾养心，补益气血。

方药：归脾汤。

加减：如有情志郁闷不舒者，可加郁金、佛手使气机流通，郁结解开；如有头痛乃是血虚不养所致，可加川芎养血止痛。

（7）心阴亏虚

治法：滋阴养血，补心安神。

方药：天王补心丹。

加减：如有多梦心烦可能是肾水不能上交于心所致，可加用交泰丸；如兼见遗精者，乃是肾气不固所致，可加用芡实、金樱子补肾气，助固涩。

（8）肝阴亏虚

治法：滋养阴精，补益肝肾。

方药：滋水清肝饮。

加减：如见头痛、眩晕、面红乃肝阴不足，导致肝阳化风上扰所致可，加钩藤、石决明平肝潜肝；如兼见低热，乃是虚火所致可加银柴胡以清退虚火；如有月经周期不调者，乃气郁血虚所致，可加香附、益母草。

2. 外治疗法

（1）体针　常选百会、内关、印堂、足三里、三阴交，平补平泻，选取2~3穴，每日1次。

（2）耳针　取神门、心、额等穴，每次进针一侧穴位，双侧轮替，留针1小时，每天1次，2周为一疗程。

3. 成药及单验方

（1）成药

①逍遥丸：疏肝健脾，养血调经。用于肝气不疏所致月经不调，胸胁胀痛，头晕目眩，食欲减退。用法用量：每次6g，每日2~3次，口服。

②舒肝健胃丸：疏肝开郁，导滞和中。用于肝胃不和引起的胃脘胀痛，胸胁满闷，呕吐吞酸，腹胀便秘。用法用量：30粒每次，每日2次，口服。

③舒肝丸：疏肝和胃，理气止痛。用于肝郁气滞，胸胁胀满，胃脘疼痛，嘈杂呕吐，嗳气泛酸。用法用量：每次1丸，每日2次，口服。

④朱砂安神丸：清心养血，镇惊安神。用于胸中烦热，心悸不宁，失眠多梦。用法用量：每次1丸，每日2次，口服。

（2）单验方　百合50g，郁金20g。水煎服，每日1剂，早晚各服1次，功能主治：理气开郁，适用于情志所伤。

（七）名医治疗特色

1. 王彦恒

王彦恒老中医从事中医精神科临床50年，积累了丰富的临床经验，认为肾中阳气不足，无法鼓动全身气机运行，是郁病的重要病机，温阳开郁法使用过程中温补肾中阳气是关键，由于抑郁障碍患者往往会伴有心火、肝火、胃火胃热等病机和相应症状，如何温阳而不助（心、肝、胃）邪火，一是要温而不燥，二是要配合清热去火或养阴清热的药物来监制温阳药，温肾扶阳，但不可过于温燥，以防燥伤真阴，宜在温阳基础上，佐入补肾阴，填肾精之品，以使阳气化生有源，即为"阴中求阳"之意，阴阳俱虚者调补阴阳，用药有所侧重；兼气滞、血瘀、痰湿，应依邪气之不同而治之，老年病之虚实夹杂者，在补虚的同时，还要兼顾泻实的方法，要做到补而不助邪，攻而不害正气，泻中寓补，补肾温阳药常选巴戟天、淫羊藿、肉苁蓉等温而不燥之品，也常常要配合山萸肉、何首乌等温补肾精之品，由于抑郁障碍的病机不仅仅是肾阳不足，也还往往同时兼有心肝火旺，胃热便秘，胃肠胀满的胃热证候群，温阳开郁法也常常与清心肝热，清胃肠热的黄连、黄芩、大黄、栀子合用。

2. 袁今奇

袁教授认为本病的病机主要在于肝气郁，并且会逐渐演变，由气及血，由气生火，由肝及脾，迁延日久还会由气郁到气虚的传变，在诊治过程中强调抓主症，由于郁病病机演变，主症在气则从气、在血则从血治。提出有辨证特色之处在于从血瘀论治性急易怒等传统认为的肝气病。喜用当归治疗血瘀，柴胡治疗气郁，瓜蒌治疗火郁，在药物治疗的同时还倡导心理疏导，调畅患者的情志，能够促使精血化生为气。用药将安神药、血肉有情之品和移情解郁药配合使用，治疗情志病。根据气火痰瘀的证候变化，袁老自拟解郁方数首，当归活血解郁汤，主治血郁证。药用：当归15g，丹参15g，川芎12g，桃仁12g，红花10g，水蛭5g，郁金15g，制香附12g，佛手12g，桂枝10g，大黄6~15g，鬼箭羽12g，琥珀末6g（冲），忘忧草30g，金戒指1枚（包煎）。柴胡调气解郁汤：主治气郁证，药用：醋柴胡12g，郁金15g，制香附12g，佛手12g，麸炒白芍12g，丹参12g，川芎12g，麸炒枳壳10g，合欢皮15g，茯神15g，桂枝6g，玫瑰花10g，忘忧草30g，金戒指1枚（包煎）。栀子泻火解郁汤：主治火郁证，药用：炒栀子10g，醋柴胡10g，夏枯草10g，龙胆10g，牡丹皮10g，寒水石15g，百合30g，生地黄15g，丹参15g，水牛角10g，制香附12g，炙甘草10g，莲子心10g，忘忧草30g，金

戒指1枚（包煎）。瓜蒌化痰解郁汤：主治痰郁证，药用：瓜蒌皮15g，炒枳实12g，石菖蒲12g，郁金15g，丹参15g，清半夏10g，陈皮10g，炒厚朴10g，炒苍术12g，竹茹6g，胆南星6g，青礞石6~15g，茯神15g，忘忧草30g，金戒指1枚（包煎）。

五、预后转归

本病预后良好．但多次发作后有15%~20%的患者转为慢性。尽管大部分患者在缓解期精神活动基本正常，也有不少患者残留轻度情绪症状或躯体症状，社会功能也未完全恢复至病前水平。另外，预后不良的人大多是年龄大，有家族病史，缺乏关照的人群。

六、预防调护

（一）预防

本病病因未明，预防有一定困难，预防的重点在于防止复发。同时本病有明显的遗传倾向，应避免与家族中有同病史者婚配，以减少子女亲属中的发病率。加强科普工作，早期发现，早期治疗也十分重要。

（二）调护

抑郁状态的患者在任何情况下都要注意其安全护理，严防患者自杀。同时尽可能为患者创造愉快的环境，解除或减轻过重的心理负担，进行心理治疗，对防止本病的复发有重要意义。

七、专方选要

柴桂温胆定志汤：柴胡10g，黄芩10g，石菖蒲6g，桂枝10g，炙甘草6g，赤芍、白芍各10g，半夏10g，竹茹10g，生姜10g，陈皮10g，枳壳10g，茯苓20g，人参5g，远志10g，大枣5枚，功能主治：

温补心胆阳气，益肝兼助疏泄，养脑涤痰醒神，适用于脑神失养，气郁痰阻，神窍迷蒙型重度抑郁。

八、研究进展

关于抑郁症的发病机制除了单胺类神经递质假说及受体假说、下丘脑－垂体－肾上腺轴假说、细胞因子及兴奋性氨基酸假说外，研究表明线粒体作为能量代谢枢纽也参与抑郁症的发病，不论是在抑郁症患者还是在抑郁模型动物体，都会出现线粒体形态、呼吸链复合体、DNA分子等水平的异常。在如肠道菌群假说，由于菌群－肠－脑轴的存在，肠道菌群会影响脑功能。在与健康组对比，抑郁症组存在肠道菌群的结构改变，并且症状严重程度存在相关。失调的菌群的会通过影响抑郁症患者血浆内五羟色胺前体、色氨酸的水平参与抑郁的发病。

主要参考文献

[1] 李凌江，陆林主编. 精神病学［M］. 北京：人民卫生出版社. 2015：309.

[2] 甘霞，杨军用，邹楠，等. 袁今奇治疗抑郁症经验［J］. 中医杂志，2020，61（10）：858-861.

[3] 康玉春. 对王彦恒老中医温阳开郁法治疗抑郁障碍实践的几点思考［J］. 中华中医药学刊，2014，32（8）：1949-1951.

[4] 甘霞，杨军用，邹楠，王新莉，杨百京，袁今奇. 袁今奇治疗抑郁症经验［J］. 中医杂志，2020，61（10）：858-861.

[5] 薛伟. 大学生抑郁流行病学影响因素及预防干预［J］. 国际精神病学杂志，2014，41（3）：162-163.

[6] 林基石，郭晓玲. 台湾地区抑郁证中医流行病学调查［J］. 吉林中医药，2010，30（11）：963-964.

第四十七章　癔病

癔病（hysteria）被称为功能性运动障碍（FMDs）和"分离性""转换""躯体形式""非器质性"和"心理性"障碍，其特征是具有自愿性质，可通过分散注意力来改变，但被患者视为非自愿的，一系列自身功能性障碍，主要由应激事件、社会影响和轻微创伤引起。可有部分焦虑、抑郁的表现，但一般表现精神障碍，可表现为消化不良、肌张力障碍等。

汉代张仲景所著《金匮要略》中所说的"脏躁""奔豚""梅核气"就是癔病的特殊临床表现。妇人脏躁，一会儿哭，一会儿笑，情绪不定。还有就是奔豚气，感觉有股气从少腹向上冲到咽喉，发作的时候有濒死感。

一、病因病机

（一）西医学研究

1. 流行病学

本病多发于青壮年时期，女性远多于男性。其发病率各地报道不一，2006年国内12地区调查，平均患病率为3.55‰，农村人群患病率（5.00‰）明显高于城市（2.09‰）。21世纪初调查发现其约占神经症的3.8%，最近调查其占2%。

2. 病因

癔病的病因不明确，但临床资料显示与以下因素有关。

（1）心理因素　心理社会逆境、身体疾病、人际冲突、其他紧张性刺激或者少年时的忽视或者虐待均会导致患者在内心形成一种心理场景，经历社会或心理应激的刺激便会发病。

（2）遗传因素　国外资料表明癔病患者的近亲中本症发生率为1.7%~7.3%，较一般居民高。女性近亲属中发生率为20%。我国福建地区研究发现患者具有阳性家族史者占24%。提示遗传因素对部分患者来说比精神因素更为重要。

（3）性格特征

①情感丰富：情感鲜明强烈但极不稳定，常从一个极端走向另一个极端，对事物判断完全凭一时情感出发，常随情感变化而变化，此即所谓癔病患者的"情感逻辑"。

②强烈的自我暗示性：该类患者容易被外界的某种观点所影响，或者更容易将自身感觉或观念扩大化。

③自我中心：该类患者有强烈的引起他人注意的想法，会当众各种表演炫耀等。

④富于幻想：该类患者富有想象力、情感丰富，有时真实和幻想甚至分布清楚。

（4）器质性因素　器质性病变也可以导致癔病发作。

3. 发病机制

癔病曾一直被认为是一种有目的的反应，在不少的临床实践中，我们也常常发现癔病的确是在一种困境之中或心理危难之时产生的，而且癔病的发作可以使患者摆脱这种困境，这种心理的继发性获益便构成了患者发病的心理机制，即癔病的发生不仅可以使患者摆脱心理困境，而且还可以使患者免除必要的义务，因此在不少学者看来，癔病是一种有目的的反应，但这种反应却又是"无意识"的。

精神分析学派认为，"癔病"的发病是一种压抑机制，也就是将痛苦的心理内容从自己的意识中转移出去，诸如遗忘就是通过压抑这种痛苦的精神内涵而保护个体不受外界环境侵扰或感情困惑，这犹如饱经战争痛苦的战士对一幕幕残酷战斗场面的遗忘一样有类似的机制。对于漫游，则是认为在寻找失去的亲人，实际上这表现了一个人在清醒状态下的一个愿望。对于人格的转换，一般解释是一种冲动，这种冲动就是一种被自己平时压抑或可以正常控制的，要成为一个新人或新面貌特征的冲动，就像一个平时呆板的老师处于分离状态的时候，可以表现为兴奋、情感十足的人一样。

对于癔病发病机制的假说，有学者认为癔病是一种中枢抑制的表现。因为相关研究表明，当出现歇斯底里感觉时，传入感觉的中枢性皮质电生理表现是抑制的，诱发电位显示异常，当症状消除后再次测试时，异常消失。中枢抑制的进一步证据，来自一项对一名感觉运动综合征妇女的计算机断层扫描研究，该研究显示对侧顶叶区域灌注不足，额叶区域灌注增加。对一名偏瘫患者的正电子发射断层扫描研究支持了这一模式，在该研究中，随着前扣带和眶额皮层的激活，额叶区域的活动再次增加。作者假设，当患者试图移动患肢时，额叶区域抑制了运动和运动前区域。2001年，Vuilleumier 和他的同事对 7 名感觉运动转换障碍患者进行了一项更大样本的计算机断层扫描研究。发现，对患肢施加振动刺激（通常会激活感觉和运动皮层）时，发现皮质下结构（对侧丘脑、壳核和尾状核）的血流量减少。在那些随后康复的患者中，该模式正常化。这项研究进一步阐明了中枢抑制剂的机制，不仅涉及皮质区，还涉及皮质下回路。

此外心理因素也是造成本病的重要原因，弗洛伊德的情感"转化"为躯体症状的模型提供理论依据，研究发现负面情绪（回忆创伤事件）与癔病的发病有关。研究发现，患有癔病性偏瘫的女性，症状发作时对侧（左）初级运动皮层同时失活与之前的关键创伤事件关系密切，并表现出右内侧颞叶（包括杏仁核，参与情绪回想）活动增强。

躯体上的症状是情感冲突或被阻隔愿望的象征性的表现，应用躯体证候的语言隐喻来表达情感。

症状与他人、现实或想象、个人的沮丧以及隐蔽的冲突相交流联系在一起。

转换症状有一种模式，这个模式就是自己过去在躯体上的感觉或者是自己所观察到的，作为一个模式，它应该是可以观察的，如腹部的痉挛可能就是表示自己通过转换隐喻表达自己心理上的压抑，但是胃酸分泌的增多，则是一种不可观察的现象。

症状有很多的决定因素，通常并不是某个生活事件或某种心理的压抑就可以引起患者倾向去选择某种症状，而与一种不显露的机制有关。

症状可与心理刺激有关，根据精神分析模式，心理刺激可以使被阻隔的愿望进入自己的意识，从而引起"无意识"的冲突患者表现的症状相当严重和生动，但在情感上却淡然。

（二）中医学认识

在中医学中对本病病机的认识主要从虚实来论证的，实则见于情绪过激，导致人的气机运行和出入异常，如《素问》中说，过度欢喜就会让人气失所主运行缓慢，过度发怒就会让气逆于上，过度悲伤就会耗散气机，过度恐惧能够使气失去上升态势转而向下等。从虚论治则要从五脏藏神说起，五脏气血充足，才能涵养精神。如病后体弱或过劳，导致五脏虚弱，精气不充，也会并发情志异常。如《灵枢·本神》篇中说，肝气虚就会让人恐惧，心气虚会让人悲伤等。总之，本病是由情志因素或劳逸失调，久病之后，伤及五脏，阴阳失调，神无所主而发。

二、临床诊断

（一）辨病诊断

癔病症状多种多样，变化多端，通常可用分离型、转换型、躯体化障碍和其他形式癔病等来描述。诊断此病要综合病因、症状、病史和体征等方面才能诊断。CCMD-3对癔病诊断标准主要包括以下要点。

（1）有心理或社会因素作为诱因。

（2）表现有癔病性遗忘、分离性漫游症、癔病性多重人格、癔病性多重人格、癔病性运动和感觉障碍，其他癔病形式。

（3）没有可解释上述症状的躯体疾病。

（4）社会功能受损。

（5）刚开始发病的时候，应该有相应的生活或工作应激事件发生，症状会反复出现。

对癔病做出正确的诊断，必须首先明确本病的临床症状及分型，现将临床分型介绍于下。

1. 分离性障碍

本型精神障碍系指不同精神活动之间的分离，常见有如下。

（1）意识障碍 常包括意识活动木僵，意识蒙眬状态或昏睡三种。意识活动木僵主要表现为患者四肢僵硬、两目紧闭，可见眼睑瞬动，睡在床上，旁人的呼喊和推动均无法将其唤醒。强行撑开眼睑，也可见其主动回避医生。意识蒙眬状态的患者主要表现为：多动多说，并且所说内容主要与其受到过的精神创伤有关。

（2）情感暴发 在受到相应情绪刺激后，患者会出现哭闹、喊叫、愤怒等过激表现。

（3）遗忘 主要表现为阶段性的遗忘，持续时间长短不定。

（4）神游症 在出走期间，记忆丧失，不能记起游走的经过，甚至否认。

（5）癔病性痴呆 又称假性痴呆，表现为广泛性智能损害，即使最容易的记忆测试，患者的回答错误百出。有时显得特别幼稚，言语举止似儿童，称童样痴呆。另外，还有一种所谓的刚塞综合征，较罕见。

（6）身份识别障碍 癔病患者有时在不同时间以不同身份出现，出现两种，甚至多种，称为双重人格或多重人格。

（7）癔病性精神病 癔病患者有时可出现意识模糊，伴错觉、片段幻觉，甚至出现妄想等精神症状。但其发作有明显的精神创伤，妄想内容与精神创伤有关。病程呈发作性，历时数日即止，镇静或睡眠后，可迅速恢复正常。

2. 转换型障碍

（1）感觉障碍 主要表现为感觉缺失，过敏和异常。

（2）癔病性失明 表现为突然双目失明或弱视，但对光反射、眼底、视觉诱发电位均正常，且无眼器质性疾病证据。

（3）癔病性耳聋 在精神刺激下，患者会突然的听力丧失，能够将患者在睡眠中唤醒。

（4）癔病性抽搐 在心理因素影响下，突然抽搐。时间达10~20多分钟，甚则2小时，随周围的暗示而变化，一日可数次发作。但发作时无咬伤唇舌、跌伤及大小便失禁。

（5）癔病性瘫痪 在明显的躯体诱因如外伤、术后、躯体疾病后，出现单肢瘫、偏瘫或截瘫。皆为迟缓性，不符合神经损害的体征，无病理反射。

（6）癔病性失音 不伴任何器质性损害，患者常用手势或书写表达自己，但可正常咳嗽。

3. 躯体性障碍

多为小于 30 岁的年轻女性。诉说多种躯体症状，描述模糊、不定、夸张，并无躯体疾病的证据，但可持续多年，一般病程至少 2 年。

（二）辨证诊断

望诊：情绪异常，烦躁或者低落，舌质淡红、苔薄白或薄黄。

闻诊：或哭或笑，或不言语，时欠伸、太息、嗳气。

问诊：常不能客观地叙述症状，多夸大或描述不清，症状多端。

切诊：脉弦滑或弦细。

1. 肝郁化火证

癔病发作，平常可有容易急躁发怒的情况，或者合并胸胁部的胀满，眼球发红，可有口苦反酸情况，大便干燥、小便发黄。舌质红，苔黄，脉弦数。

辨证要点：异常的感觉或行动，易怒，胁胀，口苦，舌质红，苔黄，脉弦数。

2. 肝郁气滞证

癔病因情绪波动而发作或加重，伴平素神志抑郁，心事重重，多疑善虑，猝然失语，声低黯然，欲语不能，耳语嘘嘘，喉间紧束，胸胁胀满，嗳气频作，善太息，月经不调。舌质淡，苔薄白，脉弦。

辨证要点：精神抑郁、表情淡漠、平素神志抑郁，多疑善虑，苔薄白，脉弦。

3. 心脾两虚证

癔病发作，可有容易思虑，面黄体倦，食欲差，乏力，平素体虚。舌质淡，苔薄白，脉弦细或细数。

辨证要点：体质偏弱，面黄神疲，易思虑，舌红、苔黄腻，脉滑数。

4. 肝肾阴虚证

癔病发作，伴手足心发热，潮热盗汗，咽喉干燥，烦躁睡眠少。舌质红，苔薄，脉弦细或细数。

辨证要点：烦躁睡眠少，盗汗，手心足心发热，舌质红，苔薄，脉弦细或细数。

5. 气滞痰阻证

癔病发作，伴神志抑郁，咽中如有物阻，胸闷气短，妄语失音或失聪。舌质淡，苔白腻，脉弦滑。

辨证要点：咽喉中有异物感，出现乱语、突然失音或者听力丧失。舌质淡，苔白腻，脉弦滑。

6. 痰热内扰证

癔病发作，伴情志不遂，心悸少寐，烦躁谵语，胸满呃逆，头晕目眩，舌质红，苔黄腻，脉弦滑。

辨证要点：癔病时时发作，烦躁谵语，舌质红，苔黄腻，脉弦滑。

7. 阴虚内热证

癔病发作，伴两个颧骨部发红，有手足心发热，烦躁，体型偏瘦，夜热早凉，口咽干，舌质红，苔少，脉细数。

辨证要点：癔病发作，两个颧骨部发红，潮热盗汗，口燥咽干，舌质红，苔少，脉细数。

三、鉴别诊断

癔病可表现多种多样，需要与相类似症状的神经系统疾病、内脏器质性疾病、五官科疾病、低血糖症、低钙血症以及其他精神疾病等相鉴别。

（一）癫痫大发作

癔病的痉挛性发作需与癫痫大发作相鉴别。癫痫大发作时，意识是完全丧失的，会有抽搐、跌倒、二便失禁的情况，而癔病的痉挛是有意识的，不会出现强直、抽搐和恢复动态过程，癫痫发作是脑电图有特征性的表现。

（二）反应性精神病

反应性精神病是由突然的精神刺激引

起的一过性行为或精神的异常，经治疗恢复后一般不会再发，而癔病则有反复发作史，与心理暗示有紧密联系。

（三）诈病

诈病通常是有目的故意表现，而癔病有夸张成分，却不如诈病变动性强。诈病可因人、因地、因情况随时变动。

（四）精神分裂症

精神分裂症可见癔病样表现，但后期会出现明显的精神行为异常，如果在患者病程中出现精神分裂症和情感性精神障碍症状，则应首先考虑这两种症状。

四、临床治疗

（一）提高治疗的基本要素

可以选择心理疗法。因该类患者，坚信自己患有疾病，所以顾虑重重，加之家庭的紧张，周围他人的言语不当，加重了患者的思想顾虑，从而导致病情的恶化。由此可见，癔病患者的各种症状均是心理因素所致。因此本病的治疗首先是心理调节。这种心理调节有一定难度，需要医生及家属耐心、细致的安慰、鼓励方可奏效。同时调节情志，保持患者心情舒畅，避免恶性刺激，是预防复发的有效措施。

（二）辨病治疗

临床主要是心理疗法和对症治疗。

1.心理疗法

心理疗法的前提是对患者进行详细的体格检查，通过检查，排除器质性疾病，以取得患者及家属的信赖，这样才有利于精神疗法的成功。心理疗法的步骤如下。

（1）首先让患者明确疾病可以治愈。通过临床体检，让患者明确癔病非器质性病变，在此基础上调动患者的主动性和积极性，配合医生，战胜疾病。家属的配合亦十分重要，尽量让家属配合医生做好心理工作，至少应避免加重患者病情的恶性刺激。

（2）分析引导患者正确认识病因。告诉患者精神因素与性格弱点在癔病发生、发展中的作用，应加强自我锻炼，促进身心健康。

2.对症治疗

（1）暗示疗法　对消除癔病性感觉障碍，如失听、失明，运动性障碍如瘫痪，失语等有较好效果。分普通催眠暗示和药物催眠暗示。注意医者暗示时语言要肯定、有力，间接暗示需借助理疗或药物。

（2）药物治疗　①对急性兴奋、抽搐发作可注射氯丙嗪25~50mg或安定10~20mg，紧急处理，稳定情绪。②急性期过后精神症状仍然明显者，可用盐酸氯丙嗪25~50mg/次，口服，每日1~3次。

（三）辨证治疗

辨证施治

（1）肝郁化火证

治法：泻肝胆实火，清下焦湿热。

方药：龙胆泻肝汤（《医方集解》）加减。

药用：龙胆草、当归、泽泻、车前子、木通、柴胡、黄芩、栀子、生地黄、甘草。

加减：可以加青皮、枳实等缓解气滞胸胁的胀痛；如果有肝火上炎的头目痛，可以加蔓荆子、栀子；容易烦躁恼怒的话，可以加夏枯草、石决明。

（2）肝郁气滞证

治法：疏肝解郁，健脾和营。

方药：逍遥散（《太平惠民和剂局方》）加减。

药用：柴胡、白芍、茯苓、生姜、白术、当归、薄荷、炙甘草。

加减：胸胁胀痛者，可与越鞠丸合用；

头痛较甚者，加川芎、白芷；多疑少寐者，加远志、酸枣仁。

（3）心脾两虚证

治法：养血安神，补心益脾。

方药：归脾汤（《济生方》）加减。

药用：人参、白术、龙眼肉、远志、茯苓、木香、炙甘草、黄芪、生姜、酸枣仁、大枣。

加减：如果见睡眠差，可加五味子、柏子仁等养心安神；如果见容易烦躁，加龙骨、牡蛎镇心安神。

（4）肝肾阴虚证

治法：滋阴补肾，填精益髓。

方药：左归丸（《景岳全书》）加减。

药用：熟地黄、枸杞子、川牛膝、鹿角胶、龟甲胶、山药、山茱萸、菟丝子。

加减：潮热盗汗重者，加地骨皮、银柴胡；口干尿赤重者，加天冬、石斛、黄精；大便燥结者，加肉苁蓉。

（5）气滞痰阻证

治法：行气散结，降逆化痰。

方药：半夏厚朴汤（《金匮要略》）加减。

药用：半夏、厚朴、茯苓、生姜、紫苏叶。

加减：如有湿邪困脾，食欲差者，加神曲、山楂健脾；如果气郁比较严重者，可加香附、郁金理气开郁；如有气滞过甚出现胁部疼痛者，可以加川楝子、延胡索理气止痛。

（6）痰热内扰证

治法：理气化痰，和胃利胆。

方药：温胆汤（《三因极一病证方论》）加减。

药用：半夏、竹茹、枳实、陈皮、甘草、茯苓、生姜、大枣。

加减：如有痰热内扰失眠者，加琥珀安神；如果痰热上扰惊悸者，加珍珠母、生龙齿镇惊；如果有痰热上犯眩晕者，加

天麻、钩藤平肝潜阳。

（7）阴虚血热证

治法：滋阴清热，凉血祛风。

方药：百合地黄汤（《金匮要略》）或防己地黄汤（《金匮要略》）加减。

药用：百合、生地黄、防己、桂枝、防风、甘草。

加减：热甚烦躁者，加黄连、栀子；阴虚内热抽搐者，加胆南星、钩藤清热平痉。

（四）名医治疗特色

武连仲

武连仲教授认为癔病为情志所伤，其临床表现以抑郁、癫狂、反应迟钝、反应过敏、喜怒无常、哭笑不休等精神症状为重点；心主神明，故主要责之于心。病机以心窍被蒙、神机逆乱为本，局部经气阻滞为标；治疗原则以开窍醒神为主，通经导气为辅；治疗选穴以内关、人中为主穴，内关采用提插泻法，人中采用雀啄泻法，局部根据症状随证选穴。

五、预后转归

癔病患者多数初发者恢复迅速。但病程超过1年者，可持续数年。国内学者报道，分离型癔病持续时间短，易复发，转换型癔病病程较长，

六、预防与调护

癔病的发生与情志因素有很大关系，因为本病的调护亦重在调节情志，做好患者的思想工作，使其明白本病的性质、特点。良好的心理调护对本病的治疗及预防复发有助益。本病预后良好，但亦有自杀的报道，因此需要注意防范患者的自杀倾向。

七、研究进展

癔病作为一种精神心理因素，伴随思维紊乱，行为怪异，造成患者个人和家庭带来精神和经济负担，对于癔病的治疗主要集中在心理治疗、物理治疗和药物治疗几个方面。在心理治疗方面，除了暗示疗法和催眠疗法外，行为疗法仍然适用。物理治疗主要是通过电刺激，兴奋大脑皮层，改善本病发作时的中枢抑制。

主要参考文献

［1］王维治. 神经病学［M］. 北京：人民卫生出版社, 2010：215.

［2］肖华. 中西医结合治疗癔病发作35例疗效观察［J］. 新中医, 2010, 42（6）：66.

［3］李雅杰. 高其芳等武连仲治疗癔病经验总结［J］. 北京中医药, 2014, 33（7）：511.

［4］徐国香, 癔病研究进展［J］. 大家健康, 2013, 7（8）：17.

［5］廉彬青, 远慧茹. 远慧茹疏肝调神针刺法治疗癔病的经验［J］. 山西中医, 2010, 26（06）：12-13.

第四十八章　焦虑症

焦虑症（anxiety disorders），包括分离性焦虑症、社交焦虑症、恐慌症、广场恐惧症和广泛性焦虑症等，是大多数西方社会中最大的精神障碍类型，并且是导致残疾的主要原因，焦虑症的基本特征是过度和持久的恐惧、焦虑或对感知威胁的回避，也可能包括恐慌发作。

本病可归属于中医学中的"郁证""心悸"等病的范畴。

一、病因病机

（一）西医学研究

1. 流行病学

本病流行病学调查国外发病率明显高于国内。A.M.Freedman 提出心脏内科门诊中 6%~20% 系焦虑性神经症。尤其是焦虑急性发作。一般居民中，其发病率为 5%，精神科门诊的 6%~27% 的患者诊为本病。国内 12 地区神经症的流行病学调查发现其患病率为 1‰~48‰，2006 年某地区综合医院门诊的调查发现焦虑症占神经症的 14.3%，而在精神科门诊中占神经症的 4.67%。本病的男女患病比例 2：1 发病年龄一般在 30 对。2005~2006 年孙秀丽等对河北省 4 个地区 18 岁以上 20715 个普通人调查发现 GAD 患病率为 7.68%。在焦虑症易感人群中，女性患者的发病率要高于男性。2015 的流行病学调查中发现多达 33.7% 的人口在其一生中受到焦虑症的影响，焦虑症的发病年龄中位数是 11 岁，分离焦虑症最早开始，患者 7 岁便可发病，广泛性焦虑症患者的发病最晚 31 岁。

2. 发病机制

（1）生物学因素

①遗传因素：研究表明焦虑症有很强的遗传基础，遗传因素对焦虑症的影响有 30%~40%，经全基因关联分析，与焦虑症遗传有关的候选基因主要有 CRHR1（编码促肾上腺皮质激素释放因子受体 1）和 COMT（编码儿茶酚 -O- 甲基转移酶）编码糖皮质激素受体调节分子的 FKBP5，编码内源性大麻素降解酶的 FAAH 和 PACAP。

②下丘脑 - 垂体 - 肾上腺（HPA）轴：是心理应激导致身体变化的神经生物学因素，也是情绪和焦虑症的潜在介质。与非焦虑症患者相比，焦虑症患者唾液中的皮质醇浓度更高，且焦虑的严重程度与皮质醇水平呈正相关。

③神经递质：去甲肾上腺素、5- 羟色胺作为中枢中重要的神经递质，与焦作障碍的发生有关。研究表明，与正常对照组相比，焦虑症患者尿液中的去甲肾上腺素的代谢产物增加，给予去甲肾上腺素或 5- 羟色胺受体激动剂后能改善患者的焦虑行为。

④苯二氮䓬类受体：许多研究证明苯二氮䓬类药物与受体结合时强化了 GABA 的作用，从而获得治疗效应。提示焦虑症的发生与该受体有关。

⑤肠道菌群机制：此机制认为肠道微生物，能够通过犬尿氨酸途径，减少 5- 羟色胺的生成。同时通过产生过量的犬尿酸或神经毒性喹啉酸，影响神经元活动，导致焦虑行为。小鼠胃肠道感染促进焦虑表型，而某些益生菌菌株的抗焦虑潜力进一步支持这一概念。

（2）心理社会因素　除了生物学因素外，心理应激也是导致焦虑症发生重要原因，持续的心理应激能够造成 HPA 轴、5- 羟色胺等神经递质的改变，导致焦虑症的发生。

（二）中医学认识

在中医学中，"焦虑症"归属于"郁证""心悸"等疾病的范畴。本病的发生，与肝脾关系最为密切，情志不畅，肝气抑郁，肝失条达、疏泄，气机不调，升降失司。肝木最易乘脾土，致脾失健运，不能化生水谷精微，日久气血亏虚，心神失养，而发心慌、心悸等症。肝郁一方面乘脾土，另一方面郁久化火伤阴，致肝肾阴虚，虚火上炎，出现腰酸腿软、五心烦热、盗汗耳鸣。总之，本病首发肝气郁结，继之肝郁脾虚，心脾两虚，日久则肝肾阴虚。

二、临床诊断

（一）辨病诊断

焦虑症可分为广泛性焦虑症和惊恐发作（急性焦虑症）两种。二者临床症状并不完全相同。

1. 广泛性焦虑症

（1）心理障碍　患者对不存在的结局或者自认为的某种威胁存在过分的担心和害怕，以至影响正常注意力和记忆力。甚至会表现出对声音等外界刺激的过度敏感。可表现为两眉紧蹙，两手颤抖，面色苍白或汗出，来回踱步的焦虑不安状态。

（2）躯体症状　患者会表现出口干、吞咽困难、肠鸣、呼吸困难、心悸、心慌、阳痿、月经不调等交感神经兴奋的表现。

（3）运动症状；紧张性头痛，肌肉紧张痛和强直、手颤等。另外有不安宁、易疲乏、失眠或睡后易醒，噩梦纷纭，夜惊、恐惧。

2. 惊恐发作

惊恐发作是焦虑症的急性发作，约占焦虑症的41.3%。患者可有特定的触发情境，发作时同时有三个特征：①极度恐惧，濒死感；②会出现如胸闷、心慌、呼吸困难、出汗、全身发抖等交感神经兴奋性表现；③意识清楚。

（二）辨证诊断

望诊：面色白或红润，焦躁不安，情绪不稳或神疲无欲。

闻诊：严重者大声呼救，但无异常气味。

问诊：心悸、心慌、胸闷、胸痛、多梦、夜惊、失眠。

切诊：腹胀，舌质淡红或红，脉沉细或弦滑，脉弦细。

1. 肝郁脾虚型

情绪低落，胸闷、失眠、难以入睡，注意力不集中，食欲不振，腹胀便溏，舌暗淡，苔厚，脉弦细。

辨证要点：情绪低落，失眠，纳呆便溏，舌暗淡，苔厚，脉弦细。

2. 肝肾阴虚型

患者在出现胆怯恐惧的同时，还会伴随有五心烦热，耳鸣、腰膝酸软、盗汗，烦躁不宁，多梦遗精等兼症表现舌质红，少苔，脉细或沉细。

辨证要点：胆怯恐惧，烦躁，盗汗，舌质红，少苔，脉细或沉细。

3. 心脾两虚型

多思多虑，心悸乏力，失眠健忘，面色㿠白，健忘胆怯，纳差腹胀，舌质淡，边尖有齿痕，脉沉细弱。

辨证要点：心悸乏力，失眠健忘，面色㿠白，纳差腹胀，舌淡边有齿痕，脉沉细弱。

三、鉴别诊断

（一）西医学鉴别诊断

1. 甲状腺功能亢进症

焦虑症出现的过度应激、兴奋情绪病伴随相应交感神经兴奋的表现，应和甲状腺功能亢进症相鉴别。甲亢出现时患者也会表现出过度的兴奋，并伴随心悸、出汗等表现，但甲亢会有甲状腺功能的异常，还会有突眼等特殊体征。

2. 抑郁症

抑郁障碍可有焦虑的表现，但主要以情绪低落为主，焦虑症则还有恐惧、强迫等情绪表现。原发症状是焦虑或抑郁，在鉴别时颇为重要。

3. 精神分裂症

焦虑症是情绪的过度紧张、恐惧。而精神分裂则会表现出异常的精神行为症状如幻视、幻听、异常的亢奋，不眠不食，到处奔走等，临床表现与焦虑症截然不同。

4. 神经衰弱

神经衰弱患者一般表现为精力低下，反应疲乏迟钝，而焦虑症患者则表现为过度的担心、恐惧。神经衰弱患者可有焦虑的表现。

（二）中医病证鉴别诊断

焦虑症属中医学"郁证""心悸""不寐"等范畴，其鉴别主要是不同证型之间的鉴别，可参考辨证分型进行。

四、临床治疗

本病属神经症的一种，本类疾病的治疗以精神治疗为主，药物治疗为辅，二者同时进行能发生较大的效应，精神治疗亦越来越受到重视，目前已纳入常规治疗方案。

（一）辨病治疗

1. 精神疗法

（1）首先应该对本病的性质、功能性可治愈性，有基本的认知。

（2）其次帮助患者树立正念思维，对特定的情绪刺激源树立积极应对积极解决的思想观念。

（3）给患者安排适当活动、工作时间，不能全休在家。

2. 药物治疗

（1）苯二氮草类　对广泛焦虑症疗效较好。常用的有安定每次 5mg，每日 2~3 次。如果伴随有失眠情况，可选用艾司唑仑或氯硝西泮等。如系焦虑症急性发作时尚可静脉注射或肌内注射安定 10mg。近来有人报告用阿普唑仑 0.4mg，每日 3 次，对急性焦虑发作有效。

（2）非苯二氮草类　丁螺环酮作为一种选择性 5- 羟色胺激动剂，既能减轻患者焦虑行为，有没有镇静嗜睡等不良反应，可用于焦虑患者的治疗中，常用剂量为 15~60mg/d。

（3）目前抗抑郁药物是临床治疗焦虑的主要选择，其中 SSRI 类药物（如帕罗西汀、舍曲林、氟西汀、西酞普兰等）因其临床应用的安全性和有效性，已成为治疗躯体疾病伴发焦虑性障碍的首选药物。研究证实，SSRI 类药物对惊恐发作和广泛性焦虑均有效，SNRI 类药物对广泛性焦虑也有效。三环类药物，如阿米替林和氯丙嗪等也具有较好的疗效，但由于其抗胆碱能的不良反应和对心脏的毒副作用，临床应用受到限制。

3. 松弛疗法

能改善轻度和中度焦虑，可用催眠的方法，特别是患者易接受暗示的，训练患者松弛，以后患者可自我催眠，强化松弛训练。

（二）辨证治疗

1. 辨证施治

（1）肝郁脾虚型

治法：疏肝解郁，健脾养血。

方药：逍遥散加减。

药用：柴胡，白芍，郁金，白术，薄荷，当归，生姜，茯苓。

加减：若妇女月经不调，加丹皮、栀子活血清热调经，若郁痰明显，可加四七汤。

（2）肝肾阴虚型

治法：滋水清肝。

方药：滋水清肝饮加减。

药用：熟地，山药，丹皮，醋柴胡，山萸肉，栀子，茯苓，泽泻。

加减：惊恐不安者，加珍珠母、磁石；月经不调者，加香附、益母草；盗汗甚者，加地骨皮；火旺者加知母、黄柏。

（3）心脾两虚型

治法：健脾益气，养血安神。

方药：归脾汤加减。

药用：人参，白术，龙眼肉，当归，黄芪，远志，茯神，木香，炙甘草，酸枣仁。

加减：若心神不安可加用菖蒲、远志安神定志，龙齿镇惊宁心。

2. 其他疗法

（1）针刺疗法　取百会、风府、神门、内关、通里为主穴。耳穴取脑点、皮质下。痰郁加肺俞、列缺、丰隆；心血虚加心俞、脾俞；血瘀加血海、膈俞。血虚用补法，余用泻法，留针3小时，每30分钟运针1次。

（2）电针疗法　取神门、百会、足三里、大椎、三阴交、为主穴。心胆气虚配心俞、胆俞；心脾血虚配心俞、脾俞；心肾不交配心俞、肾俞、太溪；肝阳上扰配肝俞、太冲。每次选2~3穴，用1寸毫针，刺入后缓慢捻转，得气后用电针治疗仪用疏密波通以微弱电流，每次通电20~30分钟，每日1次。

（3）气功　选放松功，通过3个步骤，第1步为调气训练，用静气调息和肢体升降开合，调整呼吸；第2步为松弛训练，在意念诱导下使机体松弛；第3步为意守丹田和腹式呼吸，进一步达到凝神、聚气

和宁静大脑的目的。治疗时间为6周，隔日1次，每次15分钟。

3. 成药

（1）逍遥丸　疏肝健脾，养血调经。用于肝气不舒所致月经不调，胸胁胀痛，头晕目眩，食欲减退。用法用量：每次6g，每日2次，口服。

（2）生脉饮　益气养阴生津。用于气阴两亏，心悸气短，自汗。用法用量：每次10ml，每日3次，口服。

（3）舒肝健胃丸　疏肝开郁，导滞和中。用于肝胃不和引起的胃脘胀痛，胸胁满闷，呕吐吞酸，腹胀便秘。用法用量：每次30粒，每日2次，口服。

（4）安神补脑口服液　补益心脾，健脑安神。用于心脾两虚而引起的头昏心悸，健忘失眠，气短乏力，倦怠纳呆等症。用法用量：每次10ml，每日3次，口服。

（5）乌灵胶囊　补肾健脑，养心安神。用于心肾不交所致的失眠、健忘、心悸心烦、神疲乏力、腰膝酸软、头晕耳鸣、少气懒言、脉细或沉无力；神经衰弱见上述证候者。用法用量：每次3粒，每日3次，口服。

（三）名医治疗特色

1. 胡国恒

胡教授深研古籍，在中医药辨治焦虑症方面积累了自己的经验。胡教授认为焦虑症的病因在于先天不足、久病体虚和生活饮食方式不佳三个方面，焦虑症的病机在于虚实两端，虚证在于久病或先天不足导致的心胆气虚和阴虚阳亢，实证在于气郁化火生痰生热，治疗强调分型论证，心胆气虚喜用安神定志丸，心肾不交喜用交泰丸，肝郁化火喜用丹栀逍遥散，痰热内扰喜用自制安卧汤。

2. 王文友

王教授认为本病的病机是湿热内蕴，

导致少阳机枢不利，手足少阳经涉及三焦脏腑的阴阳、气血、寒热、虚实的变化，进而出现精神、躯体症状。现代人的生活方式和饮食习惯容易导致湿热产生，肝胆与人的精神活动密切相关，湿热之邪扰及肝胆就会思虑过度，犹豫不决，易惊善恐的现象。治疗上王教授强调清理少阳湿热，喜用小柴胡和三仁汤加减。

3 张允岭

张教授认为少阳为人体气机之枢，是沟通表里内外、上下的要塞，少阳一动会引发全身气机紊乱，容易形成气机郁滞之证，少阳郁滞，枢机不利；此外结合广泛性焦虑易出现的自主神经兴奋性表现，张教授认为此是阴阳失衡，厥阴风动，内扰诸脏的表现。结合广泛性焦虑容易出现的困重、乏力、吞咽滞塞情况，张教授认为此是中气不足，痰湿内蕴表现；根据广泛性焦虑出现的汗出、头痛、肢体肌肉不适等症，张教授认为此是营卫功能失调。表里沟通受阻，而变生百症；根据广泛性焦虑容易出现的心烦急躁情况，张教授认为此是阴血不足，虚热内扰，而使五脏神志漂浮不定，变生诸症；张教授认为焦虑症如从实论治，当以痰热为先，因痰热最易阻滞气机扰乱心神。治疗上则需根据诸证不同，给予畅达少阳气机，平息厥阴风动，健运脾气，和解营卫，滋阴养血，清解痰热入手。畅达少阳气机喜用小柴胡汤、四逆散、柴胡疏肝散、越鞠丸等方灵活选择，注重乌药的运用。平息厥阴风动喜用柴胡加龙骨牡蛎汤、桂枝加桂汤、桂枝甘草龙骨牡蛎汤、桂枝去芍药加蜀漆牡蛎龙骨救逆汤等，特别强调桂枝、生龙骨、生牡蛎、龟甲的运用。健运脾气喜用四君子汤、平胃散等方，强调苍术、防风、白豆蔻、泽泻的运用。和解营卫喜用柴胡桂枝汤、桂枝汤、桂枝加龙骨牡蛎汤等。滋阴养血喜用酸枣仁汤、甘麦大枣汤、百合地黄汤、

六味地黄丸等方。清解痰热喜用温胆汤、栀子豉汤等，注重胆南星、白茅根等药的运用。

五、预后与转归

本病预后良好，在两年之内，约有 1/3 的患者会痊愈，40%~60% 患者能恢复或改善。女性患者，年轻、病程短、病前性格良好者预后颇佳。

六、预防调护

焦虑症的产生与社会心理因素相关，心理干预能够对患者的心理波动产生较大影响，能够降低患者紧张等不良情绪的发生，应该疾病发生早期，及早寻求心理干预。其次是家庭支持，家庭人员应保持与患者良好的沟通，给予患者足够的心理支持。肠道菌群的失调同样与焦虑症相关，故在饮食上应食用易消化食物，加强营养支持，保护肠道。

七、研究进展

焦虑症的发病和遗传、神经递质、肠道菌群有关外，神经炎症也是焦虑症发生的重要因素，神经炎症是发生于中枢或外周神经的炎症反应，以小胶质细胞激活、炎症因子释放为特征。慢性应激刺激时，大脑中的小胶质细胞会激活，促进白介素1β等炎症因子释放，导致神经元损伤，加速疾病进展。突触可塑性的异常同样与焦虑症的发生相关，其中 BDNF 作为调节树突、轴突成熟和分化的重要分子，在焦虑症中也有重要作用。首先 BDNF 的基因突变会导致焦虑症的发生，其次 BDNF 表达的多少也与焦虑症的发生相关，其中 BDNF-TrkB 通路是这一作用发挥的关键通路。

主要参考文献

［1］李凌江，陆林主编. 精神病学［M］. 北京：
人民卫生出版社. 2015：325.

［2］王维治. 神经病学［J］. 北京：人民卫生出
版社，2010：1644.

［3］BandelowB MichaelisS. Epidemiology of
anxiety disorders in the 21st century［J］.
Dialogues Clin Neurosci.2015.17（3）：327-
335.

［3］孙秀丽，栗克清，崔利军等. 河北省4个
地区广泛焦虑症的流行病学调查［J］. 中国
组织工程研究与临床康复，2007，11（39）：
7842-7844.

［4］刘红喜，梁晓，申伟等. 运用六法治疗广
泛性焦虑障碍临床经验［J］. 上海中医药杂
志，2022，56（10）：29-32+52.

［5］王钰莹，秦甜，李腾等. 胡国恒辨治焦虑
症经验介绍［J］. 新中医，2021，53（02）：
221-223.

［6］贾竑晓，李自艳，王文友. 王文友应用小
柴胡汤合三仁汤治疗焦虑症经验探讨［J］.
北京中医药，2019，38（12）：1186-1188.

第四十九章　恐惧症

恐惧症又称恐怖障碍或恐怖性神经症，是患者对某种客观事物或情景产生超乎寻常的恐惧和紧张，并常伴有明显的自主神经症状。在发生该症状时，患者有清楚的意识，并且有意识回避与产生恐惧相关事或物。一般临床以广场恐惧症、社交恐惧症和单纯恐怖症为多见。

恐惧症与中医"恐证"相似，如《灵枢·本神》云："恐怖者，神荡惮而不收……神伤则恐惧自失。"《沈氏尊生书》："心胆俱怯，触事易惊，梦多不详。"《伤寒论》论及了恐证的脉证："脉行如循丝，累累然，其面白脱色"。《中藏经》记载了恐怖死症："肝绝汗出如水，恐惧不安，伏卧，面赤面青者八日死。"

一、病因病机

（一）西医学研究

成人的单纯性恐惧症常来自于儿童期曾有过的体验，这一点不同于其他神经症，如动物或昆虫恐惧症常见于儿童，但在13~19岁常消失；或被某一种刺激所诱发，有些儿童怕受父母双亲或其他儿童的影响。另外，可通过条件反射的机制而获得，但也可见有些患者是由于心理社会因素，如生活事件促发心理冲突而发生恐怖。

国外调查，广场恐怖患者的家属中有19%的人有类似疾病。同时，发现恐惧症患者有一定人格特征，如害羞、被动、依赖、焦虑等，提示本病的发生可能与遗传有关。

1. 遗传因素

Marks 的孪生子研究表明，遗传不仅是正常恐惧产生和表达的决定因素，也是焦虑症、恐惧症和强迫症发病的决定因素。有研究者对 50 对同卵孪生子和 49 对异卵孪生子进行研究，调查其空间恐惧、小动物恐惧、社交恐惧、混合恐惧及疾病恐惧等恐惧症的发病情况；发现同卵双生子的恐惧并发情况要多于异卵双生子，提示遗传因素有一定的影响。在高发病家系的研究中发现，广场恐惧症患者血亲中患此病的危险率为 11.6%，比正常人的危险率（4.2%）明显升高。一项双生子研究结果也表明，13 对单卵双生子中有 4 对（占 31%）同患恐惧症，而在 16 对双卵双生子中同病率为 0，提示了恐惧症与遗传有密切关系。

2. 精神分析理论学说

弗洛伊德认为，恐惧症的发病原因主要是起源于幼年时被压抑在潜意识里的，与性冲动或攻击冲动有关的心理冲突。这种被压抑的心理冲突是患者不能觉察的，但在潜意识里却影响着患者，引起其焦虑、恐惧等精神障碍表现。患者为避免这种心理冲突，用无关紧要的物体或场景替换掉心理冲突，最终表现出对特定物体或场景的恐惧或过度担心。

3. 条件反射理论学说

当某些物体或场景与能够产生恐惧的刺激多次同时出现，患者就会根据条件反射原理，把对恐惧刺激的恐惧感觉转移到相应的物体或场景中，进而产生恐惧感。并且会采取措施对该事物或场景回避，以避免不良刺激的产生。

4. 认知理论学说

认知心理学强调情绪与行为的发生一定要通过认知的中介作用，而不是通过环境刺激直接产生。物体或场景有一定的客观性，没有好与坏之分。患者对物体或场景的恐惧，前提是认为这些事件是一种威胁。对这些例如社交恐惧症病因学中的基本认知因素是过分关注别人的评价（通常被称为"害怕负面评价"），并将负面评价错误地认知为与社交直接相关。广场恐惧症焦虑发作的形成是由于不恰当地害怕特定场景的某些方面或在特定场景中偶然出现的某些躯体症状。

5. 生物学理论学说

目前有关恐惧症的生物学研究较少，主要以恐惧症与5-羟色胺系统和去甲肾上腺素系统的相关性研究为主。边缘区域表达的离子型5-羟色胺受体不是获得或保持恐惧记忆所必需的，但对于消除条件性恐惧是必不可少的，血清素系统的激活刺激了γ-氨基丁酸在该结构中的释放，促进条件性恐惧的消除。总之，恐惧症的发病因素是多种多样的，主要包括心理社会因素和生物学因素。二者不是单纯致病，而是通过一定的心理机制或生物学机制协同作用于人体，从而导致疾病的发生。

（二）中医学认识

中医学认为，恐惧症主要是由于肾精不足，肝胆虚怯和心气亏虚所致，外受惊吓是主要的诱因。先天因素或久病过劳，均能伤及肾中精气，导致肾精不足，肾在志为恐，肾虚则惊恐不安。

平素虚弱，气血生化乏源，或思虑过度，伤及气血，气血不足，肝所藏之血也会不足。肝血不足，肝失所养，肝藏魂、胆主决断的功能也会受到影响，故而会出现易惊善恐的表现。气血不足还可导致心血失养，心主神，神失气血荣养，故易惊恐。外受惊恐，恐则气下，更伤气血，形成恶性循环。

二、临床诊断

（一）辨病诊断

本病的诊断主要依据临床症状，无确切的实验室指标。

1. 恐怖

（1）物体恐怖 大多为动物，如狗、猫、老鼠、蛇、昆虫等，也有对刀、枪、兵器等发生恐怖，甚至对水、火也可发生恐怖。

（2）处境恐怖 既恐惧无人的旷野，也恐惧喧闹的街市，恐惧过桥、登高、闭室、乘车等。

（3）社会恐怖 恐惧在大庭广众被人看见，不敢与人同桌吃饭，不敢当众讲话。在社交场合中见人脸红，说话结巴，惴惴不安。

2. 回避

对特定的物体、场景或活动产生恐怖后常会主动回避，回避症状愈明显，说明病情愈重。

3. 自主神经症状

心悸、呼吸急促、脸红或面色苍白、颤抖出汗。

4. 临床分类

（1）社交恐怖 主要是害怕出现在众人面前，特别是对于被人注意更为敏感。他们不敢到公共场所，是一种缺乏自信的心态，害怕自己发抖，脸红、出汗或行为笨拙、手足无措，引起别人的注意。因此，会回避与人的相处，如对坐、吃饭和谈笑等。赤颜恐怖是较常见的一种，患者只要在公共场合就感到害羞、局促不安、尴尬、笨拙、迟钝，怕成为人们耻笑的对象。还有对视恐惧的情况，患者害怕与别人的眼睛对视。

（2）单纯性恐怖 是恐惧症是常见的一种，儿童时期多发。患者会表现出对特定物体或场景的恐惧，如对蜘蛛、蛇、黑暗、雷雨等感到恐惧。甚者为了解除恐惧主动避开相应的地方或雷雨天气。

（3）广场恐怖　患者会对公共场所和人群聚集的地方感到恐惧焦虑。这些公共场所包括火车站、超级市场以及理发店和影剧院等。因此这些患者常喜欢待在家里，不轻易出门，以免引起心神不定、烦躁不安。

（4）旷野恐怖　患者经过空旷地方会恐惧，并伴有强烈的焦虑和不安。因此患者怕越过旷野，严重时害怕越过任何建筑，如害怕跨越街道、桥梁、庭院和走廊等。此外还有闭室恐怖者害怕较小的封闭空间，如怕乘电梯、地铁、火车、客船等。患者多呈慢性起病，可持续多年，但多逐渐有所改善，一般起病急者易缓解。

（二）辨证诊断

望诊：面色无华，神疲乏力，惴惴不安，舌淡、苔白。

闻诊：语声低怯，无呻吟及异常气味。

问诊：心悸心慌，触事易恐，遗精、腰酸、腰困，两胁不舒。

切诊：肌肤不热，脉细弱或数。

1.肾精不足证

恐惧烦躁，伴腰膝酸软，遗精盗汗，失眠虚烦。舌质红，苔少，脉细弱。

辨证要点：心慌易恐，腰膝酸软、遗精盗汗，舌红少苔，脉细弱。

2.肝胆两虚证

虚怯善恐，胆小易惊，遇事优柔寡断，两胁不舒，坐卧不安。舌质淡，苔薄，脉弱。

辨证要点；虚怯善恐、遇事寡断，两胁不舒，舌淡、苔薄，脉弱。

3.气血两虚证

触事易恐，忧思多虑，郁郁寡欢，身倦乏力，气短心慌，面色无华。舌质淡，苔薄，脉细弱。

辨证要点；触事易恐，面色无华，气短，舌淡，苔薄，脉细弱。

三、鉴别诊断

1.焦虑症

恐惧症患者的恐怖对象是明确的，而焦虑症却没有明确的恐怖对象，而是担心实际上并不存在的危险。

2.强迫症

恐惧症对外界特定事物恐惧、苦恼。并主动回避以解除焦虑，强迫症常束于自身观念很少或被动回避。

3.精神分裂症

早期可出现恐怖症状。但随病程进展，精神分裂症状日益突出。

4.正常人的恐惧情绪

许多正常人对于黑暗、幽闭、毒蛇猛兽、电闪雷鸣、居高山林等都有恐惧的情绪，尤其在妇女和儿童中更为普遍，如不能加以鉴别，则会使本病扩大化。鉴别要点：恐惧症的恐怖对象具有明确的不合理性，恐怖情绪非常强烈，并影响正常的生活，还伴有自主神经症状，患者对恐惧对象常采取回避措施。

四、临床治疗

（一）提高临床疗效的基本要素

目前对恐惧症的心理治疗采用行为疗法是注重近期疗效，其实分析性心理治疗虽见效不快，但常能做根本的治疗。应该发掘患者第一次恐怖的情境和体验，从而分析导致恐怖的病态心理，帮助患者正确对待恐怖对象。达到对恐怖对象的正常接触。除药物治疗外，还需配合心理治疗。

（二）辨病治疗

抗焦虑药物和抗抑郁剂常用于治疗恐

惧症单胺氧化酶抑制剂可以减轻广场恐惧症，但停止服药后易于复发，三环类抗抑郁药和单胺氧化酶抑制剂效应相似，因此，药物治疗只是一种暂时效应，而心理治疗、行为疗法是重要的治疗手段。

心理治疗的重点是鼓励患者面对现实，发挥主动性，树立战胜疾病的信心，配合医生很好地接受行为疗法。行为疗法常用的方法如下。

1.行为治疗

主要有系统脱敏、暴露疗法等，此种疗法均为将患者暴露于轻微的应激源，从而促进患者对恐惧事件的正常应对心理，并且能够减轻患者对恐惧事件的回避行为。

2.认知行为疗法

是治疗恐惧症的首选。认知疗法基于认知理论学说的治疗方法，主要在于指导患者对所恐惧事件的正确认知，改正扭曲、不合理的认知观念，从而正确对待恐惧事件。

3.社交技能训练

对于社交恐惧症的患者对其进行社交技能训练，训练交流与沟通的技巧，纠正不良习惯，能够有效地避免其对社交的恐惧心理。

（三）辨证治疗

1.肾精不足

治法：补肾益精，充脑安神。

主方：六味地黄丸（《小儿药证直觉》）加减。

药用：熟地黄、山茱萸、茯苓、远志、泽泻、枸杞子、丹皮、山药、猪髓（另炖和服）。

加减：遗精盗汗者，加知母、黄柏；崩漏下血者，可与二至丸合用；头晕目眩者，加决明子、龟甲；腰膝酸软者，加怀牛膝、桑寄生。

2.肝胆两虚证

治法：助益肝胆，健补脑气。

主方：补胆防风汤（《张氏医通》）加减。

药用：防风、人参、细辛、甘草、茯神、独活、前胡、川芎、生姜、大枣。

加减：虚怯善恐伴不寐者，加远志、酸枣仁、柏子仁、龙眼肉；两胁不舒者，加白芍、乌梅、木瓜、川楝子、生麦芽、绿萼梅、玫瑰花。

3.气血两虚证

治法：补益气血，填髓定志。

主方：远志丸（《三因极一病证方论》）加减。

药用：远志、石菖蒲、茯神、人参、朱砂（兑服）、茯苓、当归、川芎、白芍、熟地黄、白术、甘草。

加减：身倦乏力者，加黄芪；寐不宁者，加夜交藤；心悸者，加麦冬、五味子、牡蛎。

（四）其他疗法

1.心理行为疗法

患者对某物品、事物或环境产生的恐怖感与其心理素质、性格类型等密切相关。故心理行为疗法的治疗尤为重要。可通过深入了解病史、诱因，根据恐怖类型，或针对性地给患者以系统知识，消除患者对某些知识的一知半解，或采用循序渐进的行为疗法，使患者逐渐适应某些环境或事物。

2.气功疗法

根据患者的具体情况，采用存想功、数息功、静坐功等气功疗法，有助于养成稳定的心理素质，增强自我调整心理的能力。

五、预后转归

恐惧症起病有急有缓，一般急性起病

则缓解也较为容易，如果是慢性起病，整个病程则会持续数年不等，一旦超过 1 年，病情则在 5 年内不会有太大变化，需要更长时间才可能有所缓解。

主要参考文献

［1］李凌江，陆林主编. 精神病学［M］. 北京：人民卫生出版社. 2015：334.

［2］方必基，梁世忠. 恐惧症诊断标准［J］. 牡丹江医学院学报，2006，27（5）：65-66.

第五十章　发作性睡病

发作性睡病是一种以无法遏制的以白天频发的睡眠、猝倒发作，夜间睡眠障碍为主症的疾病。全球猝倒型发作性睡病的患病率为0.02%~0.18%，中国约为0.033%。我国本病发病高峰年龄为8~12岁，男性发病略高于女性，部分患者有家族史，或有脑炎、外伤等病史。本病属中医学"多寐"的范畴，又称"嗜眠证"。出现猝倒则与中医"厥证"有关，出现入睡幻觉与中医的"多梦"症状类似，辨证论治时，可参照有关疾病章节。

一、病因病机

（一）西医学研究

发作性睡病的发病机制不清楚。目前发现本病的发病机制包括免疫反应、多基因易患性、环境因素一起参与。位于下丘脑外侧区的分泌素神经元特异性丢失是本病特征性病理改变。

（二）中医学认识

阴阳失衡，阴盛阳虚为多寐的主要病机。因阳主动，阴主静，阴盛则多寐。《丹溪心法·中湿》提出："脾胃受湿，沉困无力，怠惰好卧。"可见脾虚湿胜为本病主因。另外，病后失治，或因起居不慎，损耗气血，营卫不和，阴盛阳衰，可见多眠。若七情失和，肝气郁结或过喜致心气涣散，心无所主，气机逆乱，阴阳失调，均可出现多眠或者昏倒而睡。

二、临床诊断

（一）辨病诊断

1.临床诊断

（1）症状：日间发作性过度睡眠、夜间睡眠障碍、猝倒发作，可伴有肥胖、代谢综合征、性早熟、嗅觉缺陷、睡眠呼吸暂停综合征（OSAS）、心理障碍等。

（2）体征　神经系统检查难以发现阳性体征。

（3）实验室检查　①脑电图基本正常，但部分患者在发作时有提前出现的快速眼动期；②nPSG监测：入睡潜伏期缩短、出现SOREMP、入睡后觉醒增加、睡眠效率下降、微觉醒次数增加、睡眠期周期性肢体运动增加、EM睡眠期肌张力失弛缓、REM睡眠期眼动指数增高、R以及非快速眼球运动（NREM）Ⅰ期睡眠增加、NREM3期睡眠减少等；③MSLT阳性；④本病1型的确诊指标脑脊液中的Hcrt-1含量；⑤基因亚型：本病与人类白细胞抗原（HLA）DQB1*0602和DR2/DRBI*1501关系密切在不少研究中被发现。尤其是本病患者DQB1*0602阳性率高达98%，而普通人群的检出率为12%~38%。

2.诊断要点

参照第三版国际睡眠障碍分类（ICSD-3）分类标准，本可分为1型和2型，具体标准如下。

（1）发作性睡病1型

①需同时满足：白天发作无法控制的睡眠、困倦，且至最低持续3个月。

②符合以下中1~2项：a.有猝倒发作（猝倒指情感诱发的突然的一过性肌张力丧失）。经过标准的多次小睡潜伏期试验（MSLT）检查平均的睡眠潜伏期≤8分钟，且有睡眠始发的REN睡眠现象（SOREMP）≥2次的。b.免疫反应法检测脑脊液中下丘脑分泌素-1（Hcrt-1）浓度≤110pg/ml或<正常参考值1/3。

③本病在幼儿期可出现白天打盹时间增加或者夜间睡眠时间过长；如果本病1型在临床被强烈怀疑，但无法满足MSLT诊断标准，建议复查MSLT；若其EDS及脑脊液Hcrt-1水平低下或者难以检测的情况下，即使未见猝倒发作，仍应诊断是发作性睡病1型。

（2）发作性睡病2型

需同时满足以下条件。①白天发作无法控制的睡眠、困倦，且至最低持续3个月；②平均睡眠潜伏期在标准MSLT检查中小于等于8分钟，伴SOREMPs大于等于2次，建议在MSLT检查前行nPSG，如nPSG出现SOREMP则可替代白天MSLT中的SOREMP 1次；③无猝倒发作；④脑脊液中Hcrt-1浓度未被检测，或免疫反应法测量值大于110pg/ml或大于正常参考值1/3；⑤无法用其他睡眠障碍如睡眠不足、睡眠时相延迟障碍、OSAS、药物使用或者撤药来解释嗜睡症状和（或）MSLT结果。⑥若后续出现猝倒发作，或者诊断后检测脑脊液中Hcrt-1浓度≤110pg/ml或<正常参考值的1/3，需重新诊断为本病1型。

（二）辨证诊断

望诊：神疲倦怠，面色晦腻或淡黄，舌质淡胖或嫩，苔薄黄或白腻。

闻诊：声低气怯，或口气秽臭，或无异常气味。

问诊：胸脘满闷，身重困倦，或头晕健忘，动则汗出，或头痛如刺，痛有定处。

切诊：脉细，或弦，或滑。

1. 痰湿困脾

多寐，胸脘痞闷，口淡乏味，身重困倦，形体肥胖，苔白腻，脉濡缓。

辨证要点：胸脘痞闷，身重困倦，苔白腻，脉濡缓。

2. 中气不足

倦怠嗜卧，多寐，腹胀纳呆，少气懒言，面色萎黄，便干或溏，舌质淡，苔薄白，脉沉弱无力。

辨证要点：喜卧乏力，腹胀纳呆，面色萎黄，舌淡、苔薄白，脉沉弱无力。

3. 心气亏虚

多寐伴猝倒发作，心悸气短，神疲倦怠，动则汗出，头晕健忘，面色㿠白，舌质淡、苔白，脉弱。

辨证要点：多寐伴猝倒发作，心悸气短，头晕，健忘，舌质淡，脉弱。

4. 肝郁气滞

平素多寐，急躁易怒，口苦咽干，两胁胀满，甚则疼痛，或见头晕耳鸣，便秘溲黄，妇人月经不调，舌质红，苔黄，脉弦。

辨证要点：心烦易怒，口苦咽干，两胁胀满，耳鸣，便干，舌质红，苔黄，脉弦。

5. 脉络瘀阻

头部有外伤史，多寐日久，头痛如刺，痛处固定，脉涩或紧，舌质紫暗或有瘀斑，苔白或薄黄。

辨证要点：多寐日久或有头部外伤史，头痛如刺，舌质紫暗或瘀斑，脉涩或紧。

三、鉴别诊断

（一）西医学鉴别诊断

1. 癫痫小发作

二者均可见猝倒发作，但本病有短暂的失神，如持物失落，头部突然向前屈曲等，发作呈阵发性、短暂性、刻板性，但不伴入睡，发作时意识不清，发作持续时间较短，一般仅持续数秒钟，发作后可见头痛、嗜睡。脑电图呈典型3周/秒棘、慢波组合波以资鉴别。

2. Pickwick综合征

二者均有不可克制的睡眠，但本综合征以白天反复的短时入睡为特点，夜间睡眠发作性呼吸停止、抽搐，可继发红细胞增多症，有心功能不全。

3. Kleine–Levin 综合征

二者均可有嗜睡，但本综合征又称周期性嗜睡与病理性饥饿综合征，常见于男性少年，呈周期性发作（间隔数周或数月），每次持续 3~10 天，表现为嗜睡、贪食和行为异常。

4. 胰岛细胞瘤

二者均可出现嗜睡，但是本病与血糖水平相关，血糖恢复正常，症状立即消失。其嗜睡时难以唤醒，可有晕厥，并可出现腱反射亢进，甚至病理反射。

（二）中医学鉴别诊断

1. 痫证

二者均可见突然仆倒，但本病为突发性的神志异常，多有类似发病史。大发作时可见昏不知人，口吐涎沫，两目上视，口中如作猪羊声，四肢抽搐。大多片刻即自醒或自行缓解，醒后如常。

2. 证型鉴别

肝郁气滞型与心情不畅有关，且有急躁易怒，胁肋胀痛的肝失疏泄之症。心气不足主要以心悸气短，猝然昏倒为特征。中气不足以脾失健运所表现的气短乏力，腹胀纳呆，大便先干后溏为特征。痰湿困脾以形体肥胖，脘闷，身重困倦，且苔腻脉濡或滑。脉络瘀阻头部刺痛，痛有定处的血瘀之象明显。

四、临床治疗

（一）提高临床疗效的基本要素

阳主动，阴主静，阴盛可见多睡，阴盛阳虚是本病主因。湿、痰、浊、瘀阻遏阳气，阳虚气弱或者心阳不振，心神失荣是主要病机。各种病理机制在病程中彼此影响：若脾虚运化不调，化湿生痰，痰瘀阻滞则更耗气血，恶性循环，虚实夹杂。治疗时应注重平衡脏腑阴阳，以体质着眼整体调理，促进阴阳之气以昼夜规律开阖。

（二）辨病治疗

发作性睡病目前主要是对症治疗，通常采用以药物治疗为主，辅以行为心理治疗、社会支持的综合疗法。任何治疗都难以完全控制症状。

药物治疗主要是中枢兴奋的应用。传统的中枢兴奋药机制是增加突触前单胺递质释放、抑制再摄取，药物包括：匹莫林、苯丙胺（安非他明）、哌甲酯（利他林）等，长期应用注意其成瘾和依赖。目前比较推荐的治疗药物是新型的中枢兴奋药莫达非尼，主要作用于突触后膜的肾上腺素能受体，常规治疗剂量为每日 200~400mg。其不良反应较小，但对猝倒发作的效果差。

其他药物：三环类抗抑郁剂如普罗替林、丙米嗪、氯米帕明等以及 5- 羟色胺再摄取抑制剂如氟西汀等可以用于治疗猝倒发作、睡眠麻痹、入睡前幻觉。单胺氧化酶抑制剂如苯乙肼、盐酸丙炔苯乙胺也可通过抑制 REM 睡眠以发挥治疗效果。

（三）辨证治疗

1. 辨证施治

（1）痰湿困脾

治法：燥湿化痰，佐以健脾。

方药：二陈汤合平胃散加减。

药用：苍术 10g，厚朴 10g，陈皮 15g，茯苓 20g，白豆蔻 6g，生苡仁 30g，藿香 10g，佩兰 10g。

加减：苔黄者乃痰湿化热之象，可用温胆汤。

（2）中气不足

治法：益气健脾。

方药：六君子汤加味。

药用：党参 15g，陈皮 10g，炒白术

15g，茯苓 20g，清半夏 6g，砂仁 6g。

（3）心气亏虚

治法：益气养血。

方药：养心汤加减。

药用：人参 9g，麦冬 15g，炙甘草 12g，生黄芪 15g，当归 12g，陈皮 6g，五味子 9g。

加减：气短甚者，黄芪用量至 30g；畏寒者加肉桂 6g，干姜 10g；血虚甚，加熟地 12g，阿胶珠 15g。

（4）肝郁气滞

治法：疏肝理气。

方药：丹栀逍遥散加减。

药用：醋柴胡 10g，白芍 12g，当归 12g，丹皮 12g，栀子 10g，茯苓 12g，白术 12g，枳实 9g，制香附 10g，陈皮 10g。

加减：苔黄、脉弦数加龙胆草 30g；痰浊盛加胆星 6g，竹茹 9g；两胁胀痛加郁金 15g；川芎 10g，醋延胡索 12g。

（5）脉络瘀阻

治法：活血化瘀。

方药：通窍活血汤加减。

药用：当归 20g，赤芍 20g，川芎 30g，红花 15g，醋柴胡 10g，益母草 30g，葱白 1 根。

加减：头痛甚者加乳香 10g，没药 10g。

2. 外治疗法

（1）体针　主以内关、合谷、神门、足三里、心俞、脾俞、肝俞等穴，以宣阳通闭，调理气机。

（2）耳针　心、脑、神门、肝、脑等穴。

（四）名医诊疗特色

1. 裘昌林

裘昌林认为脾气亏虚是本病的基本病因，治疗善用温药（常用陈皮、砂仁、豆蔻、枳壳、厚朴等）、开窍药（石菖蒲、远志二药味辛性温，可散阳豁痰、醒神开窍，对本病尤为重要）、豁痰息风药（法半夏、陈胆星等），临床疗效满意，并特别指出，远志性较温燥，常用 6~9g，量大易引起呕吐，胃溃疡或胃炎患者当慎用，大凡实热或痰火内盛者忌用。

2. 马丙祥

马丙祥认为小儿脾常不足，重视健脾化湿，临床常予七味白术散合补中益气汤加减，配合针刺，初期用"靳三针"中调神穴组，用四神针为主升阳气、调元神，醒神针、定神针安神定志，阴三针、阳三针调和阴阳。亦针刺三阴交健脾养阴，足三里健脾益气，重视调护日常生活，疗效较好。

3. 王雪峰

王雪峰依据"痰为百病之母"，提出本病主要病因病理产物为痰。治疗肺脾两虚的患儿，从肺脾论治，主治脾辅治肺，随症加减，基本治则为健脾安神、通宣理肺、化痰除湿。常用药有郁金、远志、合欢、石菖蒲、辛夷、茯苓、白芍、黄芪、焦白术、焦三仙、山药、薏苡仁、薄荷、金银花等。治疗过程中辅以合理的家庭调护、饮食及作息习惯调理、关注呼吸道情况，标本兼治，为中医治疗本病提供新思路。

4. 王少杰

王少杰王少杰教授认为本病核心病机为肝郁脾虚、清阳不展、痰热内阻，以调和阴阳、醒神通窍为基本治则，自创醒神通窍汤，取得显著疗效。提出白天、晚上分方疗法。早服方以健脾益气通窍为主，选用黄芪、炙麻黄、太子参、川芎、吴茱萸、辛夷、炒白术、枳实、茯苓、甘草为主方；晚服方以清肝解郁安神为主，选用制何首乌、莲子心、远志、合欢皮、益智仁、石菖蒲、夏枯草、炒枣仁、郁金、茯神、炒栀子、甘草为主方。

五、预后转归

本病是慢性病，一般不危及生命，预后良好。注意猝倒发作时发生意外。

六、预防调护

（一）预防

本病的预防主要是调节情志和顾护正气，因此要注意劳逸结合，使生活规律化。适当锻炼，避免过度劳累。调节情志，保持心情舒畅。另外，饮食时应宜清淡，避免膏粱厚味助湿生热。

（二）调护

本病护理的重点在于避免及脱离危险环境，以免发生意外。保证夜间的正常睡眠。

七、研究进展

郎奕等基于1205例文献病例的发作性睡病中医证候及证候要素研究，总结本病最常见证候依次是肝郁气滞证（30.62%）、风痰扰神证（26.14%）、脾虚湿困证（24.65%），病位类证候要素10个，最常见的依次为脾（54.11%）、肝（32.03%）、脑（26.14%）。肖明月等总结出中医文献记载的临床治疗此病中药较多的为补虚药、解表药、化湿药、利水渗湿药、理气药、黄芪、化痰止咳平喘药等，使用的主要核心药为石菖蒲、半夏、茯苓、白术、陈皮、苍术、黄芪、当归、党参、藿香等。

主要参考文献

［1］中华医学会神经病学分会，中华医学会神经病学分会睡眠障碍学组等．中国发作性睡病诊断与治疗指南［A］．第六届中国睡眠医学论坛论文汇编［C］．中国睡眠研究会睡眠障碍专业委员会、首都医科大学宣武医院，2015：8.

［2］贾建平，陈生弟．神经病学．北京：人民卫生出版社，2013：415.

［3］吴江．神经病学．北京：人民卫生出版社，2013：413.

［4］王维治．神经病学．北京：人民卫生出版社，2010：215.

［5］郎奕，冯淬灵，白文，等．基于1205例文献病例的发作性睡病中医证候及证候要素研究［J］．时珍国医国药，2019，03：754-755.

［6］肖明月，王雪峰．基于文献的中医治疗发作性睡病用药特点分析［J］．世界中西医结合杂志，2016，06：766-769+773.

［7］裘辉，张丽萍，裘昌林．裘昌林以脾虚论治发作性睡病经验［J］．中华中医药杂志，2017，06：2548-2551.

［8］吴秋艳，李团结，崔洁琼，等．马丙祥教授从脾虚湿困论治儿童发作性睡病经验［J］．中医儿科杂志，2020，16（01）：18-20.

［9］蔡丽莉，王雪峰．王雪峰从肺脾论治儿童发作性睡病［J］．中医药临床杂志，2019，03：461-463.

［10］杜红帅，王少杰．王少杰对发作性睡病的治疗与调摄经验［J］．北京中医药，2015，34（01）：27-28.

第五十一章　失眠症

失眠（insomnia）是因持续的入睡或者睡眠困难引起睡眠质量及时间下降，无法满足正常需求，影响正常社会功能的主观体验。

失眠属于中医不寐的范畴，亦称"不得眠""不得卧""目不瞑"。

一、病因病机

（一）西医学研究

本病最常见的病因仍为心理生理因素，因遭遇生活事件、亲人离丧、个人损失、考试前焦虑等。另外，还可见于精神病的伴发症状，酒类与药物依赖的伴发症或戒断症状，并可由睡眠中呼吸困难、肌阵挛，或"不宁腿"等引起。由用药、环境因素、中毒引起，或有疼痛等不适感的患者、长期服用中枢兴奋剂、抑制剂者，在用药期间或停药后皆可引起失眠。

（二）中医学认识

1. 思虑劳倦太过，伤及心脾

心伤则"神不守舍"；脾伤则生化之源不足，心神失养而不安。

2. 阴虚火旺，肝阳扰动

情志被伤，气郁化火，火炎于上，或阴虚阳亢扰动心神，心神不安故不寐。

3. 阴不交阳，心肾不交

体弱或久病耗伤肾阴，水不济火，故心阳亢盛；或五志过极，心火上炽，心肾失交，热扰心神故不寐。

4. 心虚胆怯，心神不安

体弱心胆素虚，则善惊易恐，夜寐不宁；或因暴受惊吓，终日担惊受怕，渐致心虚胆怯而不寐。

5. 胃气不和，夜卧不安

饮食不节，脾胃失和，食滞中焦，化湿生痰生热，痰热上扰心神，故不寐。

总之，阳盛阴衰，阴阳不交是不寐基本病机，与心、肝、脾、肾相关。

二、临床诊断

（一）辨病诊断

1. 临床诊断

（1）症状　主要为睡眠障碍，其他如难以入睡、多梦、易醒、早醒、眠浅，醒后不易再睡、醒后不适、白天困倦等均继发于失眠；上述睡眠障碍每周至少发生3次，并持续1个月以上。

（2）辅助检查　临床上可用症状问卷评价失眠。匹兹堡睡眠质量指数问卷（PSQI）是常用的睡眠评定量表，用于评定最近1个月的睡眠质量。得分越高，提示睡眠障碍越严重。

多导睡眠图（PSG），能客观准确记录睡眠的脑电图、呼吸、心律、肢体活动、血氧浓度等情况。睡眠潜伏期延长，夜间觉醒增多，睡眠总时间减少等为失眠患者的PSG表现。

（3）诊断

符合下列条件者可诊断：①失眠主诉，包括入睡困难（30分钟不能入睡），易醒（超过2次），多梦，早醒或醒后入睡困难（30分钟不能再入睡）等。②社会功能受损，白天疲劳思睡、头昏乏力、注意力涣散、工作能力下降。③上述症状每周出现3次以上，持续至少1个月。④PSG提示睡眠潜伏期大于30分钟，夜间觉醒时间超过30分钟，睡眠总时间少于每夜6小时。

依据失眠症状持续的时间可分为：①短暂失眠。通常持续数日，可由突发性的应激（如突发的脑血管事件）或服用中枢性兴奋药（苯丙胺、哌甲酯等）引起。②长期失眠。持续3周以上，多见于帕金森综合征、痴呆、神经变性疾病等慢性神经系统疾病。

（二）辨证诊断

望诊：神疲，面色无华或红，小便黄或清，舌红或淡，苔薄白或腻，或少苔。

闻诊：声低气怯，或恶心嗳气，无呻吟及异常气味。

问诊：入睡困难或睡后易醒，醒后不易再睡、多梦、口苦、心烦，腹胀纳少，头晕耳鸣。

切诊：肌肤不热，脉弦，或弱细，或细数。

1.肝郁化火

难以入睡，急躁易怒，胁胀满，口渴口苦，目赤，溲赤便结，舌红、苔黄，脉弦而数。

辨证要点：难以入睡，急躁、胁胀、口苦，脉弦数。

2.痰热内扰

不寐，心烦，口苦，头重目眩，胸闷泛恶，嗳气，痰多，舌质红、苔黄腻，脉滑数。

辨证要点：不寐、心烦，胸闷痰多，舌红，苔黄腻，脉滑数。

3.胃气不和

不寐，腹胀或痛，恶心呕吐，不思饮食，嗳腐吞酸，大便泄泻，舌质红，舌苔黄腻，脉弦滑。

辨证要点：不寐，脘腹胀满，纳呆，嗳腐吞酸，苔厚腻，脉弦滑。

4.心脾两虚

不易入睡，或多梦，易醒，心悸，健忘，头晕目眩，神疲肢倦，口淡无味，腹胀便溏，面色少华，舌淡胖有齿痕，苔薄，脉细弱。

诊断要点：不易入睡、多梦，心悸健忘，神疲肢倦，腹胀便溏，舌淡胖有齿痕，苔薄，脉细弱。

5.心胆气虚

不寐易惊，遇事善惊，胆怯心悸，气短倦怠，小便清长，舌淡，脉弦细。

辨证要点：不寐易惊、胆怯心悸，遇事善惊，舌淡，脉弦细。

6.阴虚火旺

心烦不寐，心悸，健忘，耳鸣，头晕，五心烦热，腰酸梦遗，口干津少，舌质红少苔，脉细数。

辨证要点：不寐、心烦，耳鸣、头晕，五心烦热，舌质红少苔，脉细数。

三、鉴别诊断

（一）西医学鉴别诊断

1.其他精神障碍

失眠是多种精神障碍的常见病症，如情感性、精神分裂症、神经症性、器质性及进食障碍等。故失眠症的诊断首先必须排除上述障碍的可能。

2.躯体疾病

多数躯体疾病可引起失眠，故失眠症的诊断也应排除躯体疾病。躯体疾病引起的失眠通常是以伴随症状形式出现，通过详细的检查，不难发现引起失眠的躯体疾病。

家族性致死性失眠症（fatal familial insomnia，FFI）需要注意鉴别。FFI为常染色体显性遗传病，是由编码朊蛋白等位基因第178位点基因的突变所致，多为致死性。随着病程的进展，患者总睡眠时间逐渐减少，数月内出现完全不能睡眠，镇定催眠药无效；随后患者表现为一种梦样睡眠状态，最后昏迷、死亡。

（二）中医学鉴别诊断

应与一时性失眠、生理性少寐的失眠相区别。本病是指单纯以失眠为主，表现为持续的、严重的睡眠困难。若因一时性情志影响或生活环境改变引起的暂时性失眠不属病态。老年人少寐早醒亦多属生理状况。

四、临床治疗

（一）提高疗效的基本要素

本病的治疗主要是消除各种诱发因素，如改变睡眠环境，消除心理紧张，保持睡眠－觉醒规律等。

要找到引起失眠的原因、失眠的特点及规律。据此调整、改善睡眠环境，保持安静及空气清新，光线暗，温湿度适中。睡前勿饮茶或咖啡等。

另外，失眠的危害并不是失眠本身，而是患者对失眠的恐惧、担忧，因而消除患者对失眠的焦虑和恐惧至关重要。

（二）辨病治疗

促眠药物的使用需注意检查减少药物依赖和停药症状的反弹，应用原则是个体化及按需用药，主要是短期、间断和低剂量，用药时间长者停药时应逐渐停药。苯二氮䓬类药物、非苯二氮䓬类药物（如吡唑嘧啶类、GABA受体激动药、吡咯环酮类及其再摄取抑制药等）、助睡类其他药物（如抗抑郁药）等是治疗本病的主要药物。不同类型的失眠可选用适合药物：短半衰期镇静催眠药，如唑吡坦、三唑仑及水合氯醛，适合入睡困难者；咪哒唑仑、阿普唑仑、三唑仑等，适合上半夜易醒者；艾司唑仑、氯硝西泮、氟西泮，适合下半夜易醒者；地西泮、艾司唑仑、氯硝西泮、氟西泮等适合易早醒者；米氮平可增加睡

眠、抗抑郁，适合失眠合并抑郁症者。

（三）辨证治疗

1. 辨证施治

（1）肝郁化火

治法：清肝利胆。

方药：龙胆泻肝汤加减。

药用：龙胆草15g，黄芩9g，栀子12g，醋柴胡9g，生地15g，木通6g，当归12g，茯神15g，龙骨30g，牡蛎30g。

加减：胸闷胁胀，善太息者，加枳实12g，郁金12g；女子月经不调，加醋香附12g。

（2）痰热内扰

治法：清化痰热。

方药：温胆汤加味。

药用：陈皮12g，竹茹15g，清半夏10g，茯苓12g，天竺黄10g，胆南星9g，黄连9g，甘草6g。

加减：若心悸惊惕不安者，加珍珠母30g，琥珀3g（冲）；若痰食积滞，脾胃不和者，加保和丸；若痰热甚便秘者，加礞石滚痰丸。

（3）胃气不和

治法：化滞和胃。

方药：保和丸加味。

药用：炒山楂20g，神曲15g，陈皮9g，大腹皮12g，炒莱菔子20g，鸡内金15g，炒枣仁30g，合欢皮15g。

（4）心脾两虚

治法：补益心脾。

方药：归脾汤加减。

药用：茯神30g，太子参15g，黄芪15g，白术9g，当归12g，龙眼肉9g，木香4g，酸枣仁30g，红枣10枚，甘草6g。

加减：若心血不足者，加熟地、丹参、白芍；脾虚纳差者，加砂仁12g，茯苓12g。

（5）心胆气虚

治法：益气安神。

方药：安神定志丸加减。

药用：党参15g，远志12g，茯神30g，龙齿30g，牡蛎30g，炒枣仁30g。

（6）阴虚火旺

治法：滋阴降火，养心安神。

方药：黄连阿胶汤合朱砂安神丸加减。

药用：黄连6g，生地15g，麦冬15g，阿胶15g（烊化），白芍12g，鸡子黄1枚，山萸肉12g，龟甲9g，牡蛎30g。

2. 外治疗法

（1）体针　取百会、风池、太阳、印堂、头维、行间、合谷等穴，每次取3穴，交替取穴，10天为1疗程。

（2）精神心理疗法　有效的劝解和安慰，能使患者消除顾虑，稳定情绪，有助于患者进入睡眠。对轻度失眠患者，可加强诱导，形成条件反射，使其渐渐入睡。

（3）梳理头皮法　睡前用木梳从前额向后枕梳行，先中长后两侧，反复梳理15分钟，手法应适度，有助于改善头部血液循环。

3. 成药

（1）安神补脑液　每次10ml，每日3次，口服。健脑安神、生精补髓、益气养血，用于肾精不足、气血两亏型。

（2）磁朱丸　每次9g，清晨空腹时以米汤吞服。镇心、安神、明目，用于心肾阴虚、心阳偏亢型。

（3）养血安神糖浆　每次15ml，每日3次，口服。养血安神，用于气血亏虚型。

（4）天王补心丹　每次9g，每日2次，温开水送服。滋阴养血，补心安神，用于心阴不足型。

（5）枣仁安神胶囊　每次4粒，每日3次，口服。养血安神，用于心血不足型。

4. 单方验方

（1）花生叶25~50g（鲜品50~70g）加水300~500ml，煎沸10分钟，取汁200ml，睡前温服，连服3天以上，服后15分钟至2小时即可入睡。功效　补养心脾，镇静安神，用于心脾两虚型失眠。

（2）黄芩10g，磁石50g，菊花10g，夜交藤30g煎成汤，睡前泡脚20分钟。功效：清肝潜阳、安神助眠，用于肝阳上亢型失眠。

（四）名医诊疗特色

1. 周德生

周德生临床擅用三味中药"药组"：灵磁石、黄连、麦芽交通心肾；龙骨、龙眼肉、牡蛎益阴潜阳，镇静安神；百合、石菖蒲、生地黄养阴清热，豁痰开窍；法半夏、远志、夏枯草化痰解郁，调和阴阳；酸枣仁、淡竹叶、淡豆豉清心除烦，补益阴血；首乌藤、白茅根、合欢皮益阴清热，养血疏肝；玫瑰花、合欢花、雪莲花悦神解郁，助阳和营；灵芝、甘松、茯神气血双补，养心安神；柴胡、九香虫、郁金疏肝解郁，行气祛浊；莲子心、栀子、丹皮清热宁心；龙胆草、青黛、白菊花清泻肝火；山茱萸、菟丝子、麦冬滋补肾精；金樱子、紫石英、珍珠母平泻肝阳，益肾固精。

2. 薛伯寿

薛伯寿倡导和合思想，辨证治疗失眠注重"调"，以调肝为中心，善将和法、清法、补法灵活结合，治疗调和肝脾以助眠、调脏补虚安神以助眠、调气清心化痰以助眠。调和肝脾多选用小柴胡汤、四逆散、逍遥散、小柴胡加龙骨牡蛎汤等方加减或合方应用；调气清心化痰多选黄连温胆汤、黄连阿胶鸡子黄汤、左金丸等方加减或合方应用；调脏补虚安神多选孔圣枕中丹、百合地黄汤、归脾汤等方加减或合方应用；同时善用对药如石菖蒲－郁金、石菖蒲－远志、远志－珍珠母、磁石－珍珠母、炙

龟甲 – 磁石、炒酸枣仁 – 柏子仁、连翘 – 浙贝母等调治失眠。

3. 杨骏

杨骏治疗失眠从心理因素与身体因素出发，将调神、调阴阳、调脏腑相结合，并酌情选取奇穴、原穴、夹脊穴、十三鬼穴、神字穴、跷脉交会穴、耳穴等，配合中药，针药结合，身心同调，治疗失眠有效。

4. 杨志敏

杨志敏提出原发性失眠可存在"相火内扰，火金结滞""木气失和，上逆下陷""中土气虚，枢转不利""正气耗散，四维停滞""脉络壅塞，窍道不通"等人体气机圆运动升降失常的病机，分别通过"右降四针""左升四针""四隅位""四正位""山泽通气"等易医脐针治法，使升降复圆、寤寐可安。

5. 顾锡镇

顾锡镇认为本病以实证多见，分肝气郁结证、痰热内扰证、肝郁化火证、瘀热证，对应治以疏肝解郁、清肝泻火、清热化痰、凉血化瘀之法，配伍重镇安神之品；虚证多见心脾两虚证，治以养心安神法。以夏桂成教授提出的"调周疗法"为基础，结合月经周期的阴阳消长、转化，总结出育龄期女性失眠的特点，归纳出经前疏肝、经期和血活血、经后养血之治则，临床加减，常收良效。认为天竺黄尤善清热化痰，常用其治疗痰热内扰证。久患失眠者，"久病必瘀"，瘀久化热，故多可从"瘀热"论治，配以活血化瘀之品，如桃仁、没药、红花等，调和气血、滋养心神，则寐可安。临床中擅总结特色药对：九节菖蒲与郁金，磁石与青礞石（磁石一般用为 30g，礞石用为 30~60g），百合与生地、淮小麦、半夏与夏枯草等，因"半夏得阴而生，夏枯草得至阳而长，是阴阳配合之妙也"。治疗失眠时半夏时需至 30g，小剂量半夏则善化痰而无安神之效。

6. 周衡

周衡认为主要病因病机为"脏腑功能失调引起阴阳失衡"，阴阳失衡与肝胆、脾胃、心肾等脏腑的功能失调密不可分，主要有阴虚火旺、胆胃不和、心肾不交、痰热内扰、肝失疏泄、心脾亏虚、肝郁化火、气血不足等证型。治疗上重点在于调整五脏六腑的功能，首辨虚实，再辨脏腑，消除内因，从而达到阴阳平衡的状态。其次重视情志疏导。

7. 崔述生

崔述生治疗本病从整体出发，气血并调，心肾同治、照顾兼症，临证时善用柴胡系列方剂（柴胡、黄芩、清半夏）、肾气丸系列方剂（熟地黄、山药、山萸肉）、酸枣仁汤［炒枣仁、茯苓（神）、知母］三方剂为基础主方，多个角药药组对症加减配合。常用对症药组：头痛、头目晕眩——天麻、葛根、白芷；胸膈满闷、痰热壅盛——黄连、清半夏、瓜蒌；津枯便干、阴虚羸瘦——玄参、麦冬、细生地；胆热明显、小便不利——郁李仁、茯苓、泽泻；肾阴不足、阴虚盗汗——杜仲、枸杞、山萸肉；血亏血瘀、肝郁疼痛——当归、川芎、白芍。此外，主张推广心理疏导 – 饮食调控 – 推拿穴位按摩 – 中药茶饮 – 针刺治疗的综合解压体系。

8. 彭建中

彭建中认为本病位在肝，病机为"肝经郁热""热扰心神"，以"疏肝解郁""调畅气机"为治则，尤擅加入凉血化瘀之品，尤重调畅三焦气机，配合"泻肝清心""疏肝和胃""滋养肝肾"等法，兼顾调理心、脾、肾。以"升降散合小柴胡汤加减"为基础方。常用紫苏叶、紫苏梗轻宣之品"开上"，焦三仙健胃之品"畅中"，白茅根、芦根利尿之品"渗下"，调畅三焦气机。

9. 王行宽

王行宽提出失眠病机为"神、魂、魄失宁，难入其舍"，创制百合安神汤，方由百合地黄汤、酸枣仁汤、柴芩温胆汤增减而成，全方益气阴，养心肺，疏肝胆，清痰热，安定神魂。药物组成：百合30g，炒酸枣仁15g，生地黄15g，川芎10g，北柴胡10g，茯神10g，黄芩10g，法半夏10g，陈皮10g，五味子5g，煅牡蛎20g，龙齿15g，石菖蒲6g，炙甘草5g，炙远志6g。

10. 李七一

李七一认为本病病机是脏腑阴阳失和，以"平阴阳，调脏腑"为基础，辨证施治，调整脏腑、阴阳之间的失调与失衡。常用基本药对：病变在心，以炙黄芪、太子参配黄精、天冬；病变在心脾，以龙眼肉、酸枣仁配茯神、白术等；病变在肝，以黄芩、栀子配白芍、枸杞子；病变在心肾，以黄连、莲子心配肉桂、菟丝子；病变在心肺，以黄芪、党参配百合、桂枝等。李七一教授均在阳药中运用阴药、阴药中运用阳药。顽固性失眠多有痰瘀，酌加活血化瘀之品，常用当归、红花、桃仁、丹参、川芎、川牛膝等一味或多味。

五、预后转归

一般预后尚好，与病情相关。新发且病情单纯者，疗效显著；久病情况复杂者，难获速效。若病因未除或治疗失当，易产生情志病变，加重病情复杂程度，及治疗难度。

六、预防调护

（一）预防

本病属心神病变，强调精神调摄、睡眠卫生可有效预防。注意调节心理，改善过度的焦虑、紧张、兴奋、抑郁、惊恐、愤怒等不良情绪，喜怒有节，心情舒畅，以放松的、顺其自然的心态对待睡眠，反而能较好地入睡。

（二）调护

作息要规律，坚持进行适当体育锻炼、体力劳动，增强体质；培养良好睡眠习惯。晚餐清淡，不宜过饱，更忌咖啡、浓茶、吸烟。定时睡眠，睡前不要做紧张兴奋的活动；此外要注意避免噪音，光线要柔和，床铺要舒适，改善影响睡眠的外因。

七、专方选介

敦煌神妙补心丸：出自敦煌卷子S.5598V，功效为益气养阴、补心安神。全方如下：干地黄、山药、麦冬、五味子、人参、茯神、柏子仁、茯苓、丹参、远志、石菖蒲、贝母、百部、杜仲、防风、乳糖、甘草。方中乳糖即《唐本草》之石蜜，可补脾气除心烦；诸药合用，可补心安神、益气养阴、润肺止咳、开窍涤痰。该方补中兼行，阴阳兼顾，尤其适合气阴两虚、脾肾不足、肺虚痰滞之证，久服亦佳。敦煌医派代表人物李应存临证每遇失眠患者使用此方，灵活加减化裁，收效甚验。

主要参考文献

［1］贾建平，陈生弟. 神经病学［M］. 北京：人民卫生出版社，2013：414.

［2］吴江. 神经病学［M］. 北京：人民卫生出版社，2013：433.

［3］王维治. 神经病学［M］. 北京：人民卫生出版社，2010：241-246

［4］张若怡，顾锡镇. 顾锡镇教授辨证治疗失眠经验研究［J］. 浙江中医药大学学报，2019，05：453-456+459.

［5］马立，黄赛忠. 顾锡镇教授治疗不寐常用药对举隅［J］. 世界最新医学信息文摘，2019，50：234-235.

［6］胡花婷，何侃成，李东芳，等. 周衡辨证

论治失眠经验 [J]. 环球中医药, 2020, 01: 125–127.

[7] 刘殿龙, 丁洪磊, 崔述生. 崔述生教授运用角药理论辨治神经性失眠经验总结 [J]. 中国医药导报, 2019, 31: 111–114.

[8] 高梦鸽, 赵艳. 彭建中从肝论治失眠经验 [J]. 中医杂志, 2019, 01: 17–19.

[9] 王伟松, 刘建和, 黄巍, 等. 王行宽应用百合安神汤治疗失眠经验 [J]. 中医杂志, 2019, 22: 1904–1907.

[10] 魏瑜. 李七一论治失眠经验 [J]. 长春中医药大学学报, 2019, 06: 1044–1046.

[11] 陈思肴, 周德生, 康蕾, 等. 周德生教授辨治失眠症应用药组配伍经验举隅 [J]. 中国现代医药杂志, 2020, 01: 86–89.

[12] 马晓北, 薛燕星. 薛伯寿调治失眠经验 [J]. 中医杂志, 2020, 02: 107–109.

[13] 刘翔维, 袁爱红, 杨骏. 杨骏针药结合治疗失眠经验 [J]. 中医药临床杂志, 2019, 01: 69–71.

第五十二章　偏头痛

偏头痛（Migraine）为一组反复发作的头痛疾病，可有家族史，以搏动性头痛、恶心和畏光为主要表现。其疼痛部位多位于一侧额颞部，或双侧。发作的严重程度、频度和持续时间变化很大，少部分在症状出现前伴有视觉先兆、运动、感觉的前期症状或情绪的紊乱。本病的发病率是5%，女性稍多于男性。

本病属中医学"偏头风"，亦名"头角痛"。《金匮翼》云："偏头痛者，由风邪客于阳络，其经偏虚也。邪气凑于一边，痛边额角，久而不已，故谓之偏头痛。"《医林绳墨·头痛》篇曰："头风之症，亦与头痛无异，但有新久去留之分耳，浅而近者名头痛，深而远者名头风。头痛卒然而至，易于解散也，头风停止不常，愈后触感复发也。"

一、病因病机

（一）西医学研究

偏头痛病因以及发病机制还不明确，普遍认为此病因发作性的自主神经调节紊乱而发，主要和以下因素有关。

1.遗传因素

约1/5偏头痛患者的父母有偏头痛病史，其兄弟姐妹中患本病的概率也达18.5%，由此，认为本病有一定的家族遗传倾向。

2.应用血管活性药物

（1）5-羟色胺（5-hydroxytryptamine，5-HT）　5-羟色胺是血管收缩和舒张受体以及靶细胞之间的中介，其代谢紊乱是偏头痛发生的物质基础，在偏头痛的不同时期介导不同的病理过程。

（2）降钙素基因相关肽（CGRP）和P物质（SP）　CGRP是一种由37个氨基酸组成的生物活性多肽，在目前已知的血管舒张的物质中最强大，能激活三叉神经微血管，能调控疼痛的感觉，并起着重要作用。假如偏头痛患者输入CGRP，能诱使偏头痛发生。SP是一种11肽，并是一种神经递质，在速激肽家族中的传递并降低痛觉阈值，CGRP存在于肽能的Aδ-和C-纤维中，而SP存在于C-纤维中，几乎93% SP阳性的三叉神经元同时含有CGRP，亦有50%的CGRP阳性的神经元同时含有SP，所以CGRP常和SP共同释放。

（3）内皮素（Endothelin，ET）　ET通过血管平滑肌细胞膜上的受体与靶细胞膜结合，使鸟苷酸环化酶、磷酸肌醇系统及Ca^{2+}通道激活，从而导致细胞质中Ca^{2+}浓度增多，进而影响血管舒缩功能，引起偏头痛。

3.胶质细胞功能障碍

大脑血-脑屏障被破坏或胶质细胞出现过度放电活动，大量的K^+外渗，使胶质细胞的缓冲作用丧失，其细胞的功能障碍使本病发生。

4.内分泌失调

本病多于青春期发病，女性比男性明显增多。而且女性患者的症状出现常和月经相关，而孕期及围绝经期后症状明显减少或逐渐缓解，从而推断女性激素和本病的发生关系密切。

目前认为本病的基础因素是遗传，神经、体液调节能引起颅内外血管的发作性的异常反应。精神情绪紧张、强光刺激、气候突变、劳累过度、进食酪氨酸含量高的食物，如乳酪、巧克力、柑橘等，均可诱使本病的发生。

（二）中医学认识

头痛病因，不外乎外感及内伤，盖头为"诸阳之会""清阳之府"，又"脑为髓海"，凡五脏之精血，六腑之清阳，均上注于头，故六淫邪气外袭，上犯巅顶，阻挠清阳，或内伤诸疾，致气血瘀阻脑络，脑失所养，发为头痛。又如《医碥·头痛》云："内为清阳之分，外而六淫之邪气相侵，内而六腑经脉之邪气上逆，皆内乱其清气，相搏击致头痛。"若起居不慎，坐卧当风，"伤于风者，上先受之"，而"巅高之上，唯风可到"。风又为百病之长，多夹时邪。若夹热邪，热邪上扰，侵扰清窍，清阳不展，而发头痛。若夹寒邪，寒凝血滞，阻滞脉络，气血不畅，而发头痛。"脑为髓海"，主要赖肝肾之精血濡养和脾胃所运化的水谷精微，输布气血于脑髓，故内伤头痛，多与肝脾肾三脏有关。发于肝者，一是情志所伤，肝失疏泄，肝郁化火，内扰清窍，发为头痛；一是火盛伤阴，肝阴不足，或肾精不足，肾肝阴虚，肝阳上亢，上扰清窍而致头痛。发于肾者，多因禀赋不足，肾精亏虚，脑髓失养而致头痛。发于脾者，多因饥饱劳倦，或病后体虚，脾胃虚弱，运化不足，或失血之后，营血亏虚，不能上荣于脑髓脉络，而致头痛。或饮食不节，嗜酒肥甘，脾失健运，痰湿内生，上蒙清窍，阻遏清阳致头痛。另外，头痛日久，久患者络，络脉不通，多有瘀血阻滞之证。

二、临床诊断

（一）辨病诊断

1.临床诊断

本病多于青春期起病，少数可在儿童或中年以后首发。女性多于男性，半数以上有家族史，多以反复发作的搏动性偏侧头痛为主诉。

ICHD-3对偏头痛作了如下分类，见图55-2-1。

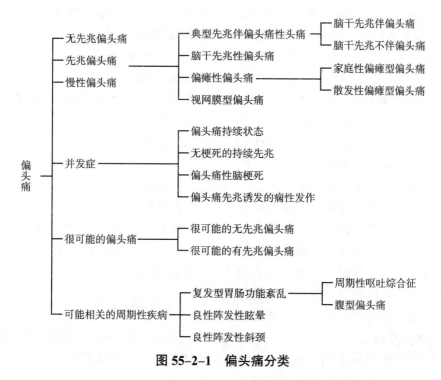

图55-2-1 偏头痛分类

以下介绍偏头痛主要类型的临床表现。

（1）无先兆偏头痛（Migraine without taura） 是最常见的偏头痛类型，约占80%，头痛是一侧或者双侧额颞部的搏动性疼痛，可伴恶心、呕吐、畏光、出汗等，常与月经有明显关系，比先兆偏头痛发作频率高。

（2）先兆偏头痛（Migraine with aura） 约占头痛的10%，以前称为典型偏头痛（Classic or classical migraine）。多有家族史，其最大特点是头痛发病前有先兆，最常见的为视觉的先兆，多为闪光、暗点或黑矇，可有短暂的单眼视野盲或双眼一侧视野的偏盲，其他可有烦躁、思睡、偏身运动或者感觉异常。先兆症状一般持续10~20分钟，在头痛发生前最严重，先兆症状后可有搏动性头痛（多为单侧，也可是双侧或者两侧交替）。头痛部位一般在眶上、眶后或者额颞部，偶在顶部或枕部。头痛的性质可是钝痛，搏动的感觉，逐渐加剧，达到最高程度后持续时间大概数小时或1~2天。伴随恶心、出汗、面色苍白、畏光，严重的伴有呕吐等症状。反复发作，每周、每月或数月可发生1次，偶尔出现1日发作数次者。发作间歇期一般无症状。

（3）家族性偏瘫型偏头痛（Familial hemiplegic migraine，FHM）与散发性偏瘫性偏头痛（Sporadic hemiplegic migraine，SHM）均少见，两者临床表现相同，但前者有家族史，为常染色体显性遗传。前者多在儿童或青少年起病，常在成年后偏瘫发作停止，代之以其他类型的偏头痛。主要特点是头痛出现时可见同侧或对侧肢体不同程度无力即偏瘫症状，有时头痛出现后会出现此症状，尤以上肢明显，头痛消失后可持续一段时间。脑电图所示偏瘫肢体对侧的大脑半球可见慢波。

（4）基底动脉型偏头痛（Basilar-type migraine） 有明确的出现脑干或双侧枕叶的先兆，先兆症状可有眩晕、耳鸣、听力下降、构音障碍、复视、视觉先兆、共济失调、意识障碍、双侧肢体感觉异常等，但没有肢体无力。视觉先兆症状则大多在双侧的颞侧或鼻侧，通常持续10~30分钟，其后出现头痛，多为枕部的搏动样。在这种发作之前或间歇期，患者可呈现无先兆偏头痛的表现。

（5）儿童周期性综合征（Childhood periodic syndromes） 有周期性呕吐、腹型偏头痛、儿童良性阵发性眩晕3个亚型。周期性呕吐表现为反复发作性呕吐和剧烈恶心，发作形式多固定，伴有面色苍白和嗜睡，每次持续1小时~5天，间歇期完全缓解。腹型偏头痛表现为反复发作性腹部中线附近的中至重度疼痛，腹痛和头痛同时出现，也可以仅有腹痛症状，伴有厌食、恶心、呕吐和面色苍白（少数为潮红），每次持续1~72小时，间歇期完全缓解，多数儿童成年后会出现偏头痛。儿童良性阵发性眩晕为无诱因地反复出现短暂的发作性眩晕，常伴有眼球震颤或呕吐，有时会出现单侧的搏动样头痛，脑电图正常。

（6）慢性偏头痛（Chronic migraine） 是偏头痛的常见并发症，大多源自无先兆偏头痛，只有2%~3%的普通类型偏头痛患者会发展为慢性偏头痛。如偏头痛症状每月大于15天，不间断3个月或3个月以上，且能排除药物超量引起的偏头痛，可称为此偏头痛。

2. 辅助检查

颅脑CT、颅脑MRI、脑血管造影均无明显异常，脑电图检查偶可见轻度或中度异常。

（二）辨证诊断

望诊：急躁痛苦，面色㿠白或发红，或形体肥胖，舌质淡或红，或有瘀斑，苔腻或少苔。

闻诊：有太息，或有呻吟、恶心、呕吐，或胁下有轻度胀痛，或全身发热。

问诊：头一侧或全头痛，呈发作性，或为胀痛、跳痛、空痛、刺痛，或头重如裹，或胁胀、口苦，或腰酸腿困。

切诊：脉弦，或数，或细数。

1. 风寒头痛

证候：遇寒即发或加重，反复发作，喜暖畏寒，不欲饮水，苔薄白，脉浮。

辨证要点：头痛遇寒即发或加重，恶风畏寒，脉浮。

2. 风热头痛

证候：头痛且胀，甚至头痛欲裂，遇热或日晒而发，发热恶风，面红口渴，便秘溲黄，舌红、苔黄，脉浮数。

辨证要点：头痛而胀，甚则欲裂，遇热或日晒而发，面红口渴，舌红、苔黄，脉浮数。

3. 肝阳头痛

证候：头痛而头晕目眩，易怒心烦，夜眠不宁，或兼胁痛，面红口苦，苔薄黄，脉弦而有力。

辨证要点：头痛，眩晕，易怒心烦，或胁胀痛，脉弦有力。

4. 肾虚头痛

证候：空痛，痛势不剧，头晕目眩，腰膝酸软，疲乏无力，女子可有带下、男子可有遗精，耳鸣不寐，舌质红、苔少，脉无力而细。

辨证要点：头痛且空，腰膝酸软，耳鸣，不寐，舌红、苔少，脉无力而细。

5. 血瘀头痛

证候：头痛，日久不愈，痛有定处，固定不移，痛如针刺，或头部有外伤史，舌暗、苔薄白，脉细，或细涩。

辨证要点：头痛日久，痛有定处，刺痛，舌暗，脉细或细涩。

三、鉴别诊断

（一）丛集性头痛与偏头痛

（1）好发人群不同　前者多见于青壮年男性，后者女性多见。

（2）发作节律不同　前者进入丛集期后头痛呈密集发作，发作十分规律，每次发作的部位、时间及持续时间几乎不变，在丛集期头痛可持续数周至2个月后，随后进入缓解期，缓解期头痛消失，后者发作无明显规律。

（3）头痛表现不同　前者头痛程度剧烈，呈锐痛、爆炸样，部位多固定于一侧眼眶、眶上及颞部，持续时间短，后者表现为偏侧波动性中、高程度，走楼梯或类似活动可加重头痛，持续时间长。

（4）伴随症状不同　前者多伴有自主神经症状，表现为流泪、结膜充血、流涕、头面部流汗、水肿以及瞳孔缩小、上睑下垂等，后者常伴恶心、呕吐、畏声、畏光。

（二）头痛型癫痫与偏头痛

前者脑电图检查可见明显异常，后者脑电图无明显异常，二者鉴别要点是抗癫痫治疗是否控制或消除头痛发作。

（三）三叉神经的眼支和上颌支神经痛与偏头痛

三叉神经的眼支和上颌支神经痛多见于中老年人，偏头痛在女性中多见；前者疼痛局限于三叉神经各支分布区，呈短暂的、持续数秒至数分钟的、剧烈的反复发作，疼痛可呈刀割、针刺或电击样，后者疼痛位于一侧额颞部或双侧，疼痛持续时间长，搏动性；前者少有恶心、呕吐等自主神经症状，后者常伴恶心、呕吐、畏声、畏光等自主神经症状，前者应用卡马西平、苯妥英钠、氯丙嗪等药物治疗有较好的效果，常有触发点，在洗脸、说话、进食时诱发，后者应用非甾体抗炎药有效，无触发点。

（四）肌紧张性头痛与偏头痛

前者头痛的部位多数位于双颞、枕、额顶，或全头部，能波及至颈、肩、背部，后者头痛的部位多位于一侧额颞部或双侧。前者头痛的性质为压迫感、钝痛、胀痛、麻木及束带样，呈发作性或持续性，可伴随失眠、焦虑，较少伴随畏光和畏声、恶心及呕吐等；后者往往呈搏动性疼痛，常伴恶心、呕吐、畏光、畏声；前者在烦躁、焦虑、紧张和失眠时头痛加重。体格检查时多无阳性体征，偶尔可有肩背及头颈肌肉僵硬，后者常在烦躁、焦虑、紧张和失眠时诱发。

四、临床治疗

（一）提高临床疗效的基本要素

1. 辨部位巧施引经之品

头为诸阳之会，手足三阳经络皆循头面。根据头痛部位，参照循经路线，巧用引经之品，有利于提高疗效。太阳经头痛，选羌活、川芎、蔓荆子；阳明经头痛，选用知母、白芷、葛根；少阳经头痛，选用柴胡、川芎、黄芩；厥阴经头痛，选吴茱萸、藁本等。

2. 病久重用活血化瘀药

偏头痛有反复发作的特点，病初或为外邪侵袭，或为内伤所致，由外邪所致者，病久不愈，则易致久患者络，瘀血内阻。而因于伤者，皆不能速愈，更易致缠绵。因此，本病日久，宜重用活血化瘀之品。

活血化瘀之类药以"上达巅顶，下通血海"之川芎为佳，宜大量运用，每剂30g以上。乳香、没药亦可，但乳香服后易致恶心、呕吐等。血竭，乃活血止痛之上品。

若兼寒邪，或感风寒易于诱发者，加细辛有良好的效果。

（二）辨病治疗

目的是终止头痛发作、缓解伴随症状及预防复发。分为预防性用药和治疗性用药。

1. 预防性用药

（1）首选药物 ①β-肾上腺素受体拮抗剂：普萘洛尔；②去甲肾上腺素及5-羟色胺再摄取抑制药：文拉法辛、阿米替林；③镇静、抗惊厥药：丙戊酸盐、托吡酯；④钙通道阻滞剂：氟桂利嗪。

（2）次选药物 ①β-肾上腺素受体拮抗剂：美托洛尔、阿替洛尔；②抗惊厥药：拉莫三嗪、加巴喷丁，对先兆偏头痛有效药左乙拉西坦；③钙通道阻滞剂：维拉帕米。

目前氟桂利嗪被循证医学证明对于儿童及青少年患者偏头痛的预防可能有效。

2. 发作期的治疗

（1）轻度偏头痛选阿司匹林（Aspirin）、地西泮、对乙酰基氨基酚（Acetaminophen）或其他非固醇类抗炎药，如吲哚美辛、布洛芬、萘普生等。异丙嗪、氯丙嗪，或甲氧氯普胺可用于伴有中重度恶心的患者。

（2）中度偏头痛选强效的抗偏头痛药物如麦角胺等或者非固醇类抗炎药的复方制剂，严重者可使用镇吐药。

（3）严重偏头痛宜选用以下药物

①麦角胺类药物如双氢麦角碱、酒石酸麦角胺等，或复方制剂如麦角胺咖啡因，多用于发作期重症患者的治疗。本药不能长期或过量应用，孕妇以及有严重心血管、肝、肾功能不全患者忌用；②曲普坦类药物舒马普坦（Sumatriptan）、佐米曲普坦为选择性5-HTIB/ID受体激动剂；③其他药物主要包括阿司匹林、苯噻啶、β受体阻滞剂以及抗惊厥药物、钙通道阻滞剂、抗过

敏药物、肾上腺皮质激素（在其他镇痛药无效，疼痛较重时可予 20~30mg 泼尼松 1 次口服，再配合其他镇静剂）及非激素制剂如吲哚美辛等。

目前的循证医学证据显示：儿童及青少年患者的偏头痛急性发作，6 岁以上，可以选择布洛芬或对乙酰氨基酚；12 岁以上者可以选用舒马普坦鼻喷剂。

（三）辨证治疗

1. 辨证施治

（1）风寒头痛

治法：疏风散寒。

方药：川芎茶调散加减。

药用：川芎 30g，白芷 9g，细辛 6g，荆芥 9g，防风 9g，蔓荆子 5g，羌活 12g，藁本 12g，甘草 6g。

加减：寒甚者加制川乌；头痛甚者加葛根、钩藤、山柰。

（2）风热头痛

治法：疏风清热。

方药：芎芷石膏汤加减。

药用：川芎 15g，白芷 12g，石膏 30g，桑叶 15g，菊花 15g，白蒺藜 12g，山栀 10g，黄芩 15g，甘草 6g。

加减：若便秘、口舌生疮，腹气不通，可合用黄连上清丸。

（3）肝阳头痛

治法：平肝息风。

方药：天麻钩藤饮加减。

药用：天麻 9g，钩藤 12g，石决明（先煎）20g，杜仲、桑寄生、益母草、夜交藤、茯神各 12g，栀子 9g，黄芩 9g，川牛膝 15g。

加减：如肝肾阴虚，加生地、制首乌、女贞子、墨旱莲、枸杞子、石斛等滋补肝肾之品；若肝火偏旺，宜加龙胆草、郁金、夏枯草。

（4）肾虚头痛

治法：养阴补肾。

方药：大补元煎加减。

药用：熟地 15g，山茱萸、枸杞子各 12g，生山药 18g，人参 6g，当归 15g，杜仲 9g。

（5）瘀血头痛

治法：活血化瘀。

方药：通窍活血汤加减。

药用：川芎、赤芍各 30g，桃仁、红花各 15g，老葱 10g，红枣 3 枚，黄酒 30g。

加减：头痛甚者，加虫类如蜈蚣、全蝎等。

2. 外治疗法

（1）针灸

①偏三针：取患侧太阳、太冲，健侧合谷。患者仰卧位，常规消毒后，用 3 寸毫针由太阳向颧骨方向，穿过颧弓向内斜刺，以针感传至患侧下颌为度。并先后施中强度，轻度捻转手法，各 1 分钟，留针 30 分钟，留针时捻转 1~2 次，12 日为 1 疗程，病程长、病势剧者，加列缺、率谷。总有效率 95%。

②刺血络点：取头颞部浅表怒张静脉，消毒后，用 7 号注射针以轻浅手法快速刺入，并摇大针孔，使之出血，未出血者用拇指挤捏。每 3~5 天 1 次。治疗 1 周后，治愈 15 例，有效 19 例，无效 1 例。

③九针法：风寒头痛选火针；风热、风湿、肝阳上亢、瘀血、痰浊头痛选锋钩针；气血两虚头痛选毫针。取穴：病属太阳膀胱经，取天柱（双）、大椎、风池、阿是穴；属少阳胆经，取颔厌、悬颅、悬厘、率谷、完骨、风池、太阳、阿是穴；属厥阴肝经，取百会、四神聪、通天、阿是穴；属阳明胃经，取头维、阳白、合谷、内关、神门、气海。以上各型治疗均配梅花针叩头 3 位（督、膀、胆）分轻重手法，气血两虚轻叩，其余各型重叩（微微出血）。

④耳穴压丸法：取神门穴、皮质下、交感、肝、脾、肾、额、颞、枕。心脾两虚加心、胃失和降加胃、三焦、肝郁气滞加胆经、肾虚加内分泌，头顶痛加肝、后头疼痛加胆，外感头痛加肺、肾上腺。贴王不留行籽，每次按压各个耳穴100次，每月可3~4次，隔3日换1次，两耳交替，10次为1疗程。

（2）熏蒸法　用川芎15g，晚蚕沙30g，僵蚕20~30只，香白芷15g。水煎熏蒸患处，每日1剂，每剂2次，每次10~15分钟。一般2~3次，最多10次，复发可再用。

（3）塞鼻法　取细辛、徐长卿、川芎各9g，蜈蚣、山柰各6g，冰片0.15g，分别研成细末后和匀，装瓶备用。以小块包药末少许塞入鼻孔，交替塞用，每日更换1~2次。左侧偏头痛塞右侧鼻孔，右侧痛则塞左侧鼻孔。上药1剂用完为1疗程，疗程间隔为3~5日。

3.成药及单验方

（1）成药

①头痛宁胶囊：每次3粒，每日3次，口服。息风涤痰、逐瘀止痛，用于痰瘀阻络证头痛。

②养血清脑颗粒：每次1包，每日3次，冲服。养血平肝、活血通络，用于血虚肝旺所致头痛。

（2）单验方

①黄鱼鳔烧存性，用黄酒冲服，每次6g，行气活血，治疗头痛头风。

②取存放3年以上的萝卜子7粒，放瓦片上焙成焦煳状，研细末，用纱布包好，塞鼻腔内，左头痛塞右鼻腔，右头痛塞左鼻腔。同时取灯心草一段，点燃，在手列缺穴上各烧7次。行气止痛，对初发、复发的偏头痛均有效。

③山羊脑1具，川芎、藁本、蔓荆子各6g，水煎至羊脑熟，调白砂糖适量，日服1剂，行气活血祛风止痛，治疗顽固性头痛。

④川芎15~30g，水煎服，行气活血止痛。

⑤川芎10g，熟大黄6g，全蝎6g，研细末为散，以上为1日量，分2次冲服，适用于肝火亢盛之头痛。

⑥川芎、食盐各20g，净水100g，水盛于缸中，芎盐放水内置炉上，待水沸后可饮服，治疗外感风寒引起的头痛如劈，随饮随轻，屡治屡验。

⑦斑蝥研面，将一张小膏药烤干，将斑蝥放药膏上，贴太阳穴处，左痛贴左，右痛贴右主治疗偏头痛。

⑧莱菔子，生姜等分别捣汁入麝香少许，培入鼻中，止年久之头痛。

（四）名医治疗特色

1.符为民

符为民认为头痛形成本病之主要病机为风阳痰浊上扰脑府，风邪外侵，日久不去而逐渐深入脑络，滞于经脉，瘀血痹阻，脑络失养而发头痛，即所谓"久痛入络""久痛多瘀""不通则痛"，从病位来说，偏头痛不离肝胆，以头之两侧，系足少阳胆经循行之所，胆与肝相表里，肝阳易亢，肝风易动，故本病急性发病期为肝阳上亢，风阳上扰，痰瘀互结而致清阳不升，或浊邪上犯，清窍失养为主；缓解期则以肝阴不足，瘀血阻络为重，符师在偏头痛发作期常以平肝活血搜风为大法，以川芎、石菖蒲、桃仁、红花、大枣、葱白、生姜以及全蝎、蜈蚣、僵蚕、地龙为基本方，李东垣亦言"头痛须用川芎"，川芎味辛，性温，归肝胆经，为血中之气药，走而不守，上行头顶，能化痰祛瘀，使诸药直达病所，为治头痛之要药；石菖蒲味芳香辛烈，性温，为化痰开窍之上品，川芎、菖蒲二药协同共为君药。巅顶之上唯风可到，所以用四虫药为臣，以搜风涤痰、通络止痛，但全蝎、僵蚕、蜈蚣、地龙在使用的同时，需要用生姜、大枣、葱白温中兼顾脾胃，防止脾胃受损，因此以姜、枣、葱白为佐药；桃仁、红花、活血化瘀，养血和营，共为佐使，全方共奏祛风化痰、活血通络之效。至于兼挟之邪宜分辨随证治之，贯彻平肝息风、活血通络，兼以健脾补肾，健脑通络，匡扶正气，体现治病求本的临证要求。符师组方灵活多变，切中病机，使阴阳平衡，脏腑协调，气机升降出入有序，精神乃治，顽疾得痊。

2. 毛德西

毛德西认为辨治偏头痛有5种分型及方药，即：风热上扰型以头部胀痛、遇热加重、面红目赤为诊断要点，治宜祛风清热止痛，方选自拟谷青柴芩汤：谷精草15g，青葙子12g，柴胡10g，酒黄芩10g，菊花10g，木贼草10g，僵蚕10g，蝉蜕10g，羌活10g，白芷12g，蔓荆子10g，甘草6g；肝阳上亢型以头痛而眩、随情绪波动而加重为诊断要点，治宜滋阴潜阳，方选天麻钩藤六叶汤：天麻10g，钩藤12g，杜仲叶、荷叶、桑叶、银杏叶、绞股蓝叶、罗布麻叶各15g，北沙参30g，麦冬20g，生地15g，白芍30g；痰湿挟风型以头昏沉、身困乏、苔白腻为诊断要点，治宜燥湿化痰，祛风止痛，方选自拟痰湿头痛三合汤：清半夏15g，天麻10g，白术15g，泽泻20g，茯苓15g，桂枝12g，陈皮10g，川芎10g，苍耳子10g，葛根30g，白芷12g，甘草6g；血瘀挟风型以痛如锥刺、舌质紫黯为诊断要点，治宜活血化瘀，祛风止痛，方选自拟活血祛风止痛汤：当归15g，赤芍15g，川芎10g，醋延胡索15g，葛根30g，羌活12g，防风10g，皂角刺10g，白芷12g，柴胡10g，甘草6g；肾精亏虚型以多用脑则痛、腰酸耳鸣、脉细弱为诊断要点，治宜益气养阴、补肾填精，方选加味保元生脉饮：黄芪30g，人参10g，麦冬15g，五味子10g，醋龟甲15g，山药15g，山茱萸15g，熟地20g，肉桂3g，甘草6g。

3. 刘福友

刘福友将偏头痛分为3型：风火证、风痰证、风瘀证，以川芎茶调散为主方。风火证合用丹栀逍遥散加减，基本方加用柴胡12g，白芍10g，丹参30g，栀子10g；风痰证合半夏白术天麻汤加减，风瘀证合桃红四物汤加减，取得了较佳的疗效。

4. 王麟鹏

王麟鹏在国内首次开展了针刺缓解、预防偏头痛的治疗与临床研究，在国际上，还开展了"偏头痛针刺与药物双模拟"的临床试验，通过相关的研究与试验，有效证实了针刺对于偏头痛治疗与预防的疗效。此外，通过对偏头痛的针刺临床研究分别评价了针刺对急性头痛的镇痛、经期发作的减少和缓解期发作频率的降低等疗效。对紧张型头痛则评价减轻发作程度，改善患者的情绪障碍等。由于不同的疾病其治疗目的与干预靶点不同，提出分病治疗的治疗理念。

五、预后转归

偏头痛患者的预后一般较好，其症状可随年龄增长而逐渐缓解，部分患者可在60~70岁时症状消失，也有人报道，偏头痛患者少数人易患脑梗死。

六、预防调护

许多因素可诱使偏头痛发生，因此可避免这些因素的出现。

（一）气候变化

湿热气候可致人情绪波动，甚至烦躁、食欲减少等，从而引起自主神经功能紊乱同时出现血管舒张功能障碍。食欲差时，镁摄入减少，血镁降低，可致头痛、血管痉挛，因此注意调节室温，进食含镁多的食物，有助预防偏头痛。

（二）食物

在 3788 例各类偏头痛患者中，首次发病与食用某食物有关者，再次食用该物再发偏头痛者有 1693 例，说明食物可促发偏头痛。主要有如下几类。①含高酪氨酸的食物，如咖啡、巧克力、奶制品；②动物脂肪，占全部食物因素诱发偏头痛的49.8%，严格控制此类食物可预防偏头痛发作；③鱼类食品与偏头痛的关系不肯定，张作禄等据偏头痛患病率在内陆地区显著高于沿海地区；鱼肉和鱼肝油可治偏头痛，推测食入鱼类、鱼油较易发偏头痛。杨金升等的调查结果与此相反，认为饮食及生活习惯可促发偏头痛，其中最重要的与进食鱼类及海产品有关，是否与这些食品中含有某些促发因素尚待研究。

（三）饮酒

饮酒是偏头痛诱发因素，与酒中所含异构谷氨酸盐、酚的黄烷类等有关，严禁饮酒，可减少或消除发作。

（四）精神情绪

情绪变化可诱发偏头痛，女性多发。焦虑、抑郁、睡眠障碍以及噪音、强光、经常熬夜等也是危险因素。

（五）吸烟

研究指出，吸烟与被动吸烟均可诱发偏头痛，这与烟草中尼古丁可使 5-HT 等血管活性物质释放并增加血小板聚集有关。

（六）服用某些药物

服用某些药物可诱发偏头痛，其作用机制各异。比如给伴有抑郁症的偏头痛患者注射一种抗抑郁药的代谢产物 McpR 可诱发本病。女性患者服用避孕药后诱发偏头痛，可能与血浆中催乳素水平升高等有关。

（七）癫痫发作

以往无偏头痛史的癫痫患者，在癫痫作后可诱发偏头痛。Schon 等观察 100 例癫痫患者，结果 51 例癫痫发作后出现头痛，其中 9 例伴有闪光、视觉障碍，9 例伴有畏光、恶心、呕吐等，其机制可能与癫痫发作时颅内外血管收缩、呼吸暂停时造成脑组织缺血缺氧、发作过后血管扩张等有关。

（八）其他

强烈的头、颈局部疼痛引起神经功能紊乱及神经递质的分泌异常而致血管舒缩、功能障碍，从而诱发偏头痛。脑血管造影（DSA）可引起脑血流量降低、脑血管痉挛，而致偏头痛。月经周期变化对偏头痛有直接影响，月经期偏头痛易发作者占21.9%，绝经期头痛发作减少者占38.3%，这种情况可能与激素水平变化有关，特别与雌二醇及 cAMP 浓度降低有关。性活动也可诱发。

七、专方选介

偏头痛颗粒：藁本、葛根、赤芍、茯苓、吴茱萸、制川军、当归、川芎、生地、熟地、威灵仙、羌活、防风、天麻、半夏、柴胡、酸枣仁、五味子、附子、泽泻、蔓荆子、杞子、莪术、黄柏、延胡索、全蝎、蜈蚣、炙甘草各 500g，生石膏 1000g，烘干，研制颗粒备用。每日 20g，分 2~3 次温开水冲服，连服 10 天。活血行气，除湿止痛，用于偏头痛，疗效显著。

活血通络镇痛汤：活血通络镇痛，治疗瘀血阻络顽固性偏头痛，药用：地龙、川芎、土鳖虫各 10~15g，当归 10~25g，白芎 15~20g，细辛 3~4g，蜈蚣（冲）1 条。

八、研究进展

偏头痛的治疗，现多采用辨证、分经治疗及专方专药。以病因辨证来说，是针对不同的发病原因采取相应的治法。如周婧等用息风通络汤（药用：生龙骨、生牡蛎各 30g，钩藤、川牛膝、石决明各 15g，茯苓 12g，天麻、白术、当归、葛根、蔓荆子、白芷、赤芍、白芍各 10g，菊花、地龙、川芎、甘草各 6g）加减治疗偏头痛 56 例，临床痊愈 15 例，显效 22 例，有效 14 例，无效 5 例，总有效率为 91.07%。赵海云等用川芎芷蝎汤（川芎 15g，蔓荆子、桃仁、全蝎、蜈蚣、僵蚕、当归、白芷各 9g）加减治疗偏头痛 90 例，治愈 30 例，显效 31 例，有效 23 例，无效 6 例，总有效率 93.33%。梅淞用通窍活血汤（药物组成：川芎、制何首乌、赤芍、当归各 20g，红花、炒桃仁各 20g，麝香 1g，老葱 3 根，红枣 2 枚，全蝎 12g 以及黄酒 20ml）加味治疗偏头痛。陈维国用自拟头痛散（天麻、当归尾、白菊花、白芷、川芎、丹参、红花、桃仁、生地、茯苓、白芍、蔓荆子）治疗血瘀引起的血管神经性头痛；王成则用葛根汤（川芎、葛根、白芷、钩藤、细辛、全蝎、白蒺藜、石决明、珍珠母）治疗；对血虚引起者用加味四物汤（当归身、熟地黄、白芍、川芎、五味子、麦冬、人参、黄柏、黄连、知母、杜仲、牛膝、苍术），亦有用圣愈汤（川芎、熟地、当归、白芍、人参、黄芪）加味治疗；气虚血瘀用补阳还五汤加减；气滞血瘀用理气通窍汤（川芎、丹参、延胡索、白芍、香附、茯苓、防风、白芥子、羌活、柴胡、白芷），亦有用通气散（柴胡、香附、川芎、白芷、荜茇、土鳖虫、蔓荆子、葛根、羌活、全蝎）加减治疗肝阳挟痰浊瘀血。王永炎则用川芎定痛饮（川芎、钩藤、菊花、白蒺藜、薏苡仁、白蔻仁、半夏、赤芍、葛根、白芷、藁本、细辛、蝉脱、牛膝、甘草、蜈蚣、全蝎）治之取得较好疗效。对于阳气虚损，清阳不升引起的，任应秋用加味乌星散（制川乌、南星、细辛、地龙、菊花、冰片）治疗；每取佳效；属于阴寒证，韩殿良等用桂枝汤合小陷胸汤治疗效果较好。对于瘀血阻络，徐启刚等用头痛煎（川芎、羌活、细辛、白芷、赤芍、延胡索、三七粉），配合安定来治疗，赵益人等用蝉葛芎芍汤（蝉蜕、葛根、川芎、白芷、白芍、细辛、甘草）。

在六经辨证治疗方面，有治太阳头痛用加味败毒散（沙参、羌活、独活、柴胡、葛根、川芎、桔梗、前胡、茯苓、枳壳、甘草）。治少阳头痛用小柴胡汤化裁。阳明头痛用升麻葛根汤加减；厥阴头痛用吴茱萸汤或乌梅丸随证加减；太阴头痛用顺气和中汤加减。少阴头痛用真武汤化裁，亦可用麻黄附子细辛汤加减，或加味白通汤。陈明信用头痛汤（羌活、白芷、川芎、半夏、黄芩、柴胡、吴茱萸、珍珠母、葛根、白芍、细辛、甘草）为基本方，治疗六经头痛，并根据头痛部位和经络分布，随症加减。

至于专方专药的治疗，报道颇多。如张金钊用活络汤（药用：菊花 15g，天麻 6g，川芎、白芷、藁本各 10g，钩藤 12g，全蝎 3g，地龙、赤芍、红花各 10g，桃仁 12g，生石膏 20g）加减治疗偏头痛 50 例，有效率为 92%。冯霞等采用活血通窍止痛汤（药物组成：川芎 25g，红花、桃仁、地龙各 15g，僵蚕 12g，白芍 30g，甘草 12g，大枣 5 枚，浮小麦 60g，延胡索 20g，五灵脂、羌活各 15g，细辛 3g，葛根 30g）治疗血管性头痛。李世荣用五虫丹芎汤（药物组成：僵蚕、地龙各 15g，蝉蜕、川芎、柴胡各 10g，全蝎 5g，蜈蚣 2 条，丹参 25g）加减治疗偏头痛。

纵观对偏头痛的治疗，以活血通络，祛风养血为主要治疗大法，选用辛升、苦降、甘缓药物进行施治，多以甘草、川乌、当归、白芍、白芷、柴胡、半夏、细辛、茯苓、桃仁、红花、生地等药组方。

主要参考文献

[1] 贾建平，陈生弟. 神经病学 [M]. 北京，人民卫生出版社，2018，173-185.

[2] 吴江. 神经病学 [M]. 北京，人民卫生出版社，2013，314-319.

[3] 王维治. 神经病学 [M]. 北京，人民卫生出版社，2010，1070-1074.

[4] 练春玲，张国才，黄良丹. 中医治疗偏头痛的研究进展 [J]. 中国民族民间医药杂志 2018，27（6）：51-53.

[5] 周婧，冯方俊，余永林. 息风通络汤治疗偏头痛 56 例 [J]. 山西中医 201026（6）：21-21.

[6] 赵海云，刘兴河. 川芎全蝎汤治疗偏头痛 90 例 [J]. 山东中医杂志 2011，30（5）：316-317.

[7] 梅淞. 通窍活血汤加味治疗偏头痛的疗效分析 [J]. 深圳中西医结合杂志 2017，27（23）：52-54.

[8] 张金钊. 活络汤治疗偏头痛 50 例 [J]. 河南中医 2005，25（11）：30.

[9] 冯霞，刘玉静，张若曦，等. 活血通窍止痛汤治疗偏头痛临床疗效探讨与评价 [J]. 河北中医药学报 2015，30（4）：16-18.

[10] 王国华，潘穆之. 符为民教授中医治疗偏头痛临床经验 [J]. 时珍国医国药 2012，23（9）：2375-2376.

[11] 毛德西. 老年杂病治验 3 则 [J]. 河南中医 2009，29（2）：191-192.

[12] 李晓丽，张志全. 刘福友治疗偏头痛的经验 [J]. 辽宁中医杂志 2009，36（1）：61-62.

[13] 张学平，常秀丽. 活血通络镇痛汤治疗顽固性偏头痛 184 例疗效观察 [J]. 河北中医 200931（8）：1152-1153.

[14] 郭宇博. 不同配伍中药方剂对偏头痛大鼠血清和脑组织中 5-HT 含量的影响 [J]. 中国中医基础医学杂志 2010（3）：206-208.

[15] 朱晓凤，韩月臣，熊文萍，等. 热凝脑膜中动脉对硝酸甘油致偏头痛大鼠血 CGRP 和 SP 含量的影响 [J]. 临床耳鼻咽喉头颈外科杂志 2011，25（10）：460-462.

[16] 谭亮，樊光辉. 偏头痛发病机制的研究进展 [J]. 中国临床神经外科杂志 201217（009）：571-573.

[17] 李叙香. 治疗偏头痛验方 [J]. 中国民间疗法 2016，24（12）：79.

[18] 王麟鹏. 针灸治疗头痛的临床研究探讨 [C]. 全国中医药疼痛高峰论坛暨中华中医药学会疼痛学分会成立大会. 2010.

第五十三章　眩晕

眩晕为临床上常见的症状，是一种运动性或位置性错觉，造成人与周围环境空间关系在大脑皮质中反应失真，产生旋转、倾倒及起伏等感觉。

眩晕的主要临床表现为患者感到外环境或自身旋转摇晃，同时伴有平衡失调，站立不稳，眼球震颤以及恶心、呕吐、出汗、面色苍白，心搏慢，血压下降等自主神经功能紊乱症状。眩晕是中医学的一个病证，对其临床表现的描述与西医学并无差异，中医的眩晕病涉及了西医学眩晕症状中部分疾病，较为常见的有内耳性眩晕、颈椎病、后循环缺血、脑动脉硬化、高血压、贫血等。

眩晕症，历代医籍记载颇多。《内经》中《素问·至真要大论》认为："诸风掉眩，皆属于肝"，指出肝和眩晕有很大关系。《灵枢·海论》认为"脑为髓海"，而"髓海不足，则脑转耳鸣"，认为眩晕病与肾关系密切。《灵枢·卫气》认为"上虚则眩"，《灵枢·口问》说："上气不足，脑为之不满，耳为之苦鸣，头为之苦倾，目为之眩。"汉代张仲景认为"无痰不作眩"，并且用泽泻汤及小半夏加茯苓汤治疗眩晕。严用和《重订严氏济生方·眩晕门》中指出"所谓眩晕者，眼花屋转，起则眩倒是也，由此观之，六淫外感，七情内伤，皆能导致"，提出外感六淫和七情内伤致眩说。元代朱丹溪的《丹溪心法·头眩》说："头眩，痰挟气虚并火，治痰为主，挟补气药及降火药。无痰不作眩，痰因火动，又有湿痰者，有火痰者。"秦景明在《症因脉治·眩晕总论》中认为阳气虚是本病发病的主要病理环节。徐春甫《古今医统·眩晕宜审三虚》认为："肥人眩晕，气虚有痰；瘦人眩晕，血虚有火；伤寒吐下后，必是阳虚。"龚廷贤《寿世保元·眩晕》集前贤之大成，对眩晕的病因、脉象都有详细论述，并分证论治眩晕，如半夏白术汤证（痰涎致眩）、补中益气汤证（劳役致眩）、清离滋饮汤证（虚火致眩）、十全大补汤证（气血两虚致眩）等，至今仍值得临床借鉴。至清代对本病的认识更加全面，直到形成了一套完整的理论体系。

一、病因病机

（一）西医学研究

眩晕的临床表现为平衡功能失调及眼球震颤，人体平衡的维持需赖视觉、深感觉（肌腱、关节）和前庭器官及其传导通路的完整及协同作用而完成。

1. 前庭神经系统简介

前庭神经系统包括前庭周围及其中枢。

（1）前庭周围系统　此包括内耳前庭器官及前庭神经，前庭器官由三个彼此垂直的半规管壶腹嵴、椭圆囊及球囊斑组成。前庭神经末梢的终器是由毛细胞组成的囊斑。前庭神经终末支来自内耳道底部的前庭神经节周围突，而其中枢突从内耳孔出来后直达小脑脑桥角进入脑桥到前庭核。

（2）前庭神经中枢　前庭神经核共有4个，上核及内侧核接受来自半规管壶腹嵴的传入纤维，而外侧核及下核接受来自囊斑的纤维。

2. 前庭神经核与其他神经的联系

（1）与脊髓的联系　以前外侧核为主，其发出的纤维下行与颈、胸、腰脊髓前角细胞联系，其功能是使伸肌张力增加，屈肌张力减低。在体位改变时调节肌肉张力。

（2）与眼肌的联系 以前庭外侧核为主，经内侧纵束到达动眼神经核、滑车神经核、外展神经核。其功能是维持眼的姿势性偏视及协调头、眼、颈及身体运动和姿势，半规管传出的纤维与眼肌有固定的联系，如头向右侧水平旋转时，则右前庭核兴奋右眼内直肌兴奋，外直肌抑制，而左眼则相反。

（3）与网状结构的联系 与网状结构中的自主神经细胞联系，可发出神经功能的改变，出现呼吸快、恶心、呕吐、面色苍白、出冷汗、血压改变、大便失禁、晕厥等。

（4）与小脑的联系 前庭神经一小部分纤维直接到达小脑蚓部，构成前庭小脑束，小脑的功能是对其发生抑制作用，该前庭小脑束与小脑共同维持身体的平衡。

（5）与大脑皮质的联系 在大脑有前庭中枢。前庭器官传来的向心冲动经过前庭神经与前庭神经核到达大脑，从大脑、小脑、脊髓及网状结构发出的冲动，引起必要的本体感觉和反射，以保持身体的平衡。

前庭神经系统的任何部位病损，或前庭感觉系统和视觉，深感觉三者互不协调，皆可发生眩晕和平衡障碍，异常的前庭冲动在脑干中影响迷走神经核和血管运动中枢，从而伴发恶心、呕吐、心率减慢、血压下降等。

3. 眩晕的分类

按性质可分为真性眩晕和假性眩晕。

（1）真性眩晕 是指由于眼、本体觉或前庭系统疾病引起的，有明显的外物或自身旋转感。根据受损部位不同，可以分为前庭性、眼性及本体感觉障碍性眩晕。

前庭系统疾病引起的眩晕多数症状较重，如梅尼埃病、椎 – 基底动脉供血不足、脑干梗死等，常反复发作。

本体感觉障碍引起的眩晕称为姿势感觉性眩晕，见于脊髓空洞症、梅毒患者因深感觉障碍和运动失调而引起的眩晕。

（2）假性眩晕 是指由于全身系统性疾病引起的眩晕，如心血管疾病、脑血管疾病、贫血、尿毒症、药物中毒、内分泌疾病及神经官能症等，几乎都有轻重不等的头晕症状，患者感到"飘飘荡荡"没有明确的转动感。

4. 常见引起眩晕疾病的病因病理

（1）梅尼埃病 属内耳眩晕病，确切的病因不明，可能与变态反应、自主神经功能紊乱或钾、镁、钙离子平衡紊乱等有关。变态反应、自主神经功能紊乱引起迷路动脉痉挛，从而使内淋巴产生过多或吸收障碍，导致迷路积水及内淋巴系统压力增高，致内淋巴腔扩大、内耳末梢器缺氧变性。而钾、钙、镁离子平衡紊乱，内淋巴形成障碍，引起前庭和耳蜗中毛细胞退变。

（2）迷路炎 是急性或慢性中耳炎常见的并发症，大多因中耳病变（胆脂瘤、炎性肉芽组织等）直接破坏迷路的骨壁引起；少数是炎症经血行或淋巴扩散所致。

（3）内耳药物中毒 链霉素中毒所致第八对脑神经损害，可导致眩晕及平衡障碍。水杨酸制剂及奎宁中毒可引起耳蜗及前庭损害，发生眩晕、耳鸣、听力减退等症状。

（4）前庭神经元炎 是在前庭神经元（从神经核到神经末梢）的通道上，属哪一段仍未明了，常与感染有关。

（5）良性阵发性位置性眩晕 是一种临床上发病率较高的周围性前庭疾病，是最常见的源于内耳的眩晕病。当头部有位置的变化时可诱发短暂的眩晕，并伴有眼震和自主神经症状。

（6）晕动病 是由于患者乘坐车船或飞机时，内耳的迷路受到机械性刺激，引起前庭功能紊乱所致。

（7）椎 – 基底动脉供血不足 椎 – 基底动脉供血不足的原因和发病机制，可有以下几方面。①动脉粥样硬化，动脉管腔变窄，动脉管壁的微小血栓脱落堵塞远端的动脉。②椎动脉受机械性压迫发生狭窄或闭塞；或颈交感神经受刺激，引起椎动脉痉挛。③锁骨下动脉盗血综合征，动脉内膜炎，多发性大动脉炎，结缔组织疾病、梅毒、贫血、真性红细胞增多症、外伤等。诱发因素多为暂时性血压降低，心脏输出量减少，颈部过度伸屈或侧转、过度疲劳等。④基底动脉的舒张功能发生障碍，如基底动脉型偏头痛。⑤椎 – 基底动脉的畸形或发育异常。

（8）延髓背外侧综合征（Wallenberg syndrome） 延髓背外侧通常由小脑后下动脉的一条分支发出的动脉供血，小脑后下动脉又大多数由椎动脉分出，此部分病变称为延髓背外侧综合征，它可由椎动脉发生血栓闭塞、椎动脉伴有小脑后下动脉闭塞及单独由小脑后小动脉闭塞等因素引起。

（9）高血压脑病 详见高血压脑病章。

（10）小脑出血 小脑出血者约 1/4 出现眩晕。

（11）颅内占位性疾病 生长在脑部的肿瘤常有头晕或眩晕，这既可是颅内压增高的一种表现，也可是肿瘤挤压听神经引起，详见颅内肿瘤章。

（12）多发性硬化 其病理变化主要是中枢神经系统的白质出现多处的髓鞘脱失以及胶质瘢痕形成。眩晕的发生，大多认为是脑干及小脑内病灶（髓鞘脱失区或硬化斑块）损害前庭神经核与前庭有联系的结构所致。

（13）颅后凹蛛网膜炎 由感染或外伤等因素引起，好发于小脑半球凸面及枕大池区或小脑脑桥角。

（14）延髓空洞症 本病多由于脊髓空洞向上扩展所致，空洞在延髓内扩展，损害疑核、舌下神经核和前庭神经核等，可引起眩晕等。

（15）眼源性眩晕 可由眼肌麻痹，屈光不正等所导致。

（16）低血压 急进性及慢性低血压引起的大脑皮层缺血缺氧引起眩晕。另外还有体位性低血压引起的眩晕甚至晕厥。

（17）阵发性的心动过速或房室传导阻滞 可使心脏的有效输出量不足，大脑皮层缺氧而引起眩晕。

（18）贫血 由于贫血降低载氧量，脑对缺氧较敏感，脑的正常功能受损，出现眩晕、乏力等症状。

（19）急性发热性疾病或肾炎 大多数由于急性感染、过敏或变态反应、结缔组织疾病、血液病、组织坏死与血液分解产物的吸收、物理与化学因素等引起，属于广义的"中毒性眩晕"。

（二）中医学认识

中医认为，眩晕的病因，多由情志失调、饮食不节、久病体虚、虚体劳欲及外感六淫瘀血内阻等所致。属于虚者居多，如气虚则清阳不展，阴虚则肝风内动，血虚则脑失所养，精亏则髓海不足，均易导致眩晕。其次由于痰浊壅盛，或痰火上扰，亦可形成眩晕。现综合历代中医各家论述及现代临床实践，将眩晕的病因病机归纳如下。

1. 外感六淫

头为诸阳之会，目为清空之窍，十二经脉与奇经八脉与头部均有联系。当六淫之邪袭人，邪气上扰巅顶，清窍被扰，即可发生眩晕，在六淫中尤以风邪为突出，风性善动，具有升发和向上的特点，更易使人头目眩晕；若外感由表传入半表半里，循少阳经脉上扰，干于两颞及目，可致眩晕；若表邪化热传里，热结阳明，肠有燥屎，浊气攻冲于上，令人眩晕。此外，湿邪蒙蔽清窍，亦可使人眩晕。

2. 肝阳上亢

肝为风木之脏，体阴而用阳，其性刚劲主升主动，故《黄帝内经》云"诸风掉眩，皆属于肝"是指眩晕之发病，在五脏之中与肝脏关系最为密切。阳盛体质之人，若不调动其阴阳，而使阴阳失衡，肝阳偏亢，上扰清空，发为眩晕或忧郁，恼怒太过，肝失条达，气郁化火使肝阴耗伤，则肝风内动，上扰清窍，发为眩晕；肝肾阴虚，水不涵木，肝阳上亢，发为眩晕。

3. 肾精不足

眩晕症其病位在脑，脑为髓之海，髓海有余，则轻劲多力，髓海不足，则脑转耳鸣；而髓海的有余不足取决于肾精的充足与否。肾为先天之本，主藏精生髓，髓聚于脑。若年老肾虚，或因房事不节肾精亏损；或阴虚火旺，扰动精室，遗精频繁；均使肾精不足而致眩晕。

4. 气血亏虚

脾为后天之本，气血生化之源，如忧思多倦，或饮食不节，伤脾损胃；或先天不足，脾气虚弱，不能健运水谷化生气血；或久病迁延不愈，气血亏耗或失精失血，未经调摄，虚而不复，血虚日久阴损及阳，则致气随血耗；在气虚不足基础上，脾失统摄，肝不藏血，阳损及阴，导致各种出血。上述各种原因导致气虚、血虚或气血两虚。若气虚，则清阳不振，脑失所养，可发生眩晕；若血虚则肝血虚，肝失养，虚风内动，而发眩晕。

5. 痰浊中阻

若饮食不节、膏粱厚腻，损脾伤胃；或劳倦忧思，伤脾碍胃，脾阳不振，健运失职，水湿内聚成痰，痰瘀阻络，清阳不升，脑失所养，发为眩晕；此外，尚有因肺气不足，宣降失司，水津不能通调输布，水聚成痰，而致痰浊中阻，也可致使眩晕发作。

6. 瘀血内阻

可因跌仆坠损、头颅外伤、瘀阻经脉、脑失滋养，而致眩晕。

二、临床诊断

（一）辨病诊断

收集完整的临床资料，结合必要的辅助检查，是眩晕病因诊断的前提。

1. 病史

引起眩晕的疾病很多，而阳性体征则较少，故详细可靠的病史对判断眩晕的类型和病因极有价值，询问病史应注意以下几项。

（1）发病的缓急与诱发因素。

（2）头晕为旋转性还是非旋转性。

（3）眩晕的程度。

（4）伴随症状，如有无耳鸣、耳聋，有无恶心、呕吐、出汗、心悸及视力有无改变，有无神经官能症症状。

（5）眩晕的发作与体位有无关系。

（6）持续时间。

（7）间歇期有无症状。

（8）可能引起眩晕的有关病史，是否曾用过对第Ⅷ脑神经有损害的药物，如链霉素、卡那霉素、庆大霉素、万古霉素等，有无脑损伤、高血压、心脏病、高脂血症、内分泌疾病，贫血病史等。

2. 体格检查

除作全面的体格检查外，应特别注意以下几个方面。

（1）听力、眼震、眼底。

（2）步态、共济运动。

（3）鼓膜有无穿孔、溢液、乳突有无压痛。

（4）颅神经检查。

（5）病理及生理反射。

3. 辅助检查

根据问诊及体检提供的线索选择必要的辅助检查，如疑有颅内占位性病变可查脑 CT 或 MRI，疑为颈椎病引起的眩晕可摄颈椎正侧位片，颈椎 MRI 及经颅血管彩色多普勒（TCD），可能是颅内炎症者需脑脊液检查，在电测听基础上，为了进一步确定引起听力障碍的性质及部位，可做听觉脑干诱发电位；声阻抗测试可补充电测听之不足，为了解眩晕是周围性还是中枢性及估计平衡障碍的程度，可做前庭功能检查，考虑为血管狭窄可以做头颅MRA、CTA或DSA明确。

（1）眼震电图　能客观记录眼震，特别是微弱眼震。

（2）平衡功能检查

①闭目难立征检查：患者闭眼，双脚并拢，站立，然后双臂平伸，与肩平直。

②过指试验：患者用手接触医生的手指先睁开眼试行，闭眼后再做，看是否还能触到。

③踵趾相接试验：患者双足站在一条直线上，一足足跟接另一足足趾，闭目站立30秒，看是否身体摇晃或倾倒。

④行走障碍试验：让患者走直线，看步伐是否有偏斜。

（3）半规管功能检查

①旋转试验：利用旋转椅使半规管在对平面上沿一定方向进行旋转，看出现眼震持续的时间，正常为24~30秒，过长或过短则有前庭功能障碍。

②冷热试验：用热水（40℃）或用冷水250~500ml，从5ml开始，每次递加5ml，注入外耳道，以观察眩晕及眼震产生的情况。

其他有瘘孔试验、前庭神经直流电试验，也是检查半规管功能的试验。

4.常见眩晕性疾病的诊断

（1）梅尼埃病的诊断

①反复的、突然发作的剧烈眩晕，听力减退及耳鸣，伴以恶心、呕吐。②发病间期出现规律的水平性眼震。③缓解期比较明显。④患者的前庭功能检查较弱；电测听检查在典型病例可有重振现象。⑤神经系统专科检查阴性。

（2）迷路炎中耳炎　病者出现阵发性眩晕，伴恶心、呕吐，则提示迷路炎之可能，严重病例可有眩晕甚剧，并有眼球震颤，听力丧失，平衡失调等，全身症状也很明显。外耳道检查可见鼓膜穿孔，有利于本病的诊断。简单的瘘管试验法如阳性（指压外耳道口，反复数次，如能诱发眩晕，即为阳性）对本病的诊断也有帮助。

（3）内耳药物中毒　链霉素急性中毒较为少见，多在用药后数天内发生眩晕、恶心和呕吐，慢性中毒者较多见，一般服药2~4周开始渐渐会有眩晕症状，约一周症状达高峰，多伴有平衡失调，步态蹒跚等，通常无眼球震颤，前庭功能试验不正常，眩晕持续数周至数月不等。链霉素的毒性作用有时在停药后仍继续存在，由卡那霉素与新霉素所引起的眩晕，其程度多较链霉素为轻。水杨酸制剂及奎宁中毒导致耳鸣以及前庭损伤发生耳鸣、听力下降及眩晕等表现，通常耳鸣首先出现，眩晕仅为轻度，偶尔也有中毒，中毒症状的轻重与药量常相平行，停药后上述症状较快消失。

（4）前庭神经元炎　发病多在20~50岁之间，大部分患者于起病前有发热或上呼吸道感染（感冒、扁桃体炎、鼻窦炎等）。发病骤然，最突出的症状是眩晕，剧烈时患者也可跌倒，伴有恶心、呕吐，但患者无耳鸣及听力减退。检查可见自发性眼球震颤，双侧前庭功能试验显示不正常，神经系统检查无异常，病期通常持续6周。逐渐痊愈。

（5）良性阵发性位置性眩晕（BPPV）本病可由体位变化引起短暂剧烈的头晕、视物旋转，平躺、翻身、坐起可诱发。

（6）晕动病　在乘车、船、飞机等交通工具时，出现眩晕，恶心和呕吐，偶尔发生眼球震颤常伴有面色苍白、出冷汗、全身无力等症状。

（7）椎－基底动脉供血不足　多在中年以上的人群发病，青壮年也可罹患，临床症状多种多样，相当复杂。主要表现是内耳、脑干（中脑、脑桥、延髓）、小脑、间脑、枕叶、颞叶等组织功能缺损。

（8）锁骨下动脉盗血综合征　其临床诊断主要依据两类缺血症状：①出现椎－基底动脉供血不足的各种临床症状和体征；②由于患侧上肢盗血而表现该肢无力，沉重感、疼痛和冷感。

除此外，以下三项对诊断有较大支持：①患侧上肢的血压比健侧者明显降低，两上肢的收缩压可相差 2.65kPa 以上；②患侧桡动脉搏动减弱或消失；③约有 2/3 病例可在患侧锁骨下动脉的行径听到血管杂音，此外，如嘱病者活动患侧上肢诱发或加重上述症状和体征时，则本综合征的可能性更大，如椎动脉造影发现锁骨下动脉第一部分狭窄或闭塞，血液向患侧椎动脉倒流时，则诊断可确定。

（9）延髓外侧综合征　其主要症状如下。①病灶侧软腭及声带麻痹，导致病者讲话含糊不清，进食反呛，吞咽困难，是由于疑核或吞咽，迷走神经根受累。②交叉性感觉障碍，表现为病灶侧面部（有时是病灶的对侧面部或双侧面部）痛、温觉消失，乃由于三叉神经脊核或脊束受累；病灶对侧肢体的痛，温觉减弱或消失，是由于脊髓丘脑束受累。③病灶侧出现霍纳氏征，由于交感神经纤维受累所致。④可有剧烈眩晕、平衡障碍和眼球震颤，由于前庭神经核或脊髓小脑束受累所致，第四脑室底部的呕吐中枢受累时可引起呕吐。

（10）动脉粥样硬化　其诊断依据如下。①40 岁以上的患者逐渐出现大脑皮层功能减退的症状，尤其是头晕，睡眠障碍，记忆力减退等三大症状；头晕的特点是体位转变时易出现或加重，基底动脉硬化可表现眩晕；睡眠障碍常表现为难入睡、多梦、早醒；记忆力显著减退，尤其是近事遗忘，但智能缺损早期并不明显。

②身体他处有动脉硬化的表现，如主动脉、眼底动脉或周围动脉硬化。

③体格检查发现上述一部分体征者，如患者有对脑缺血性发作则诊断大致确定。

④实验室检查结果可提供诊断的参考，如血清总胆固醇量增多、总胆固醇与磷脂的比例增高、脂蛋白百分比升高、三酰甘油增高等。

⑤MRI、CTA 或造影可显示四肢动脉、肾动脉与冠状动脉和脑动脉由于粥样硬化所造成的管腔狭窄、病变部位及范围。

（11）高血压脑病　详见高血压章。

（12）颅内占位性疾病　详见颅内肿瘤章。

（13）多发性硬化　其诊断要点如下。①发病大多为青少年。②反复发作的播散性神经系统症状主见于脑干、小脑、脊髓和视神经，故现眩晕，肢体无力，逐渐发展为瘫痪，其程度可为轻瘫乃至完全瘫痪，瘫痪的性质为上运动神经元性，眼症状在本病相当普遍，且系早期出现，通常表现为视神经炎或球后视神经病。③明显的缓解与复发，每次复发除原来症状的重现以外，还添有新的病征。④脑脊液的丙种球蛋白增多，半数病者脑脊液的胶金曲线呈麻痹型。

（14）颅后凹蛛网膜炎　其临床诊断要点如下。①病前有感染或外伤的因素。②急性或亚急性发病。③病程经过较长，其间有明显的缓解与复发。④脑脊液的蛋白质及细胞数可增高。⑤内科治疗有效。

（15）眼源性眩晕　其特点是遮蔽病侧眼球则眩晕消失。

（16）低血压其临床诊断为　①血压低于 90/60mmHg 以下而无面色苍白，四肢湿冷、发绀等休克症状时可为低血压症。②原发性低血压多伴头痛头晕、心悸、心前区重压感，精神疲倦，或健忘等神经衰弱症状，检查时无阳性体征和病变。

（17）阵发性心动过速或房室传导阻滞除有眩晕等症状外，还有心电图的改变。

（18）贫血　以缺铁性贫血较常见，以再生障碍性贫血为难治，缺铁性贫血早期无症状或症状轻微，除一般贫血症状（眩晕、乏力、面唇淡白）外，可伴纳呆，胃灼热感，胃肠胀气，部分有反甲，指甲易碎，胃镜检查部分病例有胃黏膜萎缩。

（19）头部外伤后眩晕　眩晕可为旋转性或其他性质，常与体位改变有关，可伴有位置性眼球震颤。

癫痫、神经官能症详见有关章节。

（二）辨证诊断

1. 外感六淫

具有外感引起发热、恶寒、鼻塞流涕、头痛、苔薄白、脉浮等证，同时外邪又有风、寒、湿之不同，以及表邪是否已入半表半里。

（1）外感风寒眩晕　眩晕伴鼻塞流涕，眼酸痛，畏寒无汗，骨节酸楚，苔薄白，脉浮。

辨证要点：眩晕鼻塞流涕、畏寒无汗，脉浮紧。

（2）外感风热眩晕　眩晕伴咽痛、目赤、流涕、发热汗出，舌质红，苔薄微黄，脉浮数。

辨证要点：眩晕、发热汗出，舌质红，脉浮。

（3）风湿眩晕　眩晕头重如裹，面部浮肿四肢骨节疼痛，舌质淡，苔薄腻，脉濡。

辨证要点：头重如裹、面部浮肿，脉濡。

（4）少阳眩晕　眩晕伴两胁肋胀满疼痛，口苦咽干，寒热往来，舌质淡红、苔薄，脉弦。

辨证要点：两胁肋胀满疼痛、口苦咽干、寒热往来，舌质淡红、苔薄，脉弦。

2. 肝阳上亢

眩晕、面红目赤、口苦易怒，便秘溲黄，舌红，苔黄，脉弦。发病甚则眩晕欲仆，泛泛欲吐，头痛如掣，肢麻震颤，语言不利，步履不正等。

辨证要点：口苦易怒、头痛如掣、语言不利，眩晕欲倒舌红，苔黄，脉弦。

3. 痰浊中阻

眩晕伴头重如蒙，倦怠乏力胸闷。少食多寐，或时吐痰涎，苔浊腻或白厚而润，脉滑或弦滑。

辨证要点：头重如裹、乏力、少食多寐、时吐痰涎，苔浊腻或白厚而润，脉滑或弦滑。

4. 肾精不足

眩晕兼见精神萎靡，腰膝酸软、耳鸣，遗精，滑精，脱发，齿摇，足跟痛，舌瘦嫩或嫩红，少苔或无苔，脉细弱或细数。

辨证要点：腰膝酸软，耳鸣遗精，脉细弱或细数。

5. 气血亏虚

眩晕症活动则加剧，劳累即发，神疲懒言，气短声低，面少华色，纳谷衰少体倦，舌质胖见齿印、脉细或虚大。

辨证要点：神疲懒言、气短声低，面少华色、体倦，脉细或虚大。

6. 瘀血内阻

眩晕伴见头痛，痛有定处，且有健忘、失眠、烦闷、心悸、心神不定，疲倦乏力，面有瘀斑，唇色紫暗，舌有紫斑、瘀点，脉弦涩或弦涩。

辨证要点：痛有定处，面有瘀斑，唇色紫暗，舌有瘀斑。

三、鉴别诊断

（一）西医学鉴别诊断

1. 真性眩晕与假性眩晕鉴别

二者的临床表现不同，前者为前庭神

经系统疾病引起，临床表现为运动性幻觉及自主神经功能紊乱，发作时平衡失调，不能站立，甚至不能起床，不能睁眼，后者表现为头晕、头昏、头胀，头重脚轻、眼花、站立不稳，前者有明显的自主神经功能紊乱，如恶心呕吐、面色苍白、出冷汗、血压及心率改变，出现明显的眼震。

而后者其临床多不伴有自主神经功能紊乱现象，不发生眼震。

2. 真性眩晕的鉴别

根据病变发生的部位不同而分为前庭周围性和前庭中枢性，它们的鉴别见表 56-3-1。

表 56-3-1　前庭中枢性眩晕与前庭周围性眩晕鉴别

症状	中枢性	周围性
病变部位	前庭神经颅内段至皮质代表区	前庭神经颅外段至内耳前庭末梢感受器
常见病因	多为脑干或小脑血管病变，肿瘤、炎症等	梅尼埃病，迷路炎，急性前庭神经损伤
起病形式	突然发生或逐渐发生	阵发性、突发性剧烈发作
眩晕性质	旋转性或固定向一侧运动的感觉	旋转性或上、下、左、右摇晃的运动幻觉
持续时间	较长，可达数月以上	较短，数小时至数天
眼震与眩晕程度	不一致，眼震可分为水平、旋转、垂直，持续时间长	一致，眼震多为水平性或兼旋转性，绝无垂直性，持续时间短
倾倒	倾倒方向不定，与眼震方向无肯定关系，与头位关系不大	常倒向眼震慢相侧（即病变侧），与头位有一定关系
听觉障碍	无或不明显	常有且持续时间较长
自主神经症状	不明显	常有且明显
中枢神经系统损害征	常伴有脑干、小脑及大脑颞、顶叶损害征	无
前庭功能试验	正常反应	反应减弱或无反应

3. 梅尼埃病与其他眩晕性疾病的鉴别

梅尼埃病主要表现为阵发性眩晕，伴耳鸣耳聋，阵发性短暂眼震，伴恶心呕吐，前庭神经炎，不同点在于发热在先，有眩晕而无耳鸣耳聋，眼震较梅尼埃病持续时间长，而迷路炎、化脓性中耳炎等，除可发生典型眩晕症状外，在患侧耳检查常可发现异常，如鼓膜充血、水肿、增厚、穿孔、溢漏，可发生头痛、耳部疼痛、发热、眼震多偏向患侧耳、偏向健侧耳，则表示病情较重；若先有耳鸣，而后发生眩晕，

眩晕一旦出现，耳鸣耳聋反而好转，见于 Lermayez 综合征，此系自主神经功能紊乱引起内耳动脉交替发生收缩及舒张的结果。突然发生典型眩晕的青年人，出现视物不清、眼痛、流泪、迅速出现耳聋、发热并有肝脾肿大，见于寇甘氏（Cogan）综合征，可能由于变态反应引起。

4. 椎–基底动脉供血不足、梅尼埃病、神经官能症及脑干肿瘤的鉴别

其病因及体征不同：椎–基底动供血不足每次发作时，其神经系统病征均符合

于该动脉供血区域的障碍，如眩晕伴有眼睑下垂、复视、发音不清、交叉性轻瘫、偏身麻木及头部转动时症状加重，而梅尼埃病的眩晕因其病变在内耳，不致产生椎–基底动脉供血区域的神经系统症状的体征，神经官能症病者常主诉头痛、头晕、失眠、记忆力减退等一系列大脑皮层功能减退的症状，主诉虽然不少，但细致的检查并无明显的神经系统阳性体征，发病的特点也非发作性和一过性，其症状的波动常与情绪变化有密切关系，若眩晕为持续性，早期出现中枢神经损害处复视、眼肌麻痹、交叉性瘫痪、视力减退、共济失调、晚期出现颅压增高现象考虑为脑干肿瘤。

5. 内耳药物中毒与梅尼埃病的鉴别

①链霉素中毒有明确的用药史，而梅尼埃病多无诱因。②链霉素中毒的病者常时有口周发麻感，严重时四肢及全身也发麻木这些症状有时出现在眩晕之前。③梅尼埃病的眩晕为发作性，极其猛烈，伴有明显的眼球震颤，而链霉素中毒的眩晕多为渐进性，少有眼球震颤。

6. 延髓外侧综合征与梅尼埃病的鉴别

二者临床表现不同，前者除头晕外，还有平衡障碍、吞咽困难、构音障碍、瞳孔缩小、眼球内陷、上睑下垂、面部痛温觉消失，查体可见持续性眼震、共济失调等，后者头晕伴耳鸣耳聋，眼震可在头晕缓解后消失，二者可通过细致的神经系统检查做出鉴别。

7. 脑动脉粥样硬化与神经衰弱、围绝经期综合征鉴别

前者中老年多发，以血管狭窄或堵塞为引起的大脑功能减低，引起头晕，可产生类似神经衰弱的临床表现，而神经衰弱发病多在青壮年，头晕较突出的症状时好时坏，与精神因素的关系较为密切，细致的神经系统检查并无明显阳性发现，身体他处也无动脉硬化病征，围绝经期综合征

的主要表现是焦虑不安、忧郁、情绪低落，神经系统检查多属正常。

8. 多发性硬化与梅尼埃病的鉴别

二者临床表现不同，前者的症状比较分散，多有视力障碍、眼肌麻痹、锥体束征、精神症状等，后者症状为内耳迷路积水引起的一系列症状，症状集中，可与鉴别。

（二）中医病证鉴别诊断

1. 头痛

眩晕和头痛部位均在头，两者虽多出现，难以截然区别，但头痛的病因有外感及内伤之别，眩晕则以内伤为主，从虚实概念而论，头痛偏于实证者为多，而眩晕则以虚证为主。

2. 中风

中风以猝然昏仆、不省人事，伴口眼歪斜、偏瘫、失语，或不经昏仆而仅以半身不遂为特征。本证昏仆与眩晕之甚者相似，但其昏仆则必昏迷不省人事，且伴半身不遂，则与眩晕迥然不同。

3. 厥证

厥证以突然晕倒，不省人事，或伴有四肢逆冷，发作后一般在短时内逐渐苏醒，醒后无肢体瘫痪、失语、口眼歪斜等症状，厥证严重，甚至死亡。眩晕发作严重者，有欲仆或晕旋仆倒的现象与厥证相似，但一般无不省人事的症状。

4. 痫证

痫证以突然仆倒、不省人事、口吐涎沫、四肢抽搐、两目上视，或口中如做猪羊叫声，移时苏醒，醒后一如常人为特点。本证昏仆与眩晕之甚者似，且发作前常有眩晕、乏力、胸闷等先兆，痫证发作日久，常有神疲乏力，眩晕时作等表现，故亦应与眩晕相鉴别。

四、临床治疗

（一）提高临床疗效的基本要素

1.审度虚实眩晕，斟酌标本缓急

眩晕者，目眩头晕也。《黄帝内经》称之为"眩""眩冒"。病因病机虽然错综复杂，概括之不外虚实两端，前人有"无虚不作眩""无实不作眩"之说。虚者，肝肾阴虚、心脾气虚为病之本；实者，风、火、痰、瘀为病之标。二者常互为因果。临床纯虚纯实证者少，本虚标实者多风、火、痰、瘀、虚相互并见。临证辨证，必须通察整体，辨证与辨病结合，当审其标本缓急治之。

2.治眩晕难守一法，用药当需入微

眩晕是一个症状，可见于西医学的高血压、内耳性眩晕、脑动脉硬化、椎-基底动脉供血不足、贫血、神经衰弱等多种疾病中。眩晕一证，病机若一，治之易愈，然临床所见之症纷繁，病机错杂者，必须细心辨证，分清虚实，抓住主症，或融多法于一炉，或按缓急先后施法，务使药证得宜，才能圆机活法，不落俗套。

3.中西医结合，提高疗效

国内报道，中西医结合治疗眩晕的效果超过国外先进水平，如果单从眩晕症状的缓解而论效果会更好。眩晕是临床常见病证，以西医学的神经系统疾病多见，病机复杂，范围广泛，历代医家论述甚多，现代也颇多临床治疗报道，由此可见其发病率之高，彻底治愈之难，用中西医结合治疗本病不失为一条重要的探索途径。

（二）辨病治疗

1.对症治疗

（1）安静卧床休息并给予镇静剂　可选用安定口服，或肌内注射，或静脉注射；还可选用氯丙嗪或苯巴比妥。

（2）止吐　甲氧氯普胺肌内注射；东莨菪碱肌内注射，亦可加入液体中静脉注射或静脉滴注，本品除止吐外，尚有中枢镇静及扩张血管作用。

（3）抗眩晕　地芬尼多。

（4）改善前庭血液灌注　①倍他司丁；②氟桂利嗪；③都可喜；④银杏叶制剂。

（5）肌肉松弛剂　如强筋松或氯唑沙宗，可用于颈性眩晕。

（6）防治酸中毒　5%碳酸氢钠静脉滴注。

2.特殊治疗

（1）2%利多卡因5加入10%葡萄糖液250ml，静脉滴注，每日1~2次，适用于颈性眩晕或梅尼埃病，但对有心动过缓、房室传导阻滞者忌用。

（2）颈椎病要卧床休息，局部按摩、理疗；口服扩血管药物，如盐酸氟桂利嗪或静脉滴注活血化瘀药物；颈椎牵引治疗、颈背肌功能锻炼，避免长时间低头。

3.病因治疗

如已查明眩晕的病因，应尽早作病因治疗。

（三）辨证治疗

1.辨证要点

（1）辨脏腑　眩晕病位在清窍，与肝、脾、肾关系密切。肝阴不足、肝郁化火，可致肝阳上亢，兼见烦躁易怒、头胀，面红目赤等症。脾虚，气血生化不足，则兼纳呆、乏力、面色㿠白等；脾失健运，痰湿中阻，兼见纳呆、腹泻、头重，耳鸣等；肾精不足，多兼腰膝酸软、耳鸣不寐等。

（2）辨虚实　眩晕以虚证为多，亦有挟痰挟火者；一般新病多实，久病多虚，体壮者多实，体弱者多虚，呕恶、面赤、头胀痛者多实，体倦乏力、耳鸣如蝉者多虚；发作期多实，缓解期多虚。病久常虚中夹实，虚实夹杂。

（3）辨体质　面白而肥多为气虚多痰，面黑而瘦多为血虚有火。

2.辨证施治

（1）外感六淫

①外感风寒眩晕

治法：疏散风热，辛温解表。

方药：川芎茶调散加减。

药用：川芎9g，荆芥9g，薄荷3g（后下），羌活9g，细辛3g，白芷9g，甘草6g，防风6g。

②外感风热

治法：疏风清热，辛凉解表。

方药：银翘散加减。

药用：银花10g，连翘10g，豆豉10g，牛蒡子10g，荆芥6g，薄荷6g（后下），竹叶9g，白蒺藜10g，钩藤10g（后下）。

③外感风湿

治法：疏风散湿。

方药：羌活胜湿汤加减。

药用：羌活10g，独活10g，川芎10g，炙甘草6g，藁本6g，防风6g，蔓荆子6g，车前子6g。

④少阳不利

治法：和解表里，疏风清利。

方药：小柴胡汤加减。

药用：柴胡12g，黄芩6g，姜半夏9g，党参9g，旋覆花9g，代赭石30g（先煎），甘草9g，生姜3g，大枣6g。

（2）肝阳上亢

治法；平肝潜阳，清火息风。

方药：天麻钩藤饮加减。

药用：天麻10g，钩藤10g，石决明30g，川牛膝10g，益母草10g，黄芩10g，山栀10g，杜仲10g，桑寄生12g，夜交藤12g，茯神12g。

加减：若尿赤加龙胆草、丹皮；若肝阳亢极生风，四肢震颤者，可用羚羊角粉吞服，并加生牡蛎、代赭石，也可用羚羊角汤加减，且防止中风变证的出现。

（3）痰浊中阻

治法：燥湿祛痰，健脾和胃。

方药：半夏白术天麻汤加减。

药用：制半夏10g，白术10g，天麻10g，橘红10g，茯苓10g。

加减：若眩晕较甚，呕吐频作，则加代赭石、旋覆花、胆南星、姜竹茹；若脘闷不食加焦六曲、焦山楂、白蔻仁、砂仁；若兼耳鸣重听，则加生葱、菖蒲、远志。

（4）肾精不足

治法；补肾养精，充养脑髓。

方药：河车大造丸加减。

药用：党参15g，茯苓12g，熟地12g，天冬12g，麦冬12g，紫河车10g，龟甲15g，杜仲12g，牛膝12g，黄精6g，菟丝子10g，山萸肉10g，女贞子10g，墨旱莲10g，杞子10g。

加减：若遗精、滑精频频者可加白莲须、芡实、桑螵蛸、白蒺藜；若口干舌少津液，午后升火者，为肾阴不足，相火上浮，可改用左归丸加知母、黄柏、龙齿；若兼见畏寒、肢冷、面色㿠白、舌质嫩淡，为肾阳不足，可改用右归丸加仙茅、淫羊藿、巴戟天、肉苁蓉。

（5）气血亏虚

治法：补养气血，健运脾胃。

方药：十全大补汤加减。

药用：人参15g，黄芪25g，当归12g，白术12g，茯苓10g，川芎12g，熟地黄12g，炒白芍12g，肉桂6g，杞子10g，山药12g，炙甘草10g。

加减：若兼有脾气虚弱，中气下陷者，气短声低，神疲懒言，食后腹胀，大便稀溏，舌质淡胖见齿印，血压往往过低，方用补中益气汤；若脾阳虚弱，气血生化不足，则兼见畏寒肢冷、面色㿠白、唇甲淡白，则可用理中汤加首乌、当归、川芎、肉桂等温运脾阳；若心脾两虚，气血不足，伴有心悸、失眠、健忘，则可用归脾汤加减。

（6）瘀血内阻

治法：祛瘀生新，活血通络。

方药：血府逐瘀汤。

药用：当归15g，生地15g，桃仁6g，红花6g，枳壳10g，赤芍6g，柴胡6g，桔梗6g，川芎6g，牛膝6g。

加减：若兼见气虚，常有乏力自汗，舌质胖淡，边见齿印及瘀斑，宜加黄芪、桑寄生；若因寒而血瘀者，则兼见畏寒、肢冷、脉沉涩，可加熟附片、肉桂、生姜；若因血瘀而生内热，则午后升火、骨蒸痨热、肌肤甲错，可加丹皮、黄柏、知母、地骨皮，重用生地。

3.外治疗法

（1）针刺治疗

①取风池、风府、外关、百会、太阳、合谷，毫针刺，用泻法或平补平泻法，留针20分钟，每日1次，用于治疗外风头晕。②取风池、行间、太阳、印堂、太溪，毫针刺，太溪用平补平泻，余穴用泻法，留针20分钟，每日1次，10次为一疗程，用于治疗肝阳上亢之眩晕。③取大陵、神门、百会、少泽，毫针刺，用泻法，每日1次，10次为一疗程，用于治疗心火上扰之眩晕。④取头维、中脘、内关、脾俞、丰隆、合谷，用泻法，留针20分钟，每日1次，10次为一疗程，用于治疗痰浊中阻之眩晕。⑤取百会、脾俞、肝俞、心俞、关元、足三里、三阴交，用补法，针后可加灸，每日1次，10天为一疗程，用于治疗气血虚弱之眩晕。⑥取百会、肾俞、三阴交、太溪，留针30分钟，每日1次，用于治疗肾精不足之眩晕。

（2）三棱针

①肝阳上亢型：取百会、头维，行常规消毒后，以三棱针或弹簧刺血针点刺0.2~0.3cm深，令每穴放血十余滴，同时对双大敦穴进行点刺放血，令每次出血5~6滴。②风邪上扰型：取太阳、风池，行常规消毒后，以三棱针或弹簧刺血针刺0.2~0.3cm，令每次出血3~5滴。③痰浊中阻型：取头维、印堂、厉兑、隐白、点刺放血，每穴放血3~5滴。

（3）耳针

①取肾、神门、枕、内耳、脑下，每次选2~3穴。中强刺激，留针20~30分钟，间歇捻针，每日1次，5~7日为一疗程，用于治疗各种眩晕。②取神门、脑、心、下脚端等耳穴为主，每次选取耳2~3穴，取米粒大小冰片用胶布贴于所选穴位上3日更换1次，4次为1疗程，孕妇忌用，用于治疗各种眩晕。

（4）拔罐　取大椎，用毫针直刺1寸，不捻转提插，得气后在针柄上置酒精棉球点燃，即上火罐10分钟，隔日1次，用于治疗外感风邪之头晕。

（5）贴敷法

①吴茱萸（胆汁拌制）100g，龙胆草50g，土硫黄20g，朱砂15g，明矾30g，小蓟根适量，先将前五味药粉碎为末，加入小蓟根汁调成糊，敷于神阙穴或两侧涌泉穴，每穴10~15g，2日换1次，1个月为一疗程，用于治疗阴虚阳亢型眩晕。②白芥子30g，胆南星15g，白矾15g，川芎10g，郁金10g，姜汁适量，将前五味研末，用生姜汁调成膏状，贴脐，外以纱布覆盖，胶布固定，每日换药1次，用于治疗痰浊内壅型眩晕。

（6）取嚏疗法

普济嚏方：瓜蒂末、藜芦、雄黄、矾石（煅），共研细末，以少许吹鼻，以嚏出为度，用于治疗风邪上扰之眩晕。

（7）药枕疗法　当归、羌活、藁本、制川乌、川芎、赤芍、红花、地龙、血竭、菖蒲、灯心草、细辛、桂枝、丹参、防风、莱菔子、威灵仙、木香、没药、冰片等适量，装入枕芯内，睡时枕之，每日用枕时间不少于6小时，连用3~6日，用于眩晕实证。

（8）塞耳疗法 用鲜生地适量，塞一侧耳用于治疗气血亏虚之眩晕。

（9）洗足疗法 夏枯草30g，钩藤20g，桑叶15g，菊花20g，水煎洗脚，每日1~2次，用于治疗肝阳上亢型眩晕。

4.成药及单验方

（1）成药

①脑立清：每次10粒，1日2次，口服，用于治疗肝阳上亢之眩晕。

②牛黄降压丸：每次1丸，每日2次，口服，用于治疗肝阳上亢及痰火壅盛所致眩晕。

③牛黄宁宫片：每次3~6片，每日3次，口服，用于肝阳上亢之眩晕的治疗。

④全天麻胶囊：每次2粒，每日3次，口服，用于治疗肝阳上亢型眩晕。

⑤半夏天麻丸：每次6g，每日2次，口服，用于治疗痰浊上扰所致眩晕。

⑥牛黄清心丸：每次1~2丸，每日3次，用于气血虚弱，痰热内阻所致眩晕。

⑦十全大补丸：每次1丸，每日3次，口服，用于治疗气血亏虚之眩晕。

⑧河车大造丸：每次1丸，每日2次，口服，用于治疗元气亏损，阴精不足之眩晕。

⑨归脾丸：每次1丸，每日2次，口服，用于治疗心脾两虚之眩晕。

⑩补中益气丸：每次1丸，每日2次，口服，用于气血亏虚之眩晕的治疗。

⑪六味地黄丸：每次1丸，每日2次，口服，用于肾阴不足所致眩晕的治疗。

⑫杞菊地黄丸：每次1丸，每日2次，口服，用于治疗肝肾亏虚所致眩晕。

⑬晕可平冲剂：每次1袋，1日3次，口服，潜阳镇肝，用于治疗内耳眩晕症。

⑭丹七片：每次3片，每日3次，口服，用于瘀血阻络之眩晕。

⑮血府逐瘀口服液：每次1~2支，每日2次，口服，用于瘀血内阻型眩晕的治疗。

⑯醒脑静注射液：醒脑静注射液20~40ml，兑入5%葡萄糖注射液250~500ml，静脉滴注，每日1次，3~14天为一疗程，或每次4~20ml，每日1~2次，肌内注射或静脉注射，用于治疗热扰心神之眩晕。

（2）单验方

①仙鹤草100g，每日1剂，水煎，分2次，口服，治疗梅尼埃病之眩晕。

②泽泻20g，每日1剂，水煎，分2次服，用于治疗痰浊中阻型眩晕。

③泽泻15g，白术10g，每日1剂，水煎服，分2次服，用于治疗痰浊中阻型眩晕。

④白果仁30g，研细末，每日1份，早晚饭后各服1次，用于治疗梅尼埃病之眩晕。

⑤生代赭石45g，夏枯草、法半夏、车前子各18g，水煎服，每日1剂，分2次服，用于治疗梅尼埃病之眩晕。

⑥半夏、白术、天麻、茯神各9g。每日1剂，水煎，分2次服，用于治疗痰浊中阻之眩晕。

⑦川芎12g，菊花20g，地龙10g，川牛膝15g，夏枯草、地骨皮、玉米须各30g，每日1剂，水煎分2次服，用于治疗肝阳上亢型眩晕。

⑧一味大黄散。大黄一味酒炒3遍，研末，茶调，每服3~9g，每日两次，用于治疗痰火眩晕，为治标之法。

⑨一味鹿茸酒，取鹿茸15g，酒煎去渣，入麝香少许服用，治疗阳弱眩晕。

（四）名医治疗特色

1.王乐陶

眩晕一证病因多端，病机错综复杂，先生从整体观念出发，善于辨证，正确地掌握病机特点，分轻重缓急而施治之，治疗上注重滋肾柔肝，"壮水之主，以制阳光"，夜交藤、生白芍、干地黄为常用药对；条达木郁，舒畅气机，常用之品为白蒺藜、青橘皮、川楝子等药，清轻灵动，气血兼顾；和络法，善取鸡血藤、红花等活血化瘀，虫类搜剔，如全蝎善于通头之络脉；寒温并用，温肾阳加磁石清降，平肝兼温脾，治疗眩晕收到满意疗效，为临床治疗疑难病症提供了思路。

2. 陈宝贵

（1）化痰法治疗眩晕　眩晕一证，临床中以痰湿中阻为多见，此类患者多形体肥胖，嗜酒肥甘，饥饱劳倦，伤于脾胃，健运失司，以致水谷不化精微，聚湿生痰，痰湿中阻，则清阳不升，浊阴不降，引起眩晕。治疗以健脾、燥湿、化痰为主。

（2）平肝潜阳法治疗眩晕　此法适用于素体阳盛，肝阳上亢，或因长期忧郁恼怒，气郁化火，使肝阴暗耗，风阳升动，上扰清空，而为眩晕。

（3）淡渗利湿法治疗眩晕　暑天感湿，湿阻中焦，上扰清窍而致眩晕。临床以头晕，头重如裹，四肢乏力，倦怠嗜睡，胸闷食少，口中泛甜，舌苔白腻，脉滑等为多见。治疗以淡渗利湿为主兼健脾和胃。

（4）益肾健脾法治疗眩晕　此法适用于虚证，以脾肾两虚为主。脾气不足，清阳不升，脾失健运则水谷不化精微反生痰湿，胃失和降则痰浊挟胃气上逆，蒙蔽清窍，发为眩晕。肾精亏虚，不能生髓，风升阳动发为眩晕。脑为髓之海，髓海不足，上下俱虚，亦发生眩晕。

（5）散寒通络法治疗眩晕　此法适用于风寒客络之眩晕。多因起居不慎，坐卧当风，或劳累汗出后突受风寒，或冒雨淋水头部受寒，以风寒外邪为主。所谓"伤于风者，上先受之"，"巅高之上，唯风可到"，故外邪自表侵袭于经络，上犯巅顶，清阳之气受阻，清阳不升，而为眩晕。治疗以祛风散寒通络。

3. 洪治平

（1）治疗眩晕重视无形之痰　眩晕一病，洪老极其重视无形之痰这一病理因素，强调应用化痰药祛除无形之痰。痰是津液代谢的病理产物，根据是否可见分为有形之痰和无形之痰。针对无形之痰，洪老喜用竹茹、天竺黄等清化热痰药及橘红、僵蚕等较平和的化痰药，化痰而不伤阴，祛邪而不伤正。洪老治疗眩晕慎用燥湿化痰药，如半夏、南星等。眩晕发病多与肝阴不足、肝郁化火、肝阳上亢、痰火内扰等病理因素有关，燥湿化痰药性多温燥，有伤阴之弊。阴伤则难以制约肝阳，阴虚则火旺，导致眩晕病情加重。

（2）治疗眩晕主用滋肾柔肝、育阴潜阳之法　内伤眩晕，肝肾阴虚、风阳内动者多见。习用滋肾柔肝、育阴潜阳之法，常用枸杞子、白芍、菊花、桑叶、石决明、珍珠母等药物。用生四物汤补血凉血。药用　生地黄、白芍、川芎、当归，伴肝郁者，常用柴胡、郁金、香附、香橼等药物，忌用刚燥伐肝之品，以防助热伤阴。

（3）治疗血瘀眩晕常用补阳还五汤加丹参、葛根　对于瘀血停留，络脉不通，气血不能上荣于头目，脑失所养，致眩晕时作；瘀血阻遏，脉不舍神，心神失养，故可兼见健忘、失眠、心悸；面唇紫黯，舌暗有瘀斑，脉涩均为瘀血之象。针对瘀血眩晕一病，常用补阳还五汤加丹参、葛根对药治疗。补阳还五汤为益气活血之代表方剂，方中重用黄芪，大补中气，气旺血行，祛瘀而不伤正；当归尾活血兼养血，化瘀而不伤血；桃仁、红花、川芎、赤芍皆能祛瘀；地龙则长于通络。丹参、葛根对药配伍，丹参能祛瘀以生新，葛根善于升发清阳，二药配伍，瘀血得祛，阳气得升，眩晕可止。

五、预后转归

眩晕的预后与原发疾病的性质，治疗及病程的长短等因素有关。在原发疾病方面，一般神经症、梅尼埃病、缓进性高血压等，预后较好，而尿毒症、脑血管病、脑肿瘤等，预后较差。在治疗方面，如高血压所致眩晕，凡及早合理治疗，使血压保持正常或接近正常的水平，则不易并发心、脑、肾的损伤，预后明显好于未经合理治疗的患者。在病程长短方面，譬如神经衰弱所致的眩晕，倘起病较急，但病程较短者，经过治疗，多能很快恢复健康；与此相反，病程漫长、病因不明，难于消除者，治疗则较困难。总之，无论眩晕病因如何，只要及早治疗，消除致病因素，一般都能防微杜渐，在不同程度上阻止症状加重，取得比较满意的效果。

眩晕常为中风的预兆，中风发病突然，病情凶险多变，一旦发作，则难治愈，发作之前有眩晕、头痛肢麻、突然单侧肢体乏力，甚则口角歪斜，随后又见改善，但多反复发作，朱丹溪曰"眩晕者，中风之渐也"，故中年之后时犯晕眩者，需留意是否是中风之兆，除慎于饮食起居、调摄精神、形体之外，亦可辨证用药物预防。

六、预防调护

（一）预防

避免精神刺激，戒除烟酒等不良嗜好，节制房室，避免过劳。在发作期间应密切注意有无神志方面的症状，如有，则应考虑有发生中风之可能。对肝阳上亢及痰浊中阻型眩晕者，应定期检查血压，以利早发现、早治疗，防止中风。气血虚弱及肾精不足型眩晕患者宜食养丰富且宜消化的食物，如蛋、豆、乳等。痰浊中阻型眩晕患者应少食肥腻之。加强体育锻炼，并做到持之以恒。

（二）调护

病情观察：观察患者的面色是否苍白或发绀，脉搏血压是否低，与体位变化有无关系，饮食与眩晕有无关系等，并注意听取患者主诉。

卧床休息：避免声、光刺激。急性期患者应严格卧床休息，并保持室内安静，避免强光刺激。

注意水、电解质平衡：对恶心呕吐严重者，准确记录其出入量，输液时，适当控制入量。

做好心理护理：安慰患者，以减轻其恐惧心理，必要时可给予镇静剂。

做好生活护理：患者出现恶心、呕吐时，应尽快清除呕吐物，注意观察并记录呕吐物的性质及量，并注意保护患者防止摔跤等。

饮食护理：恶心呕吐症状好转时，患者进清淡易消化饮食，并保持其大便通畅。

做好卫生宣传教育工作：指导患者康复意事项，如戒烟酒，保持心情舒畅，夜间勿要进食过量脂肪食物，预防复发。

七、专方选介

镇晕汤：天麻、川芎各15g，当归、麦冬、桂枝各12g，茯苓20g，白术、甘草各10g，生龙牡各30g。本方调补与气、健脾养肝、化痰祛湿、息风潜阳，适用于治疗各种眩晕症，水煎，日1剂，15天为一疗程，治疗150例中，治愈50侧，显效57例，有效38例，无效5例，总有效率为96.7%。

定晕汤：半夏、天麻、白术各15g，白芍20g，淡竹茹、茯神、陈皮各12g，泽泻24g，龙骨30g，每日1剂，水煎服，服药期间禁食油腻、辛辣之品。本方健脾化痰祛风，对眩晕、耳鸣、恶心呕吐、面色㿠白、胸闷、泛呕黏痰，证属脾失健运、风痰上扰之内耳眩晕有效，临床治疗63例，60例痊愈，3例好转。

当归芍药散：当归20g，白芍30g，川芎15g，泽泻20g，白术15g，僵蚕10g，全蝎4g，甘草6g，一日一剂，水煎服，用于治疗颈性眩晕，临床治疗30例，18例痊愈，8例好转。

八、治疗共识

（一）病因病机

眩晕一病，《黄帝内经》认为其因有三：一曰肝风，二曰气虚，三曰髓亏；《金匮要略》多从水饮立论；朱丹溪倡痰；张景岳主虚；至清代以降、养阴之风大兴，多以阴虚阳亢立论，五版教材《中医内科学》综合各家之说，将眩晕的病因病机列为肝阳上亢、气血亏虚、肾精不足和痰湿中阻，把病变部位责之于肝、脾、肾。颜德馨教授认为外感风邪和瘀血阻滞均可致眩晕。外感所致头晕，多由于风邪上犯巅顶所致，治宜疏散风邪，使经脉通畅，气血调和，则眩晕自止，用川芎茶调散加减治之。瘀血阻滞所致眩晕，多由于外邪得以入踞脑户，阳气被遏，气血运行受阻，瘀血交滞不解，瘀因外伤跌仆，瘀血停留，阻滞经脉，清窍失养，所致眩晕，治宜通窍活血汤或桃红四物汤加减，北京中医药大学刘渡舟教授则特别强调少阳风火上旋以及阳虚水饮上逆的眩晕发病的重要性，证之临床，这两种类型的眩晕在实际病例中确实占相当大的比例，少阳属东方风木，内藏相火，喜条达而恶抑郁，若少阳郁勃，相火内发，则少阳之风上旋。干扰清空，导致眩晕。《伤寒论》263条提出"少阳为病，口苦咽干，目眩也"其中目眩一症的提出就是对这种病变规律的把握，说明了少阳抑郁致眩的某种必然性，至于阳虚不化寒饮上于头目的致眩，其病变机制是十分明了的，西医学认为，眩晕症状可由内耳性眩晕、颈椎病、椎 - 基底动脉系统血管病及高血压、脑动脉硬化、贫血等多种疾病引起。

（二）辨证思路

吴立文认为在引起眩晕的诸多因素中，痰瘀占有重要地位。其认为痰瘀同病的形成可分为两个方面。一是由痰致瘀，痰瘀同病。痰形成之后，可随气血运行，无处不到，内至脏腑，外达经络。痰滞经络，则气机不畅，血行瘀滞，以致痰瘀互阻。二是由瘀致痰，痰瘀同病。津血同源，血行瘀滞，则津液停滞，又可以促进痰浊的形成，而致痰瘀同病。痰和瘀均为津血代谢运行失常所致，既是病理产物，又是致病因素，二者常互为因果。

陶根鱼总结眩晕的特点多本虚标实，本虚为肝肾亏虚，标实以肝风、痰浊为多见。其认为眩晕常在本虚的基础上发生，病久虚实夹杂，可导致痰阻脑络、气滞血瘀之证。津血同源，气血相关，在此病理过程中，痰瘀相互胶结，既为病因，亦为病理产物，故主张痰瘀互结为眩晕的根本病机。

（三）治法探讨

方明认为眩晕，究其病因，不外风、虚、痰三个方面，风者乃素体阳虚，或肾阴素亏，风阳上扰清空；痰者乃脾胃健运失司，水谷聚湿为痰，痰湿中阻，清阳不升，浊阴不降；虚乃气虚、血虚或肾精不足，脑失所养，所以治疗眩晕应息风、补虚、健脾化痰。李峰在临床上认为"无痰不作眩"，治宜燥湿祛痰，健脾和胃。所谓"无风不作眩"，治宜平肝息风，所谓"无虚不作眩"，治宜滋养肝肾。

（四）分型论治

临床上梅尼埃病，颈椎病、高血压，

脑动脉硬化所致眩晕占眩晕患者的90%以上，高血压、脑动脉硬化在本书有专门章节介绍，故现只介绍梅尼埃病及颈椎病。分述如下。

1. 梅尼埃病

（1）痰湿型 泽泻汤、小半夏加茯苓汤、半夏白术天麻汤、苓桂术甘汤、完带汤、二陈汤。常用药物为泽泻、茯苓、半夏、白术、天麻、生姜、陈皮。

（2）痰热型 温胆汤或龙胆泻肝汤。常用药物为龙胆草、泽泻、柴胡、半夏、陈皮、木通、车前子、茯苓、枳实。

（3）腑实型 大承气汤加减，常用药物为大黄、厚朴、枳实、芒硝。

（4）膀胱气化不利型 五苓散，常用药物为桂枝、白术、茯苓、猪苓、泽泻。

（5）厥阴气逆型 吴茱萸汤，常用药物为吴茱萸、人参、生姜、大枣。

（6）阴虚型 天麻钩藤饮、六味地黄丸、一贯煎、加味四物汤，常用药物为熟地、山药、茯苓、丹皮、泽泻、山茱萸、天麻、钩藤、桑寄生、杜仲、川牛膝、当归、生地、川芎、菊花、黄芩、沙参、麦冬。

（7）阳虚型 真武汤加减，常用药物为制附子、白术、茯苓、芍药、生姜。

（8）血虚型 归脾汤、八珍汤，常用药物为党参、白术、茯苓、当归、白芍、熟地、川芎、甘草、远志、龙眼。

2. 颈椎病

（1）太阳经输不利型 桂枝加葛根汤（用于汗出恶风者）、葛根汤（用于无汗恶风者），常用药为：桂枝、炙甘草、芍药、生姜、葛根、麻黄、大枣。

（2）痹症型 蠲痹汤或地龙汤加减，常用药：羌活、独活、桂心、秦艽、当归、川芎、海风藤、桑枝、乳香、木香。

（3）气滞血瘀型 血府逐瘀汤加减（偏血瘀者），或补阳还五汤加减（偏气虚者），常用药：当归、生地、桃仁、红花、枳壳、赤芍、川芎、柴胡、桔梗、牛膝、甘草、黄芪、地龙。

（4）痰瘀交阻型 导痰汤或奔豚汤加减，常用药：半夏、陈皮、茯苓、甘草、枳实、制南星。

（5）肝肾不足型 六味地黄丸或健步虎潜丸加减，常用药：熟地、山药、茯苓、吴茱萸、泽泻、丹皮、白芍、龟甲、黄柏、知母、锁阳、陈皮、干姜。

主要参考文献

［1］汪莉，董昌武. 新安医家王乐匋治疗眩晕经验［J］. 湖南中医杂志，2014（8）：26-27.

［2］陈慧娟. 陈宝贵教授治疗眩晕经验总结［C］. 中华中医药学会中医老年医学年会学术论文集. 2008.

［3］付东升，洪治平. 洪治平老中医治疗眩晕经验——跟师学习心得体会［J］. 辽宁中医药大学学报，2013，15（3）：215-216.

［4］李锋. 中医辨证治疗眩晕的临床疗效观察［J］. 中国医药指南，2012（06）：223-224.

［5］王艳. 眩晕汤治疗眩晕症临床疗效观察［J］. 亚太传统医药，2015，11（5）：102-103.

［6］梁波. 眩平汤治疗耳源性眩晕疗效观察［J］. 实用中医药杂志，2016，32（4）：301-302.

［7］刘延祥，孙杰，吴鹏. 吴立文教授从痰瘀论治眩晕的经验［J］. 甘肃中医学院学报，2007，24（3）：1-3.

［8］李念，李媛，赵凯杰，等. 当归芍药散临床应用研究进展［J］. 山东中医杂志，2020，39（7）：758-761.

［9］郭亚红，陶根鱼. 陶根鱼教授辨治眩晕经验介绍［J］. 陕西中医学院学报，2008（1）：22-23.

附　录

临床常用检查参考值

一、血液学检查

指标			标本类型	参考区间
红细胞（RBC）	男			$(4.0\sim5.5)\times10^{12}/L$
	女			$(3.5\sim5.0)\times10^{12}/L$
血红蛋白（Hb）	新生儿			170~200g/L
	成人	男		120~160g/L
		女		110~150g/L
平均红细胞血红蛋白（MCV）				80~100fl
平均红细胞血红蛋白（MCH）				27~34pg
平均红细胞血红蛋白浓度（MCHC）				320~360g/L
红细胞比容（Hct）（温氏法）	男			0.40~0.50L/L
	女			0.37~0.48L/L
红细胞沉降率（ESR）（Westergren法）	男		全血	0~15mm/h
	女			0~20mm/h
网织红细胞百分数（Ret%）	新生儿			3%~6%
	儿童及成人			0.5%~1.5%
白细胞（WBC）	新生儿			$(15.0\sim20.0)\times10^{9}/L$
	6个月至2岁时			$(11.0\sim12.0)\times10^{9}/L$
	成人			$(4.0\sim10.0)\times10^{9}/L$
白细胞分类计数百分率	嗜中性粒细胞			50%~70%
	嗜酸性粒细胞（EOS%）			0.5%~5%
	嗜碱性粒细胞（BASO%）			0~1%
	淋巴细胞（LYMPH%）			20%~40%
	单核细胞（MONO%）			3%~8%
血小板计数（PLT）				$(100\sim300)\times10^{9}/L$

二、电解质

指标		标本类型	参考区间
二氧化碳结合力（CO$_2$-CP）	成人	血清	22~31mmol/L
钾（K）			3.5~5.5mmol/L
钠（Na）			135~145mmol/L
氯（Cl）			95~105mmol/L
钙（Ca）			2.25~2.58mmol/L
无机磷（P）			0.97~1.61mmol/L

三、血脂血糖

指标		标本类型	参考区间
血清总胆固醇（TC）	成人	血清	2.9~6.0mmol/L
低密度脂蛋白胆固醇（LDL-C）（沉淀法）			2.07~3.12mmol/L
血清三酰甘油（TG）			0.56~1.70mmol/L
高密度脂蛋白胆固醇（HDL-C）（沉淀法）			0.94~2.0mmol/L
血清磷脂			1.4~2.7mmol/L
α- 脂蛋白			男性（517±106）mg/L
			女性（547±125）mg/L
血清总脂			4~7g/L
血糖（空腹）（葡萄糖氧化酶法）			3.9~6.1mmol/L
口服葡萄糖耐量试验服糖后2小时血糖			＜7.8mmol/L

四、肝功能检查

指标		标本类型	参考区间
总脂酸		血清	1.9~4.2g/L
胆碱酯酶测定（ChE）（比色法）	乙酰胆碱酯酶（AChE）		80000~120000U/L
	假性胆碱酯酶（PChE）		30000~80000U/L
铜蓝蛋白（成人）			0.2~0.6g/L
丙酮酸（成人）			0.06~0.1mmol/L
酸性磷酸酶（ACP）			0.9~1.90U/L
γ- 谷氨酰转移酶（γ-GGT）	男		11~50U/L
	女		7~32U/L

指标			标本类型	参考区间
蛋白质类	蛋白组分	清蛋白（A）	血清	40~55g/L
		球蛋白（G）		20~30g/L
		清蛋白/球蛋白比值		（1.5~2.5）：1
	总蛋白（TP）	新生儿		46.0~70.0g/L
		＞3岁		62.0~76.0g/L
		成人		60.0~80.0g/L
	蛋白电泳（醋酸纤维膜法）	α_1球蛋白		3%~4%
		α_2球蛋白		6%~10%
		β球蛋白		7%~11%
		γ球蛋白		9%~18%
乳酸脱氢酶同工酶（LDiso）（圆盘电泳法）		LD_1		（32.7±4.60）%
		LD_2		（45.1±3.53）%
		LD_3		（18.5±2.96）%
		LD_4		（2.90±0.89）%
		LD_5		（0.85±0.55）%
肌酸激酶（CK）（速率法）		男		50~310U/L
		女		40~200U/L
肌酸激酶同工酶		CK–BB		阴性或微量
		CK–MB		＜0.05（5%）
		CK–MM		0.94~0.96（94%~96%）
		CK–MT		阴性或微量

五、血清学检查

指标	标本类型	参考区间
甲胎蛋白（AFP，αFP）	血清	＜25ng/ml（25μg/L）
小儿（3周~6个月）		＜39ng/ml（39μg/L）
包囊虫病补体结合试验		阴性
嗜异性凝集反应		（0~1）：7
布鲁斯凝集试验		（0~1）：40
冷凝集素试验		（0~1）：10
梅毒补体结合反应		阴性

指标		标本类型	参考区间
补体	总补体活性（CH50）（试管法）	血浆	50~100kU/L
补体经典途径成分	C1q（ELISA 法）	血清	0.18~0.19g/L
	C3（成人）		0.8~1.5g/L
	C4（成人）		0.2~0.6g/L
免疫球蛋白	成人		700~3500mg/L
IgD（ELISA 法）	成人		0.6~1.2mg/L
IgE（ELISA 法）			0.1~0.9mg/L
IgG	成人		7~16.6g/L
IgG/ 白蛋白比值			0.3~0.7
IgG/ 合成率			−9.9~3.3mg/24h
IgM	成人		500~2600mg/L
E- 玫瑰花环形成率		淋巴细胞	0.40~0.70
EAC- 玫瑰花环形成率			0.15~0.30
红斑狼疮细胞（LEC）		全血	阴性
类风湿因子（RF）（乳胶凝集法或浊度分析法）		血清	< 20U/ml
外斐反应	OX19		低于 1∶160
Widal 反应（直接凝集法）	O		低于 1∶80
	H		低于 1∶160
	A		低于 1∶80
	B		低于 1∶80
	C		低于 1∶80
结核抗体（TB-G）			阴性
抗酸性核蛋白抗体和抗核糖核蛋白抗体			阴性
抗干燥综合征 A 抗体和抗干燥综合征 B 抗体			阴性
甲状腺胶体和微粒体胶原自身抗体			阴性
骨骼肌自身抗体（ASA）			阴性
乙型肝炎病毒表面抗原（HBsAg）			阴性
乙型肝炎病毒表面抗体（HBsAb）			阴性
乙型肝炎病毒核心抗原（HBcAg）			阴性

指标	标本类型	参考区间
乙型肝炎病毒 e 抗原（HBeAg）	血清	阴性
乙型肝炎病毒 e 抗体（HBeAb）		阴性
免疫扩散法		阴性
植物血凝素皮内试验（PHA）		阴性
平滑肌自身抗体（SMA）		阴性
结核菌素皮内试验（PPD）		阴性

六、骨髓细胞的正常值

指标		标本类型	参考区间
增生程度		骨髓	增生活跃（即成熟红细胞与有核细胞之比约为 20∶1）
粒系细胞分类	原始粒细胞		0~1.8%
	早幼粒细胞		0.4%~3.9%
	中性中幼粒细胞		2.2%~12.2%
	中性晚幼粒细胞		3.5%~13.2%
	中性杆状核粒细胞		16.4%~32.1%
	中性分叶核粒细胞		4.2%~21.2%
	嗜酸性中幼粒细胞		0~1.4%
	嗜酸性晚幼粒细胞		0~1.8%
	嗜酸性杆状核粒细胞		0.2%~3.9%
	嗜酸性分叶核粒细胞		0~4.2%
	嗜碱性中幼粒细胞		0~0.2%
	嗜碱性晚幼粒细胞		0~0.3%
	嗜碱性杆状核粒细胞		0~0.4%
	嗜碱性分叶核粒细胞		0~0.2%
红细胞分类	原始红细胞		0~1.9%
	早幼红细胞		0.2%~2.6%
	中幼红细胞		2.6%~10.7%
	晚幼红细胞		5.2%~17.5%

指标		标本类型	参考区间
淋巴细胞分类	原始淋巴细胞	骨髓	0~0.4%
	幼稚淋巴细胞		0~2.1%
	淋巴细胞		10.7%~43.1%
单核细胞分类	原始单核细胞		0~0.3%
	幼稚单核细胞		0~0.6%
	单核细胞		0~6.2%
浆细胞分类	原始浆细胞		0~0.1%
	幼稚浆细胞		0~0.7%
	浆细胞		0~2.1%
其他细胞	巨核细胞		0~0.3%
	网状细胞		0~1.0%
	内皮细胞		0~0.4%
	吞噬细胞		0~0.4%
	组织嗜碱细胞		0~0.5%
	组织嗜酸细胞		0~0.2%
	脂肪细胞		0~0.1%
分类不明细胞			0~0.1%

七、血小板功能检查

指标		标本类型	参考区间
血小板聚集试验（PAgT）	连续稀释法	血浆	第五管及以上凝聚
	简易法		10~15s 内出现大聚集颗粒
血小板黏附试验（PAdT）	转动法	全血	58%~75%
	玻璃珠法		53.9%~71.1%
血小板第 3 因子		血浆	33~57s

八、凝血机制检查

指标		标本类型	参考区间
凝血活酶生成试验		全血	9~14s
简易凝血活酶生成试验（STGT）			10~14s
凝血酶时间延长的纠正试验		血浆	加甲苯胺蓝后，延长的凝血时间恢复正常或缩短 5s 以上
凝血酶原时间（PT）		全血	30~42s
凝血酶原消耗时间（PCT）	儿童		> 35s
	成人		> 20s
出血时间（BT）		刺皮血	（6.9±2.1）min，超过 9min 为异常
凝血时间（CT）	毛细管法（室温）	全血	3~7min
	玻璃试管法（室温）		4~12min
	塑料管法		10~19min
	硅试管法（37℃）		15~32min
纤维蛋白原（FIB）		血浆	2~4g/L
纤维蛋白原降解产物（PDP）（乳胶凝聚法）			0~5mg/L
活化部分凝血活酶时间（APTT）			30~42s

九、溶血性贫血的检查

指标		标本类型	参考区间
酸化溶血试验（Ham 试验）		全血	阴性
蔗糖水试验			阴性
抗人球蛋白试验（Coombs 试验）	直接法	血清	阴性
	间接法		阴性
游离血红蛋白			< 0.05g/L
红细胞脆性试验	开始溶血	全血	4.2~4.6g/L NaCl 溶液
	完全溶血		2.8~3.4g/L NaCl 溶液
热变性试验（HIT）		Hb 液	< 0.005
异丙醇沉淀试验		全血	30min 内不沉淀
自身溶血试验			阴性
高铁血红蛋白（MetHb）			0.3~1.3g/L
血红蛋白溶解度试验			0.88~1.02

十、其他检查

指标		标本类型	参考区间
溶菌酶（lysozyme）		血清	0~2mg/L
铁（Fe）	男（成人）		10.6~36.7μmol/L
	女（成人）		7.8~32.2μmol/L
铁蛋白（FER）	男（成人）		15~200μg/L
	女（成人）		12~150μg/L
淀粉酶（AMY）（麦芽七糖法）			35~135U/L
		尿	80~300U/L
尿卟啉		24h 尿	0~36nmol/24h
维生素 B_{12}（VitB$_{12}$）		血清	180~914pmol/L
叶酸（FOL）			5.21~20ng/ml

十一、尿液检查

指标			标本类型	参考区间
比重（SG）			尿	1.015~1.025
蛋白定性		磺基水杨酸		阴性
		加热乙酸法		阴性
蛋白定量（PRO）		儿童	24h 尿	< 40mg/24h
		成人		0~80mg/24h
尿沉渣检查		白细胞（LEU）	尿	< 5 个 /HP
		红细胞（RBC）		0~3 个 /HP
		扁平或大圆上皮细胞（EC）		少量 /HP
		透明管型（CAST）		偶见 /HP
尿沉渣 3h 计数	白细胞（WBC）	男	3h 尿	< 7 万 /h
		女		< 14 万 /h
	红细胞（RBC）	男		< 3 万 /h
		女		< 4 万 /h
	管型			0/h

指标			标本类型	参考区间
尿沉渣 12h 计数	白细胞及上皮细胞		12h 尿	< 100 万
	红细胞（RBC）			< 50 万
	透明管型（CAST）			< 5 千
	酸度（pH）			4.5~8.0
中段尿细菌培养计数			尿	< 10^6 菌落 /L
尿胆红素定性				阴性
尿胆素定性				阴性
尿胆原定性（UBG）				阴性或弱阳性
尿胆原定量			24h 尿	0.84~4.2μmol/（L·24h）
肌酐（CREA）	成人	男		7~18mmol/24h
		女		5.3~16mmol/24h
肌酸（creatine）	成人	男		0~304μmol/24h
		女		0~456μmol/24h
尿素氮（BUN）				357~535mmol/24h
尿酸（UA）				2.4~5.9 mmol/24h
氯化物（Cl）	成人	以 Cl⁻ 计		170~255mmol/24h
		以 NaCl 计		170~255mmol/24h
钾（K）	成人			51~102mmol/24h
钠（Na）	成人			130~260mmol/24h
钙（Ca）	成人			2.5~7.5mmol/24h
磷（P）	成人			22~48mmol/24h
氨氮				20~70mmol/24h
淀粉酶（Somogyi 法）			尿	< 1000U/L

十二、肾功能检查

指标			标本类型	参考区间
尿素（UREA）			血清	1.7~8.3mmol/L
尿酸（UA）（成人酶法）	成人	男		150~416μmol/L
		女		89~357μmol/L

指标			标本类型	参考区间
肌酐（CREA）	成人	男	血清	53~106μmol/L
		女		44~97μmol/L
浓缩试验	成人		尿	禁止饮水 12h 内每次尿量 20~25ml，尿比重迅速增至 1.026~1.035
	儿童			至少有一次比重在 1.018 或以上
稀释试验				4h 排出所饮水量的 0.8~1.0，而尿的比重降至 1.003 或以下
尿比重 3 小时试验				最高尿比重应达 1.025 或以上，最低比重达 1.003，白天尿量占 24 小时总尿量的 2/3~3/4
昼夜尿比重试验			尿	最高比重＞ 1.018，最高与最低比重差≥ 0.009，夜尿量＜ 750ml，日尿量与夜尿量之比为（3~4）：1
酚磺肽（酚红）试验（FH 试验）	静脉滴注法			15min 排出量＞ 0.25
				120min 排出量＞ 0.55
	肌内注射法			15min 排出量＞ 0.25
				120min 排出量＞ 0.05
内生肌酐清除率（Ccr）	成人		24h 尿	80~120ml/min
	新生儿			40~65ml/min

十三、妇产科妊娠检查

指标			标本类型	参考区间
绒毛膜促性腺激素（hCG）			尿或血清	阴性
绒毛膜促性腺激素（HCG STAT）（快速法）	男（成人）		血清，血浆	无发现
	女（成人）	妊娠 3 周		5.4~7.2IU/L
		妊娠 4 周		10.2~708IU/L
		妊娠 7 周		4059~153767IU/L
		妊娠 10 周		44186~170409IU/L
		妊娠 12 周		27107~201615IU/L
		妊娠 14 月		24302~93646IU/L
		妊娠 15 周		12540~69747IU/L
		妊娠 16 周		8904~55332IU/L
		妊娠 17 周		8240~51793IU/L
		妊娠 18 周		9649~55271IU/L

十四、粪便检查

指标	标本类型	参考区间
胆红素（IBL）	粪便	阴性
氮总量		< 1.7g/24h
蛋白质定量（PRO）		极少
粪胆素		阴性
粪胆原定量	粪便	68~473μmol/24h
粪重量		100~300g/24h
细胞		上皮细胞或白细胞偶见 /HP
潜血		阴性

十五、胃液分析

指标		标本类型	参考区间
胃液分泌总量（空腹）		胃液	1.5~2.5L/24h
胃液酸度（pH）			0.9~1.8
五肽胃泌素胃液分析	空腹胃液量		0.01~0.10L
	空腹排酸量		0~5mmol/h
	最大排酸量		3~23mmol/L
细胞			白细胞和上皮细胞少量
细菌			阴性
性状			清晰无色，有轻度酸味含少量黏液
潜血			阴性
乳酸（LACT）			阴性

十六、脑脊液检查

指标		标本类型	参考区间
压力（卧位）	成人	脑脊液	80~180mmH$_2$O
	儿童		40~100mmH$_2$O
性状			无色或淡黄色
细胞计数			（0~8）×10^6/L（成人）
葡萄糖（GLU）			2.5~4.4mmol/L
蛋白定性（PRO）			阴性

指标		标本类型	参考区间
蛋白定量（腰椎穿刺）		脑脊液	0.2~0.4g/L
氯化物（以氯化钠计）	成人		120~130mmol/L
	儿童		111~123mmol/L
细菌			阴性

十七、内分泌腺体功能检查

指标			标本类型	参考区间
血促甲状腺激素（TSH）（放免法）			血清	2~10mU/L
促甲状腺激素释放激素（TRH）				14~168pmol/L
促卵泡成熟激素（FSH）	男		24h尿	3~25mU/L
	女	卵泡期		5~20IU/24h
		排卵期		15~16IU/24h
		黄体期		5~15IU/24h
		月经期		50~100IU/24h
促卵泡成熟激素（FSH）	男		血清	1.27~19.26IU/L
	女	卵泡期		3.85~8.78IU/L
		排卵期		4.54~22.51IU/L
		黄体期		1.79~5.12IU/L
		绝经期		16.74~113.59IU/L
促肾上腺皮质激素（ACTH）	上午8:00		血浆	25~100ng/L
	下午18:00			10~80ng/L
催乳激素（PRL）	男		血清	2.64~13.13μg/L
	女	绝经前（＜50岁）		3.34~26.72μg/L
		黄体期（＞50岁）		2.74~19.64μg/L
黄体生成素（LH）	男			1.24~8.62IU/L
	女	卵泡期		2.12~10.89IU/L
		排卵期		19.18~103.03IU/L
		黄体期		1.2~12.86IU/L
		绝经期		10.87~58.64IU/L

指标			标本类型	参考区间
抗利尿激素（ADH）（放免）			血浆	1.4~5.6pmol/L
生长激素（GH）（放免法）	成人	男	血清	< 2.0μg/L
		女		< 10.0μg/L
	儿童			< 20.0μg/L
反三碘甲腺原氨酸（rT$_3$）（放免法）				0.2~0.8nmol/L
基础代谢率（BMR）			—	-0.10~+0.10（-10%~+10%）
甲状旁腺激素（PTH）（免疫化学发光法）			血浆	12~88ng/L
甲状腺 ^{131}I 吸收率	3h ^{131}I 吸收率		—	5.7%~24.5%
	24h ^{131}I 吸收率		—	15.1%~47.1%
总三碘甲腺原氨酸（TT$_3$）			血清	1.6~3.0nmol/L
血游离三碘甲腺原氨酸（FT$_3$）				6.0~11.4pmol/L
总甲状腺素（TT$_4$）				65~155nmol/L
游离甲状腺素（FT$_4$）（放免法）				10.3~25.7pmol/L
儿茶酚胺总量			24h 尿	71.0~229.5nmol/24h
香草扁桃酸	成人			5~45μmol/24h
游离儿茶酚胺	多巴胺		血浆	血浆中很少被检测到
	去甲肾上腺素（NE）			0.177~2.36pmol/L
	肾上腺素（AD）			0.164~0.546pmol/L
血皮质醇总量	上午 8:00			140~630nmol/L
	下午 16:00			80~410nmol/L
5-羟吲哚乙酸（5-HIAA）	定性		新鲜尿	阴性
	定量		24h 尿	10.5~42μmol/24h
尿醛固酮（ALD）				普通饮食：9.4~35.2nmol/24h
血醛固酮（ALD）	普通饮食（早6时）	卧位	血浆	（238.6±104.0）pmol/L
		立位		（418.9±245.0）pmol/L
	低钠饮食	卧位		（646.6±333.4）pmol/L
		立位		（945.6±491.0）pmol/L
肾小管磷重吸收率			血清/尿	0.84~0.96
肾素	普通饮食	立位	血浆	0.30~1.90ng/（ml·h）
		卧位		0.05~0.79ng/（ml·h）
	低钠饮食	卧位		1.14~6.13ng/（ml·h）

指标			标本类型	参考区间
17- 生酮类固醇	成人	男	24h 尿	34.7~69.4μmol/24h
		女		17.5~52.5μmol/24h
17- 酮类固醇总量（17-KS）	成人	男		34.7~69.4μmol/24h
		女		17.5~52.5μmol/24h
血管紧张素Ⅱ（AT-Ⅱ）		立位	血浆	10~99ng/L
		卧位		9~39ng/L
血清素（5- 羟色胺）（5-HT）			血清	0.22~2.06μmol/L
游离皮质醇			尿	36~137μg/24h
（肠）促胰液素			血清、血浆	（4.4±0.38）mg/L
胰高血糖素	空腹		血浆	空腹：17.2~31.6pmol/L
葡萄糖耐量试验（OGTT）	口服法	空腹	血清	3.9~6.1mmol/L
		60min		7.8~9.0mmol/L
		120min		< 7.8mmol/L
		180min		3.9~6.1mmol/L
C 肽（C-P）	空腹			1.1~5.0ng/ml
胃泌素			血浆空腹	15~105ng/L

十八、肺功能

指标		参考区间
潮气量（TC）	成人	500ml
深吸气量（IC）	男性	2600ml
	女性	1900ml
补呼气容积（ERV）	男性	910ml
	女性	560ml
肺活量（VC）	男性	3470ml
	女性	2440ml
功能残气量（FRC）	男性	（2270±809）ml
	女性	（1858±552）ml
残气容积（RV）	男性	（1380±631）ml
	女性	（1301±486）ml

指标		参考区间
静息通气量（VE）	男性	（6663±200）ml/min
	女性	（4217±160）ml/min
最大通气量（MVV）	男性	（104±2.71）L/min
	女性	（82.5±2.17）L/min
肺泡通气量（VA）		4L/min
肺血流量		5L/min
通气/血流（V/Q）比值		0.8
无效腔气/潮气容积（VD/VT）		0.3~0.4
弥散功能（CO吸入法）		198.5~276.9ml/（kPa·min）
气道阻力		1~3cmH$_2$O/（L·s）

十九、前列腺液及前列腺素

指标			标本类型	参考区间
性状				淡乳白色，半透明，稀薄液状
细胞	白细胞（WBC）			＜10个/HP
	红细胞（RBC）			＜5个/HP
	上皮细胞		前列腺液	少量
淀粉样小体				老年人易见到，约为白细胞的10倍
卵磷脂小体				多量，或可布满视野
量				数滴至1ml
前列腺素（PG）（放射免疫法）	PGA	男		13.3±2.8nmol/L
		女		11.5±2.1nmol/L
	PGE	男	血清	4.0±0.77nmol/L
		女		3.3±0.38nmol/L
	PGF	男		0.8±0.16nmol/L
		女		1.6±0.36nmol/L

二十、精液

指标	标本类型	参考区间
白细胞	精液	< 5 个 /HP
活动精子百分率		射精后 30~60min 内精子活动率为 80%~90%，至少 > 60%
精子数		39×10^6/ 次
正常形态精子		> 4%
量		每次 1.5~6.0ml
黏稠度		呈胶冻状，30min 后完全液化呈半透明状
色		灰白色或乳白色，久未排精液者可为淡黄色
酸碱度（pH）		7.2~8.0

《当代中医专科专病诊疗大系》
参 编 单 位

总主编单位

开封市中医院

广州中医药大学第一附属医院

海南省中医院

广东省中医院

河南中医药大学

四川省第二中医医院

执行总主编单位

首都医科大学附属北京中医医院

北京中医药大学深圳医院（龙岗）

中国中医科学院广安门医院

北京中医药大学

安阳职业技术学院

云南省中医医院

常务副总主编单位

中国中医科学院西苑医院

沈阳药科大学

吉林省辽源市中医院

中国中医科学院望京医院

江苏省中西医结合医院

河南中医药大学第一附属医院

中国中医科学院眼科医院

山东中医药大学第二附属医院

北京中医药大学东方医院

四川省中医药科学院中医研究所

山西省中医院

北京中医药大学厦门医院

副总主编单位

辽宁中医药大学附属第二医院

包头市蒙医中医医院

河南大学中医院

重庆中医药学院

浙江中医药大学附属第三医院

天水市中医医院

新疆哈密市中医院（维吾尔医医院）

中国中医科学院西苑医院济宁医院

河南省中医糖尿病医院

黄冈市中医医院

贵州中医药大学

广西中医药大学第一附属医院

辽宁中医药大学第一附属医院

南京中医药大学

三亚市中医院

辽宁中医药大学

辽宁省中医药科学院

青海大学

黑龙江省中医药科学院

湖北中医药大学附属医院

湖北省中医院

安徽中医药大学第一附属医院

汝州市中西医结合医院

湖南中医药大学附属醴陵医院

湖南医药学院

湖南中医药大学

咸宁市中医医院

中国中医科学院

南阳理工学院张仲景国医国药学院

长垣中西医结合医院

成都中医药大学附属医院

成都中医药大学第二附属医院

兰州市中医医院

扬州市中医院

高安市中医医院

馆陶县中医医院

江西中医药大学

辽宁中医药大学附属第三医院

盐城市中医院

河南省人民医院

云南中医药大学

常务编委单位
（按首字拼音排序）

安钢职工总医院

安徽中医药大学第二附属医院

安阳市中西医结合医院

安阳市中医院

安阳市肿瘤医院

百色市中医医院

北海市中医医院

北京市昌平区中西医结合医院

北京市平谷区中医医院

北京中医药大学第三附属医院

澄迈县中医院

赤水市中医医院

重庆市北碚区中医院

重庆市中医院

重庆医科大学中医药学院

重庆医药高等专科学校

重庆中医药学院第一临床学院

德江县民族中医医院

防城港市中医医院

福建中医药大学附属康复医院

广西中医药大学

广西中医药大学第一附属医院（仙葫
院区）

广元市中医医院

桂林市中医医院

海口市中医医院

河南省骨科医院

河南省洛阳正骨医院

河南省中西医结合儿童医院

河南省中医药研究院

河南省中医院

河南中医药大学第二附属医院

河南中医药大学第三附属医院

南昌市洪都中医院

南京市中医院

黑龙江省中医医院

湖北省妇幼保健院

湖北省中医院

湖南中医药大学第一附属医院

黄河科技学院附属医院

江苏省中西医结合医院

焦作市中医院

开封市第二中医院

开封市儿童医院

开封市光明医院

开封市中心医院

来宾市中医医院

兰州市西固区中医院

梨树县中医院

辽宁省肛肠医院

聊城市中医医院

洛阳市中医院

南京市溧水区中医院

南京中医药大学苏州附属医院

南阳市骨科医院

南阳张仲景健康养生研究院

南阳仲景书院

内蒙古医科大学

宁波市中医院

宁夏回族自治区中医医院暨中医研究院

宁夏医科大学附属银川市中医医院

平顶山市第二人民医院

平顶山市中医医院

钦州市中医医院

青海大学医学院

山西中医药大学

陕西省中医药研究院

陕西省中医医院

陕西中医药大学第二附属医院

上海市浦东新区光明中医医院

上海中医药大学附属岳阳中西医结合医院

上海中医药大学附属上海市中西医结合医院

上海中医药大学针灸推拿学院

深圳市中医院

沈阳市第二中医医院

苏州市中西医结合医院

天津市中医药研究院附属医院

天津武清泉达医院

天津医科大学总医院

田东县中医医院

温州市中西医结合医院

梧州市中医医院

武穴市中医医院

徐州市中医院

义乌市中医医院

银川市中医医院

英山县人民医院

张家港市中医医院

长春中医药大学附属医院

浙江省中医药研究院基础研究所

镇江市中医院

郑州大学第二附属医院

郑州大学第三附属医院

郑州大学第一附属医院

郑州市中医院

中国疾病预防控制中心传染病预防控制所

中国中医科学院针灸研究所

编委单位
（按首字拼音排序）

安阳市人民医院

鞍山市中医院

白城中医院

北海市人民医院

北京市海淀区医疗资源统筹服务中心

重庆两江新区中医院

重庆市江津区中医院

东港市中医院

福建省立医院

福建中医药大学附属第三人民医院

福建中医药大学附属人民医院

福建中医药大学国医堂

福建中医药大学中医学院

广西中医药大学第一附属医院仁爱分院

广西中医药大学附属国际壮医医院

贵州省第二人民医院

合浦县中医医院

河南科技大学第一附属医院

河南省立眼科医院

河南省眼科研究所

河南省职业病医院

河南医药健康技师学院

鹤壁职业技术学院医学院

滑县中医院

滑县第三人民医院

焦作市儿童医院

焦作市妇女儿童医院

焦作市妇幼保健院

开封市妇幼保健院

开封市苹果园卫生服务中心

开封市中医肛肠病医院

林州市中医院

灵山县中医医院

隆安县中医医院

那坡县中医医院

南乐县中医院

南乐益民医院

南乐中医肛肠医院

南宁市武鸣区中医医院

南阳名仁中医院

南阳市中医院

宁夏回族自治区中医医院

平顶山市第一人民医院

平南县中医医院

濮阳市第五人民医院

濮阳市中医医院

日照市中医医院

融安县中医医院

三门峡市中医院

厦门市中医院

陕西省中医药研究院

商水县中医院

上海仁爱医院

石家庄市中医院

天门市中医医院

尉氏县中医院

温县中医院

温州市中医院

湘潭市中医医院

新乡市中医院

新乡医学院第三附属医院

邢台市中医院

兴安界首骨伤医院

兴化市人民医院

沂源县中医医院

长治市上党区中医院

昭通市中医医院

郑州大学第五附属医院

郑州市金水区总医院

郑州澍青医学高等专科学校

中国人民解放军陆军第83集团军医院

中国中医科学院中医临床基础医学研究所

珠海市中西医结合医院